第九版 · 2025

国家执业药师职业资格考试指南

中药学专业知识（一）

国家药品监督管理局执业药师资格认证中心　组织编写

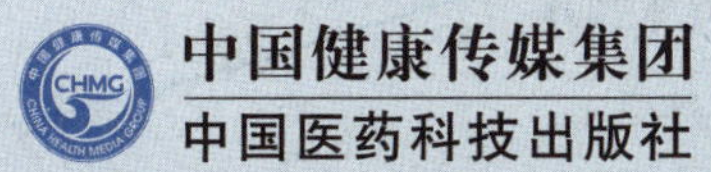
中国健康传媒集团
中国医药科技出版社

内容提要

本书是2025年国家执业药师职业资格考试指南之一，由国家药品监督管理局执业药师资格认证中心组织专家、学者编写，与《国家执业药师职业资格考试大纲（第九版）》配套使用。本书以“三基”专业知识综合为定位，突出以国家药品标准引领药品安全的理念，以药品质量管理为主线，以中药药性理论为指导，融合中药材生产加工、中药炮制学、中药化学、中药鉴定学、中药药剂学等中药学核心学科的基础知识，从多环节系统认识中药的安全性、有效性、质量可控性，为执业药师执业实践活动提供专业基础。

本书旨在帮助广大药学技术人员复习备考执业药师职业资格考试，同时对医学、药学实践工作也有很强的实用性和广泛的适用性，可供高等医药院校师生和医药专业技术人员学习参考。

图书在版编目（CIP）数据

中药学专业知识(一). 2025 / 国家药品监督管理局执业药师资格认证中心组织编写. -- 9版. -- 北京：中国医药科技出版社，2025. 3. --（国家执业药师职业资格考试指南）. -- ISBN 978-7-5214-5071-2

Ⅰ. R28

中国国家版本馆CIP数据核字第20250S58U3号

美术编辑 陈君杞
责任编辑 黄 坤 李红日
版式设计 友全图文

出版 **中国健康传媒集团** | 中国医药科技出版社
地址 北京市海淀区文慧园北路甲22号
邮编 100082
电话 发行：010－62227427 邮购：010－62236938
网址 www. cmstp. com
规格 889×1194 mm $^{1}/_{16}$
印张 28 $^{3}/_{4}$
字数 805千字
初版 2010年12月第1版
版次 2025年3月第9版
印次 2025年3月第1次印刷
印刷 北京盛通印刷股份有限公司
经销 全国各地新华书店
书号 ISBN 978－7－5214－5071－2
定价 88.00元

获取新书信息、投稿、为图书纠错，请扫码联系我们。

编委会

主　编　吴啟南

副主编　吴　振　狄留庆　李向日

编　者　（按姓氏笔画排序）

王立波　任艳玲　严国俊

李向日　吴　振　吴啟南

狄留庆　张丽娟　单鸣秋

钟凌云　郭东艳　翟延君

前 言

《国家执业药师职业资格考试大纲（第九版）·2025年》由国家药品监督管理局制定，并经人力资源和社会保障部审定后公布实施。为配合新版考试大纲的实施，满足广大参考人员学习、备考和能力提升需求，更好地适应国家执业药师职业资格考试工作的发展，国家药品监督管理局执业药师资格认证中心组织专家、学者编写了《国家执业药师职业资格考试指南（第九版）·2025年》。

本套考试指南分为中药学和药学两类，共7册，涵盖国家执业药师职业资格考试的所有科目。中药学类考试科目包括中药学专业知识（一）、中药学专业知识（二）、中药学综合知识与技能、药事管理与法规；药学类考试科目包括药学专业知识（一）、药学专业知识（二）、药学综合知识与技能、药事管理与法规。药事管理与法规是两类考试的共同考试科目。

本套考试指南紧扣新版考试大纲的要求，科学反映药学学科的发展，密切关注药品监管法律法规和政策的变化，充分体现执业药师在药品质量管理和药学服务两方面的专业知识和实践技能。在编写过程中，力求客观、系统地反映新版考试大纲的考试内容和要求，实现理论知识与实践应用的紧密结合，做到“学以致用，用以促学”。

本套考试指南为国家药品监督管理局执业药师资格认证中心指定的国家执业药师职业资格考试备考用书，对参考人员具有重要的指导作用，对医学、药学实践工作也具有很强的实用性和广泛的适用性。它既是参考人员复习备考和各单位开展考前培训的必备教材，也是高等医药院校师生和医药专业技术人员的学习资料。

本套考试指南的编写和出版是在以往各版考试指南的基础上进行的修订、完善和提升。编写期间，众多专家、学者付出了辛勤的努力；同时，社会各界提供了真诚的帮助，特别是中国医药科技出版社给予了大力的支持。在此，谨向所有参与工作的专家、学者、执业药师代表以及编辑人员表示衷心的感谢！

尽管经过反复审校，书中难免存在疏漏和不足，敬请提出宝贵意见建议，以便进一步完善。

国家药品监督管理局执业药师资格认证中心

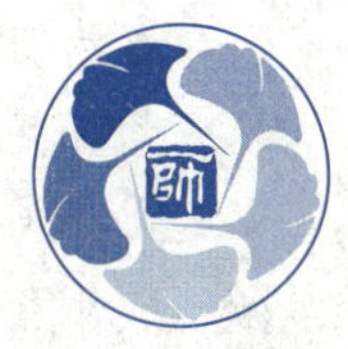

目 录

第一章 中药与中药质量标准 …… 1

第一节 中药和中药临床应用 …… 1

一、中药与中药学 …… 1

二、中药性能和功效 …… 2

三、中药炮制 …… 11

四、中药化学成分 …… 21

五、中药剂型 …… 38

六、中药体内过程及中药药理毒理 …… 39

第二节 中药质量标准体系 …… 45

一、中药标准体系 …… 45

二、中药质量标准内容 …… 47

三、中药材及饮片质量评价 …… 51

四、中药制剂质量评价 …… 65

第二章 中药材生产和中药饮片炮制 …… 70

第一节 中药材生产 …… 70

一、中药材的品种与栽培 …… 70

二、中药材的产地 …… 71

三、中药材的采收 …… 73

四、中药材的产地加工 …… 76

第二节 中药饮片的净制和切制 …… 76

一、净制 …… 76

二、切制 …… 78

第三节 常用饮片炮制方法与作用 …… 81

一、炒法 …… 82

牛蒡子（83） 芥子（83）
王不留行（83） 莱菔子（83）
苍耳子（84） 槐花（84）
决明子（84） 酸枣仁（85）
山楂（85） 槟榔（85）
栀子（86） 大蓟（86）
蒲黄（86） 荆芥（87）
干姜（87） 白茅根（87）
侧柏叶（88） 枳壳（88）
苍术（89） 僵蚕（89）
党参（90） 斑蝥（90）
白术（91） 山药（91）
马钱子（92） 骨碎补（92）
鳖甲（92） 龟甲（93）
鸡内金（93） 水蛭（94）
阿胶（94）

二、炙法 …… 94

大黄（95） 黄连（96）
当归（96） 蕲蛇（97）
白芍（97） 丹参（97）
川芎（97） 续断（98）
甘遂（98） 商陆（99）
芫花（99） 乳香（99）
三棱（99） 莪术（100）
延胡索（100） 香附（100）
柴胡（101） 杜仲（101）
巴戟天（102） 菟丝子（102）
补骨脂（102） 知母（103）
黄柏（103） 泽泻（103）
车前子（104） 小茴香（104）
橘核（104） 厚朴（105）
竹茹（105） 黄芪（106）
甘草（106） 麻黄（106）
枇杷叶（107） 百合（107）
百部（107） 紫菀（107）
淫羊藿（108） 蛤蚧（108）
三七（109）

三、煅法 …… 109

白矾（110） 石膏（110）
牡蛎（110） 石决明（110）
珍珠母（111） 赭石（111）

自然铜（111） 磁石（112）
紫石英（112） 炉甘石（112）
血余炭（113）
四、蒸、煮、燀法 …… 113
何首乌（114） 黄芩（114）
地黄（115） 黄精（115）
肉苁蓉（115） 人参（115）
天麻（116） 女贞子（116）
五味子（116） 桑螵蛸（116）
藤黄（117） 川乌（117）
草乌（118） 附子（118）
吴茱萸（119） 远志（119）
苦杏仁（119） 白扁豆（120）
五、其他制法 …… 120
半夏（120） 天南星（121）
六神曲（122） 淡豆豉（122）
麦芽（122） 巴豆霜（123）
西瓜霜（123） 肉豆蔻（124）
木香（125） 芒硝（125）
朱砂（126） 雄黄（126）
竹沥（126） 蛋黄油（127）
艾叶（127） 灯心草（128）

第三章 中药化学成分与药理作用 …… 129

第一节 糖和苷 …… 130
一、糖及其分类 …… 130
二、苷及其分类 …… 132
三、糖和苷的化学性质 …… 134
四、含氰苷类化合物的常用中药 …… 139
第二节 醌类化合物 …… 140
一、结构与分类 …… 140
二、理化性质 …… 142
三、含醌类化合物的常用中药 …… 144
第三节 苯丙素类化合物 …… 148
一、结构与分类 …… 148
二、理化性质 …… 150
三、含香豆素类化合物的常用中药 …… 151
四、含木脂素类化合物的常用中药 …… 153
第四节 黄酮类化合物 …… 155
一、结构与分类 …… 155
二、理化性质 …… 158
三、含黄酮类化合物的常用中药 …… 162
第五节 萜类和挥发油 …… 169
一、萜类 …… 169
二、挥发油 …… 173
三、含萜类化合物的常用中药 …… 175
四、含挥发油的常用中药 …… 177
第六节 三萜类与甾体化合物 …… 179
一、结构与分类 …… 179
二、理化性质 …… 186
三、含三萜皂苷类化合物的常用中药 …… 191
四、含甾体皂苷类化合物的常用中药 …… 199
五、含强心苷类化合物的常用中药 …… 200
六、含胆汁酸类化学成分的常用动物药 …… 202
七、含强心苷元成分的常用动物药 …… 202
八、含蜕皮激素类化学成分的常用中药 …… 203
第七节 生物碱 …… 203
一、基本内容 …… 203
二、生物碱的理化性质 …… 207
三、含生物碱类化合物的常用中药 …… 212
第八节 其他化学成分 …… 223
一、有机酸 …… 223
二、鞣质 …… 226
三、蛋白质和酶 …… 229
四、多糖 …… 230
五、含其他化学成分的中药 …… 231

第四章 常用中药的鉴别 …… 232

第一节 常用植物类中药的鉴别 …… 232
一、根及根茎类中药 …… 232
狗脊（233） 绵马贯众（233）
细辛（234） 大黄（234）
虎杖（235） 何首乌（235）
牛膝（235） 川牛膝（235）
商陆（236） 银柴胡（236）
太子参（236） 威灵仙（237）
川乌（237） 草乌（237）
附子（238） 白头翁（238）
白芍（238） 赤芍（239）
黄连（239） 升麻（240）
防己（240） 北豆根（240）
延胡索（240） 板蓝根（241）
南板蓝根（241） 地榆（241）

苦参（241）　山豆根（242）
葛根（242）　粉葛（242）
甘草（242）　黄芪（243）
远志（243）　甘遂（244）
人参（244）　红参（244）
西洋参（245）　三七（245）
白芷（245）　当归（246）
独活（246）　羌活（246）
川芎（247）　藁本（247）
防风（247）　柴胡（248）
北沙参（248）　龙胆（248）
秦艽（249）　徐长卿（249）
白前（249）　白薇（250）
紫草（250）　丹参（250）
黄芩（251）　玄参（251）
地黄（251）　胡黄连（252）
巴戟天（252）　茜草（252）
续断（253）　天花粉（253）
桔梗（253）　党参（254）
南沙参（254）　木香（254）
川木香（255）　白术（255）
苍术（255）　紫菀（256）
三棱（256）　泽泻（256）
白茅根（257）　香附（257）
天南星（257）　半夏（257）
白附子（258）　石菖蒲（258）
百部（258）　川贝母（259）
浙贝母（259）　黄精（260）
玉竹（260）　重楼（261）
土茯苓（261）　百合（261）
天冬（261）　麦冬（262）
山麦冬（262）　知母（262）
山药（262）　射干（263）
干姜（263）　莪术（263）
姜黄（264）　郁金（264）
天麻（265）　山慈菇（265）
白及（265）

二、茎木类中药 ························ 265

海风藤（266）　川木通（266）
木通（267）　槲寄生（267）
桑寄生（267）　大血藤（268）
苏木（268）　鸡血藤（268）
降香（268）　沉香（268）
通草（269）　钩藤（269）
忍冬藤（269）　竹茹（270）
灯心草（270）　石斛（270）
铁皮石斛（271）

三、皮类中药 ························ 271

桑白皮（272）　牡丹皮（272）
厚朴（273）　肉桂（273）
杜仲（274）　合欢皮（274）
黄柏（274）　关黄柏（275）
白鲜皮（275）　苦楝皮（275）
五加皮（275）　秦皮（276）
香加皮（276）　地骨皮（276）

四、叶类中药 ························ 276

银杏叶（277）　侧柏叶（277）
淫羊藿（277）　大青叶（277）
蓼大青叶（278）　枇杷叶（278）
番泻叶（278）　满山红（279）
罗布麻叶（279）　紫苏叶（279）
艾叶（279）

五、花类中药 ························ 280

松花粉（280）　辛夷（280）
槐花（280）　芫花（281）
丁香（281）　洋金花（281）
金银花（282）　山银花（282）
款冬花（282）　菊花（282）
红花（283）　蒲黄（283）
西红花（283）

六、果实及种子类中药 ················ 284

地肤子（284）　王不留行（285）
五味子（285）　南五味子（285）
肉豆蔻（285）　葶苈子（286）
芥子（286）　莱菔子（286）
木瓜（287）　山楂（287）
苦杏仁（287）　桃仁（287）
郁李仁（288）　乌梅（288）
金樱子（288）　白扁豆（289）
沙苑子（289）　淡豆豉（289）
决明子（289）　补骨脂（290）
枳壳（290）　香橼（290）
陈皮（291）　青皮（291）
橘核（291）　化橘红（291）

吴茱萸（292） 鸦胆子（292）
巴豆（292） 酸枣仁（292）
沙棘（293） 胖大海（293）
小茴香（293） 蛇床子（293）
山茱萸（294） 连翘（294）
女贞子（294） 马钱子（294）
菟丝子（295） 牵牛子（295）
蔓荆子（295） 天仙子（295）
枸杞子（296） 栀子（296）
瓜蒌（296） 车前子（296）
牛蒡子（297） 苍耳子（297）
薏苡仁（297） 槟榔（297）
砂仁（298） 草果（298）
豆蔻（298） 草豆蔻（299）
益智（299）
七、全草类中药 …………………………… 299
麻黄（300） 鱼腥草（300）
苦地丁（300） 仙鹤草（301）
紫花地丁（301） 金钱草（301）
广金钱草（301） 广藿香（302）
荆芥（302） 益母草（302）
薄荷（303） 半枝莲（303）
香薷（303） 肉苁蓉（304）
锁阳（304） 穿心莲（304）
白花蛇舌草（304） 车前草（305）
茵陈（305） 青蒿（305）
千里光（306） 大蓟（306）
蒲公英（306） 淡竹叶（306）
八、藻、菌、地衣类中药 ……………… 307
海藻（308） 冬虫夏草（308）
灵芝（309） 茯苓（309）
猪苓（309） 雷丸（310）
九、树脂类中药 …………………………… 310
乳香（311） 没药（311）
阿魏（311） 血竭（312）
十、其他类中药 …………………………… 312
海金沙（312） 青黛（313）
儿茶（313）
冰片（合成龙脑）（313）
天然冰片（右旋龙脑）（313）
五倍子（313）
第二节　常用动物类中药的鉴别 ………… 314
一、常用动物类中药的药用部位 ……… 314
二、动物类中药的性状鉴别要点 ……… 314
三、常用动物类中药 …………………… 314
地龙（314） 水蛭（315）
石决明（315） 珍珠（316）
珍珠母（316） 牡蛎（317）
海螵蛸（317） 全蝎（317）
蜈蚣（318） 土鳖虫（318）
桑螵蛸（318） 斑蝥（319）
僵蚕（319） 蜂蜜（319）
海马（319） 蟾酥（320）
哈蟆油（320） 龟甲（320）
鳖甲（321） 蛤蚧（321）
金钱白花蛇（321） 蕲蛇（322）
乌梢蛇（322） 鸡内金（323）
阿胶（323） 麝香（323）
鹿茸（323） 牛黄（324）
人工牛黄（325）
体外培育牛黄（325）
羚羊角（325）
第三节　常用矿物类中药的鉴别 ………… 325
一、矿物的性质 ………………………… 326
二、矿物类中药的分类 ………………… 326
三、矿物类中药的性状鉴别要点 ……… 327
四、常用矿物类中药 …………………… 327
朱砂（327） 雄黄（327）
自然铜（327） 磁石（328）
赭石（328） 炉甘石（328）
滑石（328） 石膏（328）
紫石英（329） 芒硝（329）
白矾（329） 硫黄（329）
第五章　中药制剂与剂型 ……………… 330
第一节　固体制剂 ……………………… 330
一、基本要求 …………………………… 330
二、散剂 ………………………………… 330
三、颗粒剂 ……………………………… 331
四、胶囊剂 ……………………………… 333
五、丸剂 ………………………………… 336
六、片剂 ………………………………… 341
第二节　浸出制剂 ……………………… 347
一、汤剂 ………………………………… 348
二、合剂 ………………………………… 349
三、糖浆剂 ……………………………… 349

四、煎膏剂 …… 350
五、茶剂 …… 351
六、酒剂 …… 352
七、酊剂 …… 352
八、流浸膏剂与浸膏剂 …… 353
第三节 液体制剂 …… 354
一、基本要求 …… 354
二、溶液剂 …… 357
三、乳剂 …… 358
四、混悬剂 …… 359
第四节 注射剂 …… 361
一、基本要求 …… 361
二、可灭菌小容量型注射液 …… 362
三、输液剂 …… 366
四、注射用无菌粉末 …… 366
第五节 外用制剂 …… 367
一、基本要求 …… 367
二、软膏剂与乳膏剂 …… 368
三、膏药 …… 370
四、贴膏剂 …… 371
五、贴剂、糊剂、凝胶剂、搽剂、洗剂、冲洗剂、涂剂、涂膜剂 …… 373
第六节 直肠给药制剂 …… 376
一、基本要求 …… 376
二、栓剂 …… 376
三、灌肠剂 …… 378
第七节 阴道给药制剂 …… 378
一、常用剂型及其特点 …… 378
二、药物吸收途径及其影响因素 …… 379
三、质量要求 …… 379
四、临床应用注意事项 …… 379
第八节 眼用制剂 …… 379
一、常用剂型及其特点 …… 379
二、药物吸收途径及其影响因素 …… 379
三、质量要求 …… 380
四、临床应用注意事项 …… 380
五、滴眼液典型处方分析 …… 380
第九节 鼻用制剂 …… 381
一、常用剂型及其特点 …… 381
二、药物吸收途径及其影响因素 …… 381
三、质量要求 …… 381
四、临床应用注意事项 …… 382
第十节 吸入制剂 …… 382
一、特点与分类 …… 382
二、药物吸收与影响因素 …… 383
三、质量要求 …… 383
四、临床应用注意事项 …… 384
第十一节 其他制剂 …… 384
一、胶剂 …… 384
二、膜剂 …… 385
三、锭剂、灸剂、线剂、熨剂、糕剂、丹剂、条剂、钉剂、棒剂 …… 385
第十二节 新型给药制剂 …… 386
一、调释制剂 …… 386
二、微粒制剂 …… 387
索引 …… 389
附录 常用中药彩图 …… 394

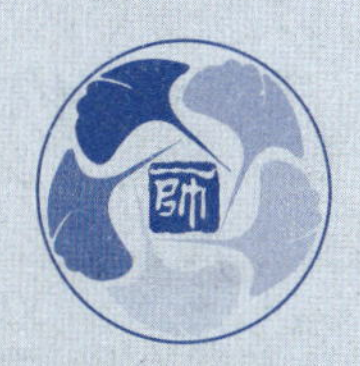

第一章　中药与中药质量标准

中医药学是中华民族的伟大创造，是中国古代科学的瑰宝，也是打开中华文明宝库的钥匙，为中华民族繁衍生息作出了巨大贡献，对世界文明进步产生了积极影响。党和政府高度重视中医药工作，特别是党的十八大以来，以习近平同志为核心的党中央把中医药工作摆在更加突出的位置，中医药改革发展取得了显著成绩。传承创新发展中医药是新时代中国特色社会主义事业的重要内容，是中华民族伟大复兴的大事，对于坚持中西医并重、打造中医药和西医药相互补充协调发展的中国特色卫生健康发展模式，发挥中医药原创优势、推动我国生命科学实现创新突破，弘扬中华民族优秀传统文化、增强民族自信和文化自信，促进文明互鉴和民心相通、推动构建人类命运共同体具有重要意义。

第一节　中药和中药临床应用

一、中药与中药学

中医药学是中华民族防治疾病、强身健体的智慧结晶与经验总结，几千年来，我国人民对中医药学的不断研究、应用和发展，使其更加系统完善，生机勃勃。中医防治疾病的医疗手段主要有中药、针刺、灸、推拿等，而中药尤为重要。所谓中药，即指以中医药理论指导采集、炮制、制剂，说明作用机理，指导临床应用的药物。简而言之，中药就是指在中医药理论指导下，用于预防、治疗、诊断疾病并具有康复与保健作用的物质。中药品种繁多，仅古籍记载就有 3000 种以上，发展至今已达 18800 余种。中药源于天然的植物、动物、矿物，从这些物品的天然状态到我们服用的药品，须经历种植（养殖）、产地采集加工、精细炮制加工、制成既定剂型等阶段。在这后三个阶段制成的物品，又被分别称为中药材、中药饮片、中药配方颗粒、中成药。

中药材，简称药材或生药，是指以中医药理论为指导，取自植物、动物、矿物等未经精细加工炮制的原料药材，可供制成中药饮片、提取物及中成药。中药饮片，简称饮片，是指在中医药理论指导下，中药材经过加工炮制处理后的制成品，可以直接供给调剂配方、煎制汤剂或制剂原料。中药配方颗粒，是由单味中药饮片经水加热提取、分离、浓缩、干燥、制粒而成的颗粒，在中医药理论指导下，按照中医临床处方调配后，供患者冲服使用。中成药，是指在中医药理论指导下，以合格的中药饮片或药材为主要原料，经过药学、药效、毒理与临床研究，获得国家药品主管部门的批准，按规定的处方、生产工艺和质量标准，加工制成一定的剂型，标明其成分、性状、功能主治、规格、用法用量、使用注意、不良反应、贮藏等内容，符合国家药品管理法规定的中药成方制剂或单味制剂。目前，许多中医药著作特别是《临床中药学》所称的中药，即指中药材与饮片，而中成药则仍用原称，或简称成药。中医临床处方与中药调剂所说的中药，绝大多数是指中药饮片或中药配方颗粒或中成药，极少指中药材。

自古以来人们习惯将中药称为本草，自然也就将记载中药的典籍中药学称为本草学，传统本草学近代始称中药学，它是中医药学宝库中的一个重要组成部分。随着近代科学的发展，中药学又形成了临床中药学、中药栽培学、中药资源学、中药鉴定学、中药化学、中药药理学、中药炮制学、中药制剂学、中成药学等多个分支学科。其中临床中药学是研究中药的基本理论和常用中药的来源、产地、采集、炮制、性能、功效及临床应用规律等知识的一门学科。

二、中药性能和功效

所谓中药的性能，即中药效用的基本性质和特征的高度概括，又称药性。研究中药性能的理论，称为药性理论，包括四气、五味、升降浮沉、归经、有毒无毒等。中药的功效与主治病证，既是组方遣药的依据和防治疾病的基础，又是临床中药学的核心内容和中医学的重要组成部分。深入研究中药功效与主治病证的含义、认定、表述方法及存在的问题等，有助于学习、研究临床中药学。

（一）药性理论与中药防治疾病的机理

中医认为，药物防治疾病的基本功效是扶正祛邪，消除病因，恢复脏腑经络的正常生理功能，纠正阴阳的偏盛偏衰，使之在最大程度上恢复到正常状态。药物之所以能够针对病情发挥上述基本作用，是因其各具若干特性和效用，前人也称之为偏性。意思是说，以药物的偏性，调理脏腑功能，纠正疾病所表现的阴阳偏盛或偏衰，以达扶正祛邪、防治疾病之目的。

中药对人体的效用有两面性，即治疗效用和毒害作用。治疗效用即正效应，又称功效或功能。毒害作用即负效应，又称不良反应，包括副作用和毒性反应等。充分而合理地利用中药的治疗效用，尽量避免毒害作用的发生，既是高效安全用药的重要保证，又是临床用药的基本原则。

从上可知，中药的性能是在中医药理论指导下，依据用药后的机体反应归纳升华而得，是以人体为观察对象。它是古今本草研究者解释药物作用原理的主要工具，是临床用药的理论指导。

另有中药的性状，即药物所有特征的总和，包括形状、大小、色泽、气味、滋味、质地（轻重、疏密、坚软、燥润）等，是以药物（药材）为观察对象。古今本草研究者常将中药的性状与性能相联系，用主以性能、兼以性状的方法，解释药物的作用原理。然而，二者的含义不同，不能混为一谈。

（二）中药的性能

1. 四气　四气，又称四性。即指药物具有的寒、热、温、凉四种药性。它反映药物影响人体阴阳盛衰和寒热变化的作用特点，是说明药物作用性质的重要概念之一。

四气之外，还有平性，是指药物寒热偏性不明显者。但这只是相对而言，实际上仍有偏温偏凉之别，仍未超出四气的范围。

（1）确定依据　药性的寒热温凉，是从药物作用于人体所发生的反应概括而来，与所疗疾病的寒热性质相反。也就是说，药性的确定是以用药反应为依据，以病证寒热为基准。能够减轻或消除热证的药物，一般属于寒性或凉性，如石膏、板蓝根对发热口渴、咽喉肿痛等热证，有清热泻火、利咽、解毒作用，即表明其具寒凉之性；反之，能减轻或消除寒证的药物，一般属于热性或温性，如附子、干姜对脘腹冷痛、四肢厥逆等寒证，有温中散寒、回阳救逆作用，即表明其具温热之性。

（2）所示效用　四气，从本质而言只有寒热二性。凡寒凉性药物，即表示其具有清热、泻火、凉血、解热毒等作用；凡温热性药物，即表示其具有温里散寒、补火助阳、温经通络、回阳救逆等作用。四气对人体的作用也有两面性，倘若应用不当，即可对人体产生不良作用。此时，寒凉性有伤阳助寒之弊，而温热性则有伤阴助火之害。

（3）具体表述　寒、热、温、凉、平，是对药物四气的概括性表述。在具体表述时，除上述五种外，又常按四气程度的不同进一步区分，标以大寒、大热、微温、微寒、平而偏凉、平而偏温等。

（4）阴阳属性　四气中温热与寒凉属于两类不同的性质，温热属阳，寒凉属阴。在共同性质中又有程度上的差异：温次于热，凉次于寒。

（5）对临床用药的指导意义　学习掌握四气是为了指导临床合理用药，具体有：

①据病证的寒热选择相应药物，治热病投寒药，治寒病投热药。如治气分高热，投性寒的石膏、知母；治亡阳欲脱，投性热的附子、干姜等。

②据病证寒热程度的差别选择相应药物。如治亡阳欲脱，选大热之附子，而治一般中寒腹痛，投温性之煨姜；反之，则于治疗不利，甚则损伤人体。

③寒热错杂者，则寒热并用，至于孰多孰少，据病情而定。

④对于真寒假热或真热假寒者，则又当分别治以热药或寒药，必要时加用药性相反的反佐药。

2. 五味　五味，即指药物因功效不同而具有辛、甘、酸、苦、咸等味。其既是药物作用规律的高度概括，又是部分药物真实滋味的具体表示。

（1）确定依据　五味学说是中医归纳解释药物效能的说理工具。五味，最初是由健康人口尝药物的真实滋味而得知，如黄连味苦、蜂蜜味甘、生姜味辛、乌梅味酸、芒硝味咸等。继而人们发现药物的滋味与药效之间有着密切的联系和对应性，如功能发表行散的药多辛味、能补虚缓急的药多甘味、能敛肺涩肠的药多酸味、能降泄燥湿的药多苦味、能软坚散结的药多咸味。于是，在遇到用口尝滋味不能解释药物的效用时，便依据上述规律反推其味，所推出的味与口尝味无关系。如葛根，临床证明其既能生津止渴，又能发表透疹，用口尝所得甘味，只能解释归纳其生津止渴作用，而发表透疹则难以归纳解释，故又据发表透散多味辛的原则，再赋予其辛味。如此，葛根的药味不只是甘，而且有辛。经过无数次推理比较，医药学家逐步认识到这种以药效确定药味的方法要比口尝法更科学、更接近于临床实际，故今之药味确定，主以药效，参以口尝。药味可以与滋味相同，也可以与滋味相异。药味既是药物的滋味，又超出药物的滋味，是药物作用规律的高度概括。

（2）所示效用及临床应用　五味是药物对人体不同效用的概括，效用中又包括治疗作用和不良作用。各具体药味对人体的效用分述如下。

①辛能散、能行，有发散、行气、活血作用。一般来讲，解表药、行气药、活血药多具有辛味。因此辛味药多用治表证及气血阻滞之证。如治表证的荆芥、薄荷，治气滞的香附，治血瘀的川芎等，都具有辛味。

辛味药大多能耗气伤阴，气虚阴亏者慎用。

②甘能补、能和、能缓，有补虚、和中、缓急、调和药性等作用。一般来讲，滋养补虚、消食和胃、调和药性及缓解疼痛的药物多具有甘味。甘味药多用治正气虚弱、食积不化、脘腹挛急疼痛等病证及调和药性、中毒解救等。如治虚证的黄芪、熟地黄、核桃仁、枸杞子，治挛急作痛、调和药性的饴糖、甘草等，均具甘味。某些甘味药还能解药、食毒，如甘草、蜂蜜等。此外，甘味药多质润而善于滋燥。

甘味药大多能腻膈碍胃，令人中满，凡湿阻、食积、中满气滞者慎用。

③酸能收、能涩，有收敛固涩作用。一般固表止汗、敛肺止咳、涩肠止泻、固精缩尿、固崩止带的药物多具有酸味。酸味药多用治自汗盗汗、肺虚久咳、久泻久痢、遗精滑精、遗尿尿频、崩带不止等滑脱不禁的病证。如治自汗盗汗、遗精滑精的五味子，治久泻久痢的五倍子，治久咳的乌梅，治大汗虚脱、崩漏经多的山茱萸等，均具酸味。另外，酸能生津、安蛔，如木瓜、乌梅等。

酸味药大多能收敛邪气，凡邪未尽之证均当慎用。

④苦能泄、能燥、能坚。其中，能泄的含义有三：一指苦能通泄，如大黄苦寒，功能泻热通便，治热结便秘每用。二指苦能降泄，如苦杏仁味苦降泄肺气，治咳喘气逆必投；代赭石味苦而善降逆，治呃逆呕喘常选。三指苦能清泄，如黄连、栀子味苦，能清热泻火，治火热内蕴或上攻诸证宜择。能燥即指苦能燥湿，如治寒湿的苍术、厚朴，治湿热的黄柏、苦参等，均为苦味。能坚的含义有二：一指苦能坚阴，意即泻火存阴，如黄柏、知母即是；二指坚厚肠胃，如投用少量苦味的黄连，有厚肠止泻的作用等。一般来讲，清热泻火、下气平喘、降逆止呕、通利大便、清热燥湿、散寒燥湿、泻火存阴的药物多具有苦味。苦味药多用治火热证、喘咳、呕恶、便秘、湿证、阴虚火旺等证。

苦味药大多能伤津、伐胃，津液大伤及脾

胃虚弱者不宜大量用。

⑤咸能软、能下，有软坚散结、泻下通便作用。一般来讲，泻下通便及软化坚硬、消散结块的药物多具有咸味。咸味药多用治大便燥结、瘰核、瘿瘤、癥瘕痞块等证。如治瘰疬、瘰核的昆布、海藻，治癥瘕的鳖甲，治热结便秘的芒硝等，均具咸味。

《素问·五脏生成篇》云："多食咸，则脉凝泣而变色。"故食盐类咸味药不宜多食，高血压、动脉粥样硬化者尤当如此。有的咸味药如芒硝，能泻下通肠，脾虚便溏者慎用。

⑥涩能收、能敛，同酸味一样有收敛固涩作用，多用治自汗盗汗、久泻久痢、遗尿尿频、遗精滑精、崩带不止等滑脱不禁的病证。如治滑脱诸证的龙骨，治久痢脱肛的赤石脂，治崩漏带下的海螵蛸等，均具涩味。习惯将涩附于酸。

涩味药大多能敛邪，邪气未尽者慎用。

⑦淡能渗、能利，有渗湿利水作用，故有些利水渗湿的药物具有淡味。淡味药多用治水肿、脚气浮肿、小便不利之证。如治水肿、小便不利的猪苓、茯苓，均具淡味。常将淡附于甘。

淡味药过用，亦能伤津液，阴虚津亏者慎用。

此外，还有芳香味，其能散、能行、能开，有化湿、辟秽、开窍、醒脾、解表、行气、活血等作用，如功能化湿的广藿香、辟秽的苏合香、开窍的麝香、醒脾的佩兰、发散的香薷、行气活血的乳香等，均具芳香味。习惯将芳香归为五臭之列，有的也标上辛味，称为辛香之气。

芳香味与辛味一样，亦能耗气伤津，气虚津亏者慎用。

（3）阴阳属性　辛、甘、淡属阳，酸、苦、咸属阴。

（4）气味配合

①意义：气与味分别从不同角度说明药物的作用，其中气偏于定性，味偏于定能，只有将二者合参才能较全面地认识药物的性能。如紫苏叶与薄荷虽均味辛而能发散表邪，但紫苏叶性温而发散风寒，薄荷性凉而发散风热；黄芪与石斛虽均味甘而能补虚，但黄芪性温而善补气升阳，石斛性微寒则善清热养阴。

②原则：气与味配合的原则有二：一为任何气与任何味均可组配；二为一药中气只能有一，而味可以有一个，也可以有两个或更多。味越多，说明其作用越广泛。

③规律：气味配合规律有二：一为气味均一；二为一气二味或多味。

④气味配合与疗效的关系：概之有二：一为气味相同，功能相近。辛温的药多能发散风寒，如麻黄、紫苏叶等；辛凉的药多能发散风热，如薄荷、菊花等；苦寒的药多能清热解毒或清热燥湿，如黄芩、黄连等；甘温的药多能补气或助阳，如黄芪、锁阳等；苦甘（或甘苦）寒的药多能清热滋阴，如知母、玄参、北沙参、石斛等。有时气味也有主次之别，如黄芪与锁阳虽均为甘温，但黄芪以甘为主则补气，锁阳以温为主则助阳。

二为气味相异，功能不同。其中有味异气同者，如麻黄辛温能散寒发表、苦杏仁苦温能降气止咳、乌梅酸温能敛肺涩肠、大枣甘温能补脾益气、肉苁蓉咸温能补肾助阳；有味同气异者，如桂枝辛温能发表散寒、薄荷辛凉能发表散热、附子辛热能补火助阳、石膏辛寒能清热泻火等。

3. 升降浮沉　升降浮沉，即指药物在人体的作用趋向。这种趋向与所疗疾患的病势趋向相反，与所疗疾患的病位相同。是说明药物作用性质的概念之一。

（1）确定依据

①药物的质地轻重：凡花、叶类质轻的药多主升浮，如菊花、桑叶等；种子、果实及矿物、贝壳类质重的药多主沉降，如紫苏子、枳实、磁石、石决明等。

②药物的气味厚薄：一般认为，味薄（辛、甘、微苦等）者升，气薄（寒、凉、微寒、平等）者降，气厚（热、温）者浮，味厚（酸、苦、咸等）者沉。气厚味薄者浮而升，味厚气薄者沉而降，气味俱厚者能浮能沉，气味俱薄者可升可降。如紫苏叶味辛性温，属气厚味薄，故升浮；黄连、黄柏味苦性寒，属味厚气薄，故沉降；浮萍味辛性寒，属气味俱薄，故可升

（发汗）可降（利水）等等。

③药物的性味：从四气讲，温升、凉降、热浮、寒沉。从五味讲，辛甘淡主升浮，酸苦咸主沉降。凡性温热、味辛甘的药多主升浮，如紫苏叶、荆芥等；性寒凉、味酸苦咸的药多主沉降，如天花粉、芒硝等。

④药物的效用：药物的临床疗效是确定其升降浮沉的主要依据。病势趋向常表现为向上、向下、向外、向内，病位常表现为在上、在下、在外、在里；能够针对病情，改善或消除这些病证的药物，相应也具有向上、向下、向外、向内的不同作用趋向。如白前能祛痰降气，善治肺实咳喘、痰多气逆，故性属沉降；桔梗能开提肺气、宣肺利咽，善治咳嗽痰多、咽痛音哑，故性属升浮。有些药还表现为升浮与沉降皆具的二向性，如胖大海，既能清宣肺气、利咽而具升浮之性，又能清热解毒、通便而具沉降之性；前胡，既能降气祛痰而显沉降性，又能宣散风热而显升浮性，等等。

上述四点依据，在具体运用时应相互合参。特别是前三点，绝不能一途而取，必须合参并结合临床疗效，才能准确判定其性属升浮还是沉降，抑或既升浮又沉降。

（2）所示效用　升和浮、沉和降，都是相对的。升是上升，降是下降，浮表示发散向外，沉表示收敛固藏和泻利等。一般说，升浮类药能上行向外，分别具有升阳发表、祛风散寒、涌吐、开窍等作用；沉降类药能下行向内，分别具有泻下、清热、利水渗湿、重镇安神、潜阳息风、消积导滞、降逆止呕、收敛固涩、止咳平喘等作用。

如果不认识或不能合理地运用药物的升降浮沉之性，亦可造成不良反应。若将升浮之性明显的药误投或过用于病势上逆病的治疗，或将沉降之性明显的药误投或过用于病势下陷病的治疗，均可加重病情。

（3）临床应用　人体的疾病是复杂多变的，疾病的病位有在上、在下、在表、在里，或兼而有之之别，疾病的发展趋势有外发、内陷、上逆、下陷，或兼而有之之异。掌握药物的升降浮沉之性，可以更好地指导临床用药，以纠正机体功能的失调，使之恢复正常；或因势利导，有助于祛邪外出。具体如下。

①顺其病位选择用药：一般而言，病位在上在表类病证，宜选用或配用具有升浮之性的药。如治疗病位在上之风热目赤肿痛，常选用药性升浮的薄荷、蝉蜕、蔓荆子等；治疗病位在表的风寒表证，常选药性升浮的荆芥、紫苏叶、防风等。病位在下在里类病证，宜用沉降之性的药。又如治疗病位在下的脚气肿痛，常选用药性沉降的黄柏、苍术（以沉降为主）、牛膝等；治疗病位在里的热结便秘，常选用药性沉降的大黄、芒硝、枳实等。

若见表里同病或上下同病，又当浮沉并用或升降并用，以达双向调节之目的。或选既升浮又沉降，具有双向调节作用的药，如治疗内有痰热咳嗽，外有风热感冒，常选既具升浮之性而宣散风热，又具沉降之性而降气祛痰的前胡；治疗上有肺热咽痛声哑，下有燥热便秘，常选上述具有双向调节作用的胖大海等。

或将升浮类药与沉降类药同时配用，如治疗外有风寒感冒，内有肺热咳喘，常选主升浮而能发汗解表、宣肺平喘的麻黄，配伍主沉降而能清泄肺热的生石膏同用，以外散风寒而发汗解表，内清肺热而平喘；治疗上有风火头痛，下有热结便秘，常选性升浮而能散风止痛的白芷、荆芥，与性沉降而能清热通便的生石膏、生大黄配伍同用，以上散风火而止痛，下清里热而通便。

②逆其病势选择用药：一般而言，病势下陷类病证，宜选用或配用具有升浮之性的药。如治疗病势下陷之久泻脱肛，常在补中益气的基础上再配用药性升浮而能升举阳气的升麻、柴胡等；治疗病势上逆之肝阳上亢，常选用药性沉降的夏枯草、磁石、熟地黄等。又如治疗病势外泄之虚汗不止，常在选用补虚药的基础上再配性沉降而能收敛止汗的麻黄根、煅龙骨等；治疗麻毒闭肺，常在选用清热解毒药的基础上再配性升浮而能宣散开闭透疹的蝉蜕、升麻等。

若见病势上逆之证与病势下陷之证同时互见于一体，亦当浮、沉并用，或升、降并用，以达双向调节之目的。如治疗既有病势下陷之久泻脱肛，又有病势上逆之火炎口疮，常在补中益气的基础上，再选配性升浮而能升举清阳的柴胡、炙升麻，并酌加少量性沉降而能清热泻火的胡黄连、炒黄柏等配伍同用，以益气升阳而举陷，清泻虚火而疗疮。

③据气机运行特点选择用药：有时也根据人体气机升降出入周而复始之特点，在组方遣药时，常将升浮性药与沉降性药同用。至于以何为主，以何为辅，当据病情酌定。如《伤寒六书》黄龙汤为泻热通便、益气养血之方，即主以性沉降之大黄、芒硝、枳实等，佐以少量性升浮之桔梗，使降中有升，以增强疗效。

此外，在特殊情况下，有时也采用顺其病势选择用药法，以因势利导祛除病邪。如治疗暴饮暴食之胃胀呕恶者，可选择性升浮而能涌吐之瓜蒂，以祛除食积，促进脾胃功能早日复常；治疗泻痢初起腹胀痛而按之痛重者，常选配性沉降的大黄、槟榔，以祛除湿热积滞，促进胃肠功能早日复常。

（4）阴阳属性　升浮属阳，沉降属阴。

（5）影响因素　每一味药物的升降浮沉既是绝对的，又是相对的，在一定条件下是可以转化的。影响其转化的条件主要有两个方面：①炮制：某些药物的升降浮沉之性可因炮制而改变，如酒炒则升、姜汁炒则散、醋炒则收敛、盐水炒则下行等。②配伍：在复方配伍中，少量性属升浮的药，在同较多的沉降药配伍时，其升浮之性可受到一定制约；反之，少量性属沉降的药，在同较多的升浮药配伍时，其沉降之性可受一定制约。

4. 归经　归，即归属，指药物作用的归属；经，即人体的脏腑经络。归经，即药物作用的定位。就是把药物的作用与人体的脏腑经络密切联系起来，以说明药物作用对机体某部分的选择性，从而为临床辨证用药提供依据。

（1）理论基础

①藏象学说：所谓藏象学说，即论述人体脏腑各自的生理功能、病理变化及其相互关系的学说。它既是中医辨证论治的基础，又是中药归经的理论基础。如心主神志的生理功能出现异常，常导致失眠、多梦、神志不宁、癫狂、痴呆、健忘、昏迷等症，分别选用酸枣仁（养心安神）、远志（宁心安神）、朱砂（镇惊安神）、麝香（开窍醒神）等即可减轻或消除上述各症，就云其归心经。

②经络学说：所谓经络学说，即研究人体经络的生理功能、病理变化及其与脏腑相互关系的学说。它补充了藏象学说的不足，是中药归经的又一理论基础。该学说认为人体除了脏腑外，还有许多经络，其中主要有十二经络及奇经八脉。每一经络又各与内在脏腑相联属，人体通过这些经络把内外各部组织器官联系起来，构成一个整体。体表之邪可以循经络内传脏腑，脏腑病变亦可循经络反映到体表，不同经络的病变可引发不同的症状。当某经络发生病变出现病证，选用某药能减轻或消除这些病证，即云该药归此经。如足太阳膀胱经主表，为一身之藩篱，风寒湿邪外客此经后，可引发头项痛、身痛、肢体关节酸楚等症，投用羌活（散风寒湿止痛）能消除或减轻这些症状，即云羌活归膀胱经等。

（2）确定依据

①药物特性：每种药物都具有不同的形、色、气、味等特性，有些医家（特别是古人）有时也以此作为归经的依据，其中尤以五味多用，如辛入肺，陈皮、半夏、荆芥均味辛，故归肺经；甘入脾，饴糖、甘草、党参均味甘，故归脾经等。然按此确定药物的归经往往带有片面性，即便是将诸特性合参时也欠准确。

②药物疗效：前人通过长期的临床观察，逐步认识到每种药物治病都有一定的范围，以此确定药物的归经十分准确。如紫苏子、白前能治疗咳喘，而咳喘为肺脏功能失调所致，故归肺经；茯神、柏子仁能治疗心悸、失眠，而心悸、失眠为心脏功能失调所致，故归心经等。

（3）表述方法　一般采用十二脏腑经络法表述，常直接书为归心、肝、脾、肺、肾、胃、大肠、小肠、膀胱、胆、心包、三焦经等；或不提脏腑之名而用经络的阴阳属性表述，如入少阴、入太阴、入厥阴、入少阳、入太阳、入阳明等；有时也将上述二法合并表述，如入少阴心经、入厥阴肝经等。

（4）对临床用药的指导意义　掌握归经，有助于提高用药的准确性，使临床用药更加合理。首先，指导医生根据疾病表现的病变所属脏腑经络而选择用药。如热证有肺热、肝热等不同，治肺热咳喘，即选归肺经而善清肺热的黄芩、桑白皮等；治肝热或肝火证，即选归肝经而善清肝火的龙胆、夏枯草等。其次，指导医生根据脏腑经络病变的传变规律选择用药。由于脏腑经络的病变可以互相影响，临床治疗各种病证并不是某经病单纯使用某经药，还要根据脏腑经络之间的生理关系和疾病传变规律，选择归他经的药与之相配进行治疗。如咳嗽痰喘，治疗时就不能只选用归肺经的药，若为肝火犯肺所致，常以归肺经能清肺化痰的海蛤粉与归肝经能清热凉肝的青黛同用，使肝肺两清，咳喘早愈；若兼脾虚者，又当以归肺经的止咳化痰药与归脾经的健脾药同用，使痰消，咳喘早愈。

5. 有毒与无毒　有毒与无毒，从狭义上讲，是指药物用于人体后能否造成伤害而言。从广义上讲，除指药物的作用能否对人体造成伤害外，还应包括药物对人体治疗作用的强弱。也就是说，药物的有毒与无毒反映了其偏性对人体的两面性。一般说，药物的有毒与无毒和“毒”的大小，与其对人体伤害程度的轻重及治疗作用的强弱成正比。

（1）“毒”的特性　“毒”，在中药学中有狭义与广义之别。物之能害人即为毒，这是狭义的毒，似指今之药物的不良反应。广义的“毒”含义有二：一为药物的总称，也就是说药即是“毒”，“毒”即是药；二为药物的偏性，也就是说药物之所以能治病，就在于其具有某种偏性，这种偏性就是“毒”，其对人体具有两面性，即既能治疗疾病，又能毒害人体，关键在如何应用。广义的“毒”虽在表述上有药物的总称与药物的偏性之分，而实际上却很难分割。因为从理论上说，凡药必有偏性，有偏性才可称其为药。故也有人据此将药物的总称与药物的偏性概括为药物偏性的总称。也就是说，广义的“毒”是指药物偏性的总称。

现代药理学中所说的毒性是指药物对机体的损害。副作用是指药物在使用常用剂量时，出现与治疗需要无关的不适反应。毒性反应对人危害较大，多因过用、久用而致。副作用对人体危害轻微，停药后能消失。此种说法有时也被中药学所采用。

（2）确定依据　如何确定药物有毒无毒，一直是中医药学家探讨的问题。总括各家论述主要有三点：

①是否含有毒成分：一般有毒中药主含偏性非常突出的毒害成分，如砒石含三氧化二砷、马钱子含番木鳖碱等；而无毒中药则不含或虽含毒害成分而量却甚微。

②整体是否有毒：中药大多为天然药，一药中常含许多成分，这些成分相互制约，毒害成分也不例外，致使有些含毒害成分的中药在整体上不显示毒性。

③用量是否适当：使用剂量是否适当，是确定药物有毒无毒的关键，未超出人体最大耐受量即为无毒，超过则为有毒。如苦杏仁等。

一般说凡标明有毒的中药，特别是有大毒的，治疗量与中毒量比较接近或相当，安全度小，易对人体造成危害。无毒中药虽治疗剂量范围大，安全度高，但也并非绝对不会伤害人体。其中一部分中药如人参、大黄等，常量或稍大于常量应用不会出现不良反应，若大量应用，即有毒害人体的可能；而另一部分药如山药、浮小麦等，超大量应用或食用，也不会毒害人体，此即实际上的无毒药。

在上述三个依据中，“用量是否适当”尤为重要，它是确定药物有毒无毒的关键。

（3）影响有毒无毒的因素　药物的有毒与无毒受到多种因素影响。主要有品种、来源、入药部位、产地、采集时间、贮存、加工炮制、剂型、制剂工艺、配伍、给药途径、用量、用药次数与时间长短、皮肤与黏膜的状况、施用面积的大小、患者的体质、年龄、性别、证候性质，以及环境污染等。

（4）引起中药不良反应的主要原因　引起中药不良反应的原因，主要有以下几点。

①品种混乱：有些人不辨真伪，误将混淆品种作正品使用，引发中毒。如有的地区将有毒的香加皮作五加皮入药，导致中毒。

②误服毒药：有些人迷信传说和文献错载，误服有毒中药，致使中毒。如有人误信马钱子能避孕，取7粒捣碎服，遂致中毒死亡。

③用量过大：有些人误认为中药均无毒或

毒性甚小，不必严格控制剂量，在求愈心切的心理支配下，盲目加大用量，导致中毒。如有人过量服用人参或大面积涂敷斑蝥而致中毒死亡。

④炮制失度：有些有毒药生用毒大，炮制后毒减。若炮制失度，毒性不减，即可引发中毒。如有人服用含有炮制失度的草乌制剂而致中毒。

⑤剂型失宜：有些药物在服用时对剂型有一定要求，违则中毒。如砒石不能作酒剂，违之则毙命。

⑥疗程过长：有些人误认为中药均无毒或毒性甚小，长期使用有毒的中药或含有有毒成分的中成药，导致不良反应的发生。

⑦配伍不当：中成药组方不合理、中药汤剂配伍不合理、中西药联用不合理等，也会导致不良反应的发生。

⑧管理不善：有些单位对剧毒药管理不善，造成药物混杂，或错发毒药，遂致中毒。如有人在调剂时，误将砒石当花蕊石等发给病人，造成中毒身亡。

⑨辨证不准：临床因辨证失准，寒热错投，攻补倒置，导致不良反应的案例时有发生。如明为脾虚泄泻，反用大剂量黄连，致使溏泄加重；虽为血虚，但兼便溏，仍投大剂当归，致使溏泄不已。

⑩个体差异：由于个体差异，个体对某些药物的耐受性相异，乃至高度敏感，也常引起不良反应。如白芍、芥子、板蓝根，本为无毒之品，常人服之一般不会发生不良反应，但有个别患者服后引起过敏，临床时有报道。

（5）使用有毒药的注意事项

①用量要适当，采用小量渐增法投药，切忌初用即给足量，以免中毒。

②采制要严格，在保证药效的前提下，严格把住采制药各个环节，杜绝伪劣品。

③用药要合理，杜绝乱用滥投，孕妇、老幼及体弱者忌用或慎用毒烈之品。

④识别过敏者，及早予以防治。

（三）中药功效的分类与主治病证

1. 中药功效的分类　功效是指中药防治、诊断疾病及强身健体的作用。又称功能、功用、效能、效用。其有高级与初级之别。

所谓高级功效，是指以中医药理论为基础，应用分析、归纳、推理、概括等手段，对中药防治、诊断疾病及康复保健作用的高度概括。其表述用语，成熟精炼，简明扼要。

所谓初级功效，是指以中医药理论为基础，应用直接观察等手段，对药物防治、诊断疾病及改善机体某种状况的客观记载。其表述用语，原始直白，虽也简明，但不精炼。

（1）认定　中医对中药功效的认识、概括和确定，是在中医药理论指导下，根据机体的用药反应，即用药前后症状、体征的变化，通过审证求因、辨证论治及归纳分析的方法反推而得。中药功效的认定和系统形成，与中医药学理论体系的形成和发展有着密不可分的关系。对于初级功效的认定，相对容易、简单。而对于高级功效的认定，则相对困难、复杂。

对每味药物功效的认定，都经历了由初级渐进到高级的漫长过程。最初，人们只能认识到某药能防治某种疾病或调理机体的某种作用，这就是常说的单验方。这种单验方所表示的药物的主治病证，就是人们对药物治疗作用的最早认识。后来，人们用文字把这些单验方的主治病证或对人体某一机能的调理效用，作为它的治疗作用记载于本草，便成为它的初级功效。

继而，随着时间的推移和中医药理论的不断发展，通过临床反复实践与验证，人们对其治疗作用及其作用机制的了解越来越多，认识也愈加深刻。最后，再在中医药理论指导下，通过分析、归纳、推理、概括等手段，将其初级功效，上升为高级功效，并不断补充完善。

今天，对某药功效的确定，一般要经过两个大的阶段。即首先要广泛收集资料，了解古今中外中医药著作，特别是本草专著，对其性能特点（性、味、升降浮沉、归经、有毒无毒）、功效及主治病证等的有关论述；其次要以中医药理论为指导，认真分析所得资料，并参考当代临床经验和研究成果，应用文献考证、系统归纳、逻辑推理等手段，通过去伪存真、反复推敲，最后提炼出能准确反映其治疗作用的功效。

这种理性的概括与升华，既是对用药经验

的总结，又是对药性理论的发展，使人们对药物的认识，从感性上升到了理性，出现了质的飞跃。从而，将中药的治疗作用概括得简明精炼，既紧密结合中医药理论，又有利于学习记忆，还为临床医生灵活掌握应用中药创造了极为有利的条件。

（2）表述　中药功效的用语大多采用动宾短语结构构成的词组。其中，对初级功效的表述，常常与病证或症状等相对应，所用语句多为动词加疾病名称构成的词组，如“已心痛”“已疥”“截疟”“治瘘”“治皮胀”“主寒热”“延年”等。

对高级功效的表述，常常与病因病机、治则治法等相对应，所用语句多为动词加病邪（如风、寒、暑、湿、燥、火等）、脏器（如心、肺、脾、肾、肝、胃、小肠、胆等）、生理功能或分泌排泄物（如阴、阳、气、血、津、液、精、尿、便）及病理产物或反应（如痰浊、瘀血、疼痛、结石）等名称构成的词组。如清热、燥湿、散风寒、祛风湿、平肝、补肝、补肾、清肺、补气、生津、行气、活血、通便、利尿、化痰、祛痰、泻火、化瘀、排石等。

记述功效的用语大多比较简略，常凝练为短短的几个字，并形成较为固定的功效术语表述模式。一般使用由二字、三字、四字构成的词组，个别时也有超出者。其中，二字词组多表述单一型功效，如祛风、清热、泻下、截疟等。三字词组或表述复合型功效，如散风寒、清湿热等；或表述单一型功效，如清肺热、补脾气、疏肝气、治痢疾等。四字词组大多表述复合型功效，如发汗解表、发表理气等；少数表述单一型功效，如补益肺气、疏理肝气、发散表邪等。而五字以上者则大多表述复合型功效，如祛风寒湿邪、滋补肝肾之阴、清泻肺胃之火等；个别表述单一功效，如清泻大肠之火、清泻三焦之火等。

（3）分类　由于中药的功效是以中医药理论为指导，通过临床实践推导而得，故其表述用语也基本上与中医的治疗学或辨证学等相呼应。据此，其分类主要如下。

1）按中医辨证学分类：中药的功效是与中医的辨证方法相应而生，每一种中医的辨证方法都有与其相对应的中药功效群。

①针对八纲辨证的功效：是指中药的某些功效分别与八纲辨证的各纲辨证相对应。如对应表里辨证的有解表、发表、温里、攻里等；对应寒热辨证的有散表热、清里热、散表寒、散里寒等；对应虚实辨证的有补虚、泻实等；对应阴阳辨证的有补阴、滋阴、敛阴、补阳、助阳、温阳、回阳等。

②针对病因辨证的功效：是指中药的某些功效分别与病因辨证的六淫与疫疠、七情、饮食劳伤、外伤等辨证相对应。如对应六淫与疫疠的有散风、祛寒、清暑、渗湿、燥湿、化湿、润燥、清热、泻火、解毒等；对应七情的有镇惊、定惊、解郁、安神、醒神等；对应饮食劳伤的有消食、消积、补虚、强身等；对应外伤的有生肌、敛疮、续筋接骨、解蛇虫毒等。

③针对气血津液辨证的功效：是指中药的某些功效与气血津液辨证的气、血、津液病证辨证相对应。如对应气病辨证的有补气、行气、降气、敛气等；对应血病辨证的有养血、活血、止血、和血、摄血等，对应津液辨证的有生津、保津、化痰、涤痰、化饮、逐饮、利水、逐水等。

④针对脏腑辨证的功效：是指中药的某些功效分别与脏腑辨证的各脏腑病证辨证相对应。如对应心脏的有养心、清心、泻心火、补心血、通心脉等；对应肺脏的有宣肺、温肺、清肺、润肺、敛肺、降肺气等；对应大肠的有通肠（便）、润肠、滑肠、涩肠等；对应脾脏的有补脾、健脾、温脾、运脾、清脾热、补脾气、升脾阳等；对应胃腑的有温胃、健胃、养胃、开胃、泻胃火、降逆止呕等；对应肝脏的有疏肝、清肝、养肝、暖肝、泻肝火、平肝、潜阳、养肝阴（血）、息肝风等；对应胆腑的有利胆、清胆、温胆、利胆排石等；对应肾脏的有温肾、补肾、益肾、固肾、滋肾阴、补肾气、助肾阳、暖肾气、补肾纳气、益肾填精等；对应膀胱腑的有清利膀胱湿热、散膀胱冷气等；对应三焦、脑腑、女子胞的有通利三焦、健脑、醒脑、暖宫等。

以上均为对应一脏或一腑者，还有对应两脏或一脏一腑及其以上者，如补肺脾、补心脾、补肝肾、补肺肾、补脾肾之阳、补脾胃之气、补肺脾肾之阴等。

⑤针对经络辨证与六经辨证的功效：是指中药的某些功效与经络辨证或六经辨证的各经病证辨证相对应。如和解少阳、散太阳经风寒、散少阴经风寒、降厥阴经上逆之寒气等。

⑥针对卫气营血辨证的功效：是指中药的某些功效与卫气营血辨证的卫分、气分、营分、血分病辨证相对应。如疏散风热、清气分热、清营分热、透营转气、清营凉血、凉血解毒、散血解毒等。

⑦针对三焦辨证的功效：是指中药的某些功效与三焦辨证相对应。如宣化上焦湿浊、芳化中焦湿浊、清中焦湿热、清利下焦湿热、补中气、温中散寒等。

这种分类法，突显了中药学与中医辨证学的紧密关系，有助于深入学习掌握与研究提高中药的功效。

2）按中医治疗学分类

①对因功效：是指某些中药能针对病因起治疗作用。具体包括祛邪、扶正、调理脏腑功效、消除病理产物等。其中，属于祛邪功效的有祛风、散寒、除湿、清热、泻下、涌吐、解毒、杀虫等；属于扶正功效的有补气、助阳、滋阴、养血等；属于调理脏腑或气血功效的有疏肝、柔肝、宣肺、和中、理气、活血、安神、开窍、潜阳、息风等；属于消除病理产物功效的有消食、利水、祛痰、化瘀、排石、排脓等。

然而，因祛邪、扶正、调理脏腑功效、消除病理产物等往往相互关联，故上述划分又是相对的。如泻下，既有祛除病邪的作用，又有消除病理产物及调理脏腑功效的作用。活血化瘀，既指改善血行不畅、血脉瘀滞的病理状态，又指消除瘀血的病理产物。再则，活血与化瘀的涵义也有区别，前者重在调理脏腑功效，后者重在消除病理产物。

②对症功效：是指某些中药能缓解或消除疾病过程中出现的某些或某种症状，有助于减轻患者痛苦，防止病情恶化，如止痛、止血、止呕、止咳、平喘、止汗、涩肠止泻、涩精止遗等。

③对病证功效：是指某些中药对疟疾、赘疣、痹证、鼻渊、黄疸、肺痈、绦虫证等病证，具有明显优于他药的疗效，如截疟、蚀疣、祛风湿、通鼻窍、利胆退黄、消痈排脓、驱杀绦虫等。

④对现代病症功效：是指某些中药对现代医学所描述的高血压病、高脂血症、糖尿病、肿瘤等病症有明显的疗效，而使用传统功效术语又难于表达清楚，故借现代药理学术语来表达，如夏枯草降血压，决明子降血脂，天花粉降血糖，半枝莲抗肿瘤等。

此外，还有根据中药作用于机体后的反应而确定的功效，如毛茛外用能引赤发疱等。

另，还必须明确，一味中药往往具有多种功效。不少药物既具有对因功效，又具有对症或病证的功效。临床选择药物时，应尽量利用该药多种功效的综合作用，以取得更好的治疗效果。

2. 中药的主治病证 所谓主治病证，是指药物在临床的主要适应病证，也称主要适应范围，简称主治。

（1）认定 中药主治病证的认定，主要是通过生活实践与临床实践而得。其与中药功效的认定一样，也经历了漫长的历程。

（2）表述 一般说，中药主治病证的表述用语可分为三类，即：

①病名类主治病证：是指以疾病的名称表述中药的主治病证，如疟疾、肺痈、肠痈、水火烫伤、毒蛇咬伤等。

②证名类主治病证：是指以疾病的证名表述中药的主治病证，如热淋、血淋、热咳、冷哮、湿热黄疸、风热表证、风寒表证、风寒挟湿表证等。

③症状名类主治病证：是指以病或证的某一症状名称表述中药的主治病证，如惊悸、耳鸣、耳聋、口臭等。

在上述三类表述用语中，现代使用最多的是证名，其次是病名，而症状名则最少。

此外，有时在使用中医学病证名难以表述个别药物的主治病证时，也借用现代医学的病症名，如胃下垂病、高血压病、高脂血症等。

3. 相互关系

（1）初级功效与高级功效 初级功效是高级功效的基础，而高级功效是初级功效的升华与提高。明末清初之前，二者常相混杂表述，且多用初级功效，少用高级功效。明末清初之后，二者逐步分述，且高级功效的使用频率显著增加。直至当代，随着功效理论的日渐成熟，表述用语绝大多数使用高级功效，而极少使用初级功效。

（2）功效与主治病证　中药的功效与主治病证是相互关联、密不可分的。主治病证是确定中药功效的依据，功效又提示了中药的主治病证。此点，对于初级功效来说极易理解。若在其前加上前置动词即为功效，而去掉前置动词则成了主治病证。如“治热痢”是黄连的初级功效，提示黄连的适用范围为“热痢”；而去掉“治”字后，“热痢”就是它的主治病证，成了它“治热痢”功效的依据。

对于高级功效，其与主治病证的关系也不例外。此时，主治病证虽然也是其确定依据，但不是简单的对应与加减前置动词的关系。而是运用中医药理论，通过对主治病证进行辨证分析、归纳推理、高度概括而得。如鱼腥草能治疗肺痈咳吐脓血、肺热咳嗽痰稠及热毒疮疡等病证，因而具有清热解毒、排脓的功效；又能治疗热淋小便涩痛之证，故又有清热利尿通淋的功能。同时，高级功效也提示了药物的主治病证，如上所说，由于鱼腥草有清热解毒、排脓、利尿之功，那就提示其主治病证为肺热、热毒、湿热引起的相关病证。

（3）性能特点、功效主治、配伍应用的内在联系　在论述中药时，往往从性能特点、功效主治、配伍应用三个不同的角度进行。其中，性能特点是论述其在性（气）、味、升降浮沉、归经、有毒无毒等方面所显现的特点，也可称为作用机制或偏性所在；功效主治是论述其在临床治疗中所显现的效用与适应范围；配伍应用是依据其性能特点与功效主治论述其在临床的具体应用。三者之间，既有各自的独特性，又有十分密切的内在联系。药物的性能特点统领并高度概括其功效主治，而功效主治又是其性能特点在防治疾病时的具体展现；药物的性能特点与功效主治是指导其配伍应用的基本依据，而配伍应用又是其性能特点与功效主治在防治疾病与强健身体时的具体运用。

每一味中药都具有独特的性能特点、功效主治及配伍应用，三者环环相扣，互为印证，缺一不可。在学习应用单味中药时，首先要弄清其性能特点，并以此为纲，理解记忆其功效主治，领悟掌握其配伍应用。只有这样，才能为学好中药、用好中药打下坚实的基础。

三、中药炮制

炮制是制备中药饮片的一门传统制药技术。炮制历史上又称“炮炙”“修治”“修事”。中药炮制是按照中医药理论，根据药材自身性质以及调剂、制剂和临床应用的需要，所采取的一项独特的制药技术。中药炮制学是专门研究中药炮制理论、工艺、规格、质量标准、历史沿革及其发展方向的学科。中药炮制是中医临床用药的特色之一，是保证饮片质量的主要技术，具有实践性强、知识面广的特点，是一门既传统又新兴的综合性的应用学科。

饮片系指药材经过炮制后可直接用于中医临床或制剂生产使用的药品，是供中医临床调剂及中成药生产的配方原料。药材经净制、切制或炮炙等处理后，称为“饮片”，药材需净制后方可进行切制或炮炙等处理。

药材必须经过炮制成饮片之后才能入药，这是中医临床用药的一个特点，也是中医药学的特色。

（一）炮制的目的

炮制是中医用药的一大特色。中药的性能和作用无有不偏，偏则利害相随，不能完全适应临床治疗的要求，这就需要通过炮制来调整药性，引导药性直达病所，使其升降有序，补泻调畅，解毒纠偏，发挥药物的综合疗效，对提高其临床疗效具有重要的作用，所以中医临床所用处方中的药物都是炮制后的中药饮片。

中药来源于植物、动物、矿物，有野生，也有家种（养殖）。这些原药材在采收时，虽经过产地加工而成为药材，但可能个体粗大、质地坚硬，或含泥沙、杂质及非药用部位，或具有较大的副作用，一般不可直接用于临床，需经加工炮制为饮片后方能应用。中药成分复杂，疗效多用，因此中药炮制的目的也是多方面的。往往由于炮制方法不同，药物的作用也不同，这些作用有主次之分，彼此之间又有密切联系。一般认为，中药炮制的目的有以下几个方面。

1. 降低或消除药物的毒性或副作用　炮制可以降低中药的毒性或副作用。毒性药是中药的重要组成部分，这类药物虽有较好的疗效，但因毒性或副作用较大需经炮制方能用于临床。历代医家对有毒中药的炮制都很重视，品种也比较集中，如川乌、草乌、附子、半夏、天南星、甘遂、大戟、马钱子、斑蝥等。对这些中药的炮制，历代都有许多方法，或浸渍，或漂洗，或清蒸，或单煮，或加入辅料共同浸渍、蒸、煮、炒等用于解毒。如现代研究表明，乌头中的乌头类生物碱及其水解产物具有强心、解热、镇痛、镇静等作用，炮制后既可保证其临床疗效，又可明显降低毒性。又如苍耳子、相思子等一类含有毒性蛋白质的中药，经过加热炮制后，所含毒性蛋白质因受热变性而达到降低毒性的目的。

炮制也可除去或降低药物的副作用。汉代张仲景在《金匮玉函经》中指出：麻黄“生则令人烦，汗出不可止”。说明麻黄生用有“烦”和“出汗不止”的副作用，用时“皆先煮数沸”，便可除去其副作用。明代李时珍在《本草纲目》中说：“干漆要炒熟，不尔损人伤胃”，以示干漆要通过炒或煅等制法减少副作用。鹅不食草生用对胃有刺激性，若炒制或蜜制，则可减小其副作用。又如临床上遇到失眠、心神不安而又大便稀溏的患者，需用柏子仁宁心安神，但生柏子仁有润肠通便的副作用，服后患者可发生腹泻，若将柏子仁压去油脂制成柏子仁霜应用，即可免除腹泻的发生。

2. 改变或缓和药物的性能　中药以“四气”“五味”“升降浮沉”和“归经”等表示其性能。性味偏盛的药物，临床应用时往往会给患者带来一定的副作用。如太寒伤阳，太热伤阴，过辛耗气，过甘生湿，过酸损齿，过苦伤胃，过咸生痰。药物经过炮制，可以改变或缓和药物偏盛的性味，达到改变药物作用的目的。如生甘草，味甘性平偏凉，具有泻火解毒、化痰止咳的功效，常用于咽喉肿痛，痰热咳嗽，疮痈肿毒。如《金匮要略》中的“桔梗汤”所用为生甘草，即取其泻火解毒之功。炙甘草味甘性平偏温，善于补脾益气，缓急止痛，常入温补剂中使用。如“四君子汤”“炙甘草汤”中的甘草就使用炙甘草，取其甘温益气之功，以达补脾益气之功效。由此可见，甘草经炮制后，其药性由性平偏凉转性平偏温，功能由清泄转温补，改变了原有的药性。又如生地黄性寒，具清热、凉血、生津之功，常用于血热妄行引起的吐衄、斑疹、热病口渴等症。经蒸制成熟地黄后其药性变微温，能补血滋阴、养肝益肾，凡血虚阴亏，肝肾不足所致的眩晕，均可应用。唐代孙思邈在对孕妇使用桂枝时，为了防止“胎动”，特要求用“熬”法炮制后入药。明代罗周彦也曾提及枳壳“消食去积滞用麸炒，不尔气刚，恐伤元气”。又如麻黄生用辛散解表作用较强，经蜜炙后，其所含具辛散解表作用的挥发油含量减少，辛散作用缓和，且炼蜜可润燥，能与麻黄起协同作用，故而止咳平喘作用增强。后人常用蜜炙、炒制等炮制方法来缓和性味，并总结出“甘能缓”“炒以缓其性”的规律。

炮制辅料对药物作用趋向和归经的影响至关重要。《本草纲目》记载：“升者引之以咸寒，则沉而直达下焦；沉者引之以酒，则浮而上至巅顶”。酒能升能散，宜行药势，是炮制中最常用的液体辅料之一，古人对其作用概括为“酒制升提”。大黄苦寒，为纯阴之品。其性沉而不浮，其用走而不守。经酒制后能引药上行，先升后降。金元时期的李杲认为，大黄治下焦疾病，“若邪气在上，非酒不至，若用生品，则遗至高之邪热，病愈后，或目赤，喉痹，头肿，膈上热痰”。黄柏禀性至阴，气薄味厚，主降，生品多用于下焦湿热。酒制可略减其苦寒之性，并借助酒的引导作用，以清上焦之热，如上清丸中的黄柏用酒制，转降为升。黄柏盐炙可引药下行入肾经，缓和苦燥之性，增强滋肾阴、泻相火、退虚热的作用。

3. 增强药物疗效　炮制可以通过多方面的影响增强药物疗效。药物药效成分能否较好地从饮片组织细胞内溶解释放出来，将直接关系到药效成分的吸收，从而影响疗效。许多中药经炮制以后，其药效成分溶出率往往高于原药材，这与药材在切制过程所产生的变化有关，

如细胞破损、比表面积增大等。此外，经过炮制中的蒸、煮、炒、煅等热处理后，药材质地或组织结构发生改变，亦可增加某些药效成分的溶出率。如黄连经炮制后，其所含小檗碱在水中的溶出率明显提高。

药材在炮制条件下的热处理后，其细胞组织及所含成分发生一系列物理、化学变化，可使某些难溶于水的成分水溶性增加。古人认为，“决明子、莱菔子、芥子、紫苏子、韭子、青葙子，凡药用子者俱要炒过，入药方得味出”。这是因为多数种子类药材外有坚硬的种皮，疏水性强，在煎煮过程中影响溶剂的浸润和渗透，造成药效成分不易被煎出，经加热炮制后种皮爆裂，质地变疏松，增加了与溶剂的接触面积，有利于成分的解吸与溶解，从而便于成分煎出。这是后人“逢子必炒”的依据和用意。

药物在炮制过程中可能产生新成分或增加有效成分的含量，从而增强疗效。如炉甘石煅制后，碳酸锌转化为氧化锌，增强了解毒、明目退翳、收湿敛疮等作用。

炮制过程中加入辅料与药物起协同作用，从而增强疗效。如款冬花、紫菀等化痰止咳药经蜜炙后，增强了润肺止咳的作用，这是因为炼蜜有甘缓益脾、润肺止咳之功，作为辅料被应用后与药物起协同作用，从而增强疗效。现代实验证明，胆汁制天南星能增强天南星的镇惊作用，甘草制黄连可使黄连的抑菌效力提高数倍。可见药物经炮制后，可以从不同方面增强其疗效。

4. 便于调剂和制剂 调剂过程需要按处方分剂量，制剂过程一般先进行前处理，因此植物类中药材来源于植物的根、茎、藤、木、花、果、叶等，经水制软化，切制成一定规格的片、丝、段、块后，可便于调剂时分剂量、配药方。药材在采收时常混有泥沙杂质，并有残留的非药用部位，另外在仓储、运输过程中也可能混入杂质和产生霉败，因此必须经过严格的分离和清洗，以保证临床用药的卫生和剂量准确。例如某些根类药物的芦头（根上部之根茎部分）、皮类药材的粗皮（栓皮）、昆虫类药物的头足翅等均为非药用部位，常应除净。有的虽是同一种植物，但由于部位不同，其药效作用亦不同。如麻黄，其茎能发汗，其根能止汗，故需分开。

矿物类、甲壳类及动物化石类药材一般质地坚硬，不易粉碎和煎出其药效成分，不利于制剂和调剂，通过加热等处理，使其质地酥脆而便于粉碎。如砂烫醋淬穿山甲、龟甲、鳖甲，蛤粉烫阿胶，火煅赭石、寒水石，火煅醋淬自然铜等。在药材从质坚变为酥脆的同时，也可达到增加其药效成分的溶出，有利于药物在体内的吸收等目的。如阿胶生品质硬脆，受热易粘连，阿胶经蛤粉炒制后质地酥脆，易于粉碎与制剂。又如龟甲经砂烫醋淬后，其热水溶出率增加约6倍。药材经过不同方法的炮制，制成饮片后出现的上述变化，对于调剂和制剂极为有利。

5. 提高中药净度，确保用药质量和剂量

中药材来源于自然界，在采收、仓储、运输过程中混有泥沙杂质及残留的非药用部位和霉败品。经过净制如挑选、筛选、清洗、分离等炮制工艺，使其达到所规定的洁净度。如皮类药材的粗皮（栓皮）有效成分含量少，占药物的分量却很大，如不除去，很难保证投药剂量的准确。另外，动物、昆虫类药物的头足翅也需除净，以保证配方剂量的准确和药物的洁净。

（二）炮制对药物成分的影响

中药的有效成分是其发挥疗效的物质基础。中药成分组成相当复杂，对其中有效成分的状况尚有诸多不甚明了之处。可以认为中药的作用是综合性的，其所含各类成分之间有协同作用，也有对抗作用。中药炮制涉及水处理、热处理以及酒、醋、药汁等辅料处理，无疑可使中药的化学成分发生一系列变化。因此，研究中药炮制前后化学成分的变化，对探讨中药炮制作用和原理具有重要意义。炮制对化学成分的影响，主要包括炮制对含生物碱类、苷类、挥发油类药物成分几个方面的影响。

1. 炮制对含生物碱类药物成分的影响 生物碱是一类源于自然界的含氮有机化合物。大多数生物碱均有较复杂的环状结构，氮元素多包含在环内，而且具有明显的生理活性。游离生物碱一般不溶或难溶于水，而易溶于乙醇、三氯甲烷等有机溶剂，亦可溶于酸水（形成盐）。大多数生物碱盐类则可溶于水，难溶或不溶于有机溶剂。生物碱在自然界中分布非常广泛，不但植物来源的中药含有生物碱，动物来源的中药有的也含有生物碱。在植物体内，具有碱性的生物碱多以有机盐形式存在，如柠檬酸盐、草酸盐、酒石酸盐、琥珀酸盐等。少数碱性极弱的以游离态存在，如酰胺类生物碱。少数以无机酸盐的形式存在，如盐酸小檗碱、硫酸吗啡等。另外其他存在形式尚有*N*-氧化物、生物碱苷等。

各种生物碱对热的稳定性不同。高温情况下有些生物碱不稳定，可产生水解、分解等变化。如通过黄柏炮制前后化学成分的对比，确定黄柏在炮制后其化学成分发生了质的变化。其主要的有效成分盐酸小檗碱的含量降低，并转化成了小檗红碱，进而对其药性产生影响。对于生物碱为毒性成分的中药，常用煮、蒸、炒、烫、煅、炙等方法。以改变生物碱的结构，达到制毒、增效的目的。如川乌、草乌、附子等所含的乌头碱在高温条件下可水解成毒性较小的乌头次碱或乌头原碱。马钱子所含的士的宁等生物碱在加热条件下可转变为异士的宁或其氮氧化物等，保证用药安全有效。如钩藤所含有效成分为钩藤碱、异钩藤碱等，加热易被破坏，故一般宜生用，入汤剂亦不可久煎，宜后下。石斛、山豆根、防己、石榴皮、龙胆等药物古代本草中就注明“勿近火”，现代研究表明这些药物中所含生物碱受热后含量降低，影响药效。因此，这些药物在干燥、炮制过程中应注意炮制的温度和时间。

炮制辅料对生物碱类成分可产生多种影响。酒含有乙醇，是具有稀醇性质的液体辅料。游离生物碱或其盐类可溶于酒。某些药物经过酒炙后可以提高生物碱的溶出率，提高药效的疗效。如黄连酒炙后小檗碱及总生物碱的溶出率高于生品。醋是弱酸，所含醋酸能与游离的生物碱结合成盐。生物碱的醋酸盐易被水溶出，从而增加水溶液中有效成分的含量，提高疗效。如延胡索止痛和镇静作用的主要成分是延胡索乙素、延胡索甲素等生物碱，常以游离形式存在于药材中，难溶于水，但醋炙后生成醋酸盐，在水中溶解度增加，从而增强其止痛效果。

生物碱在植物体内，往往与植物中的有机酸、无机盐生成复盐，如鞣酸盐、草酸盐等。它们是不溶于水的复盐，若加入醋酸后，可以取代上述复盐中的酸类而形成可溶于水的醋酸盐复盐，增加在水中的溶解度。如柠檬酸盐、草酸盐、酒石酸盐、琥珀酸盐等。大多数游离生物碱不溶于水，但有些生物碱如亲水性生物碱可溶于水。如小檗碱等季铵型生物碱和麻黄碱、苦参碱、槟榔碱等小分子生物碱，含该类生物碱的药材在炮制过程中用水洗、水浸等操作时，应尽量减少与水接触的时间。即使含有难溶于水的生物碱类药材，也应采取少泡多润的原则，尽量减少在水处理过程中生物碱的损失，以免影响疗效。

不同药用部位所含生物碱类成分及其生物活性可有不同。如麻黄茎含有麻黄碱和伪麻黄碱等，具有升高血压作用；而麻黄根含麻黄根素、麻黄根碱等，具有降低血压作用。在净选加工时应严格区分不同药用部位，确保用药安全有效。

2. 炮制对含苷类药物成分的影响　苷类是糖或糖的衍生物与另一非糖物质（苷元）通过糖的端基碳原子连接而成的一类化合物，又称配糖体。苷类在自然界中分布极广，广泛地存在于高等植物体中，尤其在果实、树皮和根部最多。苷元的结构类型差别很大，形成的苷类在性质和生物活性上差异大。

苷的溶解性能常无明显的规律，一般易溶于水或乙醇中，有些苷也易溶于三氯甲烷和乙酸乙酯，但难溶于乙醚和苯。其溶解度还受糖分子数目和苷元所含极性基团的影响，若糖分子数目多则极性和亲水性就变大，苷元极性基团多则在水中的溶解度大，反之，在水中的溶解度就小。

不同的炮制方法和辅料对苷类的影响也是多种多样的。当苷类成分为中药的有效成分时，应尽可能不被破坏，并增加其溶解度。酒作为炮制常用辅料，可提高含苷类药物的溶解度，而增强疗效。大部分苷类成分易溶于水，中药在炮制过程中用水处理时应尽量少泡多润，以免苷类成分溶于水而流失，或发生水解而减少。常见者如黄芪、甘草、大黄、秦皮等，均含可溶于水的不同类型的苷类，用水处理时要特别注意。苷类成分在酸性条件下容易水解，在大部分情况下，这种水解不但降低了苷的含量，也增加了成分的复杂性。因此，苷类为药物的有效成分时，除医疗上有专门要求外，一般少用或不用醋处理。许多含苷的中药本身还含有机酸，在生产过程中，有机酸会被水或醇溶出，使提取液呈酸性，促使苷的水解，亦应加注意。但有时苷类成分具有一定的毒性或不良反应，炮制使苷类成分水解，缓和药性。如大黄含蒽醌类衍生物，其结合型苷类成分具有泻下作用，经过炮制成熟大黄，其结合型蒽醌类衍生物因水解显著减少，故临床上生大黄用于泻下，攻积导滞、泻火凉血，熟大黄泻下作用缓和，主要用于活血祛瘀。此外芫花、狼毒等炮制品药性的缓和或毒性的降低，均与炮制对苷的影响有关。

苷类成分常与酶共存于植物体中，植物细胞中往往含有相应的分解酶，在一定温度和湿度条件下苷可被相应的酶分解，从而使含量减少而降低或失去疗效。如苦杏仁、黄芩、芥子等含苷类成分的中药，采收后若长期放置，或炮制方法不当，与苷类成分共存的酶便可分解苦杏仁苷、黄芩苷、白芥子苷，使其疗效降低。花类中药中的花色苷也可因酶的分解作用而变色脱瓣。所以含苷类药物常用炒、蒸、烘或暴晒的方法破坏或抑制酶的活性，以免有效成分酶解，保证饮片质量和药效。

3. 炮制对含挥发油类药物成分的影响 挥发油是存在于植物体内的一类具有挥发性，可随水蒸气蒸馏与水不相混溶的油状液体，通常也是一种具有治疗作用的有效成分，挥发油一般具有芳香性，在常温下可自行挥发，多数比水轻，溶于多种有机溶剂及脂肪油中，在70%以上的乙醇中可全溶，在水中的溶解度极小。

挥发油在中药中分布非常广泛，其组成成分复杂，多数以游离状态存在，有的则以结合状态存在。游离状态的挥发油在自然状态下易于挥发损失，所以对含游离挥发油的薄荷、荆芥等宜在采收后或喷润后迅速加工切制，不宜带水堆积久放，以免挥发油损失，影响质量。有些药材所含挥发油是以结合状态存在于植物体内，则宜经堆积发酵后香气方可逸出，如厚朴必须经过埋藏发酵后，才能加工炮制出优质饮片。

古人很早就发现在许多植物中含有挥发性的香气物质，并指出炮制过程要尽量少加热或不加热。如《雷公炮炙论》中就对茵陈等注明“勿令犯火”。《本草纲目》在木香条下云：“凡入理气药，不见火。若实大肠，宜面煨熟用。”所以凡含挥发油的药材应及时加工处理，干燥宜阴干，加水处理宜“抢水洗”，以免挥发油损失，对加热处理尤需注意温度的控制。

但也有些药物需要通过炮制减少或除去挥发油，以达到医疗的需要。如蜜炙麻黄，通过蜜炙加热处理，麻黄中具有发汗作用的挥发油含量可减少一半以上，而具有平喘作用的麻黄碱含量则基本未受影响，再加上蜂蜜的辅助作用，可使炙麻黄更适用于喘咳的治疗。又如苍术含挥发油较多，具有刺激性，即中医学所指的“燥性”。苍术通过炮制后，挥发油含量明显降低，达到了去油、缓和燥性的目的。

药物经炮制后，不仅使挥发油的含量发生变化，也使其发生质的变化，如颜色加深，折光率增大，或产生新的成分，有的还可改变药理作用。如荆芥炒炭后，从其所含挥发油中检出9种生荆芥油所没有的成分，并且具有止血作用。肉豆蔻经煨制后，可增强其所含挥发油对家兔离体肠管收缩的抑制，从而产生涩肠止泻作用。有些药物所含挥发油具有明显的毒性和强烈的刺激性，通过加热炮制可以促使挥发油的挥发，减少挥发油的含量，从而降低其毒性反应。如乳香、没药挥发油对胃有较强的刺激性而致呕，生品多作外用，经炮制除去大部分挥发油后，毒性和刺激性降低，可供内服。又如川楝子、肉豆蔻、小茴香等中药炮制后所含黄樟醚、肉豆蔻内酯等有毒挥发油成分均有所减少。

4. 炮制对含鞣质类药物的影响 鞣质是一类结构比较复杂的多元酚类化合物，又称单宁或鞣酸。约70%以上的中草药中含有鞣质类化合物。某些虫瘿中含量特别多，如五倍子所含鞣质的量可高达70%以上。鞣质具有多种生理活性，如抗脂质氧化、清除自由基、抑菌、抗肿瘤、抗病毒、抗过敏、收敛、止血、止泻等，还可用作生物碱及某些重金属中毒时的解毒剂。

鞣质含有多元酚羟基和羧基，极性较强，可溶于水，尤其易溶于热水。因此，以鞣质为主要药效成分的药物，如地榆、大黄、虎杖、石榴皮等，水处理软化切制时应注意少泡多润，减少损失。

鞣质因结构中含有多元酚羟基，具强还原性，如暴露于日光和空气中则易被氧化，致颜色加深。如槟榔、白芍等切片时长时间露置空气中表面色泽会泛红，是因所含的鞣质被氧化所致。特别应注意鞣质在碱性溶液中变色更快。

鞣质遇铁能反应生成墨绿色的鞣酸铁盐沉淀，因而在炮制含鞣质类成分的药物时，不宜用铁器，有用竹刀切、钢刀切、木盆中洗的要求，如何首乌炮制传统“忌铁器”，要求用竹刀净制去皮及切制饮片。

鞣质不耐热，经加热处理后，会导致鞣质结构和含量发生变化，如狗脊的砂烫品、单蒸品、酒炙品、盐炙品中鞣质含量都较生狗脊降低。因此若鞣质为有效成分时，应注意加热对鞣质的影响。

炒炭增强止血、止泻等作用与鞣质类成分相对含量增加有关，炒炭炮制加热过程中，鞣质相对含量增加或分解生成没食子酸等成分，如石榴皮经炒炭后没食子酸和鞣花酸含量较生品增加，增强止血、止泻作用。

5. 炮制对含有机酸类药物的影响　有机酸是具羧基的化合物，包括脂肪族、芳香族和萜类有机酸。低分子有机酸大多能溶于水、乙醇和甲醇，难溶于有机溶剂，有机酸对人体营养及生理活动都有重要作用。炮制过程中用水处理时宜采用少泡多润的方法，以防止有机酸的流失。

中药中的有机酸除少数以游离状态存在外，一般都与钾、钠、钙等结合成盐，或与生物碱类结合成盐；脂肪酸多与甘油结合成酯或与高级醇结合成蜡；一些有机酸是挥发油与树脂的组成成分。醋制可使有机酸游离溶出发挥疗效。如乌梅经醋蒸后，可使其所含的枸橼酸钾中的枸橼酸游离出来。

有机酸含量较高时对口腔、胃黏膜刺激性较大，加热炮制可降低含量，减缓毒副作用。如山楂采用炒黄、炒焦法炮制后，部分有机酸被破坏，酸性降低，减少了对胃肠道的刺激。

有机酸对金属有一定的腐蚀性，易使金属器具生锈，药材变色变味，炮制含有机酸的中药时应尽量避免和金属容器直接接触，应选择惰性材料。

6. 炮制对含油脂类药物的影响　油脂是脂肪油和脂肪的总称，其主要成分为长链脂肪酸的甘油酯，大多存在于植物的种子中。

油脂含量较高的药物通常具有润肠通便或滑肠致泻等作用，采用去油制霜的方法可除去部分油脂类成分，以缓和或降低滑肠致泻的毒副作用。如巴豆油既是有效成分，又是有毒成分，去油制霜后可缓和峻泻作用并降低毒性。制霜前进行加热处理，易于将油脂压榨出来，同时可破坏毒蛋白。

油脂类成分在空气中久放或处于湿热条件下易发生氧化，产生过氧化物等，称为“酸败”，并可从饮片的表面溢出，称为“走油”。酸败后的油脂不能再供药用。因此，含油脂类成分的饮片宜低温冷藏，以防走油酸败，如苦杏仁、桃仁等，应特别注意贮藏保管的条件。

7. 炮制对含糖类药物的影响　构成植物体的有机物约80%～90%是糖类成分，又称碳水化合物，是植物细胞和组织的重要营养和支持物质。糖类成分可分为单糖、寡糖和多糖。单糖及小分子寡糖易溶于水，在热水中溶解度更大；作为动植物贮存养料的多糖可溶于热水成胶体溶液，能经酶催化水解释放出单糖。作为动植物支持组织的植物纤维素、动物甲壳素等多糖不溶于水。因此，在软化切制时，一般应尽量少用水处理或少泡多润，尤其要避免与水共热的处理。

中药中的糖类成分含量分布不均匀，根及根茎类药材地上部分、皮类药材的木质心部分一般含糖类成分较低，净制去除残茎、抽去木心可提高饮片糖类成分的含量，如牛膝、巴戟天等。

辅料炮制对中药多糖含量有一定影响，如黄芪蜜炙后水溶性多糖含量升高，从而增强了补益作用。

经长时间加热炮制后，一些多糖类、多聚糖类以及一些含糖苷类药物可水解成为单糖、寡糖及苷元类成分。如黄精、生地黄炮制成酒黄精、熟地黄后味变甘，与还原糖类成分的增加有关。

8. 炮制对含蛋白质、氨基酸类药物的影响 蛋白质是一类由氨基酸通过肽键结合而成的大分子化合物，所有的酶都是蛋白质。蛋白质水解可产生多种氨基酸。氨基酸是一种带有氨基的羧酸，可分为组成蛋白的氨基酸和非组成蛋白的氨基酸。

蛋白质是一类大分子的胶体物质，多数可溶于水，生成胶体溶液，一般煮沸后由于蛋白质凝固，不再溶于水。氨基酸大多是无色的结晶体，易溶于水。蛋白质加热可生成氨基酸，利于人体的吸收而发挥生理活性。如阿胶用蛤粉烫炒时，肽键断裂，从而使氨基酸含量提高。但温度过高对氨基酸也有一定破坏作用。

一些含有毒性蛋白质的药物可通过加热处理，使毒性蛋白变性而降低或消除毒性，如苍耳子、巴豆、白扁豆等含有毒蛋白，通过加热炮制后可达到降低毒性的目的。某些含苷类有效成分的药物，如黄芩、苦杏仁经沸水制后，可破坏或降低酶的活性，避免苷类成分被分解而影响疗效。加热可使蛋白质凝固变性，且大多数氨基酸遇热不稳定。因此某些富含蛋白质、氨基酸类成分的药材以生用为宜，如天花粉、雷丸等。

蛋白质经高温炮制后，可产生新的物质，具有一定的治疗作用。如鸡蛋黄、黑豆等经过干馏炮制，能得到含氮的吡啶类、卟啉类衍生物而具有抑菌、解毒、抗过敏、镇痉、止痒等作用。

氨基酸在加热炮制的过程中能在少量水分存在的条件下与单糖产生化学反应，生成具有特异香味的环状化合物。如缬氨酸和糖能生成味香可口的褐色类黑素；亮氨酸和糖类能产生强烈的面包香味。所以麦芽、稻芽等发芽炒制后变香而具健脾消食作用。

（三）炮制对中药药性的影响

中药经过炮制，或制其形，或制其性，或制其味，或制其质，可以调整或改变药性，或降其毒性，或纠其偏性，或增其功效，或作用专一等，取其所需以满足临床。

1. 炮制对四气的影响 采用与被炮制药物药性相似的辅料或某种炮制方法来增强药效。如用胆汁制黄连，即取其“以寒制寒”。胆汁性味苦寒，黄连性味亦苦寒，两者皆属寒性，均能清热解毒，炮制后起协同作用，胆黄连清泻肝胆实火的作用更强。用咸寒的食盐炮制苦寒的知母、黄柏，可增强滋阴降火的作用。以辛热的酒炮制辛热的阳起石，可增强其温肾助阳的作用。

采用与被炮制药物药性相反的辅料来炮制可抑制药物偏性，或改变其性能。如以寒凉的胆汁炮制辛温燥烈的天南星制成胆南星，可除去天南星的燥烈之性及毒性，性味变为苦凉，更宜于痰热惊风抽搐等证。如吴茱萸制黄连，吴茱萸性温味辛苦，具温中、止痛、理气、燥湿等功效；黄连为清热泻火之要药，但有苦寒伤中之弊，虚人不宜，经辛温之吴茱萸汁制后，缓和黄连的苦寒之性，使其寒而不滞，并引黄连入气分，清气分湿热，散肝胆郁火，可用于湿热瘀滞肝胆，嘈杂吞酸，胸脘痞闷、泄泻或下痢等，扩大了黄连的使用范围。

2. 炮制对五味的影响 每种药物都有一定的味与气以及其他方面性能。炮制可增强或减弱药物的五味。

可用药味相同的药物或辅料互制，使其药力增强。如以酸制酸的醋制五味子可增其酸涩收敛之性，多用于久咳遗精、泄泻等症；以甘制甘的蜜制百合可增其润肺止咳之效，蜜制黄芪可增其补中益气之功效；以辛制辛的酒制当归可增强活血散瘀之功效等。

药味过偏亦会带来不良影响，因此需要通过炮制制约其过偏药性。如以甘制辛的蜜炙麻黄，蜜炙后可缓和辛散之力；以咸制辛的盐炙砂仁，可缓其辛散之性，并引药入肾；姜制厚朴可缓其辛辣棘咽之性；山楂酸性较强，恐损齿伤筋，炒黄、炒焦可缓其酸性等。多种炮制方法均可制其太过，避免对人体造成不利的影响。

3. 炮制对升降浮沉的影响 炮制可增强药物的作用趋向。如黄芩既能清肺热，又能清大肠之热，酒炙后专于清肺热、头目之热。知母生品苦寒滑利，泻火之力较强，能清肺凉胃、泻火通便，盐炙可导药下行，专于入肾，能增强滋阴降相火的功效，多用于肾虚火旺等证。

炮制可改变药物作用趋向。药物经炮制后，由于性味的变化，作用趋向也发生改变。如大黄生品苦寒，气味重浊，直达下焦，泻下作用强而伤胃气，酒制后性缓，借酒上行，可清上焦实热。正如李东垣所述："大黄苦峻下走，用之于下必生用。若邪气在上，非酒不至，必用酒浸，引上至高之分，驱热而下"。又如砂仁生用，行气调中力强，经盐制后，引药性入下焦，增强入肾的作用，以降气、安胎、温肾为主。

4. 炮制对归经的影响　药物炮制前后归经有所改变。同一药物经不同方法炮制，归经亦发生改变，所谓生熟异用。如生姜主归肺、胃经，以发散风寒，和中止呕为主；干姜主归脾、胃经，则以暖脾胃，回阳救逆为主；煨姜主入胃经，以和中止呕为主；姜炭主入血分，以温经止血为主。

采用不同性味的辅料炮制药物，可起到引药归经的作用。如川芎、乌梢蛇等，多用酒制，增强入血分达活血止痛、活血通络、祛风除湿的作用；香附、柴胡等，多用醋制以增强入肝经的作用，发挥疏肝理气、行气止痛之效；黄连、草果等，多用姜制，以增强归脾、胃经的作用，发挥止咳化痰、温胃止呕之效；巴戟天、知母等，多用盐制以增强入肾经的作用，发挥固精壮阳、滋阴泻相火之效；枇杷叶、黄芪等多用蜜制以增强归脾、肺经的作用，发挥润肺止咳平喘、补中益气之效。

5. 炮制对药物毒性的影响　很多中药有毒，必须经过炮制，以降低毒性，才能保证中医临床用药安全有效。炮制毒性药物时应注意炮制火候，做到减毒与存效并重。

通过炮制除去毒性部位或减少毒性成分的含量。一些药物的毒性成分存在于药材的某一部位，去除该部位，即可降低药物的毒性。如蕲蛇去除头部，可消除其毒性。某些有毒中药经过一定的方法炮制，可使其毒性成分含量减少而减毒。如巴豆为峻泻药，毒性很大，加热去油制霜后，可除去大部分油脂，使毒性降低，缓和泻下作用，同时巴豆中含有巴豆毒素，但在制霜过程中遇热失活而减毒。

某些毒性成分不稳定，在炮制时加热煮或蒸，使其毒性成分水解，改变其结构，使毒性降低。如川乌、草乌含有双酯型生物碱，毒性极强，加水加热煮制可使其水解成毒性较小的单酯型或胺醇型生物碱，从而降低毒性，并且水解产物同样具有止痛作用。马钱子有大毒，毒性成分为马钱子碱，经砂烫炮制后士的宁和马钱子碱的含量显著减少，马钱子碱转化成异型结构和氮氧化合物，毒性下降。

辅料和药物共同炮制，可使毒性降低。生半夏辛温有毒，用明矾、生姜等辅料炮制后可降低毒性。

（四）炮制常用辅料及其作用

中药炮制辅料是指中药炮制过程中，除主药以外所加入的具有辅助作用的附加物料。它对主药可起协调作用，或增强疗效，或降低毒性，或减少副作用，或影响主药的理化性质。中药炮制应用辅料的历史非常久远，大约可以追溯到春秋战国时期。由于辅料在药物炮制中的广泛使用，增加了中药临床应用的灵活性。药物与辅料之间有着密切联系，由于辅料品种及其性能和作用不同，在炮制药材时所起的作用也各不相同。中药炮制可根据中医临床辨证施治的用药要求和药物的性质，选择适宜的辅料炮制，使之充分的发挥药效和用药安全，达到辨证施治的用药目的。

中药炮制中常用的辅料种类较多，一般可分为液体辅料和固体辅料。

1. 常用液体辅料及其作用

（1）酒及其作用　酒的传统名称有酿、盎、醇、醨、酎、醴、醅、醑、醍、清酒、美酒、粳酒、有灰酒、无灰酒等。当前，用以制药的有黄酒、白酒两大类，主要成分为乙醇，同时含有酯类、有机酸类等物质。

古代用于中药炮制的酒为黄酒，黄酒为米、麦、黍等用曲酿制而成，含乙醇 15%～20%，尚含糖类、酯类、氨基酸、矿物质等。相对密度约为 0.98，一般为棕黄色透明液体，气味醇香特异。

白酒至元代始有应用。据《本草纲目》记

载："烧酒非古法也，自元时始创其法"，并强调制药用的酒应为无灰酒，即制造时不加石灰的酒。白酒为米、麦、黍、薯类、高粱等用曲酿制并经蒸馏而成，含乙醇（50%~60%）和水，尚含有机酸类、糖类、酯类、氨基酸、醛类等成分。相对密度为0.82~0.92，一般为无色澄明液体，气味醇香特异，且有较强的刺激性。因原料、酿造、加工、贮藏等条件不同，其名称、气味等可存在差异。酒应透明，无沉淀或杂质，具有酒特有的芳香气味，不应有发酵、酸败或异味出现。凡出现发酵、酸败及不符合质量标准规定的，不得供中药炮制用。

酒性大热，味甘、辛。能活血通络，祛风散寒，行药势，矫味矫臭。如生物碱及盐类、苷类、鞣质、有机酸、挥发油、树脂、糖类及部分色素（叶绿素、叶黄素）等皆易溶于酒。此外，还能提高某些无机成分的溶解度，如酒可以和植物体内的一些无机成分（$MgCl_2$、$CaCl_2$等）形成结晶状的分子化合物，称结晶醇，结晶醇易溶于水，故可提高其溶解度。药物经酒制后，有助于有效成分的溶出而增加疗效。动物的腥膻气味为三甲胺类等成分，酒制时此类成分可随酒挥发而除去。酒中含有酯类等醇香物质，可以矫味矫臭。浸药多用白酒，炙药用黄酒。

酒多用作炙、蒸、煮的辅料，常用酒制的药物有黄芩、黄连、大黄、白芍、续断、当归、丹参、川芎、金钱白花蛇、乌梢蛇等。

（2）醋及其作用　醋古称酢、醯、苦酒，习称米醋。古代传统的酒多为甜酒、浊酒，由于含醇浓度低，易酸败成醋，具有苦味，故醋又称苦酒。醋有米醋、麦醋、曲醋、化学醋等多种。《本草纲目》指出，制药用醋"唯米醋二三年者入药"。炮制用醋为食用醋（米醋或其他发酵醋），化学合成品（醋精）不应使用。醋长时间存放者，称为"陈醋"，陈醋用于药物炮制佳。

醋是以米、麦、高粱以及酒糟等酿制而成。主要成分为醋酸（占4%~6%）、水，尚有维生素类、高级醇类、有机酸类、醛类、还原糖类、浸膏质、灰分等。醋应澄明，不浑浊，无悬浮物及沉淀物，无霉花浮膜，无"醋鳗""醋虱"，具醋特异气味，无其他不良气味与异味。总酸量不得低于3.5%。不得检出游离酸，严禁用硫酸、硝酸、盐酸等矿酸来配制"食醋"。

醋味酸、苦，性温。具有引药入肝、理气、止血、行水、消肿、解毒、散瘀止痛、矫味矫臭等作用。同时，醋具酸性，能与药物中所含的游离生物碱等成分结合成盐，从而增加其溶解度而易煎出有效成分，提高疗效。醋能使大戟、芫花等药物毒性降低而有解毒作用。醋能与具腥膻气味的三甲胺类成分结合成盐而无臭气，故可除去药物的腥臭气味。此外醋还具有杀菌防腐作用。

醋多用作炙、蒸、煮等辅料，常用醋制的药物有延胡索、甘遂、商陆、大戟、芫花、三棱、莪术、香附、柴胡、郁金等。

（3）盐水及其作用　炮制所用盐水为食盐水。食盐水为食盐加适量水溶化，经过滤而得。主要成分为氯化钠和水，尚含少量的氯化镁、硫酸镁、硫酸钙、硫酸钠、氯化钾、碘化钠及其他不溶物质等成分。

食盐味咸，性寒。能强筋骨，软坚散结，清热，凉血，解毒，防腐，并能矫味。药物经食盐水制后，能引药下行，缓和药物的性能，增强药物的疗效，并能矫味、防腐等。

常以盐水炮制的药物有知母、黄柏、杜仲、巴戟天、小茴香、橘核、车前子、砂仁、菟丝子、补骨脂、益智仁、泽泻、沙苑子等。

（4）姜汁及其作用　姜汁为姜科植物鲜姜的根茎，经捣碎取的汁；或用干姜，加适量水共煎去渣而得的黄白色液体。姜汁有香气，其主要成分为挥发油、姜辣素（姜烯酮、姜酮、姜萜酮混合物），另外，尚含有多种氨基酸、淀粉及树脂状物。

生姜味辛，性温。升腾发散而走表，能发表，散寒，温中，止呕，开痰，解毒。药物经姜汁制后能抑制其寒性，增强疗效，降低毒性。

常以姜汁制的药物有厚朴、竹茹、草果、半夏、黄连、天麻、栀子等。

（5）蜂蜜及其作用　蜂蜜为蜜蜂科中华蜜蜂等采集花粉酿制而成，品种比较复杂，以枣花蜜、山白蜜、荔枝蜜等质量为佳，荞麦蜜色深有异臭，质差。蜂蜜因蜂种、蜜源、环境等不同，其化学组成差异较大。主要成分为果糖、葡萄糖（两者约占蜂蜜的70%）等。

蜂蜜的色泽、香气差异取决于生蜜的花粉来源。蜂蜜的品种根据地区、季节、采集的花粉来源分为山白蜜、枣花蜜、刺槐蜜、菜花蜜、荞麦蜜、荆花蜜、桉树蜜等，多为混合蜜。但应注意，采自石南科植物或杜鹃花、乌头花、夹竹桃花、光柄山月桂花、山海棠花、雷公藤花等有毒植物花粉的蜜是有毒的，服后有昏睡、恶心和腹痛等症状，也有中毒死亡的报道。中毒多数来自有毒植物的花粉、肉毒孢子体。据报道，1－萘基－甲基甲氨酸酯也是蜂蜜中的毒性成分。在使用中注意蜜源花粉蜂蜜的毒性，防止中毒事故的发生。

蜂蜜生则性凉，故能清热；熟则性温，故能补中；以其甘而平和，故能解毒；柔而濡泽，故能润燥；缓可去急，故能止痛；气味香甜，故能矫味矫臭；不冷不燥，得中和之气，故十二脏腑之病，无不宜之。因而认为蜂蜜有调和药性的作用。

中药炮制常用的是炼蜜，即将生蜜加适量水煮沸，滤过，去沫及杂质，稍浓缩而成。用蜂蜜炮制药物，能与药物起协同作用，增强药物疗效或起解毒、缓和药物性能、矫味矫臭等作用。

常用蜂蜜炮制的药物有甘草、麻黄、紫菀、百部、马兜铃、白前、枇杷叶、款冬花、百合等。

（6）油及其作用　油为胡麻科植物脂麻的干燥成熟种子，经冷压或热压法制得的植物油。主要成分为油酸约50%、亚油酸约38%、软脂酸、硬脂酸及芝麻素、芝麻酚等。

麻油味甘，性微寒。具润燥通便，解毒生肌的作用。中药炮制常用于某些具腥臭气味的动物类和质地坚硬或有毒的药物。与药物共制后使其质地酥脆，利于粉碎和成分的溶出，并可降低药物的毒性和矫味矫臭。中药炮制用油应符合食用和药用要求，凡混入杂质或酸败变质者不可用。

常用麻油炮制的药物有蛤蚧、马钱子、三七及动物骨类等。

中药炮制中还有用到其他液体辅料的，主要有吴茱萸汁、白萝卜汁、羊脂油、鳖血、山羊血、石灰水、甘草汁、黑豆汁及其他药汁等。可根据中医临床的用药要求而选用。

2. 常用固体辅料及其作用

（1）麦麸　为禾本科植物小麦经磨粉过筛后的种皮，呈淡黄色或褐黄色的皮状颗粒。质较轻，具特殊麦香气。主要成分为淀粉、蛋白质、脂肪、糖类、粗纤维及维生素、酶类、谷甾醇等。麦麸味甘、淡，性平。能和中益脾。与药物共制能缓和药物的燥性，增强疗效，除去药物不良气味，使药物色泽均匀一致。麦麸还能吸附油质，亦可作为煨制的辅料。麦麸经用蜂蜜或红糖制过者称蜜麸或糖麸。常用麦麸制的药物有枳壳、枳实、僵蚕、苍术、白术等。

（2）河砂　中药炮制用河砂，应筛选粒度均匀适中的河砂，经去净泥土、杂质后，晒干备用。主要成分为二氧化硅。一般多用“油砂”，即取干净、粒度均匀的河砂，加热至烫后，再加入1%～2%的植物油，翻炒至油烟散尽，河砂呈油亮光泽时，取出备用。应用河砂作为中药炮制的辅料，主要是作中间传热体，利用其温度高、传热快的特点，使质地坚韧的药物质地酥脆，或使药物膨大鼓起，便于粉碎和利于有效成分的溶出。此外，还可利用河砂温度高，破坏部分毒副作用成分而降低药物的毒副作用，去除非药用部位及矫味矫臭等。

常用砂烫炒的药物有穿山甲、骨碎补、狗脊、龟甲、鳖甲、马钱子、鸡内金等。

（3）稻米　为禾本科植物稻的种仁。主要成分为淀粉、蛋白质、脂肪，尚含维生素、有机酸、矿物质及糖类。稻米味甘，性平。能补中益气，健脾和胃，除烦止渴，止泻痢。与药物共制，可增强药物疗效，降低刺激性和毒性。中药炮制多选用大米或糯米。

常用米制的药物有党参、斑蝥、红娘子等。

（4）土　中药炮制常用的是灶心土（伏龙肝），也可用黄土、赤石脂等。灶心土呈焦土状，黑褐色，有烟熏气味。主含硅酸盐、钙盐及多种碱性氧化物。灶心土味辛，性温。能温中和胃，止血，止呕，涩肠止泻等。与药物共制后可降低药物的刺激性，增强药物疗效。常用土制的药物有白术、当归、山药等。

（5）滑石粉　为单斜晶系鳞片状或斜方柱状的硅酸盐类矿物滑石经精选净化、粉碎、干燥而制得的细粉。本品为白色或类白色、微细、无砂性的粉末，手摸有滑腻感。

滑石粉味甘，性寒。能利尿，清热，解暑。中药炮制常用滑石粉作中间传热体拌炒药物，可使药物受热均匀。

常用滑石粉烫炒的药物有刺猬皮、鱼鳔胶等。

（6）蛤粉　为帘蛤科动物文蛤、青蛤等的贝壳，经煅制粉碎后的灰白色粉末。主要成分为氧化钙等。

蛤粉味咸，性寒。能清热，利湿，化痰，软坚。与药物共制可除去药物的腥味，增强疗效。主要用于烫制阿胶。

四、中药化学成分

中药化学是运用现代科学理论与方法研究中药中化学成分的一门学科。其研究内容包括各类中药化学成分（主要是生理活性成分或药效成分）的结构特点、理化性质、提取分离、结构鉴定、生物合成途径以及活性化合物的结构修饰等内容。中药化学成分的阐述为中药药效物质基础的研究提供科学依据。

中药之所以能够防病治病，物质基础在于其所含的有效化学成分。然而一种中药往往含有结构和性质不同的多种化学成分，每种化学成分的药理作用和靶点有各自的特点和属性。例如中药麻黄（*Ephedra sinica* Stapf）中就含有左旋麻黄碱等多种生物碱类物质，也含有挥发油、淀粉、树脂、叶绿素、纤维素和草酸钙等成分；中药甘草（*Glycyrrhizae* Radix et Rhizoma）中则含有甘草酸等多种皂苷、黄酮、淀粉、纤维素和草酸钙等成分。以上两例中，左旋麻黄碱具有平喘、解痉作用；甘草酸则具有抗炎、抗过敏和治疗胃溃疡的作用，分别被认为是麻黄及甘草中的代表性有效成分，而淀粉、树脂和叶绿素等一般被认为是无效成分或者杂质。以麻黄及甘草为原料做成的浸膏或制剂，选择麻黄碱及甘草酸为质量控制成分，建立相应的质量标准，富集提取该有效成分，设计优化提取工艺并用于生产加工过程中，保障该中药制剂的产品质量。目前，麻黄碱盐酸盐及甘草酸的钠盐、钾盐及铵盐均已作为正式药品被收载在许多国家的药典中。

应当强调指出，在中药及其他天然药物中，明确所有有效成分的品种并不多。更多的只是一些生理活性成分，即经过不同程度药效试验或生物活性试验，包括体外及体内试验，证明对机体具有一定生理活性的化学成分。但是，它们并不一定是真正代表该中药临床疗效的有效成分。另外，所谓有效成分或生理活性成分与无效成分或非生理活性成分的概念也不能简单机械地加以理解，在复杂的中药组方中，活性与非活性有可能发生转化。以氨基酸、蛋白质和多糖类成分为例，在多数情况下均被视为无效成分，并在加工过程中尽量设法除去，但在鹧鸪菜、天花粉和猪苓等药物中，却分别被证实是该中药驱虫（鹧鸪菜中的氨基酸）、引产（天花粉中的蛋白质）及抗肿瘤（猪苓中的多糖）的有效成分，在动物药中，多肽与蛋白质更是具有不同功能，因此，应该合理辨证地看待有效成分和无效成分这两个概念，更应该关注在不同专业的应用和限定条件。

中药化学成分研究的主要内容是研究中药化学成分的结构特点、理化性质、提取分离方法、结构鉴定、生物合成途径、结构修饰、生物活性及药理作用，为阐述中药药效物质基础提供理论依据。

（一）中药化学成分的结构类型

中药源于天然，中药化学成分均属天然产物。该类化学成分结构复杂，化合物数量巨大。按照天然产物分类原则，中药化学成分分为原生代谢产物和次生代谢产物。中药化学主要研究中药中次生代谢产物及其药理作用。中药化学成分的主要结构类型有：生物碱、有机酸、苯丙素类化合物、香豆素类化合物、木脂素类化合物、醌类化合物、黄酮类化合物、萜类化合物、三萜皂苷、甾体皂苷、强心苷、鞣质、蛋白质和多糖等。基本结构单元请参见第三章第一节至第八节的相关内容。

（二）中药化学成分的理化性质

中药化学成分研究对象为混合物，是结构

具有多样性的多种化合物构成的复杂体系，无论是其提取分离方法的选择，还是单体化合物的结构鉴定、质量标准的建立以及药效物质基础的确定，均需要知道这个复杂体系的每一个化合物的物理性质和化学性质，根据混合物中各类成分的理化性质，设计提取分离方法，确定入药成分组成，并研究各类化学成分的性状、酸碱性、溶解性、氧化还原能力、稳定性等因素，为药物剂型的选择、分析方法的建立、稳定性研究及药理研究提供研究依据。

中药化学成分的理化性质研究包括性状、挥发性、旋光性、水中溶解性、有机溶剂中溶解性、酸性、碱性、荧光性质、发泡性、溶血性、显色反应、沉淀反应、水解反应、酶解反应、氧化还原反应等。不同类型的中药化学成分的理化性质有很大的差异，例如生物碱类化合物大多具有碱性，有机酸类化合物多具有酸性，三萜皂苷类化合物具有表面活性剂的性质，而鞣质类化合物的分子量较大，水溶性较好。因此，科学选择研究方法，对中药化学成分研究非常重要。针对复杂的体系，要求我们对各类化合物的理化性质有充分的认识和理解，才能解释和阐述中药研发、生产、销售和临床使用中出现的问题，为药效物质基础的确定和遣药组方提供科学依据。例如，附子中含有毒性较大的乌头碱，甘草中含有甘草次酸，附子和甘草配伍，附子中的乌头碱与甘草中的甘草次酸形成复盐，在体内逐渐分解而起作用，避免人体在短时间吸收过量的乌头碱引起剧烈反应，进而降低附子的毒性作用。因此，研究中药化学成分的理化性质，可以明确各类成分之间的相互作用，为科学配伍提供理论依据。

（三）中药化学成分的提取分离方法

中药化学成分研究是从有效成分或生理活性化合物的提取、分离工作开始的。在进行提取之前，应对所用材料的基原（如动、植物的学名）、产地、药用部位、采集时间与方法等进行考查，并系统查阅文献，以充分了解和利用前人的经验。

若目的物为已知成分或已知化学结构类型，如从甘草中提取甘草酸、麻黄中提取麻黄碱，或从植物中提取某类成分如总生物碱或总酸性物质时，一般宜先查阅有关资料，搜集比较该种或该类成分的各种提取方案，尤其是工业生产方法，再根据具体条件加以选用，工作相对比较简单。而从中草药或天然药物中寻找未知有效成分或有效部位时，情况比较复杂。只能根据预先确定的目标，在适当的活性测试体系指导下，进行提取、分离并以相应的动物模型进行活性筛选、临床验证、反复实践，才能达到目的。这里先简要讨论物质提取分离的一般原理及常用方法。

1. 中药化学成分的提取　从药材中提取化学成分的方法有溶剂法、水蒸气蒸馏法及升华法等。溶剂法系指选择适当溶剂将中药中的化学成分从药材中提取出来。一般如无特殊规定，药材需经干燥并适当粉碎，以利于增大与溶剂的接触表面，提高萃取效率。中药化学成分中，萜类、甾体等脂环类及芳香类化合物因为极性较小，易溶于三氯甲烷、乙醚等亲脂性溶剂中；糖苷、氨基酸等类成分则极性较大，易溶于水及含水醇中；酸性、碱性及两性化合物，因为存在状态（分子或离子形式）随溶液而异，故溶解度将随 pH 而改变。从药材中提取中药化学活性成分过程中，多种化学成分间存在相互助溶作用，会改变对拟提取化学成分的提取效率，真实情况比较复杂，需要根据实际情况具体分析设计。因此，从药材中提取活性成分很难有一个固定的模式。通常需根据提取要求、目标成分及杂质的性质差别以及溶剂的溶解能力来确定。用溶剂法提取中药材的有效成分，常用的方法有浸渍法、渗漉法、煎煮法、回流提取法、连续回流提取法、超声提取法和超临界萃取法等。下面主要对上述提取方法的提取原理、方法及应用进行简要介绍。

（1）浸渍法　是在常温或温热（60～80℃）条件下用适当的溶剂浸渍药材以溶出其中化学成分的方法。本法适用于化学成分遇热不稳定的或含大量淀粉、树胶、果胶、黏液质的中药的提取。本法缺点是出膏率低，需要特别注意的是当水为溶剂时，提取液易发霉变质，需加入适当的防腐剂。

（2）渗漉法　是不断向粉碎的中药材中添加新鲜浸出溶剂，使其渗过药材，从渗漉筒下端出口流出浸出液的一种方法。渗漉法的优点是溶剂低温提取，单位时间提取效率高，适合于对热不稳定的化学成分。该法的缺点是消耗溶剂量大、费时长，操作比较麻烦。

（3）煎煮法　是中药材加入水浸泡后加热煮沸，将有效化学成分提取出来的方法。此法简便，但含挥发性化学成分或有效成分遇热易分解的中药材不宜用此法。

（4）回流提取法　是用易挥发的有机溶剂加热回流提取中药成分的方法。但对热不稳定的化学成分不宜用此法，且溶剂消耗量大，操作麻烦。

（5）连续回流提取法　本法弥补了回流提取法中溶剂消耗量大，操作麻烦的不足，实验室常用索氏提取器来完成本法操作，但此法耗时较长。

（6）水蒸气蒸馏法　适用于具有挥发性的、能随水蒸气蒸馏而不被破坏，且难溶或不溶于水的化学成分的提取。此类化合物的沸点多在100℃以上，并在100℃左右有一定的蒸气压。

（7）升华法　固体物质在受热时不经过熔融直接转化为气体状态，该气体遇冷后又凝结成固体的现象称为升华。中药中有一些成分具有升华的性质，能利用升华法直接从中药中提取出来。如樟木中的樟脑、茶叶中的咖啡因等。

（8）超声提取法　是采用超声波辅助溶剂进行提取的方法。超声波是一种弹性机械振动波，它是指传播的振动频率在弹性介质中高达20kHz的一种机械波。由于超声波可产生高速、强烈的空化效应和搅拌作用，因此能破坏植物药材的细胞，使提取溶剂能渗透到药材的细胞中，从而加速药材中的有效成分溶解于溶媒中，提高有效成分的提取率。超声波提取不会改变有效成分的化学结构，并可缩短提取时间，提高提取效率，为有效成分的提取常用方法之一。

（9）超临界流体萃取法　是采用超临界流体为溶剂对中药材进行萃取的方法。物质处于其临界温度（Tc）和临界压力（Pc）以上状态时，成为单一相态，将此单一相态下的物质称为超临界流体（supercritical fluid，SF）。在超临界状态下，将超临界流体与待分离的物质接触，通过控制不同的温度、压力以及不同种类及含量的夹带剂，使超临界流体有选择性地把极性大小、沸点高低和分子量大小的不同成分依次萃取出来。这种萃取方法称为超临界流体萃取法（SFE）。

已知可作为超临界流体的物质很多，如二氧化碳、一氧化二氮、六氟化硫、乙烷、庚烷、氨、二氯二氟甲烷等，其中以二氧化碳最为常用，现对其特点加以概括。

1）二氧化碳超临界流体萃取法的特点：①不残留有机溶剂、萃取速度快、收率高、工艺流程简单、操作方便。②无传统溶剂法提取的易燃易爆的危险；减少环境污染，无公害；产品是纯天然的。③因萃取温度低，适用于对热不稳定物质的提取。④萃取介质的溶解特性容易改变，在一定温度下只需改变其压力。⑤还可加入夹带剂，改变萃取介质的极性来提取极性物质。⑥适于极性较大和分子量较大物质的萃取。⑦萃取介质可循环利用，成本低。⑧可与其他色谱技术联用及IR、MS联用，可高效快速地分析中药及其制剂中的有效成分。

2）局限性：①对脂溶性成分溶解能力强，而对水溶性成分溶解能力弱。②设备造价高而导致产品成本中的设备折旧费比例过大。③更换产品时清洗设备较困难。

3）夹带剂的作用：夹带剂（entrainer）作为亚临界组分，挥发度介于超临界流体与被萃取溶质之间，以液体形式和相对小的量加入超临界流体中。其作用在于：①改善或维持选择性。②提高难挥发溶质的溶解度。一般具有很好溶解性能的溶剂，也往往是很好的夹带剂，如甲醇、乙醇、丙酮和乙腈等。

超临界流体萃取技术在医药、化工、食品、轻工及环保等领域取得了可喜的成果。特别是在中药有效成分萃取技术领域，如生物碱、挥发油、苯丙素、黄酮、有机酸、苷类、萜类及天然色素方面得到广泛应用。

除上述提取方法外，随着科学技术的不断发展，还出现了很多新的提取方法，如微波辅助提取法、分子蒸馏技术、固相萃取法、固相微萃取法和浊点萃取法等。

2. 中药化学成分的分离与精制　中药经过提取得到的是混合物，尚需进一步分离与精制。

中药化学成分分离的原理比较复杂，依据不同的分离原理，可采用不同的分离介质与载体，进而达到不同的分离目的，现根据分离原理不同简要介绍中药化学成分的分离。

依据分离原理的不同，可有以下六种不同的分离原理，一是根据物质溶解度差别进行分离，例如，结晶法、重结晶法、水提醇沉法、醇提水沉法等；二是根据物质在两相溶剂中的分配比不同进行分离，例如，液－液萃取法、pH 萃取法、柱色谱法等；三是根据物质的吸附性差别进行分离，例如，硅胶吸附色谱法、氧化铝吸附色谱法、活性炭吸附色谱法、聚酰胺吸附色谱法、大孔树脂吸附色谱法、高效液相色谱法等；四是根据物质分子大小差别进行分离，例如，凝胶色谱法、膜分离法、大孔树脂色谱法等；五是根据物质解离程度不同进行分离，例如，离子色谱法；六是根据物质的沸点进行分离，例如，分馏法。

（1）结晶法　结晶操作实际上是进一步分离纯化的过程。一般情况下，固体成分达到了一定的纯度后，在适当的溶剂条件下，就会析出结晶，但是由于初析出的结晶会带有一些杂质，因此需要通过进一步结晶处理，才能得到单一的化合物。一般来说，将不是结晶状态的固体物质处理成结晶状态的操作称为结晶。

结晶的原理：固体物质在溶剂中的溶解度与温度密切相关，一般来说，温度升高，溶解度增大。若把固体溶解在热的溶剂中达到饱和，冷却时由于溶解度的降低，溶液就会变成过饱和而析出结晶。利用待纯化物质和杂质在溶剂中溶解度的不同，可使待纯化物质以结晶形态从过饱和溶液中析出，杂质则全部或大部分留在母液中；若杂质在溶剂中的溶解度极小，则可以配成过饱和溶液后过滤除去，从而达到分离纯化的目的。

利用化合物具有形成晶体的性质进行分离纯化，是中药化学中常用的一种分离纯化手段。具体操作过程：将适当的溶剂加热至近沸点后，投入需纯化的晶体，使其溶解并成为热饱和溶液，趁热过滤热溶液去除不溶性杂质，滤液冷却后，即析出晶体，若析出的晶体仍不符合要求，可多次反复操作，直到达到要求为止。

（2）重结晶法　从不纯的结晶经过进一步加溶剂结晶进行精制处理得到较纯结晶的过程称为重结晶。

重结晶的过程与结晶类似，只是处理的对象有所不同。常用的重结晶溶剂有水、冰醋酸、甲醇、乙醇、丙酮、乙醚、三氯甲烷、苯、四氯化碳、石油醚和二硫化碳等。

结晶与重结晶溶剂的选择：选择溶剂时必须考虑到溶质的成分与结构，根据“相似相溶”原则，即极性物质易溶于极性溶剂中，难溶于非极性溶剂中；非极性物质则相反。理想的溶剂必须具备下列条件：①不与重结晶物质发生化学反应。②在较高温度时能够溶解大量的待重结晶物质，而在室温或更低温度时，只能溶解少量的待重结晶物质。③对杂质的溶解度或者很大（待重结晶物质析出时，杂质仍留在母液中）或者很小（待重结晶物质溶解在溶剂里，用过滤除去杂质）。④溶剂的沸点较低，容易挥发，易与结晶分离。⑤无毒或毒性很小，便于操作。

当选择不到上述理想的单一溶剂时，可以考虑使用混合溶剂，即把对此物质溶解度很大的和溶解度很小的两种溶剂混合在一起，可以获得良好的溶解性能。常用的混合溶剂有乙醇－水、乙醚－甲醇、乙酸－水、乙醚－丙酮等。

若使重结晶得到的产品纯度和回收率都较高，溶剂用量是关键。溶剂用量太大会增加溶解，析出晶体量减少；溶剂用量太小在热过滤时会提早析出结晶带来损失。一般可比需要量多加 20% 左右的溶剂。

结晶和重结晶涉及的概念之一是纯度。纯度是化合物结构鉴定的重要参数之一。从中药中分离得到的结晶，首先要判断其纯度。尤其是对其进行理化常数、元素分析或波谱测定时，化合物纯度越高，测定的数据越可靠。

一般可以根据下述几点来判断结晶纯度。

①结晶形态和色泽：一个纯的化合物一般都有一定的晶型和均匀的色泽。虽然结晶形态可随重结晶条件（如溶剂等）的改变而有所不同，但结晶形状总是均一的。观看结晶形状可用放大镜或显微镜。如看出结晶形状不均一，就可判断该结晶不是单一的化合物。但是，也

有例外的情况，如葡萄糖在水溶液中加乙醇析出时，由于结晶水含量不同，先析出和后析出的晶型不同。当然，结晶形状均一时也不能完全肯定就是单一化合物，还必须与其他检查相配合。

②熔点和熔距：单一化合物一般都有一定的熔点和较小的熔距。鉴定时要注意重结晶前后的熔点是否一致，如果重结晶后的熔点比重结晶前高，说明还需要进行一次重结晶。单一化合物重结晶前后的熔点应该一致。

熔距是指晶体从开始收缩到完全熔化或分解的温度差。一般单一化合物的熔距很窄，在1～2℃的范围内。

在测熔点和熔距时要注意有些化合物有双熔点特性，即在某一温度已经完全熔化，当温度继续上升又固化，再在某一更高温度时又熔化或分解。如汉防己乙素在176℃时熔化后继续加热至近200℃时又固化，在242℃时又分解。又如芫花素（genkwanin）及一些与糖结合的苷类化合物，也有双熔点现象。

③色谱法：是鉴定结晶纯度的一种常用方法。常用的色谱法有纸色谱、纸上电泳和薄层色谱。单一化合物在纸上或薄层上点样后经过展开和显色，一般只应观察到一个斑点。如果操作条件适当，展开后的样品应为一个不拖尾的近乎圆形的斑点。要鉴定一个化合物是否纯，往往需要经过几种不同溶剂系统展开，使 R_f 值分别在0.2、0.5和0.8左右，用各种显色反应进行观测均为单一的斑点，辅以熔点、晶型和色泽的观察，得出的结论就更为可靠。

④高效液相色谱法（HPLC）：是判断有效成分纯度的一种重要方法，具有样品用量小、操作时间快、灵敏度高和准确等优点。该方法发展迅速，同时具有分离和分析鉴定的用途，已成为中药化学的常规分析方法。

⑤其他方法：质谱和核磁共振等分析方法也成为判断有效成分样品纯度的重要手段之一。

（3）水提醇沉法和醇提水沉法　这两种方法是利用两种以上不同溶剂的极性和溶解性差异进行分离。在溶液中加入另一种溶剂以改变混合溶剂的极性，使一部分物质沉淀析出，从而实现分离。常见如在药材浓缩水提取液中加入数倍量高浓度乙醇，以沉淀除去多糖、蛋白质等水溶性杂质达到分离的目的称为水提醇沉法（也称水/醇法）。在浓缩乙醇提取液中加入数倍量水稀释，放置以沉淀除去树脂、叶绿素等水不溶性杂质达到分离目的的方法称为醇提水沉法（醇/水法）等。同理，在乙醇浓缩液中加入数倍量乙醚（醇/醚法）或丙酮（醇/丙酮法），可使皂苷沉淀析出，而脂溶性的树脂等类杂质则留存在母液中，也是分离常用的方法之一。

（4）酸提碱沉法和碱提酸沉法　该法是利用酸碱性进行分离。对酸性、碱性或两性有机化合物来说，常可通过加入酸、碱以调节溶液的pH，改变分子的存在状态（游离型或解离型），从而改变溶解度而实现分离。例如，一些生物碱类在用酸性水从药材中提出后，加碱调至碱性即可从水中沉淀析出称为酸提碱沉法（酸/碱法）。提取黄酮、蒽醌类酚酸性成分时采用氢氧化钙提取，加酸中和使其沉淀出来达到分离的目的称为碱提酸沉法。应当注意的是，一些化合物的结构会在酸性或碱性条件下发生改变，使用上述提取方法时，必须考虑酸碱性的影响。

一些多肽和氨基酸化合物采用调节pH至等电点使蛋白质沉淀的方法等也均属于这一类分离原理。这种方法因为简便易行，在工业生产中用得很广。另外，也有利用沉淀试剂进行分离的方法，酸性或碱性化合物还可通过加入某种沉淀试剂使之生成水不溶性的盐类等沉淀析出，称为沉淀试剂法。例如酸性化合物可制成钙盐、钡盐、铅盐等；碱性化合物如生物碱等，则可制成苦味酸盐、苦酮酸盐等有机酸盐或磷钼酸盐、磷钨酸盐、雷氏盐等无机酸盐。得到的有机酸金属盐类（如铅盐）沉淀悬浮于水或含水乙醇中，通入硫化氢气体进行复分解反应，使金属硫化物沉淀后，即可回收得到纯化的游离的有机酸类化合物。至于生物碱等碱性有机化合物的有机酸盐类则可悬浮于水中，加入无机酸，使有机酸游离后先用乙醚萃取除去，然后再进行碱化、有机溶剂萃取，回收有机溶剂即可得到已纯化的碱性中药化学成分。

（5）液－液萃取法　液－液萃取法根据物质在两相溶剂中的分配比不同进行分离。该方法也简称萃取法。

液-液萃取法的分离的原理：

分配系数K值：两种相互不能任意混溶的溶剂（例如三氯甲烷与水）置分液漏斗中充分振摇，放置后即可分成两相。此时如果其中含有溶质，则溶质在两相溶剂中的分配比（K）在一定温度及压力下为一常数，可用下式表示：

$$K = C_{U}/C_{L} \tag{1-1}$$

式中，K——分配系数；C_{U}——溶质在上相溶剂中的浓度；C_{L}——溶质在下相溶剂中的浓度。

现在假定有A、B两种溶质用三氯甲烷及水进行分配，如A、B均为1.0g，$K_{A}=10$，$K_{B}=0.1$，两相溶剂体积比 $V_{CHCl_3}/V_{H_2O}=1$，则在用分液漏斗做一次振摇分配平衡后，90%以上的溶质A将分配在上相溶剂（水）中，不到10%的溶质B则分配到下相溶剂（三氯甲烷）中。同理，$K_{B}=0.1=1/10$，振摇平衡后，溶质B的分配将与A相反。留在水中的不到10%，90%以上分配在三氯甲烷中。这说明，在上述条件下，A、B两种溶质在三氯甲烷及水中仅做一次分配就可实现90%以上程度的分离。

分离因子β：可以用分离因子β值来表示分离的难易。分离因子β可定义为A、B两种溶质在同一溶剂系统中分配系数的比值。

即：　$\beta = K_{A}/K_{B}$（注：$K_{A}>K_{B}$）　(1-2)

上例中，$\beta = K_{A}/K_{B} = 10/0.1 = 100$。

就一般情况而言，$\beta \geqslant 100$，仅做一次简单萃取就可实现基本分离；如果 $100>\beta \geqslant 10$，通常需萃取10～12次；若 $\beta \leqslant 2$ 时，要想实现基本分离，需做100次以上萃取才能完成；当 $\beta \cong 1$ 时，则 $K_{A} \cong K_{B}$，意味着两者性质极其相近，即使做任意次分配也无法实现分离。在实际分离工作中，选择分离因子β值大的溶剂系统，可简化分离过程，提高分离效率。

（6）pH萃取法　pH萃取法也是液-液萃取分离的一种，分离原理是依据两相液体pH值大小不同达到的分离。对酸性、碱性及两性有机化合物来说，分配比受溶剂系统pH的影响，而有不同的溶解度，或因为pH变化可以改变它们的存在状态（游离型或解离型），从而影响在溶剂系统中的分配比。以酸性物质（HA）为例，其在水中的解离平衡及解离常数K可用下式表示：

$$HA + H_2O \rightleftharpoons A^- + H_3O^+$$

$$K_a = \frac{[A^-][H_3O^+]}{[HA]} \tag{1-3}$$

两边取负对数

则：
$$pK_a = pH - \lg\frac{[A^-]}{[HA]} \tag{1-4}$$

K_a及pK_a均可用来表示酸性物质的酸性强弱。酸性越强，K_a越大，pK_a值越小。若使该酸性物质完全解离，即使HA均转变成A^-，则：

$$pH = pK_a + \lg\frac{[A^-]}{[HA]} \cong pK_a + \lg(100/1) \tag{1-5}$$

故：
$$pH = pK_a + 2$$

使该酸性物质完全游离，即使A^-均转变成HA，

则：
$$pH = pK_a - 2 \tag{1-6}$$

通常酚类化合物的pK_a值一般为9.2～10.8，羧酸类化合物的pK_a值约为5，如果pH在3以下时，大部分酚酸性物质将以非解离形式（HA）存在，易分配于有机溶剂中；若pH在12以上，这些物质将以解离形式（A^-）存在，从而易分配于水中。

同理，碱性物质（B）的碱性强弱可用K_b或pK_b表示：

$$B + H_2O \rightleftharpoons BH^+ + OH^-$$

碱　酸　　共轭酸 共轭碱

碱性越强，则其共轭酸的K_a值越小，pK_a值越大。与酸性物质相同，我们也可以由文献上给出的pK_a值求出该碱性物质呈游离型或解离型时的pH条件。

一般pH<3时，酸性物质多呈非解离状态（HA）、碱性物质则呈解离状态（BH^+）存在；但pH>12时，则酸性物质呈解离状态（A^-）、碱性物质则呈非解离状态（B）存在。据此，可采用图1-1所示在不同pH的缓冲溶液与有机溶剂中进行分配的方法，使酸性、碱性、中性及两性物质得以分离。

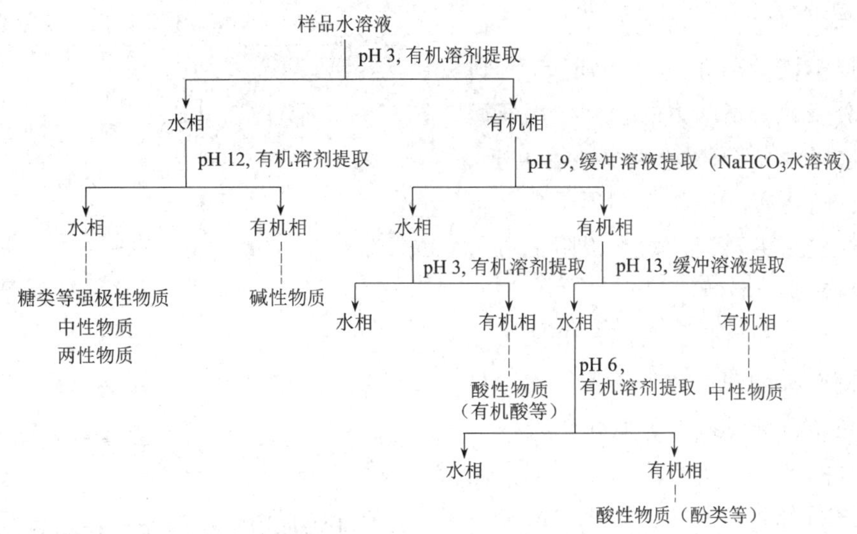

图 1－1　利用 pH 梯度萃取分离物质的模式图

（7）纸色谱法　纸色谱法实质上也是液－液萃取法的原理，只是两相中其中一相以固态为基质，与某种液相形成饱和状态，进而达到分离的目的。分离因子 β 是液液萃取时判断物质分离难易的重要参数。一般 $\beta > 50$ 时，简单萃取即可解决问题，但 $\beta < 50$ 时，则宜采用逆流分溶法。

（8）柱色谱法　柱色谱可分为分配柱色谱和吸附柱色谱两种原理。将两相溶剂中的一相涂覆在硅胶等多孔载体上，作为固定相，填充在色谱管中，然后加入与固定相不相混溶的另一相溶剂（流动相）冲洗色谱柱。这样，物质同样可在两相溶剂相对做逆流移动，在移动过程中不断进行动态分配而得以分离。这种方法称之为分配柱色谱法。

正相色谱：液－液分配柱色谱用的载体主要有硅胶、硅藻土及纤维素粉等。通常，分离水溶性或极性较大的成分如生物碱、苷类、糖类、有机酸等化合物时，固定相多采用强极性溶剂，如水、缓冲溶液等，流动相则用三氯甲烷、乙酸乙酯、丁醇等弱极性有机溶剂，称之为正相色谱。

反相色谱：当分离脂溶性化合物，如高级脂肪酸、油脂、游离甾体等时，则两相可以颠倒，固定相可用石蜡油，而流动相则用水或甲醇等强极性溶剂，故称之为反相分配色谱。

常用反相硅胶薄层及柱色谱的填料系将普通硅胶经下列方式进行化学修饰，键合上长度不同的烃基（R）、形成亲脂性表面而成。

根据烃基（$-R$）长度为乙基（$-C_2H_5$）还是辛基（$-C_8H_{17}$）或十八烷基（$-C_{18}H_{37}$），分别命名为 RP－2、RP－8 及 RP－18。三者亲脂性强弱顺序为：RP－18 > RP－8 > RP－2。

高效液相色谱法：高效液相色谱（HPLC）和超高效液相色谱（UPLC）目前是应用最广泛的两种色谱法。两种色谱将高压条件、细小颗粒载体和仪器结合在一起，完成各种不同复杂体系的分离及鉴定，多以反相色谱分离原理为主，流动相以水加甲醇、乙腈或四氢呋喃进行洗脱，仪器分为分析型和制备型色谱仪，适应不同分离需求。各种加压液相色谱的分离规模如图 1－2 所示。

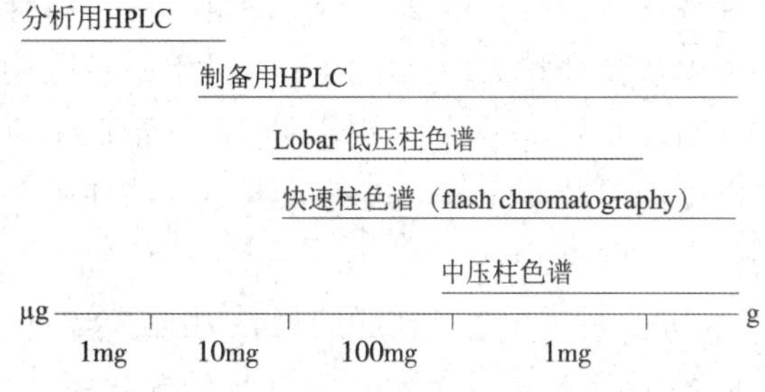

图 1－2　各种加压液相柱色谱的大体分离规模

（9）硅胶吸附色谱法和氧化铝吸附色谱法　这两种方法是根据物质的吸附性差别进行分离的方法。在中药化学成分分离及精制工作中，利用吸附原理进行分离的应用十分广泛。其中又以固－液吸附用得最多，并有物理吸附、化学吸附及半化学吸附之分。物理吸附也叫表面吸附，是因构成溶液的分子（含溶质及溶剂）与吸附剂表面分子的分子间力的相互作用所引起。特点是无选择性，吸附与解吸附过程可逆，且可快速进行，故在实际工作中用得最广。常见如采用硅胶、氧化铝及活性炭为吸附剂进行的吸附色谱即属于这一类型。

硅胶吸附色谱法和氧化铝吸附色谱法可以用于柱色谱吸附分离和薄层色谱分离。无论柱色谱还是薄层色谱分离，硅胶、氧化铝都为分离载体，也叫吸附剂，分离原理都是根据吸附能力大小不同进行分离。另外，氧化铝又分为酸性或碱性氧化铝，如黄酮等酚酸性物质被碱性氧化铝的吸附，或生物碱被酸性氧化铝的吸附等，这又属于化学吸附。

①吸附剂及用量：在硅胶、氧化铝吸附柱色谱过程中，吸附剂的用量一般为样品量的30～60倍。样品极性较小、难以分离者，吸附剂用量可适当提高至样品量的100～200倍。

吸附柱色谱用的硅胶及氧化铝目前均有市售品供应，可以过筛选用。通常以100目（粒径约为150μm）左右为宜，如采用加压柱色谱，还可以采用更细的颗粒，或甚至直接采用薄层色谱用规格，其分离效果可以大大提高。

②拌样及装样：硅胶、氧化铝吸附柱色谱，应尽可能选用极性小的溶剂装柱和溶解样品，以利于样品在吸附剂柱上形成狭窄的原始谱带。如样品在所选装柱溶剂中不易溶解，则可将样品用少量极性稍大溶剂溶解后，再用少量吸附剂拌匀，并在60℃下加热挥尽溶剂，置P_2O_5真空干燥器中减压干燥、研粉后再小心铺在吸附剂柱上。

③洗脱：洗脱用溶剂的极性宜逐步增加，但跳跃不能太大。实践中多用混合洗脱溶剂，并通过巧妙调节比例以改变极性，达到梯度洗脱分离物质的目的。一般，混合洗脱溶剂中强极性溶剂的影响比较突出，故不可随意将极性差别很大的两种溶剂混合在一起使用。实验室中最常应用的混合洗脱溶剂组合如表1－1所示。

表1－1　吸附柱色谱常用混合洗脱溶剂

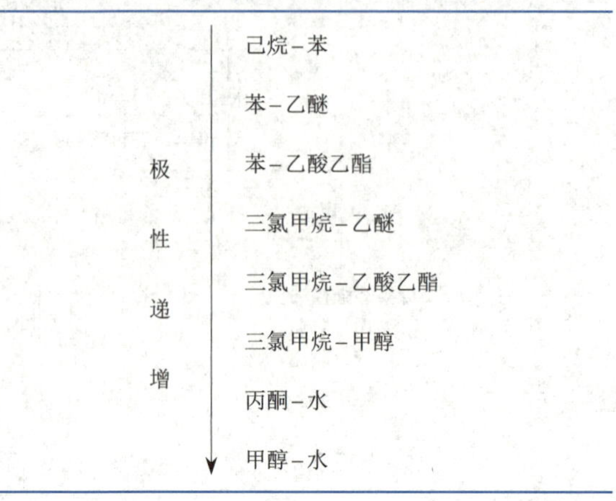

极性递增 ↓	溶剂
	己烷－苯
	苯－乙醚
	苯－乙酸乙酯
	三氯甲烷－乙醚
	三氯甲烷－乙酸乙酯
	三氯甲烷－甲醇
	丙酮－水
	甲醇－水

④添加溶剂的选择：为避免发生化学吸附，酸性物质宜用硅胶，碱性物质则宜用氧化铝进行分离。当然，硅胶、氧化铝用适当方法处理成中性时，情况会有所缓解。通常在分离酸性（或碱性）物质时，洗脱溶剂中分别加入适量乙酸（或氨、吡啶、二乙胺），常可达到防止拖尾、促进分离的效果。

⑤洗脱剂的优化与选择：如液－液分配色谱中所述，吸附柱色谱也可用加压方式进行，溶剂系统也可通过TLC进行筛选。但因TLC用吸附剂的表面积一般为柱色谱用的2倍左右，故一般TLC展开时使组分R_f值达到0.2～0.3的溶剂系统可选用为柱色谱分离该相应组分的最佳溶剂系统。

（10）聚酰胺吸附色谱法　聚酰胺（polyamide）吸附属于氢键吸附，属于分子间的作用力，介于物理吸附与化学吸附之间，也称半化学吸附。聚酰胺对黄酮类、醌类等化合物之间的氢键吸附效果较好，特别适合分离酚类、醌类、黄酮类化合物。

聚酰胺的性质及吸附原理：商品聚酰胺均为高聚物，不溶于水、甲醇、乙醇、乙醚、三氯甲烷及丙酮等常用有机溶剂，对碱较稳定，对酸尤其是无机酸稳定性较差，可溶于浓盐酸、冰醋酸及甲酸。

一般认为系通过分子中的酰胺羰基与酚类、黄酮类化合物的酚羟基，或酰胺键上的游离胺基与醌类、脂肪羧酸上的羰基形成氢键缔合而产生吸附。至于吸附强弱则取决于各种化合物与之形成氢键缔合的能力。

一般情况下，各种溶剂在聚酰胺柱上的洗脱能力由弱至强，可大致排列成下列顺序：

水→甲醇→丙酮→氢氧化钠水溶液→甲酰胺→二甲基甲酰胺→尿素水溶液

聚酰胺色谱的应用：如上所述，聚酰胺对一般酚类、黄酮类化合物的吸附是可逆的（鞣质例外），分离效果好，加以吸附容量又大，故聚酰胺色谱特别适合于该类化合物的制备分离。此外，对生物碱、萜类、甾体、糖类、氨基酸等其他极性与非极性化合物的分离也有着广泛的用途。另外因为对鞣质的吸附特强，近乎不可逆，故用于植物粗提取物的脱鞣处理特别适宜。

聚酰胺色谱也有薄层色谱与柱色谱两种方式。目前，均有市售品供应，不必自己制备。

（11）活性炭吸附色谱法　活性炭是非极性吸附剂，与硅胶、氧化铝相反，对非极性物质具有较强的亲和能力，在水中对溶质表现出强的吸附能力。溶剂极性降低，则活性炭对溶质的吸附能力也随之降低。故从活性炭上洗脱被吸附物质时，洗脱溶剂的洗脱能力将随溶剂极性的降低而增强。

在结晶及重结晶过程中加入活性炭进行的脱色、脱臭等操作，这在物质精制过程中应用很广。通常拟除去的色素是亲脂性的，活性炭脱色会有良好的效果；如果色素是亲水性，效果会差很多，因此，活性炭脱色需要根据预试结果先判断色素的类型，再决定选用什么吸附剂处理为宜。

此外，从大量稀水溶液中浓缩微量物质时，有时也采用活性炭简单吸附方法。例如，黎莲娘等曾采用活性炭吸附法成功地从一叶萩水浸液中提取一叶萩碱。方法是将水浸液 pH 调至碱性（pH 8.5），分次加入活性炭，搅拌，静置，直到上清液检查无生物碱反应时为止。过滤、收集已吸附生物碱的活性炭粉末，干燥后，与苯回流，回收苯液即得一叶萩碱。

吸附色谱的分离与载体的极性和洗脱剂的极性有关，需要根据具体分离设计分离方法。极性的大小与结构中官能团的极性有关，也与溶剂的介电常数有关。

酸性、碱性及两性中药化学成分的极性强弱及吸附行为主要由其存在状态（游离型或解离型）所决定，并受溶剂 pH 的影响。以生物碱为例，游离型为非极性化合物，易为活性炭所吸附；但解离型则不然，为极性化合物，不易为活性炭所吸附。因此实践中常可通过改变溶剂 pH 以改变酸性、碱性及两性化合物的存在状态，进而影响其吸附或色谱行为达到分离精制的目的。

常见官能团的极性及常用溶剂的介电常数（ε）见表 1-2 和表 1-3。

表 1-2　官能团的极性

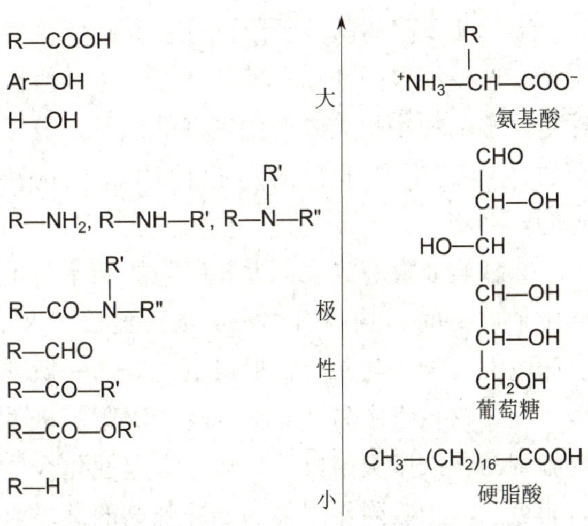

表 1-3　常用溶剂的介电常数及其极性排列溶剂 ε 水中溶解度

溶剂	ε	水中溶解度（g/100g）	极性
己烷	1.88	0.007	弱
苯	2.29	0.06	↓
乙醚（无水）	4.47	1.3	
三氯甲烷	5.20	0.1	
乙酸乙酯	6.11	3.0	
乙醇	26.0		
甲醇	31.2		
水	81.0		强

（12）大孔吸附树脂法　大孔吸附树脂（Macroporous Resin）是 20 世纪 60 年代末发展

起来的一类有机高聚物吸附剂，一般为白色球形颗粒状，通常分为非极性和极性两类。大孔吸附树脂在中药化学成分的提取分离、复方中药制剂的纯化和制备等方面均显示出独特的作用，它具有传统分离纯化方法无法比拟的优势：操作简便，树脂再生容易；可重复操作，产品质量稳定，收率恒定；既能选择性吸附，又便于溶媒洗脱，且不受无机盐干扰；一般不用有机溶媒，既保持传统的中医理论用药特色，又最大限度地保留了其有效成分。因此，采用大孔树脂吸附分离、纯化中药提取液已越来越受到人们的重视，在中药制剂领域中也被用来进行单味中药的提取、分离或者复方制剂的纯化和制备。

①大孔吸附树脂的吸附原理：大孔吸附树脂具有选择性吸附和分子筛的性能。它的吸附性是由于范德华引力或产生氢键的结果，分子筛的性能是由其本身的多孔性网状结构决定的。

②影响吸附的因素：大孔吸附树脂本身的性质是重要的影响因素之一，如：比表面积、表面电性、能否与化合物形成氢键等。一般非极性化合物在水中易被非极性树脂吸附，极性树脂则易在水中吸附极性物质，水溶性化合物与非极性树脂吸附作用很弱。洗脱剂的性质是另一个影响因素，通常情况下洗脱剂极性越小，其洗脱能力越强，一般先用蒸馏水洗脱，再用浓度逐渐增高的乙醇或甲醇洗脱。多糖、蛋白质、鞣质等水溶性杂质会随着水流出，极性小的物质后被洗出。对于具有酸碱性的物质还可以用不同浓度的酸液、碱液结合有机溶剂进行洗脱。例如用非极性大孔吸附树脂对生物碱的0.5%盐酸溶液进行吸附，其吸附作用很弱，极易被水洗脱下来，生物碱回收率很高。化合物的性质也是影响吸附的重要因素。化合物的分子量、极性、能否形成氢键等都影响其与大孔吸附树脂的吸附作用。极性小的化合物与非极性大孔吸附树脂吸附作用强。另外，能与大孔吸附树脂形成氢键的化合物易被吸附。

③大孔吸附树脂的应用：大孔吸附树脂现在已被广泛应用于天然化合物的分离和富集工作中。如：苷与糖类的分离，生物碱的精制。在多糖、黄酮、三萜类化合物的分离方面都有很好的应用实例。市售大孔树脂一般含有未聚合的单体、致孔剂（多为长碳链的脂肪醇类）、分散剂和防腐剂等，因此使用前必须经过处理。用高浓度乙醇湿法装柱，继续用乙醇在柱上流动清洗，阶段性检查流出的乙醇，至流出的乙醇液与水混合不呈现白色乳浊现象，然后以大量的蒸馏水洗去乙醇即可。

④洗脱液的选择：洗脱液可选择水、甲醇、乙醇、丙酮、不同浓度的酸碱等。根据吸附作用的强弱可选择不同的洗脱液或不同浓度的同一溶剂对各类成分进行粗分。其一般方法如下：a. 用适量水洗，洗下单糖，鞣质、低聚糖、多糖等极性物质，用薄层色谱检识，防止极性大的皂苷被洗下；b. 70%乙醇洗，洗脱液中主要为皂苷，但也含有酚性物质、糖类及少量黄酮，实验证明30%乙醇不会洗下大量的黄酮类化合物；c. 3%~5%碱溶液洗，可洗下黄酮、有机酸、酚性物质和氨基酸；d. 10%酸溶液洗，可洗下生物碱、氨基酸；e. 丙酮洗，可洗下中性亲脂性成分。

表1-4列出了国内外常用的、有代表性的、不同型号的大孔吸附树脂的性能，供选用时参考。大孔吸附树脂规格的内容包括名称、牌（型）号、结构（包括交联剂）、外观、极性以及粒径范围、含水量、湿密度（真密度、视密度）、干密度（表观密度、骨架密度）、比表面积、平均孔径、孔隙率、孔容等物理参数；此外还有未聚合单体、交联剂、致孔剂等添加剂残留量限度的参数。大孔吸附树脂在中药复方中的应用有相应的质量标准及技术文件。

表 1－4 国内外常用的代表性大孔吸附树脂一般性能

	型号	结构	极性	比表面积（m^2/g）	孔径（nm）	型号	结构	极性	比表面积（m^2/g）	孔径（nm）
国外	Amberlite XAD4	苯乙烯	非极性	750	5.5～8	Duolite XAD761	苯酚－甲醛	极性	150～250	5.5～8
	XAD1600	苯乙烯	非极性	800	8～12	Porapak S	乙烯吡啶	强极性	670	7.6
	XAD7HP	α－甲基丙烯酸酯	中极性	380	45～50	Porapak R	乙烯吡咯烷酮	极性	780	7.6
	XAD 9	亚砜	极性	250	8	Diaion	苯乙烯	非极性	600	46
	XAD 12	氧化氮类	强极性	25	130	HP－20	—	—	—	—
国内	SIP－1300	苯乙烯	非极性	550～580	6	AB－8	苯乙烯	弱极性	480～520	13～14
	H－103	苯乙烯	非极性	1000～1100	8.5～9.5	NAK－9	苯乙烯腈	极性	250～290	15.5～16.5
	D3520	苯乙烯	非极性	480～520	8.5～9	S－8	—	极性	100～120	28～30
	X－5	苯乙烯	非极性	500～600	29～30	DA	丙烯腈	弱极性	200～300	—
	D101	苯乙烯	非极性	400	100	GDX－105	苯乙烯	非极性	610	—
	MD	α－甲基苯乙烯	非极性	300	—	D	α－甲基苯乙烯	非极性	400	100
	CAD－40	苯乙烯	非极性	330	9	DM_2	α－甲基苯乙烯	非极性	266	2.4

（13）凝胶色谱法　凝胶色谱法也称凝胶过滤法、凝胶渗透色谱、分子筛过滤或排阻色谱，是根据物质分子大小差别进行分离。该法所用载体，如葡聚糖凝胶，是在水中不溶、但可膨胀的球形颗粒，具有三维空间的网状结构。当在水中充分膨胀后装入色谱柱中，加入样品混合物，用同一溶剂洗脱时，由于凝胶网孔半径的限制，大分子将不能渗入凝胶颗粒内部（即被排阻在凝胶粒子外部），故在颗粒间隙移动，并随溶剂一起从柱底先行流出；小分子因可自由渗入并扩散到凝胶颗粒内部，故通过色谱柱时阻力增大、流速变缓，将较晚流出。样品混合物中各个成分因分子大小各异，渗入至凝胶颗粒内部的程度也不尽相同，故在经历一段时间流动并达到动态平衡后，即按分子由大到小的顺序先后流出并得到分离。

中药化学成分分子大小各异，分子量从几十到几百万，故也可据此进行分离。常用方法有透析法、凝胶过滤法、超滤法和超速离心法等。前两者系利用半透膜的膜孔或凝胶的三维网状结构的分子筛过滤作用来对物质进行分离；超滤法则利用因分子大小不同引起的扩散速度的差别；超速离心法则利用溶质在超速离心作用下具有不同的沉降性或浮游性等来实现对物质的分离。以上这些方法主要用于水溶性大分子化合物，如蛋白质、核酸和多糖类的脱盐精制及分离工作，对分离小分子化合物来说不太适用。凝胶过滤法则不然，它可用于分离分子量1000以下的化合物。

凝胶的种类与性质：商品凝胶的种类很多，常用的有葡聚糖凝胶（Sephadex）以及羟丙基葡聚糖凝胶（Sephadex LH－20）。

Sephadex 只适于在水中应用，且不同规格适合分离不同分子量的物质。

Sephadex LH－20 为 Sephadex G－25 经羟丙基化处理后得到的产物，除保留有 Sephadex G－25原有的分子筛特性，可按分子量大小分离物质外，在由极性与非极性溶剂组成的混合溶剂中常常起到反相分配色谱的效果，适用于不同类型有机物的分离，在中药化学成分的分离中得到了越来越广泛的应用。

（14）膜分离法　膜分离法是一种用天然或

人工合成的膜，以外界能量或化学位差为推动力，对双组分或多组分的溶质和溶剂进行分离、分级、提纯或富集的方法。目前，膜过滤技术主要包括渗透、反渗透、超滤、电渗析和液膜技术等。

对于生物大分子，一般可以通过透析法对其进行浓缩和精制。透析法是一种根据溶液中分子的大小和形态，在微米（μm）数量级下选择性过滤的技术。在常压下，选择性的使溶剂和小分子物质通过透析膜，大分子不能通过，以达到分离纯化的目的，从本质上讲它是一种溶液相的分子筛作用。

按照孔径大小，可将透析膜分为微滤膜（0.025～14μm）、超滤膜（0.001～0.02μm）、反渗透膜（0.0001～0.001μm）和纳米膜（约2nm）。

用分级沉淀法或吸附法得到的蛋白质或酶等生物大分子，常含有无机盐或其他小分子杂质。在酶的分离过程中，由于无机盐的存在，对离子交换有很大的影响，精制药用酶时必须除去无机盐，此时常用透析法进行脱盐。

此外，采用膜分离技术生产中药注射剂和大输液可以明显缩短生产周期，简化生产工艺。有效地去除鞣质、蛋白质、淀粉和树脂等大分子物质及其微粒、亚微粒和絮凝物等。除此之外，膜分离技术还可以用于提取中药有效成分、口服液、药酒和其他制剂。

（15）离子色谱法　离子色谱法是根据物质解离程度的不同进行分离。离子色谱法也称离子交换法，该法系以离子交换树脂作为固定相，以水或含水溶剂作为流动相。当流动相流过交换柱时，溶液中的中性分子及具有与离子交换树脂交换基团不能发生交换的离子将通过柱子从柱底流出，而具有可交换的离子则与树脂上的交换基团进行离子交换并被吸附到柱上，随后改变条件，并用适当溶剂从柱上洗脱下来，即可实现物质分离。

中药化学成分中，具有酸性、碱性及两性基团的分子，在水中多呈解离状态，据此可用离子交换法或电泳技术进行分离。

（16）分馏法　分馏法是根据物质的沸点进行分离。通常利用中药中各化学成分沸点的差别进行分离，一般来说，液体混合物沸点相差在100℃以上时，可用反复蒸馏法达到分离的目的，如沸点相差在25℃以下，则需要采用分馏柱，沸点相差越小，则需要的分馏装置越精细。如挥发油和一些液体生物碱的提取分离常采用分馏法。

（四）中药化学成分的结构鉴定方法

结构研究是中药化学成分分析中一项重要的研究内容。从药材中分离得到的单体即使具有很强的活性与较好的安全性，但如果结构不清楚，则无法进一步开展其药效学和毒理学的研究，也不可能进行人工合成或结构修饰、改造，更谈不上进行高质量的新药开发研究，其学术及应用价值将会大大降低。

与合成化合物相比，对中药化学成分进行结构研究难度较大。因为合成化合物原料已知，反应条件一定时可能得到什么产物、结构可能发生什么改变，事先均可做出某种程度的预测。但中药化学成分则不然，即使不是新化合物，“未知”因素仍然很多。另外，对于一些超微量生理活性物质来说，因为得量甚少，有时仅几毫克，故难以采用经典的化学方法（如化学降解、衍生物合成等）进行结构研究，而不得不主要依靠谱学分析的方法解决问题。即尽可能在不消耗或少消耗试样的条件下通过测定得到各种图谱，获取尽可能多的结构信息，而后加以综合分析，并充分利用文献数据进行比较鉴别，必要时则辅以化学手段，以推断并确认化合物的平面结构乃至立体结构。

1. 化合物的纯度测定　在结构研究前首先确定化合物的纯度。纯度不合格，会给结构测定工作带来难度，甚至会导致结构测定工作的失败。纯度检查的方法很多，如检查有无均匀一致的晶型，有无明确、敏锐的熔点等。但是最常应用的还是各种色谱方法，如在TLC上选择适当的展开剂，分别将样品推至薄层板的不同位置，并在可见光、UV254或UV365光下观察，或者喷以一定的显色剂（其中必有一种为通用显色剂）进行观察。一般只有当样品在三种展开系统中均呈现单一斑点时方可确认其为单一化合物。个别情况下，甚至需采用正相和反相两种色谱方法加以确认。

气相色谱法（GC）也是判断物质纯度的一种重要方法，但只适用于在高真空和一定加热条件下能够气化而不被分解的物质。

高效液相色谱法（HPLC）目前是测定纯度最有效的方法之一，市售仪器配有紫外、二极管陈列、示差检测器或质谱检测器，可以给出更多的纯度信息。该方法具有用量少、时间快、灵敏度高及准确的特点，常用于极性和中等级性化合物的分离鉴定。

2. 结构研究的主要程序　对未知中药化学成分来说，结构研究的程序及采用的方法大体如图1－3所示：其中，每个环节应用方法均各有侧重，且因每个人的经验、习惯及对各种方法熟练掌握、运用的程度而异。对已知化合物的结构鉴定更可大大简化，很难说有一个固定的、一成不变的程序。但是有一点是共同的，即文献检索、调研工作几乎贯彻结构研究工作的全过程。大量事实证明，分类学上亲缘关系相近的动、植物药，如同属、同种或相近属种的动物或植物药，往往含有类型及结构骨架类似甚至结构相同的化合物，故在进行提取分离工作之前，一般应当先利用中、外文主题索引按中药名称或拉丁学名查阅同种、同属乃至相近属种的化学研究文献，以利充分了解、利用前人的工作。不仅要了解前人从该种或相近属种植物的哪个药用部位中分到过什么成分，还要了解该种或该类成分出现在哪个溶剂提取部位，用什么方法得到，具有什么性质，如分子式、熔点、比旋度、颜色反应、色谱行为、各种谱学数据以及它们的生物合成途径等，并最好整理概括成一览表以利于检索、比较。通常在确认所得化合物的纯度后，即应根据该化合物在提取、分离过程中的行为、物理化学性质及有关测试数据，对比上述文献调研结果，分析推断所得化合物的类型及基本骨架，并可利用如分子式索引或主题索引（如推测为已知化合物）查阅各种专著、手册、综述，或者通过系统查阅《美国化学文摘》或 SciFinder Scholar，进一步全面比较有关数据以判断所得到的化合物为“已知”或“未知”化合物。

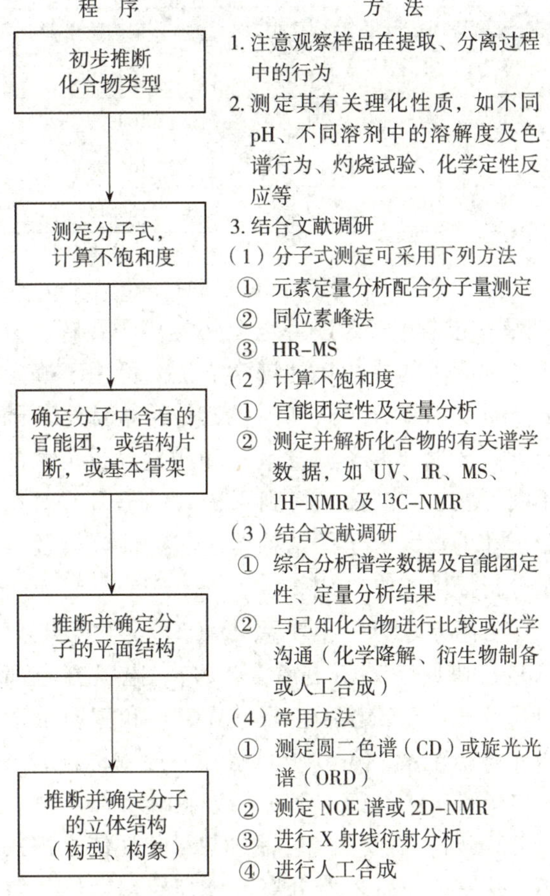

图1－3　结构研究的程序

3. 结构研究中采用的主要方法

（1）确定分子式

①元素定量分析配合分子量测定。

②同位素峰度比法。

③高分辨质谱（HR－MS）法。

高分辨质谱（HR－MS）仪可将物质的质量精确测定到小数点后第4位。这为确定化合物的分子组成提供重要的依据。表1－5中给出分子量为164的几个化合物的高分辨质谱数据。四个化合物的分子式分别为 $C_8H_{12}N_{14}$、$C_9H_{12}N_2O$、$C_{10}H_{12}O_2$、$C_{10}H_{16}N_2$，虽然它们的分子量的整数部分均为164，但精确质量并不相同，在HR－MS上可以很容易地进行区分。因此高分辨质谱可以确定化合物的精确分子组成，进而降低下一步的结构解析难度。

表1-5　四个化合物的精确质量

序号	分子式	精确质量
M_1	$C_8H_{12}N_4$	164.1063
M_2	$C_9H_{12}N_2O$	164.0950
M_3	$C_{10}H_{12}O_2$	164.0837
M_4	$C_{10}H_{16}N_2$	164.1315

（2）质谱　质谱（Mass Spectrum，MS）是利用一定的电离方法将化合物电离、裂解，分析各种离子的质荷比的谱学方法。可用于确定分子量及求算分子式和提供其他结构信息。随着电离技术（离子源技术）和质量分析技术的不断发展，质谱技术得到了极大的提升，对小分子和生物大分子的结构鉴定、定性分析及定量分析提供了技术保障。

电离方法分为电子轰击（EI）、化学电离（CI）、快原子轰击（FAB）、电喷雾电离（ESI）、大气压化学电离（APCI）和基质辅助激光解析电离（MALDI）等。一般MS测定采用电子轰击法（简称EI），故称EI-MS。测定EI-MS时，需要先将样品加热气化，使之进入离子化室，而后才能电离。故容易发生热分解的化合物或难于气化的化合物，如醇、糖苷和部分羧酸等，往往测不到分子离子峰，看到的只是其碎片峰。而一些大分子物质，如糖的聚合物和肽类等，也因难于气化而无法测定。故近来多将一些对热不稳定的样品，如糖类和醇类等，进行乙酰化或三甲基硅烷化（TMS化），制成对热稳定性好的挥发性衍生物后再进行测定。

电喷雾电离（ESI）、大气压化学电离（APCI）、化学电离（CI）、场致电离（FI）、场解析电离（FD）、快速原子轰击电离（FAB）等技术，极大地拓宽了质谱的检测范围，对热不稳定的化合物的研究提供了新的技术。

质谱的质量分析技术有扇形磁场、离子肼（TRAP）、三重四级杆（3Q）、飞行时间（TOF）、傅里叶变换离子回旋（ICR-FT）等技术，高分辨质谱（如ESI-FT-ICR-MS）的准分子离子峰和精确分子量为未知物的分析提供了有力的帮助。

质谱仪的应用与其配备的电离源和质量分析器有关，在小分子和生物大分子的分子量测定、结构鉴定和蛋白质组学、代谢组学研究方面发挥重要作用。质谱仪常配备电喷雾电离源和大气压化学电离源，质量分析器分别有离子肼、三重四级杆或傅里叶变换离子回旋，用于定性分析或定量分析；基质辅助激光解析电离（MALDI）常与飞行时间（TOF）质量分析器结合，构成MALDI-TOF质谱或MALDI-TOF-TOF质谱，可以给出高分子或生物大分子的精确分子量，常用于生物大分子的定性分析。

（3）红外光谱　红外光谱属于分子的振动-转动光谱，分子中某官能团价键的伸缩及弯曲振动在电磁波的红外区域（波数4000～400cm^{-1}）引起吸收，测得的吸收图谱称为红外光谱（IR）。

红外光谱法是中药化学成分结构鉴定的常用方法之一，根据红外光谱的峰位、峰强和峰形，可以判断化合物中可能存在的官能团，推测未知物的结构片段。红外光谱具有特征性强、应用范围广和分析速度快等特点，可用于单体或混合物的分析。中药饮片或复方制剂提取物的红外光谱图也可以给出该饮片或制剂的波谱学属性，用于分析其主要化学成分的组成或含量等信息。

红外光谱图中，4000～1300cm^{-1}的区域为特征频率区，许多特征官能团，如羟基、氨基以及重键（如C=C、C≡C、C=O、N=O）、芳环等吸收均出现在这个区域，并可据此进行鉴别。如黄酮化合物的羰基多在1850～1650cm^{-1}范围内出现强度较大的吸收峰；1300～400cm^{-1}的区域为指纹区，其中许多吸收会因原子或原子团间的键角变化所引起，形状比较复杂，犹如人的指纹，可据此进行化合物的真伪比较鉴别。

某些情况下，红外光谱可用于区别芳环的取代方式、构型及构象等。

（4）紫外-可见吸收光谱　分子中的电子可因紫外光或可见光照射从基态跃迁至激发态，产生分子价电子层的跃迁，这种由吸收紫外光及可见光而引起，吸收光谱将出现在电磁波的紫外及可见区域（200～800nm），产生的吸收光谱称为紫外-可见吸收光谱（UV-Vis）。

含有共轭双键、发色团及具有共轭体系的

助色团分子在紫外及可见光区域产生的吸收即由相应的 $\pi \rightarrow \pi^*$ 及 $n \rightarrow \pi^*$ 跃迁所引起。常用于紫外光谱结构分析的跃迁主要由 $\pi \rightarrow \pi^*$ 跃迁或 $n \rightarrow \pi^*$ 跃迁产生，用来鉴定分子中是否具有共轭结构。

UV 光谱对于分子中含有共轭双键、α，β－不饱和羰基（醛、酮、酸、酯）结构的化合物以及芳香化合物的结构鉴定来说是一种重要的手段。通常主要用于推断化合物的骨架类型；某些情况下，如香豆素类、黄酮类等化合物，它们的 UV 光谱在加入某种诊断试剂后可因分子结构中取代基的类型、数目及排列方式不同而改变，故还可用于测定化合物的精细结构。

紫外光谱图中，吸收峰最高处对应的吸收波长为最大吸收波长。

（5）氢核磁共振谱 氢核磁共振（^{1}H－NMR）：氢同位素中，^{1}H 的峰度比最大，信号灵敏度也高，故^{1}H－NMR 测定比较容易，应用也最为广泛。^{1}H－NMR 测定中通过化学位移（δ）、谱线的积分面积以及裂分情况（重峰数及偶合常数 J）可以提供分子中质子的类型、数目及相邻原子或原子团的信息，对中药化学成分的结构测定具有十分重要的意义。

①化学位移（δ）：由于周围化学环境不同，氢核外围电子密度以及绕核旋转时产生的磁的屏蔽效应也不同，所以不同类型的氢核共振信号将出现在不同的区域。据此可以进行识别。

②峰面积：因为^{1}H－NMR 谱上积分面积与分子中的总质子数相当，故如分子式已知，可据此算出每个信号所相当的质子数。

③信号的裂分：已知磁不等同的两个或两组氢核在一定距离内会因相互自旋偶合干扰而使信号发生分裂，表现出不同裂分，形成单峰、双峰和多重峰等，一般用 s（singlet，单峰）、d（doublet，二重峰）、t（triplet，三重峰）、q（quartet，四重峰）和 m（multiplet，多重峰）等表示峰的类型。

④偶合常数（J）：两个（组）氢核之间相互偶合产生氢信号裂分，其裂距称为偶合常数，单位以赫兹（Hz）表示。偶合类型分为偕偶、邻偶和远程偶合等，相互偶合的质子根据相隔的化学键的数目，偶合表示为^2J、^3J、^4J 等。

氢核磁共振谱中，峰位用化学位移值大小表示，表明不同质子类型；峰高与该质子数目有关，通常用积分曲线面积表示质子数目；峰的裂分用偶合常数表示，代表着不同质子间的连接方式与空间距离关系。

以上为普通的^{1}H－NMR 测定时所能提供的结构信息。此外，还有许多特殊的测定方法，这些方法对决定中药化学成分的平面结构及立体结构都具有重要的意义。

（6）碳核磁共振谱 碳核磁共振（^{13}C－NMR）：在鉴定中药化学成分结构时，与^{1}H－NMR 相比，^{13}C－NMR 具有更为重要的作用。核磁共振的测定灵敏度与磁旋比（r）的三次方成正比，由于^{13}C 的磁旋比仅为^{1}H 的 1/4，而且在自然界的碳元素中，^{13}C 的峰度比只有 1%，所以^{13}C－NMR 测定的灵敏度只有^{1}H 的 1/6000，碳核磁共振测定条件与氢核磁共振不同。

碳核磁共振同样用化学位移、峰面积和偶合常数等术语表示碳核的连接方式，与氢核磁共振不同，在碳核磁共振谱中，更加关注碳核的杂化类型、与氢核的连接方式与空间距离的因素，结合碳核与氢核的偶合情况，用于鉴定分子中碳链或芳杂环的解析，甚至立体异构体的鉴定。

普通的^{13}C－NMR 谱有以下几种。

①全氢去偶谱：质子的噪声去偶称为全氢去偶（COM）或宽带去偶（BBD）。该方法是采用宽频的电磁辐射照射所有氢核使之饱和后测定^{13}C－NMR 谱。此时，^{1}H 对^{13}C 的偶合影响全部消除，所有的^{13}C 信号在图谱上均作为单峰出现，因此，^{13}C 谱相对来说，峰与峰之间的干扰较少，方便对碳类型的鉴定。另外，因照射^{1}H 后会产生核的 Overhauser（NOE）效应，使连有质子的^{13}C 信号强度增加。不同类型的碳核，NOE 产生的峰强度不同，甲基、亚甲基、次甲基和季碳直接连接的氢数目分别为 3、2、1、0，NOE 致使碳谱碳信号峰强度为甲基碳 > 亚甲基碳 > 次甲基碳，季碳信号因不连有质子，将表现为较弱的吸收峰。

②DEPT 谱（distortionless enhancement by polarization transfer）：DEPT 法系通过改变照射氢核的脉冲宽度（θ）或设定不同的弛豫时间

(delay time，$2D_3$)，使不同类型的^{13}C信号在图谱上呈单峰形式分别向上或向下伸出，故灵敏度高，信号之间很少重叠，目前已成为$^{13}C-NMR$谱的一种常规测定方法。$^{13}C-NMR$谱与$^{1}H-NMR$谱不同，化学位移的幅度较宽，约为200个化学位移单位，故信号之间很少重叠，识别起来比较容易。

与$^{1}H-NMR$一样，^{13}C的信号化学位移也取决于周围的化学环境及电子密度，并可据此判断^{13}C的类型。

(7) 二维核磁共振谱　二维核磁共振谱(2D NMR)是将化学位移、偶合常数等核磁共振参数展开在二维平面上，形成的二维谱图。二维谱包括氢-氢相关谱、碳-氢相关谱和二维NOE谱等。优点是减少了谱峰的重叠与干扰，提供了自旋核（氢核或碳核）之间相互作用的信息，适合于相隔一根化学键、两根化学键、三根化学键的碳-碳核、碳-氢核或氢-氢核的连接方式与相对位置确定。二维核磁共振谱技术的发展为中药化学成分的研究提供了更加简捷可靠的方法和手段。

二维核磁共振谱分为同核化学位移相关谱、异核化学位移相关谱、异核远程相关谱、二维NOE谱和TOCSY谱等。同核化学位移相关谱有氢-氢化学位移相关谱（$^{1}H-^{1}H$ COSY）和碳-碳化学位移相关谱（$^{13}C-^{13}C$ COSY），可以给出质子间或碳核间的连接信息；异核化学位移相关谱有异核多量子相干相关谱（HMQC）和异核单量子相干相关谱（HSQC），可以给出碳-氢直接相连接的信息；异核远程相关谱有异核多键相关谱，可以给出相隔两根键、三根键甚至多根键的碳核与氢核的连接信息。

（五）中药化学成分与药效物质基础研究的作用和意义

中药的质量控制与评价是制约中药现代化发展的关键问题之一，也一直是中医药研究的难点和热点。要维持中成药功效的稳定性，就必须在建立现代化药物质量标准的基础上，予以严格的检验控制。《中国药典》对药品安全性、有效性和质量可控性方面进行了提高和完善，更加注重药品的安全性。中药的质量控制方面更是被摆到了极为重要的位置，不但新增了400多个中药品种的质量标准，还规定了中药质量监控的主要化学成分作为定性分析和定量分析指标，采用相应的对照品进行定性或定量检测，完善了中药的质量控制过程。

1. 中药化学成分研究的意义

(1) 阐明中药的药效物质基础，探索中药防治疾病的原理　中药的有效成分研究清楚后，便可应用现代科学技术，观察中药有效成分在人体内的吸收、分布、代谢和排泄过程，同时还可进一步研究有效成分的化学结构、理化性质与生物活性之间的关系。如常用的补气药人参，性甘微寒，滋补五脏，明目益智。用人参的提取物，给大鼠腹腔注射，能明显促进肝细胞核和胞浆RNA及血清蛋白质的生物合成。在药理作用的指导下，从人参中分离得到有效部位，其有效部位含有人参皂苷、糖类和其他成分，具有明显促进血清、肝脏、骨髓等的核糖核酸、脱氧核糖核酸、蛋白质和糖的生物合成作用，并能提高机体的免疫能力。

(2) 中药化学成分是遣药组方的物质基础　中药主要是复方用药，从化学成分上看，可能存在同一中药共存成分之间和异种中药成分之间的复合作用。如麻黄汤中含麻黄、桂枝、苦杏仁和甘草，现已知左旋麻黄碱为麻黄止咳平喘的主要有效成分，桂皮醛为桂枝挥发油中镇痛、解热的有效成分，杏仁苷为苦杏仁镇咳的有效成分，甘草中所含的甘草酸具有解毒作用。这些有效成分发挥复合及协同作用，与麻黄汤治疗头痛、恶寒、发热、咳嗽等症是相符的。

(3) 改进中药制剂剂型、提高临床疗效　中药传统剂型丸、散、膏、丹等，在我国几千年的医疗中发挥了巨大作用。中药制剂和新剂型必须在研究中药有效成分的基础上，明确其质量控制成分，根据其药理作用，确定给药方式和治疗疾病特点，将中药加工成最佳的药物剂型，如片剂、胶囊剂、注射剂及缓释制剂等，从而使临床用药达到高效、安全、稳定、剂量小、毒副作用小、服用方便的目的。

(4) 控制中药及其制剂的质量　中药发挥防病治病的作用，取决于有效成分的存在与否及其含量的多少，而有效成分又受中药的品种、

产地、采收季节、贮存条件、品种变异或退化等自然及人工条件的影响。只有在研究中药的有效成分的基础上，才可通过含量测定的方法控制中药及其制剂的质量，鉴别其质量的优劣或真伪，为中药的GAP管理提供质量依据。

（5）提供中药炮制的现代科学依据　中药炮制是祖国传统医学中的一门制药技术，是中医辨证用药的经验总结，通过对中药的炮制，达到提高疗效，降低毒性和便于贮存的目的。明代医学家陈嘉谟明确指出："制药贵在适中，不及则功效难求，太过则气味反失。"研究中药炮制前后化学成分或有效成分的变化，有助于阐明中药炮制的原理、改进传统的炮制方法、制定炮制品的质量标准，有效地保证饮片的质量。

（6）开发新药、扩大药源　从某中药中提取分离到一种有效成分，并对其进行结构鉴定，根据化学结构和性质，分析其他动植物是否含有这种化学成分，从而寻找临床用药和工业生产的代用品。例如抗菌消炎的小檗碱，最初是从毛茛科植物黄连中发现的，但黄连的资源有限，后来发现小檗属的三颗针、防己科的古山龙、芸香科的黄柏等植物也含有该成分，因此，三颗针、古山龙等成为制药工业上提取小檗碱的主要原料。

（7）结构修饰、合成新药研究　中药有效成分的另一个重要目的，就是按照其化学结构特点，进行人工合成，或通过改变部分化学结构，增强疗效，降低毒副作用，探索开发高效低毒资源广的新药物。如香菇中的香菇嘌呤具有降低胆固醇的生物活性，若将香菇嘌呤分子中的羧基变为酯的结构，其降胆固醇的活性可提高10倍。又如吗啡的代用品盐酸哌替啶（杜冷丁），既保留了吗啡中镇痛有效的结构部分，又降低了吗啡的成瘾性。另外，麻黄中的麻黄碱，洋金花中的阿托品，紫杉中的紫杉醇等主要有效成分，都已用人工合成或半合成的方法获得。

随着现代科学技术的发展和人类生活水平的不断提高，传统医药在"回归自然"的世界潮流中再次焕发了强大的生命力，展现出广阔的前景，为深入研究开发中药新产品提供了良好的环境。制定一批科学规范的中药标准才能真正推动中药走向世界。在制定、修订科学规范的中药标准工作中，中药化学为其提供了客观、可靠的手段。

①中药化学可为中药材生产的标准化、规范化奠定化学物质基础。

②中药化学可为中药饮片炮制的标准化、规范化提供科学依据。

③中药化学可为中成药生产的标准化、规范化提供合理的技术保障。

④中药化学可为中药临床前有效性和安全性评价的标准化、规范化提供有说服力的化学信息。

⑤中药化学可为中药临床试验的标准化、规范化提供临床疗效评价的物质基础。

⑥中药化学可为中药药效学评价研究的标准化、规范化提供有效成分的监控指标及药理评价方法。

2. 中药化学成分在中药质量控制中的作用　中药包括中药材、中药饮片、中药提取物和中成药，中药的种植、采摘、加工和炮制等步骤都会影响中药中有效活性成分含量与药效的变化，因此提高中药质量控制标准必须从各个环节入手，才能确保中药质量一致和临床疗效稳定。采用现代分析技术和科学方法全面控制中药的质量，是当代中药研究的方向。

中药化学在中药质量控制中的作用主要体现在，中药指纹图谱中各种色谱法、光谱法、核磁共振波谱、质谱及其联用技术、DNA分子诊断技术、X射线衍射法等现代分析技术的运用。

中药指纹图谱作为整体评价中药质量的有效控制方法，是目前在国内外广泛被接受的全面评价中药质量模式。美国FDA在《植物药制品指导原则》中允许申报者提供产品的色谱指纹图谱资料，《英国草药典》《印度草药典》以及德国药用植物学会、加拿大药用及芳香植物学会也都把指纹图谱作为质量控制标准的内容之一。中药指纹图谱按测定手段可分为中药化学指纹图谱和中药生物指纹图谱。中药化学指纹图谱是目前主要常用的方法，尤其是色谱和光谱联用技术。最常用的光谱是红外光谱（IR），最常用的色谱是薄层色谱（TLC）、气相色谱（GC）、高效液相色谱（HPLC）和毛细管电泳（CE），近来又出现了 X 射线粉末衍射指纹图谱。

中药化学研究已渗透到了中药研究的各个领域，是影响其他学科发展的重要因素。如中药鉴定学、中药炮制学、中药制剂学、中药分析学和中药药理学等，在当今多学科相互渗透的时代，中药化学研究是学科间联系的重要工具和桥梁。

中药现代化、国际化离不开中药化学与各相关学科的紧密结合，离开了药效学、毒理学的指导，化学成分研究将成为脱离临床实际的纯学术研究；而缺少化学成分研究的药效学、毒理学研究也只能是不知其原因何在的低水平的重复。通过中药化学与中药现代化、国际化各项工作的紧密结合，完全可以研制出能被国际市场所接受的现代中药制剂，使中药尽快进入国际医药主流市场。

五、中药剂型

根据药物的性质、用药目的和给药途径需要，将原料药加工制成适合预防、治疗和诊断疾病的给药形式，称为药物剂型，简称剂型。目前收载的剂型有 40 余种。

（一）剂型分类

中药剂型种类繁多，除传统剂型丸剂、散剂、膏剂、丹剂、酒剂、露剂、汤剂、饮剂、胶剂、茶剂、糕剂、锭剂、线剂、条剂、棒剂、钉剂、灸剂、熨剂、糊剂等外，还包括现代剂型如片剂、胶囊剂、颗粒剂、气雾剂、注射剂、膜剂、栓剂、软膏剂、乳膏剂、贴剂等。

1. 按剂型的物态分类 按物态分类的剂型，一般制备操作多有相近之处，如固体制剂多有干燥、粉碎、混合；半固体制剂多有熔化、研匀；液体制剂多有溶解、搅拌、调节 pH 等。

（1）液体剂型 如汤剂、合剂、糖浆剂、酒剂、露剂、搽剂、注射剂、涂膜剂等。

（2）固体剂型 如丸剂、片剂、颗粒剂、散剂、胶囊剂、膜剂、锭剂等。

（3）半固体剂型 如软膏剂、凝胶剂、糊剂等。

（4）气体剂型 如气雾剂、喷雾剂等。

2. 按药物的分散状态分类 按分散相在分散介质中的分散特性不同，将剂型分为：

（1）真溶液型药物剂型 如芳香水剂、溶液剂、甘油剂、醑剂等。

（2）胶体溶液型药物剂型 如胶浆剂、涂膜剂等。

（3）乳状液型药物剂型 如口服乳剂、静脉注射用乳剂、部分搽剂等。

（4）混悬液型药物剂型 如洗剂、混悬剂等。

中药制剂中汤剂、合剂等剂型，由于药物组成成分性质的复杂性，其中多成分的分散状态常常包含有真溶液型、胶体溶液型、乳状液型或混悬液型等多分散体系。

3. 按给药途径和给药方法分类 按剂型的给药途径和给药方法不同，剂型可分为：

（1）经口服给药的剂型 如汤剂、合剂、糖浆剂、颗粒剂、丸剂、片剂等。

（2）经直肠给药的剂型 如灌肠剂、栓剂等。

（3）经注射给药的剂型 如静脉、肌内、皮下、皮内及穴位注射剂。

（4）经呼吸道给药的剂型 如气雾剂、吸入剂等。

（5）经皮肤给药的剂型 如洗剂、搽剂、涂膜剂、糊剂、软膏剂、硬膏剂、贴剂、贴膏剂等。

（6）经黏膜给药的剂型 如滴眼剂、滴鼻剂、口腔膜剂、舌下片剂、含漱剂等。

这种分类法与临床用药联系较好，能反映不同给药途径与方法对剂型制备的不同要求以及对药物生物药剂学性质的影响，同一剂型往往可制备成多种给药途径的剂型，如片剂可以制成口服片剂、舌下含片、阴道用泡腾片等。

4. 按制法分类 按主要制备工序特点归类的剂型分类方法，例如将用浸出方法制备的汤剂、合剂、酊剂、酒剂、流浸膏剂与浸膏剂等统称为浸出药剂，而将在制备时采用灭菌方法或无菌操作法制备的注射剂、滴眼剂等统称为无菌制剂。

上述分类方法各有特点，实际工作中常采用综合分类法。

（二）剂型与疗效关系

1. 剂型可改变药物的作用性质　多数药物改变给药途径和剂型后，药物的性质不会改变，但有些药物会因剂型或给药途径的改变而改变药物的作用性质，如硫酸镁口服给药具有泻下作用，而静脉注射给药则具有镇静、解痉作用。

2. 剂型可改变药物的作用速率　同一种药物因剂型、给药方式不同，会出现不同的作用速率，通常不同剂型、不同给药方式的药物起效快慢顺序为：静脉注射＞吸入给药＞肌内注射＞皮下注射＞直肠或舌下给药＞口服液体制剂＞口服固体制剂＞皮肤给药。

3. 剂型可改变药物的安全性　中药制剂的使用安全风险的高低顺序通常为静脉注射＞肌内注射＞口服给药＞外用给药，因此，能够选择口服给药剂型时，一般不选择注射给药；能够选择肌内注射给药剂型时，一般不选择静脉注射给药剂型。

此外，还可利用缓控释技术制备适宜剂型以控制药物的释放速率，实现长效给药目的。利用靶向给药技术制备适宜剂型可实现药物的靶向治疗目的。

（三）剂型选择的原则

中药饮片经过加工制成适宜的剂型，选择适宜的给药途径而发挥疗效。不同给药途径的药物制剂，由于剂型以及给药途径的影响，药物的体内过程及特征也不尽相同。药物的结构及其理化性质是决定药物疗效的主要因素，但剂型因素对药效的发挥往往会有重要影响，因此药物剂型的选择，在中药制剂的研究、生产以及临床应用中具有重要意义，一般应依据下列原则综合考虑。

1. 满足药物性质的需要　中药药性是剂型选择的重要依据，东汉时期成书的《神农本草经》指出，“药性有宜丸者，宜散者，宜水煎者，宜酒渍者，宜煎膏者，亦有一物兼宜者，亦有不可入汤酒者，并随药性，不得违越”。剂型选择需要考虑中药传统药性，包括中药的四气、五味、升降沉浮、有毒无毒、归经等，还要研究中药制剂所含活性成分的溶解性、稳定性和刺激性以及生物药剂学和药代动力学性质，综合选择适宜剂型。一般而言对于在胃肠道中不稳定、对胃肠道有刺激性、不被胃肠道吸收的药物，或因肝脏首过效应易失效者均不宜设计为口服制剂；对于在溶液状态下稳定性差、易降解的药物，可制成注射用冻干粉针剂，如天花粉蛋白注射剂等。

2. 满足临床治疗疾病的需要　病有缓急，证有表里，须因病施治，对症下药，方能取得满意效果。梁代陶弘景《本草经集注》曾指出“疾有宜服丸者，宜服散者，宜服酒者，宜服煎膏者”。因此，药物剂型必须满足临床治疗疾病性质的需要。如急症患者，要求奏效迅速，宜选用注射剂、气雾剂、舌下片、滴丸等速效剂型；而慢性病患者，用药宜缓和、持久，应选用丸剂、片剂、膏药及缓释制剂等；皮肤疾患一般可用软膏剂、涂膜剂、洗剂、搽剂等剂型；而某些腔道病变，可选用栓剂等。

3. 满足服用、携带、生产、运输和贮藏的方便性　满足防治疾病需要和药物本身性质是中药剂型选择的前提，同时剂型设计还应考虑便于服用、携带、生产、运输和贮藏等各方面的要求，即所谓“五方便”。在满足“五方便”要求的同时，还得兼顾制药成本和药物经济性。

六、中药体内过程及中药药理毒理

中药经各种给药途径进入机体后，与机体发生相互作用。中药对机体的作用，研究涉及中药对机体的作用、作用机制以及产生作用的物质基础。包括预防和治疗作用、保健作用和毒副作用。机体对中药的作用，研究包括中药接触或进入机体后，吸收、分布、代谢和排泄的过程。了解机体与药物之间的相互作用，对于指导剂型设计以及临床合理用药等具有重要意义。

（一）中药体内过程及其影响因素

药物的体内过程包括吸收、分布、代谢和排泄等过程。药物吸收以后在体内所发生的过程称为药物的配置；代谢和排泄过程又称为药物的消除。

1. 吸收　吸收是指药物从用药部位进入体循环的过程。除血管内给药外，药物应用后都要经过吸收才能进入体内。不同给药途径的药物可能有不同的体内过程。口服药物的吸收部位主要是胃肠道；非口服给药的药物吸收部位包括肌肉组织、口腔、皮肤、直肠、肺、鼻腔和眼部等。影响药物口服给药吸收的主要因素如下。

（1）生理因素

①胃肠液的成分和性质：弱酸、弱碱性药物的吸收与胃肠液的 pH 有关。胃液的 pH 为 1.0 左右，有利于弱酸性药物的吸收，凡是影响胃液 pH 的因素均影响弱酸性药物的吸收。小肠部位肠液的 pH 通常为 7.6 左右，有利于弱碱性药物的吸收，大肠黏膜部位肠液的 pH 通常为 8.3～8.4。此外，胃肠液中含有的胆盐、酶类及蛋白质等物质也可能影响药物的吸收，如胆盐具有表面活性，能增加难溶性药物的溶解度，有利于药物吸收，但有时也可能与某些药物形成难溶性盐而影响吸收。

②胃排空速率：胃排空速率慢，有利于弱酸性药物在胃中的吸收。但小肠是大多数药物吸收的主要部位，因此，胃排空速率快，有利于多数药物吸收。影响胃排空速率的主要因素有胃内容物的体积、食物的类型、体位以及药物性质等。

③其他：消化道吸收部位的血液或淋巴循环途径及其流量大小、胃肠本身的运动以及食物等，均可能影响药物的口服吸收。

关于药物在直肠、皮肤、肺及眼部吸收的影响因素分别见栓剂、外用膏剂、气雾剂及滴眼剂等有关章节内容。

（2）药物因素

①药物的脂溶性和解离度：通常脂溶性大的药物易于透过细胞膜，未解离的分子型药物比离子型药物易于透过细胞膜。因此，消化道内药物的吸收速度常会受未解离型药物的比例及其脂溶性大小的影响，而未解离型药物的比例取决于吸收部位的 pH。

消化道吸收部位的药物分子型比例是由吸收部位的 pH 和药物本身的 pK_a 决定的。通常弱酸性药物在胃液中，弱碱性药物在小肠中未解离型药物量增加，吸收也增加；反之则减少。

②药物的溶出速度：通常固体制剂中药物需经过崩解、释放、溶解后方可通过生物膜被吸收。对于难溶性固体药物，药物的溶出可能是吸收的限速过程。因此，减小药物粒径、采用药物的亚稳定型晶型、制成盐类或固体分散体等方法，加快药物的溶出，可促进药物的吸收。

（3）剂型因素

①固体制剂的崩解与药物溶出：固体制剂崩解成碎粒后，药物溶出，进而被吸收。因此，固体制剂的崩解是药物溶出和吸收的前提。通常，口服药物溶出后，以分子形式分散在胃肠液中与生物膜接触才能产生吸收。药物的溶出速度，也将影响药物的吸收。对于难溶性药物，溶出可能是药物吸收的限速过程。

②剂型：通常不同给药途径的药物吸收显效快慢的顺序为静脉＞吸入＞肌内＞皮下＞舌下或直肠＞口服＞皮肤；口服制剂药物吸收速度快慢的顺序为溶液剂＞混悬剂＞胶囊剂＞片剂＞包衣片。

③制剂处方及其制备工艺：制剂的处方因素主要包括主药和辅料的理化性质及其相互作用等。即使是同一药物制备同种剂型，由于所用辅料或制备工艺不同也会产生不同的吸收特征。

2. 分布　分布系指药物吸收后，由循环系统运送至体内各脏器组织的过程。影响药物分布的因素主要有以下方面。

（1）药物与血浆蛋白结合的能力　血液中的药物可分为血浆蛋白结合型与游离型两种，与血浆蛋白结合的药物不能透过血管壁，游离型药物则能自由向组织器官转运。药物与血浆蛋白结合是一可逆过程，具有饱和现象，血浆中药物的游离型与结合型保持动态平衡，使血浆及作用部位在一定时间内保持一定的血药浓度。因此，药物与血浆蛋白结合的能力可影响其分布；合并用药时，药物与血浆蛋白竞争结合可导致药物分布的改变，影响药物的作用强度和作用时间，甚至出现用药安全性问题。

（2）血液循环和血管透过性　通常药物的分布是通过血液循环进行的。药物分布主要取决于组织器官血流量，其次是毛细血管通透性。血流量大，血管通透性好的组织器官，药物分布速度快。

（3）药物与组织的亲和力　药物的选择性

分布主要取决于生物膜的转运特性，其次是药物与不同组织的亲和力的不同。若药物进入组织器官的速度大于从组织器官脱离返回血液循环的速度，连续给药时，药物将发生蓄积。药物若蓄积在靶组织或靶器官，则可达到满意的疗效；若蓄积在脂肪等组织，则起贮存作用，可延长药物的作用时间；若蓄积的药物毒性较大，则可对机体造成伤害。

（4）血－脑屏障与血－胎屏障　脑和脊髓毛细管的内皮细胞连接致密，且被一层富有脑磷脂的神经细胞包被，形成脂质屏障，对于被动扩散的外来物质具有高度的选择性，这种脑组织对于外来物质有选择地摄取的能力称为血－脑屏障。通常水溶性药物很难透入脑脊髓，而脂溶性药物却能迅速向脑脊髓转运。病理状态，如脑脊髓炎症时，血－脑屏障通透性增加。

在母体循环与胎儿体循环之间存在着血－胎屏障。血－胎屏障的作用过程与血－脑屏障类似。多数药物靠被动转运通过胎盘。随着胎儿的长大，药物的通透性增加；孕妇严重感染、中毒或其他疾病时，胎盘屏障作用降低。

3. 代谢　代谢系指药物在体内发生化学结构改变的过程。通常药物代谢后极性增加，有利于药物的排泄。多数药物经过代谢活性降低或失去活性，也有药物经过代谢后比母体药物的活性增强或毒性增加。药物代谢的主要部位在肝脏，但代谢也发生在血浆、胃肠道、肠黏膜、肺、皮肤、肾、脑和其他部位。药物代谢反应的主要类型有氧化、还原、水解、结合等反应。影响药物代谢的主要因素有以下方面。

（1）给药途径　给药途径不同所引起代谢的差异通常与首过效应有关。某些经胃肠道吸收的药物可能在吸收部位和肝脏代谢，或经胆汁排泄使进入体循环的原形药物减少的现象称为首过效应。

（2）给药剂量与体内酶的作用　药物的代谢是在酶的参与下完成的，当体内药量超过酶的代谢反应能力时，代谢反应往往出现饱和现象。合并用药所产生的酶诱导作用或酶的抑制作用能够影响药物的代谢。

（3）生理因素　影响药物代谢的生理因素有性别、年龄、个体差异、饮食及疾病状态等。

4. 排泄　排泄系指体内的药物及其代谢产物从各种途径排出体外的过程。药物及其代谢产物主要经肾排泄，其次是胆汁排泄，也可由乳汁、唾液、汗腺等途径排泄。

药物的肾排泄包括肾小球滤过、肾小管重吸收和肾小管分泌。与血浆蛋白结合的药物不被肾小球滤过。药物的血浆蛋白结合率以及药物与血浆蛋白的竞争性结合等可影响药物的肾排泄。肾小管的重吸收主要与药物的脂溶性、pK_a、尿液的 pH 和尿量密切相关。通常脂溶性非解离型药物的重吸收多，尿量增加可降低尿液中药物浓度，重吸收减少，排泄增加。肾小管分泌可使药物的肾排泄增加，这一过程是主动转运，有载体参与。由于载体缺乏高度特异性，一些阳离子药物之间或阴离子药物之间与载体发生的竞争抑制作用可影响药物的肾小管分泌，从而延长药物在体内的作用时间。血浆蛋白结合率不影响药物的肾小管分泌。

胆汁中排泄的药物或药物代谢物，在小肠中重新吸收进入肝门静脉的现象称为肠肝循环。药物的代谢物以结合型经胆汁排泄，若在肠道中水解为原型，脂溶性增加，易被重吸收。肠肝循环的药物作用时间长。使用抑制肠道菌群的抗生素则肠肝循环减少。

（二）药物动力学常用参数及临床意义

1. 药物动力学的含义与研究内容

（1）含义　药物动力学是应用动力学的原理，定量地描述药物通过各种途径进入体内的吸收、分布、代谢和排泄等过程的动态变化规律的科学。药物动力学研究药物的体内过程以及药物在体内的存在位置、数量（或浓度）与时间之间的关系，并提出解释这些数据所需要的数学关系式。

（2）研究内容　①研究药物在体内经时量变过程和药物动力学模型。②发展新的药物动力学模型和药物动力学参数解析方法。③探讨药物动力学参数与药物效应之间的关系。④探讨药物动力学与药效动力学的关系。⑤研究药物制剂体外的动力学特征与体内动力学过程的关系。

药物动力学的原理和方法已应用于指导药物的结构改造、新药开发、药物制剂的生物等效性试验，药物新剂型和给药系统的研发与评价、临床给药方案设计和药物治疗监测。

2. 药物动力学常用术语

（1）药物转运的速度过程　药物进入体内以后，体内药物量或血药浓度随时发生变化。通常将药物体内转运的速度过程分为以下三种类型。

①一级速度过程：系指药物在体内某部位的转运速度与该部位的药量或血药浓度的一次方成正比，即一级速度过程或称一级动力学过程。通常药物在常用剂量时，其体内的吸收、分布、代谢、排泄过程多为或近似为一级动力学过程。

②零级速度过程：系指药物的转运速度在任何时间都是恒定的，与血药浓度无关。临床上恒速静脉滴注的给药速度以及控释制剂中药物的释放速度等为零级速度过程，亦称零级动力学过程。

③受酶活力限制的速度过程：系指当药物浓度较高而出现酶活力饱和时的速度过程。或称 Michaelis - Menten 型速度过程，亦称米氏动力学过程。

（2）隔室模型　药物动力学研究常用“隔室模型”模拟机体系统，根据药物在体内分布速度的差异，将机体划分为若干隔室或房室。同一隔室中药物处于动态平衡的“均一”状态，但并不意味着浓度相等，最简单的是“单室模型”，较复杂的有“双室模型”和“多室模型”。

①单室模型：药物进入机体后，能够迅速、均匀分布到机体各部位，在各组织、器官和体液中处于动态平衡的“均一”状态，可把整个机体看作一个单一的隔室，这种模型称为单室模型。

②双室模型：药物进入机体后，能够很快分布进入机体的某些部位，但对另外一些部位则需要一段时间才能完成分布。这样，按药物转运速度可将机体划分为药物分布均匀程度不同的两个隔室，即双室模型。

（三）常用的药物动力学参数

1. 速率常数　速率常数是描述药物转运（消除）速度的重要的动力学参数。根据质量作用定律：

$$dX/dt = -KX^n \quad (1-7)$$

式中，dX/dt——药物转运的速率；X——体内药量；K——转运速率常数；n——转运级数。

当 $n=1$ 时，K 为一级转运速率常数，单位为时间的倒数，如 h^{-1}；当 $n=0$ 时，则 K 为零级转运速率常数。

2. 生物半衰期（$t_{1/2}$）　生物半衰期是指体内药量或血药浓度消除一半所需要的时间。生物半衰期是衡量一种药物从体内消除速度的参数。

3. 表观分布容积（V）　表观分布容积是体内药量与血药浓度间关系的一个比例常数，用 V 表示。

$$V = X/C \quad (1-8)$$

式中，V——表观分布容积；C——血药浓度。表观分布容积的单位通常以“L”或“L/kg”表示。

表观分布容积没有直接的生理意义，所表达的表观意义为：若药物按血药浓度在体内均匀分布时所需体液的容积。其大小反映了药物的分布特性。通常，水溶性或极性大的药物，不易透过毛细血管壁，血药浓度较高，表观分布容积较小；亲脂性药物在血液中浓度较低，表观分布容积通常较大，往往超过体液总体积。对于一个药物来说，表观分布容积是个确定的值。

4. 体内总清除率（TBCL）　体内总清除率或清除率（clearance）是指单位时间内从机体或器官能清除掉相当于多少体积的体液中的药物。清除率常用 Cl 表示，单位为体积·时间$^{-1}$。

5. 生物利用度　生物利用度是指药物吸收进入血液循环的程度与速度。生物利用度包括两方面的内容：生物利用程度与生物利用速度。

（1）生物利用程度（EBA）　即药物进入血液循环的多少。可通过血药浓度 - 时间曲线下的面积表示。试验制剂与参比制剂的血药浓度 - 时间曲线下面积（AUC）的比率称为相对生物利用度。当参比制剂是静脉注射剂时，则得到的比率为绝对生物利用度。

试验制剂与参比制剂给药剂量相同时，相对生物利用度和绝对生物利用度的计算公式分别为：

相对生物利用度

$$F = AUC_T / AUC_R \times 100\% \quad (1-9)$$

绝对生物利用度

$$F = AUC_T / AUC_{iv} \times 100\% \quad (1-10)$$

式中，下标 T 与 R 分别代表试验制剂与参比制剂；iv 代表静脉注射剂。

（2）生物利用速度（RBA）　即药物进入体循环的快慢。生物利用度研究中，常用血药浓度达到峰浓度（C_{max}）的时间（t_{max}）比较制剂中药物吸收的快慢。

（3）生物利用度的评价指标　制剂的生物利用度应该用 C_{max}、t_{max} 和 AUC 三个指标全面评价。血药浓度－时间曲线上的峰浓度（C_{max}）是与治疗效果及毒性水平有关的重要参数，若 C_{max} 低于有效治疗浓度，则治疗无效，若 C_{max} 超过最小中毒浓度，则能导致中毒。

6. 生物等效性　生物等效性是指含有相同活性物质的两种药品药剂学等效或药剂学可替代，并且它们在相同摩尔剂量下给药后，生物利用度（速度和程度）落在预定的可接受限度内，即两种制剂具有相似的安全性和有效性。

对药物动力学主要参数（如 AUC、C_{max}）进行统计分析，可做出生物等效性评价。生物等效性评价进行统计分析时，先将数据做对数转换，采用方差分析法考察药动学参数，将方差分析模型获得的对数坐标上制剂间差异的置信区间进行转换，从而获得原坐标上期望的置信区间。普通剂型单剂量给药测定的生物等效性试验中，对于参数 $AUC_{(0\to t)}$［有时为 $AUC_{(0\to 72h)}$］和 C_{max}，参比和受试药物几何均值比的 90% 置信区间应落在接受范围 80.00%～125.00% 内；对于治疗指数窄的药物，AUC 的可接受区间缩窄为 90.00%～111.11%，在 C_{max} 对安全性、药效或药物浓度检测特别重要的情况下，C_{max} 的接受限度也应为 90.00%～111.11%；对于高变异性药物，若认为 C_{max} 差异较大不影响临床且临床有充分理由的，C_{max} 接受范围则可放宽在 69.84%～143.19% 内。

（四）中药药理、毒理作用特点

中药药理学与中药毒理学已成为中医药学与现代医药学结合的关键和沟通的桥梁，无论在中医药基础理论研究、中药药性和功效的现代诠释、中药质量评价或是中药新药创制等中药现代化进程中发挥着十分重要的作用，对临床遣药组方具有重要指导价值。

1. 中药药理学　中药药理学是在中医药理论指导下，运用现代科学技术方法，研究中药与机体相互作用、作用规律及药效物质基础的科学。其特点是既要遵循中医药理论，又要结合现代医学知识，为阐述中药功效提供客观依据，为合理遣药组方提供可靠的佐证。

（1）中药药理作用的特点

①中药药理作用与功效的一致性与差异性：中药药理作用与中药功效往往具有一致性。解表药的发散表邪之功效与其发汗、解热、抗病原微生物、抗炎、镇痛作用相联系，是其解除表证（多见于上呼吸道感染）的药理学依据；祛风湿药的抗炎、镇痛作用与其祛风、散寒、除湿功效相关，是治疗痹证（多见于风湿性关节炎或类风湿关节炎）的药理学依据；活血化瘀药具有改善血液流变学、改善血流动力学、改善微循环、抗血栓的药理作用，此作用是其活血化瘀之功效的体现，是治疗血瘀证（多见于心脑血管疾病）的药理学依据。

中药药理作用与中药功效之间亦存在差异性。葛根具有抗心肌缺血、抗心律失常、降血压、改善脑循环、增强学习记忆等作用，与其解肌退热、除烦止渴功效的相关性还需要更进一步研究确证，此作用是近年来药理研究的新发现。黄连的主要功效是清热燥湿、泻火解毒，除抗病原体、抗毒素、解热、抗炎、抗肿瘤作用与功效密切相关外，其他药理作用如抗心律失常、降血压、抑制血小板聚集、抗心肌缺血等是现代对黄连作用的新认识。五味子的保肝作用，枳实和青皮静脉给药的升压、抗休克作用，都是对中药功效拓展的体现形式。

②中药药理作用的多样性：中药的多成分性决定了其作用的多样性。人参含有皂苷、多糖、挥发油、氨基酸、多肽、有机酸等，功效为大补元气、益气固脱、补脾益肺、生津、安神益智等；现代研究表明其药理作用广泛，有增强免疫功能、改善学习记忆能力、强心、增强肾上腺皮质功能、促进核酸及蛋白质合成、延缓衰老等作用。三七含有皂苷、黄酮、挥发

油、多糖及各种微量元素等，具有止血和抗血栓、抗脑缺血和心肌缺血、降血压、抗心律失常、增强免疫功能、调节代谢等多种作用。茯苓含有多糖、茯苓素等成分，其中茯苓多糖提取物（茯苓多糖、羧甲基茯苓多糖、羟乙基茯苓多糖）具有增强免疫功能作用；茯苓素能拮抗醛固酮活性，发挥利尿作用。

③中药药理作用的双向性：有些中药可随机体状态而产生两种相反的药理作用，即中药作用的双向性。人参具有兴奋和抑制中枢作用，其所含的皂苷就有 Rb_1、Rc、Rg_1、Re、Rf、Rh_1、Ro 等 20 多种，其中 Rg 类有中枢兴奋作用，而 Rb 类则有中枢抑制作用。人参还具有调节血糖的作用，对糖尿病动物的高血糖有降低作用，而对注射胰岛素诱发的血糖降低则有回升作用，主要成分与人参皂苷、人参多糖、人参多肽有关。麝香对中枢神经系统的作用也表现双向性，对处于抑制状态的中枢有明显的兴奋作用，对处于兴奋状态的中枢则起抑制作用，麝香酮是其活性成分。甘草对免疫功能也表现出双向性，对低下的免疫功能有增强作用，对异常的免疫反应又有抑制作用。枳实、厚朴对痉挛状态的胃肠平滑肌有松弛作用，而对松弛状态的胃肠平滑肌有兴奋作用。当归具有调节子宫平滑肌的作用，其挥发油对子宫平滑肌收缩有对抗作用，而水溶性及醇溶性的非挥发性成分则呈兴奋作用。

④中药量效关系的复杂性：一般而言，剂量在一定范围内，药理效应将随着剂量的增加而作用加强。在临床上中药按此原则进行用药，即重病用重药（加量）。但在进行中药药理研究时，常常会出现量－效关系的不一致性，如中、低剂量有效，高剂量无效；或高、低剂量有效，中剂量无效。如栀子苷中剂量能延长热刺激小鼠痛觉反应时间，高、低剂量却无效；栀子苷高、低剂量能减少醋酸引起的小鼠扭体次数，中剂量却无效；栀子苷中、低剂量能抑制小鼠耳肿胀，高剂量却无效。人参水提取物低剂量能降低血清甘油三酯（三酰甘油），中、高剂量组不明显。巴戟天醇提取物对骨髓基质细胞增殖的促进作用以中剂量最明显，高剂量次之。

上述中药药理作用特点的形成，其主要原因与中药成分复杂、进入人体后各种有效成分的相互作用、作用的多靶点现象以及系统或组织器官的功能状态等密切相关。

（2）中药药理研究为中药临床应用提供科学依据

①中药药理学研究为中药功效提供科学依据：如解表类中药麻黄，具有发汗解表、宣肺平喘、利水消肿的作用。药理研究表明，麻黄水溶性提取物、麻黄挥发油、麻黄碱、L－甲基麻黄碱等均有发汗作用；麻黄碱、伪麻黄碱、麻黄挥发油是其平喘的有效成分，可兴奋支气管平滑肌的 β 受体，使平滑肌松弛；尚可直接兴奋支气管黏膜血管平滑肌的 α 受体，减轻支气管黏膜水肿；还可促进肾上腺素能神经末梢和肾上腺髓质嗜铬细胞释放递质而间接发挥拟肾上腺素作用；也可阻止过敏介质释放，从而具有平喘作用，为麻黄临床用于感冒发热、咳嗽气喘提供了科学依据。

②中药药理学研究为辨病辨证论治提供依据：辨证论治是中医学认识疾病和处理疾病的基本原则。在中医药理论指导下，把中医辨证与现代医学辨病理论相结合，明显提高临床疗效。如中医学治疗眩晕证，若属于高血压患者，在遣药方中，首选平肝潜阳的中药，如天麻、钩藤、罗布麻叶、杜仲、桑寄生等组成方剂，更具有针对性和优越性。此外，2 型糖尿病可以出现诸多并发症，如糖尿病心病，可配合选择丹参、川芎、红花、降香、三七等活血化瘀、扩冠止痛的药物。

③中药药理学研究为中医辨证论治加特效药提供依据：如红曲具有抑制胆固醇合成，影响体内胆固醇和甘油三酯的代谢，抑制动脉粥样硬化及脂质在肝脏沉积的作用，功效与他汀类药物相似，但无明显的肝脏损害作用，因此，在中医治疗痰浊瘀阻型高脂血症的遣药组方过程中，红曲可作为必选中药。再如湿热瘀阻型肝炎患者的治疗中，五味子也是必选中药之一，因为其所含的五味子素具有降低转氨酶的作用。

此外，中药药理学研究还能为临床用药宜忌提供参考，如麝香、红花、蒲黄等能兴奋子宫，孕期均应避免服用；小剂量麝香对中枢神经系统具有兴奋作用，大剂量则抑制，对麝香用于开窍醒神的剂量提供借鉴和印证。

2. 中药毒理学　中药毒理学是在中医药理论指导下，由中药学、毒理学和毒代动力学等多学科交叉而成的学科。对有毒中药的毒理研究，主要阐明中药的毒性作用机制，用药剂量，有毒成分的含量及限量测定等，并规定出大毒、小毒及有毒中药的 LD_{50} 或最大给药量的范围等，确定每种有毒中药的主要毒性成分及次要成分，以及这些物质在体内可能的存在状态和作用靶点，以指导临床合理使用中药。同时，搞清中药中毒的机制，明确中毒诊断，确定合理的解救措施，从而保证安全用药。

第二节　中药质量标准体系

为进一步加强中药标准管理，建立符合中医药特点的中药标准管理体系，推动中药产业高质量发展，国家药品监督管理部门依据国家有关法律法规，制订了《中药标准管理专门规定》，于2025年1月1日起施行。中药标准是药品监督管理部门为保证中药质量而制定或核准的强制性技术规定，是保障中药安全有效的重要基础，作为中药监管的重要抓手，在中药监管工作中发挥着基础性、引领性作用。中药标准是在传统中医药理论指导下，传承传统经验鉴别方法，结合现代科学技术，对中药材、中药饮片、中药配方颗粒、中药提取物、中成药进行质量评价的依据。目前，我国中药标准主要包括国家药品标准、药品注册标准、省级中药标准、中药团体标准和企业标准等。

一、中药标准体系

（一）中药标准制订的原则

坚持传承与创新并重，遵循中医药理论，尊重传统经验，体现中药特点，鼓励新技术和新方法在中药标准中应用，支持采用大数据、人工智能等先进技术，持续提高中药质量可控性。坚持科学、严谨、实用、规范的原则，在继承传统经验和技术的基础上，加强基础研究，采用现代科学技术研究制定中药标准，兼顾标准的适用性和经济合理性。坚持以临床为导向，加强中药监管科学研究，科学设置与安全性和有效性相关联的项目和指标。坚持对中药质量的整体评价，根据关键质量属性及产品特点，建立反映中药整体质量的控制项目、方法和指标，保障中药安全、有效和质量稳定可控。

关注中药质量安全风险，结合农药残留、重金属及有害元素、真菌毒素、植物生长调节剂等外源性有害成分及内源性有毒成分等的安全风险评估结果，合理设置必要的控制项目和限量要求。倡导绿色低碳的标准发展理念，提倡使用低成本、低能耗、低排放、高效便捷的检测方法。减少使用有毒试剂，鼓励开展有毒试剂的替换研究，降低对环境和人员的影响和危害。中药材、中药饮片、中药配方颗粒、中药提取物、中成药等的药品标准在质量控制理念、技术要求、生产质量管理等方面应当保持协调，注重彼此之间内在质量的关联性。

（二）国家中药标准体系及其组成内容

《中华人民共和国药品管理法》规定：药品应当符合国家药品标准。经国务院药品监督管理部门核准的药品质量标准高于国家药品标准的，按照经核准的药品质量标准执行；没有国家药品标准的，应当符合经核准的药品质量标准。中药饮片应当按照国家药品标准炮制；国家药品标准没有规定的，应当按照省、自治区、直辖市人民政府药品监督管理部门制定的炮制规范炮制。省、自治区、直辖市人民政府药品监督管理部门制定的炮制规范应当报国务院药品监督管理部门备案。不符合国家药品标准或者不按照省、自治区、直辖市人民政府药品监督管理部门制定的炮制规范炮制的，不得出厂、销售。

1. 《中国药典》　国务院药品监督管理部门颁布的《中华人民共和国药典》（简称《中国药典》）和药品标准为国家药品标准。《中国药典》增补本与其对应的现行版《中国药典》具有同等效力。《中国药典》主要收载我国临床常用、疗效肯定、质量稳定（工艺成熟）、质控标准较完善的品种。其他不能满足上述条件（包括上市时间较短）或有特殊情况的品种均收载于局颁或部颁标准。《中国药典》（一部）收载了药材和饮片、植物油脂和提取物、成方制剂和单味制剂的标准。

2. 部/局颁标准 是原卫生部或国务院药品监督管理部门组织国家药典委员会对不同企业的中药注册标准进行统一规范后的药品标准。

3. 药品注册标准 经药品注册申请人提出，由国务院药品监督管理部门药品审评中心核定，国务院药品监督管理部门在批准药品上市许可、补充申请时发给药品上市许可持有人的经核准的质量标准为药品注册标准。药品注册标准应当符合《中国药典》通用技术要求，不得低于《中国药典》的规定。申报品种的检测项目或者指标不适用《中国药典》的，申请人应当提供充分的支持性数据。

4. 进口药材标准 为加强进口药材监督管理，保证进口药材质量，2004年5月，原国家食品药品监督管理局发布了《关于颁布儿茶等43种进口药材质量标准的通知》，修（制）订了儿茶、方儿茶、西洋参、高丽红参、西红花、牛黄、羚羊角、泰国安息香、苏合香、乳香、没药、血竭、藤黄、沉香、檀香、丁香、母丁香、小茴香、荜茇、广天仙子、豆蔻、槟榔、肉豆蔻、大腹皮、大风子、西青果、诃子、胖大海、芦荟、猴枣、弗朗鼠李皮、胡黄连、肉桂、番泻叶、马钱子、玳瑁、石决明、天竺黄、穿山甲、海狗肾、海马、蛤蚧、海龙等43种进口药材的质量标准。进口的药材应当符合国家药品标准。中国药典现行版未收载的品种，应当执行进口药材标准；中国药典现行版、进口药材标准均未收载的品种，应当执行其他的国家药品标准。少数民族地区进口当地习用的少数民族药药材，尚无国家药品标准的，应当符合相应的省、自治区药材标准。

5. 中药配方颗粒的国家药品标准 中药配方颗粒是由单味中药饮片经水加热提取、分离、浓缩、干燥、制粒而成的颗粒，在中医药理论指导下，按照中医临床处方调配后，供患者冲服使用。中药配方颗粒的制备，除成型工艺外，其余应与传统汤剂基本一致，即以水为溶媒加热提取，采用以物理方法进行固液分离、浓缩、干燥、颗粒成型等工艺生产。除另有规定外，中药配方颗粒应符合《中国药典》现行版制剂通则颗粒剂项下的有关规定。根据各品种的性质，可使用颗粒成型必要的辅料，辅料用量以最少化为原则。除另有规定外，辅料与中间体（浸膏或干膏粉，以干燥品计）之比一般不超过1∶1。对于部分自然属性不适宜制成中药配方颗粒的品种，原则上不应制备成中药配方颗粒。国家药典委员会设立中药配方颗粒专项办公室，负责中药配方颗粒标准的统一工作。目前，已发布300多种中药配方颗粒国家药品标准。

（三）省级中药标准体系及其主要内容

省级中药标准包括省、自治区、直辖市人民政府药品监督管理部门（以下简称省级药品监督管理部门）制定的国家药品标准没有规定的中药材标准、中药饮片炮制规范和中药配方颗粒标准。

1. 省、自治区、直辖市中药材标准 该标准收载的药材多为国家药品标准未收载的品种，也是各省、自治区、直辖市的地区性习惯用药，该地区的药品生产、供应、使用、检验和管理部门必须遵照执行，而对其他省区无法定约束力，但可作为参照执行的标准。其所载品种和内容若与《中国药典》或部/局颁标准有重复或矛盾时，首先应按《中国药典》执行，其次按部/局颁标准执行。

值得指出的是，我国中药资源丰富，品种繁多，在鉴定时有许多品种不是国家药品标准所收载的，没有药用的法定依据。但为了确定其品质，为进一步研究探讨地区用药的可能性，还可以根据其他专著进行鉴定研究。

2. 省、自治区、直辖市中药饮片炮制规范 该规范继承地方传统饮片炮制方法，保留其特有传统工艺，继承、整理和挖掘地方炮制经验技术，总结长期在饮片生产第一线、具有丰富生产经验的“老药工”的实践经验，收载有地方炮制特色或中医用药特点的饮片品规及其炮制技术，是对国家药品标准中未收载的地方临床习用饮片品规和炮制方法的补充，是地方饮片加工、生产、经营、使用、检验、监督管理的法定依据。

3. 省、自治区、直辖市中药配方颗粒标准 《关于结束中药配方颗粒试点工作的公告》规定，国家药典委员会结合试点工作经验组织审定中药配方颗粒的国家药品标准，分批公布。省级药品监督管理部门制定的标准应当符合

《中药配方颗粒质量控制与标准制定技术要求》的规定。中药配方颗粒国家药品标准颁布实施后，省级药品监督管理部门制定的相应标准即行废止。跨省销售使用中药配方颗粒的，生产企业应当报使用地省级药品监督管理部门备案。无国家药品标准的中药配方颗粒跨省使用的，应当符合使用地省级药品监督管理部门制定的标准。

（四）中药团体标准

2019年1月9日，国家标准化管理委员会、民政部联合发文《关于印发<团体标准管理规定>的通知》（国标委联〔2019〕1号）。《规定》指出团体标准是依法成立的社会团体为满足市场和创新需要，协同相关市场主体共同制定的标准。团体标准的技术要求不得低于强制标准的相关技术要求。团体标准由本团体成员约定采用或者按照本团体的规定供社会自愿采用。如中华中医药学会发布的《中药材种子种苗标准》《中药材商品规格等级标准编制通则》等团体标准；中国中药协会发布的《中药饮片质量评价新技术应用指南》等团体标准；以及由其他学会发布的与中药有关的团体标准等。

（五）中药企业标准

药品生产企业为控制或提高产品质量还制定企业药品标准，作为内控标准。企业药品标准中的检验项目同于该药品的注册标准，但指标限度的要求须等于或高于注册标准。

二、中药质量标准内容

（一）《中国药典》的主要内容

《中国药典》由凡例、通用技术要求和品种正文构成。凡例是为正确使用《中国药典》，对品种正文、通用技术要求以及药品质量检验和检定中有关共性问题的统一规定和基本要求。

1. 通用技术要求　通则主要包括制剂通则、其他通则、通用检测方法。制剂通则系为按照药物剂型分类，针对剂型特点所规定的基本技术要求。通用检测方法系为各品种进行相同项目检验时所应采用的统一规定的设备、程序、方法及限度等。指导原则系为规范药典执行，指导药品标准制定和修订，提高药品质量控制水平所规定的非强制性、推荐性技术要求。生物制品通则是对生物制品生产和质量控制的基本要求，总论是对某一类生物制品生产和质量控制的相关技术要求。制剂生产使用的药用辅料，应符合相关法律、法规、部门规章和规范性文件，以及本版药典通则〈药用辅料〉的有关要求。

2. 品种正文　《中国药典》各品种项下收载的内容统称为标准正文，正文系根据药物自身的理化与生物学特性，按照批准的来源、处方、制法和贮藏、运输等条件所制定的、用以检测药品质量是否达到用药要求并衡量其质量是否稳定均一的技术规定。

品种正文项下根据品种和剂型不同，按顺序可分别列有：品名、来源、处方、制法、性状、鉴别、检查、浸出物、特征图谱或指纹图谱、含量测定、炮制、性味与归经、功能与主治、用法与用量、注意、规格、贮藏、制剂、附注等。

3. 名称与编排　药材和饮片名称包括中文名、汉语拼音及拉丁名，其中药材和饮片拉丁名排序为属名或属名加种加词在先，药用部位在后；植物油脂和提取物、成方制剂和单味制剂名称包括中文名、汉语拼音。

正文中未列饮片和炮制项的，其名称与药材名相同，该正文同为药材和饮片标准；正文中饮片炮制项为净制、切制的，其饮片名称或相关项目亦与药材相同。

正文分为药材和饮片、植物油脂和提取物、成方制剂和单味制剂三部分。三个部分分别按中文名笔画顺序排列，同笔画数的字按起笔笔形“一丨丿乛”的顺序排列；单列的饮片排在相应药材的后面；制剂中同一正文项下凡因规格不同而致内容不同需单列者，在其名称后加括号注明。索引分别按中文索引、汉语拼音索引、拉丁名索引和拉丁学名索引顺序排列。

4. 对照品、对照药材、对照提取物、标准品　系指用于鉴别、检查、含量测定的标准物质。标准品系指用于生物检定或效价测定的标准物质，其特性量值一般按效价单位（或μg）；对照品系指采用理化方法进行鉴别、检查或含量测定时所用的标准物质，其特性量值一般按纯度（%）计。

标准品与对照品的建立或变更批号，应与国际标准品或原批号标准品或对照品进行对比，并经过协作标定。然后按照国家药品标准物质相应的工作程序进行技术审定，确认其质量能够满足既定用途后方可使用。

标准品与对照品均应附有使用说明书，一般应标明批号、特性量值、用途、使用期限、贮藏条件和装量等。

标准品与对照品均应按其标签或使用说明书所示的内容使用或贮藏。

5. 精确度　《中国药典》规定取样量的准确度和试验精密度。

（1）试验中供试品与试药等“称重”或“量取”的量，均以阿拉伯数码表示，其精确度可根据数值的有效数位来确定，如称取“0.1g”系指称取重量可为0.06～0.14g；称取“2g”系指称取重量可为1.5～2.5g；称取“2.0g”系指称取重量可为1.95～2.05g；称取“2.00g”系指称取重量可为1.995～2.005g。

“精密称定”系指称取重量应准确至所取重量的千分之一；“称定”系指称取重量应准确至所取重量的百分之一；“精密量取”系指量取体积的准确度应符合国家标准中对该体积移液管的精密度要求；“量取”系指可用量筒或按照量取体积的有效数位选用量具。取用量为“约”“若干”时，系指取用量不得超过规定量的±10%。

（2）恒重，除另有规定外，系指供试品连续两次干燥或炽灼后称重的差异在0.3mg以下的重量；干燥至恒重的第2次及以后各次称重均应在规定条件下继续干燥1小时后进行；炽灼至恒重的第2次称重应在继续炽灼30分钟后进行。

（3）试验中规定“按干燥品（或无水物，或无溶剂）计算”时，除另有规定外，应取未经干燥（或未去水，或未去溶剂）的供试品进行试验，并将计算中的取用量按【检查】项下测得的干燥失重（或水分，或溶剂）扣除。

（4）试验中的“空白试验”，系指在不加供试品或以等量溶剂替代供试液的情况下，按同法操作所得的结果；【含量测定】中的“并将滴定的结果用空白试验校正”，系指按供试品所耗滴定液的量（ml）与空白试验中所耗滴定液的量（ml）之差进行计算。

（5）试验时的温度，未注明者，系指在室温下进行；温度高低对试验结果有显著影响者，除另有规定外，应以25℃±2℃为准。

（二）中药材及饮片质量标准主要内容

1. 中药材质量标准主要内容　中药材质量标准内容主要包括名称、来源、性状、鉴别、检查、浸出物测定、含量测定、炮制、性味与归经、功能与主治、用法与用量、注意及贮藏等项，有关项目内容的技术要求如下。

（1）名称　包括中文名、汉语拼音、药材拉丁名，按中药命名原则要求制定。

（2）来源　包括原植（动）物的科名、中文名、拉丁学名、药用部位、采收季节和产地加工等。矿物药包括该矿物的类、族、矿石名或岩石名、主要成分及产地加工。①原植（动、矿）物需有关单位鉴定，确定原植（动）物的科名、中文名及拉丁学名；矿物的中文名及拉丁学名；②药用部位系指已除去非药用部分的商品药材，是指植（动、矿）物经产地加工后可药用的某一部分或全部；③采收（采挖等）和产地加工系对药用部位而言，指能保证药材质量的最佳采收季节和产地加工方法。

药材产地加工规定的干燥方法如下：①烘干、晒干、阴干均可的，用“干燥”；②不宜用较高温度烘干的，则用“晒干”或“低温干燥”（一般不超过60℃）；③烘干、晒干均不适宜的，用“阴干”或“晾干”；④少数药材需要短时间干燥，则用“暴晒”或“及时干燥”。

（3）性状　系指药材的形状、大小、色泽、表面、质地、断面、气、味等特征。描述一般以完整的干燥药材为主。对多来源的药材，其性状无明显区别者，一般合并描述；性状有明显区别者，分别描述，根据植物品种的排列顺序，第一种药材全面描述，其他只分别描述与第一种的不同点。描述要突出主要特征，文字简练、确切，术语规范。

（4）鉴别　包括经验鉴别、显微鉴别和理化鉴别。显微鉴别中的横切面、表面观及粉末鉴别，均指经过一定方法制备后在显微镜下观察的特征。理化鉴别包括物理、化学、光谱、色谱等鉴别方法。对多来源的药材，如组织特征无明显区别的则合并描写，有明显区别的则分别描写（如性状项）。色谱鉴别应设对照品或对照药材。选用方法要求专属、灵敏、快速、简便。

（5）检查　检查项下规定的各项内容是指药品在加工、生产和贮藏过程中可能含有的需要控制的物质，包括安全性、有效性、均一性与纯度要求四个方面。其基本内容包括杂质、水分、总灰分、酸不溶性灰分、重金属及有害元素、农药残留量、有关的毒性成分、伪品、主要药用部位的比例等，应按《中国药典》规定的相关方法进行检查。

（6）浸出物测定　包括水溶性、醇溶性及醚溶性浸出物等。可参照《中国药典》四部通则2201浸出物测定法的要求，结合用药习惯、药材质地及已知的化学成分类别等选定适宜的溶剂，测定其浸出物含量以控制质量，并以药材的干燥品计算。

（7）含量测定　以中医药理论为指导，结合临床疗效，凡已知有效成分、毒性成分及能反映药材内在质量的指标性成分，均应建立含量测定项目。含量测定的方法以精密、准确、简便、快速为原则，并注意新仪器、新技术的应用；含量限度的规定应紧密结合药材商品规格、等级及多来源的实际情况，规定合理的指标。含挥发油的药材，可规定挥发油含量。

（8）炮制　包括净制、切制、炮炙。根据用药需要进行炮制的品种，应制定合理的加工炮制工艺，明确辅料用量和炮制品的质量要求。

（9）性味与归经　为按中医药理论对该药材性能的概括，先列“性味”，再列“归经”。有毒的药材，亦在此项内注明“有小毒”“有毒”或“有大毒”，以引起注意。

（10）功能与主治　根据传统用药的经验，以中医药或民族医药理论所做的概括性描述，作为临床用药的指导。

（11）用法与用量　除有特殊用法的予以注明外，其他均指水煎内服；用量系指成人一日常用剂量，必要时根据医疗需要酌情增减。

（12）注意　用药注意事项系指主要的禁忌和不良反应，属中医一般常规禁忌者从略。

（13）贮藏　药材贮存与保管的基本要求。

2. 中药饮片质量标准主要内容　现行版《中国药典》中，饮片的质量标准是放在中药材项下，标准主要内容十分相似。标准内容有如下特点。

（1）中药饮片通用名称，通常以在中药材名称前冠以炮制方法或者后缀以炮制后的形态的方式命名。净制、切制的生用饮片，除中医临床已约定俗成的品种外，均按原中药材名称命名；特殊管理的毒性饮片生品在名称前一般应当加“生”字；鲜品饮片在名称前应当加“鲜”字。中药饮片通用名称中一般不得含有非传统加工方法相关用语。

（2）中药饮片标准中的【炮制】项是对饮片炮制工艺的规范性要求，一般包括原料、炮制方法、炮制用辅料以及炮制程度等信息。

【性状】项是对中药饮片的形状、大小、表面、色泽、质地、断面及气味等特征的描述，应当注重对炮制前后具有差异性的性状进行描述，注意与炮制工艺协调对应。对用于中药配方颗粒、中成药等生产的饮片，应当符合相应品种生产的有关规定和要求。

（3）中药饮片标准中的【用法与用量】项，除另有规定外，用法系指水煎内服，用量系指成人一日常用剂量，临床使用时可遵医嘱适当调整。

（4）种子类、矿物类等中药饮片标准有“用时捣碎”等描述的，使用时应当按照相关规定进行临方炮制。

（三）中药制剂质量标准的主要内容

中药制剂质量标准的内容一般包括名称、汉语拼音、处方、制法、性状、鉴别、检查、浸出物测定、含量测定、功能与主治、用法与用量、注意、规格、贮藏、有效期等项目。

1. 名称、汉语拼音　按中药命名原则的要求制订。

2. 处方　处方应列出全部药味和用量（以g或ml、L为单位），全处方量应以制成1000个制剂单位的成品量为准。药味的排列顺序应根据组方原则排列，炮制品需注明。

3. 制法　中药制剂的制法与质量有密切的关系，必须写明制剂工艺的过程（包括辅料用量等），列出关键工艺的技术条件及要求。

4. 性状　系指剂型及除去包装后的色泽、

形态、气味等的描述。

5. 鉴别 鉴别方法包括显微鉴别、理化鉴别、光谱鉴别、色谱鉴别等，要求专属性强、灵敏度高、重现性较好。显微鉴别应突出描述易察见并具有专属性的特征。理化鉴别、光谱鉴别、色谱鉴别，叙述应准确，术语、计量单位应规范。色谱法鉴别应选定适宜的对照品或对照药材做对照试验。

6. 检查 参照《中国药典》四部各有关制剂通则项下规定的检查项目和必要的其他检查项目进行检查，并制订相应的限量范围。《中国药典》未收载的剂型可另行制订。对制剂中的重金属、砷盐等予以考察，必要时应列入规定项目。

7. 含量测定

（1）应首选处方中的君药（主药）、贵重中药、毒性中药制订含量测定项目。如有困难时则可选处方中其他药味的已知成分或具备能反映内在质量的指标成分建立含量测定。如因成品测定干扰较大并确证干扰无法排除而难以测定的，可测定与其化学结构母核相似、分子量相近的总类成分的含量或暂将浸出物测定作为质量控制项目，但必须具有针对性和控制质量的意义。

（2）含量测定方法可参考有关质量标准或有关文献，也可自行研究后建立，但均应作方法学考察实验。

（3）含量限（幅）度指标应根据实测数据（临床用样品至少有3批样品6个数据，生产用样品至少有10批样品20个数据）制订。含量限度一般规定低限，或按照其标示量制订含量测定用的百分限（幅）度。毒性成分的含量必须规定幅度。

（4）含量限度低于万分之一者，应增加另一个含量测定指标或浸出物测定。

（5）在建立化学成分的含量测定有困难时，也可以考虑建立生物测定等其他方法。

8. 功能与主治、用法与用量、注意及有效期等 根据该药的研究结果制订。

9. 规格 应制订制剂单位的重量、装量、含量或一次服用量。

（四）中药配方颗粒质量标准的内容

中药配方颗粒的标准内容主要包括名称、来源、制法、性状、鉴别、检查、浸出物、特征图谱或指纹图谱、含量测定、规格、贮藏等。应提供相应的中药配方颗粒标准与起草说明。标准正文应按“《中国药典》中药质量标准正文各论编写细则”的要求编写；标准起草说明应按“《中国药典》中药质量标准起草说明编写细则”的要求编写。

1. 名称 包括中文名和汉语拼音。命名以中药饮片名加“配方颗粒”构成，中药饮片名称按照《中国药典》命名。对于不同基原品种或临床习用需区分特定产地的品种，在某种配方颗粒名称中加括号标注其植物的中文名，如“黄芪（蒙古黄芪）配方颗粒”或“黄芪（膜荚黄芪）配方颗粒”；“党参（潞党参）配方颗粒”。

2. 来源 本品为某基原药材经炮制并按标准汤剂的主要质量指标加工制成的配方颗粒。例如，“本品为唇形科植物黄芩 *Scutellaria baicalensis* Georgi 的干燥根经炮制并按标准汤剂的主要质量指标加工制成的配方颗粒”。来源如为多基原中药材，应固定一个基原，不同基原的中药材不可相互混用。

3. 制法 根据“生产工艺要求”项下记载的制备工艺进行简要描述，包括投料量、制备过程、主要参数、出膏率范围、辅料及其用量范围、制成量等。

4. 性状 包括颜色、形态、气味等特征。

5. 鉴别 根据中药配方颗粒各品种及其原料的性质可采用理化鉴别、色谱鉴别等方法，建立的方法应符合重现性、专属性和耐用性的验证要求。

理化鉴别应根据所含成分的化学性质选择适宜的专属性方法。色谱鉴别包括薄层色谱法、高效液相色谱法、气相色谱法，具有直观、承载信息量大、专属性强等特点，可作为中药配方颗粒鉴别的主要方法。

6. 检查 中药配方颗粒应符合现行版《中国药典》制剂通则颗粒剂项下的有关规定，另应根据原料中可能存在的有毒有害物质、生产过程中可能造成的污染、剂型要求、贮藏条件等建立检查项目。检查项目应能真实反映中药配方颗粒质量，并保证安全与有效。所有中药配方颗粒都应进行有毒有害物质的检查研究。

以栽培中药材为原料生产的中药配方颗粒，农药残留检查可根据可能使用农药的种类进行研究；以易于霉变的中药材（如种子类、果实类中药材等）为原料生产的中药配方颗粒，应进行真菌毒素的检查研究。根据研究结果制订合理限度，列入标准正文。

7. 浸出物 应根据该品种所含主要成分类别，选择适宜的溶剂进行测定，根据测定结果制定合理限度。由于中药配方颗粒均以水为溶剂进行提取，同时其辅料多为水溶性辅料，因此，浸出物检查所用的溶剂一般选择乙醇或适宜的溶剂，并考察辅料的影响。

8. 特征图谱或指纹图谱 由于中药配方颗粒已经不具备中药饮片性状鉴别的特征，应建立以对照药材为随行对照的特征图谱或指纹图谱。特征图谱可采用色谱峰保留时间、峰面积比值等进行结果评价。指纹图谱可采用中药指纹图谱相似度评价软件对供试品图谱的整体信息（包括其色谱峰的峰数、峰位及峰高或峰面积的比值等）进行分析，得到相似度值进行结果评价。主要成分在特征图谱或指纹图谱中应尽可能得到指认。

应重点考察主要工艺过程中图谱的变化。在对中药材产地、采收期、基原调查基础上建立作为初始原料的中药材特征图谱或指纹图谱。中药材、中药饮片、中间体、中药配方颗粒特征图谱或指纹图谱应具相关性，并具有明确的量质传递规律。

中药配方颗粒特征图谱或指纹图谱的测定一般采用色谱法，如采用高效液相色谱法，根据中药配方颗粒品种多批次、检验量大的特点，亦可考虑采用超高效液相色谱法。

9. 含量测定 应选择与功能主治及活性相关的专属性成分作为含量测定的指标，并尽可能建立多成分含量测定方法。应选择样品中原型成分作为测定指标，避免选择水解、降解等产物或无专属性的指标成分及微量成分作为指标。对于被测成分含量低于0.01%者，可增加有效组分的含量测定，如总黄酮、总生物碱、总皂苷等。

中药配方颗粒含量测定应选择具有专属性的方法，否则应采用其他方法进行补充，以达到整体的专属性。选用的分析方法必须按照现行版《中国药典》“分析方法验证指导原则”的要求进行验证。应根据实验数据制定限度范围，一般规定上下限，以“本品每1g含某成分或组分应为×××～×××mg”表示。

由于中药配方颗粒的品种多、批次多、检验数据量大，在选择测定方法时，可考虑采用超高效液相色谱方法。高效液相色谱方法与超高效液相色谱方法转换应进行必要的方法学验证，包括分离度、峰纯度和重现性。如果转换前后待测成分色谱峰顺序及个数不一致、检测结果明显不一致，或涉及不合格情况，应放弃方法转换。选择超高效液相色谱方法时，标准正文项下可规定色谱柱规格，但色谱柱品牌和生产厂家一般不作规定。

10. 规格 根据制法项下投料量和制成量计算规格，以“每1g配方颗粒相当于饮片××g”来表示。如规格不是整数，一般保留不多于两位的小数。

三、中药材及饮片质量评价

中药质量评价的样品非常复杂，有完整的药材，也有饮片、碎块或粉、配方颗粒等。因此，中药评价的方法也是多种多样的。中药材及饮片品质评价常用的鉴定方法有来源（原植物、动物和矿物）鉴定、性状鉴定、显微鉴定和理化鉴定等方法。运用这些技术方法对中药的真实性、安全性及有效性进行评价鉴定。

（一）中药真实性鉴定的方法和内容

中药的真实性鉴定是指根据中药原植物（动物、矿物）的形态、药材性状、显微和理化等特征，鉴定其正确的学名和药用部位，并研究其是否符合药品标准的相关规定。中药真实性鉴定的方法主要包括基原鉴定、性状鉴别、显微鉴别和理化鉴别等。

1. 来源鉴定 来源鉴定是应用植（动、矿）物的分类学知识，对中药的来源进行鉴定研究，确定其正确的学名，以保证中药的品种准确无误。来源鉴定的内容包括：原植（动）物的科名、植（动）物名、拉丁学名、药用部位；矿物药的类、族、矿石名或岩石名。以原植物鉴定为例，其步骤如下。

（1）观察植物形态 对具有较完整植物体的检品，应注意观察根、茎、叶、花和果实等部位的特征，对花、果、孢子囊、子实体等繁殖器官应特别仔细观察，并做好记录。在实际工作中遇到的检品经常是不完整的，通常是植物体的一段或一块器官，除对少数特征十分突出的品种可以鉴定外，一般都要追究其原植物，包括深入到产地调查，采集实物，进行对照鉴定。

（2）核对文献 根据已观察到的形态特征和检品的产地、别名、效用等线索，查阅《中国药典》和全国性或地方性的植物志、中草药书籍和图鉴，加以分析对照。在核对文献时，首先应查阅植物分类方面的著作，如《中国植物志》《中国高等植物图鉴》《新华本草纲要》《中国中药资源丛书》《中国中药资源大典》及有关的地区性植物志等；其次再查阅有关论述中药品种方面的著作，如《新编中药志》《中药材品种论述》《中药品种新理论的研究》《常用中药材品种整理和质量研究》《全国中草药汇编》《中药鉴别手册》、各省中药志及药物志等。由于各书记载植物形态的详略不同，对同一种植物的记述有时也会不一致，必要时，还需进一步查对原始文献，以便正确鉴定。

（3）核对标本 当初步鉴定出检品是什么科、属、种时，可以到相关标本馆，将其与已正确鉴定学名的该科标本核对。如有条件，能与模式标本（发表新种时所被描述的植物标本）进行核对，或寄请有关专家、植物分类研究单位协助鉴定。这会使鉴定结果更为准确。

除经典的分类方法外，近几十年来，随着植物化学、分子遗传学和分子生物学的发展，很多新的分类学如化学分类学、细胞分类学、数量分类学、DNA 分子遗传标记技术等现代分类方法和技术均可用于中药的来源鉴定。

2. 性状鉴定 性状鉴定，就是通过眼观、手摸、鼻闻、口尝、水试、火试等十分简便的鉴定方法，来鉴别中药的真伪优劣，具有简单、易行、迅速的特点。中药的性状因其物种、生物遗传因素、产地、环境、栽培（养殖）、采收加工、炮制等因素的影响而与其形状、组织构造、化学成分和临床疗效有着密切关系，中药的性状特征不仅成为中药质量的外观标准，同时也是内在质量的客观表征。性状鉴定和来源鉴定一样，除仔细观察样品外，有时亦需核对标本和文献。对一些地区性或新增的品种，鉴定时常缺乏有关资料和标准样品，可寄送生产该药材的省、自治区或直辖市的药检部门了解情况或协助鉴定。必要时可到产地调查，采集实物标本，了解生产、加工、销售和使用等情况。熟练掌握性状鉴定方法是非常重要的，它是中药鉴定工作者必备的基本功之一。但应该指出的是，有些药材的野生品和栽培品有较大差异，新鲜药材与干燥药材也有区别。中药性状鉴定内容一般包括以下几个方面。

（1）药材

①形状：是指药材的形态。药材的形状与药用部位有关，如根类药材多为圆柱形、圆锥形、纺锤形等；皮类药材常为板片状、卷筒状等；种子类药材常为类球形、扁圆形等，每种药材的形状一般比较固定。传统的经验鉴别术语形象生动，易懂好记，如党参根顶端具有的瘤状茎残基术语称“狮子头”，防风的根头部具有的横环纹习称“蚯蚓头”，海马的外形鉴定术语称“马头蛇尾瓦楞身”等。描写时对形状较典型的用“形”，类似的用“状”，必要时可用“×形×状”，形容词一般用长、宽、狭，如长圆形、宽卵形、狭披针形等。

②大小：是指药材的长短、粗细（直径）和厚度。一般应测量较多的供试品，可允许有少量高于或低于规定的数值。测量时可用毫米刻度尺。对细小的种子或果实类，可将每 10 粒种子紧密排成一行，用毫米刻度尺测量后求其平均值。

③色泽：是指在自然光下观察的药材颜色及光泽度。药材的颜色与其成分有关，色泽通常能够反映药材的质量，如黄芩主要含黄芩苷、汉黄芩苷等，保管或加工不当，黄芩苷在黄芩酶的作用下水解成葡萄糖醛酸与黄芩素。黄芩素具 3 个邻位酚羟基，易氧化成醌类而显绿色，因此黄芩由黄变绿后质量降低。又如丹参色红、紫草色紫、玄参色黑、黄连以断面红黄色者为佳，都说明色泽是衡量药材质量好坏的重要标准之一。红花以色红而鲜艳者为佳，现代研究证实，其红色素正是其活血化瘀的疗效物质。

通常大部分药材的颜色不是单一的而是复合的，如用两种色调复合描述色泽时，以后一种色调为主色，例如黄棕色，即以棕色为主色。

④表面特征：指药材表面是光滑还是粗糙，有无皱纹、皮孔、毛茸或其他附属物等。如白芥子表面光滑，紫苏子表面有网状纹理，海桐皮表面有钉刺，合欢皮表面有椭圆形、棕红色皮孔，辛夷（望春花）苞片外表面密被灰白色或灰绿色有光泽的长茸毛等，均为其重要的鉴别特征。龙胆根头部表面具有明显的横环纹，而坚龙胆没有，这一特征是鉴别两者的重要依据。皮类药材的表面特征包括外表面和内表面，叶类药材包括上表面和下表面。

⑤质地：指药材的轻重、软硬、坚实、坚韧、疏松（或松泡）、致密、黏性、粉性、纤维性、绵性、角质性、油润性等特征。这与组织结构、细胞中所含的成分及加工方法等有一定的关系。以薄壁组织为主，结构较疏松的药材一般较脆或较松泡，如南沙参、生晒参等；富含淀粉的显粉性，如山药、半夏等；含纤维多的则韧性强，如桑白皮、葛根等；含糖、黏液多的一般黏性大，如黄精、地黄等；富含淀粉、多糖成分的经蒸、煮糊化干燥后常质地坚实，半透明，呈角质状，如红参、延胡索、天麻等。

⑥断面：包括自然折断面和横切面。折断面特征指药材折断时的现象，如是否容易折断、有无粉尘散落及折断面是否平坦，或呈纤维性、颗粒性、裂片状，有无胶丝，是否分层，有无放射状纹理等。对不易折断或折断面不平坦的药材，可削平后观察横切面特征。药材断面的特征往往与组织结构、细胞内含物有密切的关系。如“菊花心”是指药材断面维管束与较窄的射线相间排列成细密的放射状纹理，形如开放的菊花，如黄芪、甘草、白芍等；“车轮纹”是指药材断面维管束与较宽的射线相间排列成稀疏整齐的放射状纹理，形如古代木质车轮，如防己、青风藤等；“朱砂点”是指药材断面散在的红棕色油点，如茅苍术。断面还可以反映出异常构造的特征，如大黄的“星点”（髓部异型维管束）；牛膝与川牛膝的“筋脉点”（同心环点状异型维管束）；何首乌的“云锦状花纹”（皮部异型维管束）；商陆的“罗盘纹”（同心环型异型维管束）等，这些特征在鉴别药材时非常有意义。此外，玄参、生地黄均以断面乌黑者为佳，这是与其有效成分环烯醚萜苷有关。

⑦气：有些药材有特殊的香气或臭气，这是由于药材中含有挥发性物质的缘故，也成为鉴别药材的重要特征之一。如阿魏具强烈的蒜样臭气，檀香、麝香有特异芳香气等。鉴定“气”时，可直接鼻嗅，对气味不明显的药材，可在折断、破碎、搓揉或用热水浸泡时进行。很多以香气浓者为佳的中药材如伞形科的川芎、当归、白芷，唇形科的薄荷、荆芥，樟科的肉桂，桃金娘科的丁香，姜科的豆蔻、砂仁，菊科的木香、川木香，芸香科的陈皮、枳壳、香橼以及树脂类药材苏合香、安息香等，无不与其所含的药效物质挥发油或游离芳香酸有关。木类中药大多有树脂及挥发油而有特殊香气，如沉香、檀香、降香等。有的中药具有香气成分，如牡丹皮、徐长卿含丹皮酚，具有特殊香气，香加皮含甲氧基水杨醛也具有特殊香气。

⑧味：药材的味感与其所含有的化学成分有关。每种药材的味感是比较固定的，对于鉴定药材具有重要意义，也是衡量药材品质的内容之一。如乌梅、木瓜、山楂含有机酸以味酸为好；甘草含甘草甜素、党参含糖，以味甜为好；黄连、黄柏含小檗碱，以味苦为好；以味苦为佳的穿心莲是因为其含苦味的二萜内酯类成分如穿心莲内酯等；干姜含姜辣素而味辣；海藻含钾盐而味咸；地榆、五倍子含鞣质而味涩。如果味感改变，就要考虑品种和质量是否有问题。口尝时可取少量有代表性的药材在口里咀嚼约1分钟，使舌的各部位都接触到药液，或加开水浸泡后尝浸出液。有毒药材，如川乌、草乌、半夏、白附子等需尝味时，取样要少，尝后要立即吐出漱口，洗手，以免中毒。

⑨水试：是利用某些药材在水中或遇水发生沉浮、溶解、变色、透明度改变及黏性、膨胀性、荧光等特殊现象进行鉴别药材的一种方法。如西红花加水浸泡后，水液染成黄色，药材不变色；秦皮水浸，浸出液在日光下显碧蓝色荧光；苏木投热水中，水显鲜艳的桃红色；葶苈子、车前子等加水浸泡，则种子变黏滑，

且体积膨胀；小通草（旌节花属植物）遇水表面显黏性；熊胆粉投入清水杯中，即在水面旋转并呈黄色线状下沉而短时间内不扩散；哈蟆油用温水浸泡，膨胀度不低于55。

⑩火试：是利用某些药材用火烧能产生特殊的气味、颜色、烟雾、闪光或响声等现象鉴别药材的一种方法。如降香微有香气，点燃则香气浓烈，有油状物流出，灰烬白色；海金沙火烧有爆鸣声及明亮的火焰；青黛火烧产生紫红色烟雾等。

（2）饮片　中药饮片的性状鉴定内容与药材鉴定内容一致，但中药饮片与完整药材相比，改变了形状、大小、颜色甚至气味。加之如用机器切片也改变了原手工饮片规则性，给饮片鉴别增加了难度，应注意鉴别，以免发生错误。

①形状：饮片的规格有片、段、块、丝等。以植物类药材为例，来源于不同植物器官的药材制成饮片后，根及根茎、木本茎大多为类圆形切片，如甘草、大血藤饮片；草本茎多为段状，圆柱形的如金钱草饮片，方柱形的如薄荷饮片，中空而节明显的如淡竹叶饮片。皮类常为弯曲或卷曲的条片状，如肉桂、厚朴饮片。叶类一般为丝条状，如枇杷叶饮片；或保持原形，如番泻叶饮片；或皱缩，如艾叶饮片；或碎片状，如桑叶饮片。果实、种子一般为类圆球形，如五味子饮片，扁圆形如酸枣仁饮片，心形如苦杏仁饮片等，体积大者常切成类圆形片状等，如山楂饮片、槟榔饮片。

②表面：是饮片最具特征的地方，切片的饮片可分为外表面和切面。

外表面：有的饮片外表面显得较为光滑；有的饮片外表面显得较为粗糙，有时呈鳞片状剥落，如苦参饮片；根茎类饮片如黄连、石菖蒲、香附等的饮片外表面有环状横纹、须根及鳞叶残痕。

切面：饮片切面大多数为横切面，特征较多。双子叶植物根、根茎、茎有环状形成层和放射状环列的维管束，饮片切面显环纹和放射状纹理，如丹参、羌活饮片；放射状纹理的密疏形成了“菊花心”，如黄芪、甘草饮片；或“车轮纹”，如防己、大血藤饮片；黄芪、板蓝根、桔梗饮片切面皮部白色，木部黄色，习称“金井玉栏”等。

单子叶植物根、根茎有环状内皮层，不具放射状纹理，中柱小或维管束散列，饮片切面中心显小木心，如麦冬饮片，或散在的筋脉点，如莪术饮片。

双子叶植物根茎、单子叶植物根切面中央具髓，如黄连、天冬饮片，而双子叶植物根、单子叶植物根茎切面中央一般无髓，如桔梗、知母饮片。

有的饮片有异常结构，如牛膝、川牛膝饮片切面上显同心环状排列的筋脉点；商陆饮片由多层同心环构成“罗盘纹”；何首乌饮片皮部显“云锦状花纹”等。

蕨类植物根茎、叶柄基部的中柱有不同形状，如狗脊、绵马贯众饮片叶柄基部分体中柱环列，紫萁贯众饮片叶柄基中柱“U”字形等。

木质藤本植物导管较粗大，饮片切面上显“针眼”，如川木通、鸡血藤饮片。树皮中韧皮部纤维束或石细胞群与薄壁组织相间排列，则皮类中药饮片切面显层状结构，如黄柏、秦皮饮片。

分泌组织在切面上也是重要的鉴别特征，如人参、三七、西洋参具树脂道，饮片皮部具棕黄色小点；苍术具大型油室，饮片显“朱砂点”；鸡血藤具分泌细胞，饮片皮部有树脂样红棕色分泌物等。

有的饮片切面特征十分突出，如大血藤，只要一片饮片（茎藤横切面），即可鉴定出植物种。类似的实例还有槟榔、千年健、藕节等。

③色泽：细胞中含有的成分不同，可使饮片切面有不同的颜色，如天花粉饮片切面白色、黄柏饮片切面鲜黄色，玄参饮片切面黑色、麻黄饮片切面有“朱砂心”，槟榔饮片切面具“大理石样花纹”等。炮制加工方法对饮片色泽影响很大，饮片的颜色光泽分为生饮片和熟饮片，生品有其固有的色泽，如花类药材红花、款冬花、菊花，叶类药材侧柏叶、荷叶、大青叶等一旦颜色褪去，说明是日晒或暴露过久，或贮存过久，其药效自然也会降低。熟片则是炮制后的饮片。有些熟片是炮制后比原来颜色加深，有的是改变了原来的颜色，如熟地黄，则以乌黑光亮者为佳。甘草生品黄色，蜜炙以后则变

为老黄色。药物炒炭后表面会变成焦黑色或焦褐色。药材炮制不当会引起颜色光泽的变化，如软化切制的过程中方法不当会影响饮片的色泽，如黄芩冷浸后变绿。槟榔、白芍软化切制后，如暴晒会使鞣质氧化聚合而变为红色，即所谓槟榔、芍药泛红。

④质地：常有硬、脆、实、轻、重、松、黏、粉、韧、角质等区分，这与饮片的组织结构、细胞中的后含物、饮片加工方法有一定的关系。以薄壁组织为主，结构较疏松的饮片一般较脆或较松泡，如丹参、甘松、南沙参、生晒参的饮片；淀粉多的饮片呈粉性，如白芷、浙贝母饮片；含纤维多的饮片则韧性强，如葛根、桑白皮饮片；含糖、黏液多的饮片一般黏性大，如玉竹、天冬饮片；富含淀粉、多糖成分的饮片经蒸煮糊化、干燥后呈角质状，如红参、淡附片、延胡索、天麻的饮片等。蜜制的饮片常有黏性，如炙甘草、炙黄芪、蜜麻黄等。

⑤断面：常有平坦、纤维性、颗粒性、分层、刺状、粉尘飞扬、胶丝、海绵状等，同样与细胞组织的结构、细胞中所含的内含物有着密切的关系。以薄壁组织、淀粉为主的饮片折断面一般较平坦，如牡丹皮饮片；含纤维多的饮片具纤维性，如厚朴饮片；含石细胞多的饮片呈颗粒性，如木瓜饮片；纤维束或石细胞群与薄壁组织相间排列，即有硬韧部与软韧部之分，饮片常现层状裂隙，可层层剥离，如苦楝皮、黄柏饮片；木类中药主要由木纤维组成，质硬，饮片折断面常呈刺状，如沉香、苏木饮片；含淀粉的饮片折断时粉尘飞扬，如山药、川贝母饮片；含硬橡胶成分的饮片折断时有白色胶丝，如杜仲饮片。炒制的饮片常有焦斑，如麸炒白术、酒大黄、醋甘遂、米炒党参等。

⑥气：中药饮片的气，不仅与原药材的气有关，还与饮片的炮制方法、炮制辅料有关。酒制法中，黄芩药材气微，而酒黄芩饮片微有酒香气；大黄药材气清香，而酒大黄饮片微有酒香气。醋制法中，延胡索药材气微，而醋延胡索饮片微具醋香气；芫花药材气微，而醋芫花饮片微有醋香气。蜜制法中，黄芪药材气微，而蜜黄芪饮片具蜜香气；枇杷叶药材气微，而蜜枇杷叶饮片具蜜香气。炒制法中，荆芥药材气芳香，而荆芥炭饮片略具焦香气；山楂药材气微清香，而焦山楂有焦香气。姜制法中，竹茹气微，姜竹茹微有姜的气味。

⑦味：与中药饮片的气类似，中药饮片的味，不仅与原药材的味有关，还与饮片的炮制方法、炮制辅料有关。半夏药材味辛辣、麻舌而刺喉，清半夏饮片味微涩、微有麻舌感，主要是因为炮制过程中加入白矾作为辅料，降低了麻舌感，增加了白矾的涩味；法半夏饮片味淡略甘、微有麻舌感，主要是因为炮制过程中加入了甘草和生石灰作为辅料。盐制法的饮片常有咸味，如车前子药材味淡，而盐车前子饮片味微咸；补骨脂药材味辛、微苦，而盐补骨脂饮片味微咸。醋制法的饮片常有酸味，如甘遂药材味微甘而辣，而醋甘遂饮片味微酸而辣。蜜制法的饮片常有甜味，如枇杷叶味微苦，而蜜枇杷叶味微甜；麻黄药材味涩、微苦，而蜜麻黄味甜。姜制法的饮片常有辣味，如黄连药材味极苦，而姜黄连饮片有姜的辛辣味。

3. 显微鉴定　显微鉴定是利用显微技术对中药进行特征分析，以确定其品种和质量的一种鉴定方法。显微鉴定主要包括组织结构特征、细胞内含物及显微化学反应等。组织结构特征的鉴定是通过观察药材的切片或磨片鉴别其组织构造特征，适合于完整的药材或粉末特征相似的同属药材的鉴别，或通过粉末鉴定观察药材的粉末制片或解离片鉴别其细胞分子及内含物的特征，适合于破碎、粉末状药材或中成药的鉴别；细胞内含物可通过形态特征和化学试剂反应鉴别类型；显微化学反应可鉴别细胞壁性质及主要化学成分或成分类型。进行显微鉴定时，由于鉴定材料的不同（完整、破碎、粉末）和药用种类及药用部位的不同，选择显微鉴定的方法也不同。鉴定时，首先要根据观察的对象和目的，选择具有代表性的药材，制备不同的显微制片，然后依法进行鉴别。

（1）显微制片方法

①横切或纵切片：选取药材适当部位切成10～20μm厚的薄片，用甘油醋酸试液、水合氯醛试液或其他试液处理后观察。对于根、根茎、茎藤、皮、叶类等，一般制作横切片观察，必要时可制备纵切片；果实、种子类需作横切片

及纵切片；木类需观察三维切片（横切、径向纵切及切向纵切）。组织切片的方法有徒手切片法、滑走切片法、石蜡切片法、冰冻切片法等。其中以徒手切片法最为简便、快速，较为常用。手切的薄片为了能够清楚地观察组织构造和细胞及其内含物的形状，必要时可把切片用适当的溶液进行处理和封藏。

②解离组织片：如需观察细胞的完整形态，尤其是纤维、导管、管胞、石细胞等细胞彼此不易分离的组织，需利用化学试剂使组织中各细胞之间的细胞间质溶解，使细胞分离。如样品中薄壁组织占大部分，木化组织少或分散存在的，可用氢氧化钾法；如样品坚硬，木化组织较多或集成群束的，可用硝铬酸法或氯酸钾法。

③表面制片：鉴定叶、花、果实、种子、全草等类药材，可取叶片、萼片、花冠、果皮、种皮制成表面片，加适宜试液，观察各部位的表皮特征。

④粉末制片：粉末状药材可选用甘油醋酸试液、水合氯醛试液或其他适当试液处理后观察。为了使细胞、组织能观察清楚，需用水合氯醛液装片透化。其透化的目的是溶解淀粉粒、蛋白质、叶绿体、树脂、挥发油等，并使已收缩的细胞膨胀。透化方法为取粉末少许，置载玻片上，滴加水合氯醛液适量，在小火焰上微微加热透化，加热时必须续加水合氯醛液至透化清晰为度。为避免放冷后析出水合氯醛结晶，可在透化后滴加稀甘油少许，再加盖玻片。

⑤花粉粒与孢子制片：取花粉、花药（或小的花朵）或孢子囊群（干燥样品浸于冰醋酸中软化），用玻璃棒捣碎，过滤于离心管中，离心，取沉淀加新鲜配制的醋酐与硫酸（9∶1）混合液1～3ml，置水浴上加热2～3分钟，离心，取沉淀，用水洗涤2次，加50%甘油与1%苯酚3～4滴，用品红甘油胶封藏观察。也可用水合氯醛试液装片观察。

⑥磨片制片：坚硬的矿物药、动物药，可采用磨片法制片。选取厚度为1～2mm的样品材料，置粗磨石上，加适量水，用食指和中指压住材料，在磨石上往返磨砺，待两面磨平，厚度达数百微米时，将材料移至细磨石上，加水，用软木塞压在材料上，往返磨砺至透明（矿物药厚约0.03mm），用水冲洗，再用乙醇处理和甘油乙醇试液装片。

⑦含饮片粉末的中成药显微制片：散剂、胶囊剂可直接取适量粉末；片剂取2～3片，水丸、水蜜丸、糊丸、锭剂等（有包衣者除去包衣）取数丸或1～2锭，分别置乳钵中研成粉末，取适量粉末；蜜丸应将药丸切开，从切面由外至中央挑取适量样品，或用水脱蜜后吸取沉淀物少量。根据观察的样品不同，分别按粉末制片法制片1～5片。

（2）细胞内含物鉴定和细胞壁性质检查

①细胞内含物鉴定：淀粉粒：加碘试液，显蓝色或紫色；用醋酸甘油试液装片，置偏光显微镜观察，未糊化淀粉粒有偏光现象，已糊化的无偏光现象。

糊粉粒：加碘试液，显棕色或黄棕色；加硝酸汞试液显砖红色。

脂肪油、挥发油或树脂：加苏丹Ⅲ试液呈橘红色、红色或紫红色；加90%乙醇，脂肪油不溶解，挥发油则溶解。

菊糖：加10% α－萘酚乙醇溶液，再加硫酸，呈紫红色并很快溶解。

黏液：加钌红试液，显红色。

草酸钙结晶：加稀醋酸不溶解，加稀盐酸溶解而无气泡产生；加硫酸溶液（1→2），逐渐溶解，片刻后析出针状硫酸钙结晶。

碳酸钙结晶（钟乳体）：加稀盐酸溶解，同时有气泡产生。

硅质：加硫酸不溶解。

②细胞壁性质检查：木质化细胞壁：加间苯三酚试液1～2滴，稍放置，加盐酸1滴，因木化程度不同，显红色或紫红色。

木栓化或角质化细胞壁：加苏丹Ⅲ试液，稍放置或微热，呈橘红色至红色。

纤维素细胞壁：加氯化锌碘试液，或先加碘试液润湿后，稍放置，再加硫酸溶液（33→50）显蓝色或紫色。

硅质化细胞壁：加硫酸无变化。

（3）显微测量　观察细胞和后含物时，常需要测量其直径、长短（以微米计算），作为鉴定依据之一。测量可用目镜测微尺进行。先将目镜测微尺用载台测微尺标化，计算出每一小格的微米数，应用时将测得目的物的小格数，乘以每一小格的微米数，即得所欲测定物的大小。测量微细物体时宜在高倍镜下进行，因在高倍镜下目镜测微尺每一格的微米数较少，测得的结果比较准确，而测量较大物体时可在低倍镜下进行。

（4）显微化学反应　显微化学反应是将中药粉末、切片或浸出液，置于载玻片上，滴加某些化学试剂使产生沉淀、结晶或特殊颜色，在显微镜下观察进行鉴定的一种方法。如黄连滴加乙醇，再滴加30%硝酸，可见针状小檗碱硝酸盐结晶析出。紫苏叶的某些表皮细胞中含有紫色素，表面制片观察时，滴加10%盐酸溶液立即显红色；或滴加5%氢氧化钾溶液，即显鲜绿色，然后变为黄绿色。丁香切片滴加3%氢氧化钠的氯化钠饱和溶液，油室内有针状丁香酚钠结晶析出。肉桂粉末加三氯甲烷2～3滴，略浸渍，速加2%盐酸苯肼1滴，可见黄色针状或杆状结晶（桂皮醛反应）。槟榔粉末0.5g，加水3～4ml及稀硫酸1滴，微热数分钟，取滤液于载玻片上，加碘化铋钾试液1滴，即发生浑浊，放置后可见石榴红色球形或方形结晶（槟榔碱）。

（5）显微化学定位试验　利用显微和化学方法，确定中药有效成分在中药组织构造中的部位，称显微化学定位试验。如北柴胡横切片加1滴无水乙醇－浓硫酸（1∶1）液，在显微镜下观察可见木栓层、栓内层和皮层显黄绿色至蓝绿色，示其有效成分柴胡皂苷存在于以上部位。直立百部鲜块根切片，滴加氯化金试液，于皮层细胞中有微黄色玫瑰花状结晶（生物碱）。

（6）偏光镜的应用　偏光显微镜主要用于观察和分析矿物类中药的光学性质，用于鉴定矿物类中药。对于透明矿物，一般使用透射光源的偏光显微镜，对于不透明矿物则使用反射光源的偏光显微镜。亦可用于研究动物、植物类中药的组织及细胞内含物，如淀粉粒、草酸钙簇晶等。

4. 理化鉴定　理化鉴定是利用某些物理的、化学的或仪器分析方法，鉴定中药的真实性、纯度和品质优劣程度的一种方法。通过理化鉴定，分析中药中所含的主要化学成分或有效成分的有无和含量的多少以及有害物质的有无等。中药的理化鉴定发展很快，新的分析手段和方法不断出现，已成为确定中药真伪优劣、开发利用新资源、指导中药栽培加工生产、扩大药用部位、制定中药和中成药质量标准等不可缺少的重要内容。现将常用的理化鉴定方法介绍如下。

（1）物理常数的测定　包括相对密度、旋光度、折光率、硬度、黏稠度、沸点、凝固点、熔点等的测定。这对挥发油、油脂类、树脂类、液体类药（如蜂蜜等）和加工品类（如阿胶等）药材的真实性和纯度的鉴定，具有特别重要的意义。

药材中如掺有其他物质时，物理常数就会随之改变，如蜂蜜中掺水就会影响黏稠度，使比重降低。据报道，在蜂蜜中掺蔗糖，经旋光度检查，正品蜂蜜（含蔗糖量约为5%）为左旋，掺蔗糖的蜂蜜（蔗糖含量超过20%）变为右旋。所以《中国药典》对有些药材的物理常数做了规定，如蜂蜜的相对密度（25℃）在1.349以上，薄荷油为0.888～0.908；冰片（合成龙脑）的熔点为205～210℃；肉桂油的折光率为1.602～1.614等。规定检查天竺黄的体积比，即取天竺黄粉末（过4号筛）10g，轻轻装入量筒内，其体积不得少于24ml。这是一种类似测定相对密度的方法，实际上也可推广用于测定其他药材，特别是对经验鉴别习用“质轻”或“质重”术语时，就比较容易掌握轻重的标准。

（2）一般理化鉴别

①膨胀度测定：膨胀度是药品膨胀性质的指标，是指每1g药品在水或其他规定的溶剂中，在一定的时间与温度条件下膨胀后所占有的体积（ml）。主要用于含黏液质、胶质和半纤维素类的天然药品。《中国药典》规定，车前子膨胀度不低于4.0；哈蟆油膨胀度不低于55；南葶苈子膨胀度不低于3，北葶苈子膨胀度不低于12。

②显色反应：利用药材的某些化学成分能与某些试剂产生特殊的颜色反应来鉴别。一般在试管中进行，亦有直接在药材饮片或粉末上

滴加各种试液，观察呈现的颜色以了解某成分所存在的部位。例如马钱子胚乳薄片置白瓷板上，加1%钒酸铵的硫酸溶液1滴，迅速显紫色（番木鳖碱）；另取切片加发烟硝酸1滴，显橙红色（马钱子碱）。甘草粉末置白瓷板上，加80%硫酸1～2滴，显橙黄色（甘草甜素）。

③沉淀反应：利用药材的某些化学成分能与某些试剂产生特殊的沉淀反应来鉴别。如山豆根的70%乙醇提取液，蒸干，残渣用1%盐酸溶解，滤液加碘化汞钾，生成明显的淡黄色沉淀。赤芍用水提取，滤液加三氯化铁，生成蓝黑色沉淀。芦荟水提液，加等量饱和溴水，生成黄色沉淀。

④泡沫反应和溶血指数的测定：利用皂苷的水溶液振摇后能产生持久性的泡沫和溶解红细胞的性质，可测定含皂苷成分药材的泡沫指数或溶血指数作为质量指标。如《中国药典》用泡沫反应鉴别猪牙皂。通常如有标准皂苷同时进行比较，则更有意义。

⑤微量升华：是利用中药中所含的某些化学成分在一定温度下能升华的性质，将所得升华物在显微镜下观察其结晶形状、颜色及化学反应作为鉴别特征。如大黄粉末升华物有黄色针状（低温时）、枝状和羽状（高温时）结晶，在结晶上加碱液则呈红色，可进一步确证其为蒽醌类成分。薄荷的升华物为无色针簇状结晶（薄荷脑），加浓硫酸2滴及香草醛结晶少许，显黄色至橙黄色，再加蒸馏水1滴即变紫红色。牡丹皮、徐长卿根的升华物为长柱状或针状、羽状结晶（丹皮酚）。斑蝥的升华物（在30～140℃）为白色柱状或小片状结晶（斑蝥素），加碱液溶解，再加酸又析出结晶。少数中成药制剂也能使用微量升华法进行鉴别，如大黄流浸膏（1味药）中鉴别大黄；万应锭（9味药）中鉴别胡黄连；牛黄解毒片（8味药）中鉴别冰片等。

⑥荧光分析：利用中药中所含的某些化学成分，在紫外光或自然光下能产生一定颜色的荧光性质进行鉴别。

直接取中药饮片、粉末或浸出物在紫外光灯下进行观察。例如国产沉香与进口沉香的显微特征比较近似，但在荧光显微镜下观察，国产沉香粉末中部分颗粒显海蓝色，部分显灰绿色荧光；进口沉香粉末的部分颗粒显竹篁绿色，部分显枯绿色荧光。含有伞形花内酯成分的药材，新鲜切片显亮绿色荧光，如常山等。浙贝母粉末在紫外光灯下显亮淡绿色荧光。秦皮的水浸出液在自然光下显碧蓝色荧光。

有些中药本身不产生荧光，但用酸、碱或其他化学方法处理后，可使某些成分在紫外光灯下产生可见荧光。例如芦荟水溶液与硼砂共热，所含芦荟素即起反应，显黄绿色荧光。枳壳乙醇浸出液滴在滤纸上，干后喷0.5%醋酸镁甲醇溶液，烘干显淡蓝色荧光。矿物药所含锌、硼、铅等元素和某些有机试剂作用能产生荧光现象。

有些中药表面附有地衣或真菌，也可能有荧光出现。因此荧光分析还可用于检查某些中药的变质情况。

利用荧光显微镜观察中药化学成分存在的部位。如黄连含小檗碱成分，折断面在紫外光灯下，显金黄色荧光，木质部尤为显著，说明在木质部小檗碱含量较高。用荧光法鉴别，需将药材（包括断面、浸出物等）或经酸、碱处理后，置紫外光灯下约10cm处观察所产生的荧光现象。紫外光波长为365nm，如用短波254～265nm时，应加以说明，因两者荧光现象不同。

⑦光谱和色谱鉴别：常用的有紫外－可见分光光度法、红外分光光度法、薄层色谱法、高效液相色谱法、气相色谱法等。

5. 其他鉴定方法和技术　随着现代自然科学技术的发展，许多高新实验技术和新学科理论不断渗透到中药鉴定领域，使中药鉴定学成为多学科的汇集点，并向高速化、信息化、标准化方向迈进。除上述鉴定方法外，目前中药鉴定的新技术和新方法简介如下。

（1）DNA分子鉴定　DNA分子鉴定属于生物鉴定方法，DNA分子遗传标记技术直接分析生物的基因型，与传统的方法比较，具有下列特点：①遗传稳定性，DNA分子作为遗传信息的直接载体，不受外界因素和生物体发育阶段及器官组织差异的影响，每一个体的任一体细胞均含有相同的遗传信息。因此，用DNA分子特征作为遗传标记进行物种鉴别更为准确可靠。②遗传多样性，DNA分子是由G、A、C、T四种碱基构成，为双螺旋结构的长链状分子，生物体特定的遗传信息便包含在特定的碱基排列顺序中，不同物种遗传上的差异表现在这4种碱基排列顺序的变化，这就是生物的遗传多样性。比较物种间DNA分子的遗传多样性的差异来鉴别中药的基源，通过选择适当的DNA分子遗传标记，能在属、种、亚种、居群或个体水平上对研究对象进行准确鉴别。③化学稳定性，DNA分子作为遗传信息的载体，除具有较高的遗传稳定性外，在诸多的生物大分子中，比蛋白质、同工酶等具有较高的化学稳定性。在陈旧标本中所保存下来的DNA仍能够用于DNA分子遗传标记的研究。

中药鉴定中常用的DNA分子标记技术主要有以下几种。

限制性内切酶片段长度多态性（restriction fragment length polymorphism，简称RFLP）：基本原理是物种的基因组DNA在限制性内切酶的作用下，在特定的核苷酸顺序上切割，产生相当多的大小不等的DNA片段，用放射性同位素标记的DNA探针检测与被标记DNA相关的片段，构建多态性图谱。该方法试验步骤烦琐，所需DNA样品量大，仅适于DNA未明显降解的新鲜药材。

随机扩增多态性DNA（random amplified polymorphic DNA，简称RAPD）和任意引物PCR（AP-PCR）：其主要优点是适用于未知序列的基因组DNA的检测。该方法已被广泛用于遗传指纹作图、基因定位、系统进化以及动植物、微生物物种及中药材的鉴定等各个领域。

扩增片段长度多态性标记（amplified fragment length polymorphic DNA marker，简称AFLP）：该方法反应灵敏、快速高效，指纹图谱多态性丰富、重复性好、特异性较高，可用来检测种和种以下水平的差异。不足之处是检测过程中如果使用放射性同位素，会对环境和人身安全构成一定的危害，所需仪器和试剂价格昂贵，试验成本较高。

DNA测序法（DNA sequencing）和基于DNA序列测定的PCR-RFLP、特异引物PCR方法：应用DNA测序法鉴定中药，不需要预先知道靶基因的序列信息，应用DNA测序技术建立正品药材和相关混伪品的原植、动物的基因序列数据库，用同样的方法对待测样品进行测序，与正、伪品数据库进行对照，即可对中药的真伪进行鉴定。但采用全序列比对的方法比较麻烦，故在此基础上发展了更加简便的PCR扩增特定片段的限制性位点分析（PCR-RFLP）和位点特异性鉴别PCR方法（diagnostic PCR）。前者是通过PCR扩增一段DNA片段，再选择适当的限制性内切酶，消化PCR产物，经电泳，可得到有种属特性的电泳谱带，从而达到品种鉴定的目的。后者是根据正品及其混伪品特定区域的DNA序列数据，设计有高度特异性正品药材的鉴别引物。当对待测样品进行鉴定时，从待测样品中提取少量的DNA为模板，用高特异性的鉴别引物在适当条件下进行PCR扩增，PCR产物用0.8%~1.2%的琼脂糖凝胶电泳检测扩增结果，如为阳性则为正品，否则属非正品药材，以达到鉴别药材真伪的目的。《中国药典》将聚合酶链式反应-限制性内切酶长度多态性方法用于川贝母的鉴别，将聚合酶链式反应法用于乌梢蛇、蕲蛇的鉴别。

此外，在《中国药典》指导原则中还收录了中药材DNA条形码分子鉴定法，此法可用于中药材（包括药材及部分饮片）及基原物种的鉴定。DNA条形码分子鉴定法是利用基因组中一段公认的、相对较短的DNA序列来进行物种鉴定的一种分子生物学技术，是传统形态鉴别方法的有效补充。由于不同物种的DNA序列是由腺嘌呤（A）、鸟嘌呤（G）、胞嘧啶（C）、胸腺嘧啶（T）四种碱基以不同顺序排列组成，因此对某一特定DNA片段序列进行分析即能够区分不同物种。中药材DNA条形码分子鉴定通常是以核糖体DNA第二内部转录间隔区（ITS2）为主体条形码序列鉴定中药材的方法体系，其中植物类中药材选用ITS2/ITS为主体序列，以叶绿体psbA-trnH为辅助序列，动物类中药材采用细胞色素C氧化酶亚基Ⅰ（COⅠ）为主体序列，ITS2为辅助序列。

DNA分子遗传标记技术在中药鉴定中的应用有以下几个方面。

近缘中药品种的鉴定和整理研究：如国内外学者对人参属3种中药人参、西洋参、三七及其4种伪品进行了有效的鉴定。并对黄连属、贝母属、姜黄属、栝楼属、黄芪属、淫羊藿属、细辛属、苍术属等20多个属的近缘中药品种进行了较为系统的研究。

动物类中药的鉴定：如对蛇类药材、海马类药材、麝香、龟甲、鳖甲、鹿茸、鸡内金、紫河车等进行了准确鉴别。DNA分子标记技术不仅能对动物药整体及破碎药材进行准确的鉴别，而且能对药用部位为动物的粉末、体液、分泌物和排泄物的中药及制剂进行有效的真伪鉴定、纯度检查和质量评价，如水牛角粉、鹿血粉、纯蛇粉、龟鳖胶囊等。

名贵药材与混伪品的鉴定：名贵药材因其稀有、优质而价高，假冒伪劣品不断。采用DNA分子遗传标记技术鉴定，取样量少，避免了贵重样品的耗损和对贵重标本的破坏。如已对冬虫夏草及其伪品，人参、西洋参及其伪品，天然牛黄、麝香等稀贵药材进行了鉴定。

道地药材的鉴定：道地药材与非道地药材因物种来源一致或亲缘关系很近而在植物形态、药材性状、化学成分上具有高度相似性，造成鉴别上的困难。用DNA分子遗传标记技术，使从居群和分子水平上阐明药材道地性的生物学实质成为可能。对冬虫夏草不同地理群体间的遗传分化进行研究以及对姜黄属、北沙参属、溪黄草类等不同种间群体及其不同地理居群的研究，为其药材道地性研究提供了分子水平的支持依据。

中药野生品与栽培（养殖）品的鉴定：人们普遍认为野生品比栽培品质量更好，其价格多高于栽培品，故以栽培品冒充野生品的现象时有发生。DNA分子遗传标记技术能在分子水平上鉴别中药野生品与栽培品，如对野山参与园参、野生姜黄与栽培姜黄、野生天麻与栽培天麻的鉴别等。

另外，DNA分子遗传标记技术尚可用于特殊药材的鉴定，如人工发酵产品（冬虫夏草菌丝体、灵芝菌丝体）；海洋湖泊生物（海藻类、螺旋藻类、软体动物等）；中药新的代用品（如塞隆骨代虎骨）的真伪鉴别；中药原粉制剂（玉屏风散）的鉴定；中医药实物古迹（包括博物馆或寺庙珍藏标本、出土药材、药材化石等）的药用植物种子种苗纯度及雌雄的鉴定，中药质量标准化的DNA分子刻划等。

（2）中药指纹图谱鉴定技术　中药指纹图谱系指中药原料药材、饮片、半成品、成品等经适当处理后，采用一定的分析手段，得到的能够标示其特征的共有峰的图谱，能客观地揭示和反映中药内在质量的整体性和特征性，用以评价中药的真实性、有效性、稳定性和一致性。中药特征图谱是基于指纹图谱原理和方法，通过不同来源多批样品的测定结果，选择数个共有特征峰组成的具有特征性的色谱峰组合。进行质量评价时，中药指纹图谱有相似度的具体要求，是一种半定量的鉴别方法；中药特征图谱只是有相对保留时间的要求，是一种定性的鉴别方法。

国家药品监督管理部门在2000年颁布了《中药注射剂指纹图谱研究的技术要求》（暂行），2002年又颁布了《中药注射剂指纹图谱试验操作规程指南》，并先后发布了2004版和2012版《中药色谱指纹图谱相似度评价系统》，详细规定了原料药材、半成品、成品的供试品收集与制备及制定指纹图谱的各项技术要求和方法。《中国药典》将指纹图谱技术用于薄荷素油、丹参酮提取物、三七通舒胶囊、天舒胶囊等的鉴别，将特征图谱技术用于天麻、霍山石斛、羌活、沉香、金银花、蟾酥、人参总皂苷、连翘提取物、心脑健片、枣仁安神胶囊等的鉴别。

（3）中药生物活性测定法　生物活性测定是以药物的生物效应为基础，以生物统计为工具，运用特定的实验设计，测定药物有效性的一种方法，从而达到控制药品质量的作用。其测定方法包括生物效价测定法和生物活性限值测定法等。

生物效价测定法是在严格控制的试验条件下，通过比较标准品和供试品对生物体或离体器官与组织的特定生物效应（效价），从而控制和评价供试品质量或活性的一种方法。适用于结构复杂或理化方法不能测定其含量或者理化测定不能反映其临床生物活性的药物。此法在中药质量控制和评价中具有独到的优势，并已在中药质量控制中应用。如《中国药典》水蛭的含量测定就采用了生物效价检测方法控制其质量。

用生物效价测定法、生物活性检测与化学分析关联并用，定性、定量地刻画中药的内在质量，分别从生物学和化学两方面对中药原料药、半成品和成品进行质量控制与评价，为保证中药质量稳定可控、安全、有效提供了“双保险”，也为阐明中药谱效关系、药效物质基础、复方配伍规律等提供了新的研究方法和技术平台。

（二）中药安全性检查的方法和内容

1. 内源性有毒、有害物质及检测　中药中主要的内源性有毒、有害特质是指中药本身所含的具有毒副作用的化学成分。这些化学成分大多为生物的次生代谢产物，如：

（1）肾毒性成分的马兜铃酸，主要存在于马兜铃科马兜铃属的关木通、广防己、青木香、马兜铃、天仙藤、朱砂莲等药材中。

（2）肝毒性成分的吡咯里西啶类生物碱，主要存在于千里光、佩兰等药材中。

（3）有些成分具双重作用，即在一定剂量内能产生药效，而炮制不当、配伍不当或服用过量时可产生不同程度的毒副作用，如乌头碱、苦杏仁苷、士的宁、斑蝥素等，朱砂、雄黄、信石等药材中所含的成分。

《中国药典》对毒性成分的检查或含量测定多采用高效液相色谱法，如制川乌、制草乌、附子中的双酯型生物碱（以含新乌头碱、次乌头碱、乌头碱的总量计），马钱子中的士的宁，斑蝥中的斑蝥素等。采用高效液相色谱－质谱法检查千里光中的阿多尼弗林碱的限量及测定川楝子和苦楝皮中的川楝素等毒性成分量的范围，解决了常规高效液相色谱法灵敏度较低、分离不理想的问题。

有毒中药药材加工成饮片后，毒性成分减少，如《中国药典》规定乌头碱、次乌头碱和新乌头碱的总量在川乌药材中应为 0.050%～0.17%，在制川乌饮片中不得过 0.040%；士的宁在马钱子药材中应为 1.20%～2.20%，在马钱子粉中应为 0.78%～0.82%。

2. 外源性有害物质及检测

（1）重金属及有害元素

①重金属检查：重金属是指在规定实验条件下能与硫代乙酰胺或硫化钠作用显色的金属杂质，如 Pb^{2+}、Hg^{2+}、Ag^{+}、Bi^{3+}、Cu^{2+}、Cd^{2+}、Ni^{2+}、Sb^{2+}、As^{3+}、As^{5+}、Sn^{2+}、Sn^{4+}、Fe^{3+}、Zn^{2+} 等，其中 Pb^{2+} 在中药的生产过程中最常见，而且易在体内蓄积造成中毒，故重金属检查多以 Pb^{2+} 为代表。《中国药典》收载三种方法：第一法为硫代乙酰胺法，第二法为炽灼后硫代乙酰胺法，第三法为硫化钠法。冰片重金属不得过 5mg/kg；石膏、芒硝、西瓜霜等含重金属不得过 10mg/kg；白矾、玄明粉含重金属不得过 20mg/kg；银杏叶提取物、黄芩提取物、连翘提取物等含重金属不得过 20mg/kg；动物药如地龙、龟甲胶、鹿角胶含重金属不得过 30mg/kg；滑石粉含重金属不得过 40mg/kg 等。蜂胶仅规定含铅量不得过 8mg/kg。

②砷盐检查：《中国药典》采用古蔡氏法（第一法）或二乙基二硫代氨基甲酸银法（第二法）两种方法检查砷盐。二法中取标准砷溶液 2ml（相当于 2μg 的 As）作为对照。要求根据供试品含砷的限量，适当调整供试品的取用量，并与标准砷溶液（2μg 的 As）所产生的颜色比较，否则影响比色的正确性。《中国药典》规定玄明粉含砷盐不得过 20mg/kg，芒硝含砷盐不得过 10mg/kg，石膏含砷盐不得过 2mg/kg。

③铅、镉、砷、汞、铜测定：《中国药典》采用原子吸收分光光度法（第一法）或电感耦合等离子体质谱法（第二法）测定中药中铅、镉、砷、汞、铜的含量，不同来源的药材规定的重金属及有害元素的限量有差异。如规定白芍、人参、三七、西洋参、甘草、黄芪、葛根、丹参、当归、白芷、黄精、金银花、山楂、桃仁、栀子、酸枣仁、山茱萸、枸杞子、冬虫夏草、水蛭、牡蛎、珍珠、蛤壳、阿胶等含铅不得过 5mg/kg，镉不得过 1mg/kg，砷不得过 2mg/kg，汞不得过 0.2mg/kg，铜不得过 20mg/kg。规定昆布含铅不得过 5mg/kg，镉不得过 4mg/kg，汞不得过 0.1mg/kg，铜不得过 20mg/kg。规定海螵蛸含铅不得过 5mg/kg，镉不得过 5mg/kg，砷不得过 10mg/kg，汞不得过 0.2mg/kg，铜不得过 20mg/kg。

（2）农药残留量　农药的种类很多，主要有有机氯、有机磷和拟除虫菊酯类等。其中有机氯类农药中滴滴涕（DDT）和六六六（BHC）

是使用最久、数量最多的农药，虽然大多数国家已于20世纪七八十年代开始禁用有机氯农药，停止生产滴滴涕和六六六，但由于它们在土壤或生物体中长期残留和蓄积会危害人体健康，故各国依然都非常重视食品和药物中残留量的检测和限量问题。《中国药典》规定，人参、红参和西洋参中含五氯硝基苯不得过0.1mg/kg，六氯苯不得过0.1mg/kg，七氯（七氯、环氧七氯之和）不得过0.05mg/kg，氯丹（顺式氯丹、反式氯丹、氧化氯丹之和）不得过0.1mg/kg；甘草和黄芪中含五氯硝基苯不得过0.1mg/kg。常见的有机磷农药有敌敌畏、对硫磷、乐果等。常见的拟除虫菊酯类农药有氯氰菊酯、氰戊菊酯及溴氰菊酯等。《中国药典》采用气相色谱法测定中药中部分有机氯类农药残留量、有机磷类农药残留量和拟除虫菊酯类农药残留量，质谱法测定农药多残留量。

（3）黄曲霉毒素　黄曲霉毒素为黄曲霉等的代谢产物，是强烈的致癌物质。各国对食品和药品中黄曲霉毒素的限量都做了严格的规定，但目前还没有公认的植物药中黄曲霉毒素的限量标准。《中国药典》规定用高效液相色谱法测定药材、饮片及制剂中的黄曲霉毒素（以黄曲霉毒素 B_1、黄曲霉毒素 B_2、黄曲霉毒素 G_1 和黄曲霉毒素 G_2 总量计）的限量，第一法为高效液相色谱-柱后衍生化法，第二法为高效液相色谱-串联质谱法，并规定当测定结果超出限度时，采用第二法进行确认。需进行黄曲霉毒素限量检查的药材和饮片有：延胡索（元胡）、远志、决明子、麦芽、陈皮、使君子、柏子仁、大枣、马钱子、肉豆蔻、槟榔、酸枣仁、胖大海、莲子、桃仁、薏苡仁、水蛭、地龙、九香虫、蜈蚣、全蝎、土鳖虫、蜂房、僵蚕。并规定药材或饮片每1000g样品中含黄曲霉素 B_1 不得过5μg，含黄曲霉毒素 B_1、黄曲霉毒素 B_2、黄曲霉毒素 G_1 和黄曲霉毒素 G_2 的总量不得过10μg。

（4）二氧化硫残留量　有的中药材在加工或储藏中常使用硫黄熏蒸以达到杀菌防腐、漂白药材的目的。目前许多国家对药品或食品中残留的二氧化硫均作了严格的限量。《中国药典》用酸碱滴定法、气相色谱法、离子色谱法分别作为第一法、第二法、第三法测定经硫黄熏蒸处理过的药材或饮片中二氧化硫的残留量。规定二氧化硫残留量不得过400mg/kg的药材和饮片有毛山药、光山药、天冬、天花粉、天麻、牛膝、白及、白术、白芍、党参、粉葛等。山药片不得过10mg/kg。

（三）中药有效性评价的方法和内容

中药的纯度与中药质量密切相关，常影响中药质量的优劣程度和临床用药剂量的准确性。《中国药典》中与纯度相关的检查主要包括杂质检查、水分测定、干燥失重、灰分测定、色度检查和酸败度测定等，并已成为中药质量评价中的常规检查项。

1. 常规检查项

（1）杂质检查　杂质是指药材中混存的来源与规定相同，但其性状或部位与规定不符的物质；或来源与规定不同的物质或无机杂质，如砂石、泥土、尘土等。

造成杂质超标的原因：中药常因采收、加工不规范，造成非药用部位、泥块、尘土及异物如杂草及有毒物质或已破碎腐烂变质的药用部位混入药材中；或在运输与贮藏中混入无机、有机杂质；或因贮存养护不当造成中药生虫、霉变等变质现象，变质药材也应做杂质处理；另外，人为地掺杂使假常造成杂质超标。

中药中杂质的混存，直接影响药材的纯度，这些杂质的存在将直接影响中药的质量和使用，降低临床疗效，若含有有毒杂质还会危及患者生命安全，故对中药中的杂质必须加以限量检查，如《中国药典》规定药屑及杂质通常不得过3%。有些具体品种《中国药典》也做了规定，如广藿香杂质不得过2%，金钱草杂质不得过8%等。加辅料炮制的中药饮片中还会残留少量的辅料杂质，如清半夏和姜半夏炮制中均使用了白矾作为辅料，《中国药典》规定清半夏和姜半夏中白矾含量分别不得过10.0%和8.5%。

（2）水分测定　中药中含有过量的水分，最容易造成中药霉烂变质，使有效成分分解，且相对减少了实际用量而影响治疗效果，因此，控制中药中的水分含量对保证中药质量有密切关系。《中国药典》对大多数药材和饮片规定了水分的限量，如人参不得过12.0%，红花不得过13.0%。有些饮片是原药材经过加热炮制而来，水分会相应减少。《中国药典》中规定：王不留行不得过 12.0%，炒王不留行不得过 10.0%；阿胶不得过 15.0%，阿胶珠不得过 10.0%。按炮制方法及各饮片的具体性状，一般饮片的水分含量宜控制在 7%~13%。各类饮片的含水量，在《中药饮片质量标准通则（试行）》中规定：蜜炙品不得过 15%；酒炙品、醋炙品、盐炙品、姜汁炙品、米泔水炙品、蒸制品、煮制品、发芽制品、发酵制品均不得过 13%；烫制后醋淬炙品不得过 10%。

《中国药典》规定水分测定法有五种：第一法（费休氏法）包括容量滴定法和库仑滴定法。第二法（烘干法）适用于不含和少含挥发性成分的药品，如三七、广枣等。第三法（减压干燥法）适用于含挥发性成分的贵重药品，如厚朴花、蜂胶等。第四法（甲苯法）适用于含挥发性成分的药品，如肉桂、肉豆蔻、砂仁等。第五法（气相色谱法），如辛夷。

（3）灰分测定　测定灰分的目的是限制中药中无机杂质如泥土、沙石的含量，以保证中药的纯度。

《中国药典》规定的灰分测定法有两种：总灰分测定法和酸不溶性灰分测定法。酸不溶性灰分是指总灰分中不溶于稀盐酸的灰分。有些中药如大黄，其组织中含有较多的草酸钙结晶，仅测定总灰分不能反映无机杂质存在的客观情况，若在总灰分中加入稀盐酸，使其中来源于中药本身的钙盐等溶解，而外来的泥土、沙石等主要是硅酸盐，因不溶于稀盐酸而作为酸不溶性灰分残留下来，故测定酸不溶性灰分能准确地反映其外来无机杂质的情况。《中国药典》已将灰分测定作为一种常规检查，对大多数药材和饮片规定了限量检查指标。如规定当归总灰分不得过 7.0%，酸不溶性灰分不得过 2.0%；秦艽总灰分不得过 8.0%，酸不溶性灰分不得过 3.0%等。

一般情况下，中药材灰分合格，饮片灰分也合格。但是在加辅料炮制时如果处理不当，砂烫、滑石粉烫、蛤粉烫和土炒等制法中辅料去不净时，灰分易超标。另外在运输和贮存过程中有泥沙等混入，也会造成灰分超标。

（4）色度检查　含挥发油或油脂类成分的中药，在贮藏过程中常发生氧化、聚合、缩合而致变色或"走油"。许多中药目前仅靠感官评判变色与"走油"程度，缺乏良好指标。如《中国药典》规定检查白术的色度，就是利用白术的酸性乙醇提取液与黄色 9 号标准比色液比较，不得更深，用以检查有色杂质的限量，从量化的角度评价和控制其药材变色、走油变质的程度。

（5）酸败度测定　酸败度是指油脂或含油脂的种子类药材，在贮藏过程中发生复杂的化学变化，产生游离脂肪酸、过氧化物和低分子醛类、酮类等分解产物，因而出现异臭味，影响药材的感观性质和内在质量。本检查通过酸值、羰基值或过氧化值的测定，以控制含油脂种子类药材的酸败程度。酸败度限度制定要与种子类药材外观性状或经验鉴别结合起来，以确定上述各值与种子泛油程度有无明显的相关性，具明显相关性的才能制定限度。如《中国药典》规定，苦杏仁的过氧化值不得过 0.11；桃仁的酸值不得过 10.0，羰基值不得过 11.0；郁李仁的酸值不得过 10.0，羰基值不得过 3.0，过氧化值不得过 0.050；柏子仁的酸值不得过 40.0，羰基值不得过 30.0，过氧化值不得过 0.26 等。测定方法详见《中国药典》四部通则 2303 酸败度测定法。

2. 全草类中药中叶占比的检查　大多数药材其药效成分在植物体不同的部位（器官）中，含量是不均衡的，在某个或某些部位的含量显著高于其他部位，特别是在全草类药材中，这样的例证有很多。如穿心莲其清热解毒的主要药效物质二萜内酯类成分如穿心莲内酯、脱水穿心莲内酯主要存在于叶中；薄荷所含挥发油是主要药效成分，其在叶中的含量要远高于在其他部位（器官）；广藿香所含挥发油是其芳香化浊、发表解暑的主要有效成分，也主要存在于叶中。但这些药材在采收、加工、炮制、运输过程中，常因其叶在干燥后易脱落或碎裂而致其商品药材中占比少而主要为茎秆，使得药材和饮片总体质量下降。《中国药典》规定穿心莲药材中叶不得少于 30%，薄荷药材中叶不得少于 30%，广藿香药材中叶不得少于 20%等，从而保证这些中药的总体质量。

3. 浸出物测定　对某些暂时无法建立含量

测定项的中药，或已有含量测定项的中药，为了更全面地控制中药的质量，一般可根据该中药已知化学成分的类别，结合用药习惯、中药质地、药效研究结果等，选用适宜的溶剂为溶媒，测定中药中可溶性物质的含量，以示中药的品质。通常选用水、一定浓度的乙醇（或甲醇）、水饱和正丁醇、乙醚作溶剂，用冷浸法或热浸法做中药的浸出物测定。测定用的供试品需粉碎，使能通过二号筛，并混合均匀，按《中国药典》规定的方法进行测定。

《中国药典》规定，浸出物测定法有3种：①水溶性浸出物测定法，分为冷浸法和热浸法。②醇溶性浸出物测定法，亦分为冷浸法和热浸法。③挥发性醚溶性浸出物测定法。

4. 含量测定　中药含有多种成分，其临床疗效常是多种成分协同作用的结果。所以在中医药理论指导下，结合现代科学研究，选择具有生理活性的主要化学成分或指标性成分，进行含量测定，用以评价中药的有效性，是现阶段行之有效的方法。中药材在炮制加工成饮片后，其中的化学成分含量亦会发生变化，如《中国药典》规定槟榔碱在槟榔药材中含量不得少于0.20%，在焦槟榔饮片中不得少于0.10%，主要是因为槟榔碱具有挥发性，炒焦过程中含量降低。

（1）化学分析法　化学分析法包括重量分析法和滴定分析法，主要用于中药中含量较高的一些成分测定，如总有机酸、总生物碱、总皂苷等。

①重量分析法：包括挥发法、萃取法和沉淀法。《中国药典》采用萃取法测定地奥心血康胶囊中总皂苷的含量、昆明山海棠片中总生物碱的含量，采用沉淀法测定芒硝、玄明粉、西瓜霜中硫酸钠的含量。

②滴定分析法：包括酸碱滴定法、沉淀滴定法、配位滴定法和氧化还原滴定法。《中国药典》中，颠茄草中总生物碱、山楂中总有机酸、硫黄中硫的含量测定均采用酸碱滴定法；朱砂中硫化汞、红粉中氧化汞的含量测定均采用沉淀滴定法；紫石英中氟化钙、石决明中碳酸钙、白矾中含水硫酸铝钾的含量测定均采用配位滴定法；雄黄中总砷、昆布中总碘、磁石中总铁的含量测定均采用氧化还原滴定法。

（2）光谱分析法

①紫外-可见分光光度法（UV-Vis）：本方法的定量依据是Lambert-Beer定律，当一束平行的单色光穿过均匀的待测物质溶液时，在一定浓度范围内，待测物质的吸光度与浓度、液层的厚度成正比。

$$A=E\cdot C\cdot L \qquad (1-11)$$

式中，A为吸光度，E为吸收系数，C为待测物质浓度，L为液层厚度。

定量方法主要有吸收系数法、标准曲线法和对照品比较法。

吸收系数法：如果已知待测成分在规定波长处的吸收系数，可以直接根据Lambert-Beer定律通过测定该成分在此波长处的吸光度计算含量。《中国药典》采用吸收系数法测定紫草中羟基萘醌总色素的含量。

标准曲线法：以一系列不同浓度的对照品溶液在相同条件下测得的吸光度为纵坐标，以浓度为横坐标，绘制标准曲线，求出直线方程。在相同条件下测定供试品溶液的吸光度，带入直线方程计算含量。《中国药典》中，人工牛黄中胆酸和胆红素，山楂叶、天南星、小儿七星茶口服液中总黄酮，麦冬、心悦胶囊中总皂苷和风湿骨痛胶囊中乌头总生物碱的含量测定采用的是标准曲线法。

对照品比较法：在相同条件下配制和测定对照品溶液和供试品溶液的吸光度，通过比较计算含量。《中国药典》中，淫羊藿中总黄酮、黄杨宁片中环维黄杨星D、华山参片中生物碱和槲叶干浸膏中多糖的含量测定均采用对照品比较法。

②原子吸收分光光度法（AAS）：本方法的定量依据是当待测元素的光源发出的特征谱线经过供试品溶液经原子化后产生的原子蒸气时，谱线被基态原子吸收，辐射光强度减弱，通过测定其减弱的程度，求出供试品中待测元素的含量。

$$A=K\cdot C \qquad (1-12)$$

式中，A为吸光度，K为比例系数，C为待测元素浓度。

本方法的测定对象是呈原子状态的金属元素和部分非金属元素，主要用于中药中Ca、Fe、Zn、Mn、Cu、Pb、Se、Cd、As等元素的测定，是中药中有害元素及矿物药测定的常用方法。如《中国药典》中健脾生血颗粒和益气维血颗粒中铁的测定。

（3）色谱分析法　《中国药典》一部中共有含量测定2585项，其中采用色谱分析法的有2386项。本方法的定量依据是色谱峰的峰面积或峰高与待测成分的质量或浓度成正比。

$$m=f\cdot A \qquad (1-13)$$

式中，m为待测成分质量，f为定量校正因子，A为待测成分的峰面积。

①高效液相色谱法（HPLC）：HPLC法是目前中药含量测定中最常用的方法。《中国药典》一部中采用HPLC法进行含量测定的有2236项，占所有含量测定项数的86.5%。

HPLC法采用的检测器有紫外检测器（UVD、DAD），蒸发光散射检测器（ELSD），质谱检测器（MSD）。《中国药典》中最常用的是UVD，如栀子中栀子苷、黄柏中盐酸小檗碱和盐酸黄柏碱、连翘提取物中连翘酯苷A和连翘苷、小柴胡颗粒中黄芩苷的含量测定；采用ELSD的有黄芪中黄芪甲苷、益母草中盐酸水苏碱、银杏叶提取物中萜类内酯等的含量测定；采用MSD的有川楝子中川楝素的含量测定。

HPLC的定量分析方法主要有内标法、外标法、主成分自身对照法和面积归一化法。此外，一测多评法也是《中国药典》新采用的含量测定方法，如黄连中表小檗碱、黄连碱、巴马汀的含量测定，丹参中丹参酮Ⅱ$_A$、隐丹参酮、丹参酮Ⅰ的含量测定。一测多评是利用中药有效成分内在函数关系和比例关系，只测定一个成分（对照品价廉易得者）实现多个成分（对照品价高难得者）的同步测定。

②气相色谱法（GC）：GC法的测定对象主要是易于挥发、热稳定性好的样品，如含挥发油或其他挥发性成分的中药。

GC法采用的检测器有热导检测器（TCD）、氢火焰离子化检测器（FID）、电子捕获检测器（ECD）、质谱检测器（MSD）。《中国药典》中有效成分或指标性成分含量测定最常用的是FID，农药残留测定采用的是ECD或MSD，二氧化硫残留量测定采用的是TCD。

GC的定量分析方法与HPLC法类似，但是由于进样体积小不易准确控制，进样精密度较差，因此最好采用内标法。如《中国药典》中石斛中石斛碱、广藿香中百秋李醇、鸦胆子中油酸、松节油中α-蒎烯等的含量测定均采用内标法。

$$f=\frac{f_R}{f_s}=\frac{m_R/A_R}{m_s/A_s}=\frac{A_s/C_s}{A_R/C_R} \qquad (1-14)$$

式中，f为校正因子，A_R为内标物峰面积或峰高，A_S为对照品峰面积或峰高，C_R为内标物浓度，C_s为对照品浓度。

$$C_X=\frac{f\cdot A_X}{A'_s\cdot C'_s} \qquad (1-15)$$

式中，A_X为供试品峰面积或峰高，C_X为供试品浓度，A'_s为内标物峰面积或峰高，C'_s为内标物浓度。

（4）挥发油含量测定　是利用药材中所含挥发性成分能同水蒸气同时蒸馏出来的性质，在挥发油测定器中进行测定。《中国药典》规定的挥发油测定法分甲法和乙法，甲法适用于测定相对密度在1.0以下的挥发油，乙法适用于测定相对密度在1.0以上的挥发油。如《中国药典》规定，当归中含挥发油的含量不得少于0.4%（ml/g）。

四、中药制剂质量评价

（一）中药制剂通则检查

中药制剂通则检查是指按照剂型通则检查项目进行的质量检验与评价。中药制剂的质量与中药材、中药饮片的质量以及提取、浓缩、干燥、制剂成型和贮藏等过程的影响密切相关。因此，应充分了解中药材、中药饮片、提取物以及制剂成型的质量概貌，明确其在整个生产过程中的关键质量属性，关注每个关键环节的量值传递规律。

《中国药典》（四部）规定了常用剂型的制剂通则检查项目及相关要求。制剂通则适用的制剂应遵循以下原则。

1. 单位剂量均匀性　为确保临床给药剂量的准确性，应加强药品生产过程控制，保证批间和批内药物含量的一致性。通常用含量均匀度、重量差异或装量差异等来表征。

2. 稳定性　药物制剂在生产、贮存和使用过程中，受各种因素影响，药品质量可能发生变化，导致疗效降低或副作用增加。稳定性研究是基于对原料药物、制剂及其生产工艺等的系统理解，通过特定试验了解和认识原料药物或制剂的质量特性在不同环境因素（如温度、湿度、光照等）下随时间的变化规律，为药品的处方、工艺、包装、贮藏条件和有效期/复检期的确定提供支持性信息。药物制剂应保持物理、化学、生物学和微生物学特性的稳定。

3. 安全性与有效性 药物的安全性与有效性研究包括动物试验和人体临床试验。根据动物试验结果为临床试验推荐适应证、计算进入人体试验的安全剂量。通过人体临床试验等证明药物的安全性与有效性后，药物才能最终获得上市与临床应用。

4. 剂型与给药途径 同一药物可根据临床需求制成多种剂型，采用不同途径给药，其疗效可能不同。给药途径有全身给药和局部给药。全身给药包括口服、静脉注射、舌下含化等，局部给药包括眼部、鼻腔、关节腔、阴道等。通常注射比口服起效快且作用显著，局部注射时水溶液比油溶液和混悬液吸收快，口服时溶液剂比固体制剂容易吸收。缓释、控释制剂主要通过口服或局部注射给药。剂型和给药途径的选择主要依据临床需求和药物性能等。

5. 包装与贮藏 直接接触药品的包装材料和容器应符合国家药品监督管理部门的有关规定，均应无毒、洁净，与药品应不发生化学反应，并不得影响药品的质量。药品的贮藏条件应满足产品稳定性要求。

6. 标签与说明书 药品标签与说明书应符合《中华人民共和国药品管理法》及国家药品监督管理部门对标签与说明书的有关规定，不同标签与说明书的内容应根据上述规定印制，并应尽可能多地包含药品信息。麻醉药品、精神药品、医疗用毒性药品、放射性药品、外用药品和非处方药品的标签与说明书，必须印有规定的标识。

（二）中药制剂稳定性

1. 稳定性试验的目的 稳定性试验是考察制剂在温度、湿度、光线的影响下随时间变化的规律，为药品的生产、包装、贮存、运输条件提供科学依据，同时通过试验建立药品的有效期。

2. 稳定性试验的基本要求

（1）稳定性试验包括影响因素试验、加速试验与长期试验。影响因素试验用1批制剂样品进行；如果试验结果不明确，则应加试2个批次制剂样品。加速试验与长期试验用3批制剂样品进行。

（2）药物制剂应是放大试验的产品，其处方与工艺应与大生产一致。每批放大试验的规模，至少是中试规模。大体积包装的制剂，如静脉输液等，每批放大规模的数量通常应为各项试验所需总量的10倍。特殊品种、特殊剂型所需数量，根据情况另定。

（3）加速试验与长期试验所用供试品的包装应与拟上市产品一致。

（4）研究药物稳定性要采用专属性强、准确、精密、灵敏的药物分析方法，并对分析方法进行验证，以保证药物稳定性试验结果的可靠性。

（5）若放大试验比规模生产的数量要小，则应在产品获得批准后，从放大试验转入规模生产时，对最初通过生产验证的3批规模生产的产品进行加速试验与长期稳定性试验。

（6）以通透性容器包装的药物制剂，应当考虑药物的湿敏感性或可能的溶剂损失。

（7）制剂质量的“显著变化”通常定义为：①含量与初始值相差5%；或采用生物或免疫法测定时效价不符合规定；②降解产物超过标准限度要求；③外观、物理常数、功能试验（如颜色、相分离、再分散性、粘结、硬度、每揿剂量）等不符合标准要求；④pH不符合规定；⑤12个制剂单位的溶出度不符合标准的规定。

3. 影响制剂稳定性的因素 主要有处方因素、制剂工艺和外界因素。处方因素主要包括pH、溶剂、离子强度和辅料等，外界因素主要包括水分、温度、湿度、光线和空气等。

（1）处方因素 ①pH：液体制剂通常在某一特定的pH范围内比较稳定。酸或碱是催化剂，可影响溶液中弱酸性或弱碱性药物的反应速度。以H^+和OH^-为催化剂的反应，称为专属酸碱催化反应。在专属酸碱催化反应中，pH通过影响反应速度常数k而影响制剂稳定性。反应速度常数k随介质pH变化而变化，其数值可通过动力学试验加以测定。通过不同条件下化学反应的$\lg k$值，可以计算药物最稳定pH。

调节 pH 时要兼顾药物的溶解性、制剂的稳定性及临床疗效，同时还应注意对用药部位的刺激性等。②溶剂、基质及其他辅料的影响：对于易水解的药物，有时采用非水溶剂如甘油、乙醇或丙二醇等使其稳定，有时加入表面活性剂，利用所形成胶束的屏障作用而延缓水解。利用包衣材料如丙烯酸树脂等对颗粒、片剂进行包衣，能够增强颗粒、片剂的抗湿性，提高挥发性等成分的稳定性。

（2）制剂工艺　同种药物的不同剂型，乃至同种剂型的不同工艺，其稳定性差异较大。因此，应根据药物性质，结合临床需要，设计合理的剂型和制剂工艺，以提高制剂的稳定性。

（3）外界因素　①温度：反应速度常数 k 值通常随温度升高而增大，但对不同药物的影响程度可能不同。根据 Van't Hoff 经验规则，温度每升高 10℃，反应速度则增加 2～4 倍。因此，在中药制剂提取、浓缩、干燥、灭菌过程中，都必须考虑温度对药物制剂稳定性的影响。②光线：药物暴露在日光下，可引起光化反应。如因光线照射酚类药物可产生氧化反应、酯类药物可产生水解反应、挥发油可产生聚合反应等。对光敏感的制剂应选用适宜的遮光容器包装。③氧气和金属离子：氧气是引起中药制剂自氧化反应的根本原因，微量的铜、铁、锌等金属离子对自氧化反应有显著的催化作用。④湿度和水分：固体药物暴露在湿空气中，表面吸收水分可在表面形成的液膜中产生化学反应。⑤包装材料：玻璃、塑料、橡胶和金属等包装材料与药物相互作用可引起药物稳定性发生变化。

4. 提高制剂稳定性的主要措施

（1）延缓药物水解的方法　①调节 pH：可通过实验研究获得药物最稳定的 pH，然后用酸、碱或适当缓冲剂调节，使溶液维持在最稳定的 pH 范围。实验时可测定数个 pH 时药物水解的情况，用反应速度常数 k 的对数对 pH 作图，从曲线的最低点（转折点）求出药物最稳定的 pH。实验可在较高的恒温条件下进行，以便在较短的时间内得出结果。②降低温度：降低温度可使水解反应减慢。在提取、浓缩、干燥、灭菌、贮藏等过程中，可以适当降低温度，以减少水解的发生。特别是某些热敏感药物。③改变溶剂：在水溶液中很不稳定的药物，可用乙醇、丙二醇、甘油等极性较小的溶剂，以减少药物水解。④制成干燥固体：对于极易水解的药物，可制成干燥的固体，如注射用无菌粉末、干颗粒压片或粉末直接压片。制备过程中尽量避免与水分的接触。

（2）防止药物氧化的方法　①降低温度：在制备和贮存过程中，应适当降低温度，以减少药物的氧化。②避光：对光敏感的药物制剂制备时应严格避免日光的照射，成品用棕色玻璃容器包装，避光贮藏。③驱逐氧气：可采取加热煮沸驱逐溶液中的氧气或通入惰性气体（氮气、二氧化碳等）驱逐容器中的空气。④添加抗氧剂：药物的氧化降解通常表现为自动氧化降解，因此在驱逐氧气的同时，还应加入抗氧剂。⑤控制微量金属离子：制备过程应尽可能减少金属离子的带入，必要时在制剂成品中可加入金属离子络合剂。⑥调节 pH：适宜的溶液 pH，可延缓药物的氧化。因此对于容易氧化变质的药物，需调节药液的 pH 在最稳定的范围内。

5. 药物制剂稳定性试验方法

（1）影响因素试验　目的是考察制剂处方的合理性与生产工艺及包装条件的适宜性。试验时，供试品用 1 批中试以上规模制剂样品进行，将供试品如片剂、胶囊剂、注射剂（注射用无菌粉末如为西林瓶装，不能打开瓶盖，以保持严封的完整性），除去外包装，并根据试验目的和产品特性考虑是否除去内包装，置适宜的开口容器中，进行高温试验、高湿试验与强光照射试验。高温试验、高湿试验与强光照射试验的试验条件、方法、取样时间要求分别为：①高温试验。供试品开口置适宜的恒温设备中，设置温度一般高于加速试验温度 10℃以上，考察时间点应基于药物制剂本身的稳定性及影响因素试验条件下稳定性的变化趋势设置。通常可设定为 0 天、5 天、10 天、30 天等取样，按稳定性重点考察项目进行检测。若供试品质量有明显变化，则适当降低温度试验。②高湿试验。供试品开口置恒湿密闭容器中，在 25℃分别于相对湿度 90%±5%条件下放置 10 天，于第 5 天和第 10 天取样，按稳定性重点考察项目要求检测，同时准确称量试验前后供试品的重量，以考察供试品的吸湿潮解性能。若吸湿增重 5%以上，则在相对湿度 75%±5%条件下，同法进行试验；若吸湿增重5%以下，其他考察项目符合要求，则不再进行此项试验。恒湿条件可在密闭容器如干燥器下部放置饱和盐溶液，根据不同相对湿度的要求，可以选择 NaCl 饱和溶液（相对湿度 75% ± 1%，15.5 ~ 60℃），KNO_3 饱和溶液（相对湿度 92.5%，25℃）。③强光照射试验。供试品开口放在光照箱或其他适宜的光照装置内，可选择输出相似于 D65/ID65 发射标准的光源，或同时暴露于冷白荧光灯和近紫外光灯下，在照度为 4500lx ± 500lx 的条件下，且光源总照度应不低于 1.2×10^6lux · hr、近紫外灯能量不低于 200W · hr/m^2，于适宜时间取样，按稳定性重点考察项目进行检测，特别要注意供试品的外观变化。

（2）加速试验　此项试验是在加速条件下进行，其目的是通过加速药物制剂的化学或物理变化，探讨药物制剂的稳定性，为处方设计、工艺改进、质量研究、包装改进、运输、贮存提供必要的资料。供试品在温度 40℃ ± 2℃、相对湿度 75% ± 5% 的条件下放置 6 个月。在至少包括初始和末次的 3 个时间点（如 0 个月、3 个月、6 个月）取样，按稳定性考察项目检测。如在温度 25℃ ± 2℃、相对湿度 60% ± 5% 的条件下进行长期试验，当加速试验 6 个月中任何时间点的质量发生了显著变化，则应进行中间条件试验。中间条件为温度 30℃ ± 2℃、相对湿度 65% ± 5%，建议的考察时间为 12 个月，应包括所有的稳定性重点考察项目，检测至少包括初始和末次的 4 个时间点（如 0 个月、6 个月、9 个月、12 个月）。溶液剂、混悬剂、乳剂、注射液等含有水性介质的制剂可不要求相对湿度。

对温度特别敏感的药物制剂，预计只能在冰箱（5℃ ± 3℃）内保存使用，此类药物制剂的加速试验，可在温度 25℃ ± 2℃、相对湿度 60% ± 5% 的条件下进行，时间为 6 个月。

对拟冷冻贮藏的制剂，应对一批样品在 5℃ ± 3℃ 或 25℃ ± 2℃ 条件下放置适当的时间进行试验，以了解短期偏离标签贮藏条件（如运输或搬运时）对制剂的影响。

乳剂、混悬剂、软膏剂、乳膏剂、糊剂、凝胶剂、眼膏剂、栓剂、气雾剂、泡腾片及泡腾颗粒宜直接采用温度 30℃ ± 2℃、相对湿度 65% ± 5% 的条件进行试验，其他要求与上述相同。

对于包装在半透性容器中的药物制剂，例如低密度聚乙烯制备的输液袋、塑料安瓿、眼用制剂容器等，则应在温度 40℃ ± 2℃、相对湿度 25% ± 5% 的条件（可用 $CH_3COOK \cdot 1.5H_2O$ 饱和溶液）下进行试验。

（3）长期试验　此项试验是在接近药品的实际贮存条件下进行，其目的是为制订药品的有效期提供依据。供试品在温度 25℃ ± 2℃、相对湿度 60% ± 5% 的条件下放置 12 个月，或在温度 30℃ ± 2℃、相对湿度 65% ± 5% 的条件下放置 12 个月。每 3 个月取样一次，分别于 0 个月、3 个月、6 个月、9 个月、12 个月取样，按稳定性重点考察项目进行检测。12 个月以后，仍需继续考察的，分别于 18 个月、24 个月、36 个月取样进行检测。将结果与 0 个月比较以确定药品的有效期。由于实测数据的分散性，一般应按 95% 可信限进行统计分析，得出合理的有效期。如 3 批统计分析结果差别较小，则取其平均值为有效期限。若差别较大，则取其最短的为有效期。数据表明很稳定的药品，不作统计分析。

对温度特别敏感的药品，长期试验可在温度 5℃ ± 3℃ 的条件下放置 12 个月，按上述时间要求进行检测，12 个月以后，仍需按规定继续考察，制订在低温贮存条件下的有效期。

对拟冷冻贮藏的制剂，长期试验可在温度 −20℃ ± 5℃ 的条件下至少放置 12 个月，货架期应根据长期试验放置条件下实际时间的数据而定。

对于半透性容器包装的药物制剂，则应在温度 25℃ ± 2℃、相对湿度 40% ± 5%，或温度 30℃ ± 2℃、相对湿度 35% ± 5% 的条件进行试验，至于上述两种条件选择哪一种由研究者确定。

对于所有制剂，应充分考虑运输路线、交通工具、距离、时间、条件（温度、湿度、振动情况等）、产品包装（外包装、内包装等）、产品放置和温度监控情况（监控器的数量、位置等）等对产品质量的影响。

此外，有些药物制剂还应考察临用时配制和使用过程中的稳定性。例如，应对配制或稀释后使用、在特殊环境（如高原低压、海洋高盐雾等环境）使用的制剂开展相应的稳定性研究，同时还应对药物的配伍稳定性进行研究，为说明书和药品标签上的配制、贮藏条件和配制或稀释后的使用期限等提供依据。

6. 稳定性试验考察项目　药物主要剂型的稳定性试验重点考察项目见表1－6。表中未列入的考察项目及剂型，可根据剂型及品种的特点制订。对于缓释制剂、控释制剂、肠溶制剂等应考察释放度等，微粒制剂应考察粒径，或包封率，或泄漏率等。

表1－6　药物制剂稳定性重点考察项目参考表

剂型	重点考察项目
散剂	性状、含量、粒度、有关物质、外观均匀度
丸剂	性状、含量、有关物质、溶散时限
颗粒剂	性状、含量、粒度、有关物质、溶化性或溶出度或释放度
胶囊剂	性状、含量、有关物质、崩解时限或溶出度或释放度、水分，软胶囊要检查内容物有无沉淀
片剂	性状、含量、有关物质、崩解时限或溶出度或释放度
糖浆剂	性状、含量、澄清度、相对密度、有关物质、pH值
口服溶液剂	性状、含量、澄清度、有关物质
口服乳剂	性状、含量、分层现象、有关物质
口服混悬剂	性状、含量、沉降体积比、有关物质、再分散性
注射剂	性状、含量、pH值、可见异物、不溶性微粒、有关物质，应考察无菌
栓剂	性状、含量、融变时限、有关物质
软膏剂	性状、均匀性、含量、粒度、有关物质
乳膏剂	性状、均匀性、含量、粒度、有关物质、分层现象
糊剂	性状、均匀性、含量、粒度、有关物质
凝胶剂	性状、均匀性、含量、有关物质、粒度，乳胶剂应检查分层现象
眼用制剂	如为溶液，应考察性状、可见异物、含量、pH值、有关物质；如为混悬液，还应考察粒度、再分散性；洗眼剂还应考察无菌；眼丸剂应考察粒度与无菌
气雾剂（非定量）	不同放置方位（正、倒、水平）有关物质、揿射速率、揿出总量、泄露率
气雾剂（定量）	不同放置方位（正、倒、水平）有关物质、递送剂量均一性、泄露率
喷雾剂	不同放置方位（正、水平）有关物质、每喷主药含量、混悬型和乳液型定量鼻用喷雾剂应检查递送剂量均一性
吸入气雾剂	不同放置方位（正、倒、水平）有关物质、微细粒子剂量、递送剂量均一性、泄露率
吸入喷雾剂	不同放置方位（正、水平）有关物质、微细粒子剂量、递送剂量均一性、pH值、应考察无菌
吸入粉雾剂	有关物质、微细粒子剂量、递送剂量均一性、水分
吸入液体制剂	有关物质、微细粒子剂量、递送速率及递送总量、pH值、含量、应考察无菌
贴剂	性状、含量、有关物质、释放度、黏附力
冲洗剂、洗剂、灌肠剂	性状、含量、有关物质、分层现象（乳状型）、分散性（混悬型），冲洗剂应考察无菌
搽剂、涂剂、涂膜剂	性状、含量、有关物质、分层现象（乳状型）、分散性（混悬型），涂膜剂还应考察成膜性
鼻用制剂	性状、pH值、含量、有关物质，鼻用散剂、喷雾剂与半固体制剂分别按相关剂型要求检查
耳用制剂	性状、含量、有关物质，耳用散剂、喷雾剂与半固体制剂分别按相关剂型要求检查

（任艳玲　李向日　吴　振　狄留庆　吴啟南　翟延君　钟凌云　王立波　严国俊）

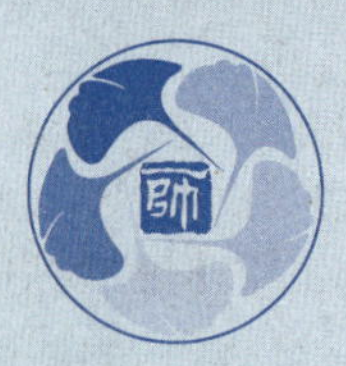

第二章　中药材生产和中药饮片炮制

中药材生产是中药品质的源头，科学、规范地进行中药材生产才能确保中药临床应用的安全和有效。中药材生产过程中的品种、产地、种养环境、采收加工及贮藏养护等因素都会影响药材质量。但药材必须经过炮制成为饮片才能用于中医临床配方与制剂，而中药炮制的辅料、方法又对中药的性能、功效等产生影响。因此，掌握影响中药材和中药饮片质量的因素对确保临床合理用药具有十分重要的意义。

第一节　中药材生产

为贯彻落实《中共中央 国务院关于促进中医药传承创新发展的意见》，推进中药材规范化生产，加强中药材质量控制，促进中药高质量发展，依据《中华人民共和国药品管理法》《中华人民共和国中医药法》，国家药监局、农业农村部、国家林草局、国家中医药局研究制定了《中药材生产质量管理规范》，予 2022 年第 22 号文发布实施。该规范是中药材规范化生产和质量管理的基本要求，适用于中药材生产企业采用种植（含生态种植、野生抚育和仿野生栽培）、养殖方式规范生产中药材的全过程管理，野生中药材的采收加工可参考本规范。下面就中药材生产过程中与药材品质相关的重点内容介绍如下。

一、中药材的品种与栽培

（一）品种对药材质量的影响

在影响中药质量的因素中，品种是至关重要的因素。中药有效成分多来源于次生代谢产物，不同品种的植物由于遗传特性的不同，合成与积累次生代谢产物的种类及数量可能存在着很大差异。中药的同名异物、同物异名现象普遍存在，严重影响中药材的质量。如防己类的商品药材多达 10 余种，基原植物有粉防己（*Stephania tetrandra* S. Moore）、木防己［*Cocculus trilobus*（Thunb）DC.］、广防己（*Aristolochia fangchi* Y. C. Wu ex L. D. Chow et S. M. Hwang）、川防己（*Aristolochia austroszechuartica* Chien et C. Y. Cheng）等，分属防己科和马兜铃科，其中粉防己含有肌肉松弛成分，有祛风止痛的功效；而广防己含马兜铃酸，具有肾脏毒性，如果误用就有可能导致中毒，现已取消广防己的药用标准。

一药多基原情况普遍存在，有的来源于同属不同种，有的甚至为不同属或不同科。《中国药典》收载的常用中药不少来源于同属 2 个、3 个、4 个、5 个甚至 6 个种（如柴胡 2 种、大黄 3 种、甘草 3 种、秦艽 4 种、海马 5 种、川贝母 6 种、石决明 6 种）；对有些资源紧缺的中药规定了几种常用的基原植物外，又附加同属植物近似种也可以入药。有的基原植物为同科不同属的中药如葶苈子，或不同科的中药如青黛、珍珠等。现有研究表明，来源不同基原植物的中药材，质量差异较大，例如《中国药典》收载的柴胡来源于伞形科植物柴胡（*Bupleurum Chinense* DC.）或狭叶柴胡（*Bupleurum scorzonerifolium* Willd）的干燥根，在全国另有多种柴胡属植物的根作柴胡药用。高效液相色谱法对国产 23 种 61 个样品柴胡中柴胡皂苷（saikosaponin）a、柴胡皂苷 c、柴胡皂苷 d 的测定结果表明，19 个产地的柴胡中柴胡皂苷 a、柴胡皂苷 c、柴胡皂苷 d之和在 0.62%~3.04%，两个产地的狭叶柴胡为 0.86%~0.91%。由此可见，品种对中药质量的影响不容忽视。

（二）栽培对药材质量的影响

中药材的生产主要有两种途径，即野生和

栽培（养殖）。我国目前许多药材的栽培主要靠药农分散种植，种植技术粗放，再加上盲目扩大种植范围，造成种质不佳，种质特性退化的情况较为严重。如牛膝的种质退化导致牛膝的根越种越小、黄芪的木化变异以及防风根的分枝变异等。另外，在栽培过程中滥施农药、除草剂，过量使用化肥，造成中药材中农药残留和重金属含量偏高，影响药材的安全性和有效性，已成为影响中药材质量的重要因素之一。因此，在科学研究的基础上，对中药材的生产过程进行科学的管理，是提高药材质量和保证药材质量稳定的基础与关键。

二、中药材的产地

（一）产地对药材质量的影响

产地是影响中药质量的重要因素之一。中药有效成分的形成和积累与其生长的自然条件有着密切的关系。《神农本草经》载："土地所出，真伪陈新，并各有法。"《本草经集注》指出："诸药所生，皆有境界。"还列出40多味药材的最佳生境。《新修本草》亦载："离其土，则质同而效异。"《本草纲目》云："性从地变，质与物迁。"这些传统理念都充分说明产地与药材质量的相关性。我国土地辽阔，同种药材会因产地不同（土壤、气候、光照、降雨、水质、生态环境的各异）引起药材质量上的差异。比如防风［防风 *Saposhnikovia divaricata*（Turcz）Schischk. 的干燥根］产于东北及内蒙古，引种到南方后，其药材常分枝，且木化程度增高，与原有的性状特征相差很大；葛根［野葛 *Pueraria lobata*（Willd）Ohwi 的干燥根］因产地不同成分变化幅度较大（5～6倍），葛根素的含量在1.04%～6.44%之间，总黄酮的含量在1.42%～7.88%之间；不同产地的甘草［甘草（*Glycyrrhiza uralensis* Fisch）的干燥根及根茎］，其甘草酸的含量在1.16%～6.11%之间，相差5倍之多。由此可见，产地直接影响中药质量的可控性，也会导致临床疗效的差异。因此，在建立种植基地时一定要选择该药材生长最适宜的地域，在传统的道地药材产区扩大生产，为此农业部制定并实施了《全国道地药材生产基地建设规划》。

（二）道地药材

1. 道地药材的定义　2017年7月1日起施行的《中华人民共和国中医药法》第二十三条规定：国家建立道地中药材评价体系，支持道地中药材品种选育，扶持道地中药材生产基地建设，加强道地中药材生产基地生态环境保护，鼓励采取地理标志产品保护等措施保护道地中药材。并对道地中药材给出了定义，是指经过中医临床长期应用优选出来的，产在特定地域，与其他地区所产同种中药材相比，品质和疗效更好，且质量稳定，具有较高知名度的中药材。《中国大百科全书·中国传统医学》卷作了如下定义："道地药材是指那些历史悠久，品种优良，产量宏丰，疗效显著，具有明显地域特色的中药材。"这一概念源于生产和中医临床实践，数千年来被无数的中医临床实践所证实，有着丰富的科学内涵。作为一个约定俗成的古代药物标准化的概念，道地药材是源于传统的一项辨别优质中药材质量的独具特色的综合标准，也是中药学中控制药材质量的一项独具特色的综合判别标准。

对"道地"的解释大致有两种。一是："道地"亦作"地道"，本指各地特产，后来演变成货真价实、质优可靠的代名词。二是："道"指按地区区域划分的名称，唐贞观元年，政府根据自然形势，把全国划分为关内、河内、河东、河北、山南、淮南、江南、陇石、剑南、岭南等十道，以后各朝沿用了此区域划分方法，只是"道"的数目有所改变。"地"指地理、地带、地形、地貌。在药名前多冠以地名，以示其道地产区。如西宁大黄、宁夏枸杞、川贝母、川芎、秦艽、辽五味子、关防风、怀地黄等。例外的情况是有少数药材，药名前所冠的地名不是指产地，而系指进口或集散地而言，如广木香，并非广东所产，而是从广东进口；西红花亦非西藏所产，而是从西藏进口，中国境内也有栽培。

2. 道地药材形成的原因

（1）特定的自然条件对道地药材形成的影响　目前认为，道地药材的形成，是由优良的物种基因决定了其品质的内在因素。从生态学的角度讲，长期的环境演变与同时期的空间异质决定了物种遗传基因，首先从遗传基因与环境相关性的角度研究道地性是解释道地性的基础。对“南药”广藿香不同产地间的叶绿体和核基因组的基因型与挥发油化学型的关系研究中发现，广藿香基因序列分化与其产地、所含挥发油化学变异类型呈良好的相关性，基因测序分析技术结合挥发油分析数据可作为广藿香道地性品质评价方法及物种鉴定的强有力工具。其次开展自然环境与道地药材相关性的研究。研究道地药材的自然环境包括地质环境、土壤环境、大气环境、水环境、群落环境等。通过对当归栽培土壤理化性质研究表明，甘肃岷县当归栽培土壤的物理性状、有机物质和矿物质元素含量综合因子最佳；对三七的水环境及大气环境研究结果表明，一月的降水量和年温差是影响三七总皂苷含量的关键因子，降水量影响三七体内黄酮含量的累积，而对总皂苷、多糖和三七素含量的累积有抑制作用；对黄连生长的地形地貌研究结果表明，同一时期生长在低海拔处的根茎质量和小檗碱含量高于高海拔处。

（2）植物内生菌、土壤微生物对道地药材形成的影响　植物内生菌（endophyte）是指那些在其生活史的一定阶段或全部阶段生活于健康植物的各种组织和器官内部的真菌或细菌。内生菌一方面作用于宿主植物次生代谢相关的基因表达，进而激活或增强宿主植物次生代谢相关酶的活力，促使宿主植物产生新的次生代谢产物或增强产生某些次生代谢产物的能力；另一方面影响植物的物质代谢，产生生理活性物质（生物碱、激素等）来改变植物的生理特性。例如采用离体共培养的方式研究四种内生真菌对金钗石斛无菌苗生长及其多糖和总生物碱含量的影响，研究结果表明，四种内生真菌都能提高金钗石斛中多糖的含量，其提高的量分别为153.4%、52.1%、18.5%、76.7%，而只有内生真菌MF23能使金钗石斛总生物碱含量提高18.3%。

土壤中的微生物是土壤的重要组成部分，其分解有机物质，释放出各种营养元素，既营养自己，也营养植物。同时，植物根系分泌物对土壤微生物有重要影响，有些植物的根系分泌物能促进某一类或几类微生物数量的增加；相反，有些植物根系分泌物却不利于微生物的生长，甚至产生抑制效果。

（3）栽培与加工对道地药材形成的影响　药材的栽培对于道地药材的形成起到至关重要的作用，许多道地药材系栽培品种。①药材物种存在遗传多样性，同种药材具有丰富的种质资源供选择；②人工方法进行定向的育种；③选择适宜的土壤及生态气候条件，有利于有效物质的积累；④规范精细的栽培耕作技术及合适的采收、加工方法，一旦新的优质品种形成，就用合适的方法将种质固定保存下来。如人参优质品种大马牙，地黄的金状元、小黑英、85-5等品种。很多道地药材就地取材，野生种变家种的引种、试种为道地药材的形成创造了条件，如浙江鄞县（现宁波市鄞州区）的贝母，安徽亳县（现亳州市）的菊花，河南怀庆府（现沁阳市）的地黄等均已有数百年栽培历史，成为优质道地药材，并积累了较成熟的栽培技术。独特、优良的加工技术是道地药材道地性的保证。在道地药材产区形成过程中，积累了大量的加工技术和经验，形成药材的道地性优势。例如：附子的加工，通过用胆巴水浸泡，然后煮沸、水漂、染色等步骤制成盐附子、黑顺片、白附片等品种，制成的加工品毒性低、品质优、临床疗效好。

3. 常用的道地药材及产区　目前，我国常用中药材600多种，其中300多种已实现人工种养，种植面积达到3300多万亩，初步形成了四大怀药、浙八味、川药、关药、秦药等一批产品质量好、美誉度高的道地药材优势产区，道地药材种植已成为偏远山区的特色产业和农民收入的重要来源。在贫困地区，打造“企业+合作社+农户”的道地药材种植精准扶贫模式，助力打赢了脱贫攻坚战，在乡村振兴战略中也将发挥重要作用。当前，我国已成为世界上规模最大、品种种类最多、生产体系最完整的中药材生产大国。据统计，我国现在比较公认的道地药材约有200多种。道地药材的区划，根据不同的研究目的有不同的划分方法，按照我国地形地貌的自然特点和民族医药体系的中心来划分道地药材产区的方法，可将我国划分为15个药材区，现择要介绍如下。

(1) 川药　主要起源于巴、蜀古国，现指产于四川、重庆的道地药材。如川贝母、川芎、黄连、附子、川乌、麦冬、丹参、干姜、郁金、姜黄、白芷、半夏、天麻、川牛膝、川楝子、川楝皮、花椒、乌梅、黄柏、厚朴、金钱草、青蒿、五倍子、冬虫夏草、银耳、麝香等。

(2) 广药　主要指南岭以南，广东、广西和海南所产的道地药材。如砂仁、广藿香、穿心莲、广金钱草、粉防己、槟榔、益智、肉桂、苏木、巴戟天、高良姜、八角茴香、胡椒、荜茇、胖大海、马钱子、罗汉果、陈皮、青蒿、石斛、钩藤、蛤蚧、金钱白花蛇、海龙、海马、地龙等。

(3) 云药　主要指产于云南的道地药材。如三七、木香、重楼、茯苓、萝芙木、诃子、草果、金鸡纳、儿茶等。

(4) 贵药　主要指产于贵州的道地药材。如天冬、天麻、黄精、白及、杜仲、吴茱萸、五倍子、朱砂等。

(5) 怀药　取义源自四大怀药，现引申为河南所产的道地药材。如怀地黄、怀牛膝、怀山药、怀菊花、天花粉、瓜蒌、白芷、辛夷、红花、金银花、山茱萸、全蝎等。

(6) 南药　指长江以南，南岭以北地区（湘、赣、闽、台的全部或大部分地区）所产的道地药材。如百部、白前、威灵仙、徐长卿、泽泻、蛇床子、枳实、枳壳、莲子、紫苏、车前、香薷、僵蚕、雄黄等。

(7) 浙药　取义为“浙八味”等浙江所产的道地药材，如浙贝母、白术、延胡索、山茱萸、玄参、杭白芍、杭菊花、麦冬、温郁金、莪术、栀子、乌梅、乌梢蛇、蜈蚣等。

(8) 淮药　指淮河流域以及长江中下游地区（鄂、皖、苏三省）所产的道地药材，如半夏、葛根、苍术、射干、续断、薄荷、芡实、南沙参、太子参、茅苍术、明党参、天南星、牡丹皮、木瓜、银杏、艾叶、龟甲、鳖甲、蟾酥、斑蝥、蜈蚣、蕲蛇、石膏等。

(9) 北药　是指河北、山东、山西以及陕西北部所产的道地药材。如党参、柴胡、白芷、北沙参、板蓝根、大青叶、青黛、黄芩、香附、知母、山楂、连翘、酸枣仁、桃仁、薏苡仁、小茴香、大枣、香加皮、阿胶、全蝎、土鳖虫、滑石、赭石等。

(10) 秦药　指古秦国，现陕西及其周边地区所产的道地药材。地理范围为秦岭以北、西安以西至“丝绸之路”中段毗邻地区，以及黄河上游的部分地区。如大黄、当归、秦艽、羌活、银柴胡、枸杞子、南五味子、党参、槐米、槐角、茵陈、秦皮、猪苓等。

(11) 关药　是指山海关以北、东北三省以及内蒙古自治区东北部地区所产的道地药材。如人参、细辛、防风、五味子、关黄柏、龙胆、赤芍、平贝母、升麻、桔梗、牛蒡子、灵芝、鹿茸、鹿角、哈蟆油等。

(12) 蒙药　是指内蒙古自治区中西部地区所产的道地药材，也包括蒙古族聚居地区蒙医所使用的药物。如锁阳、黄芪、甘草、麻黄、赤芍、肉苁蓉、淫羊藿、金莲花、郁李仁、苦杏仁、刺蒺藜、冬葵果等。

(13) 藏药　是指青藏高原所产的道地药材，也包括藏族聚居地区藏医所使用的药材。如甘松、胡黄连、藏木香、藏菖蒲、藏茴香、雪莲花、余甘子、广枣、波棱瓜子、毛诃子、木棉花、翼首草、冬虫夏草、麝香、硼砂等。

(14) 维药　指新疆维吾尔自治区所产的道地药材，也包括维吾尔族聚居地区维医所使用的药物。如雪莲花、伊贝母、阿魏、紫草、甘草、锁阳、肉苁蓉、孜然、罗布麻等。

(15) 海药　主要指沿海大陆架、中国海岛及河湖水网所产的道地药材。如珍珠、珍珠母、石决明、海螵蛸、牡蛎、海龙、海马等。

三、中药材的采收

（一）采收对药材质量的影响

中药材质量的优劣，当前主要以其所含有效成分的多少作为评价指标。有效成分数量的多少除取决于药用植物品种、药用部位、产地、生产技术外，药材的采收年限、季节、时间、方法等也直接影响药材的质量、产量和收获率，尤其是采收期。

1. 采收期对药材质量的影响　不同中药原植物、原动物内在质量巅峰时间不同。如槐花在花蕾期芦丁的含量最高可达28%，如已开花，则芦丁含量急剧下降；甘草在生长初期甘草甜素的含量为6.5%，开花前期为10.5%，开花盛期为4.5%，生长末期为3.5%。中药材的适时采收是生产优质药材的重要环节。对此，历代本草早有记载，如《本草经集注》载："其根物多以二月八月采者，谓春初津润始萌，未充枝叶，势力淳浓也。至秋枝叶干枯，津润归流于下也。大抵春宁宜早，秋宁宜晚，花、实、茎、叶，各随其成熟尔。"李杲谓："凡诸草、木、昆虫，产之有地；根、叶、花、实，采之有时。失其地，则性味少异；失其时，则气味不全。"所以中药材的合理采收，对保证药材优质高产，保护和扩大药源以及中药资源的可持续利用具有重要意义。

2. 药材适宜采收期的确定　确定中药的适宜采收期，必须把有效成分的积累动态与药用部分的产量变化等因素结合起来考虑。一般以药材质量的最优化和产量的最大化为原则，而这两个指标有时是不一致的，所以必须根据具体情况来确定。中药材适宜采收期确定的一般原则：①双峰期，即有效成分含量高峰期与产量高峰期基本一致时，共同的高峰期即为适宜采收期。许多根及根茎类中药，在秋冬季节地上部分枯萎后和春初植物发芽前或刚露苗时，既是有效成分高峰期，又是产量高峰期，这个时期就是最适宜采收期。如莪术、郁金、姜黄、天花粉、山药等。②当有效成分的含量有一显著的高峰期，而药用部分的产量变化不大时，此含量高峰期，即为适宜采收期。如三颗针的根在营养期与开花期小檗碱含量差异不大，但在落果期小檗碱含量增加1倍以上，故三颗针根的适宜采收期应是落果期。③有效成分含量无显著变化，药材产量的高峰期应为最适宜采收期。如牡丹皮5年生者含丹皮酚最高为3.71%，3年生者为3.20%，两者的含量差异并不显著，且3年生者少2年生长期，故以3年生者为最佳采收年限。④有效成分含量高峰期与产量不一致时，有效成分总含量最高时期即为适宜采收期。如人参，对吉林抚松栽培的不同年限人参的皂苷含量测定结果表明，皂苷的积累是随人参栽培年限的增加而逐渐增加，至4年生含量达到最高（4.8%），以后两年增加较慢或略有下降，6年生者在秋季药材产量和人参皂苷总含量均较高，故栽培人参应以6年生者秋季为适宜采收期。对多年生药用植物适宜采收期生长年限的选择，应根据有效成分含量高峰期，兼顾产量高峰期，经综合分析来确定。某些全草类药材，有效成分存在于各种器官中，而各器官中物质的积累在不同的发育阶段又各不相同。所以，单凭一种器官中有效成分的积累，动态确定合理的采收期是不可行的。⑤有些药材，除含有效成分外，尚含有毒成分，在确定适宜采收期时应以药效成分总含量最高、毒性成分含量最低时采集为宜。

（二）植物类药材、动物类药材、矿物类药材的采收原则

利用传统的采药经验，根据各种药用部位的生长特点，分别掌握合理的采收季节是十分必要的。在采收中药时要注意保护野生药源，计划采药，合理采挖。凡用地上部分者要留根，凡用地下部分者要采大留小，采密留稀，合理轮采；轮采地要分区封山育药。动物药类，如以锯茸代砍茸、活麝取香等都是保护野生动物的有效办法。

1. 植物类药材　药用部位不同，采收时间也不同。

（1）根及根茎类药材　一般在秋、冬两季植物地上部分将枯萎时及春初发芽前或刚露苗时采收，此时根或根茎中贮藏的营养物质最为丰富，通常所含有效成分也比较高，如牛膝、党参、黄连、大黄、防风等。但也有例外，有些中药由于植株枯萎时间较早，即在夏季及时采收，如浙贝母、延胡索、半夏、太子参等；而明党参则在春季采收较好。

（2）茎木类药材　一般在秋、冬两季采收，此时有效物质积累丰富，如大血藤、鸡血藤、首乌藤、忍冬藤等藤茎类。而木类药材全年均可采收，如苏木、降香、沉香等。

（3）皮类药材　一般在春末夏初采收，此时树皮养分及液汁增多，形成层细胞分裂较快，皮部和木部容易剥离，伤口较易愈合，如黄柏、厚朴、秦皮等。少数皮类药材于秋、冬两季采收，此时有效成分含量较高，如川楝皮、肉桂等。根皮通常在挖根后剥取，或趁鲜抽去木心，

如牡丹皮、五加皮等。

采皮时可用环状、半环状、条状剥取或砍树剥皮等方法。如杜仲、黄柏采用的“环剥技术”，即在一定的时间、温度和湿度条件下，将离地面15～20cm处向上至分枝处的树皮全部环剥下来，剥皮处用塑料薄膜包裹，不久便长出新皮，一般3年左右可恢复。

（4）叶类药材　多在植物光合作用旺盛期，开花前或果实成熟前采收，如艾叶、臭梧桐叶等。少数药材宜在秋、冬时节采收，如桑叶等。

（5）花类药材　一般不宜在花完全盛开后采收，开放过久几近衰败的花朵，不仅药材的颜色和气味不佳，而且有效成分的含量也会显著减少。花类中药在含苞待放时采收的如金银花、辛夷、丁香、槐米等；在花初开时采收的如洋金花等；在花盛开时采收的如菊花、西红花等；红花则要求花冠由黄变红时采摘。对花期较长，花朵陆续开放的植物，应分批采摘，以保证质量。有些中药如蒲黄、松花粉等不宜迟收，过期则花粉自然脱落，影响产量。

（6）果实及种子类药材　一般果实多在自然成熟时采收，如瓜蒌、栀子、山楂等；有的在成熟经霜后采摘为佳，如山茱萸经霜变红，川楝子经霜变黄；有的采收未成熟的幼果，如枳实、青皮等。若果实成熟期不一致，要随熟随采，过早肉薄产量低，过迟肉松泡，影响质量，如木瓜等。种子类药材需在果实成熟时采收，如牵牛子、决明子、芥子等。

（7）全草类药材　多在植物充分生长，茎叶茂盛时采割，如青蒿、穿心莲、淡竹叶等；有的则在花期采收，如薄荷、益母草、荆芥、香薷等。全草类中药采收时大多割取地上部分，少数连根挖取全株药用，如金钱草、蒲公英等。茵陈有两个采收时间，春季幼苗高6～10cm时或秋季花蕾长成时。春季采的习称“绵茵陈”，秋季采的习称“花茵陈”。

（8）藻、菌、地衣类药材　不同的药用部位，采收情况不同。如茯苓在立秋后采收质量较好；马勃宜在子实体刚成熟时采收，过迟则孢子散落；冬虫夏草在夏初子座出土孢子未发散时采挖；海藻在夏、秋两季采捞。

2. 动物药类药材　动物药因不同的种类和不同的药用部位，采收时间各不相同。大多数均可全年采收，如龟甲、鳖甲、五灵脂、穿山甲、海龙、海马。昆虫类药材，必须掌握其孵化发育活动季节。以卵鞘入药的，如桑螵蛸，应在3月中旬前收集，过时虫卵孵化成虫则影响药效。以成虫入药的，均应在活动期捕捉，如土鳖虫等。有翅昆虫，可在清晨露水未干时捕捉，以防逃飞，如红娘子、青娘子、斑蝥等。两栖类动物、爬行类动物宜在春、秋两季捕捉采收，如蟾酥、各种蛇类药材；亦有霜降期捕捉采收的，如哈蟆油。脊椎动物类全年均可采收，如龟甲、牛黄等；但鹿茸需在清明后45～60天锯取，过时则骨化为角。

3. 矿物药类药材　没有季节限制，全年可挖。矿物药大多结合开矿采掘，如石膏、滑石、雄黄、自然铜等；有的在开山掘地或水利工程中获得动物化石类中药，如龙骨、龙齿等。有些矿物药系经人工冶炼或升华方法制得，如轻粉、红粉等。

（三）药材采收的注意事项

1. 采收的机具　采收机械、器具应保持清洁、无污染，存放在无虫鼠害和禽畜的干燥场所。同时，应根据药材的性质，选择适宜的机具进行采收。

2. 综合利用　不少中药材除传统的药用部位外，其他部位也含有相同的成分，有的含量还比较高，为充分利用资源，应开展综合利用。

3. 保护野生药材资源　物种一旦灭绝，就不能再生；一个物种的消失，将导致15～30个物种的危机。为了保证中药资源的可持续利用，要坚持：①按需采药：防止过量采挖造成资源的浪费和生态的破坏，不少中药材久贮易失效，应防止因积压造成的浪费。采收时采大留小，采密留稀，分期采集，合理轮采，只用地上部分的要注意留根，以利资源的再生。②轮采、野生抚育和封育：为保护中药的生物多样性，保持生态平衡，在中药材资源的天然生长地，因地制宜地实行野生抚育、轮采、采育结合，封山育苗，以利生物的繁衍，保持物种的种源与资源更新，中药材野生抚育将野生药材采集与家种药材栽培有机结合。

四、中药材的产地加工

（一）产地加工的目的

中药材采收后，要经过产地加工，其目的如下。

1. 除去杂质及非药用部位，保证药材的纯净度。

2. 按《中国药典》的规定进行加工或修制，使药材尽快灭活，干燥，保证药材质量。对需要鲜用的药材进行保鲜处理，防止霉烂、变质。常用鲜药有生姜、鲜鱼腥草、鲜石斛等。

3. 降低或消除药材的毒性或刺激性，保证用药安全。有的药材毒性很大，通过浸、漂、蒸、煮等加工方法可以降低毒性，如附子等。有的药材表面有大量的毛状物，如不清除，服用时可能刺激口腔和咽喉黏膜，引起发炎或咳嗽，如狗脊、枇杷叶等。

4. 有利于药材商品规格标准化。通过加工分等级，对药材制定等级规格标准，使商品规格标准化，有利于药材的国内外交流与贸易。

5. 有利于包装、运输与贮藏。经过产地加工，应使药材形状符合商品要求，色泽好，香气散失少，有效成分含量高，水分含量适度，纯净度高，保证药材的质量和用药的安全。

（二）常用的产地加工方法

1. 拣、洗 将采收的新鲜药材除去泥沙杂质和非药用部分。但具芳香气味的药材一般不用水洗，如薄荷、细辛、木香等。鲜用药材洗后晾干，进行保鲜处理。

2. 切片 较大的根及根茎类、坚硬的藤木类和肉质的果实类药材有的趁鲜切成块、片，以利于干燥。如大黄、鸡血藤、木瓜。但对具挥发性成分和有效成分易氧化的则不宜切成薄片干燥，如当归、川芎等。

3. 蒸、煮、烫 含浆汁、淀粉或糖分多的药材，用一般方法不易干燥，需先经蒸、煮或烫的处理，则易干燥，同时使一些药材中的酶失去活力，不致分解药材的有效成分。但加热时间的长短不等，视药材的性质而定，如天麻、红参蒸至透心，白芍煮至透心，太子参置沸水中略烫。有些动物药，如桑螵蛸、五倍子蒸至杀死虫卵或蚜虫。

4. 搓揉 有些药材在干燥过程中皮、肉易分离而使药材质地松泡，在干燥过程中要时时搓揉，使皮、肉紧贴，达到油润、饱满、柔软或半透明等目的。如玉竹等。

5. 发汗 有些药材在加工过程中为了促使变色，增强气味或减小刺激性，有利于干燥，常将药材堆积放置，使其发热、“回潮”，内部水分向外挥散，这种方法称为“发汗”，如厚朴、杜仲、玄参、续断、茯苓等。

6. 干燥 除少数药材，如石斛、鱼腥草、地黄、益母草等，有时要求鲜用外，大多数药材经加工后均应及时干燥。干燥的目的是除去新鲜药材中的大量水分，避免发霉、变色、虫蛀以及有效成分的分解和破坏，保证药材质量，利于贮藏。

《中国药典》规定药材产地加工的干燥方法如下。

（1）烘干、晒干、阴干均可的，用“干燥”表示。

（2）不宜用较高温度烘干的，则用“晒干”或“低温干燥”（一般不超过60℃）表示。

（3）烘干、晒干均不适宜的，用“阴干”或“晾干”表示。

（4）少数药材需要短时间干燥，则用“暴晒”或“及时干燥”表示。

近年来常使用的还有远红外加热干燥、微波干燥、冷冻干燥等新方法干燥药材。

第二节 中药饮片的净制和切制

一、净制

净制是中药材在切制、炮炙或调配、制剂前，选取规定的药用部分，除去非药用部位、杂质、霉变品、虫蛀品等，使其达到规定的净度标准的操作。也称为净选加工。净制是中药炮制的第一道工序，是中药材制成饮片前必经的基础工作。药用植物、动物和矿物等经产地加工后的制成品是中药材，中药材经净制后的制成品为符合入药要求的药物，少数可直接作为中药饮片入药，多数需进一步切制或炮炙后，再作为饮片入药，饮片是直接供中医临床或制剂生产使用的药品。

（一）净制的目的

净制的主要目的如下：除去泥沙杂质及虫蛀霉变品；进行大小分档，便于进一步软化、切制和炮炙，使其均匀一致；分离不同药用部位，使不同药用部位各自发挥更好药效，如麻黄根和麻黄茎；除去非药用部位，保证用药剂量准确或减少服用时的副作用，如去粗皮、去核等。

（二）清除杂质的方法及适用的品种

清除杂质的同时也要进行大小分档、清除非药用部位和分离不同药用部位。根据操作方法的不同，清除杂质分为挑选、筛选、风选、水选和磁选等。

1. 挑选　除去缠绕、夹杂在药材中的杂物、杂质和非药用部位，如核、柄、梗、骨、壳等；或变质失效的部分；或虫蛀、霉变、走油等变异部分；并将药材按照大小、粗细、长短、厚薄、软硬、颜色等不同档次分类挑选，使药材洁净，利于进一步加工处理。

2. 筛选　根据药材和杂质体积大小不同，选用不同规格的筛或箩，筛除药材中的砂石、杂质，使其洁净；或利用不同孔径的筛分离药材大小和粉末粗细，使得大小规格趋于一致，药材的形状、大小不等，需用不同孔径的筛子进行筛选，如延胡索、浙贝母、半夏等。也通过筛选除去麦麸、土粉、蛤粉、滑石粉、河砂等炮制时所用的辅料。

3. 风选　根据药材和杂质重量的不同，利用风力，将药材中的杂质和叶、果柄、花梗、干瘪之物等非药用部位除去。

4. 水选　采用水洗或浸漂，除去药材中杂质和非药用部位。有些药物常附着泥沙、盐分或其他不洁之物，用筛选、风选等方法难以除去，可采用水洗或浸漂的方法以使药物洁净。如果实类药材乌梅、山楂、山茱萸、大枣等，质地较轻的带有泥沙的虫类药材如土鳖虫、蛇蜕等；来源于海洋带有盐分的药材如海带、昆布、海藻等，均采用水漂洗的方法除去泥沙和盐分。水选操作时应注意掌握时间，勿使药物在水中浸漂过久，以免水溶性有效成分流失，损失药效；并注意及时干燥，防止发霉和变质。

5. 磁选　利用强磁性材料吸附混合在药材中的磁性杂物，将药材与磁性杂质进行分离。磁选可除去药材或饮片中的铁屑、部分含有原磁体的砂石等杂物；除去药材中的铁丝等金属杂物，保护切制、粉碎等炮制机械和人身安全。

（三）去除非药用部位或分离不同药用部位的方法及适用的品种

凡供切制、炮炙或调剂、制剂用的中药饮片，均应清除非药用部位，分离不同的药用部位，使用净药。

通过去除非药用部位，选取需要入药的部位，可以使得临床用药准确，符合剂量要求，提高药物的临床疗效，便于调剂制剂，降低毒副作用。按净制要求主要可分为去根、去茎、去皮壳、去毛、去心、去芦、去核、去瓤、去枝梗、去头尾足翅、去残肉等。

1. 去残根　以茎或地上部分，或以根茎为入药部位的药材，须除去非药用部位的残根，一般指除去主根、支根、须根等非药用部位。以茎入药的，如石斛、麻黄等；以地上部分入药的，如荆芥、广藿香、薄荷、马齿苋、马鞭草、泽兰、茵陈、益母草、瞿麦等；以根茎入药的，如黄连、干姜、升麻、芦根、藕节、重楼、香附等。

2. 去残茎　以根、根茎为入药部位的药材，须除去非药用部位的残茎及地上部分。如当归、白芷、地榆、党参、前胡、百部、木香、黄芩、威灵仙、续断、防风、柴胡、银柴胡、麻黄根、射干、细辛等均需除去残茎、地上部分及须根等；以草质茎、地上部分、全草入药的药材，应将其中的木质茎、老茎、粗茎除去，如麻黄、薄荷、茵陈等。

3. 去皮壳　是指去除皮类药材的栓皮，根、根茎、块茎或鳞茎类药材的外皮，茎木类药材的粗皮，以及果实、种子类药材的果皮或种皮等非药用部位。如杜仲、关黄柏、黄柏、厚朴、肉桂、苦楝皮、桑白皮、椿皮等皮类中药，外表面粗糙的栓皮易附有苔藓、泥沙及其他不洁之物，且栓皮有效成分含量甚微，若不去除会影响调配剂量，加工时须刮净栓皮。

根、根茎、块茎或鳞茎类中药一般多在产

地趁鲜去皮。如三棱、大黄、山药、千年健、天南星、天花粉、白及、白附子、半夏、粉葛、浙贝母等均需刮净或撞去外皮；天冬、北沙参、白芍等置沸水中煮或蒸后，除去外皮。

果实类中药如益智仁、鸦胆子、生巴豆等需去壳取仁。种子类中药去皮壳的方法因中药的不同而异，如白果、芡实、核桃仁、娑罗子、郁李仁等，需去壳取仁；薏苡仁、柏子仁等常用碾、擦法去皮；苦杏仁、桃仁等可用焯法去皮。

4. 去心 是指去除根皮类药材的木质部或种子的胚根、胚芽及幼叶等非药用部位。需要去心的药材有巴戟天、五加皮、白鲜皮、地骨皮、牡丹皮、香加皮、桑白皮等。巴戟天按蒸法蒸透后，趁热抽去木心得到巴戟肉。其余根皮类药材，通常在产地趁鲜剥取根皮，去除木心。

5. 去毛 药材表面或内部的绒毛、鳞片、硬刺、根类药材的须根以及动物类药材的茸毛等具刺激咽喉等副作用，故须除去。如骨碎补等根茎类中药表面生有茸毛（鳞片），可先用砂烫法将毛烫焦，再撞净、筛除；鹿茸，加工时先用火燎去茸毛，再将其表面刮净。部分叶类药材如枇杷叶下表面密被绒毛，可在产地采摘后趁鲜用棕刷刷去绒毛。金樱子内部生有淡黄色绒毛，一般在产地趁鲜纵剖二瓣，用刀挖净毛、核。或者将干燥后的金樱子略浸、润透，纵切二瓣，除去毛、核，干燥。

6. 去核 山茱萸、诃子、龙眼肉等中药，由于有效成分主要分布在果肉（或假种皮）部分，核不仅有效成分含量较低，而且在药材中所占比例较大，故须去核（或种子）取肉（或假种皮）。山茱萸的熊果酸主要存在于果肉中，果核中含量为果肉的 1/6，因此，《中国药典》规定山萸肉含果核等杂质不得过 3%。山茱萸多在产地挤压去核；若去核未净者，可洗净润软或蒸后将核剥去，晒干。诃子为收涩药，其果核占果实总重的 50% 以上，鞣质含量仅为 4% 左右，而果肉中鞣质的含量约为 26%，表明诃子核为非药用部位，必须去除。

7. 去瓤 果实类中药，须去瓤用于临床。去瓤的主要目的在于除去药材中的质次部位以纯净药材，使用量准确，便于贮存，免除胀气等副作用。《本草蒙筌》曰："去瓤免胀。"需去瓤的药材有枳壳、化橘红、瓜蒌皮等。

8. 去枝梗 去枝梗是指除去某些茎、叶、花、果实类药材中夹杂的老茎枝、叶柄、花蒂、果柄等非药用部位，以使药材纯净，饮片用量准确。如桑叶、侧柏叶、荷叶、辛夷、旋覆花、款冬花、槐花、五味子、花椒、连翘、槐角、女贞子、淫羊藿等。

9. 去头尾足翅 部分动物类或昆虫类中药，需要去头、鳞或去足、翅后使用。其目的是除去非药用部位或有毒部位。如乌梢蛇、蕲蛇等去头及鳞片。蛤蚧除去头、足及鳞片。斑蝥等去头、足、翅。

10. 去残肉 某些动物类药材，需要去残肉、筋膜、骨塞后使用，以纯净药材。如龟甲、鳖甲、珍珠母、牡蛎、蛤壳等，均需除去残肉、筋膜。

有些中药部位不同，其功效也不同，应分离不同药用部位分别入药。如麻黄，麻黄茎发汗，麻黄根止汗。莲子，莲子心（胚芽）能清心热，除烦；莲子肉能补脾涩精。花椒（果皮）温中止痛，杀虫止痒；椒目（种子）行水平喘。白扁豆长于健脾化湿，扁豆衣偏于祛暑化湿。茯苓可分成茯苓皮、茯苓块和茯神，其中茯苓皮利水消肿；茯苓块利水渗湿，健脾宁心；茯神宁心安神等。药材不同的药用部位其临床功效不同，需按临床用药的要求进行分离。分离不同药用部位时也需注意上述净制方法的使用。

二、切制

将净选后的药材进行软化，切成一定规格的片、丝、段、块等的炮制工艺，称为饮片切制。除少部分的果实、种子类、体积较小的块茎类药物经过净制后可直接成为生饮片外，绝大部分中药均需通过饮片切制的炮制工艺制备成生饮片，才可入药或进一步"炮炙"制成熟饮片。

（一）切制的目的

饮片切制的主要目的如下：①便于有效成分煎出：饮片切制后与溶媒的接触面增大，可提高药效成分的煎出率，并避免药材细粉在煎煮过程中出现糊化、粘锅等现象，显示出饮片"细而不粉"的特色。②利于炮炙：药材切制成饮片后，大小、厚薄均一，便于在炮炙时控制火候，使药物受热均匀，也利于药物与各种辅料的均匀接触和吸收，提高炮炙效果。③利于调配和制剂：药材切制成饮片后，方便临床处方的调剂；利于中成药生产中的浸提、粉碎等处理。④利于贮存：药物切制、干燥后，含水量下降，减少了霉变、虫蛀等因素而利于贮存。⑤便于鉴别：部分断面特征明显的中药，切制成一定的片型后，更易显示断面特征，利于鉴别。如大黄切片后显露出星点状的异型维管束，何首乌横切后易见云锦状的异型维管束等。

（二）常用的水处理软化方法及适用的品种

除了部分药材已在产地趁鲜切制成饮片外，大部分干燥的药材切制成饮片时必须经过软化处理。药材的软化是指药材遇水后吸收水分，增加柔软性，降低硬度，从而便于切制。动、植物类药材几乎都含有蛋白质、淀粉、纤维素等大量亲水性物质，是药材能够被水软化的必要条件。药材的软化途径包括用一般水处理、加热蒸煮和气相置换等。

药材软化的要求是“软硬适度”“药透水尽”“避免伤水”。“软硬适度”是指药材软化后的硬度应达到适合切制要求。“药透水尽”是指药材进行软化处理时，加入一定量的清水或液体辅料，待药材软化到需要的程度时，所加液体全部被药材吸尽。“避免伤水”是防止药材在水处理时吸收过多水分，以免进一步切制时难以达到要求，同时造成药物内部化学成分的流失，药效降低，而影响临床疗效。

常用的水处理软化方法具体如下。

1. 淋法　气味芳香、质地疏松的全草类、叶类、果皮类和有效成分易随水流失的药材，用清水喷淋或浇淋的方法，如薄荷、荆芥、枇杷叶、陈皮等。

2. 淘洗法　质地松软、水分易渗入、有效成分易溶于水及芳香的药材，用清水洗涤或快速洗涤药物的方法，如五加皮、瓜蒌皮等。

3. 泡法　质地坚硬、水分较难渗入的药材，将其用清水浸泡一定时间，使其吸入适量水分的方法。操作时，先将药材洗净，再注入清水至淹没药材，放置一定时间，视药材的质地、大小、季节和水温等灵活掌握，中间不换水，一般浸泡至一定程度，捞起，润软，再切制。适用的药材如三棱、山药、川乌、川芎、木香、防己、何首乌、泽泻等。

体积粗大、质地坚实者，泡的时间宜长；体积细小，质轻者，泡的时间宜短。春、冬季节浸泡的时间宜长；夏、秋季节浸泡的时间相对宜短。质轻、遇水漂浮的药材，在浸泡时，要压重物，使其泡入水中。本着“少泡多润”的原则，以软硬适度便于切制为准。

4. 漂法　是指将药材用多量水，多次漂洗的方法，漂去有毒成分、盐分及腥臭异味。古代常用长流水漂。本法适用于毒性药材、带盐分的药材及具腥臭气味的药材，如川乌、肉苁蓉、昆布、海藻等。漂的时间根据药材的质地、季节、水温灵活掌握，以去除其刺激性、咸味及腥臭气味为度。

5. 润法　是指将药材或经泡、洗、淋过的药材，用适当器具盛装，或堆积于润药台上，以湿物遮盖，或继续喷洒适量清水，保持湿润状态，使药材外部的水分徐徐渗透到药物组织内部，达到内外湿度一致，利于切制。适用于有效成分易溶于水的药材或质地较坚硬的药材。润药是关键，润法得当，既保证质量，又可减少有效成分损耗，有“七分润工，三分切工”之说。润法的优点一是药效成分损失少，二是饮片颜色鲜艳，三是水分均匀，饮片平坦整齐。很少有炸心、翘片、掉边、碎片等现象。

润法应注意：润法时间长短应视药物质地和季节而定，如质地坚硬的需浸润 3～4 天或 10 天以上；质地较软的 1～2 天即可。夏、秋季节宜短，冬、春季节宜长。质地特别坚硬的药物，一次不易润透，需反复闷润才能软化，如大黄、何首乌、泽泻、槟榔等；夏季润药，由于环境温度高，要防止药物霉变，对含淀粉多的药物，如山药、天花粉等，要防止发黏、变红、发霉、变味现象出现。一经发现，要立即以清水快速洗涤，晾晒后再适当闷润。

6. 其他软化方法　有些不适宜采用常规水处理软化的药材，还可采用蒸润、蒸汽喷雾润、气相置换以及加压或减压等方法。如黄芩要蒸润后切片，使其断面呈现黄色，保证药效；木瓜蒸后呈棕红色，趁热切片；鹿茸刮去茸毛，加酒稍润，置高压锅脐上喷汽趁热切片，边蒸边切，既保证质量又利于切片。

（三）药材软化程度检查方法及适用的品种

药材在水处理过程中，要检查其软化程度是否符合切制要求，习惯称“看水性”或“看水头”。常用检查药材软化程度的方法如下。

1. 弯曲法 适用于长条状药材。药材软化后握于手中，拇指向外推，其余四指向内缩，以药材略弯曲，不易折断为宜，如白芍、山药、木通、木香等。

2. 指掐法 适用于团块状药材。以手指甲能掐入软化后药材的表面为宜，如白术、白芷、天花粉、泽泻等。

3. 穿刺法 适用于粗大块状药材。以铁钎能刺穿药材而无硬心感为宜，如大黄、虎杖等。

4. 手捏法 适用于不规则的根与根茎类的药材。软化后以手捏粗的一端，感觉其较柔软为宜，如当归、独活等；有些块根、果实、菌类药材，需润至手握无响声及无坚硬感为宜，如黄芩、延胡索、枳实、雷丸等。

5. 刀切或折断法 适用于团块状、长条型及不规则的根与根茎类的药材。用刀直接切断或用手折断，中间应无干心。如大黄、白术、川芎等。

（四）常见的饮片类型、规格及适用的品种

饮片的类型，是指根据药材的自然特点（质地、形态），结合各种不同需要（炮制、鉴别）和临床用药要求，将药材切制成不同形状以及大小厚薄规格不一的类别。常见的饮片类型和规格如下。

1. 片 片按照厚度可分为极薄片、薄片、厚片。极薄片的厚度要求为0.5mm以下；薄片的厚度要求为1~2mm；厚片的厚度要求为2~4mm。根据药材质地，一般质疏松宜厚，质密坚宜薄。质地极其致密坚实的木质类、动物骨和角类药材，宜切极薄片，如羚羊角、鹿角、降香等。质地致密、坚实者，宜切薄片，如乌药、槟榔、当归、白芍、三棱等。质地松泡、粉性大者，宜切厚片，如山药、天花粉、茯苓、甘草、黄芪、南沙参等。

按照片型可分为顶片、斜片、直片。为了突出鉴别特征，或为了饮片外形的美观，或为了方便切制操作，视不同情况选择，直片如白术、天麻、附子等。斜片如桂枝、桑枝等。

2. 丝 丝分为细丝和宽丝。细丝为2~3mm，适宜皮类、叶类和较薄果皮类药材，如黄柏、厚朴、秦皮、陈皮等切细丝。宽丝为5~10mm，如枇杷叶、淫羊藿、冬瓜皮、瓜蒌皮等切宽丝。

3. 段 段分为长段和短段，短段为5~10mm，长段为10~15mm。切成段一般适宜全草类和形态细长，内含成分易于煎出的药材，如薄荷、瞿麦、半枝莲、荆芥、香薷、益母草、麻黄、忍冬藤、党参、大蓟、小蓟等。

4. 块 块又称为丁，为边长8~12mm的方块，如阿胶丁。

5. 颗粒 一般为粗粉至直径1cm左右的块片及颗粒。适宜矿物类、贝壳类药材。

6. 粉末 大多粉碎成细粉，用于直接口服。如三七粉。

（五）饮片的切制、干燥方法及适用的品种

1. 饮片的切制 在不影响药效，便于调配、制剂的前提下，饮片切制基本上采用机械化生产，并逐步向联动化生产过渡。目前，全国各地生产的切药机种类较多，如往复式切药机（剁刀式切药机）、旋转式切药机、多功能中药切药机、多功能斜片切药机等，基本特点是生产能力大，速度快，节约时间，减轻劳动强度，提高生产效率。

由于机器切制还不能满足某些饮片类型的切制要求，故在某些环节手工切制仍在使用。操作时，将软化好的药物，整理成把（俗称“把活”）或单个（俗称“个活”）置于刀床上，用手或特别的压板向刀口推进，然后按下刀片，切成饮片。饮片的厚薄长短，以推进距离控制。手工切制适用于量少、贵重、片型有特殊要求或难以用机器切制的药材。其操作方便、灵活，不受药材形状的限制，切制的饮片均匀、美观，损耗率低，类型和规格齐全，弥补了机器切制的不足。缺点是劳动效率较低。

对于木质类和动物骨、角、贝壳类及矿物类药材，用上述工具较难切制，可根据不同情况选择适宜设备和工具，采用镑、刨、锉、捣碎等方法进行切制。

2. 饮片的干燥方法　药材经软化、切制后，含水量极高，为防止变质，便于贮存，必须及时干燥。由于各种中药所含的成分不同，干燥方法不尽相同。根据使用的能源不同，可采取自然干燥和人工干燥。自然干燥包括晒干和阴干，根据药材的质地、色泽和所含成分不同选择晒干和阴干。一般色浅、含黏液类、淀粉类饮片宜晒干，如桔梗、浙贝母、玉竹、山药等；易褪色、易挥发和气味易散失及含有不耐高温成分的饮片宜阴干，如玫瑰花、槟榔等。为改变晒干和阴干不卫生的状况，饮片一般在玻璃房晒干。玻璃房应建造在阳光充足，地面平整、不污染中药饮片的场地上。在晒药时，要垫上干净、无毒的垫材再启动通风设施。也可利用一定的干燥设备，对饮片进行人工干燥，不受气候影响，卫生，缩短干燥时间，降低劳动强度，并能提高生产率。常用干燥设备有直火热风式、蒸汽式、电热式、远红外线式、微波式等。人工干燥的温度，应视药物性质而灵活掌握。一般药物以不超过80℃为宜。含芳香挥发性成分的饮片以不超过50℃为宜。已干燥的饮片需晾凉后再贮存，否则，余热会使饮片回潮，易于发生霉变。干燥后的饮片含水量应控制在7%~13%为宜。

3. 饮片的包装及标签　中药饮片的包装一般要求无毒、无吸附性，符合食品包装的要求，除直接口服的饮片外，目前尚没有饮片包装的质量标准。贵重和精包装的饮片一般采用真空包装防止虫蛀、霉变。也有以全透明聚乙烯塑料或无纺布等作为包装材料的小规格包装，根据不同饮片品种有1g、3g、5g、6g、9g、10g、12g、15g等规格，直接服务于临床，均为机械化生产。

标签是中药饮片的标识，在最小包装上必须印有或者贴有标签。包装上有标签，有利于区分不同企业生产的饮片，有利于区分不同批号的饮片，出现质量问题有利于追踪检查。

饮片标签的主要内容有品名、规格、数量、产地、生产企业、产品批号、生产日期、检验合格标志。实施批准文号管理的饮片还应注明批准文号。目前常用的标签有三种：不干胶标签、纸质标签及牛皮纸标签。

第三节　常用饮片炮制方法与作用

中药炮制方法多见于历代本草著作的凡例、序论、专章中。陶弘景在《本草经集注·序》“合药分剂料理法则”中，将中药炮制方法与药用部位结合起来进行论述。如“凡汤中用完物皆擘破，干枣、栀子、瓜蒌之类是也；用细核物亦打破，山茱萸、五味子、蕤核、决明之类是也”说明凡是果实及种子类中药要打碎用，这是古代最早炮制方法的分类。

至宋代《太平惠民和剂局方》，将炮制依据药物来源属性进行分类。

明代陈嘉谟在《本草蒙筌》中说：“凡药制造……火制四：有煅，有炮，有炙，有炒之不同；水制三：或渍，或泡，或洗之弗等；水火共制造者：若蒸，若煮而有二焉，余外制虽多端，总不离此二者。”即提出火制、水制、水火共制三类分类法，此种分类方法基本能反映炮制的特色，但对饮片切制及切制前的洁净和软化处理等未能包括其中。

明代缪希雍在《炮炙大法》卷首将当时的炮制方法归纳为“雷公炮炙十七法”。即“炮、爁、煿、炙、煨、炒、煅、炼、制、度、飞、伏、镑、摋、㬐、曝、露”十七法。

近代在三类分类法的基础上增加修治、其他制法而成五类分类法。五类分类法包括修治、水制、火制、水火共制及其他制法。此种分类方法对炮制方法的概括较为全面。

现代沿用的还有药用部位分类法，如《全国中药炮制规范》及各省市制定的中药饮片炮制规范，多以药用部位的来源进行分类，即根及根茎类、果实类、种子类、全草类、叶类、花类、皮类、茎木类、动物类、矿物类等，在各种药物项下再分述各种炮制方法。此种分类方法便于具体药物的查阅，但体现不出炮制工艺的系统性。而工艺与辅料相结合的分类法，既继承了净制、切制和炮炙的基本内容，又对庞杂的炮炙内容进一步分门别类，是一种突出炮制工艺的作用，以工艺为纲，以辅料为目的分类法。如分为炒、炙、煅、蒸、煮等，在炙法中再分为酒炙法、醋炙法、姜炙法、蜜炙法等。这种分类方法既较好地体现了中药炮制工艺的系统性和条理性，又便于叙述辅料对药物所起的作用。

一、炒法

将净制或切制过的药物，筛去灰屑，大小分档，置炒制容器内，加辅料或不加辅料，用不同火力加热，并不断翻动或转动使之达到一定程度的炮制方法，称为炒法。

根据炒法操作时加辅料与否，可分为清炒法（单炒法）和加辅料炒法（合炒法）。清炒法又根据加热程度不同而分为炒黄、炒焦和炒炭。加辅料炒法根据所加辅料的不同而分为麦麸炒、米炒、土炒、砂炒、蛤粉炒和滑石粉炒等法。

炒制的目的是增强药效，缓和或改变药性，降低毒性或减少刺激，矫臭矫味，利于贮藏和制剂。

炒制过程中的两个关键因素是火力和火候。根据临床需要和药物自身性质的不同，所控制的火力和火候标准不同。火力是指药物炮制过程中所用热源释放出的热量大小、火的强弱或温度的高低。火力可分为文火、中火、武火。文火即小火，武火即大火或强火，介于文火和武火之间的是中火。先文火后武火，或文火和武火交替使用的为文武火。炒法最初用火都是柴火，有柳木火、桑木火、炭火等。后来逐渐发展用煤、煤气、电、电磁和微波等。火力是影响炮制品质量的重要因素，可根据炒制要求，选用不同的火力。火候是指药物炮制的温度、时间和程度。可根据药物内外特征的变化和附加判别方法进行判断。目前集合了材料学、计算机学、仿生学和生物学等学科优势开发的电子鼻和电子舌，也用于判断中药炮制火候标准。

炒法可分为手工炒和机器炒。手工炒的用具有铁锅、铁铲、刷子、簸箕等。操作过程一般分为四个步骤：①预热：是指炒制前将空锅置于热源上加热至一定程度。便于药物尽快加热，缩短在锅内停留时间，并可防止炒成“僵子”（俗称“炒哑”）。②投药：预热至规定程度后，迅速投入药物。一般少量分锅炒制，药量过多受热不易均匀。加辅料炒者，一般先处理辅料，后投药拌炒。③翻炒：投入药物后迅速搅拌或翻炒，使药物受热均匀。翻炒要有规律，一般药物先向一边依次翻炒，翻炒完后再向反方向依次翻动，如此反复操作，直至达到所需程度。易滚动种子类药物可从锅底向两边翻炒，使其自动滑落锅底。翻炒时，要求每次下铲都要露锅底，俗称“亮锅底”，可避免药物停留锅底而至焦煳。④出锅：药物炒至规定程度后，立即取出，即“出锅”。出锅要迅速，摊开晾凉。辅料炒的药物，出锅后筛去辅料，再摊开晾凉。

炒药机主要有平锅式炒药机和滚筒式炒药机。平锅式炒药机适用于种子类药材的炒制；滚筒式炒药机则适用于大多数药物的炒制。圆筒为圆柱形金属筒体，多维电能加热，打正转时炒药，打反转时出药，大大减小了劳动强度，又保证了药物炒制质量。此外，电脑程控炒药机使炒药由机械化转向了自动化。该机器可以自动和手动操作，能保证炒制品程度均一，质量稳定。特别是采用烘烤与锅底“双给热”方式炒制，良好的温场更保证了饮片上下受热均匀，并可缩短炒制时间，尤其适用于大量生产。

（一）炒黄

炒黄是将净制或切制过的药物，置炒制容器内，用文火或中火加热，并不断翻动或转动，使药物表面呈黄色或颜色加深，或发泡鼓起，或爆裂，并逸出固有气味的方法。是炒法中最基本的操作。

炒黄的操作虽然简单，但炒制程度却较难判定，因为很多药物表面就是黑色、黄色或灰色的，根据经验，可以从以下几个方面判定。

（1）对比看　炒制时可以留少许生品，一边炒，一边与生品比较，颜色加深即可。

（2）听爆声　很多种子类药材，在炒制时都有爆鸣声，一般在爆鸣声减弱时即已达到炒制程度，不要等到爆鸣声消失。

（3）闻香气　种子类药材炒制过程中一般都有固有的香气逸出，所以嗅到香气时，即达到了炒制程度。

（4）看断面　当看表面和听爆鸣声仍难以

判定时，可以看种子的断面。断面呈淡黄色时即达到了炒制程度。该条是判定标准中最关键的一条，可以说炒黄的程度体现，在多数情况下就是断面的颜色。

以上几点综合运用，能很容易地判定炒黄的程度。

牛蒡子

【来源】本品为菊科植物牛蒡的干燥成熟果实。

【炮制方法】处方用名有牛蒡子、大力子、炒牛蒡子、炒大力子。①牛蒡子：取原药材，除去杂质，洗净，干燥。用时捣碎。②炒牛蒡子：取净牛蒡子，置炒制容器内，用文火加热，炒至略鼓起，微有香气，断面浅色时，取出。用时捣碎。

【炮制作用】牛蒡子味辛、苦，性寒。归肺、胃经。具有疏散风热，宣肺透疹，解毒利咽的功能。用于风热感冒，咳嗽痰多，麻疹，风疹，咽喉肿痛，痄腮，丹毒，痈肿疮毒。①生品长于疏散风热，解毒散结。可用于风温初起，痄腮肿痛，痈毒疮疡。②炒牛蒡子能缓和寒滑之性，以免伤中，并且气香，宣散作用更强，长于解毒透疹，利咽散结，化痰止咳。用于麻疹不透，咽喉肿痛，风热咳喘。炒后还可杀酶保苷，利于煎出。

随着炒制温度的升高和炒制时间的延长，牛蒡苷的含量下降，牛蒡苷元的含量增加。

芥子

【来源】本品为十字花科植物白芥或芥的干燥成熟种子。

【炮制方法】处方用名有芥子、白芥子、炒芥子、炒白芥子。①芥子：取原材料，去净杂质，用时捣碎。②炒芥子：取净芥子，置炒制容器内，用文火加热，炒至淡黄色至深黄色（炒白芥子）或深黄色至棕褐色（炒黄芥子），有爆鸣声，断面浅黄色，有香辣气时即可。用时捣碎。

【炮制作用】芥子味辛，性温。归肺经。具有温肺豁痰利气、散结通络止痛的功能。①生品辛散力强，善于通络止痛。多用于胸闷胁痛，关节疼痛，痈肿疮毒。②炒芥子可缓和辛散走窜之性，可避免耗气伤阴，并善于顺气豁痰。多用于痰多咳嗽。炮制后更利于粉碎和煎出，同时起到杀酶保苷的作用。

芥子中主要含有硫苷化合物，本身无刺激性，酶解后生成异硫氰酸酯类（芥子油）具有辛辣味和刺激性，炒后可杀酶保苷，服用后，硫苷化合物在胃肠道环境中缓慢分解，逐渐释放出芥子油而发挥治疗作用。

王不留行

【来源】本品为石竹科植物麦蓝菜的干燥成熟种子。

【炮制方法】处方用名有王不留行、王不留、留行子、炒王不留行、炒王不留。①王不留行：取原药材，除去杂质。②炒王不留行：取净王不留行，投入预热容器内，中火拌炒至大部分爆花即可。

【炮制作用】王不留行味苦，性平。归肝、胃经，具有活血通经、下乳消肿、利尿通淋的功能。用于经闭，痛经，乳汁不下，乳痈肿痛，淋证涩痛。①生品长于消痈肿，用于乳痈或其他疮痈肿痛。②炒王不留行质地松泡，利于有效成分煎出且走散力强，长于活血通经，下乳，通淋。多用于产后乳汁不下，经闭，痛经，石淋，小便不利。

王不留行水溶物的增加与爆花程度有关，爆花率越高，水溶性浸出物也越高。结合实际生产，炒王不留行爆花率达80%以上为宜。

莱菔子

【来源】本品为十字花科植物萝卜的干燥成熟种子。

【炮制方法】处方用名有莱菔子、萝卜子、炒莱菔子。①莱菔子：取原药材，去净杂质，洗净，干燥。用时捣碎。②炒莱菔子：取净莱菔子，置炒制容器内，用文火加热，炒至微鼓起，质酥脆，断面浅黄色，有香气逸出即可。用时捣碎。

【炮制作用】莱菔子味甘、辛，性平。归

肺、脾、胃经。具有消食除胀、降气化痰的功能。①生品用于饮食停滞，脘腹胀痛，大便秘结，积滞泻痢，痰壅咳喘。莱菔子的炮制是生升熟降的典型例子，生品能升能散，长于涌吐风痰。②炒莱菔子变升为降，主要是改变了涌吐痰涎的副作用，既缓和了药性，又利于粉碎和煎出。长于消食除胀、降气化痰。多用于食积腹胀，气喘咳嗽。

莱菔子的各种炮制品均有增强离体兔回肠节律性收缩的作用和抑制小鼠胃排空率的作用。使小肠运动增强，可增强机械消化的作用。这可能是炒莱菔子“消食除胀”的机制之一。

苍耳子

【来源】本品为菊科植物苍耳的干燥成熟带总苞的果实。

【炮制方法】处方用名有苍耳子、炒苍耳子。①苍耳子：取原药材，除去杂质，用时捣碎。②炒苍耳子：取净苍耳子，置炒制容器内，用中火加热，炒至黄褐色，刺焦时即可，碾去刺，筛净。用时捣碎。

【炮制作用】苍耳子味辛、苦，性温；有毒。归肺经。具有散风湿、通鼻窍的功能。①生品消风止痒力强，多用于皮肤痒疹、疥癣等皮肤病。②炒苍耳子可降低毒性，偏于通鼻窍，祛风湿，止痛。常用于鼻渊头痛，风湿痹痛。

苍耳子中含苍术苷、树脂、脂肪油、生物碱、维生素 C 及色素等物质。苍耳子毒蛋白为其毒性成分之一，经水浸泡或加热处理后，可降低毒性。

槐　花

【来源】本品为豆科植物槐的干燥花及花蕾。前者称“槐花”，后者称“槐米”。

【炮制方法】处方用名有槐花、槐米、炒槐花、炒槐米、槐花炭、槐米炭。①槐花：取原药材，除去梗叶，筛去灰屑。②炒槐花：取净槐花，置预热的炒制容器内，用文火加热，炒至表面深黄色，取出，晾凉。③槐花炭取净槐花，置预热的炒制容器内，用中火加热，炒至表面焦褐色。发现火星时，可喷适量清水熄灭，炒干，取出，凉透。

【炮制作用】槐花味苦，性微寒。归肝、大肠经。具有凉血止血、清肝泻火的功效。①生品以清肝泻火、清热凉血见长。多用于血热妄行，肝热目赤，头痛眩晕，疮毒肿痛。②炒槐花苦寒之性缓和，有杀酶保苷作用。其清热凉血作用弱于生品。止血作用逊于槐花炭而强于生品，多用于脾胃虚弱的出血患者。③槐花炭清热凉血作用极弱，涩性增加，以止血力胜。多用于咯血、衄血、便血、崩漏下血、痔疮出血等出血证。槐花炒黄加热可破坏鼠李糖转化酶，有利于芦丁的保存，并可使药材组织疏松，便于成分的煎出。槐花炒炭后大部分芦丁、氨基酸、糖和叶绿素受热破坏，具有止血作用的槲皮素含量显著增加，但拮抗槲皮素止血作用的异鼠李素含量降低。此外，具有收敛止血作用的鞣质含量增减与其炮制温度有关，190℃以下，随受热温度的升高和时间延长，鞣质含量相应升高。当温度高于200℃时，鞣质的含量迅速下降。

决明子

【来源】本品为豆科植物钝叶决明或决明（小决明）的干燥成熟种子。

【炮制方法】处方用名有决明子、草决明、炒决明子。①决明子：取原药材，去净杂质，洗净，干燥。用时捣碎。②炒决明子：取净决明子，置炒制容器内，用中火加热，炒至颜色加深，微鼓起，断面浅黄色，并有香气逸出时，取出即可。用时捣碎。

【炮制作用】决明子味甘、苦、咸，性微寒。归肝、大肠经。具有清热明目、润肠通便的功能。①生品长于清肝热，润肠燥。用于目赤肿痛，大便秘结。②炒决明子能缓和寒泻之性，有平肝养肾的功效。可用于头痛、头晕、青盲内障。

决明子炒制后具泻热通便作用的结合性蒽醌类成分被破坏，游离蒽醌含量显著增加，以大黄酚的增加幅度最明显。

酸枣仁

【来源】本品为鼠李科植物酸枣的干燥成熟种子。

【炮制方法】处方用名有酸枣仁、炒酸枣仁。①酸枣仁：取原药材，去净杂质。用时捣碎。②炒酸枣仁：取净酸枣仁，置炒制容器内，用文火加热，炒至鼓起，颜色加深，断面浅黄色时取出。用时捣碎。

【炮制作用】酸枣仁味甘、酸，性平。归肝、胆、心经。具有养心补肝、宁心安神、敛汗、生津的功能。①生品用于虚烦不眠，惊悸多梦，体虚多汗，津伤口渴。尤其是其养心安神作用很好，多用于心阴不足和肝肾亏损的惊悸、健忘、眩晕、虚烦不眠等症。②炒酸枣仁种皮开裂，易于粉碎和煎出；同时炒制能起到杀酶保苷的作用。其作用与生酸枣仁相近，养心安神作用强于生酸枣仁。

微炒或炒黄的酸枣仁，水提取物或乙醚提取物含量均比生品增高。炒制得当，粉碎应用，有利于药效成分酸枣仁皂苷 A 和 B 的煎出，增强药效。生酸枣仁、炒酸枣仁均有镇静安眠作用，炒品略强于生品。

（二）炒焦

炒焦是将净选或切制后的药物，置炒制容器内，用中火或武火加热，炒至药物表面呈焦黄或焦褐色，内部颜色加深，并具有焦香气味。

炒焦的目的：主要是增强药物消食健脾的功效或减少药物的刺激性，如山楂、栀子等。

山楂

【来源】本品为蔷薇科植物山里红或山楂的干燥成熟果实。

【炮制方法】处方用名有山楂、炒山楂、焦山楂、焦楂、山楂炭。①山楂：取药材，除去杂质及脱落的核及果柄，筛去碎屑。②炒山楂：取净山楂，置炒制容器内，用中火加热，炒至颜色加深，取出晾凉，筛去碎屑。③焦山楂：取净山楂置炒制容器内，用武火加热，炒至外表焦褐色，内部焦黄色，取出晾凉，筛去碎屑。④山楂炭：取净山楂，置炒制容器内，用武火加热，炒至表面焦黑色，内部焦褐色，取出晾凉，筛去碎屑。

【炮制作用】山楂味酸、甘，性微温。归脾、胃、肝经。具有消食健胃、行气散瘀的功能。①生品长于活血化瘀，常用于血瘀经闭，产后瘀阻，心腹刺痛，疝气疼痛以及高脂血症、高血压病、冠心病。②炒山楂酸味减弱，可缓和对胃的刺激性，善于消食化积。用于脾虚食滞，食欲不振，神倦乏力。③焦山楂不仅酸味减弱，且增加了苦味，长于消食止泻。用于食积兼脾虚和痢疾。④山楂炭其性收涩，具有止血、止泻的功效。可用于胃肠出血或脾虚腹泻兼食滞者。

山楂中的总黄酮和总有机酸都集中在果肉中，山楂核中含量甚微，而山楂核占整个药材重量的40%左右，故炮制应去核。且加热时间越长两类成分被破坏越多。随着炮制温度升高和加热时间的延长，枸橼酸含量与总磷脂含量明显下降。

槟榔

【来源】本品为棕榈科植物槟榔的干燥成熟种子。

【炮制方法】处方用名有槟榔、炒槟榔、焦槟榔。①槟榔：取原药材，除去杂质，浸泡，润透，切薄片，阴干。②炒槟榔：取槟榔片，置预热的炒制容器内，用文火加热，炒至微黄色，取出，晾凉。③焦槟榔：取槟榔片，置预热的炒制容器内，用中火加热，炒至焦黄色，取出，晾凉。

【炮制作用】槟榔味苦、辛，性温。归胃、大肠经。具有杀虫，消积，降气，行水，截疟的功效。①生品力峻，杀虫破积、降气行水、截疟力胜。用于绦虫，姜片虫，蛔虫及水肿，脚气，疟疾。②槟榔炒后可缓和药性，以免克伐太过而耗伤正气，并能减少服后恶心、腹泻、腹痛的副作用。③焦槟榔和炒槟榔作用相似，长于消食导滞。用于食积不消，泻痢后重。但炒槟榔较焦槟榔作用稍强，而克伐正气的作用也略强于焦槟榔，一般身体素质稍强者可选用炒槟榔，身体素质较差者可选用焦槟榔。

栀　子

【来源】本品为茜草科植物栀子的干燥成熟果实。

【炮制方法】处方用名有栀子、山栀、黄栀子、炒栀子、焦栀子、栀子炭。①栀子：取原药材，除去杂质，碾碎。②炒栀子：取栀子碎块，置预热的炒制容器内，用文火加热，炒至表面黄褐色，取出晾凉。③焦栀子：取栀子碎块，置炒制容器内，用中火加热，炒至焦黄色，取出晾凉。④栀子炭：取栀子碎块，置炒制容器内，用武火加热，炒至黑褐色，喷淋少许清水熄灭火星，取出晾干。

【炮制作用】栀子味苦，性寒。归心、肺、三焦经。具有泻火除烦，清热利尿，凉血解毒的功能。①生品长于泻火利湿，凉血解毒。常用于温病高热，湿热黄疸，湿热淋证，疮疡肿毒；外治扭伤跌损。②栀子苦寒之性甚强，易伤中气，且对胃有刺激性，脾胃较弱者服用后易吐，炒后可除此弊。炒栀子与焦栀子功用相似，炒栀子比焦栀子苦寒之性略强，一般热较甚者可用炒栀子，脾胃较虚弱者可用焦栀子。二者均有清热除烦的功用，常用于热郁心烦，肝热目赤，如治热病心烦，胬肉攀睛，羞涩难开。③栀子炭善于凉血止血，多用于吐血，咯血，衄血，尿血，崩漏下血等。

栀子中含栀子苷、京尼平苷、异栀子苷、山栀子苷、栀子酮苷等多种环烯醚萜苷类以及熊果酸、绿原酸等多种有机酸类。京尼平苷主要集中在栀子仁中，栀子壳含量相当低；炒栀子和焦栀子中京尼平苷含量均有所下降，焦栀子比炒栀子下降更明显。

（三）炒炭

炒炭是将净选或切制后的药物，置炒制容器内，用武火或中火加热，炒至药物表面焦黑色或焦褐色，内部呈棕褐色或棕黄色。

炒炭要求存性。“炒炭存性”是指药物在炒炭时只能使其部分炭化，不能灰化，未炭化部分仍应保存药物的固有气味。花、叶、草等炒炭后，仍可清晰辨别药物原形，如槐花、侧柏叶、荆芥之类。

（1）炒炭的目的　经炒炭炮制后可使药物增强或产生止血、止泻作用。

药物炒炭后理化性质可产生明显变化。关于增强或产生止血作用的物质基础一直在不断研究中，有学者认为是中药中的钙离子，也有人认为是鞣质的含量变化所致。止血中药的物质基础是多种成分组成，药物经制炭后，其所含成分一般均有较为复杂的变化，而且大多有止血活性的新成分产生，因此，炭药的止血作用不能单独取决于某一种或某一类成分含量上的变化。

（2）炒炭的注意事项　①操作时要适当掌握好火力，质地坚实的药物宜用武火，质地疏松的花、花粉、叶、全草类药物可用中火，视具体药物灵活掌握。②在炒炭过程中，药物炒至一定程度时，因温度很高，易出现火星，特别是质地疏松的药物如蒲黄、荆芥等，需喷淋适量清水熄灭，以免引起燃烧。取出后必须摊开晾凉，经检查确无余热后再收贮，避免复燃。

大　蓟

【来源】本品为菊科植物蓟的干燥地上部分。

【炮制方法】处方用名有大蓟、大蓟炭。①大蓟：取原药材，除去杂质，抢水洗净，润软，切段，干燥，筛去碎屑。②大蓟炭：取大蓟段，置炒制容器内，用武火加热，炒至表面焦黑色，内部棕黑色，喷洒少许清水，灭尽火星，取出晾干。

【炮制作用】大蓟味苦、甘，性凉。归心、肝经。具有凉血止血，祛瘀消肿的功能。①生品以凉血消肿力胜，常用于热淋，痈肿疮毒及热邪偏盛的出血证。②大蓟炭凉性减弱，收敛止血作用增强。用于吐血、呕血、咯血、嗽血等出血较急剧者。

动物实验表明，大蓟炭能缩短出血时间和凝血时间。

蒲黄

【来源】本品为香蒲科植物水烛香蒲、东方香蒲或同属植物的干燥花粉。

【炮制方法】处方用名有蒲黄、生蒲黄、炒蒲黄、蒲黄炭。①蒲黄：取原药材，揉碎结块，除去花丝及杂质。②蒲黄炭：取净蒲黄，置炒制容器内，用中火加热，炒至棕褐色，喷淋少量清水，灭尽火星，取出晾干。蒲黄为花粉类药物，质轻松，炒制时火力不可过大，出锅后应摊晾散热，防止复燃，检查确已凉透，方能收贮。如喷水较多，则需晾干，以免发霉。

【炮制作用】蒲黄味甘，性平。归肝、心包经。具有行血化瘀、利尿通淋的功能。①生品用于瘀血阻滞的心腹疼痛，痛经，产后瘀痛，跌打损伤，血淋涩痛。②蒲黄炭性涩，止血作用增强。常用于咯血、吐血、衄血、尿血、便血、崩漏及外伤出血。

蒲黄生品、炒品均有止血作用，但蒲黄炭具有加快血小板凝聚速度的作用，能缩短出血时间和凝血时间。

荆　芥

【来源】本品为唇形科植物荆芥的干燥地上部分。

【炮制方法】处方用名有荆芥、荆芥炭。①荆芥：取原药材，除去杂质，抢水洗净，稍润，切断，干燥，筛去碎屑。②炒荆芥：取荆芥段，置炒药锅内，用文火加热，炒至微黄色，取出，放凉。③荆芥炭：取荆芥段，置炒药锅内，用武火加热，炒至表面黑褐色，内部焦褐色时，喷淋少量清水，灭尽火星。取出，晾干凉透。

【炮制作用】荆芥味辛，性微温。归肺、肝经。具有解表散风的功能。一般多生用。①生品用于感冒，头疼，麻疹，风疹，咽喉不利，疮疡初起等。②炒荆芥具有祛风理血的作用。可用于妇人产后血晕。③荆芥炭辛散作用极弱，具有止血的功效。可用于便血、崩漏等症。

荆芥主要含挥发油，油中主要成分为右旋薄荷酮、消旋薄荷酮及少量右旋柠檬烯。荆芥各部位挥发油含量以荆芥穗最高。荆芥炒炭后，挥发油含量显著降低，油中所含成分也发生了质的变化。荆芥炭的止血活性部位为脂溶性提取物。

干　姜

【来源】本品为姜科植物姜的干燥根茎。

【炮制方法】处方用名有干姜、炮姜、姜炭。①干姜：取原药材，除去杂质，略泡，洗净，润透，切厚片或块，干燥。②姜炭：取干姜块，置预热的炒制容器内，用武火加热，炒至表面黑色，内部棕褐色，喷淋少许清水，熄灭火星，取出，晾干。③炮姜：先将净河砂置预热的炒制容器内，用武火炒热，投入干姜片或块，不断翻动，炒至鼓起，表面棕褐色，取出，筛去砂，晾凉。

【炮制作用】干姜味辛，性热。归脾、胃、肾、心、肺经。具有温中散寒，回阳通脉，燥湿消痰的功效。①生品性热偏燥，能守能走，故对中焦寒邪偏盛而兼湿者以及寒饮伏肺的喘咳尤为适宜。又因本品力速而作用较强，故用于回阳救逆。常用于脘腹冷痛，呕吐，泄泻，肢冷脉微，痰饮喘咳。②姜炭味苦、涩，性温。归脾、肝经。其辛味消失，守而不走，长于止血温经。其温经作用弱于炮姜，固涩止血作用强于炮姜，可用于各种虚寒性出血，且出血较急，出血量较多者。③炮姜味辛，性热。归脾、胃、肾经。温经止血，温中止痛，其辛燥之性较干姜弱，温里之力不如干姜迅猛，但作用缓和持久，且长于温中止痛、止泻和温经止血。用于阳虚失血，吐衄崩漏，脾胃虚寒，腹痛吐泻。

白茅根

【来源】本品为禾本科植物白茅的干燥根茎。

【炮制方法】处方用名有白茅根、茅根、茅根炭。①白茅根：取原药材，洗净，微润，切段，干燥，除去碎屑。②茅根炭：取净茅根段，置炒制容器内，用中火加热，炒至表面焦褐色，内部焦黄色，喷淋少许清水，灭尽火星，取出晾干。

【炮制作用】白茅根味甘，性寒。归肺、胃、膀胱经。具有凉血止血、清热利尿的功能。①生品长于凉血、清热利尿。常用于血热妄行的多种出血证，热淋，小便不利，水肿，湿热黄疸，热盛烦渴，胃热呕哕及肺热咳嗽。②茅根炭味涩，寒性减弱。清热凉血作用轻微，止血作用增强，专用于出血证，并偏于收敛止血，常用于出血证较急者。

茅根炭止血作用比生品强，出血时间和凝血时间均比炒炭前缩短。

侧柏叶

【来源】本品为柏科植物侧柏的干燥枝梢和叶。

【炮制方法】处方用名有侧柏叶、侧柏炭。①侧柏叶：取原药材，除去硬梗及杂质。②侧柏炭：取净侧柏叶，置热锅内，武火炒至表面呈焦褐色，内部焦黄色，喷淋清水少许，熄灭火星，取出凉透。

【炮制作用】侧柏叶味苦、涩，寒。归肺、肝、脾经。具有凉血止血，化痰止咳，生发乌发的功能。①生品以凉血止血，化痰止咳，生发乌发为主，用于血热妄行所致的各种出血，肺热咳喘，血热脱发，须发早白。②侧柏炭寒凉之性趋于平和，功专收敛止血，用于热邪不盛的各种出血证。

（四）麸炒

将净制或切制后的药物用麦麸熏炒的方法，称为麸炒。

麸炒又称为“麦麸炒”或“麸皮炒”。炒制药物时所用的麦麸为未制者称净麸炒或清麸炒；麦麸经用蜂蜜或红糖制过者，则分别称蜜麸炒或糖麸炒。麦麸味甘性平，具有和中作用。明代《本草蒙筌》有“麦麸皮制抑酷性勿伤上膈”的记载。故常用麦麸炒制补脾胃或作用强烈及有腥味的药物。

（1）麸炒的目的　①增强疗效，如山药、白术、芡实等。②缓和药性，如苍术、枳实、薏苡仁等。③矫臭矫味，如僵蚕等。

（2）麸炒的操作方法　净麸炒：先用中火或武火将锅烧热，再将麦麸均匀撒入热锅中，至起烟时投入药物，快速均匀翻动并适当控制火力，炒至药物表面呈黄色或深黄色时取出，筛去麦麸，放凉。麦麸用量一般为每100kg药物，用麦麸10～15kg。

蜜麸炒：先用中火或武火将锅烧热，再将蜜麸均匀撒入热锅中，至起烟时投入药物，快速均匀翻动并适当控制火力，炒至药物表面金黄色或老黄色时取出，筛去麦麸，放凉。蜜麸用量一般为每100kg药物，用蜜麸10kg。蜜麸的制备方法：将麸皮与炼蜜（加适量开水稀释）拌匀，搓散，过筛，干燥至不粘手为度，过筛，放凉，贮藏，备用。每100kg麸皮，用炼蜜20～30kg。

糖麸炒：先用中火或武火将锅烧热，再将糖麸均匀撒入热锅中，至起烟时投入药物，快速均匀翻动并适当控制火力，炒至药物表面颜色加深时取出，筛去糖麸，放凉。糖麸用量一般为每100kg药物，用糖麸10kg。糖麸的制备方法：将红糖（或砂糖）放入锅内，加水溶解（糖、水比例为2∶1），加热炼至满锅鱼眼泡时，加入麦麸，炒至亮黄色略粘手（手捏为团，揉之即散）为度，过筛，放凉，贮藏，备用。每100kg麸皮，用红糖（或砂糖）30～40kg。

（3）麸炒的注意事项　①辅料用量要适当。麦麸量少则烟气不足，达不到熏炒要求；麦麸量多则造成浪费。②注意火力适当。麸炒一般用中火，并要求火力均匀；锅要预热好，可先取少量麦麸投锅预试，以“麸下烟起”为度。③麦麸要均匀撒布热锅中，待起烟投药。④麸炒药物要求干燥，以免药物黏附焦化麦麸。⑤麸炒药物达到标准时要求迅速出锅，以免造成炮制品发黑、火斑过重等现象。

枳　壳

【来源】本品为芸香科植物酸橙及其栽培变种的干燥未成熟果实。

【炮制方法】处方用名有枳壳、炒枳壳。①枳壳：取原药材，除去杂质，洗净，润透，去瓤，切薄片，干燥，筛去碎落的瓤核。②麸炒枳壳：先将锅烧热，均匀撒入定量麦麸，用中火加热，待烟起投入枳壳片，不断翻动，炒至淡黄色时取出，筛去麦麸，放凉。每100kg枳壳片，用麦麸10kg。

【炮制作用】枳壳味苦、辛、酸，性温。归脾、胃经。具有理气宽中、消滞除胀的功能。

①生品辛燥，作用较强，偏于行气宽中除胀。用于气实壅满所致之脘腹胀痛或胁肋胀痛，瘀滞疼痛；子宫下垂，脱肛，胃下垂。②麸炒枳壳可缓和其峻烈之性，偏于理气健胃消食。用于宿食停滞，呕逆嗳气，风疹瘙痒。麸炒枳壳因其作用缓和，适宜于年老体弱而气滞者。

枳壳主含挥发油（主要为柠檬烯）、黄酮类成分（主要为柚皮苷、橙皮苷、新橙皮苷等）及生物碱成分（主要为辛弗林和 N - 甲基酪胺等）。枳壳和麸炒枳壳水煎液对兔离体肠管、兔离体子宫及小白鼠胃肠运动均有影响，但麸炒品水煎液作用强度低于生品，从而减缓了枳壳对肠道平滑肌的刺激，这点符合《本草蒙筌》“麦麸皮制抑酷性而勿伤上膈”及有关文献对枳壳生用峻烈，麸炒略缓的记载。

苍　术

【来源】本品为菊科植物茅苍术或北苍术的干燥根茎。

【炮制方法】处方用名有苍术、茅苍术、炒苍术、焦苍术。①苍术：取原药材，除去杂质，用水浸泡，洗净，润透，切厚片，干燥，筛去碎屑。②麸炒苍术：先将锅烧热，撒入麦麸，用中火加热，待冒烟时投入苍术片，不断翻炒，炒至深黄色时，取出，筛去麦麸，放凉。每100kg苍术片，用麦麸10kg。③焦苍术：取苍术片置热锅内，用中火加热，炒至焦褐色时，喷淋少许清水，再用文火炒干，取出放凉，筛去碎屑。

【炮制作用】苍术味辛、苦，性温。归脾、胃、肝经。具有燥湿健脾，祛风，散寒，明目的功能。①生品温燥而辛烈，燥湿，祛风，散寒力强。用于风湿痹痛，肌肤麻木不仁，腰膝疼痛，风寒感冒，肢体疼痛，湿温发热，肢节酸痛。②麸炒苍术辛味减弱，燥性缓和，气变芳香，增强了健脾和胃的作用，用于脾胃不和，痰饮停滞，脘腹痞满，青盲，雀目。③焦苍术辛燥之性大减，以固肠止泻为主。用于脾虚泄泻，久痢，或妇女的淋带白浊。

苍术主含挥发油，其中主要成分为苍术酮、苍术素、茅术醇及 β - 桉油醇等。苍术经炮制（清炒、麸炒、米泔水制）后挥发油中各主要成分含量均明显减少，物理常数（比重、比旋度、折光率）有所不同，挥发油的组分无明显改变。苍术各炮制品还能明显增强脾虚小鼠体重，延长游泳时间，改善小鼠脾虚症状，抑制脾虚小鼠的小肠推进运动，减轻泄泻程度，而生品作用不明显。可见炮制后的苍术能增强健脾燥湿和固肠止泻的作用。

僵　蚕

【来源】本品为蚕蛾科昆虫家蚕4～5龄的幼虫感染（或人工接种）白僵菌而致死的干燥体。

【炮制方法】处方用名有僵蚕、白僵蚕、炒僵蚕。①僵蚕：取原药材，淘洗后干燥，除去杂质。②麸炒僵蚕：先用中火将锅烧热，均匀撒入定量麦麸，待起烟时加入净僵蚕，急速翻炒至僵蚕表面呈黄色时出锅，筛去麸皮，放凉。每100kg僵蚕，用麦麸10kg。

【炮制作用】僵蚕味咸、辛，性平。归肝、肺、胃经。具有祛风定惊、化痰散结的功能。①生品辛散之力较强，药力较猛。用于惊痫抽搐，风疹瘙痒，肝风头痛。②炒僵蚕疏风解表之力稍减，长于化痰散结。用于瘰疬痰核，中风失音，同时有助于除去生僵蚕虫体上的菌丝和分泌物，矫正气味，便于粉碎和服用。

僵蚕主要含有蛋白质、酶、氨基酸、草酸铵等成分。草酸铵是僵蚕息风止痉、抗惊厥的有效成分。但生品中过多的草酸铵容易引起人体血氨升高，从而导致患者昏迷和抽搐，经过炮制后可以适度降低草酸铵的含量，减少其副作用。

（五）米炒

将净制或切制后的药物与米同炒的方法，称为米炒。米炒药物一般以糯米为佳，有些地区用“陈仓米”，现通常多用大米。大米甘平，健脾和中，除烦止渴。《修事指南》载：“米制润燥而泽。”

（1）米炒的目的　①增强药物的健脾止泻作用，如党参。②降低药物的毒性，如红娘子、斑蝥。③矫正不良气味，如昆虫类药物。

（2）米炒的操作方法　①先将锅烧热，加

入定量的米，用中火炒至冒烟时，投入药物，拌炒至一定程度，取出，筛去米，放凉。②先将锅烧热，撒上浸湿的米，使其平贴锅上，用中火加热炒至米冒烟时投入药物，轻轻翻动米上的药物，至所需程度取出，筛去米，放凉。米的用量一般为每100kg药物，用米20kg。

（3）米炒的注意事项　炮制昆虫类药物时，一般以米的色泽观察火候，炒至米变焦黄色或焦褐色为度。炮制植物类药物时，观察药物色泽变化，炒至黄色为度。

党　参

【来源】本品为桔梗科植物党参、素花党参或川党参的干燥根。

【炮制方法】处方用名有党参、炒党参、炙党参。①党参：取原药材，除去杂质，洗净，润透，切厚片，干燥。②米炒党参：将大米置热的炒药锅内，用中火加热至米冒烟时，投入党参片拌炒，至党参表面呈深黄色时取出，筛去米，放凉。每100kg党参片，用米20kg。③蜜炙党参：取炼蜜用适量开水稀释后，与党参片拌匀，闷透，置热炒药锅内，用文火加热，不断翻炒至黄棕色，不粘手时取出，放凉。每100kg党参片，用炼蜜20kg。

【炮制作用】党参味甘，性平。归脾、肺经。具有补中益气、健脾益肺的功能。①生品擅长益气生津。常用于气津两伤或气血两亏。②米炒党参气变清香，能增强和胃、健脾止泻作用。多用于脾胃虚弱，食少，便溏。③蜜党参增强了补中益气、润燥养阴的作用。用于气血两虚之证，可治中气下陷，内脏下垂者。

党参蜜炙后多糖含量高于生品。在提高小白鼠巨噬细胞吞噬能力和抗疲劳能力方面，蜜炙党参也强于生品。

斑　蝥

【来源】本品为芫青科昆虫南方大斑蝥或黄黑小斑蝥的干燥体。

【炮制方法】处方用名有斑蝥、炒斑蝥、米炒斑蝥。①斑蝥：取原药材，除去杂质，或取原药材，除去头、足、翅及杂质。②米炒斑蝥：将米置热锅中，用中文火加热至冒烟，投入斑蝥拌炒，至米呈黄棕色，取出，筛去米，除去头、足、翅，摊开放凉。或者投入去头、足、翅的斑蝥拌炒，至米呈黄棕色，取出，筛去米，摊开放凉。每100kg斑蝥，用米20kg。注意事项：斑蝥在炮制和研粉加工时，操作人员宜戴眼罩或防毒面具进行操作，以保护眼、鼻黏膜免受其损伤，炒制后的米要妥善处理，以免伤害人畜，发生意外事故。

【炮制作用】斑蝥味辛，性热；有大毒。归肝、胃、肾经。具有破血消癥，攻毒蚀疮的功能。①生品多外用，毒性较大，以攻毒蚀疮为主。用于瘰疬瘘疮，痈疽肿痛，顽癣瘙痒。②米炒斑蝥毒性降低，其气味得到矫正，可内服。以通经、破癥散结为主。用于经闭癥瘕，狂犬咬伤，瘰疬，肝癌，胃癌。

斑蝥主要含有斑蝥素、脂肪、树脂、蚁酸及色素等。斑蝥中的有毒物质为斑蝥素，有强烈的刺激性，只能作外用，口服需经炮制。斑蝥素在84℃开始升华，其升华点为110℃，米炒时锅温为128℃，正适合于斑蝥素的升华。通过米炒和其他加热处理，可使LD_{50}升高，毒性降低。

（六）土炒

将净选或切制后的药物与灶心土（伏龙肝）拌炒的方法，称为土炒。亦有用黄土、赤石脂炒者。

（1）土炒的目的　灶心土味辛性温，能温中燥湿，止呕，止泻。明《本草蒙筌》有“陈壁土制，窃真气骤补中焦”的记载。故常用来炮制补脾止泻的药物。如白术、山药等。

（2）土炒的操作方法　将灶心土研成细粉，置于锅内，用中火加热，炒至土呈灵活状态时投入净药物，翻炒至药物表面均匀挂上一层土粉，并透出香气时，取出，筛去土粉，放凉。土的用量一般为每100kg药物，用土粉25～30kg。

（3）土炒的注意事项　①灶心土呈灵活状态时投入药物后，要适当调节火力，一般用中火，防止药物烫焦。②用土炒制同种药物时，土可连续使用，若土色变深时，应及时更换新土。

白　术

【来源】本品为菊科植物白术的干燥根茎。

【炮制方法】处方用名有白术、土炒白术、麸炒白术。①白术：取原药材，除去杂质，用水洗净，润透，切厚片，干燥，筛去碎屑。②土炒白术：先将土置锅内，用中火加热，炒至土呈灵活状态时，投入白术片，炒至白术表面均匀挂上土粉时，取出，筛去土粉，放凉。每 100kg 白术片，用灶心土 25kg。③麸炒白术：先将锅用中火烧热，撒入麦麸（或蜜炙麦麸），待冒烟时，投入白术片，不断翻炒，至白术呈焦黄色，逸出焦香气，取出，筛去麦麸，放凉。每 100kg 白术片，用麦麸 10kg。

【炮制作用】白术味甘、苦，性温。归脾、胃经。具有健脾益气，燥湿利水，止汗，安胎的功能。①生品以健脾燥湿、利水消肿为主，生品与炒品相比祛湿力强，用于脾虚食少，腹胀泄泻，痰饮眩悸，水肿，自汗，胎动不安。②土炒白术，借土气助健脾气，长于补脾止泻而安胎，用于脾虚食少、泄泻便溏、胎动不安。③麸炒白术，借麸味甘入中之性，以缓和白术的燥性，增其健脾之功，并兼消胀之能，用于脾气虚弱、中焦不和、运化失常所致的食少胀满、倦怠乏力。

山　药

【来源】本品为薯蓣科植物薯蓣的干燥根茎。

【炮制方法】处方用名有山药、怀山药、土炒山药、炒山药。①山药：取原药材，除去杂质，大小分档，洗净，润透，切厚片，干燥，筛去碎屑。②土炒山药：先将灶心土粉置锅内，用中火加热至灵活状态，再投入山药片拌炒，至表面均匀挂土粉时，取出，筛去土粉，放凉。每 100kg 山药片，用灶心土 30kg。③麸炒山药：将锅烧热，撒入麦麸，待其冒烟时，投入山药片，用中火加热，不断翻动至黄色时，取出，筛去麦麸，晾凉。每 100kg 山药片，用麦麸 10kg。

【炮制作用】山药味甘，性平，归脾、肺、肾经。具有补脾益胃，生津益肺，补肾涩精的功能。①生品以补肾生精，益肺阴为主。用于肾虚遗精、尿频，肺虚喘咳，阴虚消渴。②土炒山药以补脾止泻为主，用于脾虚久泻。③麸炒山药以补脾健胃为主。用于脾虚食少，泄泻便溏，白带过多。

（七）砂炒

将净选或切制后的药物与热砂共同拌炒的方法，称为砂炒法，亦称砂烫法。

砂作为中间传热体，由于质地坚硬，传热较快，与药材接触面积较大，所以用砂炒药物可使其受热均匀，又因砂炒火力强，温度高，故适用于炒制质地坚硬的药材。

（1）砂炒的目的　①增强疗效，便于调剂和制剂，如狗脊、穿山甲等。②降低毒性，如马钱子等。③便于去毛，如骨碎补等。④矫臭矫味，如鸡内金等。

（2）制砂方法　①制普通砂，选用颗粒均匀的洁净河砂，先筛去粗砂粒及杂质，再置锅内用武火加热翻炒，以除净其中夹杂的有机物及水分等。取出晾干，备用。②油砂的制备，取筛去粗砂和细砂的中粗河砂，用清水洗净泥土，干燥后置锅内加热，加入 1%~2% 的食用植物油拌炒至油尽烟散，砂的色泽均匀加深时取出，放凉备用。

（3）砂炒的操作方法　取制过的砂置炒制容器内，用武火加热至滑利状态，容易翻动时，投入药物，不断用砂掩埋，翻动，至质地酥脆或鼓起，外表呈黄色或较原色加深时，取出，筛去砂，放凉。或趁热投入醋中略浸，取出，干燥即得。砂的用量以能掩盖所加药物为度。

（4）砂炒的注意事项　①用过的河砂可反复使用，但需将残留在其中的杂质除去。炒过毒性药物的砂不可再炒其他药物。②若反复使用油砂时，每次用前均需添加适量油拌炒后再用。③砂炒温度要适中。温度过高时可添加冷砂或减小火力等方法调节。砂量也应适宜，量过大易产生积热使砂温过高，反之砂量过少，药物受热不均匀，易烫焦，也会影响炮制品质量。④砂炒时一般使用武火，温度较高，因此操作时翻动要勤，成品出锅要快，并立即将砂筛去。有需醋浸淬的药物，砂炒后应趁热浸淬，干燥。

马钱子

【来源】本品为马钱科植物马钱的干燥成熟种子。

【炮制方法】处方用名有马钱子、制马钱子。①马钱子：取原药材，除去杂质，筛去灰屑。②制马钱子：a. 砂烫：将砂置炒制容器内，用文火加热至滑利状态，容易翻动时，投入大小一致的马钱子，不断翻动，炒至棕褐色或深棕色，鼓起，内部红褐色，并起小泡时，取出，筛去砂子，放凉。亦可供制马钱子粉用。b. 油炸：取麻油适量置锅内，加热至230℃左右，投入马钱子，炸至老黄色时，立即取出，沥去油，放凉。用时碾粉。③马钱子粉：取制马钱子，粉碎成细粉，测定士的宁的含量后，加适量淀粉，使含量符合规定，混匀，即得。

【炮制作用】马钱子味苦，性温；有大毒。归肝、脾经。具有通络止痛、散结消肿的功能。①生品毒性剧烈，而且质地坚硬，仅供外用。常用于局部肿痛或痈疽初起。②制马钱子毒性降低，质地酥脆，易于粉碎，可供内服，常制成丸、散剂应用。多用于风湿痹痛，跌打损伤，骨折瘀痛，痈疽疮毒，瘰疬，痰核，麻木瘫痪。

马钱子主含生物碱，其中以番木鳖碱（即士的宁）和马钱子碱为多。士的宁和马钱子碱是马钱子中的有效成分和毒性成分。马钱子炮制后，士的宁、马钱子碱含量均有不同程度下降，但士的宁下降较少，马钱子碱下降明显。马钱子碱的药理强度仅为士的宁的1/40，通过炮制可除去疗效较差而毒性较大的马钱子碱。马钱子砂烫后水煎液中有害元素含量大大降低，这也为马钱子炮制后降低毒性，提供了一定的依据。

骨碎补

【来源】本品为水龙骨科植物槲蕨的干燥根茎。

【炮制方法】处方用名有骨碎补、申姜、制骨碎补、烫骨碎补。①骨碎补：取原药材，除去杂质，洗净，润透，切厚片，干燥。筛去碎屑。②砂炒骨碎补：取砂置炒制容器内，用武火加热至滑利状态，容易翻动时，投入骨碎补片，不断翻动，炒至鼓起，取出，筛去砂，放凉，撞去毛。

【炮制作用】骨碎补味苦，性温。归肝、肾经。具有疗伤止痛、补肾强骨的功能。①生品密被鳞片，不易除净，且质地坚硬而韧，不利于粉碎和煎煮出有效成分，故临床多用其炮制品。②砂炒骨碎补，质地松脆，易于除去鳞片，便于调剂和制剂，有利于煎出有效成分，以补肾强骨、续伤止痛为主。

骨碎补主含柚皮苷、二氢黄酮苷等。骨碎补经去毛净制后，可提高总黄酮及柚皮苷的含量；砂烫、砂烫酒制及砂烫盐制后，不影响总黄酮及柚皮苷含量，却有利于有效成分的溶出。另有研究表明，骨碎补经炮制去毛后可以提高总黄酮及浸出物的含量；经砂烫、恒温烘烤及微波炮制后并不影响总黄酮及浸出物的含量。此外，骨碎补烫制前后二氢黄酮苷含量变化不大，但烫制后其溶出率明显提高。

鳖　甲

【来源】本品为鳖科动物鳖的背甲。

【炮制方法】处方用名有鳖甲、炙鳖甲、制鳖甲、酥鳖甲、烫鳖甲。①鳖甲：取原药材，置蒸锅内，沸水蒸45分钟，取出，放入热水中，立即用硬刷除去皮肉，洗净，干燥。或取原药材用清水浸泡，不换水，至皮肉筋膜与甲骨容易分离时取出背甲，洗净，日晒夜露至无臭味，干燥。②醋鳖甲：取砂置炒制容器内，用武火加热至滑利状态，容易翻动时，投入大小分档的净鳖甲，炒至外表淡黄色，质酥脆时，取出，筛去砂，趁热投入醋液中稍浸，捞出，干燥，捣碎。

【炮制作用】鳖甲味咸，性微寒。归肝、肾经。具有滋阴潜阳，退热除蒸，软坚散结的功能。①鳖甲质地坚硬，有腥臭气。养阴清热、潜阳息风之力较强，多用于热病伤阴或内伤虚热、虚风内动。②醋鳖甲质变酥脆，易于粉碎及煎出有效成分，并能矫臭矫味。醋制还能增强药物入肝消积、软坚散结的作用。常用于癥瘕积聚，月经停闭。

鳖甲炮制前后蛋白质含量基本相近，但炮

制后煎出率显著提高。另外，鳖甲炮制后 Zn、Fe、Se 及 Ca 的含量明显增高。

龟　甲

【来源】本品为龟科动物乌龟的背甲及腹甲。

【炮制方法】处方用名有龟甲、龟板、炙龟甲、制龟甲、酥龟甲、烫龟甲、醋龟甲。①龟甲：取原药材，置蒸锅内，沸水蒸45分钟，取出，放入热水中，立即用硬刷除净皮肉，洗净，晒干。或取原药材用清水浸泡，不换水，使皮肉筋膜腐烂，与甲骨容易分离时取出，用清水洗净，日晒夜露至无臭味，晒干。②醋龟甲：取砂置炒制容器内，用武火加热至滑利状态，容易翻动时，投入大小分档的净龟甲，炒至表面淡黄色，质酥脆时，取出，筛去砂，立即投入醋中淬之，捞出，干燥。用时捣碎。每100kg龟甲，用醋20kg。

【炮制作用】龟甲味咸、甘，性微寒。归肝、肾、心经。具有滋阴潜阳，益肾强骨，养血补心，固经止崩的功能。①生品质地坚硬，有腥气，功善滋阴潜阳，用于肝风内动，肝阳上亢。②醋龟甲：质变酥脆，易于粉碎，利于煎出有效成分，并能矫臭矫味。制龟甲以补肾健骨，滋阴止血力胜，常用于劳热咯血，脚膝痿弱，潮热盗汗，痔疮肿痛。

龟甲主含骨胶原和多种氨基酸，龟甲砂炒品、砂炒醋淬品的煎出量高于生品，砂炒醋淬龟甲有利于成分的溶出。龟背甲和龟腹甲的化学成分基本相同，仅含量上有所差异，砂炒醋淬品的煎出物含量龟腹甲高于龟背甲。传统水浸泡去除筋膜残肉，受季节气候影响很大，工艺改进分为热解法和酶解法两大类。热解法主要用蒸法、高压蒸法、水煮法、水煮闷法和砂炒法处理；酶解法则采用蛋白酶法、酵母菌法和猪胰脏法处理，改进工艺后的龟甲质量优于传统法。

鸡 内 金

【来源】本品为雉科动物家鸡的干燥沙囊内壁。

【炮制方法】处方用名有鸡内金、内金、鸡肫皮、炒鸡内金、焦鸡内金、醋鸡内金。①鸡内金：取原药材，除去杂质，洗净，干燥。②炒鸡内金：将净鸡内金置热锅内，用中火加热，炒至表面焦黄色，取出，放凉。③砂炒鸡内金：取砂置炒制容器内，用中火加热至滑利状态，容易翻动时，投入大小一致的鸡内金，不断翻动，炒至鼓起卷曲、酥脆、呈淡黄色时取出，筛去砂子，放凉。④醋鸡内金：将鸡内金压碎，置锅内用文火加热，炒至鼓起，喷醋，取出，干燥。

【炮制作用】鸡内金味甘，性平。归脾、胃、小肠、膀胱经。具有健胃消食，涩精止遗，通淋化石的功能。①生品长于攻积，通淋化石。用于泌尿系统结石和胆道结石。②炒鸡内金和砂炒鸡内金质地酥脆，便于粉碎，矫正不良气味，并能增强健脾消积的作用。用于消化不良，食积不化，脾虚泄泻及小儿疳积。③醋鸡内金质酥易脆，矫正了不良气味。有疏肝助脾的作用，用于脾胃虚弱，脘胀腹满。

清炒和醋制鸡内金中微量元素的溶出量与生品比较都有显著地增加，有利于人体的吸收利用。鸡内金炮制后，淀粉酶的活性有所下降，而蛋白酶的含量升高，活性增强。其原因是淀粉酶对温度敏感，而蛋白酶对温度不敏感，而且在酸性环境中活力强，故醋制鸡内金的蛋白酶活力强于生品。

（八）滑石粉炒

将净制或切制后的药物与滑石粉共同拌炒的方法，称为滑石粉炒或滑石粉烫。

滑石粉味甘性寒，具清热利尿作用。滑石粉质地细腻而滑利，传热较缓慢，用滑石粉炒制药物，由于其滑利细腻，与药物接触面积大，使药物受热均匀。滑石粉炒适用于韧性较大的动物类药物。

（1）滑石粉炒的目的　①使药物质地酥脆，便于粉碎和煎煮，如黄狗肾等。②降低毒性及矫正不良气味，如刺猬皮、水蛭等。

（2）滑石粉炒的操作方法　将滑石粉置热锅内，用中火加热至灵活状态时，投入经加工处理后的药物，不断翻动，至药物质酥或鼓起或颜色加深时取出，筛去滑石粉，放凉。每100kg药物，用滑石粉40～50kg。

（3）滑石粉炒注意事项　滑石粉炒一般用中火，操作时适当调节火力，防止药物生熟不均或焦化。如温度过高时，可酌加冷滑石粉调节。

水　蛭

【来源】本品为水蛭科动物蚂蟥、水蛭或柳叶蚂蟥的干燥全体。

【炮制方法】处方用名有水蛭、制水蛭、炒水蛭。①水蛭：取水蛭，洗净，闷软，切断，晒干。②烫水蛭：取滑石粉置锅内，中火加热至灵活状态时，投入水蛭段，勤加翻动，拌炒至微鼓起，呈黄棕色时取出，筛去滑石粉，放凉。每100kg水蛭，用滑石粉40kg。

【炮制作用】水蛭味咸、苦，性平；有小毒。归肝经。具有破血逐瘀、通经的功能。①生品有毒，多入煎剂，以破血逐瘀为主。②烫水蛭能降低毒性，质地酥脆，利于粉碎，多入丸散。

水蛭主含蛋白质。新鲜水蛭唾液腺中含水蛭素、伪水蛭素、肝素、抗血栓素等。清炒品与砂炒品氨基酸总量、人体必需氨基酸总量均较生品大为降低，而滑石粉炒后其所含的氨基酸总量和人体必需氨基酸总量都有所增高。

（九）蛤粉炒

将净制或切制后的药物与蛤粉共同拌炒的方法，称为蛤粉炒或蛤粉烫。

蛤粉是软体动物文蛤或青蛤的贝壳，经洗净晒干研粉或煅后研粉而成。其味咸，性寒，有清热利湿、软坚化痰的功能。

蛤粉炒由于火力较弱，而且蛤粉颗粒细小，传热作用较砂稍慢，故能使药物缓慢受热，适于炒制胶类动物。

（1）蛤粉炒的目的　①使药物质地酥脆，便于制剂和调剂。②降低药物的滋腻之性，矫正不良气味。如阿胶、鹿角胶等。

（2）蛤粉炒的操作方法　将研细过筛后的蛤粉置热锅内，中火加热至蛤粉滑利易翻动时减小火力，投入经加工处理后的药物，不断沿锅底轻翻烫炒至膨胀鼓起，内部疏松时取出，筛去蛤粉，放凉。每100kg药物，用蛤粉30～50kg。

（3）蛤粉炒的注意事项　①胶块切成立方丁，再大小分档，分别炒制。②炒制时火力不宜过大，以防药物黏结、焦煳或“烫僵”。如温度过高可酌加冷蛤粉调节温度。③胶丁下锅翻炒要速度快而均匀，否则会引起互相粘连，造成不圆整而影响外观。

阿　胶

【来源】本品为马科动物驴的干燥皮或鲜皮经煎煮、浓缩制成的固体胶。

【炮制方法】处方用名有阿胶、阿胶珠、胶珠、炒阿胶。①阿胶：取阿胶捣成碎块；或置文火上烘软，趁热切成1cm左右的丁块。②阿胶珠：取蛤粉适量置热锅内，用中火加热炒至灵活状态时，投入阿胶丁，不断翻动，炒至鼓起呈类圆球形，内无溏心时取出，筛去蛤粉，放凉。每100kg阿胶丁，用蛤粉30～50kg。③蒲黄炒阿胶：将蒲黄适量置热锅内，用中火加热炒至稍微变色，投入阿胶丁，不断翻动，炒至鼓起至类圆球形，内无溏心时取出，筛去蒲黄，放凉。

【炮制作用】阿胶味甘，性平。归肺、肝、肾经。具有补血滋阴，润燥，止血的功能。①生品用于血虚萎黄，眩晕心悸，肌萎无力，心烦不眠，虚风内动，肺燥咳嗽，劳嗽咯血，吐血尿血，便血崩漏，妊娠胎漏。②蛤粉炒阿胶降低了滋腻之性，长于益肺润燥，质变酥脆，利于粉碎，同时也矫正了不良气味。用于阴虚咳嗽，久咳少痰或痰中带血。③蒲黄炒阿胶以止血安络力强，多用于阴虚咳血，崩漏，便血。

阿胶多由骨胶原及其部分水解产物组成，炮制后阿胶珠氨基酸含量高于阿胶丁，因经烫珠后水分大大降低，同时烫珠温度达140℃，肽键易断裂，亦使氨基酸含量提高。

二、炙法

将净选或切制后的药物，加入定量的液体辅料拌炒，使辅料逐渐渗入药物组织内部的炮制方法称为炙法。

药物吸入辅料经加热炒制后在性味、功效、作用趋向、归经和理化性质方面均能发生某些变化，起到降低毒性、抑制偏性、增强疗效、矫臭矫味、使有效成分易于溶出等作用，从而达到最大限度发挥疗效的目的。

炙法与加辅料炒法在操作方法上基本相似，但二者又略有区别。加辅料炒法使用固体辅料，掩埋翻炒使药物受热均匀或黏附表面共同入药；而炙法则是用液体辅料，拌匀闷润使辅料渗入药物内部发挥作用。加辅料炒的温度较高，一般用中火或武火，在锅内翻炒时间较短，药物表面颜色变黄或加深；炙法所用温度较低，一般用文火，在锅内翻炒时间稍长，以药物炒干为宜。炙法根据所用辅料不同，可分为酒炙、醋炙、盐炙、姜炙、蜜炙、油炙等。

（一）酒炙

将净选或切制后的药物，加入定量黄酒拌炒的方法称为酒炙法。

黄酒味甘、辛，性大热。气味芳香，能升能散，宣行药势，具有活血通络、祛风散寒、矫臭去腥的作用。故酒炙法多用于活血散瘀药、祛风通络药及动物类中药。

（1）酒炙的目的　①改变药性，引药上行，如大黄、黄连、黄柏等。②增强活血通络作用，如当归、川芎、桑枝等。③矫臭去腥，如乌梢蛇、蕲蛇、紫河车等。

（2）酒炙的操作方法　①先拌酒后炒药。将净制或切制后的药物与定量黄酒拌匀，稍闷润，待黄酒被吸尽后，置炒制容器内，用文火炒干，取出晾凉。此法适用于质地较坚实的根及根茎类药物，如黄连、川芎、白芍等。②先炒药后加酒。先将净制或切制后的药物，置炒制容器内，加热至一定程度，再喷洒定量黄酒炒干，取出晾凉。此法多用于质地疏松的药物，如五灵脂。酒炙法的操作方法：一般多采用第一种方法，因第二种方法不易使酒渗入药物内部，加热翻炒时，酒易迅速挥发，所以一般少用，只有个别药物适用此法。酒炙时，除另有规定外，一般用黄酒。黄酒的用量：一般为每100kg药物，用黄酒10～20kg。

（3）酒炙法的注意事项　①加黄酒拌匀闷润过程中，容器上面应加盖，以免黄酒迅速挥发。②若黄酒的用量较少，不易与药物拌匀时，可先将黄酒加适量水稀释后，再与药物拌润。③药物在加热炒制时，火力不宜过大，一般用文火，勤加翻动，炒至近干，颜色加深时，即可取出，晾凉。

大　黄

【来源】本品为蓼科植物掌叶大黄、唐古特大黄或药用大黄的干燥根及根茎。

【炮制方法】处方用名有大黄、生大黄、川军、酒军、酒大黄、醋大黄、熟军、熟大黄、大黄炭。①大黄：取原药材，除去杂质，大小分开，洗净，捞出，淋润至软后，切厚片或小方块，晾干或低温干燥，筛去碎屑。②酒大黄：取大黄片或块，用黄酒喷淋拌匀，稍闷润，待黄酒被吸尽后，置炒制容器内，用文火炒干，色泽加深，取出晾凉，筛去碎屑。每100kg大黄片或块，用黄酒10kg。③熟大黄：取大黄片或块，用黄酒拌匀，闷润至黄酒被吸尽，装入炖药罐内或适宜蒸制容器内，密闭，隔水炖或蒸至大黄内外均呈焦黑色时，取出，干燥。每100kg大黄片或块用，黄酒30kg。④大黄炭：取大黄片或块，置炒制容器内，用武火加热炒至外表呈焦黑色时，取出，晾凉。⑤醋大黄：取大黄片或块，用米醋拌匀，稍闷润，待醋被吸尽后，置炒制容器内，用文火加热，炒干，取出，晾凉，筛去碎屑。每100kg大黄片或块，用米醋15kg。⑥清宁片：取大黄片或块，置煮制容器内，加水超过药面，用武火加热，煮烂时，加入黄酒（100∶30）搅拌，再煮成泥状，取出晒干，粉碎，过六号筛，取细粉，再与黄酒、炼蜜混合成团块状，置笼屉内蒸至透，取出揉匀，搓成直径约14mm的圆条，于50～55℃低温干燥，烘成七成干时，装入容器内，闷约10天至内外湿度一致，手摸有挺劲，取出，切厚片，晾干。筛去碎屑。每100kg大黄片或块，用黄酒75kg，炼蜜40kg。

【炮制作用】大黄味苦，性寒。归脾、胃、大肠、肝、心经。①生品苦寒沉降，气味重浊，走而不守，直达下焦，泻下作用峻烈，具有攻积导滞、泻火解毒的功能。用于实热便秘，高热，谵语，发狂，吐血，衄血，湿热黄疸，跌打瘀肿，血瘀经闭，产后瘀阻腹痛，痈肿疔毒；外治烧烫伤。②酒炙大黄其苦寒泻下作用稍缓，并借酒升提之性，引药上行，善清上焦血分热毒。用于目赤咽肿，齿龈肿痛。③熟大黄经酒蒸后，泻下作用缓和，减轻腹痛之副作用，并增强活血祛瘀之功。④大黄炭泻下作用极微，有凉血化瘀止血作用。用于血热有瘀之出血。⑤醋大黄泻下作用减弱，以消积化瘀为主，用于食积痞满，产后瘀停，癥瘕癖积。⑥清宁片泻下作用缓和，具缓泻而不伤气，逐瘀而不败正之功。用于饮食停滞，口燥舌干，大便秘结之年老、体弱者及久病患者，可单用。

大黄中含游离型和结合型蒽醌类衍生物，还含鞣质类、二苯乙烯苷类、苯酚苷类和苯丁酮类成分等。结合型蒽醌是大黄泻下的主要有效成分，大黄经酒炒、蒸、炖后其结合型蒽醌类衍生物减少，炒炭后，其结合型大黄酸被大量破坏，番泻苷已不存在。

黄　连

【来源】本品为毛茛科植物黄连、三角叶黄连或云连的干燥根茎。

【炮制方法】处方用名有黄连、川连、酒黄连、姜黄连、吴萸连、萸黄连。①黄连：取原药材，除去杂质，抢水洗净，润透，切薄片，干燥，筛去碎屑；或用时捣碎。②酒黄连：取黄连片，加入定量黄酒拌匀，稍闷润，待酒被吸尽后，置炒制容器内，用文火加热，炒干，取出晾凉，筛去碎屑。每100kg黄连片，用黄酒12.5kg。③姜黄连：取黄连片，用姜汁拌匀，稍闷润，待姜汁被吸尽后，置炒制容器内，用文火加热炒干，取出晾凉，筛去碎屑。每100kg黄连片，用生姜12.5kg或干姜4kg，绞汁或煎汁。④萸黄连：取吴茱萸加适量水煎煮，取汁去渣，煎液与黄连片拌匀，稍闷润，待药液被吸尽后，置炒制容器内，用文火加热，炒干，取出晾凉，筛去碎屑。每100kg黄连片，用吴茱萸10kg。

【炮制作用】黄连味苦，性寒。归心、肝、胃、大肠经。具有泻火解毒、清热燥湿的作用，①生品用于湿热痞满，呕吐，泻痢，黄疸，高热神昏，心火亢盛，心烦不寐，血热吐衄，目赤吞酸，牙痛，消渴，痈肿疔疮；外治湿疹，湿疮，耳道流脓。②酒炙黄连能引药上行，缓其寒性，善清头目之火。③姜炙黄连其苦寒之性缓和，止呕作用增强。④吴茱萸制黄连抑制其苦寒之性，使黄连寒而不滞，以清气分湿热，散肝胆郁火为主。

黄连中含有小檗碱、黄连碱、掌叶防己碱、药根碱、甲基黄连碱、木兰花碱等。黄连经酒、姜汁、吴茱萸汁炮制后，主要化学成分无明显变化，但可提高小檗碱在水中的溶出率。

当　归

【来源】本品为伞形科植物当归的干燥根。

【炮制方法】处方用名有当归、秦归、归头、归身、归尾、全当归、酒当归、土炒当归、当归炭。①当归（全当归）：取原药材，除去杂质，洗净，润透，切薄片，晒干或低温干燥；②酒当归：取净当归片，加入定量黄酒拌匀，稍闷润，待酒被吸尽后，置炒制容器内，文火加热，炒至深黄色，取出晾凉。每100kg当归片，用黄酒10kg。③土炒当归：将灶心土粉置预热适度的炒制容器内，中火加热炒至土呈灵活状态，倒入净当归片，炒制当归片上粘满细土时（俗称挂土），取出。筛去土，摊晾。每100kg当归片，用灶心土粉30kg。④当归炭：取当归片，置预热适度的炒制容器内，中火加热，炒至微黑色，取出晾凉。

【炮制作用】当归味甘、辛、性温。归肝、心、脾经。①生品质润，具有补血，调经，润肠通便的功能。传统习惯止血用当归头，补血用归身，破血用当归尾，补血活血用全当归。当归生用还可用于血虚萎黄，眩晕心悸，月经不调，肠燥便秘，痈疽疮疡。②酒炙当归，增强活血通经、祛瘀止痛的作用。用于经闭痛经，风湿痹痛，跌打损伤，瘀血肿痛。③土炒当归，既能增强入脾补血作用，又能缓和油润而不滑肠。可用于治疗血虚便溏，腹中时痛。④当归炭，具有止血和血作用。用于崩中漏下，月经过多。

当归含挥发性成分、有机酸类、糖类及嘧啶、腺嘌呤、胆碱、维生素、微量元素等。当归炮制前后，水溶液中阿魏酸的含量随炮制温度升高而降低。酒炙后水溶物增高，鞣质最少；土炒后鞣质增多，水、醇浸出物及阿魏酸稍有降低；制炭后鞣质升高至生品的2倍，其他成分降低。

蕲 蛇

【来源】本品为蝰科动物五步蛇的干燥体。

【炮制方法】处方用名有蕲蛇、大白花蛇、蕲蛇肉、酒蕲蛇。①蕲蛇：取原药材，除去头、鳞，切成寸段。②蕲蛇肉：取蕲蛇，除去头，用黄酒润透后，除去鳞、骨，干燥。③酒蕲蛇：取蕲蛇段，加入定量黄酒拌匀，稍闷润，待酒被吸尽后，置炒制容器内，用文火加热，炒至黄色，取出晾凉，筛去碎屑。每100kg蕲蛇，用黄酒20kg。

【炮制作用】蕲蛇味甘、咸，性温；有毒。归肝经。蕲蛇毒腺在头部，去除头、鳞，可除去毒性。①生品气腥，不利于服用和粉碎，临床较少应用。②酒炙蕲蛇能增强祛风、通络、止痉的作用，并可矫味，减少腥气，便于粉碎和制剂，临床多用酒制品。用于风湿顽痹，肢体麻木，筋脉拘挛，中风，口眼歪斜，半身不遂，破伤风，小儿急、慢性惊风，痉挛抽搐，惊厥。

蕲蛇含3种毒蛋白，并含透明质酸酶、出血毒素，还含出血因子。蕲蛇毒腺在头部，去头的目的是降低毒性。

白 芍

【来源】本品为毛茛科植物芍药的干燥根。

【炮制方法】处方用名有白芍、炒白芍、酒白芍、醋白芍、土炒白芍。①白芍：取原药材，除去杂质，大小条分开，洗净，浸泡至六七成透，取出闷润至透，切薄片，干燥，筛去碎屑。②酒白芍：取白芍片，加入定量黄酒拌匀，稍闷润，待酒被吸尽后，置预热的炒制容器内，用文火炒至微黄色，取出晾凉。筛去碎屑。每100kg白芍片，用黄酒10kg。③炒白芍：取白芍片，置预热的炒制容器内，用文火加热，炒至表面微黄色，取出晾凉。筛去碎屑。④醋白芍：取白芍片，加入定量米醋拌匀，稍闷润，待醋被吸尽后，置炒制容器内，用文火加热，炒干，取出晾凉，筛去碎屑。每100kg白芍片，用米醋15kg。⑤土炒白芍：取定量灶心土（伏龙肝）细粉，置炒制容器内，用中火加热，炒至土呈灵活状态，加入白芍片，炒至表面挂土色，微显焦黄色时，取出，筛去土粉，摊开放凉。每100kg白芍片，用灶心土粉20kg。

【炮制作用】白芍味苦、酸，性微寒。归肝、脾经。具有泻肝火，平抑肝阳，养阴除烦的功能。①生品多用于肝阳上亢，头痛，眩晕，耳鸣，阴虚发热，烦躁易怒。②酒白芍酸寒伐肝之性降低，入血分，善于调经止血，柔肝止痛，用于肝郁血虚，胁痛腹痛，月经不调，四肢挛痛。③炒白芍寒性缓和，以养血和营，敛阴止汗为主。用于血虚萎黄，腹痛泄泻，自汗盗汗。④醋白芍引药入肝，敛血养血、疏肝解郁的作用最强。⑤土炒白芍可借土气入脾，增强养血和脾、止泻作用，适用于肝旺脾虚，腹痛腹泻。

丹 参

【来源】本品为唇形科植物丹参的干燥根及根茎。

【炮制方法】处方用名有丹参、酒丹参。①丹参：取原药，除去杂质及残茎，洗净，润透，切厚片，干燥。筛去碎屑。②酒丹参：取丹参片，加入定量黄酒拌匀，稍闷润，待酒被吸尽后，置炒制容器内，用文火加热，炒干，取出晾凉。每100kg丹参片，用黄酒10kg。

【炮制作用】丹参味苦，性微寒。归心、肝经。临床多生用。具有祛瘀止痛，清心除烦，通血脉的功能。①生品善调妇女经脉不匀，因其性偏寒凉，故多用于血热瘀滞所致的疮痈，产后瘀滞疼痛，经闭腹痛，心腹疼痛及肢体疼痛。②酒丹参，寒凉之性缓和，活血祛瘀、调经止痛功能增强。多用于月经不调，血滞经闭，恶露不下，心胸疼痛，癥瘕积聚，风湿痹痛。

川 芎

【来源】本品为伞形科植物川芎的干燥根茎。

【炮制方法】处方用名有川芎、芎䓖、酒川芎。①川芎：取原药材，除去杂质，大小分开，洗净，用水泡至指甲能掐入外皮为度，取出，润透，切薄片，干燥，筛去碎屑。②酒川芎：取川芎片，加入定量黄酒拌匀，稍闷润，待酒被吸尽后，置炒制容器内，用文火加热，炒至棕黄色时，取出晾凉。筛去碎屑。每100kg川芎片，用黄酒10kg。本品含挥发油，在闷润时注意检查，防止出油变质，并忌高温干燥。

【炮制作用】川芎味辛，性温。归肝、胆、心包经。具有活血行气，祛风止痛的功能。①临床多生用，用于月经不调，经闭痛经，癥瘕腹痛，胸胁刺痛，跌打肿痛，头痛，风湿痹痛。②酒川芎能引药上行，增强活血行气止痛作用。多用于血瘀头痛，偏头痛，风寒湿痛，产后瘀阻腹痛等。

续 断

【来源】本品为川续断科植物川续断的干燥根。

【炮制方法】处方用名有续断、川续、酒续断、盐续断。①续断：取原药材，除去杂质，洗净，润透，切厚片，干燥，筛去碎屑。②酒续断：取净续断片，加入定量黄酒拌匀，稍闷润，待酒被吸尽后，置炒制容器内，用文火加热，炒至微带黑色时，取出晾凉，筛去碎屑。每100kg续断片，用黄酒10kg。③盐续断：取净续断片，用盐水拌匀，稍闷润，待盐水被吸尽后，置炒制容器内，用文火加热。炒干，取出晾凉，筛去碎屑。每100kg续断片，用食盐2kg。

【炮制作用】续断味苦、辛，性微温。归肝、肾经。具有补肝肾、强筋骨、续折伤、止崩漏的功能。①生品用于肝肾不足，腰膝酸软，风湿痹痛，跌仆损伤，筋伤骨折，崩漏，胎漏。②酒续断增强通血脉、续筋骨、止崩漏作用。多用于崩漏经多，胎漏下血，跌打损伤，乳痈肿痛。③盐续断引药下行，补肝肾、强腰膝的作用增强。用于腰背酸痛，足膝软弱。

（二）醋炙

将净选或切制后的药物，加入定量米醋拌炒至规定程度的方法称为醋炙法。

米醋味酸、苦，性温。主入肝经血分，具有收敛、解毒、散瘀止痛、矫味的作用。故醋炙法多用于疏肝解郁、散瘀止痛、攻下逐水的药物。

（1）醋炙的主要目的 ①降低毒性，缓和药性。如甘遂、京大戟、芫花、商陆等。②引药入肝，增强活血止痛作用。如乳香、没药、三棱等。③矫臭矫味。如乳香、没药、五灵脂等。

（2）醋炙的操作方法 ①先拌醋后炒药：将净制或切制后的药物，加入定量米醋拌匀，闷润，待醋被吸尽后，置炒制容器内，用文火炒至一定程度，取出晾凉。此法适用于大多数植物类药物，如甘遂、商陆、芫花、柴胡、三棱等。②先炒药后喷醋：将净选后的药物，置炒制容器内，炒至表面熔化发亮（树脂类）或炒至表面颜色改变，有腥气逸出（动物粪便类）时，喷洒定量米醋，炒至微干，取出后继续翻动，摊开晾干。此法适用于树脂类、动物粪便类药物，如乳香、没药、五灵脂等。

醋炙时用醋量，一般为每100kg药物，用米醋20～30kg，最多不超过50kg。

（3）醋炙法的注意事项 ①醋炙前药物应大小分档。②若醋的用量较少，不易与药物拌匀时，可加适量水稀释后，再与药物拌匀。③一般用文火炒制，勤加翻动，使之受热均匀，炒至规定的程度。④树脂类、动物粪便类药物必须用先炒药后喷醋的方法，且出锅要快，防熔化粘锅，摊晾时宜勤翻动，以免相互黏结成团块。

甘 遂

【来源】本品为大戟科植物甘遂的干燥块根。

【炮制方法】处方用名有甘遂、炙甘遂、醋甘遂。①生甘遂：取原药材，除去杂质，洗净，干燥，大小个分档。②醋甘遂：取净甘遂，加入定量的米醋拌匀，闷润至醋被吸尽后，置炒制容器内，用文火加热，炒至微干，取出晾凉。用时捣碎。每100kg甘遂，用米醋30kg。

【炮制作用】甘遂苦、寒；有毒。归肺、肾、大肠经。具有泻水逐饮的功能。①生甘遂药力峻烈，临床多入丸、散剂。可用于痈疽疮毒，胸腹积水，二便不通。②醋甘遂毒性减低，峻泻作用缓和。用于腹水胀满，痰饮积聚，气逆喘咳，风痰癫痫，二便不利。

商　陆

【来源】本品为商陆科植物商陆或垂序商陆的干燥根。

【炮制方法】处方用名有生商陆、醋商陆。①生商陆：取原药材，除去杂质，洗净，润透，切厚片或块，干燥。②醋商陆：取净商陆片(块)，加入定量米醋拌匀，闷润至醋被吸尽，置炒制容器内，用文火加热，炒干，取出晾凉。每100kg商陆片，用米醋30kg。

【炮制作用】商陆味苦，性寒；有毒。归肺、脾、肾、大肠经。具有逐水消肿，通利二便；外用解毒散结的功能。①生品善于消肿解毒。②醋商陆毒性降低，峻泻作用缓和，以逐水消肿为主。

商陆的毒性成分主要为三萜皂苷中的商陆毒素（又称商陆皂苷甲），商陆毒素等萜类化合物可溶于水，易水解成苷元和糖。经醋煮、醋蒸水煮及清蒸后，商陆毒素含量均呈不同程度降低，毒性也随之降低。

芫　花

【来源】本品为瑞香科植物芫花的干燥花蕾。

【炮制方法】处方用名有芫花、炙芫花、醋芫花。①生芫花：取原药材，除去杂质。②醋芫花：取净芫花，加入定量米醋拌匀，闷润至醋被吸尽，置炒制容器内，用文火加热，炒至微干，取出晾凉。每100kg芫花，加米醋30kg。

【炮制作用】芫花味苦、辛，性温；有毒。归肺、脾、肾经。具有泻水逐饮，外用杀虫疗疮的功能。①生品峻泻逐水力较猛，较少内服，多外用敷秃疮、头癣等。②醋芫花能降低毒性，缓和泻下作用和腹痛症状。多用于水肿胀满，胸腹积水，痰饮积聚，气逆喘咳，二便不利等症。

芫花中含有二萜原甲酸内酯类、黄酮类及挥发油等成分。二萜原甲酸内酯类成分芫花酯甲等具较强的毒性，对皮肤、黏膜的刺激作用强烈，并能直接兴奋子宫平滑肌，具有引产作用。芫花炮制后芫花酯甲含量降低，尤以醋炙芫花下降最多。

乳　香

【来源】本品为橄榄科植物乳香树及同属植物树皮渗出的树脂。

【炮制方法】处方用名有乳香、炒乳香、炙乳香、醋乳香。①乳香：取原药材，除去杂质，将大块者砸碎。②醋乳香：取净乳香，置炒制容器内，用文火加热，炒至冒烟，表面微熔，喷淋定量的米醋，边喷边炒至表面油亮光泽时，迅速取出，摊开放凉。每100kg乳香，用米醋5kg。③炒乳香：取净乳香，置炒制容器内，用文火加热，炒至冒烟，表面熔化显油亮光泽时，迅速取出，摊开放凉。

【炮制作用】乳香味辛、苦，性温。归心、肝、脾经。具有活血止痛、消肿生肌的功能。用于胸痹心痛，胃脘疼痛，痛经经闭，产后瘀阻，癥瘕腹痛，风湿痹痛，筋脉拘挛，跌打损伤，痈肿疮疡。①生品气味辛烈，对胃的刺激较强，易引起呕吐，但活血消肿，止痛力强，多用于瘀血肿痛或外用。②醋乳香刺激性缓和，利于服用，便于粉碎。醋炙乳香还能增强活血止痛、收敛生肌的功效，并可矫臭矫味。③炒乳香作用与醋乳香基本相同。

三　棱

【来源】本品为黑三棱科植物黑三棱的干燥块茎。

【炮制方法】处方用名有三棱、炙三棱、醋三棱。①三棱：除去杂质，浸泡，润透，切薄片，干燥。②醋三棱：取净三棱，加入定量的米醋拌匀，闷润至醋被吸尽，置炒制容器内，用文火加热，炒至颜色加深，取出晾凉。每100kg三棱片，用米醋15kg。

【炮制作用】三棱味辛、苦，性平。归肝、脾经。具有破血行气、消积止痛的功能。用于癥瘕痞块、痛经，瘀血经闭，胸痹心痛，食积胀痛。①生品为血中气药，破血行气之力较强(体质虚弱者不宜使用)，用于血滞经闭，产后瘀滞腹痛，癥瘕积聚，食积痰滞，脘腹胀痛，慢性肝炎或迁延性肝炎等。②醋三棱主入血分，破瘀散结、止痛的作用增强。用于瘀带经闭腹痛，癥瘕积聚，心腹疼痛，胁下胀痛等症。

莪　术

【来源】本品为姜科植物蓬莪术、广西莪术或温郁金的干燥根茎。

【炮制方法】处方用名有莪术、醋莪术。①莪术：取原药材，除去杂质，略泡，洗净，蒸软，切厚片，干燥。②醋莪术：取净莪术，置煮制容器内，加入定量的米醋与适量水浸没药面，煮至透心，取出，稍晾，切厚片，干燥。每100kg莪术，用米醋20kg。

【炮制作用】莪术味辛、苦，性温。归肝、脾经。具有行气破血，消积止痛的功能。①生品行气止痛，破血祛瘀力强，为气中血药。用于癥瘕痞块，瘀血经闭，胸痹心痛，食积胀痛。②醋莪术主入肝经血分，散瘀止痛作用增强。

莪术不同炮制品均有抗血小板聚集、抗凝血及调节血液流变性作用，以醋炙品作用较为明显；莪术生品和莪术醋炙品均有效抑制醋酸所致的扭体反应及二甲苯所致的耳郭肿胀，在镇痛抗炎方面醋炙莪术比其他炮制品更有效。

延胡索

【来源】本品为罂粟科植物延胡索的干燥块茎。

【炮制方法】处方用名有延胡索、醋延胡索、酒延胡索。①延胡索：取原药材，除去杂质，洗净，干燥，切厚片或用时捣碎，筛去碎屑。②醋延胡索：a. 取净延胡索或延胡索片，加入定量的米醋拌匀，闷润至醋被吸尽后，置炒制容器内，用文火加热，炒干，取出晾凉。筛去碎屑。每100kg延胡索，用米醋20kg。b. 取净延胡索，加入定量的米醋与适量清水（以平药面为宜），置煮制容器内，用文火加热煮至透心。醋液被吸尽时，取出，晾至六成干，切厚片，晒干。筛去碎屑或干后捣碎。每100kg延胡索，用米醋20kg。③酒延胡索：取净延胡索片，加入定量黄酒拌匀，闷润至酒被吸尽后，置炒制容器内，用文火加热，炒干，取出晾凉。筛去碎屑。每100kg延胡索片，用黄酒15kg。

【炮制作用】延胡索味辛、苦，性温。归肝、脾经。具有活血、行气、止痛的功能。用于胸胁、脘腹疼痛，经闭痛经，产后瘀阻，跌打肿痛等症。①生品止痛有效成分不易煎出，效果欠佳，故临床多用醋制品。②醋延胡索行气止痛作用增强，广泛用于身体各部位的多种疼痛证候。③酒延胡索以活血、祛瘀、止痛为主。

延胡索镇痛的有效成分为生物碱，醋制可以使难溶于水的游离生物碱生成盐，提高煎出率，与传统认为醋制增强其止痛作用吻合。醋制、酒制均能提高延胡索生物碱和延胡索乙素的煎出量，从而增强镇痛和镇静作用。延胡索中季铵碱具有降压、增加冠脉血流量的作用，炮制后含量降低，因此用于治疗冠心病宜生用。

香　附

【来源】本品为莎草科植物莎草的干燥根茎。

【炮制方法】处方用名有香附、炙香附、醋香附、四制香附、酒香附、香附炭。①香附：取原药材，除去毛须及杂质，碾成绿豆大颗粒，或润透，切厚片，干燥，筛去碎屑。②醋香附：a. 取净香附颗粒或片，加定量的米醋拌匀，闷润至醋被吸尽后，置炒制容器内，用文火加热炒干，取出晾凉。筛去碎屑。每100kg香附颗粒或片，用米醋20kg。b. 取净香附：加入定量的米醋，再加与米醋等量的水。共煮至醋液基本吸尽，再蒸5小时，闷片刻，取出微晾，切厚片，干燥，筛去碎屑；或取出干燥后，碾成绿豆大颗粒。每100kg香附颗粒或片，用米醋20kg。③四制香附：取净香附颗粒或片，加入定量的生姜汁、米醋、黄酒、食盐水拌匀，闷润至汁液被吸尽后，用文火加热炒干，取出晾凉。筛去碎屑。每100kg香附颗粒或片，用生姜5kg（取汁），米醋、黄酒各10kg，食盐2kg（清水溶化）。④酒香附：取净香附颗粒或片，加入定量的黄酒拌匀，闷润至黄酒被吸尽，置炒制容器内，用文火加热炒干，取出晾凉。筛去碎屑。每100kg香附颗粒或片，用黄酒20kg。⑤香附炭：取净香附，大小分档，置炒制容器内，用中火加热，炒至表面焦黑色，内部焦褐色，喷淋清水少许，灭尽火星，取出晾干，凉透。筛去碎屑。

【炮制作用】生香附味辛、微苦、微甘，性平。归肝、脾、三焦经。具有疏肝解郁，理气宽中，调经止痛的功能。用于肝郁气滞，胸胁胀痛，疝气疼痛，乳房胀痛，脾胃气滞，脘腹痞闷，胀满疼痛，月经不调，经闭痛经。①生品多入解表剂中，以理气解郁为主。②醋香附专入肝经，疏肝止痛作用增强，并能消积化滞。③四制香附以行气解郁，调经散结为主，多用于治疗胁痛，痛经，月经不调等症。④酒香附能通经脉，散结滞，多用于治疗寒疝腹痛。⑤香附炭味苦、涩，性温，多用于治疗妇女崩漏不止等。

柴　胡

【来源】本品为伞形科植物柴胡或狭叶柴胡的干燥根。按性状不同，分别习称“北柴胡”活“南柴胡”。

【炮制方法】处方用名有柴胡、炙柴胡、醋柴胡、鳖血柴胡。①北柴胡：取原药材，除去杂质及残茎，洗净，润透，切厚片，干燥。②醋北柴胡：取北柴胡片，加入定量的米醋拌匀，闷润至醋被吸尽，置炒制容器用文火加热，炒干，取出晾凉。每100kg柴胡片，用米醋20kg。③南柴胡：除去杂质，洗净，润透，切厚片，干燥。④醋南柴胡：取净柴胡片，加入定量的米醋拌匀，闷润至醋被吸尽，置炒制容器内，用文火加热，炒干，取出晾凉。每100kg柴胡片，用米醋20kg。⑤鳖血柴胡：a. 取净柴胡片，加入定量洁净的新鲜鳖血及适量冷开水拌匀，闷润至鳖血液汁被吸尽，置炒制容器内，用文火加热，炒干，取出晾凉。b. 取净柴胡片，加入定量洁净的新鲜鳖血和定量黄酒拌匀，闷润至鳖血和酒液被吸尽，用文火加热，炒干，取出晾凉。每100kg柴胡片，用鳖血13kg，黄酒25kg。

【炮制作用】柴胡味辛、苦，性微寒。归肝、胆、肺经。具有疏散退热、疏肝解郁、升举阳气的功能。用于感冒发热，寒热往来，胸胁胀痛，月经不调，子宫脱垂，脱肛。①生品升散作用较强，多用于解表退热。②醋柴胡的升散之性缓和，疏肝止痛的作用增强。多用于肝郁气滞的胁肋胀痛，腹痛及月经不调等。③鳖血柴胡能填阴滋血，抑制其浮阳之性，增强清肝退热的功效。可用于热入血室，骨蒸劳热。

（三）盐炙

将净选或切制后的药物，加入定量食盐水溶液拌炒的方法称为盐炙法。

食盐味咸性寒，有清热凉血，软坚散结，润燥的作用。故盐炙法多用于补肾固精、疗疝、利尿和泻相火的药物。

（1）盐炙法的主要目的　①引药下行，增强疗效，如杜仲、小茴香、车前子、益智仁、知母、黄柏等。②缓和药物辛燥之性，如补骨脂、益智仁等。③增强滋阴降火作用，如知母、黄柏等。

（2）盐炙的操作方法　①先拌盐水后炒。将食盐加适量清水溶解，与药物拌匀，放置闷润，待盐水被吸尽后，置炒制容器内，用文火炒至一定程度，取出晾凉。②先炒药后加盐水。先将药物置炒制容器内，用文火炒至一定程度，再喷淋盐水，炒干，取出晾凉。含黏液质较多的药物一般用此法。盐的用量一般为每100kg药物，用食盐2kg。

（3）盐炙法的注意事项　①加水溶解食盐时，一定要控制水量。水的用量应视药物的吸水情况而定，一般以食盐的4~5倍量为宜。若加水过多，则盐水不能被药吸尽，或者过湿不易炒干；水量过少，又不易与药物拌匀。②含黏液质多的车前子、知母等药物，不宜先用盐水拌匀。因这类药物遇水容易发黏，盐水不易渗入，炒时又容易粘锅，所以需先将药物加热炒去部分水分，并使药物质地变疏松，再喷洒盐水，以利于盐水渗入。③盐炙法火力宜小，采用第二种方法时更应控制火力。若火力过大，加入盐水后，水分迅速蒸发，食盐即粘在锅上，达不到盐炙的目的。

杜　仲

【来源】本品为杜仲科植物杜仲的干燥树皮。

【炮制方法】处方用名有杜仲、川杜仲、炒杜仲、盐杜仲。①杜仲：取原药材，刮去粗皮，洗净，切丝或块，干燥，筛去碎屑。②盐杜仲：取杜仲丝或块，加盐水拌匀，稍闷，待盐水被吸尽后，置炒制容器内，用中火炒至丝易断、表面焦黑色时，取出晾凉。筛去碎屑。每100kg

杜仲块或丝，用食盐2kg。

【炮制作用】杜仲味甘，性温。归肝、肾经。具有补肝肾、强筋骨、安胎的功能。①生品较少应用，一般仅用于浸酒。临床以制用为主，以保证和增强疗效。②盐杜仲引药入肾，直达下焦，温而不燥，补肝肾、强筋骨、安胎作用增强。常用于肾虚腰痛，筋骨无力，妊娠漏血，胎动不安和高血压。

巴戟天

【来源】本品为茜草科植物巴戟天的干燥根。

【炮制方法】处方用名有巴戟天、巴戟肉、盐巴戟天、制巴戟天。①巴戟天：取原药材，除去杂质。②巴戟肉：取净巴戟天，置蒸制容器内蒸透，趁热除去木心，切段，干燥。③盐巴戟天：取净巴戟天，用盐水拌匀，待盐水被吸尽后，置蒸制容器内蒸透，趁热除去木心，切段，干燥。每100kg净巴戟天，用食盐2kg。④制巴戟天：取净甘草捣碎，加水（甘草：水=1：5）煎汤，去渣，取甘草汤加入净巴戟天拌匀，置锅内，用文火煮至药透汁尽，取出，趁热除去木心，切段，干燥。每100kg净巴戟天，用甘草6kg，煎汁约50kg。

【炮制作用】巴戟天味甘、辛，性微温。归肾、肝经。具有补肾阳，强筋骨，祛风湿的功能。①生品蒸软后除去木心，为去除非药用部位。②巴戟肉具有祛风除湿的功效，用于肾虚而兼风湿之证。③盐巴戟天引药归肾，温而不燥，补肾助阳作用缓和，多服久服无伤阴之弊。常用于阳痿遗精，宫冷不孕，月经不调，少腹冷痛。④制巴戟天增加甘温补益作用，偏于补肾阳，强筋骨，多用于肾气虚损，胸中短气，腰脚疼痛，筋骨痿软。

巴戟天传统用药要求“去心”，巴戟天根皮和木心所含化学成分存在一定的差异。巴戟天木心中的总糖和多糖含量不足巴戟肉中的一半。

菟丝子

【来源】本品为旋花科植物南方菟丝子或菟丝子的干燥成熟种子。

【炮制方法】处方用名有菟丝子、吐丝子、炒菟丝子、盐菟丝子、酒菟丝饼。①菟丝子：取原药材，除去杂质，洗净，干燥。②盐菟丝子：取净菟丝子，加盐水拌匀，闷润，待盐水被吸尽后，置炒制容器内，用文火加热，炒至略鼓起，微有爆裂声，并有香气逸出时，取出晾凉。每100kg菟丝子，用食盐2kg。③酒菟丝子饼：取净菟丝子，加适量水煮至开裂，不断搅拌，待水液被吸尽，全部显黏丝稠粥状时，加入黄酒和白面拌匀，取出，压成饼，切成小方块，干燥。每100kg菟丝子，用黄酒15kg，白面15kg。④炒菟丝子：取菟丝子，置炒制容器内，用文火加热，炒至微黄色，有爆裂声，取出晾凉。

【炮制作用】菟丝子味辛、甘，性平。归肝、肾、脾经。具有补益肝肾、固精缩尿、安胎、明目、止泻的功能。①生品多用于煎剂和酊剂中。菟丝子偏温，补阳胜于补阴。②盐菟丝子不温不寒，平补阴阳，并能引药归肾，增强补肾固精安胎作用。用于阳痿，滑精，遗尿，带下，胎气不固，消渴。③酒菟丝子饼可增加温肾壮阳固精的作用，并可提高煎出效果，便于粉碎，为较常用的炮制方法。用于腰膝酸软，目昏耳鸣，肾虚胎漏，脾肾虚泄，消渴，遗精，白浊。④炒菟丝子其功用与生品相似，但炒后可提高煎出效果，便于粉碎，利于制剂，多入丸、散剂。

盐炙、酒炙和炒黄均利于菟丝子中黄酮类成分的溶出。经过炮制后多糖含量明显增加，以盐炙菟丝子含量为最高。菟丝子因质地坚硬，制饼的目的是利于煎出有效成分或入丸、散剂时易于粉碎。

补骨脂

【来源】本品为豆科植物补骨脂的干燥成熟果实。

【炮制方法】处方用名有补骨脂、破故纸、盐补骨脂、盐骨脂。①补骨脂：取原药材，除去杂质。②盐补骨脂：取净补骨脂，加盐水拌匀，闷润，待盐水被吸尽后，置炒制容器内，文火加热，炒至微鼓起、迸裂并有香气逸出时，取出晾凉。每100kg补骨脂，用食盐2kg。

【炮制作用】补骨脂味辛、苦，性温。归

肾、脾经。具有温肾助阳、纳气平喘、温脾止泻的功能。①生品多用于制备酊剂、散剂、注射剂等，外用消风祛斑治银屑病，白癜风，扁平疣，斑秃。②盐补骨脂可引药入肾，增强温肾助阳、纳气、止泻的作用。用于阳痿遗精，遗尿尿频，腰膝冷痛，肾虚作喘，五更泄泻。

补骨脂盐炙后，其水溶性化学成分发生了质的变化，但其主要成分之一的补骨脂素无质的变化。

知　母

【来源】本品为百合科植物知母的干燥根茎。

【炮制方法】处方用名有知母、肥知母、知母肉、炒知母、盐知母。①知母：取原药材，除去毛状物及杂质，洗净，润透，切厚片，干燥，去毛屑。②盐知母：取净知母片，置炒制容器内，用文火加热，炒至变色，喷淋盐水，炒干，取出晾凉。每100kg知母片，用食盐2kg。

【炮制作用】知母味苦、甘，性寒。归肺、胃、肾经。①生品苦寒滑利，具有清热泻火、滋阴润燥的功能。泻肺、胃之火尤宜生用。多用于外感热病，高热烦渴，肺热燥咳，内热消渴，肠燥便秘。②盐知母可引药下行，专于入肾，增强滋阴降火的作用，善清虚热。常用于肝肾阴亏，虚火上炎，骨蒸潮热，盗汗遗精。

知母中含有甾体皂苷、双苯吡酮、木脂素、黄酮、多糖、有机酸等。知母盐炙后，新芒果苷、异芒果苷含量减少，芒果苷含量增加，并利于多糖溶出。

黄　柏

【来源】本品为芸香科植物黄皮树的干燥树皮。

【炮制方法】处方用名有黄柏、川黄柏、盐黄柏、酒黄柏、黄柏炭。①黄柏：取原药材，除去杂质，喷淋清水，润透，切丝，干燥，筛去碎屑。②盐黄柏：取净黄柏丝，用盐水拌匀，稍闷，待盐水被吸尽后，置预热的炒制容器内，用文火加热，炒干，取出晾凉，筛去碎屑。每100kg黄柏丝或块，用食盐2kg。③酒黄柏：取净黄柏丝，用黄酒拌匀，稍闷，待酒被吸尽后，置炒制容器内，用文火加热，炒干，取出晾凉，筛去碎屑。每100kg黄柏丝或块，用黄酒10kg。④黄柏炭：取净黄柏丝，置炒制容器内，用武火加热，炒制表面焦黑色，内部深褐色，喷淋少许清水，灭尽火星，取出晾干。筛去碎屑。黄柏在切制前水处理时要掌握好“水头”，若吸水过多，容易发黏，不易切片。

【炮制作用】黄柏味苦，性寒。归肾、膀胱经。具有泻火解毒，清热燥湿的功能。①生品多用于湿热泄痢，黄疸，热淋，足膝肿痛，疮疡肿毒，湿疹，烫火伤等。②盐黄柏可引药入肾，缓和枯燥之性，增强滋肾阴、泻相火、退虚热的作用。多用于阴虚发热，骨蒸劳热，盗汗，遗精，足膝痿软，咳嗽咯血等。③酒黄柏可降低苦寒之性，免伤脾阳，并借酒升腾之力，引药上行，清血分湿热。用于热壅上焦诸证及热在血分。④黄柏炭清湿热之中兼具涩性，多用于便血、崩漏下血。

黄柏含生物碱，以小檗碱含量较高，另含挥发油、黄酮类化合物等成分。盐黄柏、酒黄柏小檗碱浸出量较生品增加，其原因可能与小檗碱成盐和酒炙增加溶解有关。

泽　泻

【来源】本品为泽泻科植物泽泻的干燥块茎。

【炮制方法】处方用名有泽泻、淡泽泻、炒泽泻、盐泽泻。①泽泻：取原药材，除去杂质，大小分档，洗净，稍浸，润透，切厚片，干燥，筛去碎屑。②盐泽泻：取净泽泻片，用盐水拌匀，闷润，待盐水被吸尽后，置预热的炒制容器内，用文火加热，炒至表面淡黄棕色至黄褐色，取出晾凉。筛去碎屑。每100kg泽泻片，用食盐2kg。③麸炒泽泻：将麸皮加入热锅内，用中火加热，待冒浓烟时投入泽泻片，不断翻动，炒至药物呈黄色时取出，筛去麸皮，晾凉。每100kg泽泻片，用麦麸10kg。

【炮制作用】泽泻味甘、淡，性寒。归肾、膀胱经。具有利水泄热的功能。①生品常用于小便不利，水肿，湿热黄疸，淋浊，湿热带下。②盐泽泻引药下行，并能增强泄热作用，利尿而不伤阴。小剂量于补方中，可泻肾降浊，并能防止补药之滋腻，可用于阴虚火旺，利水清热养阴，如治疗水热互结，小便不利，腰痛重者。③麸炒泽泻寒性稍缓，长于渗湿和脾，降浊以升清。多用于脾虚泄泻，痰湿眩晕。

泽泻经炮制后，其水溶性煎出物均有不同程度的增加，尤以盐制品最高。

车前子

【来源】本品为车前科植物车前或平车前的干燥成熟种子。

【炮制方法】处方用名有车前子、车前仁、盐车前子、炒车前子。①车前子：取原药材，除去杂质，筛去灰屑。②炒车前子：取净车前子，置炒制容器内，用文火加热，炒至略有爆声，并有香气逸出时，取出晾凉。③盐车前子：取净车前子，置炒制容器内，用文火加热，炒至略有爆鸣声时，喷淋盐水，炒干，取出晾凉。每100kg车前子，用食盐2kg。

【炮制作用】车前子味甘，性微寒。归肝、肾、肺、小肠经。具有清热利尿，渗湿通淋，清肺化痰，清肝明目的功能。①生品常用于水肿胀满，热淋涩痛，暑湿泄泻，痰热咳嗽，肝火目赤。②炒车前子寒性稍减，并能提高煎出效果，作用与生品相似，长于渗湿止泻、祛痰止咳。多用于湿浊泄泻，可单用。③盐车前子泄热利尿而不伤阴，并引药下行，增强在肾经的作用，用于肾虚脚肿，眼目昏暗，虚劳梦泄。

小茴香

【来源】本品为伞形科植物茴香的干燥成熟果实。

【炮制方法】处方用名有小茴香、小茴、茴香、盐茴香。①小茴香：取原药材，除去杂质及残梗。筛去灰屑。②盐茴香：取小茴香，加盐水拌，略闷，待盐水被吸尽后，置炒制容器内，用文火加热炒至微黄色，有香气逸出时，取出晾凉。每100kg小茴香，用食盐2kg。

【炮制作用】

小茴香味辛，性温。归肝、肾、脾、胃经。具有散寒止痛、理气和胃的功能。①生品常用于胃寒呕吐，小腹冷痛，脘腹胀痛。②盐小茴香辛散作用稍缓，专行下焦，长于温肾祛寒，疗疝止痛。常用于疝气疼痛，睾丸痛，肾虚腰痛。

小茴香含脂肪油、挥发油、甾醇及糖苷、氨基酸等。小茴香生碎品及各种炮制品水浸出物含量均高于生品，挥发油含量均低于生品。小茴香炮制后促进小白鼠肠蠕动作用稍有降低，盐炙与四制小茴香都可使小白鼠有细软便流出，而生品却无此作用。小茴香各炮制品能明显改善大鼠血瘀模型的血液流变学异常。

橘核

【来源】本品为芸香科植物橘及其栽培变种的干燥成熟种子。

【炮制方法】处方用名有橘核、炒橘核、盐橘核。①橘核：取原药材，除去杂质，洗净，干燥。用时捣碎。②盐橘核：取净橘核，用盐水拌匀，闷润，待盐水被吸尽后，置炒制容器内，用文火加热炒至微黄色并有香气逸出时，取出晾凉。用时捣碎。每100kg橘核，用食盐2kg。

【炮制作用】

橘核味苦，性平。归肝、肾经。具有理气、散结、止痛的功能。①生品可用于肝胃气滞疼痛，乳痈肿痛。②盐橘核引药下行，走肾经，增加疗疝止痛功效。常用于疝气疼痛，睾丸肿痛。橘核中含有脂肪酸、柠檬苦素及其类似物，蛋白质、无机元素等。橘核炮制后，柠檬苦素和诺米林量均有不同程度的降低。

（四）姜炙

将净选或切制后的药物，加入定量姜汁拌炒的方法，称为姜炙法。

生姜辛温，能温中止呕，化痰止咳。故姜炙法多用于祛痰止咳、降逆止呕的药物。

（1）姜炙的目的　①制其寒性，增强和胃止呕作用。如黄连、竹茹等。②缓和副作用，增强疗效。如厚朴等。

（2）姜炙的操作方法　将药物与定量的姜汁拌匀，放置闷润，使姜汁逐渐渗入药物内部。然后置炒制容器内，用文火炒至规定程度，取出晾凉。或者将药物与姜汁拌匀，待姜汁被吸尽后，进行干燥。姜汤煮：将鲜姜切片煎汤，加入药物煮2小时，待姜汁基本被吸尽，取出，切片，干燥。生姜的用量一般为每100kg药物，用生姜10kg。若无生姜，可用干姜煎汁，用量为生姜的三分之一。

（3）姜汁的制备方法　①榨汁：将生姜洗净切碎，置适宜容器内捣烂，加适量水，压榨取汁，残渣再加水共捣，压榨取汁，如此反复2~3次，合并姜汁，备用。②煮汁：取净生姜片，置锅内，加适量水煮，过滤，残渣再加水煮，又过滤，合并两次滤液，适当浓缩，取出备用。

（4）姜炙法的注意事项　①制备姜汁时，水的用量不宜过多，一般以最后所得姜汁与生姜的比例为1∶1较适宜。②药物与姜汁拌匀后，需充分闷润，待姜汁被吸尽后，再用文火炒干，否则达不到姜炙的目的。

厚　朴

【来源】本品为木兰科植物厚朴或凹叶厚朴的干燥干皮、根皮及枝皮。

【炮制方法】处方用名有厚朴、川厚朴、姜厚朴。①厚朴：取原药材，刮去粗皮，洗净，润透，切丝，干燥，筛去碎屑。②姜厚朴：取厚朴丝，加姜汁拌匀，闷润，待姜汁被吸尽后，置炒制容器内，用文火加热，炒干，取出晾凉。或取生姜切片，加水煮汤，另取刮净粗皮的药材，扎成捆，置姜汤中，反复浇淋，文火加热煮至姜液被吸尽，取出，切丝，干燥。筛去碎屑。每100kg厚朴，用生姜10kg。

【炮制作用】厚朴味苦、辛，性温。归脾、胃、肺、大肠经。具有燥湿消痰、下气除满的功能。①生品辛味峻烈，对咽喉有刺激性，故一般内服都不生用。②姜厚朴可消除对咽喉的刺激性，并可增强宽中和胃的功效。多用于湿阻气滞，脘腹胀满或呕吐泻痢，积滞便秘，痰饮喘咳，梅核气。

厚朴炮制后其组织结构有所改变，有利于厚朴酚的溶出；加热和加姜对厚朴酚的溶出均有影响，但以加热的影响更为突出；辅料生姜可使厚朴酚含量增加，但其用量多少对厚朴酚含量影响不大。

竹　茹

【来源】本品为禾本科植物青秆竹、大头典竹或淡竹茎秆的干燥中间层。

【炮制方法】处方用名有竹茹、淡竹茹、姜竹茹。①竹茹：取原药材，除去杂质和硬皮，切段或揉成小团。②姜竹茹：取竹茹段或团，加姜汁拌匀，稍润，待姜汁被吸尽后，置炒制容器内，用文火加热，如烙饼法将两面烙至微黄色，取出晾凉。每100kg竹茹，用生姜10kg。

【炮制作用】竹茹味甘，性微寒。归肺、胃经。具有清热化痰、除烦的功能。①生品多用于痰热咳嗽或痰火内扰，心烦不安。②姜竹茹能增强降逆止呕的功效，多用于呕哕、呃逆。

（五）蜜炙

将净选或切制后的药物，加入定量炼蜜拌炒的方法称为蜜炙法。

蜜炙为蜜制方法之一。古代文献中的蜜炙法是将药物涂蜜后，用微火炙干。现行的蜜炙法近于古代的蜜水拌炒法。

蜂蜜味甘性平，有甘缓益脾、润肺止咳、矫味等作用。因此，蜜炙法多用于止咳平喘、补脾益气的药物。

蜂蜜虽言性平，实则生用性偏凉，能清热解毒；熟则性偏温，以补脾气、润肺燥之力胜。《医学校正入门》指出：“蜜炙性温，健脾胃和中……补三焦元气。”故蜜炙法所用的蜂蜜都用炼蜜。炼蜜的含水量控制在10%~13%为宜。加热时注意蜂蜜沸腾外溢或焦化，当蜜液微沸时，及时用勺上下搅动，防止外溢。

（1）蜜炙的主要目的　①增强润肺止咳的作用，如百部、款冬花、紫菀等。②增强补脾益气的作用，如黄芪、甘草、党参等。③缓和药性。如麻黄等。④矫味和消除副作用，如马兜铃等。

（2）蜜炙常用的操作方法　①先拌蜜后炒药。先取定量炼蜜，加适量开水稀释，与药物拌匀，放置闷润，使蜜逐渐渗入药物组织内部，然后置锅内，用文火炒至颜色加深、不粘手时，取出摊晾，凉后及时收贮。②先炒药后加蜜。先将药物置锅内，用文火炒至颜色加深时，再加入定量炼蜜，迅速翻动，使蜜与药物拌匀，炒至不粘手时，取出摊晾，凉后及时收贮。一般药物都用第一种方法炮制。但有的药物质地致密，蜜不易被吸收，这时就应采用第二种方法处理，先除去部分水分，并使质地略变酥脆，则蜜就较易被吸收。

炼蜜的用量视药物的性质而定。一般质地疏松、纤维多的药物用蜜量宜大；质地坚实，黏性较强，油分较多的药物用蜜量宜小。通常为每100kg药物，用炼蜜25kg。

（3）蜜炙法的注意事项 ①炼蜜时，火力不宜过大，以免溢出锅外或焦化。此外，若蜂蜜过于浓稠，可加适量开水稀释。②蜜炙药物所用的炼蜜不宜过多过老，否则黏性太强，不易与药物拌匀。③炼蜜用开水稀释时，要严格控制水量（为炼蜜量的1/3～1/2），以蜜汁能与药物拌匀而又无剩余的蜜液为宜。若加水量过多，则药物过湿，不易炒干，成品容易发霉。④蜜炙时，火力一定要小，以免焦化。炙的时间可稍长，要尽量将水分除去，避免发霉。⑤蜜炙药物需凉后密闭贮存，以免吸潮发黏或发酵变质；贮存的环境除应通风干燥外，还应置阴凉处，不宜受日光直接照射。

黄 芪

【来源】本品为豆科植物蒙古黄芪或膜荚黄芪的干燥根。

【炮制方法】处方用名有黄芪、炙黄芪、蜜黄芪。①黄芪：取原药材，除去杂质，大小分开，洗净，润透，切厚片，干燥。②炙黄芪：取炼蜜，加适量开水稀释后，淋入净黄芪片中拌匀，闷润，置炒制容器内，用文火加热，炒至深黄色、不粘手时，取出晾凉。每100kg黄芪片，用炼蜜25kg。

【炮制作用】黄芪味甘，性温。归肺、脾经。具有补气固表，利尿托毒，排脓，敛疮生肌的功能。①生品长于益卫固表，托毒生肌，利尿退肿。常用于表卫不固的自汗或体虚易于感冒，气虚水肿，痈疽不溃或溃久不敛。②炙黄芪甘温而偏润，长于益气补中。多用于脾肺气虚，食少便溏，气短乏力或兼中气下陷之久泻脱肛、子宫下垂以及气虚不能摄血的便血、崩漏等；也可用于气虚便秘。

蜜炙后黄芪磷脂总量下降，但黄芪磷脂酸和溶血磷脂酰胆碱的含量增高。炮制后黄芪甲苷含量较生品量低。生黄芪的免疫作用低于蜜黄芪，蜜黄芪的补气作用强于生黄芪。

甘 草

【来源】本品为豆科植物甘草、胀果甘草或光果甘草的干燥根及根茎。

【炮制方法】处方用名有甘草、粉甘草、炙甘草、蜜甘草。①甘草：取原药材，除去杂质，洗净，润透，切厚片，干燥。②炙甘草：取炼蜜，加适量开水稀释后，淋入净甘草片中拌匀，闷润，置炒制容器内，文火加热，炒至黄色至深黄色、不粘手时，取出晾凉。每100kg甘草片，用炼蜜25kg。

【炮制作用】甘草味甘，性平。归心、肺、胃经。具有补脾益气，清热解毒，祛痰止咳，缓急止痛，调和诸药的功能。①生品味甘偏凉，长于泻火解毒，化痰止咳。多用于痰热咳嗽，咽喉肿痛，痈疽疮毒，食物中毒及药物中毒。②炙甘草甘温，以补脾和胃、益气复脉力胜。常用于脾胃虚弱，心气不足，脘腹疼痛，筋脉挛急，脉结代。

甘草蜜炙前后的甘草苷、甘草酸的含量无明显变化，炮制温度越高则甘草酸含量下降越多。炙甘草能抗多种心律失常，作用优于生甘草。蜜炙还能增强甘草止痛效果。

麻 黄

【来源】本品为麻黄科植物草麻黄、中麻黄或木贼麻黄的干燥草质茎。

【炮制方法】处方用名有麻黄、麻黄绒、炙麻黄、蜜麻黄、炙麻黄绒、蜜麻黄绒。①麻黄：取原药材，除去木质茎、残根及杂质，抖净灰屑，切段。②蜜麻黄：取炼蜜，加适量开水稀释，淋入麻黄段中拌匀，闷润，置炒制容器内，用文火加热，炒至不粘手时，取出晾凉。每100kg麻黄段，用炼蜜20kg。③麻黄绒：取麻黄段，碾绒，筛去粉末。④蜜麻黄绒：取炼蜜，加适量开水稀释，淋入麻黄绒内拌匀，闷润，置炒制容器内，用文火加热，炒至深黄色、不粘手时，取出晾凉。每100kg麻黄绒，用炼蜜25kg。

【炮制作用】麻黄味辛、微苦，性温。归肺、膀胱经。具有发汗散寒、宣肺平喘、利水消肿的功能。①生品发汗解表和利水消肿力强。多用于风寒表实证，风水浮肿，风湿痹痛，阴疽，痰核。②蜜麻黄性温偏润，辛散发汗作用缓和，以宣肺平喘力胜。多用于表证较轻，而肺气壅闭，咳嗽气喘较重的患者。③麻黄绒作用缓和，适于老人、幼儿及虚人风寒感冒。用法与麻黄相似。④蜜麻黄绒作用更缓和，适于表证已解而咳喘未愈的老人、幼儿及体虚患者。用法与蜜炙麻黄相似。

炮制后麻黄总生物碱有所下降，挥发油显著降低。生物碱含量是生麻黄最高，蜜麻黄绒最低；水浸出物以蜜拌烘烤麻黄含量最高，麻黄绒含量最低。

枇杷叶

【来源】本品为蔷薇科植物枇杷的干燥叶。

【炮制方法】处方用名有枇杷叶、炙枇杷叶、蜜枇杷叶。①枇杷叶：取原药材，除去绒毛，用水喷润，切丝，干燥。②蜜枇杷叶：取炼蜜，加适量开水稀释，淋入枇杷叶丝内拌匀，闷润，置炒制容器内，用文火加热，炒至不粘手为度，用取出晾凉。每100kg枇杷叶丝，用炼蜜20kg。

【炮制作用】枇杷叶味苦，性微寒。归肺、胃经。具有清肺止咳、降逆止呕的功能。①生品长于清肺止咳、降逆止呕。多用于肺热咳嗽、胃热呕哕或口渴。②蜜枇杷叶能增强润肺止咳的作用，多用于肺燥咳嗽。

枇杷叶经蜜炙、姜汤煮、姜汁炒等不同方法炮制后，熊果酸含量均有不同程度地提高，而熊果酸有很强的抗炎和止咳作用。

百　合

【来源】本品为百合科植物卷丹、百合或细叶百合的干燥肉质鳞叶。

【炮制方法】处方用名有百合、炙百合、蜜百合。①百合：取原药材，除去杂质，筛净灰屑。②蜜百合：取净百合，置炒制容器内，用文火加热，炒至颜色加深时、加入适量开水稀释过的炼蜜，迅速翻炒均匀，并继续用文火炒至微黄色、不粘手时，取出晾凉。每100kg百合，用炼蜜5kg。

【炮制作用】百合味甘，性寒。归心、肺经。具有养阴润肺、清心安神的功能。①生品以清心安神力胜，常用于热病后余热未清，虚烦惊悸，精神恍惚，失眠多梦。②蜜百合润肺止咳作用增强，多用于肺虚久咳或肺痨咯血。

百合蜜炙后多糖含量增加。蜜炙前后均有止咳作用，但蜜炙后止咳效果更好。

百　部

【来源】本品为百部科植物直立百部、蔓生百部或对叶百部的干燥块根。

【炮制方法】处方用名有百部、百部根、炙百部、蜜百部。②百部：取原药材，除去杂质，洗净，润透，切厚片，干燥，筛去碎屑。②蜜百部：取炼蜜，加少量开水稀释，加入净百部片内拌匀，闷润至透，置炒制容器内，用文火加热，炒至不粘手时，取出晾凉。每100kg百部片，用炼蜜12.5kg。

【炮制作用】百部味甘、苦，性微温。归肺经。具有润肺下气止咳，杀虫灭虱的功能。①生品长于止咳化痰，灭虱杀虫。用于新久咳嗽，肺痨咳嗽，顿咳；外用于头虱，体虱，蛲虫病，阴痒。生品有小毒，对胃有一定刺激性，内服用量不宜过大。②蜜百部可缓和对胃的刺激性，并增强润肺止咳的功效。可用于肺痨咳嗽，百日咳。

百部中百部碱等生物碱具有镇喘止咳，松弛支气管平滑肌等作用，但对胃有刺激性，其性质不稳定，经蜜炙后生物碱含量均有所下降。

紫　菀

【来源】本品为菊科植物紫菀的干燥根及根茎。

【炮制方法】处方用名有紫菀、炙紫菀、蜜紫菀。①紫菀：取原药材，除去杂质，洗净，稍润，切厚片或段，干燥。②蜜紫菀：取炼蜜，加适量开水稀释，加入紫菀片或段中拌匀，闷润至透，置炒制容器内用文火加热，炒至棕褐色、不粘手时，取出晾凉。每100kg紫菀片或段，用炼蜜25kg。

【炮制作用】紫菀味辛、苦，性温。归肺经。具有润肺下气、消痰止咳的功能。①生品以散寒降气化痰力胜，能泻肺气之壅滞。多用于风寒咳嗽，痰饮喘咳，小便癃闭。②蜜紫菀转泻为润，以润肺止咳力胜，多用于肺虚久咳或肺虚咯血。

蜜紫菀中紫菀酮含量最高，是蜜炙紫菀祛痰作用较好的原因之一。蜜炙可增加小鼠气管酚红的排泌量，增加大鼠气管排痰量，具有更好的止咳作用。

（六）油炙

将净选或切制后的药物，与定量的食用油脂共同加热处理的方法称为油炙法。油炙法又称酥炙法。

油炙法所用的辅料包括植物油和动物脂（习称动物油）两类。常用的有麻油（芝麻油）、羊脂油。此外，菜油、酥油亦可采用。

（1）油炙的目的　①增强疗效。如淫羊藿等。②利于粉碎，便于制剂和服用。如豹骨、三七、蛤蚧等。

（2）油炙的操作方法　油炙通常有三种操作方法，即油炒、油炸和油脂涂酥烘烤。①油炒：先将羊脂切碎，置锅内加热，炼油去渣，然后取药物与羊脂油拌匀，用文火炒至油被吸尽，药物表面呈油亮光泽时，取出，摊开晾凉。②油炸：取植物油，倒入锅内加热，至沸腾时，倾入药物，用文火炸至一定程度，取出，沥去油，粉碎。③油脂涂酥烘烤：动物类药物切成块或锯成短节，放炉火上烤热，用酥油涂布，加热烘烤，待酥油渗入药物内部后，再涂再烤，反复操作，直至药物质地酥脆，晾凉，或粉碎。

（3）油炙法的注意事项　①油炸药物因温度较高，一定要控制好温度和时间，否则，易将药物炸焦，致使药效降低或者丧失药效。②油炒、油脂涂酥，均应控制好火力和温度，以免药物炒焦或烤焦，使有效成分被破坏而降低疗效；油脂涂酥药物时，需反复操作直至酥脆为度。

淫羊藿

【来源】本品为小檗科植物淫羊藿、箭叶淫羊藿、柔毛淫羊藿或朝鲜淫羊藿的干燥叶。

【炮制方法】处方用名有淫羊藿、羊藿、仙灵脾、炙淫羊藿、炙羊藿。①淫羊藿：取原药材，除去杂质、枝梗，喷淋清水，稍润，切丝，干燥。②炙淫羊藿：取羊脂油置锅内加热熔化，加入淫羊藿丝，用文火加热，炒至油脂吸尽，表面呈油亮光泽时，取出，晾凉。每100kg淫羊藿，用羊脂油（炼油）20kg。

【炮制作用】淫羊藿味辛、甘，性温。归肝、肾经。具有补肾阳、强筋骨、祛风湿的功能。①生品以祛风湿、强筋骨力胜。用于风湿痹痛，肢体麻木，筋骨痿软，慢性支气管炎，高血压等。②羊脂油甘温，能温散寒邪，补肾助阳。炙淫羊藿能增强温肾助阳作用，多用于阳痿，不孕症。

淫羊藿苷具有雄性激素样作用，生品淫羊藿无促进性功能作用，而炮制品经用甘温的羊脂油炮制后，性由寒转温，有明显的促进性功能作用，且无睾丸重量下降等副作用。

蛤　蚧

【来源】本品为壁虎科动物蛤蚧除去内脏的干燥全体。

【炮制方法】处方用名有蛤蚧、酒蛤蚧、油酥蛤蚧。①蛤蚧：取原药材，除去竹片，洗净，除去头（齐眼处切除）、足、鳞片，切成小块，干燥。②酒蛤蚧：取蛤蚧块，用黄酒拌匀，闷润，待酒被吸尽后，烘干或置炒制容器内，用文火炒干或置钢丝筛上，用文火烤热，喷适量黄酒，再置火上酥制，如此反复多次，至松脆为度，放凉。每100kg蛤蚧块，用黄酒20kg。③油酥蛤蚧：取蛤蚧，涂以麻油，用无烟火烤至稍黄质脆，除去头、爪及鳞片，切成小块。

【炮制作用】蛤蚧味咸，性平。归肺、肾经。具有补肺益肾，纳气定喘，助阳益精的功能。①蛤蚧生品和酥炙品功用相同，酥制后易粉碎，腥气减少。其功效以补肺益精，纳气定喘见长，常用于肺虚咳嗽或肾虚作喘。②酒蛤蚧质脆易碎，矫臭矫味，可增强补肾壮阳作用，多用于肾阳不足，精血亏损的阳痿。

三　七

【来源】本品为五加科植物三七的干燥根及根茎。

【炮制方法】处方用名有三七、田七、三七粉、熟三七。①三七：取原药材，除去杂质。用时捣碎。②三七粉：取三七，洗净，干燥，研细粉。③熟三七：取净三七，打碎，分开大小块，用食用油炸至表面棕黄色，取出，沥去油，研细粉。或取三七，洗净，蒸透，取出，及时切片，干燥。

【炮制作用】三七味甘、微苦，性温。归肝、胃经。具有散瘀止血、消肿定痛的功能。①三七生品以止血化瘀、消肿定痛之力偏胜，止血而不留瘀，化瘀而不出血。常用于各种出血证及跌打损伤，瘀滞肿痛。②三七粉与三七功效相同，一般入汤剂可用生三七打碎与其他药物共煎，三七粉多吞服或外敷用于创伤出血。③熟三七止血化瘀作用较弱，以滋补力胜，可用于身体虚弱，气血不足。

三、煅法

将药物直接放于无烟炉火中或适当的耐火容器内煅烧的一种方法，称为煅法。有些药物煅红后，还要趁炽热投入规定的液体辅料中淬之，称“煅淬”法。

煅法始源甚早。《五十二病方》中即有用燔法处理矿物药、动物药和少量植物药的记载。《黄帝内经》记载的13个药方中，就有“生铁落饮”（煅）、小金丹（辰砂、雄黄、雌黄等合煅）、左角发燔治（闷煅）3个药方使用煅法。《金匮玉函经》提出：“有须烧炼炮炙，生熟有定”。烧和炼就是不同程度的“燔”，两者只是温度高低、时间长短的差别。古文献所采用的“燔”“烧”“炼”，均包含于以后的煅法之中，即程度不同的各种煅法。

药物经过高温煅烧，有利于药物质地、药性、功效发生变化，使药物质地疏松，利于粉碎和使有效成分易于溶出，减少或消除副作用，从而提高疗效或产生新的药效。

煅法主要适用于矿物类、贝壳类和化石类药物，或某些中成药在制备过程需要综合制炭的各类药物（如砒枣散中的红枣）。此外，闷煅法多用于制备某些植物类和动物类药物的炭药。

煅法的操作要掌握药物粒度的大小与煅制温度、煅制时间的关系；注意药物受热要均匀，掌握煅至“存性”的质量要求，植物类药要特别注意防止灰化。矿物类及其他类药物，均需煅至体松质脆的标准。

依据操作方法和要求的不同，煅法分为明煅法、煅淬法、扣锅煅法（闷煅）。

（一）明煅

药物煅制时，不隔绝空气的方法称明煅法，又称直火煅法。该法主要适用于矿物类、贝壳类及化石类药物。

（1）明煅的主要目的　①使药物质地酥脆，如花蕊石等。②除去结晶水，如白矾、硼砂等。③使药物有效成分易于煎出，如钟乳石、花蕊石等。

（2）明煅操作方法　①敞锅煅：即将药物直接放入煅锅内，用武火加热的煅制方法。此法适用于含结晶水的易熔矿物类药，如白矾等。②炉膛煅：质地坚硬的矿物药，直接放于炉火上煅至红透，取出放凉。煅后易碎或煅时爆裂的药物需装入耐火容器或适宜容器内煅透，放凉。③平炉煅：将药物置炉膛内，武火加热并用鼓风设备促使温度迅速升高和升温均匀。在煅制过程中，可根据要求适当翻动，使药材受热均匀，煅至药材发红或红透（通过观察孔可见炉膛发红或红亮）时停止加热，取出放凉或进一步加工。此法煅制效率较高，适用于大量生产。本方法适用范围与炉膛煅相同。④反射炉煅：将燃料投入炉内点燃，并用鼓风机吹旺，然后将燃料口密闭。从投料口投入药材，再将投料口密闭，鼓风燃至指定时间，适当翻动，使药材受热均匀，煅红后停止鼓风，继续保温煅烧，稍后取出放凉或进一步加工。此法煅制效率较高，适用于大量生产。本方法适用范围与炉膛煅相同。

（3）明煅法注意事项　①将药物大小分档，以免煅制时生熟不均。②煅制过程中宜一次煅透，中途不得停火，以免出现夹生现象。③煅制温度、时间应适度，要根据药材的性质而定。如主含云母类、石棉类、石英类矿物药，煅时温度应高，时间应长。对这类矿物药来说，短时间煅烧即使达到“红透”，其理化性质也很难改变。而对主含硫化物类和硫酸盐类药物，煅时温度不一定太高，时间需稍长，以使结晶水挥发彻底和达到理化性质应有的变化。④有些药物在煅烧时产生爆溅，可在容器上加盖（但不密闭）以防爆溅。

白 矾

【来源】本品为硫酸盐类矿物明矾石经加工提炼制成，主含含水硫酸铝钾。

【炮制方法】处方用名有白矾、明矾、枯矾。①白矾：取原药材，除去杂质，捣碎或研细。②枯矾：取净白矾，敲成小块，置煅锅内，用武火加热至熔化，继续煅至膨胀松泡呈白色蜂窝状固体，完全干燥，停火，放凉后取出，研成细粉。煅制白矾时应一次性煅透，中途不得停火，不要搅拌。否则搅拌后堵塞了水分挥发的通路，易形成凉后的“僵块”。

【炮制作用】白矾味酸、涩，性寒。归肺、大肠、肝经。①生品具有解毒杀虫，清热消痰，燥湿止痒的功能。用于湿疹，疥癣，癫痫，中风，喉痹。外用可解毒止痒，常制成散剂、洗剂、含漱剂使用，高浓度具有腐蚀性，用于胬肉，痔疮，脱肛。内服有清热消痰作用。②枯矾酸寒之性降低，涌吐作用减弱，增强了收涩敛疮、止血化腐的作用，用于湿疹湿疮，聤耳流脓，阴痒带下，久泻，便血，崩漏，鼻衄齿衄，鼻息肉。

白矾内服过量能刺激胃黏膜而引起反射性呕吐。其在肠内几乎不吸收，适量制止肠黏膜分泌而产生止泻作用。煅枯后形成难溶性铝盐，内服后可与黏膜蛋白络合，形成保护膜覆盖于溃疡面上，保护黏膜不再受腐蚀，并有利于黏膜再生，还可抑制黏膜分泌和吸附肠异物。因此，枯矾消除了引吐作用，增强了止血止泻作用。外用能与蛋白质反应生成难溶于水的物质而沉淀，减少疮面的渗出物而起生肌保护作用。

石 膏

【来源】本品为硫酸盐类矿物硬石膏族石膏，主含含水硫酸钙。

【炮制方法】处方用名有生石膏、煅石膏。①生石膏：取原药材，洗净，晒干，敲成小块，除去夹石，粉碎成粗粉。②煅石膏：取净石膏块，置无烟炉火或耐火容器内，用武火加热，煅至红透，取出，凉后碾碎。

【炮制作用】石膏味辛、甘，性大寒。归肺、胃经。具有清热泻火、除烦止渴的功能。①生品用于外感热病，高热烦渴，肺热喘咳，胃火亢盛，头痛，牙痛。②煅石膏具有收敛、生肌、敛疮、止血的功能。用于溃疡不敛，湿疹瘙痒，水火烫伤，外伤出血。

牡 蛎

【来源】本品为牡蛎科动物长牡蛎、大连湾牡蛎或近江牡蛎的贝壳。

【炮制方法】处方用名有牡蛎、生牡蛎、煅牡蛎。①牡蛎：取原药材，除去杂质，洗净，晒干，碾碎。②煅牡蛎：取净牡蛎，置耐火容器内或无烟炉火上，用武火加热，煅至酥脆时取出，放凉，碾碎。

【炮制作用】牡蛎味咸，性微寒。归肝、肾经。①生品具有重镇安神、潜阳补阴、软坚散结的功能。用于惊悸失眠，眩晕耳鸣，瘰疬痰核，癥瘕痞块。②煅牡蛎增强了收敛固涩作用。用于自汗盗汗，遗精崩带，胃痛吐酸。

牡蛎主要含碳酸钙，煅后醋淬品水煎液中钙离子含量高于煅品和生品。生品水煎液中蛋白质的含量略高于醋淬品和煅品。

石决明

【来源】本品为鲍科动物杂色鲍、皱纹盘鲍、羊鲍、澳洲鲍、耳鲍或白鲍的贝壳。

【炮制方法】处方用名有石决明、煅石决明。①石决明：取原药材洗净，干燥，碾碎或碾粉。②煅石决明：取净石决明，置耐火容器内或置于无烟炉火上，用武火加热，煅至灰白色或青灰色，易碎时，取出放凉，碾碎。

【炮制作用】石决明味咸，性寒。归肝经。具有平肝潜阳、清肝明目的功能。①生品偏于平肝潜阳。用于头痛眩晕，惊痫抽搐。②煅石决明咸寒之性降低，平肝潜阳的功效缓和，增强了固涩收敛、明目作用。用于目赤，翳障，青盲雀目，痔漏成管。且煅后质地疏松，便于粉碎，有利于外用涂敷撒布，并利于煎出有效成分。

石决明主要含有碳酸钙、无机元素等。石决明经煅醋淬后，煎液中的钙含量显著增高。

珍珠母

【来源】本品为蚌科动物三角帆蚌、褶纹冠蚌或珍珠贝科动物马氏珍珠贝的贝壳。

【炮制方法】处方用名有珍珠母、珠母、明珠母、煅珍珠母。①珍珠母：取原药材，除去杂质及灰屑，漂洗干净，干燥，砸成碎块或碾成粉末。②煅珍珠母：取净珍珠母块或粗粉，置耐火容器内，用武火加热，煅至酥脆，取出，晾凉，碾成粉末。

【炮制作用】珍珠母味咸，性寒。归肝、心经，具有平肝潜阳，安神定惊，明目退翳的功效。①生品用于头痛眩晕，惊悸失眠，目赤翳障，视物昏花。②煅珍珠母质地酥脆，易于粉碎，有利于成分的溶出。细研吞服，能治胃酸过多；同植物油、凡士林调和成油膏，可外涂治疗烫伤。用于湿疮溃疡，久不敛口。

（二）煅淬

将药物在高温有氧条件下煅烧至红透后，立即投入规定的液体辅料中骤然冷却的方法称为煅淬。煅后的操作程序称为淬，所用的液体辅料称为淬液。常用的淬液有醋、酒、药汁等，按临床需要而选用。煅淬法适用于质地坚硬，经过高温仍不能疏松的矿物药以及临床上因特殊需要而必须煅淬的药物。

（1）煅淬的主要目的　①使药物质地酥脆，易于粉碎，利于有效成分煎出，如赭石、磁石。②改变药物的理化性质，减少副作用，增强疗效，如自然铜。③清除药物中夹杂的杂质，洁净药物，如炉甘石。

（2）煅淬的注意事项　煅淬要反复进行几次，使液体辅料吸尽、药物全部酥脆为度，避免生熟不均。所用的淬液种类和用量由各药物的性质和煅淬目的要求而定。

赭　石

【来源】本品为氧化物类矿物刚玉族赤铁矿，主含三氧化二铁。

【炮制方法】处方用名有赭石、代赭石、生赭石、煅赭石。①赭石：取原药材，除去杂质，洗净晒干，打碎。②煅赭石：取净赭石砸成小块，置耐火容器内用武火加热，煅至红透，立即倒入醋液淬制，如此反复煅淬至质地酥脆，淬液用尽为度。每100kg赭石，用醋30kg。

【炮制作用】赭石味苦，性寒。归肝、心、肺、胃经。①生品具有平肝潜阳，重镇降逆，凉血止血的功能。用于眩晕耳鸣，呕吐，噫气，呃逆，喘息以及血热所致的吐血，衄血。②煅赭石降低了苦寒之性，增强了平肝止血作用。用于吐血、衄血及崩漏等。且煅后使质地酥脆，易于粉碎和煎出有效成分。

自然铜

【来源】本品为硫化物类矿物黄铁矿族黄铁矿，主含二硫化铁。

【炮制方法】处方用名有自然铜、煅自然铜。①自然铜：取原药材，除去杂质，洗净，干燥，砸碎。②煅自然铜：取净自然铜，置耐火容器内，用武火加热，煅至红透立即取出，投入醋液中淬制，待冷后取出，继续煅烧醋淬至黑褐色，外表脆裂，光泽消失，质地酥脆，取出，摊开放凉，干燥后碾碎。每100kg自然铜，用醋30kg。

【炮制作用】自然铜味辛，性平。归肝经。具有散瘀、接骨、止痛的功能。①自然铜一般不生用，多煅制用。②煅自然铜可增强散瘀止痛作用。多用于跌打肿痛，筋骨折伤。

自然铜主含二硫化铁及铜、镍、砷、锑等成分。自然铜经火煅后二硫化铁分解成硫化铁，经醋淬后表面部分生成醋酸铁，且能使药物质地疏松易碎，并使药物中铁离子溶出增加，易于在体内吸收。

磁　石

【来源】本品为氧化物类矿物尖晶石族磁铁矿，主含四氧化三铁。

【炮制方法】处方用名有磁石、灵磁石、煅磁石。①磁石：取原药材，除去杂质，洗净，干燥，砸成碎块。②煅磁石：取净磁石块，置耐火容器内，用武火加热，煅至红透，立即倒入醋中浸淬，如此反复煅淬至松脆，取出干燥，碾成粉末。每100kg磁石块，用醋30kg。

【炮制作用】磁石味咸，性寒。归肝、心、肾经。具有平肝潜阳、聪耳明目、镇惊安神、纳气平喘的功效。①生品偏于平肝潜阳，镇惊安神。用于惊悸失眠，头晕目眩。②煅磁石聪耳明目，补肾纳气力强，缓和了重镇安神的功效，并且质地酥脆，易于粉碎及煎出有效成分。用于耳鸣，耳聋，视物昏花，白内障，肾虚气喘，遗精等。

紫石英

【来源】本品为氟化物类矿物萤石族萤石，主含氟化钙。

【炮制方法】处方用名有紫石英、煅紫石英。①紫石英：取原药材，除去杂质，洗净，干燥，砸成碎块。②煅紫石英：取净紫石英块，置耐火容器内，加盖，用武火加热，煅至红透，立即倒入醋中浸淬，取出，再煅淬一次，冷却后取出，干燥，碾成粉末。每100kg紫石英块，用醋30kg。注意事项：淬制时药物冷却后迅速取出，不宜长期浸泡，否则时间过长药物颜色转白，影响质量。

【炮制作用】紫石英味甘，性温。归肾、心、肺经。具有温肾暖宫、镇心安神、温肺平喘的功效。①生品偏于镇心安神。多用于心悸易惊，失眠多梦。②煅紫石英质地松脆，便于粉碎，易于煎出有效成分，温肺降逆、散寒暖宫力强。多用于肺虚寒咳，宫冷不孕等。

炉甘石

【来源】本品为碳酸盐类方解石族菱锌矿，主含碳酸锌。

【炮制方法】处方用名有炉甘石、煅炉甘石、制炉甘石。①炉甘石：取原药材，除去杂质，打碎。②煅炉甘石：取净炉甘石，置耐火容器内，用武火加热，煅至红透，取出，立即倒入水中浸淬，搅拌，倾取上层水中混悬液，残渣继续煅淬3～4次，至不能混悬为度，合并混悬液，静置，待澄清后倾去上层清液，干燥。③制炉甘石：a. 黄连汤制炉甘石：取黄连加水煎汤2～3次，过滤去渣，合并药汁浓缩，加入煅炉甘石细粉中拌匀，吸尽后，干燥。每100kg煅炉甘石细粉，用黄连12.5kg。b. 三黄汤制炉甘石：取黄连、黄柏、黄芩，加水煮汤2～3次，至苦味淡薄，过滤去渣，加入煅炉甘石细粉中拌匀，吸尽后，干燥。每100kg煅炉甘石，用黄连、黄柏、黄芩各12.5kg。本品多作为眼科外用药，临床要求用极细药粉，大多煅淬后还需水飞制取，制炉甘石应选用水飞后的细粉。

【炮制作用】炉甘石味甘，性平。归肝、心经。具有解毒明目退翳、收湿止痒敛疮的功能。①炉甘石一般不生用，也不作内服，多作外敷剂使用。②炉甘石经煅淬水飞后，质地纯洁细腻，适宜于眼科及外敷用，消除了由于颗粒较粗而造成的对敏感部位的刺激性。③采用黄连及三黄汤煅淬或拌制，可增强清热明目，敛疮收湿的功效。用于目赤肿痛，眼缘赤烂，翳膜胬肉，溃疡不敛，脓水淋漓，湿疮，皮肤瘙痒。

煅炉甘石水淬后，氧化锌的含量增加。炉甘石煅制后氧化锌的含量增加，三黄汤拌品及三黄汤淬后水飞品也有增加。三黄汤拌品的小檗碱含量高于三黄汤淬后水飞品，但三黄汤淬后水飞品抑菌作用优于三黄汤拌制品。

（三）扣锅煅

药物在高温缺氧条件下煅烧成炭的方法称为扣锅煅法，又称密闭煅、闷煅、暗煅。适用于煅制质地疏松、炒炭易灰化或有特殊需要及某些中成药在制备过程中需要综合制炭的药物。

（1）煅炭的主要目的　①改变药物性能，产生或增强止血作用，如血余炭等。②降低毒性，如干漆等。

（2）扣锅煅的操作方法　将药物置于锅中，上盖一较小的锅，两锅结合处用盐泥封严，扣锅上压一重物，防止锅内气体膨胀而冲开扣锅。

扣锅底部贴一白纸条或放几粒大米，用武火加热，煅至白纸或大米呈深黄色，药物全部炭化为度。亦有在两锅盐泥封闭处留一小孔，用筷子塞住，时时观察小孔处的烟雾，当烟雾由白变黄并转呈青烟，之后逐渐减少时，降低火力，煅至基本无烟时，离火，待完全冷却后，取出药物。

（3）扣锅煅的注意事项　①煅烧过程中，由于药物受热炭化，有大量气体及浓烟从锅缝中喷出，应随时用湿泥堵封，以防空气进入，使药物灰化。②药材煅透后应放置冷却再开锅，以免药材遇空气后燃烧灰化。③煅锅内药料不宜放得过多、过紧，以免煅制不透，影响煅炭质量。④判断药物是否煅透的方法，除观察米和纸的颜色外，还可用滴水即沸的方法来判断。

血余炭

【来源】本品为人头发制成的炭化物。

【炮制方法】处方用名有血余炭。血余炭：取头发，除去杂质，反复用稀碱水洗去油垢，清水漂净，晒干，装于锅内，上扣一个口径较小的锅，两锅结合处用盐泥或黄泥封固，上压重物，扣锅底部贴一白纸条，或放几粒大米，用武火加热，煅至白纸或大米呈深黄色为度，离火，待凉后取出，剁成小块。

【炮制作用】血余炭味苦、涩，性平。归肝、胃、膀胱经。具有止血、化瘀的功能。①本品不能生用，入药必须煅制成炭。②血余炭具有止血作用。用于吐血、咯血、衄血、尿血、崩漏下血、外伤出血。

头发煅成血余炭后，临床及药理实验证明确有良好的止血作用。可显著缩短实验动物的出血时间和凝血时间。

四、蒸、煮、焯法

蒸、煮、焯法为“水火共制”法。这里的“水”可以是清水，也可以是酒、醋或药汁（如甘草汁、黑豆汁）。即便是用固体辅料，操作时仍需加水来进行蒸煮，如豆腐制珍珠、藤黄、硫黄。

蒸制是利用水蒸气加热药物（或药物与辅料）的方法。不加辅料蒸制的时间较短，其目的是软化药材，便于切制或使药物便于保存，如清蒸木瓜、天麻、桑螵蛸、黄芩、人参等。加辅料蒸制的时间通常较长，主要目的在于改变药物性味，产生新的功能，扩大临床适用范围，如酒蒸地黄、大黄，黑豆汁蒸何首乌；亦可增强疗效，如酒蒸肉苁蓉、黄精、山茱萸、女贞子、五味子等。

煮制是利用水、辅料或药汁的温度加热药物，无论是清水煮（如川乌、草乌）、加液体辅料或药汁煮（如附子、吴茱萸、远志），还是用固体辅料豆腐煮（如藤黄、硫黄），其主要目的都是为了降低毒性或消除副作用。

焯法是将药物在沸水中短时间浸煮的方法，主要在于破坏一些药物中的酶（如苦杏仁、桃仁）、毒蛋白（如白扁豆），同时也有利于除去非药用部位或分离不同的药用部位。

（一）蒸

将净选或切制后的药物加液体辅料或不加辅料装入蒸制容器内隔水加热至一定程度的方法，称为蒸法。其中不加辅料者为清蒸，加辅料者为加辅料蒸。直接利用流通蒸汽蒸者称为“直接蒸法”；药物在密闭条件下隔水蒸者称为“间接蒸法”，加辅料在密闭条件下隔水蒸制，又称为“炖法”。

（1）蒸制的目的　①改变药物性能，扩大用药范围，如何首乌、地黄等。②增强疗效，如肉苁蓉、山茱萸等。③缓和药性，如大黄、女贞子等。④减少副作用，如大黄、黄精等。⑤保存药效，利于贮存，如黄芩、桑螵蛸等。⑥便于软化切制，如木瓜、天麻等。

（2）蒸制的操作方法　蒸法根据药物的性质和要求的不同，分为清蒸、加辅料蒸和炖3 种炮制方法。①清蒸：取净药材，大小分档，置适宜的蒸制容器内，用蒸汽加热蒸至规定程度，放凉，取出，晾至六成干，切片或段，干燥。②加辅料蒸法：取净药材，大小分档，加入液体辅料拌匀，润透后，置适宜的蒸制容器内，用蒸汽加热蒸至规定程度，取出，稍晾，拌回蒸液（剩余的液体辅料），再晾至六成干，切片或段，干燥。③炖法：取净药材，大小分档，加入液体辅料拌匀，润透后，置适宜的蒸制容器内，密闭，隔水或用蒸汽加热炖透，或炖至辅料完全被吸尽时，放凉，取出，晾至六成干，切片或段，干燥。

蒸制的操作工序，一般要求先将净药材分档，加辅料蒸或炖法，还要加入辅料与药物拌匀，再隔水或用蒸汽蒸制。质地坚硬药物，在蒸制前，可先用水浸润1～2小时，以改善蒸制效果。蒸制时间一般视药物性质而定，短者1～2小时，长者数十小时，有的要求反复蒸制，如九蒸九晒法。

（3）蒸制的注意事项　①需用液体辅料拌蒸的药物应待辅料药物被吸尽后再蒸制。②蒸制时一般先用武火加热，待“圆汽”（即水蒸气充满整个蒸制容器并从锅盖周围大量溢出）后改为文火，保持锅内有足够的蒸汽即可。但在非密闭容器中酒蒸时，从开始到结束要一直用文火蒸制，防止酒很快挥发，达不到酒蒸的目的。③蒸制时要注意火候，若时间太短则达不到蒸制目的；若蒸得过久，则影响药效，有的药物可能“上水”，致使水分过大，难于干燥。④需长时间蒸制的药物，应不断添加开水，以免蒸汽中断，特别注意不要将水蒸煮干，影响药物质量。需日夜连续蒸制者应有专人值班，以确保安全。⑤加辅料蒸制完毕后，若容器内有剩余的液体辅料（蒸液），应拌入药物后再进行干燥。

何首乌

【来源】本品为蓼科植物何首乌的干燥根。

【炮制方法】处方用名有何首乌、首乌、生首乌、制首乌。①何首乌：取原药材，除去杂质，洗净，稍浸，闷润，润透，切厚片或块，干燥。②制何首乌：取何首乌片或块，用黑豆汁拌匀，润透，置非铁质蒸制容器内，密闭，炖至汁液吸尽，药物呈棕褐色，或用清蒸法，或黑豆汁拌匀后，蒸至药物内外均呈棕褐色，取出，干燥，或晒至半干，切片，干燥。每100kg何首乌片（块），用黑豆10kg。黑豆汁制法：取黑豆10kg，加适量水，煮约4小时，熬汁约15kg；黑豆渣再加水煮3小时，熬汁约10kg，合并得黑豆汁约25kg。

【炮制作用】何首乌味苦、甘、涩，性温，兼发散。归肝、心、肾经。具有解毒消肿、润肠通便、截疟的功能。①生品用于瘰疬疮痈，风疹瘙痒，肠燥便秘，久疟不止，高脂血症。②制何首乌味转甘厚而性转温，增强了补肝肾、益精血、乌须发、强筋骨的作用，用于血虚萎黄，眩晕耳鸣，须发早白，腰膝酸软，肢体麻木，崩漏带下，久疟体虚，高脂血症。同时消除了生何首乌滑肠致泻的副作用，使慢性病患者长期服用而不造成腹泻。

首乌蒸制过程中，外表颜色加深，总蒽醌、结合蒽醌含量随着蒸制时间延长而减少，游离蒽醌开始增加，使致泻作用减弱。制首乌的磷脂类成分和糖的含量增加，使补益作用更加突出。二苯乙烯苷含量随蒸制时间增加而降低。

黄芩

【来源】本品为唇形科植物黄芩的干燥根。

【炮制方法】处方用名有黄芩、酒黄芩、黄芩炭。①黄芩：取原药材，除去杂质，洗净。大小分档，置蒸制容器内隔水加热，蒸至“圆汽”后半小时，候质地软化，取出，趁热切薄片，干燥。或将净黄芩置沸水中煮10分钟，取出，闷8～12小时，至内外湿度一致时，切薄片，干燥（注意避免暴晒）。②酒黄芩：取黄芩片，加黄酒拌匀，稍闷，待黄酒被吸尽后，用文火炒至药物表面微干，深黄色，嗅到药物与辅料的固有香气，取出，晾凉。每100kg黄芩片，用黄酒10kg。③黄芩炭：取黄芩片，置热锅内，用武火加热，炒至药物表面黑褐色，内部深黄色，取出，摊开晾凉。

【炮制作用】黄芩味苦，性寒。归肺、胆、脾、胃、大肠、小肠经。具有清热燥湿、泻火解毒、止血、安胎的功能。黄芩蒸或沸水煮的目的是灭活酶，防止苷类成分分解，以保存药效，又能使药物软化，便于切片。①生品清热泻火解毒力强，用于热病，湿温，黄疸，泻痢，乳痈发背。②酒黄芩入血分，并可借黄酒升腾之力，用于上焦肺热及四肢肌表之湿热；同时，因酒性大热，可缓和黄芩的苦寒之性，以免伤害脾阳，导致腹泻。③黄芩炭以清热止血为主，用于崩漏下血，吐血衄血。

黄芩经过蒸制或沸水煮既可杀酶保苷，防止黄芩中的黄芩苷和汉黄芩苷酶分解成葡萄糖醛酸和黄芩素与汉黄芩素；还可使药物软化，便于切片。可保证饮片质量和原有的色泽。

地　黄

【来源】本品为玄参科植物地黄的新鲜或干燥块根。

【炮制方法】处方用名有鲜地黄、生地黄、熟地黄、生地炭、熟地炭。①鲜地黄：取鲜药材，除去杂质，洗净，用时切厚片或绞汁。②生地黄：取干药材，除去杂质，洗净，闷润，切厚片。③熟地黄：a. 取净生地黄，加黄酒拌匀，置蒸制容器内，密闭，隔水蒸至酒吸尽，药物显乌黑色光泽，味转甜，取出，晒至八成干，切厚片或块，干燥。每100kg生地黄，用黄酒30～50kg。b. 净取生地黄，置蒸制容器内，蒸至黑润，取出，晒至八成干，切厚片或块，干燥。④生地炭：取生地黄片，用武火炒至黑色，发泡，鼓起时，取出放凉。或用闷煅法煅炭。⑤熟地炭：取熟地黄片，武火炒至外皮焦褐色为度，取出放凉，或用闷煅法煅炭。

【炮制作用】鲜地黄味甘、苦，性寒。归心、肝、肾经。具有清热生津、凉血、止血的功能。用于热病伤阴，舌绛烦渴，温毒发斑，吐血衄血，咽喉肿痛等。①生品用于热入营血，温毒发斑，吐血衄血，热病伤阴，舌绛烦渴，津伤便秘，阴虚发热，骨蒸劳热，内热消渴。②熟地黄药性由寒转温，味由苦转甜，功能由清转补，熟地黄质厚味醇，滋腻碍脾，酒制主补阴血，且可借酒力行散，起到行药势、通血脉的作用。熟地黄性味甘，性微温。归肝、肾经。具有补血滋阴，益精填髓的功能。用于血虚萎黄，心悸怔忡，月经不调，崩漏下血，肝肾阴虚，腰膝酸软，骨蒸潮热，盗汗遗精，内热消渴，眩晕，耳鸣，须发早白。③生地炭入血分凉血止血，用于吐血，衄血，尿血，便血，崩漏等。④熟地炭以补血止血为主，用于虚损性出血。

生地黄经长时间加热蒸熟后，部分多糖和低聚糖可水解转化为单糖，单糖含量熟地黄比生地黄高2倍以上。单糖类物质在体内易于吸收，有利于更好地发挥其作用。地黄干燥、炮制后，梓醇含量明显降低。炮制过程中产生5－羟甲基糠醛。

黄　精

【来源】本品为百合科植物滇黄精、黄精或多花黄精的干燥根茎。

【炮制方法】处方用名有黄精、酒黄精、蒸黄精。①黄精：取原药材，除去杂质，洗净，略润，切厚片，干燥。②酒黄精：取净黄精，加黄酒拌匀，置蒸制容器内，蒸透，或密闭隔水炖至酒被吸尽，色泽黑润，口尝无麻味时，取出，稍晾，切厚片，干燥。每100kg黄精，用黄酒20kg。③蒸黄精：取净黄精，置蒸制容器内，反复蒸至内外成滋润黑色，切厚片，干燥。

【炮制作用】黄精味甘，性平。归脾、肺、肾经。具有补气养阴、健脾、润肺、益肾的功能。①生品具麻味，刺激咽喉。蒸后补脾润肺益肾功能增强，并可除去麻味，以免刺激咽喉。用于肺虚燥咳，脾胃虚弱，肾虚精亏。②酒黄精能助其药势，使之滋而不腻，更好地发挥补益作用。

黄精蒸制后，水浸出物、醇浸出物比生品增加；总糖量比生品略有减少，还原糖则增加。炮制后黄精刺激性消失。

肉苁蓉

【来源】本品为列当科植物肉苁蓉或管花肉苁蓉的干燥带鳞叶的肉质茎。

【炮制方法】处方用名有肉苁蓉、大芸、酒苁蓉。①肉苁蓉：取原药材，除去杂质，洗净，浸泡，润透，切厚片，干燥。盐苁蓉用清水漂净盐后再切厚片，干燥。②酒苁蓉：取肉苁蓉片，加黄酒拌匀，隔水炖或蒸至酒被吸尽，表面显黑色或灰黄色，取出，干燥。每100kg肉苁蓉片，用黄酒30kg。

【炮制作用】肉苁蓉味甘、咸，性温。归肾、大肠经。具有补肾阳、益精血、润肠通便的功效。①生品补肾止浊、滑肠通便力强，多用于便秘、白浊。②酒苁蓉补肾助阳之力增强。多用于阳痿，腰痛，不孕症。

人　参

【来源】本品为五加科植物人参的干燥根及

根茎。

【炮制方法】处方用名有人参、生晒参、红参。①生晒参：取原药材，润透，切薄片，干燥；或用时粉碎，捣碎。②红参：取原药材，洗净，经蒸制干燥后即为红参。用时蒸软或稍浸后烤软，切薄片，干燥；或用时粉碎，捣碎。

【炮制作用】人参性味甘、微苦，性微温。归脾、肺、心、肾经。具有大补元气、复脉固脱、补脾益肺、生津养血、安神益智的功能。①生品偏于补气生津，复脉固脱，补脾益肺，用于体虚欲脱，肢冷脉微，脾虚食少，肺虚喘咳，津伤口渴，内热消渴，气血亏虚，久病虚羸，惊悸失眠，阳痿宫冷。②红参味甘、微苦，性温。归脾、肺、心、肾经。具有大补元气、复脉固脱、益气摄血的功能。用于体虚欲脱，肢冷脉微，气不摄血，崩漏下血。

天 麻

【来源】本品为兰科植物天麻的干燥块茎。

【炮制方法】处方用名有天麻。天麻：取原药材，除去杂质及黑色泛油者，洗净，润透或蒸软，切薄片，干燥。

【炮制作用】天麻味甘，性平。归肝经。具有息风止痉，平抑肝阳，祛风通络的功能。用于小儿惊风，癫痫抽搐，破伤风，头痛眩晕，手足不遂，肢体麻木，风湿痹痛。蒸天麻主要是为了便于软化切片，同时可破坏酶，保存苷类成分。

女 贞 子

【来源】本品为木犀科植物女贞的干燥成熟果实。

【炮制方法】处方用名有女贞子、酒女贞子。①女贞子：除去梗、叶杂质，洗净，干燥。②酒女贞子：取净女贞子，用适量黄酒拌匀，炖至酒被完全吸尽，女贞子黑润时，取出，干燥。每100kg净女贞子，用黄酒20kg。

【炮制作用】女贞子味甘、苦，性凉。归肝、肾经。具有滋补肝肾、明目乌发的功效。①生品以清肝明目、滋阴润燥为主，多用于肝热目眩，阴虚肠燥便秘。②酒女贞子滋补肝肾作用增强，并缓和其寒凉之性，多用于肝肾阴虚，头晕耳鸣，视物不清，须发早白。女贞子蒸后特女贞苷向红景天苷转化，小分子成分含量增加或溶出增加，酒女贞子表面形成白霜，且增强补肝肾作用。

五 味 子

【来源】本品为木兰科植物五味子的干燥成熟果实。

【炮制方法】处方用名有五味子、醋五味子、酒五味子、蜜五味子。①五味子：除去杂质，用时捣碎。②醋五味子：取净五味子，加醋拌匀，稍闷，炖至醋被吸尽，表面显紫黑色，取出，干燥。每100kg净五味子，用醋15kg。③酒五味子：取净五味子，加酒拌匀，稍闷，炖至酒尽转黑色，取出，晒干。每100kg净五味子，用黄酒20kg。④蜜五味子：取炼蜜，用适量开水稀释后，加入净五味子，拌匀，闷透，置炒制容器内，用文火加热，炒至不黏手时，取出，晾凉。每100kg净五味子，用炼蜜10kg。

【炮制作用】五味子味酸、甘，性温。归肺、心、肾经。具有收敛固涩、益气生津、补肾宁心的功效。①生品以敛肺止咳止汗为主。用于咳喘、自汗、盗汗、口干作渴。②醋五味子酸涩收敛之性及涩精止泻作用增强，用于遗精，泄泻。③酒五味子益肾固精作用增强，用于肾虚遗精。④蜜五味子补益肺肾作用增强，用于久咳虚喘。

桑 螵 蛸

【来源】本品为螳螂科昆虫大刀螂、小刀螂或巨斧螳螂的干燥卵鞘。

【炮制方法】处方用名有桑螵蛸、盐桑螵蛸。①桑螵蛸：取原药材，除去杂质，用清水洗净泥屑，置蒸制容器内，用武火蒸约1小时，至“圆汽”，容器壁有水蒸气凝结成的水珠滴下为度。取出，晒干或烘干。用时剪碎。②盐桑螵蛸：取净桑螵蛸，加入盐水拌匀，闷润，置炒制容器内，用文火加热，炒至有香气逸出时，取出，晾凉。每100kg净桑螵蛸，用食盐2.5kg。

【炮制作用】桑螵蛸味甘、咸，性平。归

肝、肾经。具有益肾固精、缩尿、止浊的功效。①生品令人泄泻，蒸后可消除致泻的副作用，同时经过蒸制，又可杀死虫卵，有利于保存药效。用于肾虚阳痿，遗精滑精，尿频遗尿，小便白浊。②盐桑螵蛸可引药下行入肾，增强益肾固精、缩尿止遗的作用。

（二）煮

将净选过的药物加辅料或不加辅料放入锅内（固体辅料需先捣碎或切制），加适量清水同煮的方法称为煮法。

（1）煮制的目的　①清除或降低药物的毒副作用，如川乌、附子等。②清洁药物，如珍珠等。

（2）煮制的操作方法　煮制的操作方法因各药物的性质、辅料来源及炮制要求不同而异，分为以下 3 种方法。①清水煮：药物净制、大小分档后，加水浸泡至内无干心，取出，置适宜容器内，加水没过药面，武火煮沸，改用文火煮至内无白心，取出，切片，如乌头。或加水武火煮沸，投入净药材，煮至一定程度，取出，闷润至内外湿度一致，切片，如黄芩。②药汁煮或醋煮：药物净制、大小分档后，加药汁或醋拌匀，加水没过药面，武火煮沸，改用文火煮至药透汁尽，取出，切片，干燥。如醋莪术，甘草水煮远志。③豆腐煮，将药物置豆腐中，放置于适宜容器，加水没过豆腐，煮至规定程度，取出放凉，除去豆腐。适量加水，中途需加水时，应加沸开水。

（3）煮制的注意事项　①大小分档，药材大小不同，对煮制时间要求不同，为了保证产品质量均匀一致，在炮制前应先对药材进行分档。②加水量适当。加水量多少根据要求而定。如毒剧药清水煮时加水量宜大，要求药透汁不尽，煮后将药捞出，去除母液。加液体辅料煮制时，加水量应控制适宜，要求药透汁尽，加水过多，药透而汁未吸尽，有损药效；加水过少，则药煮不透，影响质量。③火力适当。先用武火煮至沸腾，再改用文火，保持微沸，否则水迅速蒸发，不易向药物组织内部渗透。煮制中途需加水时，应加沸水。④及时干燥或切片。煮好后出锅，应及时晒干或烘干，如需切片，则可闷润至内外湿度一致，先切成饮片，再进行干燥，如黄芩。或适当晾晒，再切片，干燥，如乌头。

藤　黄

【来源】本品为藤黄科植物藤黄所分泌的胶质树脂。

【炮制方法】处方用名有生藤黄、制藤黄。①生藤黄：将原材料除去杂质，轧成粗粒或打成小块。②制藤黄：a. 豆腐制：大块豆腐，中间挖一长方形槽，将药置槽中，再用豆腐盖严，置锅内加水煮，煮至藤黄熔化后，取出放凉，待藤黄凝固，除去豆腐即得。或将定量豆腐块中间挖槽，把净藤黄粗末放入槽中，上用豆腐覆盖，放入盘中用蒸笼加热，蒸至藤黄全部熔化，取出，放凉，除去豆腐，干燥。每 100kg 净藤黄，用豆腐 300kg。b. 荷叶制：取荷叶加 10 倍量水煎 1 小时，捞去荷叶，加入净藤黄煮至烊化，并继续浓缩成稠膏状，取出，凉透，使其凝固，打碎。每 100kg 净藤黄，用荷叶 50kg。c. 山羊血制：取净藤黄与鲜山羊血同煮 5～6 小时，取出，拣出山羊血，晾干。每 100kg 净藤黄，用山羊血 50kg。

【炮制作用】藤黄味酸、涩，性寒；有大毒。归胃、大肠经。①生品有大毒，不能内服。具有消肿排脓、散瘀解毒、杀虫止痒的功能。外用治疗痈疽肿毒，顽癣。②制藤黄毒性降低，可供内服。并可保证药物的净度。用于跌打损伤，金疮肿毒，肿瘤。

藤黄经炮制后，毒性均有程度不同的下降，对革兰阳性金黄色葡萄球菌和白色葡萄球菌具有明显的抗菌作用。

川　乌

【来源】本品为毛茛科植物乌头的干燥母根。

【炮制方法】处方用名有生川乌、制川乌。①生川乌：取原药材，拣净杂质，洗净灰屑，晒干。②制川乌：取川乌，大小分档，用水浸泡至内无干心，取出，加水煮沸 4～6 小时，或蒸 6～8 小时，至取个大及实心者切开无白心，口尝微有麻舌感时，取出晾至六成干，切厚片，干燥。

【炮制作用】川乌味辛、苦，性热；有大

毒。归心、肝、脾、肾经。具有祛风除湿、温经止痛的功能。①生品有大毒，多外用于风冷牙痛，疥癣，痈肿。②制川乌毒性降低，可供内服。用于风寒湿痹，肢体疼痛，麻木不仁，心腹冷痛，疝痛，跌打肿痛。

川乌的主要成分为生物碱，其中双酯型生物碱类成分性质不稳定，遇水、遇热易被水解。生川乌通过加水、加热炮制处理，使极毒的乌头碱、次乌头碱、新乌头碱等双酯型生物碱水解，得到苯甲酰乌头原碱、苯甲酰次乌头原碱、苯甲酰新乌头原碱等单酯型生物碱，单酯型生物碱毒性比双酯型生物碱毒性小，但还有相当的毒性；再进一步水解，得到乌头原碱、次乌头原碱、新乌头原碱等毒性很弱的氨基醇类生物碱，从而达到炮制"解毒"的目的。炮制后由于双酯型乌头碱类成分的分解破坏而使其毒性降低，但其镇痛、抗炎作用仍然很明显，但若炮制太过，水解完全，则药效降低。

草　乌

【来源】本品为毛茛科植物北乌头的干燥块根。

【炮制方法】处方用名有生草乌、制草乌。①生草乌：取原药材，除去杂质，洗净，干燥。②制草乌：取净草乌，大小个分开，用水浸泡至内无干心，取出，加水煮至取大个切开内无白心、口尝微有麻舌感时，取出，晾至六成干，切薄片，干燥。

【炮制作用】草乌味辛、苦，性热；有大毒。归心、肝、肾、脾经。具有祛风除湿，温经止痛的功效。①生品有大毒，多作外用，以祛寒止痛，消肿为主。用于喉痹、痈疽、疔疮，瘰疬以及破伤风。②制草乌毒性降低，可供内服。以祛风除湿、温经止痛力胜。用于风寒湿痹，关节疼痛，脘腹冷痛、跌仆肿痛，头风头痛、偏正头痛等。

乌头碱等二萜双酯类生物碱是川乌、草乌、附子中共有的毒性成分，经过蒸煮炮制后，双酯型生物碱含量明显减少，转化为相应的单酯型生物碱，再进一步水解，得到乌头原碱、次乌头原碱、新乌头原碱等毒性很弱的氨基醇类生物碱，从而达到炮制"解毒"的目的，是共性的成分变化规律，但均需要注意掌握炮制火候，防止炮制过度，毒效俱失。

附　子

【来源】本品为毛茛科植物乌头的子根的加工品。

【炮制方法】处方用名有白附片、炮附片、淡附片。①盐附子：选个大、均匀的泥附子，洗净，浸入食用胆巴的水溶液中过夜，再加食盐，继续浸泡，每日取出晒晾，并逐渐延长晒晾时间，直至附子表面出现大量结晶盐粒（盐霜），体质变硬。②黑顺片：取泥附子，按大小分别洗净，浸入食用胆巴的水溶液中数日，连同浸液煮至透心，捞出，水漂，纵切成厚约0.5cm的片，再用水浸漂，用调色液使附片染成浓茶色，取出，蒸至出现油面、光泽后，烘至半干，再晒干或继续烘干。③白附片：取大小均匀的泥附子，洗净，浸入食用胆巴的水溶液中数日，连同浸液煮至透心，捞出，剥去外皮，纵切成厚约0.3cm的片，用水浸漂，取出，蒸透，晒干。④炮附片：取砂置锅内，用武火炒热，加入附片，拌炒至鼓起并微变色时，取出，筛去砂，放凉。⑤淡附片：取净盐附子，用清水浸漂，每日换水2~3次，至盐分漂尽，与甘草、黑豆加水共煮，至透心，切开后口尝无麻舌感时，取出，除去甘草、黑豆，切薄片，干燥。每100kg盐附子，用甘草5kg，黑豆10kg。

【炮制作用】附子味辛、甘，性大热；有毒。归心、肾、脾经。具有回阳救逆、补火助阳、逐风寒湿邪的功能。用于亡阳虚脱，肢冷脉微，阳痿，宫冷，心腹冷痛，虚寒吐泻，阴寒水肿，阳虚外感，寒湿痹痛。①生品有毒，加工炮制后毒性降低，便于内服。产地加工成盐附子的目的是防止药物腐烂，利于贮藏。②加工成黑顺片、白附片后毒性降低，可直接入药。③炮附片以温肾暖脾为主，用于心腹冷痛，虚寒吐泻。④淡附片长于回阳救逆，散寒止痛。用于亡阳虚脱，肢冷脉微，阴寒水肿，阳虚外感，寒湿痹痛。

附子的毒性成分主要为乌头碱等二萜双酯类生物碱。各种炮制方法和工艺均能使附子中生物碱含量下降。但附子中总生物碱含量的多少不能准确反映其毒性大小，而双酯型生物碱的含量是决定其毒性大小的主要因素。

吴茱萸

【来源】本品为芸香科植物吴茱萸、石虎或疏毛吴茱萸的干燥近成熟果实。

【炮制方法】处方用名有吴茱萸、制吴茱萸。①吴茱萸：取原药材，除去杂质，洗净，干燥。②制吴茱萸：取甘草片或碎块，加适量水，煎汤去渣，加入净吴茱萸，闷润吸尽后置锅内，用文火炒至微干，取出，晒干。③盐吴茱萸：取净吴茱萸，置于适宜容器内，加入盐水拌匀，置锅内用文火加热，炒至裂开，稍微鼓起时，取出放凉。

【炮制作用】吴茱萸味辛、苦，性热；有小毒。归肝、脾、胃、肾经。具有散寒止痛，降逆止呕，助阳止泻的功能。①生品有小毒，多外用。以散寒定痛力强，用于口腔溃疡，牙痛，湿疹。②制吴茱萸能降低毒性，缓和燥性，用于厥阴头痛，寒疝腹痛，寒湿脚气，经行腹痛，脘腹胀满，呕吐吞酸，五更泄泻。③盐制吴茱萸宜用于疝气疼痛。

远　志

【来源】本品为远志科植物远志或卵叶远志的干燥根。

【炮制方法】处方用名有远志、制远志、炙远志、远志肉。①远志：取原药材，除去杂质，略洗，润透，切段，干燥。②制远志：取甘草，加适量水煎煮 2 次，去渣，煎液浓缩至甘草量的 10 倍，加入净远志段，用文火煮至汤液吸尽，取出，干燥。每 100kg 净远志段，用甘草 6kg。③蜜远志：取炼蜜，加入少量开水稀释后，淋于净远志段中，稍闷，置预热的炒制容器内，用文火加热炒至蜜被吸尽，药物深黄色，略带焦斑，疏散不黏手为度，取出，放凉。每 100kg 净远志，用炼蜜 25kg。

【炮制作用】远志味苦、辛，性温。归心、肾、肺经。具有安神益智，交通心肾，祛痰，消肿的功效。①生品“戟人咽喉”，多外用。用于痈疽肿毒，乳房肿痛。②制远志以甘草汤制远志，既缓其苦燥之性，又能消除刺喉麻感，以安神益智为主。用于心悸，失眠，健忘，精神不安。③蜜炙后增强润肺化痰止咳的作用，用于寒痰咳逆，咳嗽痰多，咳吐不爽等。

（三）焯法

将药物置沸水中浸煮短暂时间，取出，分离种皮的方法称为焯法。

（1）焯制的主要目的　①在保存有效成分的前提下，除去非药用部分，如苦杏仁等。②分离不同药用部位，如白扁豆等。

（2）焯制的操作方法　先将多量清水加热至沸，再把药物连同具孔盛器（如笊篱、漏勺等），一起投入沸水中，稍微翻烫片刻，一般为 5~10 分钟，加热烫至种皮皱缩到膨胀，种皮易于挤脱时，立即取出，浸漂于冷水中，捞起，搓开种皮，取仁，晒干，簸去或筛去种皮。

（3）焯制的注意事项　①确保水温，用水量宜大，一般为药量的 10 倍以上。若水量少，投入苦杏仁后，水温迅速降低，酶不能很快被灭活，反而使苷被酶解，影响药效。亦影响白扁豆的去毒效果。②水沸腾后投入药物，加热时间以 5~10 分钟为宜。若水烫时间过长，易导致成分损失。③去皮后，宜当天晒干或低温烘干。否则易泛油，色变黄，影响成品质量。

苦杏仁

【来源】本品为蔷薇科植物山杏、西伯利亚杏、东北杏或杏的干燥种子。

【炮制方法】处方用名有苦杏仁、杏仁、焯苦杏仁、炒苦杏仁。①苦杏仁：取原药材，筛去皮屑杂质，拣净残留的核壳及褐色油粒。用时捣碎。②焯苦杏仁：取净苦杏仁置 10 倍量沸水中，加热约 5 分钟，至种皮微膨起即捞出，用凉水浸泡，取出，搓开种皮与种仁，干燥，筛去种皮。用时捣碎。③炒苦杏仁：取焯苦杏仁，置锅内用文火炒至微黄色，略带焦斑，有香气，取出放凉。用时捣碎。应注意锅中水量要多，水沸后加药，药量要少，使水始终接近 100℃，否则破坏酶的效果不好。

【炮制作用】苦杏仁味苦，性微温；有小毒。归肺、大肠经。具有止咳平喘，润肠通便的功能。①生品性微温而质润，长于润肺止咳，润肠通便。多用于新病喘咳（常为外感咳喘），肠燥便秘。②焯苦杏仁作用与生品相同。去皮后，除去非药用部位，便于有效成分煎出，提高药效。③炒苦杏仁性温，长于温散肺寒。多用于肺寒咳喘，久喘肺虚。

在入汤剂煎煮过程中，开始有一段时间的温度适合苦杏仁的苦杏仁酶发挥作用，使苦杏仁苷迅速酶解放出氢氰酸而逸散。焯制品中的苦杏仁酶在焯制过程中因沸水煮烫破坏，故煎剂中苦杏仁苷的含量高于生品。所以苦杏仁炮制有利于保存药效，降低毒性，保证用药安全有效。

白扁豆

【来源】本品为豆科植物扁豆的干燥成熟种子。

【炮制方法】处方用名有白扁豆、扁豆、炒扁豆、扁豆衣。①白扁豆：取原药材，除去杂质，用时捣碎。②扁豆衣：取净扁豆置沸水中，稍煮至皮软后，取出放凉，水中稍泡，取出，搓开种皮与种仁，干燥，筛取种皮（其仁亦药用）。③炒扁豆：取净扁豆或仁，置热锅内，用文火炒至表面微黄，略有焦斑时，取出放凉。

【炮制作用】白扁豆味甘，性微温。归脾、胃经。具有健脾化湿、和中消暑的功能。①生品清暑、化湿力强。用于暑湿和消渴。②焯制是为了分离不同的药用部位，增加药用品种。扁豆衣气味俱弱，健脾作用较弱，偏于祛暑化湿，扁豆仁偏于健脾和中。③炒扁豆性微温，偏于健脾止泻。用于脾虚泄泻，白带过多。

五、其他制法

（一）复制法

将净选后的药物加入一种或数种辅料，按规定操作程序，反复炮制的方法，称为复制法。

复制法历史很长，早在唐代某些药物就有了复制的方法，如《千金翼方》中的造熟地黄、造干地黄等。部分药物自古至今有几十种复制的方法，其工艺和辅料等多不一致，具有地方炮制特色。本法的特点是用多种辅料或多种工序共同处理药物。现在的复制法，与传统方法比较，其辅料种类、用量及工艺程序均有所改变。目前，复制法主要用于天南星、半夏等有毒中药的炮制。

（1）复制的主要目的　①降低或消除药物毒性或刺激性，如半夏等。②改变药性，如天南星等。③增强疗效，如白附子等。④矫臭矫味，如紫河车等。

（2）复制的操作方法　复制法没有统一的方法，具体方法和辅料的选择可视药物而定。一般将净选后的药物置一定容器内，加入一种或数种辅料，按工艺程序，或浸、泡、漂，或蒸、煮，或数法共用，反复炮制达到规定的质量要求。

（3）复制的注意事项　本法操作方法复杂，辅料品种较多，炮制一般需较长时间，故应注意：①时间可选择在春、秋两季。②地点应选择在阴凉处，避免暴晒，以免腐烂，可加入适量明矾防腐。③如要加热处理，火力要均匀，水量要多，以免糊汤。

半　夏

【来源】本品为天南星科植物半夏的干燥块茎。

【炮制方法】处方用名有生半夏、清半夏、姜半夏、法半夏。①生半夏：取原药材，除去杂质，洗净，干燥，用时捣碎。②清半夏：取净半夏，大小分开，用8%白矾溶液浸泡至内无干心，口尝微有麻舌感，取出，洗净，切厚片，干燥。每100kg净半夏，用白矾20kg。③姜半夏：取净半夏，大小分开，用水浸泡至内无干心，取出，另取生姜切片煎汤，加白矾与半夏共煮至透心，取出，晾干，或晾至半干，干燥；或切薄片，干燥。每100kg净半夏，用生姜25kg，白矾12.5kg。④法半夏：取净半夏，大小分开，用水浸泡至内无干心，取出，另取甘草适量，加水煎煮两次，合并煎液，倒入用适量石灰水配制的石灰液中，搅匀，加入上述已浸透的半夏，浸泡，每日搅拌1~2次，并保持浸液pH在12以上，至切面黄色均匀，口尝微有麻舌感时，取出，洗净，阴干或烘干。每100kg净半夏，用甘草15kg，生石灰10kg。

【炮制作用】半夏味辛，性温；有毒。归脾、胃、肺经。具有化痰止咳、消肿散结的功能。①生品有毒，使人呕吐，咽喉肿痛，失音，一般不做内服，多做外用，用于疮痈肿毒，湿痰咳嗽。经炮制后，能降低毒性，缓和药性，消除副作用。②清半夏长于化痰，以燥湿化痰为主，用于湿痰咳嗽，痰热内结，风痰吐逆，痰涎凝聚，咯吐不出。③姜半夏增强了降逆止呕作用，以温中化痰、降逆止呕为主，用于痰饮呕吐，胃脘痞满。④法半夏偏于祛寒痰，同时具有调和脾胃的作用，多用于痰多咳嗽，痰饮眩悸。亦多用于中药成方制剂中。

半夏有毒成分不溶或难溶于水，可应用辅料解毒，并缩短水浸泡时间以免有效成分损失。半夏或制半夏镇咳、镇吐作用明显，其炮制品还具有破坏肿瘤细胞的作用。

天南星

【来源】本品为天南星科植物天南星、异叶天南星或东北天南星的干燥块茎。

【炮制方法】处方用名有生天南星、生南星、制天南星、制南星、胆南星。①生天南星：取原药材，除去杂质，洗净，干燥。②制天南星：取净天南星，按大小分别用清水浸泡，每日换水 2 ~ 3 次，如水面起白沫，换水后加白矾，泡 1 日后，再换水漂至切开口尝微有麻舌感时取出。另取白矾、生姜片置锅内加适量水煮沸后，倒入天南星共煮至无干心时取出，除去生姜片，晾干，四至六成干时切薄片，干燥，筛去碎屑。③胆南星：取制天南星细粉，加入干净胆汁（或胆膏粉及适量清水）拌匀，蒸 60 分钟至透，取出放凉，制成小块。或取天南星细粉，加入净胆汁（或胆膏粉及适量清水）拌匀，放温暖处，发酵 5 ~ 7 天后，再连续蒸或隔水炖 9 昼夜，每隔 2 小时搅拌 1 次，除去腥臭气，至呈黑色浸膏状，口尝无麻味为度，取出，晾干。再蒸软，趁热制成小块。

【炮制作用】天南星味苦，辛，性温；有毒。归肺、肝、脾经。①生品辛温燥烈，有毒，多外用。亦可内服，以祛风止痉为主，多用于破伤风，也用于癫痫。外用治痈肿疮疖，蛇虫咬伤。②制南星毒性降低，燥湿化痰的作用增强。③胆南星毒性降低，其燥烈之性缓和，药性由温转凉，味由辛转苦，功能由温化寒痰转为清化热痰。以清化热痰，息风定惊力强，多用于痰热咳喘、急惊风、癫痫等。

（二）发酵法

经净制或处理后的药物，在一定的温度和湿度条件下，利用霉菌和酶的催化分解作用，使药物发泡、生衣的方法称为发酵法。

（1）发酵的主要目的　①改变原有性能，产生新的治疗作用，扩大用药品种。如六神曲、建神曲、淡豆豉等。②增强疗效。如半夏曲。

（2）发酵的操作方法　根据不同品种，采用不同的方法进行加工处理后，再置温度、湿度适宜的环境中进行发酵。常用的方法有药料与面粉混合发酵和直接用药料进行发酵。用前法炮制的如六神曲、建神曲、半夏曲、沉香曲等，后者如淡豆豉、百药煎等。发酵过程主要是微生物新陈代谢的过程，因此，此过程要保证其生长繁殖的条件。主要条件如下：①菌种：主要是利用空气中微生物自然发酵，但有时会因菌种不纯，影响发酵的质量。②培养基：主要为水、含氮物质、含碳物质、无机盐类等。如六神曲中面粉为菌种提供了碳源，赤小豆为菌种提供了氮源。③温度：一般发酵的最佳温度为 30 ~ 37℃。温度太高则菌种老化、死亡，不能发酵；温度过低，虽能保存菌种，但繁殖太慢，不利于发酵，甚至不能发酵。④湿度：一般发酵的相对湿度应控制在 70% ~ 80%。湿度太大，则药料发黏，且易生虫霉烂，造成药物发暗；过分干燥，则药物易散不能成形。经验以“握之成团，指间可见水迹，放下轻击则碎”为宜。⑤其他方面：适宜的 pH 是发酵的必备条件，一般 pH 为 4.0 ~ 8.0。酵母菌的最适 pH 为 4.0 ~ 5.8，放线菌的最适 pH 为 7.0 ~ 8.0。此外，发酵需在有充足的氧气或二氧化碳条件下进行。

（3）发酵的注意事项　发酵制品以曲块表面霉衣黄白色，内部有斑点为佳，同时应有酵香气味。不应出现黑色、霉味及酸败味。故应注意：①原料在发酵前应进行杀菌、杀虫处理，以免被杂菌污染，影响发酵质量。②发酵过程需一次完成，不中断，不停顿。③温度和湿度对发酵的速度影响很大，湿度过低或过分干燥，发酵速度慢甚至不能发酵，而温度过高则能杀死霉菌，不能发酵。

六神曲

【来源】本品为苦杏仁、赤小豆、鲜青蒿、鲜苍耳草、鲜辣蓼等药加入面粉（或麦麸）混合后经发酵而成的曲剂。

【炮制方法】处方用名有六神曲、神曲、六曲、炒六曲、焦神曲、煨神曲、麸炒六曲、焦六曲、酒神曲。①神曲：取苦杏仁、赤小豆碾成粉末，与面粉混匀，加入鲜青蒿、鲜辣蓼、鲜苍耳草药汁，揉搓成捏之成团、掷之即散的粗颗粒状软材，置模具中压制成扁平方块，用鲜苘麻叶包严，放入箱内，按品字形堆放，上面覆盖鲜青蒿。置30～37℃，经4～6天即能发酵，待药面生出黄白色霉衣时取出，除去苘麻叶，切成2.5cm见方的小块，干燥。每100kg面粉，用苦杏仁、赤小豆各4kg，鲜青蒿、鲜辣蓼、鲜苍耳草各7kg。药汁为鲜草汁和其药渣煎出液。②炒神曲：将神曲块投入热锅中，用文火加热，不断翻炒，至表面呈微黄色，取出，放凉。③麸炒神曲：取麦麸皮匀撒于热锅内，待烟起，将神曲倒入，快速翻炒至神曲表面呈棕黄色，取出，筛去麸皮，放凉；或用清炒法，炒至棕黄色。每100kg神曲，用麦麸10kg。④焦神曲：将神曲块投入热锅内，用文火加热，不断翻炒，至表面呈焦褐色，有焦香气时，取出，摊开放凉。

【炮制作用】六神曲味甘、辛，性温。归脾、胃经。①生品健脾开胃，并有发散作用。②炒神曲健脾悦胃功能增强，发散作用减少。③麸炒六神曲具有甘香气，以醒脾和胃为主。用于食积不化，脘腹胀满，不思饮食，肠鸣泄泻。④焦六神曲消食化积力强，以治食积泄泻为主。

六神曲麸炒品和焦炒品均能较好地促进胃的分泌功能，增强胃肠的推动功能。

淡豆豉

【来源】本品为豆科植物大豆的成熟种子（黑豆）的发酵加工品。

【炮制方法】处方用名有淡豆豉、豆豉。淡豆豉：取桑叶、青蒿各70～100g，加水煎煮，滤过，煎液拌入净大豆1000g中，俟吸尽后，蒸透，取出，稍晾，再置容器内，用煎过的桑叶、青蒿渣覆盖，闷使发酵至黄衣上遍时，取出，除去药渣，洗净，置容器内再闷15～20天，至充分发酵、香气溢出时，取出，略蒸，干燥，即得。

【炮制作用】淡豆豉味苦、辛，性凉。归肺、胃经。黑豆具有治水、消胀、下气，治风热而活血解毒的功能，经用桑叶、青蒿汁混匀蒸制并发酵后，其性变凉，发酵后具有香气，能行能散。淡豆豉具有解表、除烦，宣发郁热的功能。用于感冒，寒热头痛，烦躁胸闷，虚烦不眠等症。

（三）发芽法

将净选后的新鲜成熟的果实或种子，在一定的温度或湿度条件下，促使萌发幼芽的方法称为发芽法。

（1）发芽的主要目的　通过发芽，淀粉被分解为糊精、葡萄糖及果糖，蛋白质被分解成氨基酸，脂肪被分解成甘油和脂肪酸，并产生各种消化酶、维生素，使其具有新的功效，扩大用药品种。

（2）发芽的操作方法　选择新鲜、粒大、饱满、无病虫害、色泽鲜艳的种子或果实，用清水浸泡适度，捞出，置于能透气漏水的容器中，或已垫好竹席的地面上，用湿物盖严，每日喷淋清水2～3次，保持湿润，经2～3天即可萌发幼芽，待幼芽长出0.2～1cm时，取出干燥。

（3）发芽的注意事项　①发芽温度一般以18～25℃为宜，浸渍后含水量控制在42%～45%为宜。②种子的浸泡时间应依气候、环境而定，一般春、秋两季宜浸泡4～6小时，冬季8小时，夏季4小时。③选用新鲜成熟的种子或果实，在发芽前应先测定发芽率，要求发芽率在85%以上。④适当避光并选择有充足氧气、通风良好的场地或容器进行发芽。⑤发芽时先长须根而后生芽，不能把须根误认为是芽。以芽长至0.2～1cm为标准，发芽过长则影响药效。⑥在发芽过程中，要勤加检查、淋水，以保持所需湿度，并防止发热霉烂。

麦　芽

【来源】本品为禾本科植物大麦的成熟果实经发芽干燥而得。

【炮制方法】处方用名有麦芽、大麦芽、炒麦芽、焦麦芽。①麦芽：取新鲜成熟饱满的净大麦，用清水浸泡至六七成透，捞出，置能排水容器中，盖好，每日淋水 2～3 次，保持湿润。待叶芽长至 0.5cm 时，取出干燥即得。②炒麦芽：取净大麦芽，置预热的炒制容器内，用文火加热，不断翻动，炒至表面棕黄色，鼓起并有香气时，取出晾凉，筛去灰屑。③焦麦芽：取净麦芽置炒制容器内，用中火加热，炒至有爆裂声，表面呈焦褐色，鼓起，并有焦香气时，取出晾凉，筛去灰屑。

【炮制作用】麦芽味甘，性平。归脾、胃经。①生品具有消食和胃、疏肝通乳的功能。用于消化不良，乳汁淤积，乳癖。②炒麦芽偏温而气香，具有行气、消食、回乳之功。③焦麦芽性偏温而味微甘、微涩，增强了消食化滞、止泻的作用。

麦芽加热炮制时，随加热程度的升高，淀粉酶效价降低或消失。不同长度麦芽的淀粉酶活性也各不相同。

（四）制霜法

药物经过去油制成松散粉末或析出细小结晶或升华的方法称为制霜法。制霜法根据操作方法不同分为去油制霜法、渗析制霜法、升华制霜法等。

1. 去油制霜法　是药物经过适当加热去油制成松散粉末的方法。

（1）去油制霜的目的　①降低毒性，缓和药性。如巴豆，有大毒，泻下作用猛烈，去油制霜后可降低毒性，缓和泻下作用，保证临床用药安全有效。②降低副作用。如柏子仁，其内含柏子仁油，具有滑肠通便之功，体虚便溏患者不宜用，制成霜后，除去了大部分油分，可降低滑肠的副作用。

（2）去油制霜的操作方法　取原药材，除去外壳取仁，碾成细末或捣烂如泥，用多层吸油纸包裹，蒸热，或置炉边或烈日暴晒后，压榨，如此反复换纸吸去油，至松散成粉，不再黏结为度。

（3）去油制霜的注意事项　①药物加热时所含油质易于渗出，故去油制霜时多加热或放置热处。②有毒药物去油制霜用过的布或纸要及时烧毁，以免误用。

2. 渗析制霜法　是药物与物料经过加工析出细小结晶的方法。其目的是制造新药，扩大用药品种，增强疗效。如西瓜霜。

3. 升华制霜法　是药物经过高温加工处理，升华成结晶或细粉的方法。目的是纯净药物。如砒霜。

巴豆霜

【来源】本品为大戟科植物巴豆的干燥成熟果实加工而成。

【炮制方法】处方用名为巴豆霜。取净巴豆仁，碾如泥状，里层用纸，外层用布包严，蒸热，用压榨器压榨去油，如此反复数次，至药物松散成粉，不再黏结成饼为度。少量者，可将巴豆仁碾后用数层粗纸包裹，放热炉台上，受热后，反复压榨换纸，达到上述要求为度。

【注意事项】生巴豆有剧毒，在制霜过程中，往往由于接触巴豆种仁、油蒸汽而引起皮炎，局部出现红斑或红肿，有灼热感或瘙痒，眼鼻部亦有灼热感等。操作时应加注意，并应戴手套及口罩防护。工作结束时，可用冷水洗涤裸露部分，不宜用热水洗。如有皮炎症状时，可用绿豆、防风、甘草煎汤内服。压榨去油时，药物要加热才易出油；如用粗纸包压时要勤换纸，以使油充分渗在纸上。用过的布或纸立即烧毁，以免误用。

【炮制作用】巴豆味辛，性热，有大毒。归胃、大肠经。巴豆霜仍为大毒，但较巴豆毒性降低，泻下作用得到缓和，具有峻下冷积，逐水退肿，豁痰利咽，外用蚀疮的功能。多用于寒积便秘，乳食停滞，腹水，二便不通，喉风，喉痹。

西瓜霜

【来源】本品为葫芦科植物西瓜的成熟新鲜果实与皮硝经加工而制成。

【炮制方法】处方用名为西瓜霜。西瓜霜：取新鲜西瓜，沿蒂头切一厚片作顶盖，挖出部分瓜瓤，将芒硝填入瓜内，盖上顶盖，用竹签扦牢，用碗或碟托住，盖好，悬挂于阴凉通风处，待西瓜表面析出白霜时，随时刮下，直至无白霜析出，晾干。或取新鲜西瓜切碎，放入不带釉的瓦罐内，一层西瓜一层芒硝，将口封严，悬挂于阴凉通风处，数日后即自瓦罐外面析出白色结晶物，随析随收集，至无结晶析出为止。每100kg西瓜，用芒硝15kg。

【炮制作用】西瓜霜味咸，性寒。归肺、胃大肠经。具有清热泻火、消肿止痛的功能。西瓜能清热解暑，芒硝能清热泻火，两药合制，性味增强，能起协同作用，使药物更纯洁，增强清热泻火之功。

西瓜霜的主要成分为 $Na_2SO_4 \cdot 10H_2O$，此外，还含有9种无机元素及18种氨基酸，其中7种为人体必需的氨基酸，并有广谱抗菌作用。

（五）煨法

将净制或切制后的药物用湿面皮或湿纸包裹，或吸油纸均匀隔层分放，进行加热处理，或将药物与麦麸同置炒制容器内用文火加热至规定程度的方法称为煨法。

（1）煨法的目的 ①除去药物中部分挥发性及刺激性成分，从而降低副作用，如肉豆蔻。②增强疗效，如肉豆蔻。③缓和药性，如诃子、葛根。

（2）煨法的操作方法 ①麦麸煨：将药物和麦麸同置预热适度的炒制容器内，用文火加热并适当翻动，至麦麸呈焦黄色，药物颜色加深时取出，筛去麦麸，放凉，即得。每100kg药物，用麦麸40～50kg。②面裹煨：取面粉加适量水做成团块，再压成薄片，将药物逐个包裹，或将药物表面用水湿润，如水泛丸法包裹面粉3～4层，晾至半干，投入热滑石粉或热砂中，文火加热，适当翻动，煨至面皮呈焦黄色时取出，筛去滑石粉或砂子，放凉，剥去面皮，筛去碎屑，即得。每100kg药物，用面粉、滑石粉各50kg。③纸裹煨：将净制或切制后的药物用三层湿纸包裹，埋于热滑石粉中，文火加热，煨至纸呈焦黑色，药物表面呈微黄色时，取出，去纸，放凉，即得。每100kg药物，用滑石粉50kg。④滑石粉煨：取滑石粉置预热适度的炒制容器内，加热炒至灵活状态，投入药物，文火加热，翻埋至药物颜色加深并有香气飘逸时取出，筛去滑石粉，放凉，即得。每100kg药物，用滑石粉50kg。⑤隔纸煨：药物切片后，趁湿平铺于吸油纸上，一层药物一层纸，如此间隔平铺数层，上下用平坦木板夹住，以绳捆扎结实，使药物与吸油纸紧密接触，置于烘干室或温度较高处，煨至油渗透到纸上，取出，放凉，除去纸，即得。麦麸煨和滑石粉煨是近代利用固体辅料掩埋翻炒缓慢加热代替传统包裹煨的方法，它与麦麸炒和滑石粉烫炒的区别是煨法辅料用量大、药物受热程度低、时间长且翻炒频率低。

（3）煨法的注意事项 ①药物应大小分档，以免受热不均匀。②煨制时辅料用量较大，以便于药物受热均匀和吸附油质。③煨制时火力不宜过强，一般以文火缓缓加热，并适当翻动。

肉豆蔻

【来源】本品为肉豆蔻科植物肉豆蔻的干燥种仁。

【炮制方法】处方用名有肉豆蔻、肉果、玉果、煨肉蔻、煨肉果。①麦麸煨：取麦麸和肉豆蔻同置锅内，用文火加热并适当翻动，至麦麸呈焦黄色时，肉豆蔻呈深棕色时取出，筛去麦麸，放凉。用时捣碎。每100kg肉豆蔻，用麦麸40kg。②滑石粉煨：将滑石粉置锅内，加热炒至灵活状态，投入肉豆蔻，翻埋至肉豆蔻呈深棕色并有香气溢出时取出，筛去滑石粉。放凉，用时捣碎。每100kg肉豆蔻，用滑石粉50kg。③面裹煨：取面粉加适量水做成团块，再压成薄片，将肉豆蔻逐个包裹，或将肉豆蔻表面用水湿润，如水泛丸法包裹面粉，再湿润包裹至3～4层，晒至半干，投入已炒热的滑石粉锅中，适当翻动，至面皮呈焦黄色时取出，筛去滑石粉，放凉，剥去面皮。用时捣碎。每100kg肉豆蔻，用面粉50kg。

【炮制作用】肉豆蔻味辛，性温。归脾、胃、大肠经。具有涩肠止泻、温中行气、开胃消食的功能。①生品辛温气香，长于暖胃消食，下气止呕。但生品含有大量油质，有滑肠之弊，并具刺激性，一般多制用。②煨肉豆蔻可除去部分油质，免于滑肠，刺激性减小，增强了固肠止泻的功能。用于心腹胀痛，虚弱冷痢，呕吐，宿食不消。

肉豆蔻炮制后，有毒成分肉豆蔻醚含量降低。肉豆蔻醚既有毒又有效，具有明显的抗炎、镇痛、抗癌作用。

木　香

【来源】本品为菊科植物木香的干燥根。

【炮制方法】处方用名有木香、广木香、云木香、煨木香。①木香：取原药材，除去杂质，洗净，闷润至软，切厚片晾干。②煨木香：取未干燥的木香片，平铺至吸油纸上，一层木香片一层纸，如此间隔平铺数层，上下用平坦木板夹住，以绳捆扎结实，使木香与吸油纸紧密接触，放烘干室或温度较高处，煨至木香所含挥发油渗透到纸上，取出木香，放凉，备用。

【炮制作用】木香味辛、苦，性温。归脾、胃、大肠、胆经。具有行气止痛，健脾消食的功能。①生品行气作用强，多用于脘腹胀痛。②煨木香除去部分油质，实肠止泻作用增强。多用于脾虚泄泻，肠鸣腹痛等。

（六）提净法

某些矿物药，特别是一些可溶性无机盐类药物，经过溶解，过滤，除净杂质后，再进行重结晶，以进一步纯净药物，这种方法称为提净法。

（1）提净的目的　①使药物纯净，提高疗效。②缓和药性。③降低毒性。

（2）提净的操作方法　根据药物的不同性质，常用的提净法有两种。①降温结晶（冷结晶）：将药物与辅料加水共煮后，滤去杂质，将滤液置阴凉处，使之冷却重新结晶，如芒硝。②蒸发结晶（热结晶）：将药物先适当粉碎，加适量水加热溶化后，滤去杂质，将滤液置于搪瓷盆中，加入定量米醋，再将容器隔水加热，使液面析出结晶物，随析随捞取，至析尽为止；或将原药与醋共煮后，滤去杂质，将滤液加热蒸发至一定体积后再使之自然干燥，如硇砂。

芒　硝

【来源】本品为天然产的硫酸盐类矿物芒硝族芒硝，经加工精制而成的结晶体。

【炮制方法】处方用名有芒硝。芒硝：取适量鲜萝卜，洗净，切成片，置锅中，加适量水煮透，捞出萝卜，再投入适量天然芒硝（朴硝）共煮，至全部溶化，取出过滤或澄清以后取上清液，放冷。待结晶大部分析出，取出置避风处适当干燥即得，其结晶母液经浓缩后可继续析出结晶，直至不再析出结晶为止。每100kg朴硝，用萝卜20kg。

【炮制作用】芒硝味咸、苦，性寒。归胃、大肠经。具有泻热通便，润燥软坚，清火消肿的功能。将天然产品加热水溶解过滤，除去泥沙及不溶性杂质，将滤液静置，析出结晶是芒硝的粗制品（朴硝），杂质较多，不宜内服，以消积散痈见长，多外用于乳痈。朴硝用萝卜煮制后所得的芒硝，可提高其纯净度，同时缓和其咸寒之性，并借萝卜消积滞，化痰热，下气，宽中作用，以增强芒硝润燥软坚，消导，下气通便之功。用于实热便秘，大便燥结，积滞腹痛，肠痈肿痛。

通过蒸发水分和降低饱和溶液的温度使芒硝结晶析出，同时与杂质分离，使药物达到精制。

（七）水飞法

某些不溶于水的矿物药，利用粗细粉末在水中悬浮性不同，将不溶于水的矿物类、贝壳类药物经反复研磨，而分离制备极细腻粉末的方法，称为水飞法。

（1）水飞的目的　①去除杂质，洁净药物。②使药物质地细腻，便于内服和外用，提高其生物利用度。③防止药物在研磨过程中粉尘飞扬，污染环境。④除去药物中可溶于水的毒性物质，如砷、汞等。

（2）水飞的操作方法　将药物适当破碎，置乳钵中或其他适宜容器内，加入适量清水，研磨成糊状，再加多量水搅拌，粗粉即下沉，立即倾出混悬液，下沉的粗粒再行研磨，如此反复操作，至研细为止。最后将不能混悬的杂质弃去。将前后倾出的混悬液合并静置，待沉淀后，倾去上面的清液，将干燥沉淀物研磨成极细粉末。

目前大生产多采用球磨机湿法粉碎。方法是将药料和水加入球磨机圆筒内，投料量一般为圆筒容积的1/4～1/3，加水量为投料量的1倍。研磨至所需程度，取出，静置，倾去上清液，沉淀物干燥，或用清水漂洗数次，干燥。

（3）水飞的注意事项　①在研磨过程中，水量宜少。②搅拌混悬时加水量宜大，以除去溶解度小的有毒物质或杂质。③干燥时温度不宜过高，以晾干为宜。④朱砂和雄黄粉碎要忌铁器，并要注意温度。

朱　砂

【来源】本品为三方晶系矿物辰砂，主含硫化汞。

【炮制方法】处方用名有朱砂、辰砂、丹砂。朱砂粉：取原药材，用磁铁吸尽铁屑，置乳钵内，加适量清水研磨成糊状，然后加多量清水搅拌，倾取混悬液。下沉的粗粉再如上法，反复操作几次，直至手捻细腻，无亮星为止，弃去杂质，合并混悬液，静置后倾去上面的清水，取沉淀晾干，再研细即可。或取朱砂用磁铁吸附铁屑，球磨水飞成极细粉，60℃以下烘干，过九号筛。

【炮制作用】朱砂味甘，性微寒；有毒。归心经。具有清心镇惊、安神解毒的功能。水飞朱砂可使药物达到纯净，得极细粉，便于制剂及服用。内服多用于心悸易惊，失眠多梦，癫痫肿毒等。

朱砂中的杂质主要是游离汞和可溶性汞盐，后者毒性极大，为朱砂中的主要毒性成分，水飞可使朱砂中毒性汞含量下降，亦可降低铅和铁等金属的含量。水飞时洗涤次数越多，可溶性汞盐的含量越少，而对 HgS 含量基本无影响。

雄　黄

【来源】本品为单斜晶系矿物雄黄，主含二硫化二砷。

【炮制方法】处方用名有雄黄、明雄黄。雄黄粉：取净雄黄加适量清水共研至细，加多量清水拌匀，倾取混悬液，下沉部分再如上法反复操作多次，除去杂质，合并混悬液，静置后分取沉淀，晾干，研细。

【炮制作用】雄黄味辛，性温；有毒。归肝、大肠经。具有解毒杀虫，燥湿祛痰的功能。水飞使雄黄粉达到极细和纯净，毒性降低，便于制剂。用于痈疖疔毒，疥癣，蛇虫咬伤，疟疾等。

（八）干馏法

将药物置于容器内，以火烤灼，使产生汁液的方法，称为干馏法。

（1）干馏的目的　制备有别于原药材的干馏物，产生新的疗效，扩大临床用药范围，以适合临床需要。药料由于高热处理，产生复杂的质的变化，形成新的化合物。植物类的药物如鲜竹、木材、米糠经干馏炮制，所得的化合物是以不含氮的酸性、酚性物质为主要成分，如己酸、辛酸、庚酸、壬酸、癸酸、愈创木酚等。含蛋白质类的动、植物药（鸡蛋黄、大豆、黑豆）干馏所得的化合物则以含氮碱性物质为主，如哈尔满（harman）和吡啶类、咔啉（carboline）类的衍生物。它们都有抗过敏、抗真菌的作用。从含蛋白的动、植物的干馏物中分离出镇痉的成分。

（2）干馏的操作方法　干馏法温度一般较高，多在 120～450℃进行，但由于原料不同，各干馏物裂解温度也不一样，如蛋黄油在 280℃左右，竹沥油在 350～400℃左右，豆类的干馏物一般在 400～450℃制成。制备方法因药而异，有的以砂浴加热，在干馏器上部收集冷凝的液状物，如黑豆馏油。有的在容器周围加热，在下面收集液状物，如竹沥油。有的直接烧制，如竹沥、荆沥。有的用武火炒制制备油状物，如蛋黄油。

（3）干馏的注意事项　干馏时温度较高，应注意控制炮制温度和时间。干馏时可能产生大量的浓烟或刺鼻的气味，应注意通风排风。

竹　沥

【来源】本品为禾本科植物淡竹的嫩茎用火烧灼而流出的汁液。

【炮制方法】处方用名有竹沥、竹沥油、竹油。①竹沥取鲜嫩淡竹茎，截成 0.3～0.5m 的段，劈开洗净，装入坛内，装满后坛口向下，架起，坛的底面及周围用锯末和劈柴围严，用火燃烧，坛口下面置一罐，竹茎受热后即有汁液流出，滴注罐内，至竹中汁液流尽为止。或取鲜竹，洗净，从两节之间锯开，竹节位于中间，纵向劈开两瓣，架在文火上加热，两端流出的汁液接于容器中，即得。

【炮制作用】竹沥味甘、苦，性寒。归心、胃经。具有清热豁痰、镇惊利窍的功效。竹沥对热咳痰稠，最具卓效。用于肺热痰壅，咳逆胸闷，亦可用于痰热蒙蔽清窍诸证，如中风痰迷，惊痫癫狂等，为痰家之圣剂。

竹沥含有多种氨基酸类成分以及愈创木酚、甲酚、苯酚、水杨酸、苯甲酸等，并含有葡萄糖、果糖、蔗糖等。其具有祛痰镇咳作用并能促进小鼠小肠推进作用。竹沥中分离出的氨基酸成分具有镇咳作用。抑菌试验显示，竹沥对各种腐败菌均具较强的抑制作用，表明其具有广谱的抗菌活性，其中对金黄色葡萄球菌、枯草芽孢杆菌、大肠埃希菌和黑曲霉的抑制效果最为明显。

蛋黄油

【来源】本品为雉科动物家鸡的蛋，煮熟后剥取蛋黄，经熬制而得。

【炮制方法】处方用名有蛋黄油、卵黄油。取鸡蛋煮熟后，剥取蛋黄置炒制容器内，以文火加热，除尽水分后用武火炒熬，至蛋黄油出尽为止，滤尽蛋黄油装瓶备用。在操作中主要掌握先文火使水分蒸发，后武火（280℃）煎出油为度。

【炮制作用】蛋黄油味甘，性平。归心、肾经。具有清热解毒的功效。蛋黄油用于烧伤，湿疹，耳脓，疮疡已溃等。蛋黄油主要含有卵磷脂、脂肪酸、胆甾醇、胡萝卜素、叶酸和多种无机元素。有研究发现，从蛋黄油碱性部分中分离得到抗真菌活性成分纳尔哈尔满（norharman）、哈尔满、3－烷基吡啶及烷基苯并咪唑等。药理研究表明，蛋黄油具有抗过敏、抗真菌的作用。

（九）制绒法

某些纤维性药材，经捶打、推碾成绒絮状，筛去粉末的炮制方法，称为制绒法。

（1）制绒的目的　缓和药性或便于应用。如麻黄碾成绒，则发汗作用缓和，适用于老年、儿童和体弱者服用；艾叶制绒，便于配制“灸”法所用的艾条或艾炷。

（2）制绒的注意事项　制绒的药物要干燥，便于碾制后过筛。

艾　叶

【来源】本品为菊科植物艾的干燥叶。

【炮制方法】处方用名有艾叶、艾绒、醋艾叶、艾叶炭、醋艾炭。①艾叶：取原药材，除去杂质及梗，筛去灰屑。②艾绒：取净艾叶，置适当容器内，捣成绒，筛去粉末，拣去叶脉、粗梗，备用。③醋艾叶：取净艾叶，加入定量的醋拌匀，闷润至醋被吸尽，置预热的炒制容器内，用文火加热，炒干，取出，晾凉。每100kg艾叶，用醋15kg。④艾叶炭：取净艾叶，置预热的炒制容器内，用中火加热，炒至表面焦黑色，喷淋清水少许，灭尽火星，炒至微干，取出，晾干。⑤醋艾炭：取净艾叶，置预热的炒制容器内，用中火加热，炒至表面焦黑色，喷入定量醋，灭尽火星，炒至微干，取出，晾干。每100kg艾叶，用醋15kg。

【炮制作用】艾叶味辛、苦，性温；有小毒。归肝、脾、肾经。具有散寒止痛、温经止血的功效。①生品性燥，祛寒燥湿力强，但对胃有刺激性，故多外用。②制绒是便于制剂和应用。艾绒为制备艾条、艾炷的原料。功用与艾叶相似，药力较优。因其质地绵软，性温走窜，气味芳香，可装入布袋中，以袋兜腹，治老人丹田气弱，脐腹畏寒，小儿受寒，腹痛作泻。③醋艾叶温而不燥，并能缓和对胃的刺激性，增强逐寒止痛的作用。④艾叶炭辛散之性大减，对胃的刺激性缓和，温经止血的作用增强。可用于崩漏下血，月经过多，或妊娠下血。⑤醋艾炭，温经止血的作用增强。用于虚寒性出血。艾叶经加热炮制后，挥发油含量大幅度降低，且随温度的升高、时间的延长呈逐渐降低的趋势。说明炮制对艾叶的挥发油成分有显著影响。通过对艾叶及其炮制品醋艾炭化学成分的比较研究，发现艾叶经炒炭法炮制成醋艾炭或艾炭后，产生新的化合物——间羟基安息香酸，具有杀菌、防腐作用，可以作为醋艾炭含量测定的指标物质。动物实验表明，艾叶制炭后可增强止血作用。

（十）拌衣法

将净制或切制后的药物，表面用水湿润，加入定量的辅料使之粘于药物上，晾干的炮制方法，称为拌衣法。

（1）拌衣的目的 增强疗效或起到一定的治疗作用。如朱砂拌茯神、茯苓、远志等，增强宁心安神的作用；青黛拌灯心草，有清热凉血的作用。

（2）拌衣的注意事项 拌衣的药物要控制辅料的用量，一般不入煎剂。

灯心草

【来源】本品为灯心草科植物灯心草的干燥茎髓。

【炮制方法】处方用名有灯心草、灯心、朱砂拌灯心、青黛拌灯心、灯心炭。①灯心草：取原药材，除去杂质，剪成段。②朱砂拌灯心：取净灯心段，置适宜容器内，喷淋少许清水，微润，均匀撒入朱砂细粉，搅拌至表面均匀挂上朱砂粉为度，取出晾干。每 100kg 灯心草，用朱砂粉 6.25kg。③青黛拌灯心：取净灯心段，置适宜容器内，喷淋少许清水，微润，均匀撒入青黛粉，搅拌至表面均匀挂上青黛粉为度，取出晾干。每 100kg 灯心草，用青黛 15kg。④灯心炭：取净灯心草，扎成小把，置煅锅内，上扣一口径较小的锅，接合处用盐泥封固，在扣锅上压以重物，并贴一条白纸或放数粒大米，用文武火加热，煅至纸条或大米呈深黄色时停火，待锅凉后，取出。

【炮制作用】灯心草味甘、淡，性微寒。归心、肺、小肠经。具有清心火、利小便的功效。①生品长于利水通淋。用于心烦失眠，尿少涩痛，口舌生疮。②朱砂拌灯心以降火安神力强。多用于心烦失眠，小儿夜啼。不宜入煎剂。③青黛拌灯心偏于清热凉血。多用于尿血。④灯心炭凉血止血，清热敛疮。外用治咽痹，乳蛾，阴疳。灯心草炭能缩短出血时间和凝血时间。

（吴啟南 钟凌云 李向日）

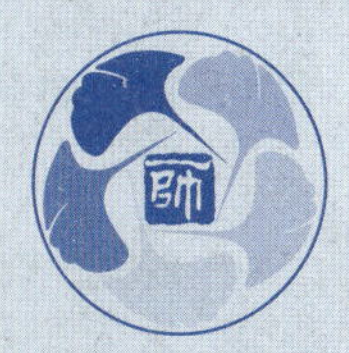

第三章　中药化学成分与药理作用

中药化学的发展离不开现代科学技术的进步。过去，一个天然化合物从中药中分离、纯化，到确定结构、人工合成需要很长的时间。以吗啡为例，1804—1806年发现，1925年提出正确结构，1952年人工全合成，总共花了约150年时间。而利血平从发现、确定结构，到人工全合成，只用了几年时间（1952—1956年）。另外，过去在测定一个化合物结构时，往往需要用化学方法进行降解或做成适当衍生物进行比较才有可能予以确认，因此一般需要至少几百毫克或甚至几克的纯物质。十几毫克乃至几十毫克的物质往往因为无法测定而被束之高阁。现在，由于科学技术的飞速发展，尤其是核磁共振（NMR）、质谱（MS）、X线单晶衍射（X－Ray crystal analysis）测试技术的发展以及计算机的广泛运用，结构测定需要的样品量已大幅度降低，十几毫克甚至几毫克就可以完成测定工作。

近30年来，由于各种色谱技术及谱学技术的发展及广泛应用，中药化学取得了更为显著的成绩，研究速度加快，研究水平提高，其深度与广度已今非昔比。许多过去令人望而生畏、不敢涉足的领域，如机体内源性生理活性物质研究，微量、水溶性、不稳定的成分以及生物大分子研究等领域，已经取得一定的成果。

吗啡（鸦片中成分，镇痛）

利血平（蛇木中成分，降压）

传统中药多数采用水煎提取，汤剂或丸剂口服，给药方式决定了药物经体内胃肠道代谢发挥作用，既可能是药物原型起作用，也可能是代谢产物是其活性物质，因此，阐明中药的药效物质基础必须研究药物的体内代谢过程，明确体内药物代谢酶的作用及功能，了解药物或代谢产物的作用机制，以及药物代谢动力学规律，科学合理的使用中药。

人体主要代谢的器官是肝脏和胃肠道，其中药物在肠道的代谢越来越引起人们的关注。中药化学成分既可在吸收前被肠道菌群代谢，也可在吸收过程中发生肠壁代谢，两种代谢对中药化学成分的影响有所不同，肠菌代谢一般会降低药物的极性，有利于肠道吸收，肠壁代谢是指药物经肠上皮细胞被胞内代谢酶代谢。

中药化学成分的肠菌代谢有一定的规律，苷类化合物可发生水解生成苷元，酯类或酰胺类化合物可水解成羧酸，葡萄糖醛酸苷类可代谢成其药物原型，以及一些缩合反应和双键的还原反应等。因此，研究中药化学成分的体内代谢过程，对我们理解中药如何发挥作用、科学合理选择质量控制成分、临床上精确使用中药具有重要的意义。

第一节　糖和苷

一、糖及其分类

单糖是多羟基醛或酮，是组成糖类及其衍生物的基本单元。结构可以用 Fischer 投影式和 Haworth 投影式表示。习惯上将单糖 Fischer 投影式中距羰基最远的不对称碳原子的构型定为整个糖分子的绝对构型，其羟基向右的为 *D* 型，向左的为 *L* 型。而 Haworth 式中则看那个不对称碳原子上的取代基，向上的为 *D* 型，向下的为 *L* 型，这只限于与最远的不对称碳原子成环者，如六碳糖形成五元环时，又当别论。单糖成环后新形成的一个不对称碳原子称为端基碳，生成的一对差向异构体有 α、β 二种构型。Fischer 式中 C_1 - OH 与原 C_5（六碳糖）或 C_4（五碳糖）- OH 顺式的为 α，反式的为 β。而 Haworth 式中 C_1 - OH 与 C_5（或 C_4）上取代基（C_6 或 C_5）同侧的为 β，异侧的为 α，这也限于与最远的不对称碳原子成环者。

苷类，即配糖体，是糖或糖的衍生物如氨基糖、糖醛酸等与另一非糖物质通过糖的端基碳原子连接而成的化合物。其中非糖部分称为苷元或配基，其连接的键则称为苷键。

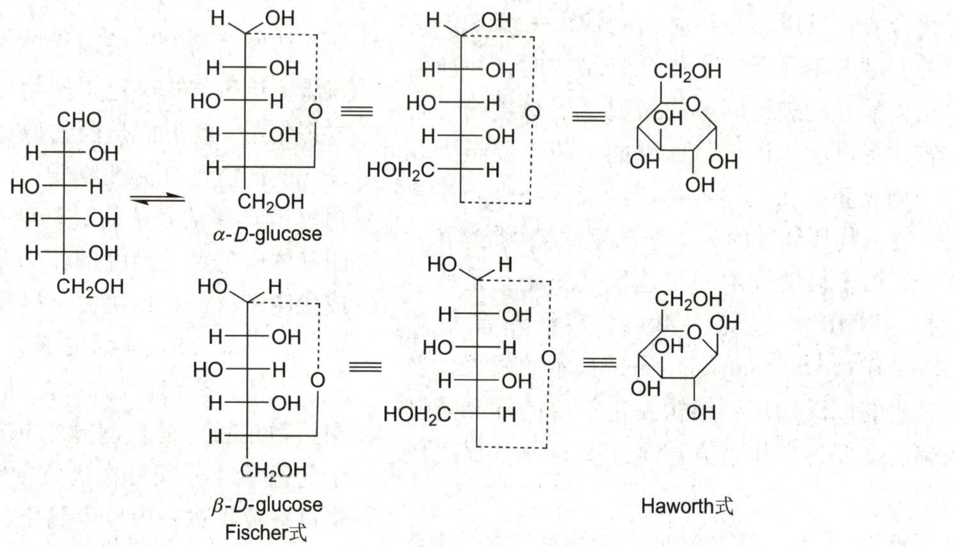

α-*D*-glucose

β-*D*-glucose

Fischer式

Haworth式

苷类有 α - 苷和 β - 苷之分。在天然的苷类中，由 *D* 型糖衍生而成的苷，多为 β - 苷（例如 β - *D* - 葡萄糖苷），而由 *L* 型糖衍生的苷，多为 α - 苷（例如 α - *L* - 葡萄糖苷），但必须注意 β - *D* - 糖苷与 α - *L* - 糖苷的端基碳原子的绝对构型是相同的，例如：

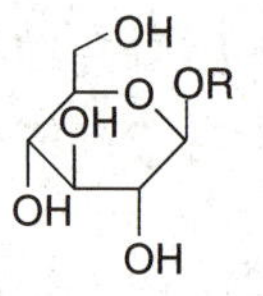

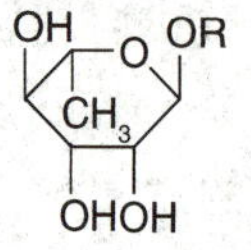

β-*D*-葡萄糖苷（R=苷元）　α-*L*-葡萄糖苷（R=苷元）

苷中与苷元连接的常见的单糖如下。

1. 五碳醛糖

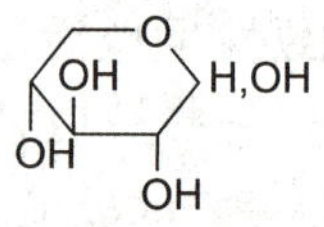

D-木糖（*D*-xylose, xyl）

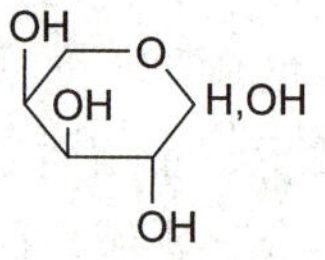

L-阿拉伯糖（*L*-arabinose, ara）

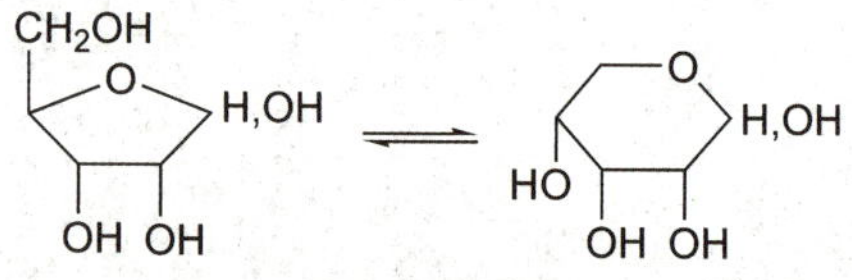

D-核糖（*D*-ribose, rib）

2. 六碳醛糖

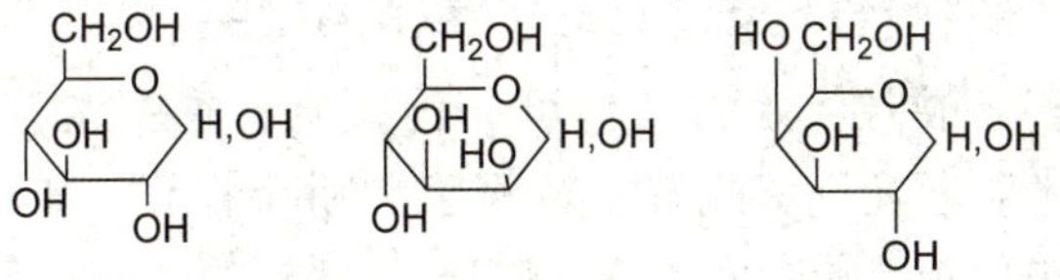

D-葡萄糖（*D*-glucose, glc）　*D*-甘露糖（*D*-mannose, man）　*D*-半乳糖（*D*-galactose, gal）

3. 甲基五碳醛糖

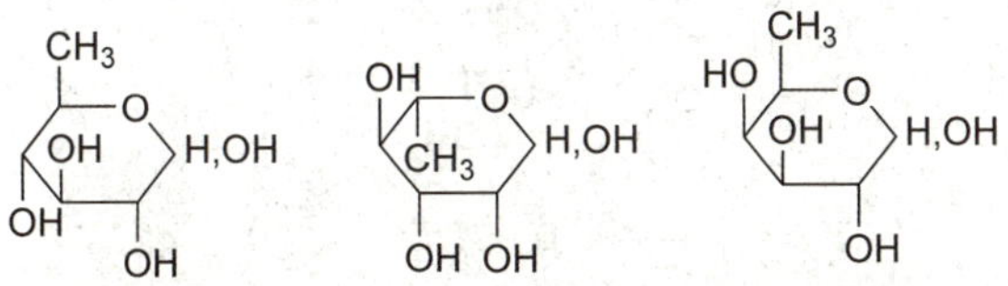

D-鸡纳糖（*D*-guinovose, qui）　*L*-鼠李糖（*L*-rhamaose, rha）　*D*-夫糖（*D*-fucose, fuc）

4. 六碳酮糖

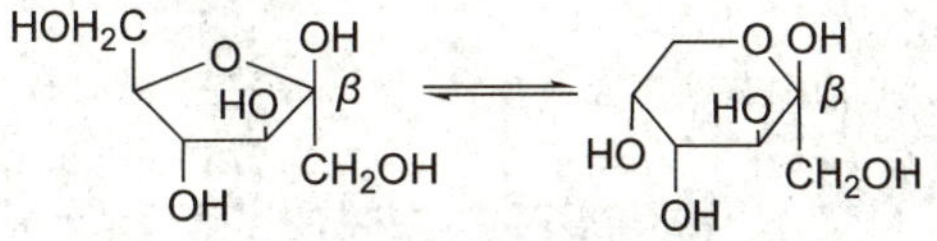

D-果糖（*D*-fructose, fru）

5. 糖醛酸　单糖分子中伯醇基氧化成羧基的化合物叫糖醛酸。

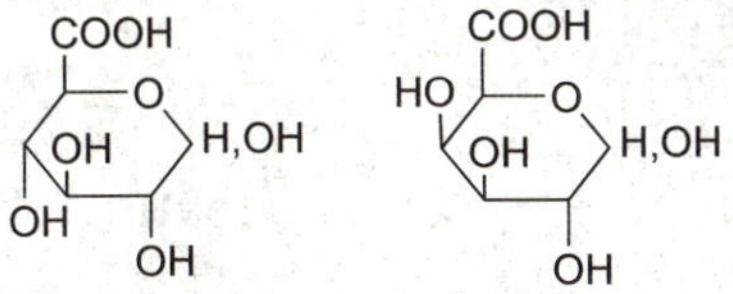

D-葡萄糖醛酸　*D*- 半乳糖醛酸

由 2～9 个单糖通过苷键结合而成的直链或支链聚糖称为低聚糖（oligosaccharides）。按含有单糖的个数又可将其分为二糖、三糖、四糖等。按是否含有游离的醛基或酮基又可将其分为还原糖和非还原糖。具有游离醛基或酮基的糖称为还原糖，如二糖中的槐糖（sophorose）、樱草糖（primverose）是还原糖。如果两个单糖都以半缩醛或半缩酮上的羟基通过脱水缩合而成的聚糖就没有还原性，如海藻糖（trehalose）、蔗糖（sucrose）等均为非还原糖。

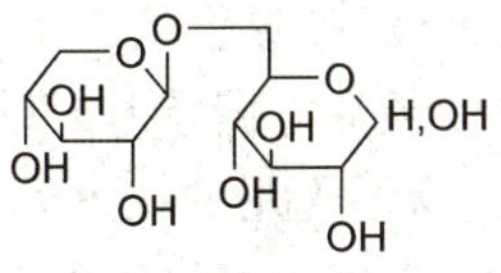

樱草糖（primverose） 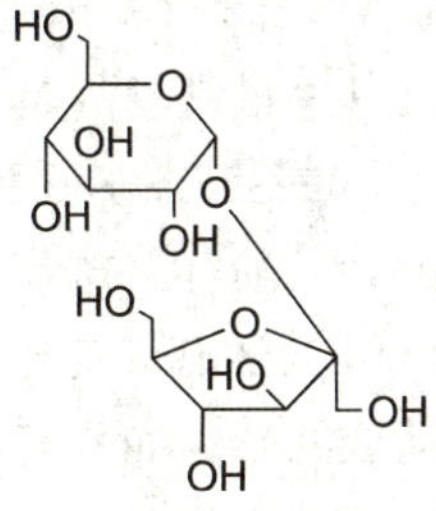　蔗糖（sucrose）

与苷元连接的二糖常见的有龙胆二糖、麦芽糖、冬绿糖、蚕豆糖、昆布二糖、槐糖、芸香糖、新橙皮糖等。其 Haworth 投影式如下。

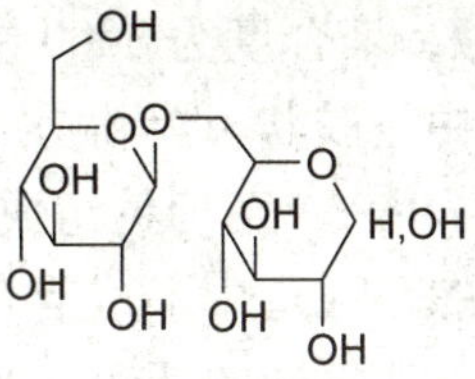

龙胆二糖 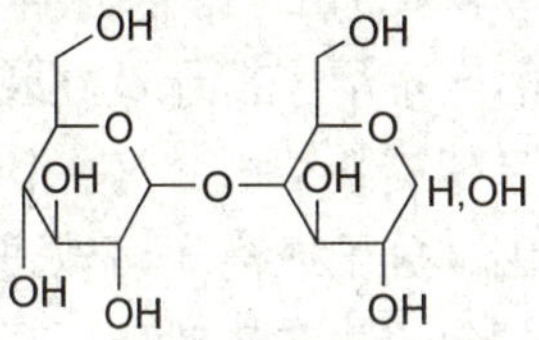　麦芽糖

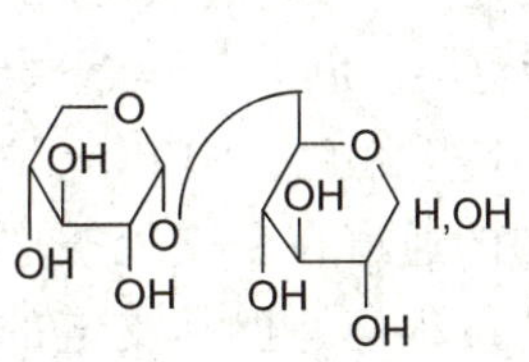

冬绿糖 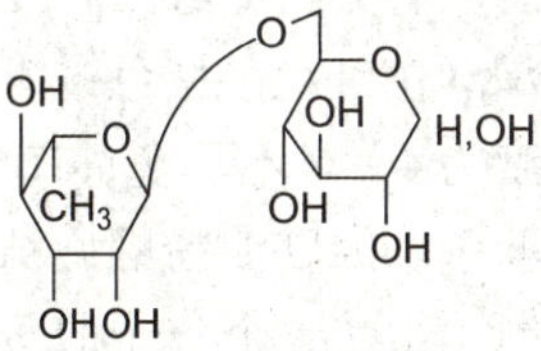　蚕豆糖

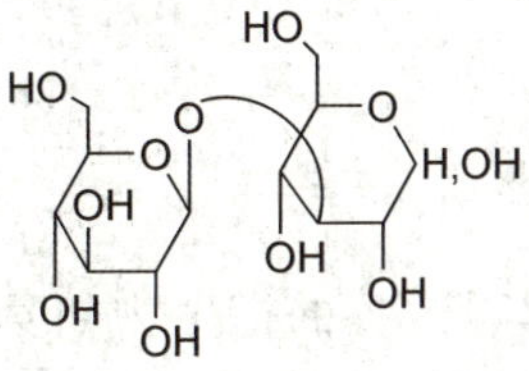

昆布二糖 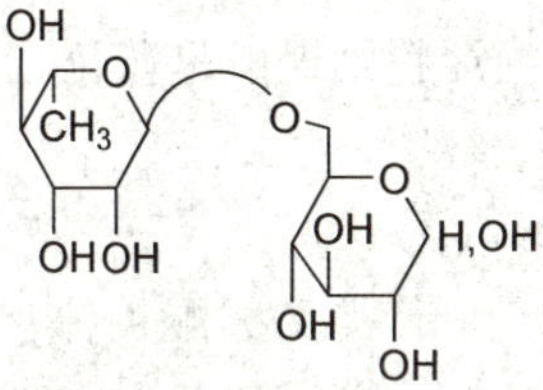　芸香糖

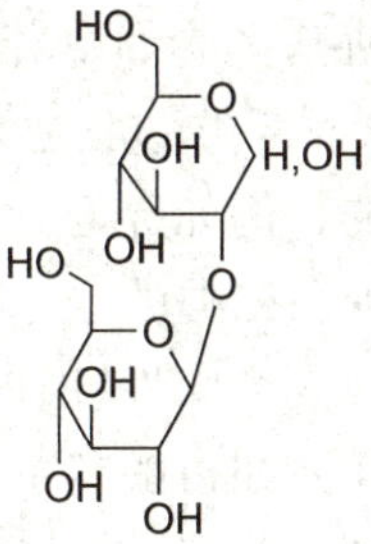

槐糖 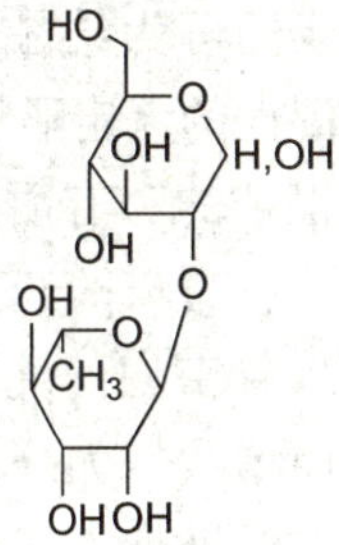　新橙皮糖

由 10 个以上单糖通过苷键连接而成的糖称为多聚糖（polysaccharides）或多糖。通常多糖中的单糖都在 100 个以上，多的可高达数千个，其性质已发生了很大的变化，如甜味和还原性消失等。按多糖在生物体内的功能又可将其分为两类，一类是动植物的支持组织，该类成分不溶于水，分子呈直链型，如植物中的纤维素、甲壳类动物的甲壳素等；另一类是动植物的贮存养料，该类成分可溶于热水成胶体溶液，能经酶催化水解释放出单糖为动植物提供能量，多数分子呈支链型，如淀粉、肝糖原等。

其中，淀粉由直链的糖淀粉（amylose）和支链的胶淀粉（amylopectin）组成。糖淀粉为 $\alpha 1\rightarrow 4$ 连接的 *D*－葡萄吡喃聚糖，聚合度一般为

300～350，高的可达1000，能溶于热水得澄明溶液，通常占淀粉总量的17%～34%。胶淀粉也是α1→4葡聚糖，但有α1→6的支链，平均支链长为25个葡萄糖单位，聚合度为3000左右，不溶于冷水，在热水中呈胶状。淀粉分子呈螺旋状结构，每一个螺环由六个葡萄糖组成。因碘分子或离子可以进入螺环通道中形成有色的包合物，故遇碘可显色。其呈现的颜色与聚合度有关。随着聚合度的增高，其颜色逐渐加深（由红色→紫色→紫蓝色→蓝色）。通常聚合度为4～6不呈色，12～18呈红色，50以上呈蓝色。因胶淀粉螺旋结构的通道在分支处被中断，虽然整个分子的聚合度很高，但其支链的平均聚合度只有20～25，故遇碘仅呈紫红色。糖淀粉则遇碘呈蓝色。

二、苷及其分类

苷类又称配糖体，是糖或糖的衍生物如氨基糖、糖醛酸等与另一非糖物质通过糖的端基碳原子连接而成的化合物。苷类多是固体，其中糖基少的可为结晶，糖基多的如皂苷，则多为具吸湿性的无定形粉末。苷类一般是无味的，但也有很苦的和有甜味的，例如穿心莲新苷是苦味的，有甜味的苷极少。苷类的亲水性与糖基的数目有密切的关系，其亲水性往往随糖基的增多而增大，大分子苷元如甾醇等的单糖苷常可溶于低极性有机溶剂，如果糖基增多，则苷元所占比例相应变小，亲水性增加，在水中的溶解度也就增加。因此用不同极性的溶剂顺次提取时，在各提取部位都有发现苷的可能。但碳苷无论在水或其他溶剂中的溶解度一般都较小。

多数苷类呈左旋，但水解后，由于生成的糖常是右旋的，因而使混合物呈右旋，比较水解前后旋光性的变化，可用以检识苷类的存在，但必须注意，有些二糖或多糖的分子中也都有类似的苷键，因此一定要在水解产物中找到苷元，才能确认苷类的存在。

苷类涉及范围较广，苷元的结构类型差别很大，几乎各种类型的天然成分都可与糖结合成苷，且其性质和生物活性各异，在植物中的分布情况也不同。由于这些原因，一般将苷类按不同的观点和角度，以不同的方式分类。

（一）按苷元的化学结构分类

根据苷元的结构可分为氰苷、香豆素苷、木脂素苷、蒽醌苷、黄酮苷、吲哚苷等。如苦杏仁苷、七叶内酯苷、靛苷。

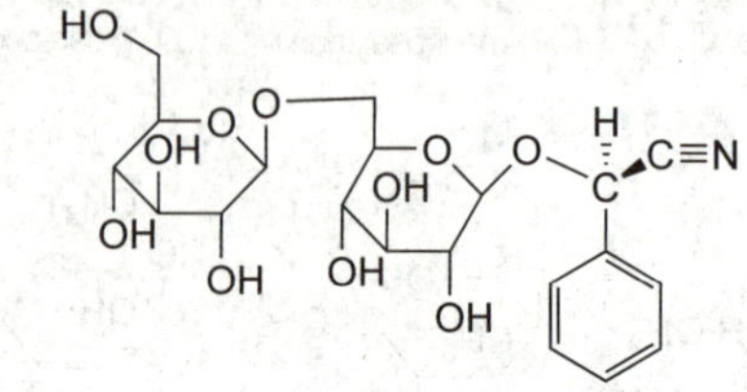

苦杏仁苷（氰苷）

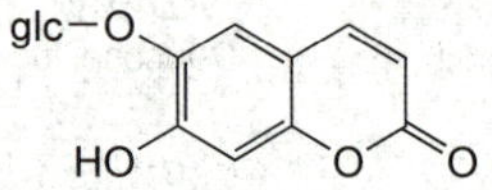

七叶内酯苷（香豆素苷） 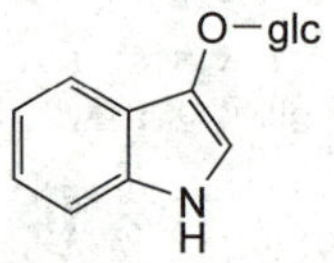　靛苷（吲哚苷）

（二）按苷类在植物体内的存在状况分类

原存在于植物体内的苷称为原生苷，水解后失去一部分糖的称为次生苷。例如苦杏仁苷是原生苷，水解后失去一分子葡萄糖而成的野樱苷就是次生苷。

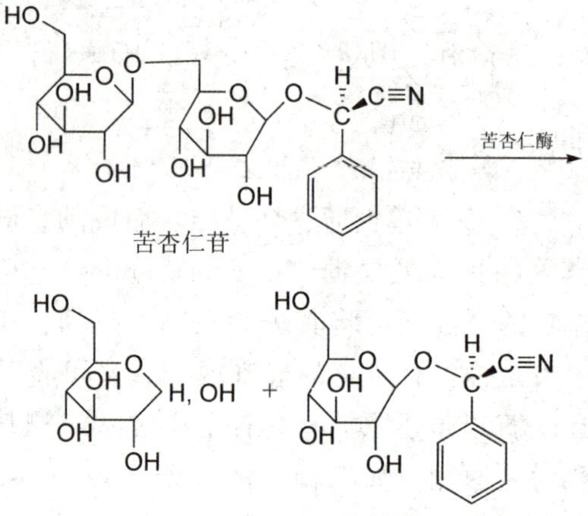

苦杏仁苷 —苦杏仁酶→ 野樱苷

（三）按苷键原子分类

根据苷键原子的不同，可分为 *O* - 苷、*S* - 苷、*N* - 苷和 *C* - 苷，这是最常见的苷类分类方式。其中最常见的是 *O* - 苷。

1. 氧苷（*O* - 苷） 以苷元不同又可分为醇苷、酚苷、氰苷、酯苷和吲哚苷。

（1）醇苷 是通过醇羟基与糖端基羟基脱水而成的苷，如具有致适应原作用的红景天苷，杀虫抗菌作用的毛莨苷，解痉止痛作用的獐牙莱苦苷等都属于醇苷。

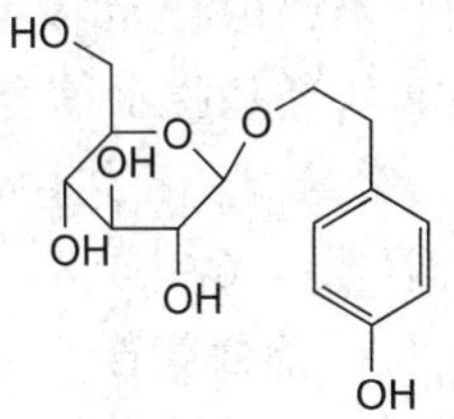

红景天苷 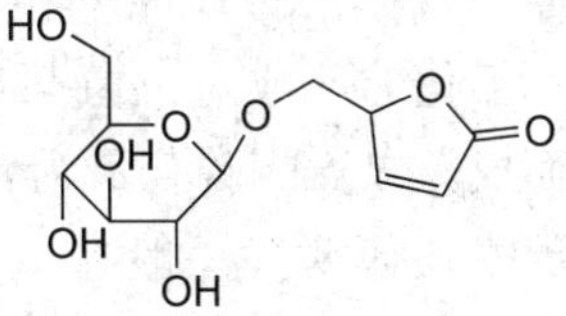 毛茛苷

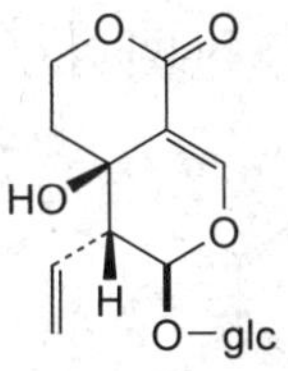

獐牙菜苦苷

（2）酚苷 是通过酚羟基与糖的端基碳原子缩合而成的苷，如苯酚苷、萘酚苷、蒽醌苷、香豆素苷、黄酮苷、木脂素苷等都属于酚苷。如天麻（Gastrodia elata）中的镇静有效成分天麻苷，存在于柳树和杨树皮中的水杨苷。

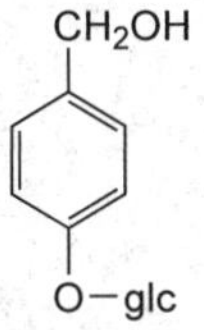

天麻苷 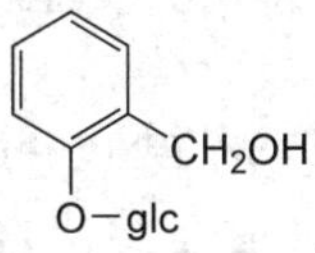 水杨苷

（3）氰苷 主要是指一类具有 α－羟腈的苷，分布十分广泛。其特点是多数为水溶性，不易结晶，容易水解，尤其有酸和酶催化时水解更快。生成的苷元 α－羟腈很不稳定，立即分解为醛（酮）和氢氰酸。而在碱性条件下苷元容易发生异构化。

如苦杏仁苷为芳香族 α－羟腈苷，存在于苦杏仁中。小剂量口服时，在体内缓慢分解生成 α－羟基苯乙腈。α－羟基苯乙腈很不稳定，易分解成苯甲醛（具有杏仁味）和氢氰酸。由于它释放少量氢氰酸，对呼吸中枢呈镇静作用，使呼吸运动趋于安静而达到镇咳的目的。大剂量则会产生中毒症状，因氢氰酸可使延髓生命中枢先兴奋后麻痹，并抑制酶的活性，阻碍新陈代谢，从而引起组织窒息。

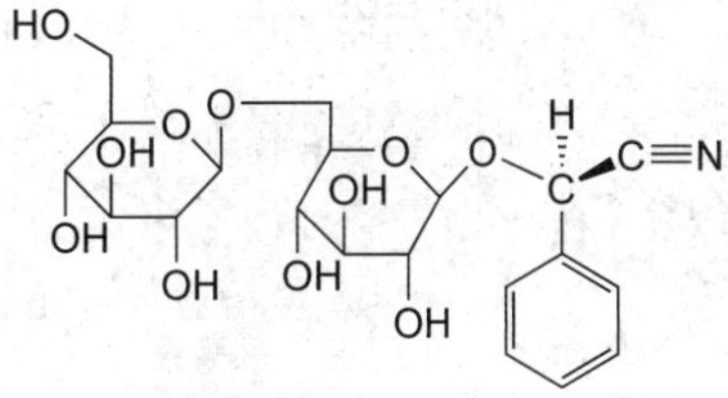

苦杏仁苷

（4）酯苷 苷元以羧基和糖的端基碳相连接。这种苷的苷键既有缩醛性质又有酯的性质，易被稀酸和稀碱所水解。如具抗真菌活性的山慈菇苷 A，放置日久易起酰基重排反应，苷元由 C_1－OH 转至 C_6－OH 上，同时失去抗真菌作用。水解后苷元立即环合成山慈菇内酯。某些二萜和三萜的羧基上也常构成酯苷结构，尤其在三萜皂苷中多见。如土荆皮（Pseudolarix kaempferi）的抗真菌有效成分土荆甲酸和土荆乙酸的 β－D－葡萄糖苷是两种二萜酯苷，有较强的抑制肿瘤细胞生长的作用。

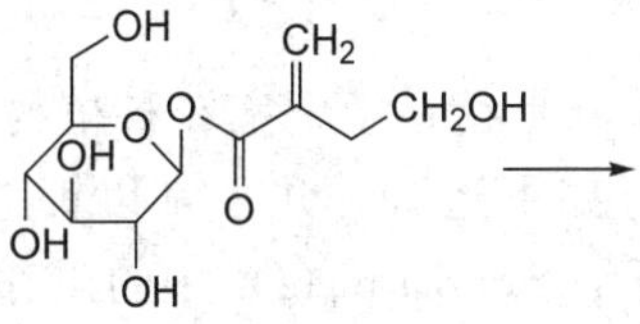

山慈菇苷A

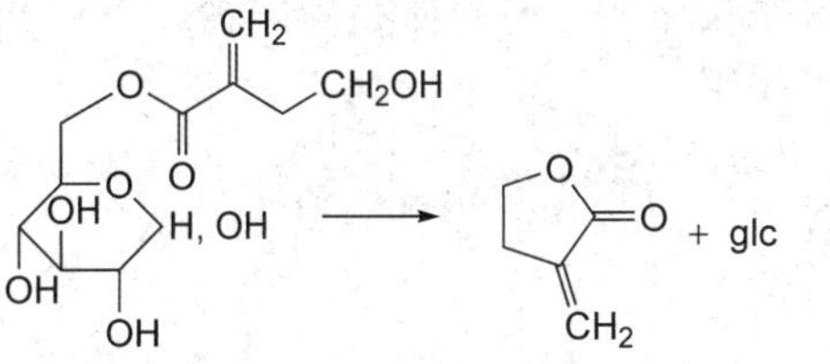

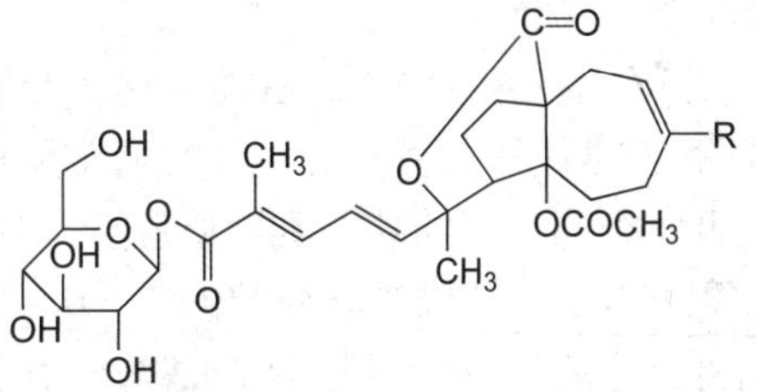

土荆甲酸葡萄糖苷R=CH_3；土荆乙酸葡萄糖苷R=$COOCH_3$

（5）吲哚苷 豆科 Indigofera 属和蓼蓝（Polygonum tinctorium）中特有的靛苷是一种吲哚苷。其苷元吲哚醇无色，易氧化成暗蓝色的靛蓝。靛蓝具有反式结构，中药青黛就是粗制靛蓝，有抗病毒作用，民间用以外涂治腮腺炎。

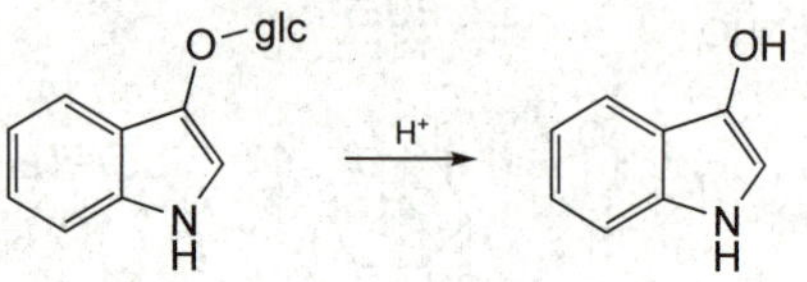

靛苷

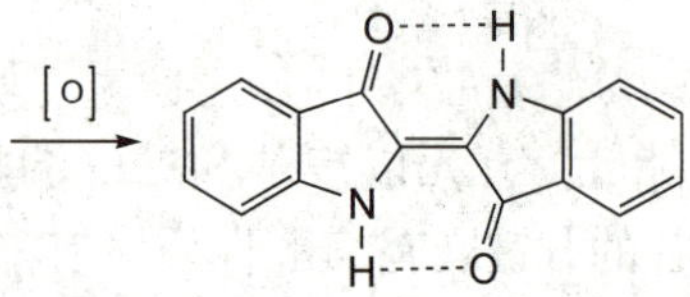

靛蓝

2. 硫苷（*S*-苷） 糖端基羟基与苷元上巯基缩合而成的苷称为硫苷。如萝卜中的萝卜苷，煮萝卜时的特殊气味与硫苷元的分解产物有关。

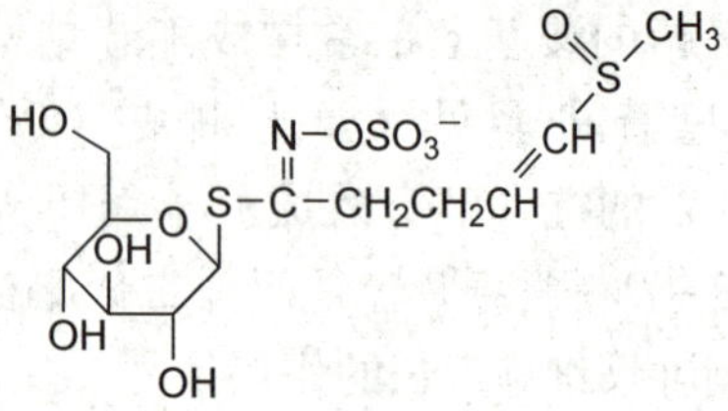

萝卜苷

芥子苷是存在于十字花科植物中的一类硫苷，具有如下通式并几乎都以钾盐形式获得。如黑芥子（Brassia nigra）中的黑芥子苷。芥子苷经其伴存的芥子酶水解，生成的芥子油含有异硫氰酸酯类、葡萄糖和硫酸盐，具有止痛和消炎作用。

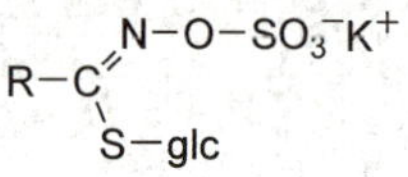

芥子苷通式 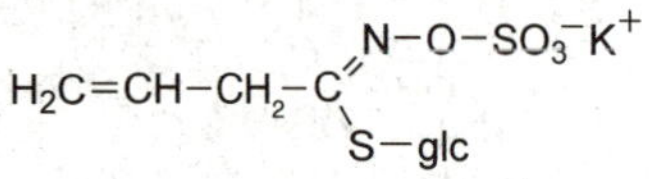　　黑芥子苷

3. 氮苷（*N*-苷） 通过氮原子与糖的端基碳相连的苷称为 *N*-苷，苷元通常是嘌呤或嘧啶及其衍生物。如核苷类物质腺苷、鸟苷、胞苷和尿苷等，都为嘌呤或嘧啶的 β-*D*-核糖苷。另外，中药巴豆中的巴豆苷是与腺苷结构相似的 *N*-苷。

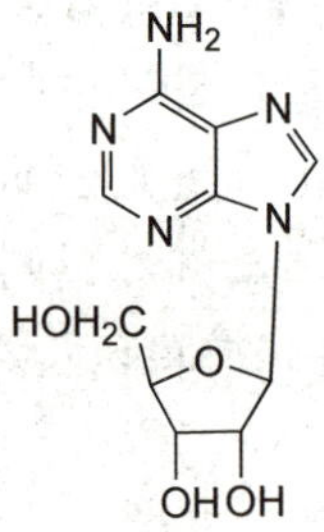

腺苷 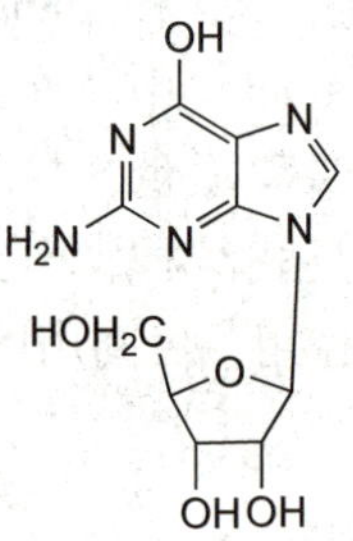　　鸟苷 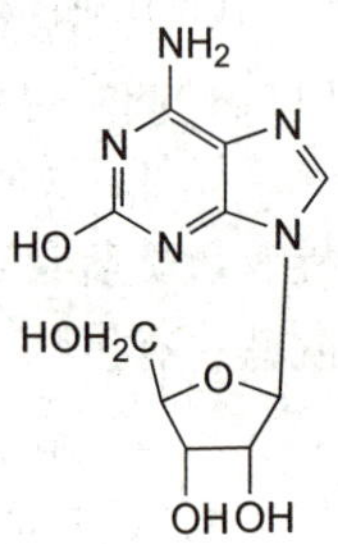　　巴豆苷

4. 碳苷（*C*-苷） 是一类糖基直接以 C 原子与苷元的 C 原子相连的苷类，由苷元酚基所活化的邻或对位氢与糖的端基羟基脱水缩合而成。以黄酮碳苷最为常见，常与 *O*-苷共存。黄酮碳苷糖基一般在 A 环，且限于 6-或 8-位，如牡荆素为芹菜素的 8-位碳葡萄糖苷。芦荟苷是最早发现的结晶性蒽酮碳苷。碳苷类具有溶解度小，难于水解的共同特点。

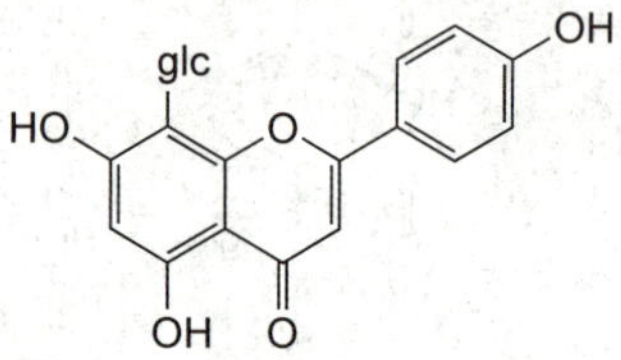

牡荆素

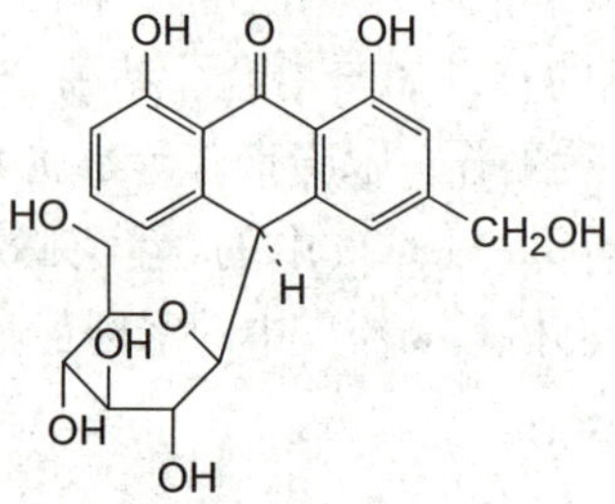

芦荟苷

（四）其他分类方法

苷类根据连接单糖基的个数分为单糖苷、二糖苷等；根据苷元上接糖链的数目可分为单糖链苷、二糖链苷等；根据糖的种类可分为核糖苷、葡萄糖苷等；也可按生理作用分类，如强心苷等；或按其特殊性质分类，如皂苷等。

三、糖和苷的化学性质

（一）糖的化学性质

1. 氧化反应 单糖分子中有醛（酮）基、伯醇基、仲醇基和邻二醇基结构单元。通常醛（酮）基最易被氧化，伯醇次之。在碱性下反应（Fehling reaction）氧化成羧基，分别生成金属银及砖红色的 Cu_2O。另外，溴水可以氧化糖的醛基生成糖酸。在酸性条件下糖不发生差向异构，因此溴水只氧化醛糖不氧化酮糖。该反应可应用于鉴别糖的羰基，也可用于糖酸的制备。当使用更强的氧化剂硝酸时，不但可以氧化糖的醛基还可以氧化糖端基的—CH_2OH。这可作为糖二酸的制备方法，还常用于糖结构的测定。

在糖苷类和多元醇的结构研究中，过碘酸

氧化反应是一个常用的反应。该反应的特点：①不仅能氧化邻二醇，而且对于 α－氨基醇、α－羟基醛（酮）、α－羟基酸、邻二酮、酮酸和某些活性次甲基也可氧化，只是对于 α－羟基醛（酮）反应慢，对酮酸反应非常慢。②在中性或弱酸性条件下，对顺式邻二醇羟基的氧化速度比反式快得多，如对于 α－*D*－甘露醇吡喃糖甲苷的反应速度大大快于 β－*D*－葡萄吡喃糖甲苷，但在弱碱性条件下顺式和反式邻二醇羟基的反应速度相差不大。③对固定在环的异边并无扭曲余地的邻二醇羟基不反应，如过碘酸不与 1,6－β－*D*－葡萄呋喃糖苷反应。④对开裂邻二醇羟基的反应几乎是定量进行的，生成的 HIO_3 可以滴定，最终的降解产物（如甲醛、甲酸等）也比较稳定。⑤反应在水溶液中进行。通过测定 HIO_4 的消耗量以及最终的降解产物，可以推测出糖的种类、糖的氧环大小（吡喃糖或呋喃糖）、糖与糖的连接位置、分子中邻二醇羟基的数目以及碳的构型等。

2. 羟基反应　糖和苷的羟基反应包括醚化、酰化、缩醛（缩酮）化以及与硼酸的络合反应等。在糖及苷的羟基中最活泼的是半缩醛羟基，次之是伯醇羟基，再次是 C_2－OH。这是因为半缩醛羟基和伯醇羟基处于末端，在空间上较为有利；C_2－OH 则受羰基诱导效应影响，酸性有所增强。在环状结构中横键羟基较竖键羟基活泼。

$$\begin{array}{l}\mathrm{H-C-OH}\\ \mathrm{H-C-OH}\end{array}\xrightarrow{IO_4^-}\mathrm{-CHO + -CHO}$$

$$\begin{array}{l}\mathrm{H-C-OH}\\ \mathrm{\ \ \ \ C{=}O}\end{array}\xrightarrow{IO_4^-}\mathrm{-CHO + -COOH}$$

$$\begin{array}{l}\mathrm{H-C-OH}\\ \mathrm{H-C-OH}\\ \mathrm{H-C-OH}\end{array}\xrightarrow{2IO_4^-}\mathrm{CHO + -CHO + HCOOH}$$

$$\begin{array}{l}\mathrm{H-C-NH_2}\\ \mathrm{H-C-OH}\end{array}\xrightarrow{IO_4^-}\mathrm{-CHO + -CHO + NH_3}$$

$$\begin{array}{l}\mathrm{H-C-OH}\\ \mathrm{\ \ \ \ COOH}\end{array}\xrightarrow{IO_4^-}\mathrm{-CHO + CO_2 + H_2O}$$

$$\begin{array}{l}\mathrm{-C{=}O}\\ \mathrm{-C{=}O}\end{array}\xrightarrow{IO_4^-}\mathrm{-COOH + -COOH}$$

（1）醚化　最常用的糖及苷的醚化反应有甲醚化、三甲基硅醚化和三苯甲醚化等。糖及苷常用的甲醚化方法有 Haworth 法、Purdic 法、Kuhn 法和 Hakomori 法。其 Hakomori 法的甲醚化能力最强，后处理也相对简单，是最常用的甲醚化方法。由于多数甲醚化方法都使用了碱作为催化剂，不但羧基不能甲醚化，而且在甲醚化过程中也会引起酯和酯苷键的断裂。箱守法中由于能产生初生氢也会使某些基团还原，在实际应用时应注意。

（2）酰化反应　最常用的糖及苷的酰化反应是乙酰化和甲苯磺酰化。如对甲苯磺酰化反应，由于受空间位阻的影响，主要发生在伯醇上。

乙酰化反应所用溶剂多为醋酐，催化剂多为吡啶、氯化锌、醋酸钠等，通常在室温放置下即可获全乙酰化物。

（3）缩醛和缩酮化反应　酮或醛在脱水剂作用下易与具有适当空间的 1,3－二醇羟基或邻二醇羟基生成环状的缩醛或缩酮。常用脱水剂有无机酸、无水氯化锌、无水硫酸铜等。通常醛易与 1,3－二醇羟基生成六元环状物，酮易与顺邻二醇羟基生成五元环状物。可以利用缩醛、缩酮反应作为某些羟基保护剂，也可利用它来推测结构中有无顺邻二醇羟基或 1,3－二醇羟基。对于特定的糖还可推测其氧环大小。

$$\alpha\text{-}D\text{-半乳糖}\xrightarrow[H_2SO_4]{CH_3COCH_3}1,2,3,4\text{-二-}O\text{-异丙叉-}\alpha\text{-}D\text{-半乳吡喃糖}$$

α-*D*-半乳糖　　1,2,3,4-二-*O*-异丙叉-α-*D*-半乳吡喃糖

（4）硼酸络合反应　许多具有邻二羟基的化合物可与硼酸、钼酸、铜氨、碱金属等试剂反应生成络合物，使它们的理化性质发生较大改变，据此可用于糖、苷等化合物的分离、鉴定以及构型的确定。

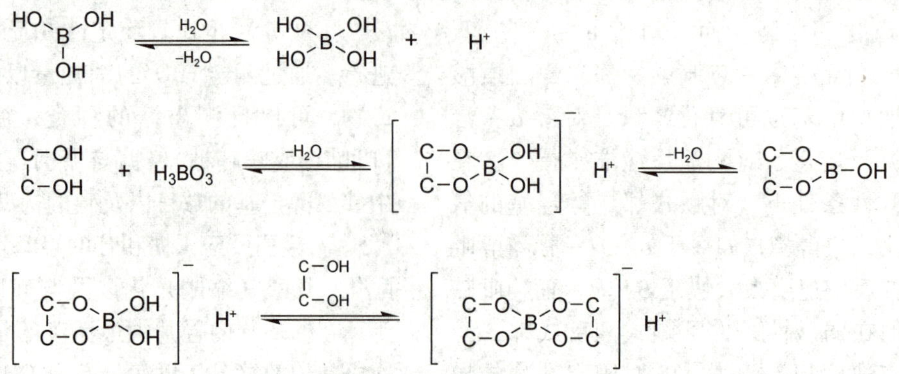

与硼酸的络合反应对羟基位置的要求比较严格，只有处在同一平面上的羟基才能形成稳定的络合物。碳链上醇羟基越多，越容易造成有利位置，越有利于与硼酸络合。芳环上的邻羟酸、五元酯环上的顺邻二羟酸都可与硼酸形成络合物，但反式则不能，故可用与硼酸形成络合物的方法来区别顺反异构体。

3. 羰基反应　除了发生上述氧化反应外，糖的羰基还可被催化氢化或金属氢化物还原，其产物叫糖醇。该反应与硝酸氧化一样常用于糖的结构测定。工业上用 H_2/Ni，实验室用 $NaBH_4$，工业上用于葡萄糖生产维生素 C。

此外，具有醛或酮羰基的单糖可与苯肼反应，首先生成腙，在过量苯肼存在下 α－羟基继续与苯肼作用生成脎（osazone）。除糖外 α－羟基醛或酮均可发生类似反应。

反应是在羰基和具有羟基的 α－碳上进行，单糖一般在 C－1 和 C－2 上发生，若糖只是 C－1或 C－2 构型或羰基不同其他手性碳都相同，则生成的脎也相同，如 *D*－葡萄糖、*D*－甘露糖和 *D*－果糖与苯肼反应可生成完全相同的脎。

糖脎为淡黄色晶体。不同的糖成脎时间、结晶状态不同。结构上完全不同的糖脎熔点不同，因此该反应可用于糖的定性鉴定。差向异构体的糖成脎相同，给糖的结构测定提供了信息，几个成脎相同的糖中的一个糖的结构若已知，那另外几个差向异构糖不与苯肼作用的其他手性碳构型即可确定。

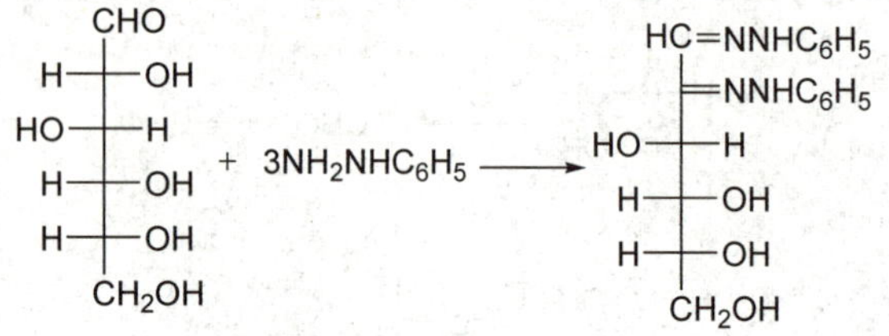

（二）苷键的裂解

苷键裂解反应是研究多糖和苷类的重要反应。通过裂解反应使苷键切断，其目的在于了解组成苷类的苷元结构及所连接的糖的种类和组成，确定苷元与糖以及糖与糖之间的连接方式。切断苷键有的可用酸、碱催化等化学方法，有的需采用酶和微生物等生物学方法。

1. 酸催化水解　苷键具有缩醛结构，易为稀酸催化水解。反应一般在水或稀醇溶液中进行。常用的酸有盐酸、硫酸、乙酸、甲酸等。其机制是苷原子先质子化，然后断键生成正碳离子或半椅型中间体，在水中溶剂化而成糖。由此可以看出，酸催化水解的难易与苷键原子上的电子云密度及其空间环境有密切的关系，只要有利于苷键原子的质子化，也就有利于水解，因此水解难易的规律可从苷键原子、糖原、苷元三方面来讨论。

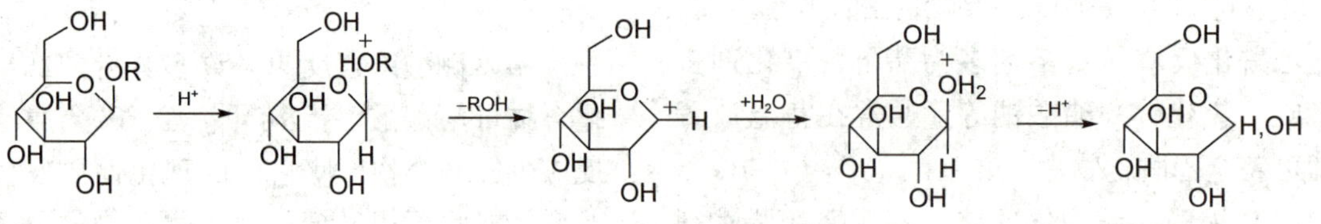

碳正离子

（1）按苷键原子不同，酸水解的易难顺序为 *N*－苷＞*O*－苷＞*S*－苷＞*C*－苷。C 上无未共享电子对，不能质子化，很难水解。而 N 碱度大，易接受质子，故最易水解。但当 N 原子处于嘧啶或酰胺位置时，也难于用无机酸水解。

（2）呋喃糖苷比吡喃糖苷易水解，水解速率大 50～100 倍。这是由于五元呋喃环的平面性使各取代基处于重叠位置，空间张力大，形成水解中间体后可使张力减少，故有利于水解。所以在多糖中果糖最易被水解下来，但当为了水解其他苷键而加剧水解条件时，就会破坏果糖。在天然糖苷中，果糖和核糖是呋喃糖，阿拉伯糖二者都有，葡萄糖、半乳糖和甘露糖一般为吡喃糖。但一般酸水解难于确定是吡喃糖环还是呋喃糖环，这时可用甲醇解（HCl/MeOH），因为生成的呋喃糖甲苷和吡喃糖甲苷的色谱行为不同。

（3）酮糖比醛糖易水解。因为酮糖大多为呋喃糖结构，而且酮糖端基上接有一个大基团－CH_2OH，水解形成的中间体可以减少分子中的立体障碍，使反应有利于水解的方向。

（4）吡喃糖苷中吡喃环的 C_5 上取代基越大越难水解，因此五碳糖最易水解，其由易到难的顺序为五碳糖＞甲基五碳糖＞六碳糖＞七碳糖。如果接有－COOH，则最难水解。

（5）氨基糖较羟基糖难水解，羟基糖又较去氧糖难水解。尤其是 C_2 上取代氨基的糖，因为它对质子的竞争性吸引使苷键原子质子化困难。当羟基、氨基乙酰化后水解又变得容易。

（6）芳香属苷，如酚苷因苷元部分有供电子结构，水解比脂肪族苷如萜苷、甾苷等要容易得多。某些酚苷，如蒽醌苷、香豆素苷不用酸，只加热也可能水解成苷元。

（7）苷元为小基团者，苷键横键的比苷键竖键的易于水解，因为横键上原子易于质子化。苷元为大基团者，苷键竖键的比横键的易于水解，因为苷的不稳定性促使水解。

酸催化水解一般采用稀酸，遇到难水解的苷类才采用较为剧烈的条件，这时一些对酸不稳定的苷元常会发生结构变化，从而得不到真正的苷元。有时可以采用二相水解法，即在反应液中加入与水不相混溶的有机溶剂（如苯），使苷元一旦生成，立即溶于有机相中，以避免苷元与酸长时间接触，从而得到真正的苷元以供结构测定的需要。

2. 碱催化水解　一般的苷键对稀碱应该相当稳定，不易被碱催化水解，但苷键具有酯的性质时，如苷元为酸、酚、有羰基共轭的烯醇类或成苷的羟基 *β*－位有吸电子基取代者，遇碱就能水解。如水杨苷、4－羟基香豆素苷、藏红花苦苷等都可为碱所水解。对于苷键 *β*－位有吸电子基团者，在碱液中易发生消除反应，而得到脱水苷元，例如藏红花苦苷通过碱水解生成双烯醛。

藏红花苦苷

双烯醛

3. 酶催化水解　由于酸碱催化水解条件总的来说比较剧烈，糖和苷元部分均有可能发生进一步的变化，使产物复杂化，而且无法区别苷键的构型。与此相比，酶促反应具有专属性高、条件温和的特点。用酶水解苷键可以获知苷键的构型，可以保持苷元结构不变，还可以保留部分苷键得到次级苷或低聚糖，以便获知苷元和糖、糖和糖之间的连接方式。

常用的酶：①*β*－果糖苷水解酶：如转化糖酶，可以水解 *β*－果糖苷键而保存其他苷键结构。②*α*－葡萄糖苷水解酶：如麦芽糖酶。③*β*－葡萄糖苷水解酶：如苦杏仁苷酶，可以水解一般 *α*－葡萄糖苷和有关六碳醛糖苷，专属性较低。纤维素酶也是 *β*－葡萄糖苷水解酶，穿心莲（Andrographis paniculata）中的穿心莲内酯 19－*β*－*D*－葡萄糖苷用硫酸水解时将发生去氧和末端双键移位，而用纤维素酶水解可得到原苷元。此外蜗牛酶、高峰糖化酶、橙皮苷酶、柑橘苷酶等也常用于苷键水解。

纤维素酶
室温4天

穿心莲内酯19-β-D-葡萄糖苷

由于酶的纯化很困难，目前使用的多数仍然为未提纯的混合酶。例如苦杏仁苷酶就是一种混合酶，由于水解中没有得到完整的龙胆双糖，因此认为其中存在的β-葡萄糖苷酶水解苦杏仁苷是分段进行的。一种β-葡萄糖苷酶首先水解端点的葡萄糖，得到野樱苷，然后第二种酶水解野樱苷得到苯羟乙腈，最后苯羟乙腈在酶作用下分解成苯甲醛和氢氰酸。在应用一些新的水解酶时要注意，随着酶的提纯，催化专一性会有很大的改变。

苦杏仁苷　　野樱苷　　苯羟乙腈　　苯甲醛　+ HCN

pH 条件对酶水解反应是十分重要的，例如芥子苷酶是十字花科植物特别是芥菜籽中含有的一种特殊的酶，对芥子苷起专属性的水解作用。水解产物随 pII 改变而不同。在 pH 7 时酶解生成异硫氰酸酯，在 pH 3～4 时酶解则生成腈和硫黄。

芥子苷 —芥子苷酶→ pH 7: R−C(=N−OH)−SH + $KHSO_4$ + 糖 → R−N=C=S；pH 3~4: R−CN + S + $KHSO_4$ + 糖

植物体内含有苷也含有水解这种苷的酶，但在未损伤的植物组织中，底物和水解酶是完全分隔开的。例如幼高粱（Sorghun vulgare）中的蜀黍苷分布于表皮细胞的液泡中，而β-葡萄糖苷酶集中在叶内细胞，组织粉碎后β-葡萄糖苷酶才发生作用。因此如果想从植物中得到更多的苷元，有时可以考虑利用植物本身所含有的酶对苷进行水解。但要提取制备原存在形式的糖和苷类，则必须设法抑制或破坏酶的活性。

由于水解酶纯化的麻烦，近来有人用微生物培养法水解苷类。在微生物培养液中加入苷，利用微生物体内的酶促反应，将苷键水解。某些微生物会把苷中的糖原当作碳源消耗掉，只留下苷元。酵母菌即是一例。

（三）苷类的显色反应

苷类化合物由苷元和糖两部分组成，故苷

类化合物能发生相应的苷元和糖的各种显色反应。苷元的结构多种多样。糖的显色反应中最重要的是 Molish 反应，常用的试剂由浓硫酸和α－萘酚组成。硫酸兼有水解苷键的作用，生成的单糖在浓硫酸的作用下，失去三分子水，生成具有呋喃环结构的醛类化合物。由五碳糖生成的是糠醛，甲基五碳糖生成的是5－甲糠醛，六碳糖生成的是5－羟甲糠醛。这些糠醛衍生物和许多芳胺、酚类可缩合成有色物质，可借此来检识糖和苷类化合物的存在。

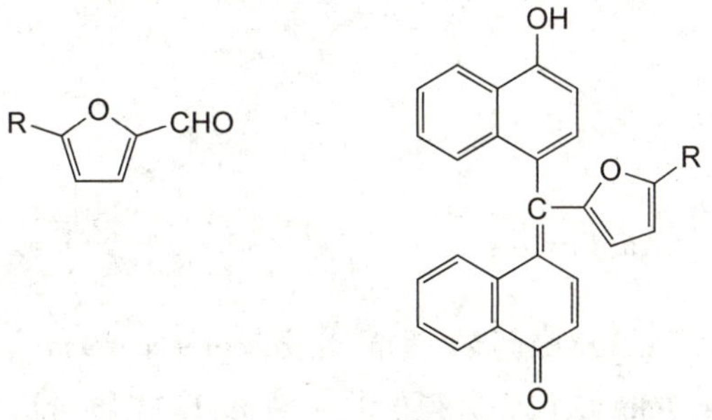

糠醛　R = H
5-甲糠醛　$R = CH_3$
5-羟甲糠醛　$R = CH_2OH$

糠醛与α-萘酚缩合物（紫色）

四、含氰苷类化合物的常用中药

（一）苦杏仁

苦杏仁为蔷薇科植物山杏（*Prunus armeniaca L.* var. ansu Maxim.）西伯利亚杏（*Prunus sibirica* L.）、东北杏［*Prunus mandshurica*（Maxim.）Koehue］或杏（*Prunus armeniaca* L.）的干燥成熟种子。

1. 苦杏仁中的主要成分及其化学结构　苦杏仁中主要含有苦杏仁苷，《中国药典》以苦杏仁苷为指标成分对苦杏仁进行含量测定，规定含量不得少于3.0%；焯苦杏仁不得少于2.4%，炒苦杏仁不得少于2.1%。

苦杏仁苷的分子式为 $C_{20}H_{27}NO_{11}$。其三水化合物为斜方柱状结晶（水）。易溶于水和醇，而几乎不溶于乙醚。

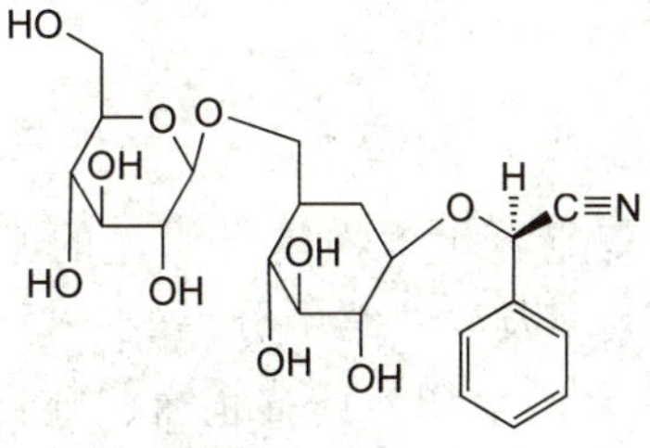

苦杏仁苷

苦杏仁苷是一种氰苷，易被酸和酶所催化水解。水解所得到的苷元α－羟基苯乙腈很不稳定，易分解生成苯甲醛和氢氰酸。其中苯甲醛具有特殊的香味。通常将此作为鉴别苦杏仁苷的方法。其具体操作为取本品数粒，加水共研，发生苯甲醛的特殊香气。此外，苯甲醛可使三硝基苯酚试纸显砖红色反应，也可用来鉴别苦杏仁苷的存在。具体操作为取苦杏仁数粒，捣碎，称取约0.1g，置试管中，加水数滴使湿润，试管中悬挂一条三硝基苯酚试纸，用软木塞塞紧，置温水浴中，10分钟后，试纸显砖红色。

由于苦杏仁苷易被酸、酶水解，故贮存和运输中应注意通风、干燥、杀酶，并避免与酸接触。

2. 苦杏仁的药理作用

苦杏仁苦，微温，归肺、大肠经。用于咳嗽气喘，胸满痰多，肠燥便秘。药理作用研究表明苦杏仁具有镇咳、祛痰、平喘、抗炎、镇痛和增强免疫等作用。

（1）镇咳、平喘、祛痰作用　苦杏仁炮制品水提取物1.2g生药/kg小鼠灌胃、0.72g生药/kg豚鼠灌胃均对氨水引起的咳嗽有镇咳作用，能延长乙酰胆碱和组胺引起的豚鼠呼吸痉挛潜伏期。苦杏仁苷34.84mg/kg灌胃能减少枸橼酸引起的豚鼠咳嗽次数。

（2）增强免疫功能　苦杏仁苷可促进有丝分裂原所致脾脏T淋巴细胞增殖，增强小鼠脾脏NK细胞活性。

3. 苦杏仁苷的代谢转化途径　苦杏仁苷药代动力学符合二室开放模型。人静脉给药的 $t_{1/2\alpha}$ 为6.2分钟，$t_{1/2\beta}$ 为120.3分钟，平均清除率为99.3ml/min，主要从尿中排泄。口服苦杏仁苷后，该药经肠道菌群的β－糖苷酶催化发生水解反应，双糖苷首先转化成单糖苷野樱苷，再经酶催化水解成苷元，分解释放出少量氢氰酸（HCN）而产生止咳祛痰作用，由于肠道菌群富含高活性的β－糖苷酶，催化活性比较高，因此，苦杏仁的口服剂量是临床使用的关键点，应严格控制，避免过量产生毒性反应。

由于苦杏仁苷的药效依赖于肠道菌群β－糖苷酶的催化，因此，服用抗生素药物时服用苦杏仁对疾病治疗会有影响。苦杏仁苷既是苦杏仁止咳祛痰的药效物质基础，又是其毒性产生的主要原因，过量服用有毒。炮制和给药方式的不同也会影响苦杏仁苷的药效和毒性反应，生苦杏仁口服有毒，炮制可以降低苦杏仁毒性。苦杏仁苷小鼠灌胃的 LD_{50} 为 887mg/kg、静脉注射给药 LD_{50} 为 25g/kg，间接证明肠道菌群对苦杏仁苷水解的药效和毒性至关重要，因此，理解并掌握苦杏仁苷的体内转化途径，对该类药物临床上安全使用具有重要意义。

（二）桃仁

桃仁为蔷薇科植物桃［*Prunus persica*（L.）Batsch］或山桃［*Prunus davidiana*（Carr.）Franch.］的干燥成熟种子。

桃仁中的主要化学成分为脂溶性物质、蛋白质、甾醇及其糖苷类、黄酮类、酚酸类等，其中脂溶性成分占桃仁干质量的 50%，蛋白质占 25%；桃仁含有苦杏仁苷和野樱苷等氰苷类化合物，其中苦杏仁苷的量为 1.5%~3.0%，《中国药典》以苦杏仁苷为指标成分对桃仁进行含量测定，规定苦杏仁苷的含量不得少于 2.0%。炒桃仁中苦杏仁苷含量不得少于 1.6%。

（三）郁李仁

郁李仁为蔷薇科植物欧李（*Prunus humilis* Bge.）、郁李（*Prunus japonica* Thunb.）或长柄扁桃（*Prunus pedunculata* Maxim.）的干燥成熟种子。

郁李仁主要化学成分为郁李仁苷 A、郁李仁苷 B、山奈苷、苦杏仁苷、香草酸、原儿茶酸、熊果酸等，《中国药典》以苦杏仁苷为指标成分对郁李仁进行含量测定，规定苦杏仁苷的含量不得少于 2.0%。

第二节　醌类化合物

醌类化合物包括醌类或容易转化为具有醌类性质的化合物以及在生物合成方面与醌类有密切联系的化合物。

醌类化合物基本上具有 $\alpha,\beta-\alpha',\beta'$ 不饱和酮的结构，当其分子中连有 $-OH$、$-OCH_3$ 等助色团时，多显黄、红、紫等颜色。在许多常用中药中，如大黄、虎杖、丹参、紫草等存在此类化合物，其中许多有明显的生物活性。

一、结构与分类

醌类化合物从结构上分主要有苯醌、萘醌、菲醌、蒽醌等四类。

（一）苯醌类

苯醌类化合物从结构上可分为邻苯醌和对苯醌两大类，由于前者不稳定，故天然存在的苯醌类化合物多为对苯醌的衍生物，且醌核上多有 $-OH$、$-CH_3$、$-OCH_3$ 等基团取代。

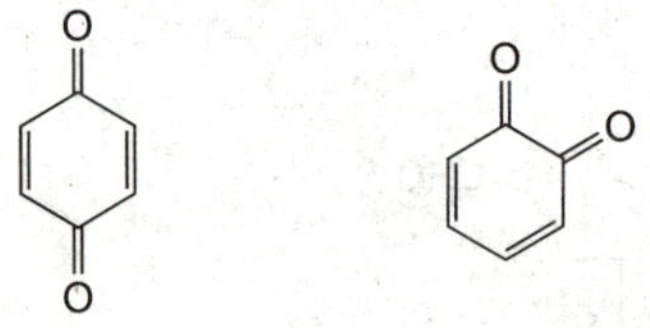

对苯醌　　邻苯醌

从中药软紫草［*Arnebia euchroma*（Royle）Johnst.］中分得的几个对 PGE_2 生物合成有抑制作用的活性物质 arnebinol、arnebinone 等就属于对苯醌类化合物。

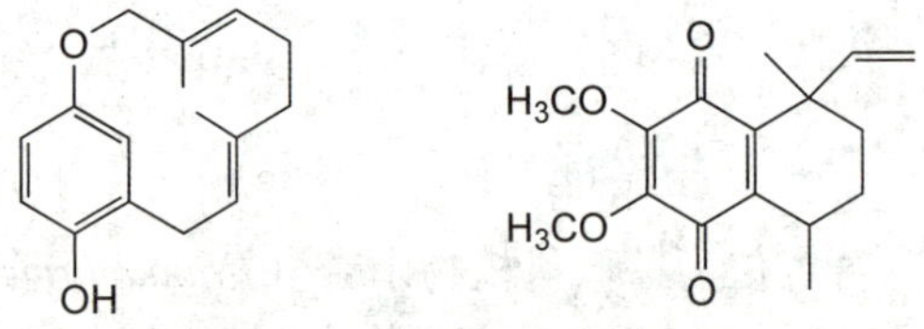

arnebinol　　arnebinone

（二）萘醌类

化合物从结构上考虑可以有 α（1，4），β（1，2）及 amphi（2，6）三种类型。但迄今为止自然界得到的几乎均为 α-萘醌类。萘醌类还原后即得到无色的萘氢醌，后者又可重新氧化得到萘醌，并重新显色。

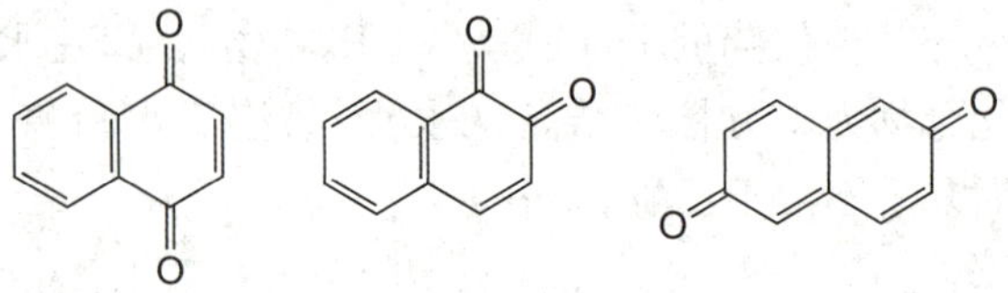

α (1,4)　　β (1,2)　　amphi (2,6)

许多萘醌类化合物具有明显的生物活性，如从中药紫草及软紫草中分得的一系列紫草素及异紫草素衍生物，具有止血、抗炎、抗菌、抗病毒及抗癌作用，与其清热凉血的药性相符，可认为这些萘醌化合物为紫草的有效成分。

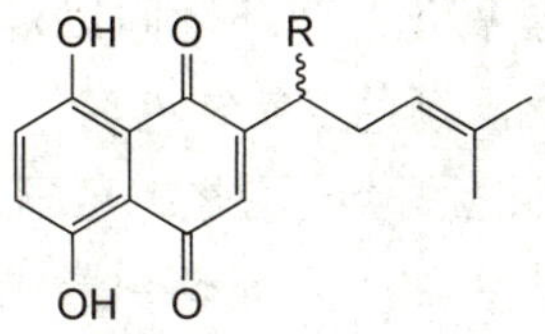

紫草素　R =····OH
异紫草素　R =—OH

（三）菲醌类

天然菲醌类衍生物包括邻醌及对醌两种类型。如从中药丹参（*Salvia miltiorrhiza* Bunge）根中提取得到多种菲醌衍生物，其中丹参醌Ⅰ、丹参醌Ⅱ$_A$、丹参醌Ⅱ$_B$、隐丹参醌、丹参酸甲酯、羟基丹参醌Ⅱ$_A$等为邻醌类衍生物，而丹参新醌甲、丹参新醌乙、丹参新醌丙则为对醌类化合物。

（四）蒽醌类

蒽醌类成分包括蒽酮及其不同还原程度的产物。按母核可分为单蒽核及双蒽核，按氧化程度又可分为氧化蒽酚、蒽酮、蒽酚及蒽酮的二聚物。

1. 单蒽核类

（1）蒽醌及其苷类　天然蒽醌以9,10－蒽醌最为常见，其C－9、C－10为最高氧化状态，较为稳定。中药中存在的蒽醌类成分多为蒽醌的羟基、羧甲基、甲氧基和羧基衍生物，游离或成苷存在。根据羟基在蒽醌母核的分布，可将羟基蒽醌分为两类。

①大黄素型：这类蒽醌其羟基分布于两侧的苯环上，多数化合物呈黄色。许多中药如大黄、虎杖等有致泻作用的活性成分就属于此类化合物。

羟基蒽醌类衍生物多与葡萄糖、鼠李糖结合成苷存在。

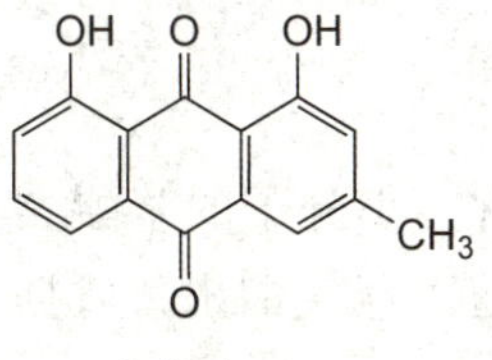

大黄酚 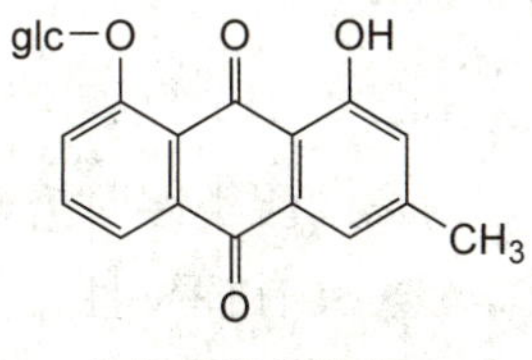　　大黄酚葡萄糖苷

②茜草素型：这类蒽醌其羟基分布在一侧苯环上，颜色为橙黄至橙红色，种类较少，如中药茜草中的茜草素及其苷、羟基茜草素、伪羟基茜草素。

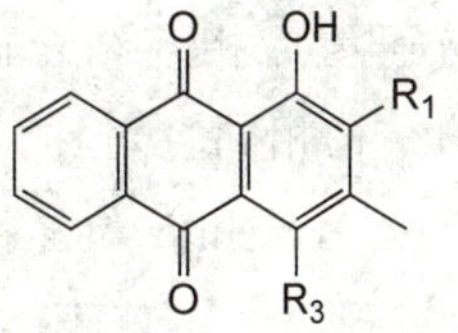

	R_1	R_2	R_3
茜草素	OH	H	H
羟基茜草素	OH	H	OH
伪羟基茜草素	OH	COOH	OH

（2）氧化蒽酚类　蒽醌在碱性溶液中可被锌粉还原生成氧化蒽酚及其互变异构体蒽二酚，氧化蒽酚及蒽二酚均不稳定，氧化蒽酚易氧化成蒽酮或蒽酚，蒽二酚易氧化成蒽醌，故两者较少存在于植物中。

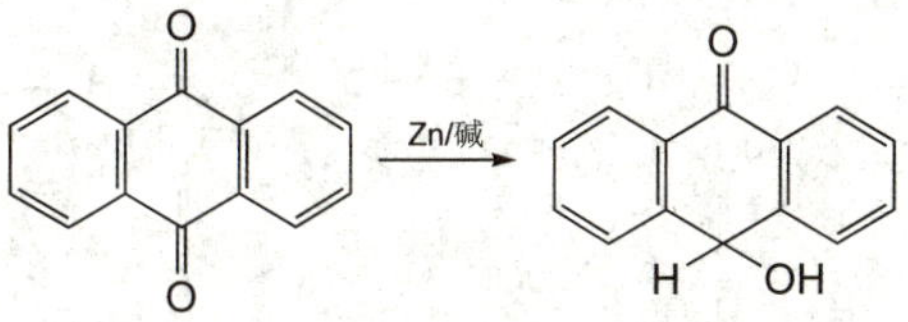

蒽醌 —Zn/碱→ 氧化蒽醌 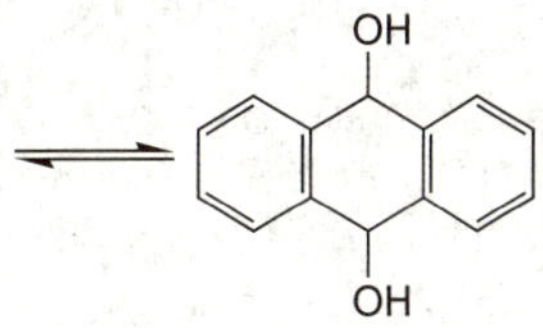 ⇌ 蒽二酚

（3）蒽酚或蒽酮类　蒽醌在酸性溶液中被还原，则生成蒽酚及其互变异构体蒽酮。在新鲜大黄中含有蒽酚类成分，贮存2年以上后则检测不到蒽酚。如果蒽酚衍生物的meso位羟基与糖缩合成苷，则性质比较稳定，只有经过水解去糖后，才容易被氧化转变成蒽醌类化合物。

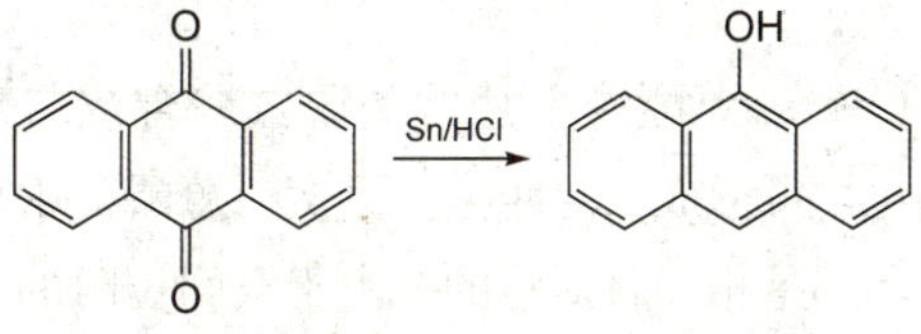

蒽醌 —Sn/HCl→ 蒽酚 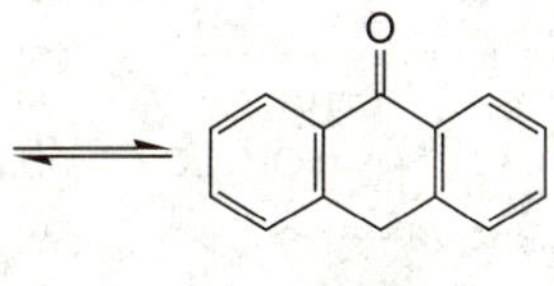 ⇌ 蒽酮

（4）C－糖基蒽类　这类蒽衍生物是以糖作为侧链通过碳－碳键直接与苷元相连。

2. 双蒽核类

（1）二蒽酮类衍生物　二蒽酮类是二分子蒽酮脱去一分子氢后相互结合而成的化合物，其上下两环的结构相同且对称，又可分为中位连接（即 $C_{10}-C'_{10}$）和 α 位连接（即 $C_1-C'_1$ 或 $C_4-C'_4$）等形式。二蒽酮多以苷的形式存在，若催化加氢还原则生成二分子蒽酮，用 $FeCl_3$ 氧化则生成二分子蒽醌。如中药大黄、番泻叶中致泻的主要成分番泻苷 A、B、C、D 等皆为二蒽酮类衍生物。

二蒽酮类化合物 $C_{10}-C'_{10}$ 键易于断裂，生成蒽酮类化合物。大黄中致泻的主要成分番泻苷 A，就是因其在肠内转变为大黄酸蒽酮而发挥作用。

番泻苷A　　番泻苷B

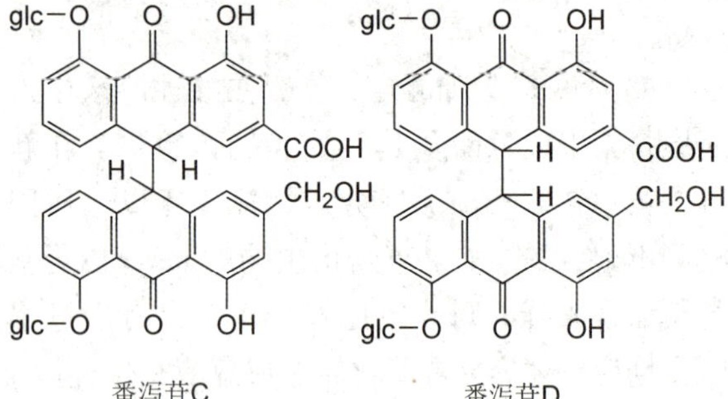

番泻苷C　　番泻苷D

（2）二蒽醌类　蒽醌类脱氢缩合或二蒽酮类氧化均可形成二蒽醌类。天然二蒽醌类中两个蒽醌环都是相同且对称的，由于空间位阻的相互排斥，使两个蒽环呈反向排列，如山扁豆双醌。

山扁豆双醌

（3）去氢二蒽酮类　中位二蒽酮脱去一分子氢被进一步氧化，两环之间以双键相连的称为去氢二蒽酮。颜色呈紫红色。

（4）日照蒽酮类　去氢二蒽酮进一步氧化，α 与 α′位相连组成一六元环，形成日照蒽酮类化合物。

（5）中位苯骈二蒽酮类　这类化合物的结构在天然蒽衍生物中具有最高氧化程度，也是天然产物中高度稠合的多元环系统之一。

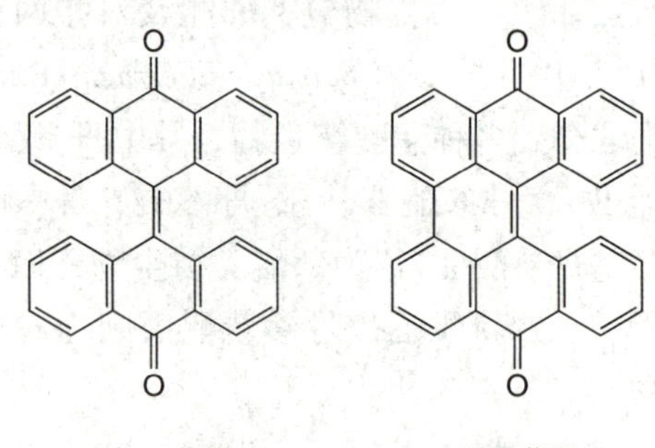

去氢二蒽酮　　日照蒽酮

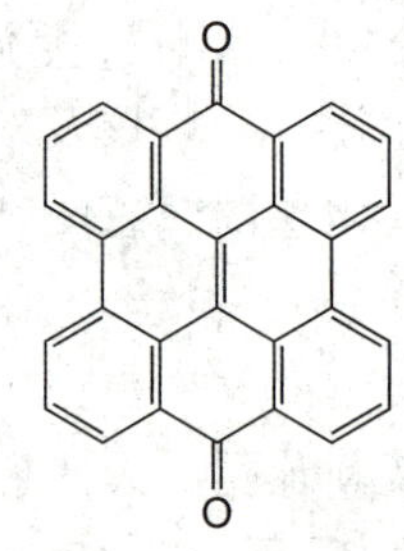

中位苯骈二蒽酮

二、理化性质

（一）性状

醌类化合物如无酚羟基，则近乎无色。随着助色团酚羟基的引入而表现出一定的颜色，引入的助色团越多，颜色则越深。天然醌类多为有色晶体。苯醌及萘醌多以游离状态存在，而蒽醌类则往往结合成苷，存在于植物体中。

（二）升华性

游离的醌类多具升华性，小分子的苯醌类及萘醌类具有挥发性，能随水蒸气馏出，可据此进行提取、精制。

（三）溶解性

游离醌类多溶于乙醇、乙醚、苯、三氯甲

烷等有机溶剂，微溶或不溶于水。而醌类成苷后，极性增大，易溶于甲醇、乙醇、热水，几乎不溶于苯、乙醚等非极性溶剂。

（四）酸碱性

蒽醌类衍生物多具有酚羟基，故具有酸性，易溶于碱性溶剂。分子中酚羟基的数目及位置不同，酸性强弱也不一样。其规律如下。

1. 带有羧基的蒽醌类衍生物酸性强于不带羧基者，一般蒽核上羧基的酸性与芳香酸相同，能溶于 $NaHCO_3$ 水溶液。

2. 如羟基位于苯醌或萘醌的醌核上则属插烯酸结构，酸性与带羧基的蒽醌类衍生物类似。

3. 由于 α－羟基蒽醌中的－OH 与 C＝O 形成分子内氢键，故 β－羟基蒽醌的酸性强于 α－羟基蒽醌衍生物。α－羟基蒽醌的酸性很弱，不但较苯酚及 β－羟基蒽醌弱，且不及碳酸第一步解离时的酸性，故不溶解于碳酸氢钠及碳酸钠溶液。

4. 羟基数目越多，酸性越强。无论 α 位或 β 位，随着羟基数目的增加，其酸性都有一定程度的增加。如 1,5－二羟基蒽醌与 1,4－二羟基蒽醌虽各自均能形成氢键，但酸性仍有增加。1,8－二羟基蒽醌因两个羟基中只有一个与羰基形成氢键，故酸性大大增强，较碳酸第二步解离时的酸性高出近百倍，所以大黄酚能溶于沸碳酸钠溶液。

综上所述，蒽醌类衍生物酸性强弱的排列顺序为：含－COOH＞含两个及以上 β－OH＞含一个 β－OH＞含两个及以上 α－OH＞含一个 α－OH。在分离工作中，常采取碱梯度萃取法来分离蒽醌类化合物。如用碱性不同的水溶液（5%碳酸氢钠溶液、5%碳酸钠溶液、1%氢氧化钠溶液、5%氢氧化钠溶液）依次提取，其结果为酸性较强的化合物（带－COOH、两个或多个 β－OH）被碳酸氢钠提出；酸性较弱的化合物（带一个 β－OH）被碳酸钠提出；酸性更弱的化合物（带两个或多个 α－OH）只能被 1% 氢氧化钠提出；酸性最弱的化合物（带一个 α－OH）则只能溶于 5% 氢氧化钠。

由于氧原子的存在，蒽醌类衍生物也具有微弱的碱性，能溶于浓 H_2SO_4 成金属氧盐后再转成阳离子，并伴有颜色的改变。

（五）显色反应

1. Feigl 反应　醌类衍生物在碱性条件下加热与醛类、邻二硝基苯反应，生成紫色化合物。原理如下，醌类在反应中仅起传递电子作用。

$$\text{(O=C}_6\text{H}_4\text{=O)} + 2HCHO + 2OH^- \longrightarrow \text{(HO-C}_6\text{H}_4\text{-OH)} + 2HCOO^-$$

$$\text{(HO-C}_6\text{H}_4\text{-OH)} + \text{(C}_6\text{H}_4(NO_2)_2) \xrightarrow{OH^-} \text{(O=C}_6\text{H}_4\text{=O)} + \text{(C}_6\text{H}_4(NO_2^-)(NO^-))$$

2. 无色亚甲蓝显色试验　无色亚甲蓝乙醇溶液（1mg/ml）专用于检出苯醌及萘醌。样品在白色背景下呈现出蓝色斑点，可与蒽醌类区别。

3. Bornträger′s 反应　在碱性溶液中，羟基醌类颜色改变并加深，多呈橙、红、紫红及蓝色。如羟基蒽醌类化合物遇碱显红至紫红色，称为 Bornträger′s 反应。蒽酚、蒽酮、二蒽酮类化合物需氧化形成羟基蒽醌后才能显色，其机制是形成了共轭体系。

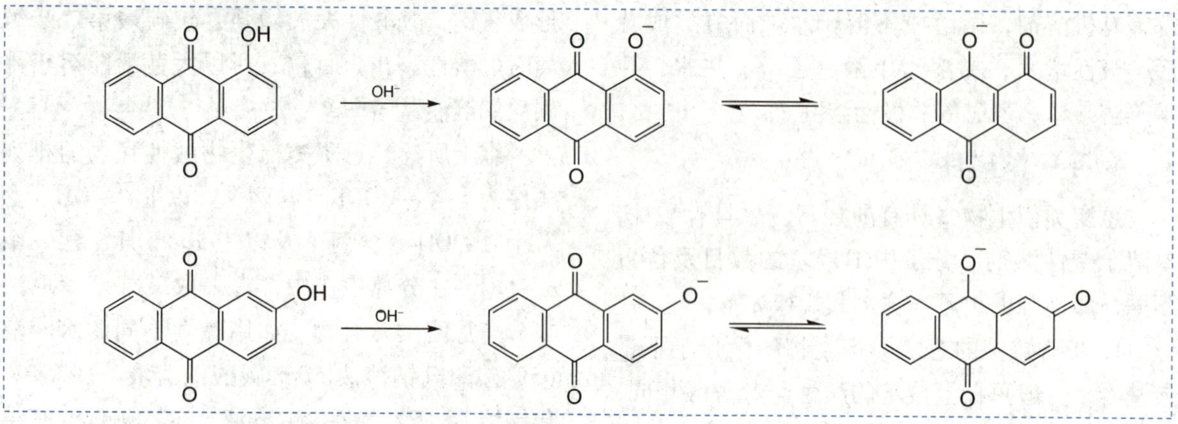

4. Kesting - Craven 反应 当苯醌及萘醌类化合物的醌环上有未被取代的位置时，在碱性条件下与含活性次甲基试剂，如乙酰乙酸酯、丙二酸酯反应，呈蓝绿色或蓝紫色。蒽醌类化合物因不含有未取代的醌环，故不发生该反应，可用于与苯醌及萘醌类化合物区别。

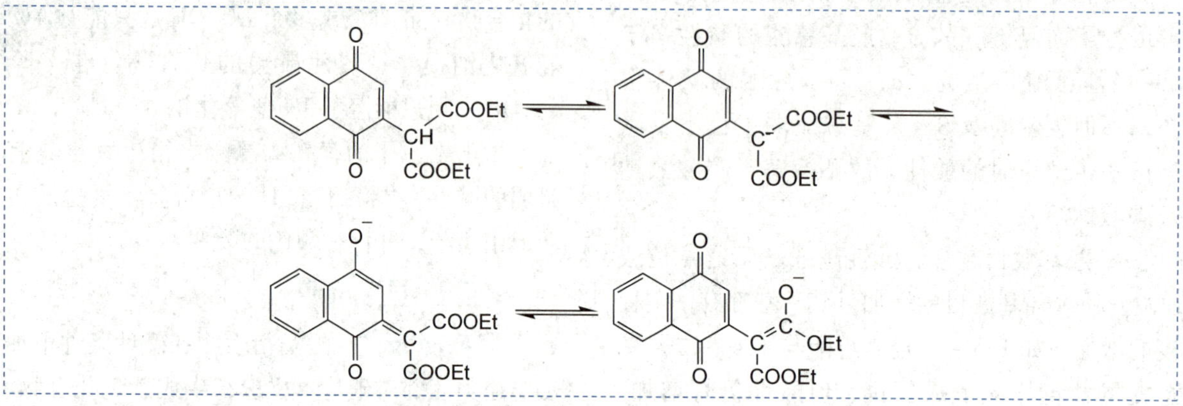

5. 与金属离子的反应 蒽醌类化合物如具有α-酚羟基或邻二酚羟基，则可与 Pb^{2+}、Mg^{2+} 等金属离子形成络合物。

与 Pb^{2+} 形成的络合物在一定 pH 条件下能沉淀析出，与 Mg^{2+} 形成的络合物具有一定的颜色，可用于鉴别。如果母核上只有一个 α-OH 或一个 β-OH，或两个 -OH 不在同环上，则显橙黄色至橙色；如已有一个 α-OH，并另有一个 -OH 在邻位则呈蓝色至蓝紫色，若在间位则显橙红色至红色，在对位则显紫红色至紫色。

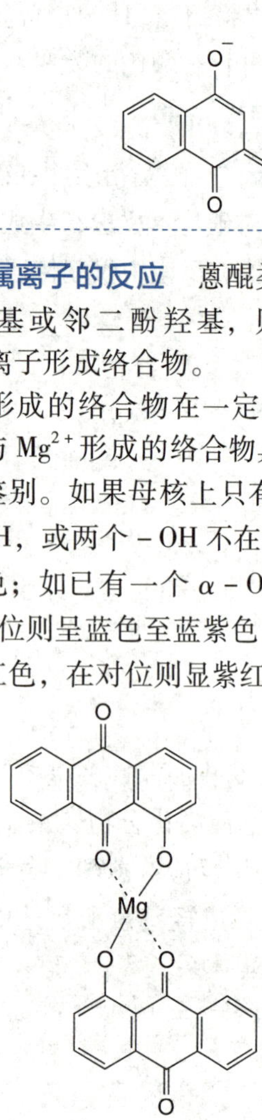

三、含醌类化合物的常用中药

（一）大黄

大黄为蓼科植物掌叶大黄（*Rheum palmatum* L.）、唐古特大黄（*Rheum tanguticum* Maxim. ex Balf.）或药用大黄（*Rheum officinale* Baill.）的干燥根及根茎，为常用中药之一。

1. 大黄中的主要蒽醌类成分及其化学结构 从大黄中分离得到蒽醌、二蒽酮、芪、苯丁酮、单宁、萘色酮等不同种类的 80 多种化合物，大体上可分为蒽醌类、多糖类与鞣质类。其中蒽醌类及其衍生物含量为 3%~5%，分为游离型与结合型。游离型包括大黄酸（rhein）、大黄素（emodin）、土大黄素（chrysaron）、芦荟大黄素（aloe-emodin）、大黄素甲醚（physcion）、异大黄素（isoemodin）、大黄酚（chrysophanol）、虫漆酸 D（laccaic acid D）等。结合型主要包括蒽醌苷和双蒽酮苷。双蒽酮苷中有番泻苷 A、番泻苷 B、番泻苷 C、番泻苷 D、番泻苷 E、番泻苷 F，其中番泻苷 A 与番泻苷 B、番泻苷 C 与番泻苷 D、番泻苷 E 与番泻苷 F 互为内消旋体，番泻苷 A、番泻苷 C、番泻苷 E 的 10－10′位为反式，番泻苷 B、番泻苷 D、番泻苷 F 为顺式。大黄中的蒽醌衍生物一般以结合状态为多。新鲜大黄在贮存过程中蒽酚或蒽酮可逐渐氧化为蒽醌。《中国药典》以总蒽醌和游离蒽醌为指标成分，采用高效液相色谱法测定大黄药材和饮片中芦荟大黄素、大黄酸、大黄素、大黄酚和大黄素甲醚等总蒽醌的含量，要求药材总蒽醌不得少于 1.5%，游离蒽醌不得少于 0.20%；而对于不同饮片，总蒽醌和游离蒽醌要求不同。

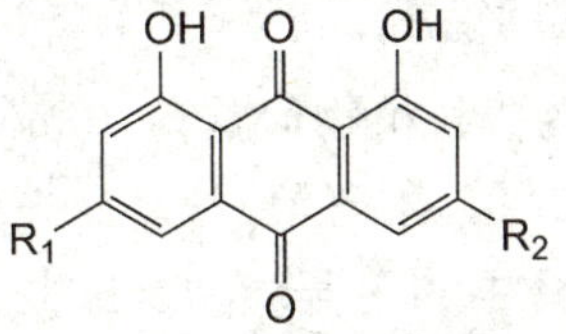

OH　O　OH

R_1　　R_2

O

	R_1	R_2
大黄酚	H	CH_3
芦荟大黄素	H	CH_2OH
大黄素	OH	CH_3
大黄素甲醚	OCH_3	CH_3
大黄酸	H	COOH

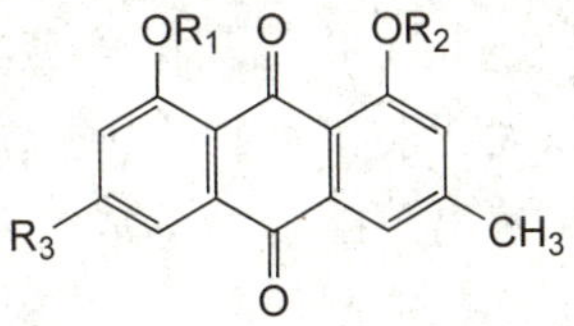

OR_1　O　OR_2

R_3　　CH_3

O

	R_1	R_2	R_3
大黄酚葡萄糖苷	glc	H	H
大黄素-1-*O*-*β*-*D*-葡萄糖苷	H	glc	OH

2. 大黄的药理作用　大黄苦、寒，归脾、胃、大肠、肝、心包经。具有泻下、抗病原微生物等药理作用。

（1）泻下作用　大黄泻下作用明确，致泻的主要成分为结合型蒽醌苷，其中以二蒽酮苷中的番泻苷泻下作用最强。大黄酸蒽酮具有胆碱样作用，可兴奋肠平滑肌上 M 胆碱受体，促进结肠蠕动；大黄酸蒽酮抑制肠平滑肌细胞膜上 Na^+,K^+－ATP 酶，抑制 Na^+ 从肠腔转移至细胞内，使肠腔内渗透压升高，H_2O、Na^+ 滞留，使肠腔容积扩大，机械性刺激肠壁，使肠蠕动增强而致泻。

（2）抗病原微生物作用　大黄酸、大黄素在体内外均具有抗菌作用，大黄煎剂及其水、醇、醚提取物在体外对一些致病真菌有抑制作用。

（3）保肝、利胆作用　大黄素可降低大鼠四氯化碳性肝损伤模型中大鼠血清丙氨酸氨基转移酶（ALT）、碱性磷酸酶（AKP）水平，升高总蛋白（TP）及白蛋白（ALB），减轻肝细胞损伤。

（二）番泻叶

番泻叶为豆科植物狭叶番泻（*Cassia angustifolia* Vahl）或尖叶番泻（*Cassia acutifolia* Delile）的干燥小叶。

番泻叶主要含有双蒽酮类化学成分，双蒽酮苷中有番泻苷 A、番泻苷 B、番泻苷 C、番泻苷 D 等；在尖叶番泻叶中还发现少量游离蒽醌类化学成分：大黄酸、芦荟大黄素和大黄酚等。《中国药典》以番泻苷 A 和番泻苷 B 为指标成分，采用高效液相色谱法测定药材中番泻苷 A、番泻苷 B 的含量，要求番泻苷 A 和番泻苷 B 总量不得少于 1.1%。

番泻苷的代谢转化途径　在大黄含有的蒽醌类化合物中，番泻苷的泻下作用是最强的。中药大黄的传统给药方式是口服给药，因此，大黄体内代谢研究是阐明其泻下作用药效物质基础的重要途径，在这一过程中肠菌代谢又起到了非常重要的作用。

番泻苷为大黄双蒽酮苷化合物，双蒽酮的二聚结构与其他大黄蒽醌类化合物不同，二聚结构在代谢过程中可以解聚形成单蒽酮结构，例如番泻苷 A 在肠内菌群的作用代谢成番泻苷元，番泻苷元进一步解聚后生成大黄酸蒽酮。大黄酸蒽酮与大黄中的大黄酸结构相比，少了一个氧代结构，这也是两个化合物泻下活性不同的主要原因。

通过对大黄的主要化学成分和其各种代谢产物的泻下活性研究发现，代谢产物大黄酸蒽酮的泻下作用最强。番泻苷口服给药泻下作用显著，静脉注射给药无泻下作用，预先服用抗生素抑制肠道菌群的作用后，明显减弱了番泻苷的泻下作用，但对大黄酸蒽酮的泻下活性没有影响。研究结果表明，番泻苷经肠菌代谢 β－

糖苷酶水解成苷元大黄双蒽酮化合物，进一步代谢成大黄酸蒽酮发挥泻下作用。因此，口服中药大黄的泻下主要成分是番泻苷，实际上起泻下作用的化学成分是大黄酸蒽酮，番泻苷是其前体药物，在这一体内代谢过程中，肠道菌群代谢起到非常关键的作用。

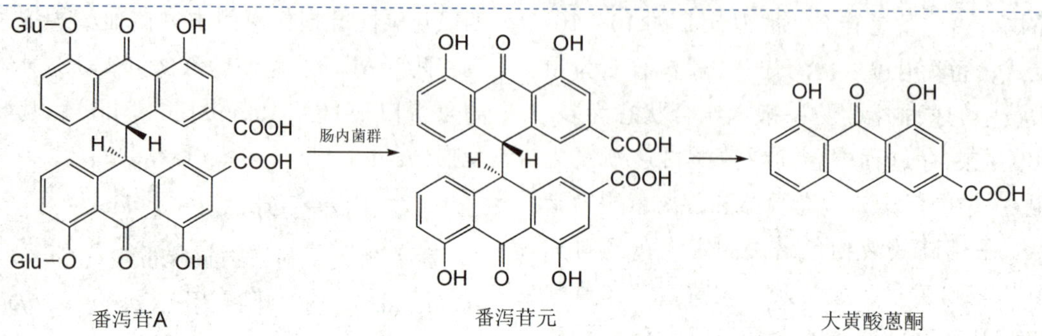

番泻苷A的代谢过程

（三）虎杖

虎杖为蓼科植物虎杖（*Polygonum cuspidatum* Sieb. et Zucc.）的干燥根茎和根。

虎杖的主要蒽醌类成分及其化学结构　虎杖主要含有蒽醌类化合物，此外还含有二苯乙烯类、黄酮类、水溶性多糖和鞣质等成分。蒽醌类成分包括大黄素、大黄酚、大黄酸、大黄素甲醚-1-*β*-*D*-葡萄糖苷、大黄素-1-*β*-*D*-葡萄糖苷、6-羟基芦荟大黄素（citreorosein）、大黄素-8-单甲醚（questin）、6-羟基芦荟大黄素-8-单甲醚（questinol）等。此外，还含有非蒽醌类化合物如虎杖苷等。《中国药典》采用高效液相色谱法测定虎杖药材中大黄素和虎杖苷的含量，大黄素不得少于0.60%，虎杖苷不得少于0.15%。药材储藏置干燥处，防霉、防蛀。

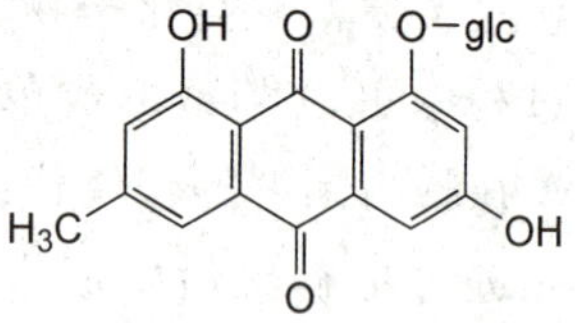

大黄素-1-*O*-吡喃葡萄糖苷

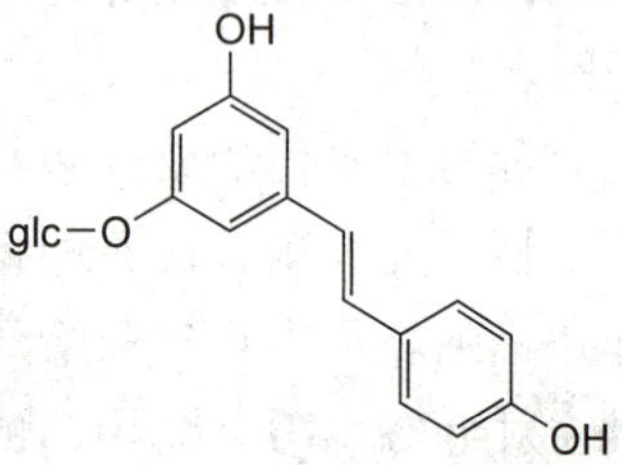

虎杖苷

大黄素、大黄素甲醚、大黄酚、白藜芦醇苷等化学成分已作为单体成分在医药、化工领域中应用，虎杖已成为这些单体成分的原料药。

（四）何首乌

何首乌为蓼科植物何首乌（*Polygonum multiflorum* Thunb.）的干燥块根。

1. 何首乌中的主要蒽醌类成分　何首乌的主要成分为蒽醌类成分，以大黄素、大黄酚、大黄素甲醚、大黄酸、芦荟大黄素等为主，《中国药典》以二苯乙烯苷和结合蒽醌为指标成分对何首乌进行含量测定，要求何首乌含二苯乙烯苷不得少于1.0%，结合蒽醌不得少于0.10%（以大黄素和大黄素甲醚总量计）；以二苯乙烯苷和游离蒽醌为指标成分对制何首乌进行含量测定，要求制何首乌含二苯乙烯苷不得少于0.70%，含游离蒽醌不得少于0.10%（以大黄素和大黄素甲醚总量计）。

2. 何首乌的药理作用　何首乌苦、甘、涩，微温，归肝、心、肾经。何首乌具有促进造血功能、增强记忆、降血脂、抗动脉粥样硬化、增强免疫等药理作用。

（1）促进造血功能　制何首乌总多糖小鼠腹腔注射，升高骨髓抑制贫血模型的小鼠外周血RBC、PLT水平，增强造血细胞对EpoR的反应性，促进造血功能的恢复。。

（2）降血脂、抗动脉粥样硬化　何首乌多糖灌胃给药，能降低高脂模型小鼠体重、降低TC、TG水平，提高HDL/TC的比值。何首乌总苷能防止载脂蛋白E基因缺陷小鼠动脉粥样硬化病变的形成。

（3）增强免疫功能　何首乌能增强巨噬细

胞吞噬能力，提高 NK 细胞活性；提高老年大鼠外周淋巴细胞 DNA 的损伤修复能力，能促进小鼠 T 淋巴细胞、B 淋巴细胞增殖。

（五）芦荟

芦荟为百合科植物库拉索芦荟（*Aloe barbadensis* Miller）叶汁经浓缩的干燥品。

1. 芦荟中的主要蒽醌类成分及其化学结构 芦荟中主要活性成分是羟基蒽醌类衍生物，包括芦荟大黄素等蒽醌苷类化学成分，还含有芦荟大黄素、大黄酸、大黄素、大黄酚、大黄素甲醚等。《中国药典》以芦荟苷（Barbaloin）为指标成分进行含量测定，库拉索芦荟中芦荟苷含量不得少于 16.0%；好望角芦荟中芦荟苷含量不得少于 6.0%。芦荟中的蒽醌类成分多属于大黄素型，芦荟含有主要的化合物结构式见（一）大黄部分。芦荟苷的结构如下。

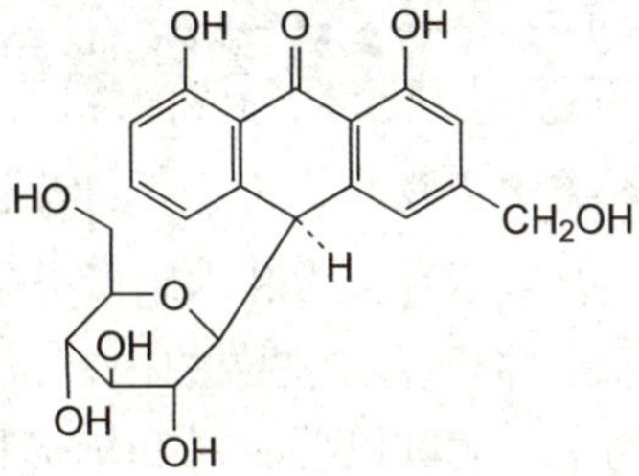

芦荟苷

2. 芦荟中主要蒽醌类成分的药理作用 芦荟具有泻下作用；芦荟对多种致病菌有抑制作用，并能减轻炎症反应。大黄酸有抑菌、抗病毒作用；大黄素、芦荟大黄素有抗肿瘤的作用。

（六）决明子

决明子为豆科植物决明（*Cassia obtusifolia* L.）或小决明（*Cassia tora* L.）的干燥成熟种子。

1. 决明子中的主要蒽醌类成分及其化学结构 大决明和小决明的种子均含蒽醌类、萘并吡咯酮类、脂肪酸类化学成分等。其中，蒽醌类化合物为其主要成分，含量约为 1%，主要为大黄酚、大黄素甲醚、决明素、橙黄决明素、黄决明素、美决明素、葡萄糖美决明素、葡萄糖橙黄决明素。《中国药典》以大黄酚、橙黄决明素为指标成分对决明子进行含量测定，含量分别不得少于 0.20% 和 0.080%；炒决明子大黄酚含量不得少于 0.12%，橙黄决明素含量不得少于 0.080%，其结构如下。

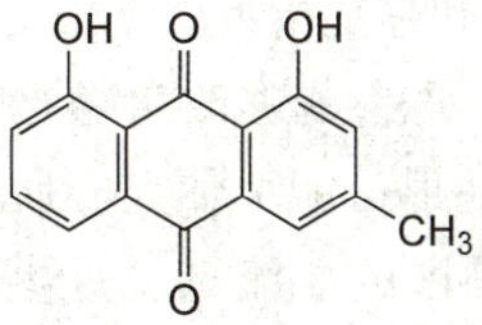

大黄酚 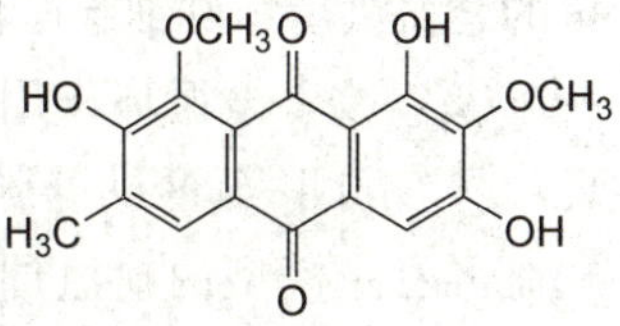　　橙黄决明素

2. 决明子中主要蒽醌类成分的药理作用 决明子具有泻下作用，也具有抗菌作用，对金黄色葡萄球菌、白色葡萄球菌、白喉杆菌、伤寒杆菌等都有较好的抗菌作用。决明子还有降血脂和抗动脉粥样硬化作用等。

（七）丹参

丹参为唇形科植物丹参（*Salvia miltiorrhiza* Bge.）的干燥根和根茎。

1. 丹参中的主要菲醌类成分及其化学结构 丹参的化学成分主要包括脂溶性成分和水溶性成分两大部分。脂溶性成分大多为共轭醌、酮类化合物。如丹参酮Ⅰ、丹参酮Ⅱ$_A$、丹参酮Ⅱ$_B$、隐丹参酮等。《中国药典》采用高效液相色谱法测定丹参中丹参酮类和丹酚酸 B 的含量，要求丹参酮Ⅱ$_A$、隐丹参酮和丹参酮Ⅰ的总量不得少于 0.25%，丹酚酸 B 不得少于 3.0%。药材储藏需置于干燥处。

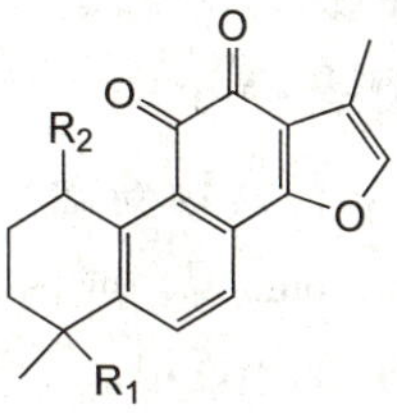

	R_1	R_2
丹参酮Ⅱ$_A$	CH_3	H
丹参酮Ⅱ$_B$	CH_2OH	H

另外，水溶性成分则包括丹参素、丹酚酸 A、丹酚酸 B、原儿茶酸和原儿茶醛等。

2. 丹参的药理作用 丹参苦，微寒，归心、肝经。具有改善血液流变性、改善微循环、抗凝血、抗心肌缺血、抗脑缺血、抗肝纤维化、抗肿瘤等药理作用。

（1）改善血液流变性作用　丹酚酸 B 静脉注射家兔可降低血浆黏度、红细胞压积和聚集指数；丹参素能抑制 ADP 诱导的大鼠血小板体外聚集活性，延长血栓形成时间，降低血瘀大鼠的全血黏度、红细胞压积和聚集指数。

（2）改善微循环作用　丹参能够改善微循环。丹参酮Ⅱ$_A$磺酸钠静脉注射，能增加犬心肌缺血再灌注模型的缺血周围区的血流量。丹参素可使微循环血流加快、微动脉扩张、毛细血管网开放数目增多、血液流态得到改善。

（3）抗凝血作用　丹参有抗血液凝固作用。丹参提取物、丹参酮Ⅱ$_A$和丹参素均能抑制血小板内磷酸二酯酶的活性，抑制血小板聚集。丹参酮Ⅱ$_A$磺酸钠静脉注射，可延长大鼠体外血栓形成时间。

（4）抗心肌缺血作用、抗脑缺血作用　丹参可使心功能不良的心肌收缩力增强而不增加心肌耗氧量。丹参酮Ⅱ$_A$、丹参素具有扩张冠状血管，增加冠脉流量，促进侧支循环的作用。丹参酮Ⅱ$_A$能减少中性粒细胞缺血区脑组织浸润，减少炎性介质的释放，减轻脑缺血组织的炎症反应，降低血－脑屏障通透性，减轻脑缺血再灌注损伤组织水肿及周围神经元和胶质细胞的破坏。

（5）降血脂、抗动脉粥样硬化　丹参酮Ⅱ$_A$灌胃可降低小鼠血脂中TC、TG、LDL－C水平；丹酚酸B灌胃，可降低糖尿病动脉粥样硬化小鼠模型的斑块面积。

（八）紫草

紫草为紫草科植物新疆紫草［*Arnebia euchroma*（Royle.）Johnst］、或内蒙紫草（*Arnebia guttata* Bunge.）的干燥根。

1. 紫草中的主要萘醌类成分及其化学结构　紫草的主要化学成分为萘醌类化合物，包括乙酰紫草素（acetylshikonin）、欧紫草素（alkannin）、紫草素（shikonin）、β,β'－二甲基丙烯酰紫草素（β,β'－dimethylacrylshikonin）、β,β'－二甲基丙烯酰欧紫草素（β,β'－dimethylacrylal－kannin）、去氧紫根素（deoxyshikonin）等。《中国药典》采用紫外分光光度法测定紫草药材中羟基萘醌总含量，以左旋紫草素计，不得少于0.80%，采用高效液相色谱法测定药材中β,β'－二甲基丙烯酰阿卡宁（β,β'－二甲基丙烯酰欧紫草素）的含量，不得少于0.30%。药材储藏置于干燥处。

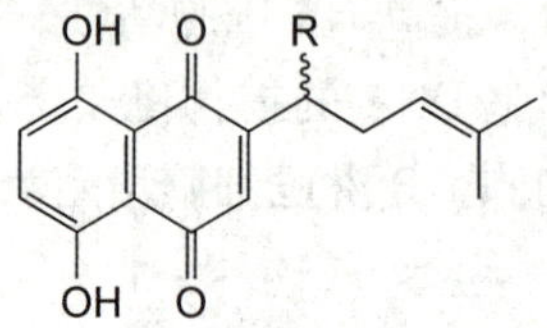

OH　O　R

OH　O

乙酰紫草素	R=α–OAc
欧紫草素	R=β–OH
紫草素	R=α–OH
β,β'-二甲基丙烯酰紫草素	R=α–OOCCH=C(CH$_3$)$_2$
β,β'-二甲基丙烯酰欧紫草素	R=β–OOCCH=C(CH$_3$)$_2$

2. 紫草中主要萘醌类成分的药理作用　紫草常用于麻疹和外阴部湿疹、阴道炎、子宫颈炎及婴儿皮炎等疾病的治疗。临床应用的紫草素为羟基萘醌的混合物，各类成分均系萘醌分子侧链上羟基与不同酸形成的酯，存在于紫草根中。该类成分具有抗肿瘤、抗炎和抗病原微生物作用。

第三节　苯丙素类化合物

苯丙素类化合物是由C_6－C_3构成的一类天然产物，主要包括香豆素和木脂素类化合物。

香豆素是邻羟基桂皮酸的内酯，广泛分布于高等植物中，尤其以芸香科和伞形科为多见，少数发现于动物和微生物中。在植物体内，它们往往以游离状态或与糖结合成苷的形式存在。

木脂素类多数是游离的，也有少量与糖结合成苷而存在，由于较广泛地存在于植物的木部和树脂中，或开始析出时呈树脂状，故称为木脂素。

一、结构与分类

香豆素的母核为苯骈α－吡喃酮。分子中苯环或α－吡喃酮环上常有取代基存在，如羟基、烷氧基、苯基、异戊烯基等，其中异戊烯基的活泼双键有机会与邻位羟基环合成呋喃或吡喃环的结构，因此可将香豆素分为五大类，即简单香豆素类、呋喃香豆素类、吡喃香豆素类、异香豆素类及其他香豆素类。

（一）简单香豆素类

这类是指仅在苯环有取代基的香豆素类。绝大部分香豆素在C－7位都有含氧基团存在，仅少数例外。伞形花内酯，即7－羟基香豆素可以认为是香豆素类成分的母体。其他 C－5、C－6、C－8 位都有存在含氧取代的可能，常见的基团有羟基、甲氧基、亚甲二氧基和异戊烯氧基等。异戊烯基除接在氧上外，也有接在碳上的，而且以 C－6 和 C－8 上出现较多。如茵芋苷。

伞形花内酯　　　　茵芋苷

（二）呋喃香豆素类

呋喃香豆素结构中的呋喃环通常是由香豆素母核上所存在的异戊烯基与其邻位的酚羟基环合而成的，成环后有时伴随着失去 3 个碳原子（丙酮）的变化。呋喃香豆素又分为线型和角型。线型分子由 C_6－异戊烯基与 C_7－羟基成环，三环处在一直线上。角型分子由 C_8－异戊烯基与 C_7－羟基成环，处在一条折角线上。

1. 6,7－呋喃骈香豆素型（线型）　此型以补骨脂内酯为代表，又称补骨脂内酯型。例如香柑内酯、花椒毒内酯、欧前胡内酯、紫花前胡内酯等，其中紫花前胡内酯为未经降解的二氢呋喃香豆素。

2. 7,8－呋喃骈香豆素型（角型）　此型以白芷内酯为代表。白芷内酯又名异补骨脂内酯，故又称异补骨脂内酯型。如异香柑内酯、茴芹内酯。

补骨脂内酯

香柑内酯　$R_1 = OCH_3$　$R_2 = H$
花椒毒内酯　$R_1 = H$　$R_2 = OCH_3$

紫花前胡内酯　　　　欧前胡内酯

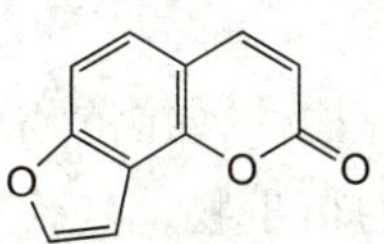

白芷内酯

异香柑内酯　$R = H$
茴芹内酯　$R = OCH_3$

（三）吡喃香豆素类

香豆素 C－6 或 C－8 位异戊烯基与邻酚羟基环合而成 2,2－二甲基－α－吡喃环结构，形成吡喃香豆素。按吡喃环骈合的位置也可分为线型和角型。此外还发现 5,6－吡喃骈和双吡喃骈香豆素的存在。

1. 6,7－吡喃骈香豆素（线型）　此型以花椒内酯为代表，如美花椒内酯。

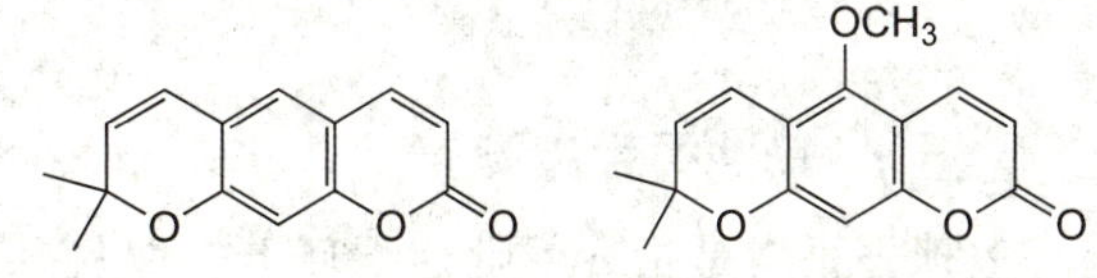

花椒内酯　　　　美花椒内酯

2. 7,8－吡喃骈香豆素（角型）　此型以邪蒿内酯为代表，如沙米丁（samidin）和维斯纳丁（visnadin）。

邪蒿内酯

Samidin　$R_1 = \text{-COCH=C(CH}_3)_2$　$R_2 = \text{-COCH}_3$
Visnadin　$R_1 = \text{-COCH}_3$　$R_2 = \text{-COCH(CH}_3)\text{CH}_2\text{CH}_3$

3. 其他吡喃香豆素　5,6－吡喃骈香豆素如别美花椒内酯；双吡喃香豆素如狄佩它妥内酯。

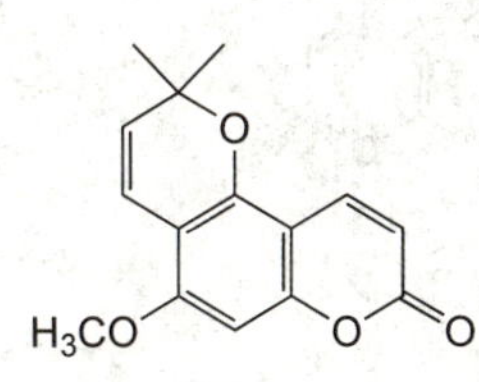

别美花椒内酯

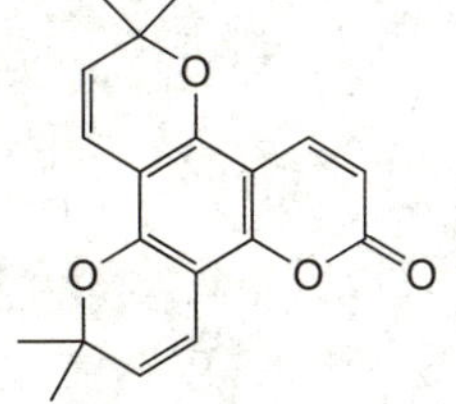

狄佩它妥内酯

（四）异香豆素类

异香豆素是香豆素的异构体，在植物中存在的多数为二氢异香豆素的衍生物，其代表化合物如茵陈炔内酯、仙鹤草内酯等。

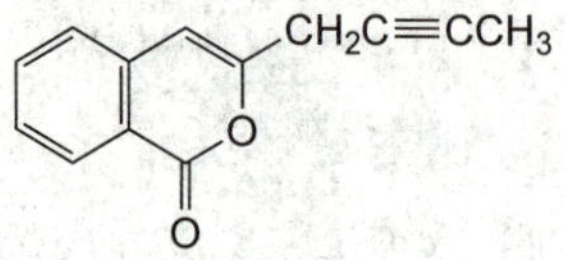

茵陈炔内酯

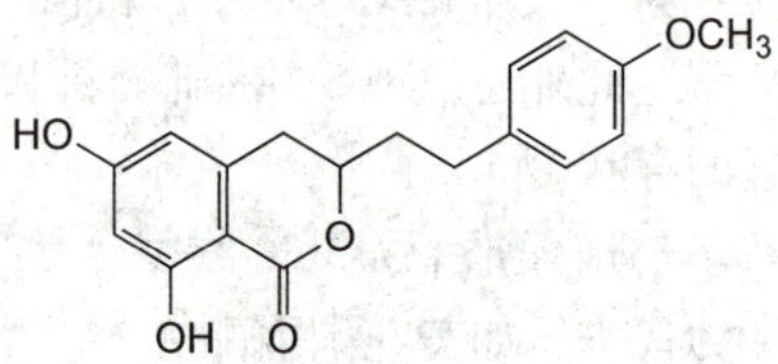

仙鹤草内酯

（五）其他香豆素类

其他香豆素是指 α－吡喃酮环上有取代基的香豆素，C－3、C－4 上常有苯基、羟基、异戊烯基等取代，如沙葛内酯、黄檀内酯、autumnariniol 等。

另外，香豆素类成分中也发现二聚体和三聚体形式。如 kotamin。

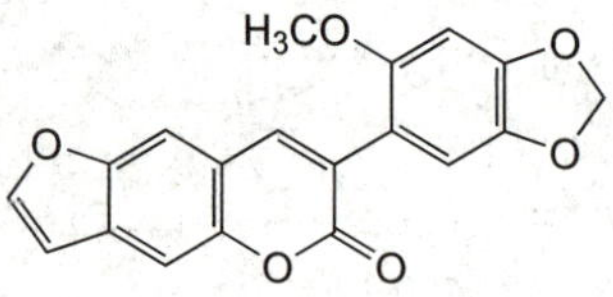

沙葛内酯

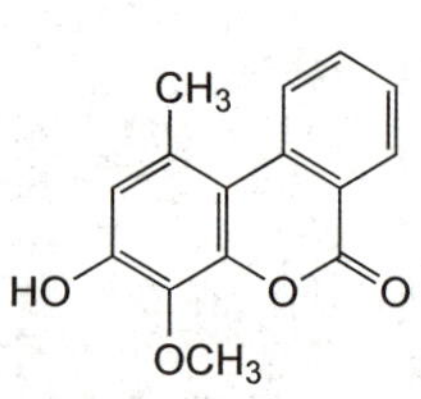

kotamin

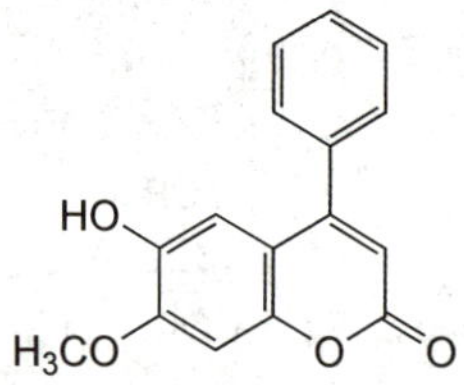

黄檀内脂

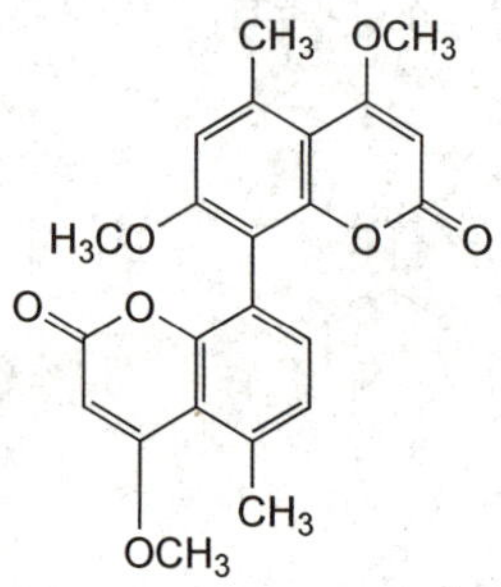

autumnariniol

二、理化性质

（一）香豆素

香豆素结构中含有内酯环，理化性质如下。

1. 性状　游离的香豆素多数有较好的结晶，且大多有香味。香豆素中分子量小的有挥发性，能随水蒸气蒸馏，并能升华。香豆素苷多数无香味和挥发性，也不能升华。

2. 溶解性　游离的香豆素能溶于沸水，难溶于冷水，易溶于甲醇、乙醇、三氯甲烷和乙醚；香豆素苷类能溶于水、甲醇和乙醇，难溶于乙醚等极性小的有机溶剂。

3. 荧光性质　香豆素类在可见光下为无色或浅黄色结晶。香豆素母体本身无荧光，而羟基香豆素在紫外光下多显出蓝色荧光，在碱溶液中荧光更为显著。香豆素类的荧光与分子中取代基的种类和位置有一定关系，一般在 C－7 位引入羟基即有强烈的蓝色荧光，加碱后可变为绿色荧光；但在 C－8 位再引入一羟基，则荧光减至极弱，甚至不显荧光。呋喃香豆素多显蓝色荧光，荧光性质常用于色谱法检识香豆素。

4. 与碱的作用及其应用　香豆素类及其苷因分子中具有内酯环，在热稀碱溶液中内酯环可以开环生成顺邻羟基桂皮酸盐，加酸又可重新闭环成为原来的内酯。但长时间在碱中放置或用 UV 光照射，则可转变为稳定的反邻羟基桂皮酸盐，再加酸就不能环合成内酯环。香豆素与浓碱共沸，往往得到酚类或酚酸等裂解产物。因此用碱液提取香豆素时，必须注意碱液的浓度，并应避免长时间加热，以防破坏内酯环。7 位甲氧基香豆素较难开环，这是因为 7－OCH_3 的供电子效应使羰基碳的亲电性降低，7－羟基香豆素在碱液中由于酚羟基酸性成盐，更难水解。

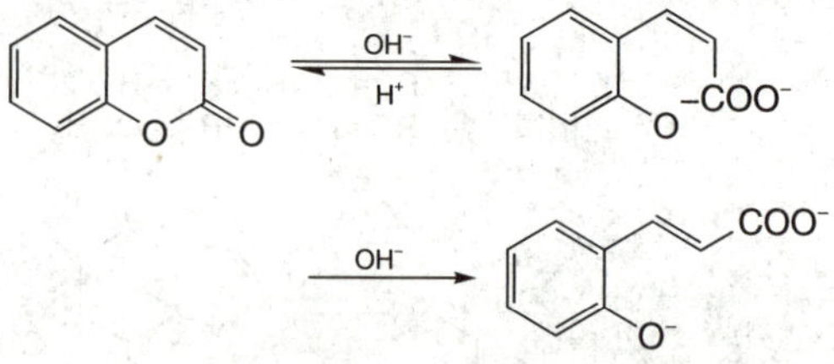

对于香豆素及其苷类，我们可以利用上述性质进行该类化合物的提取和精制，即先溶解于热稀氢氧化钠的水溶液中，酸化后沉淀析出，借以

和杂质分离从而达到提取和精制的目的。如由秦皮中提取治疗菌痢的有效成分，就可用此法。

5. 显色反应

（1）异羟肟酸铁反应　由于香豆素类具有内酯环，在碱性条件下可开环，与盐酸羟胺缩合成异羟肟酸，然后再在酸性条件下与三价铁离子络合成盐而显红色。

$$\xrightarrow{OH^-}\ \text{COO}^-,\ \text{OH}\qquad \xrightarrow[\text{②}Fe^{3+}]{\text{①}HONH_2\cdot HCl}\ \text{C–NH, O–H, O…O, }Fe^{3+}$$

（2）三氯化铁反应　具有酚羟基的香豆素类可与三氯化铁试剂产生颜色反应，通常是蓝绿色。

（3）Gibb′s 反应　Gibb′s 试剂是 2,6－二氯（溴）苯醌氯亚胺，它在弱碱性条件下可与酚羟基对位的活泼氢缩合成蓝色化合物。

（4）Emerson 反应　Emerson 试剂是氨基安替比林和铁氰化钾，它可与酚羟基对位的活泼氢生成红色缩合物。

Gibb′s 反应和 Emerson 反应都要求必须有游离的酚羟基，且酚羟基的对位要无取代才显阳性，如 7－羟基香豆素就呈阴性反应。判断香豆素的 C－6 位是否有取代基的存在，可先水解，使其内酯环打开生成一个新的酚羟基，然后再用 Gibb′s 或 Emerson 反应加以鉴别，如为阳性反应表示 C－6 无取代。同样地，8－羟基香豆素也可用此反应判断 C－5 是否有取代。

以上荧光及各种显色反应用于检识香豆素的存在和识别某位有取代的香豆素。

6. 呋喃香豆素的光化学毒性　许多香豆素具有光敏作用。呋喃香豆素外涂或内服后经日光照射可引起皮肤色素沉着。在所有的呋喃香豆素类化合物中，补骨脂素和异补骨脂素是中药补骨脂（*Psoralea corylifolia* L.）主要的有效成分，也是研究最多、最深入的呋喃香豆素，此类化合物主要是通过光敏反应发挥生物效应，可外用治白癜风，斑秃，其中，8－甲氧基或 5－甲氧基的补骨脂内酯作用更强。呋喃香豆素类的皮肤光敏效应，1938 年首先由 Kuske，一位瑞士的皮肤病学家从佛手柑中分离出 bregapten（5－MOP），他或许是第一位指出呋喃香豆素具有光敏活性的科学家。对于正常人群来讲，呋喃香豆素类的光敏性质就是对人体皮肤的一种伤害，轻则引起皮肤黄褐斑或色素沉着，重则引起皮肤损伤，甚至皮肤癌，因此该类化合物的使用受到了严格的限制。

（二）木脂素

木脂素为 C_6-C_3 结构，多数为无色或白色结晶，但新木脂素不易结晶。木脂素多数不挥发，少数如去甲二氢愈创木酸能升华，游离木脂素偏亲脂性，难溶于水，能溶于苯、三氯甲烷、乙醚、乙醇等。与糖结合成苷者水溶性增大，并易被酶或酸水解。

木脂素分子中常用的官能团为醇羟基、酚羟基、甲氧基、亚甲二氧基、羧基和内酯环，因此，它也具有这些官能团所具有的化学性质。如 Labat 反应等。

三、含香豆素类化合物的常用中药

（一）秦皮

秦皮为木犀科植物苦枥白蜡树（*Fraxinus rhynchophylla* Hance）、白蜡树（*Fraxinus chinensis* Roxb.）、尖叶白蜡树（*Fraxinus szaboana* Lingelsh.）或宿柱白蜡树（*Fraxinus stylosa* Lingelsh.）的干燥枝皮或干皮。

秦皮的原植物主要有两种，即木犀科植物尖叶白蜡树及白蜡树，尖叶白蜡树皮中主要含七叶内酯（秦皮乙素，aesculetin）和七叶苷（秦皮甲素，aesculin），而白蜡树皮中主要含白蜡素和七叶内酯以及白蜡树苷。药理研究表明，七叶内酯和七叶苷对多种痢疾细菌在动物体内和体外都能显示强大的抑制作用，是其在临床上治疗痢疾的有效成分。有关秦皮药材的质量研究，多以紫外分光光度法及薄层扫描法定量分析秦皮甲素与秦皮乙素的含量，《中国药典》则采用高效液相色谱法并规定本品按干燥品计，含秦皮甲素、秦皮乙素的总量不得少于 1.0%。药材储藏置通风干燥处。

七叶内酯　R=H
七叶苷　R=glc

白蜡素　R=H
白蜡素苷　R=glc

（二）前胡

前胡为伞形科植物白花前胡（*Peucedanum praeruptorum* Dunn.）的干燥根。

前胡主要化学成分为多种类型的香豆素及其糖苷、三萜糖苷及甾体糖苷、挥发油等。各种类型的香豆素化合物是前胡的主要代表成分和主要生理活性成分，其中白花前胡以角型二氢吡喃香豆素类为主，紫花前胡以线型二氢呋喃和二氢吡喃香豆素类为主。代表性化合物如白花前胡甲素（praeruptorin A）、白花前胡乙素（praeruptorin B）、白花前胡丙素（praeruptorin C）、白花前胡丁素（praeruptorin D）等。另尚含有芸香素、紫花前胡素（decurin）、前胡丙素、*D*-甘露醇等其他成分。一般以香豆素类成分作为前胡定量质量控制的指标。《中国药典》采用高效液相色谱法测定前胡药材中白花前胡甲素和白花前胡乙素的含量，其中白花前胡甲素含量不得少于0.90%，白花前胡乙素含量不得少于0.24%。药材储藏置阴凉干燥处，防霉，防蛀。

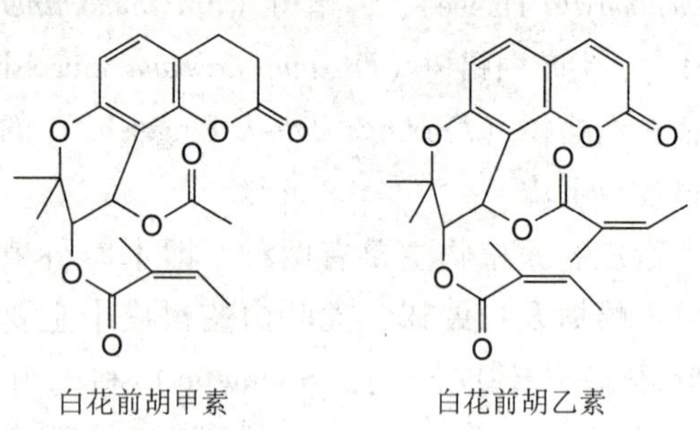
白花前胡甲素　　白花前胡乙素

（三）白芷

白芷为伞形科植物白芷 *Angelica dahurica*（Fisch. ex Hoffm.）Benth. et Hook. f. 或杭白芷 *Angelica dahurica*（Fisch. ex Hoffm.）Benth. et Hook. f. var. *formosana*（Boiss.）Shan et Yuan 的干燥根。

白芷的主要化学成分包括香豆素类、生物碱类、挥发油类、多糖类、氨基酸类、苷类等。香豆素类成分是白芷主要的药理活性成分之一，也是其化学成分研究最多的一类。白芷中常见的主要香豆素类成分包括以线型呋喃香豆素为主的欧前胡素、异欧前胡素、别异欧前胡素、水合氧化前胡内酯、氧化前胡素等。

一般以香豆素类成分欧前胡素作为白芷质量控制的指标成分，《中国药典》采用高效液相色谱法测定白芷药材中欧前胡素的含量，不得少于0.080%。药材储藏置阴凉干燥处，防蛀。

欧前胡素　　异欧前胡素

（四）肿节风

肿节风为金粟兰科植物草珊瑚［*Sarcandra glabra*（Thunb.）Nakai］的干燥全草，为常用中药。

肿节风主要含有酚类、鞣质、黄酮苷、香豆素和内酯类化合物。其中香豆素类主要包括异嗪皮啶（isofraxitin）、东莨菪内酯（scopletin）等。药理实验已经证明这些化学成分具有一定的抗菌、抗炎、镇痛和抗肿瘤活性。《中国药典》采用高效液相色谱法测定药材中异嗪皮啶和迷迭香酸含量，其中异嗪皮啶含量不得少于0.020%，迷迭香酸含量不得少于0.020%。药材储藏于通风干燥处。

异嗪皮啶

（五）补骨脂

补骨脂为豆科植物补骨脂（*Psoralea corylifolia* L.）的干燥成熟果实。

补骨脂含有多种香豆素类成分，包括补骨脂内酯（补骨脂素）、异补骨脂内酯（异补骨脂素）、补骨脂香豆精、补骨脂定、异补骨脂定、双羟异补骨脂定和花椒毒素等。补骨脂还含有黄酮类化合物包括补骨脂异黄酮、新补骨脂异黄酮、新补骨脂查耳酮、异补骨脂查耳酮、异新补骨脂查耳酮和异补骨脂双氢黄酮等。《中国药典》采用高效液相色谱法测定补骨脂药材中补骨脂素和异补骨脂素含量，两者总含量不得少于0.70%。药材储藏置于干燥处。

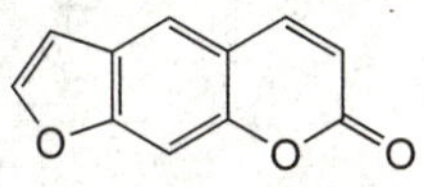

补骨脂内酯 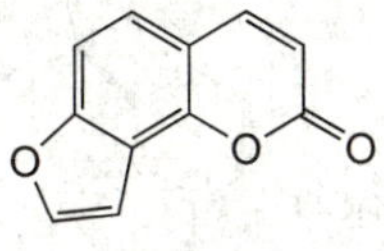　　异补骨脂内酯

四、含木脂素类化合物的常用中药

（一）五味子

五味子为木兰科植物五味子［*Schisandra chinensis*（Turcz.）Baill.］的干燥成熟果实，习称北五味子。南五味子为木兰科植物华中五味子（*Schisandra Sphenanthera* Rehd. et Wils.）的干燥成熟果实。

五味子中含木脂素较多，约为5%，近年来从其果实中分得了一系列联苯环辛烯型木脂素，包括五味子醇和五味子素。下面列出的为五味子酯甲、五味子酯乙、五味子酯丙、五味子酯丁和五味子酯戊。《中国药典》采用高效液相色谱法测定五味子药材中五味子醇甲的含量，要求不得少于0.40%。药材储藏通风干燥处，防霉。

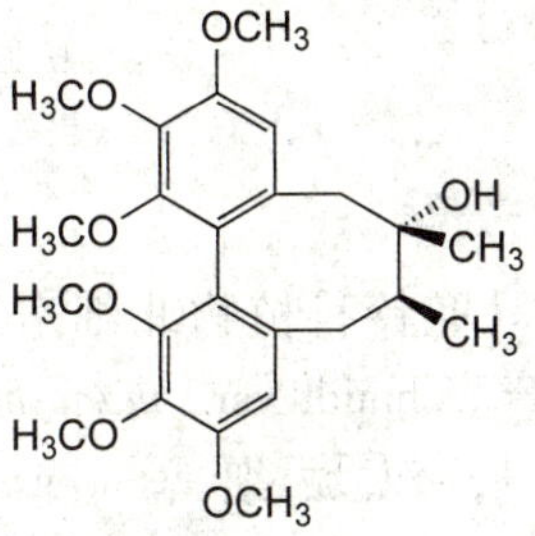

五味子醇甲

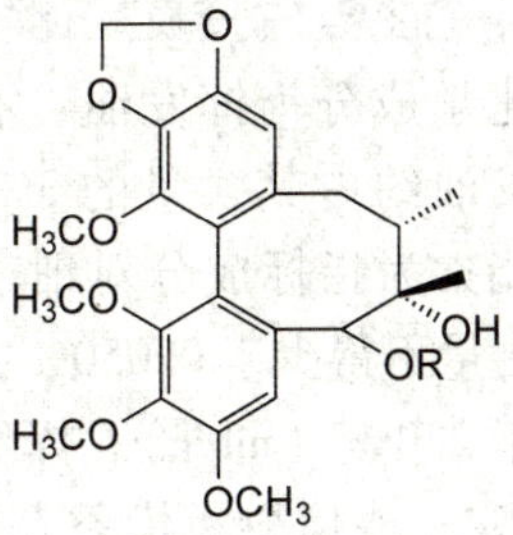

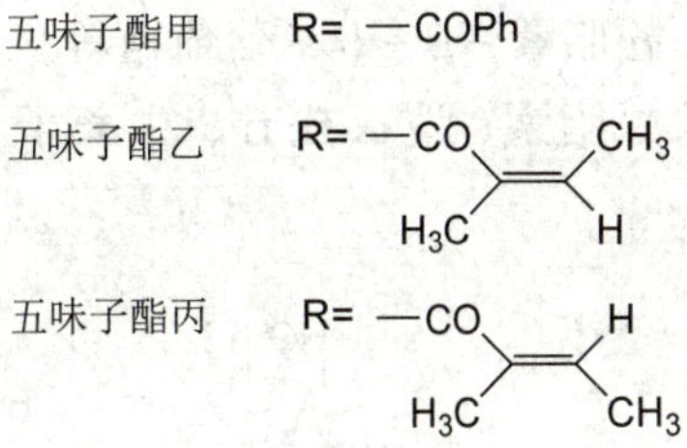

五味子酯甲　R= —COPh

五味子酯乙　R= —CO（H_3C, CH_3, H）

五味子酯丙　R= —CO（H, H_3C, CH_3）

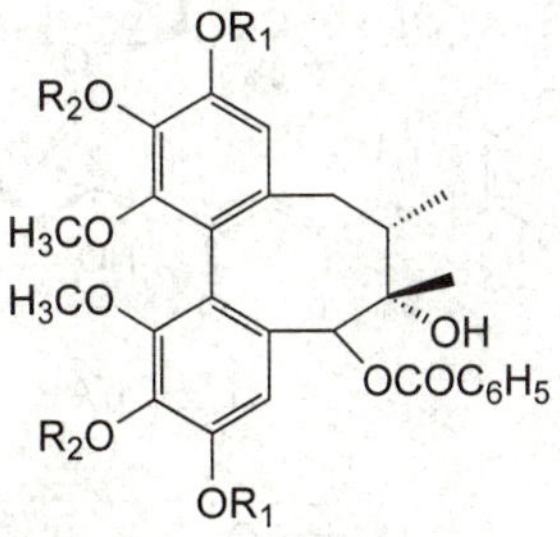

五味子酯丁　R_1=R_2=—CH_2—

五味子酯戊　R_1=R_2=—CH_3

（二）厚朴

厚朴为木兰科植物厚朴（*Magnolia officinalis* *Rehd.* et. Wils.）的干燥干皮、根皮和枝皮。

厚朴中主要化学成分为木脂素类化合物，包括厚朴酚以及和厚朴酚等，《中国药典》采用高效液相色谱法测定厚朴药材中厚朴酚与和厚朴酚的含量，两者总含量不得少于2.0%。药材储藏于通风干燥处。

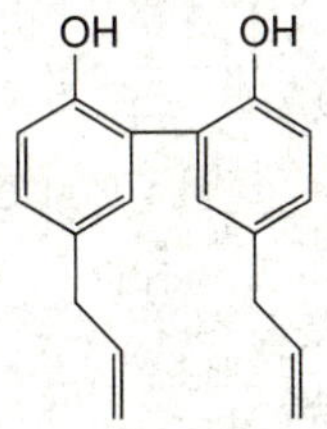

厚朴酚 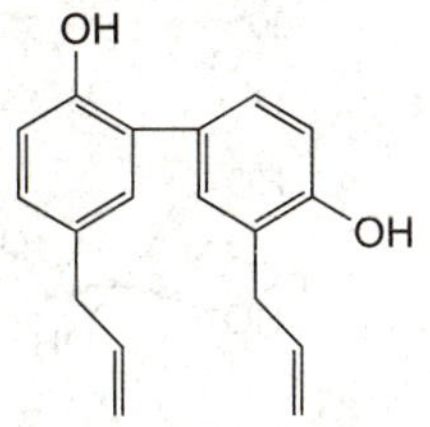　　和厚朴酚

（三）连翘

连翘系木犀科植物连翘［*Forsythia suspensa*（Thunb.）Vahl］的干燥果实。

1. 连翘中的主要木脂素及其主要化学结构　连翘中的木脂素类成分多为双环氧木脂素及木脂内酯，《中国药典》以挥发油、连翘苷和连翘酯苷A为指标成分对连翘进行含量测定，要求青翘的挥发油含量不得少于2.0%（ml/g），青翘的连翘酯苷A含量不得少于3.5%，老翘的连翘酯苷A含量不得少于0.25%；对连翘苷含量要求不得少于0.15%。其中双并四氢呋喃类木脂素主要含有连翘苷、连翘脂素、松脂素、表松脂素、松脂素 $-\beta-D-$ 葡萄糖等。木脂内酯包括罗汉松脂素、罗汉松苷、牛蒡子苷元和牛蒡子苷等。此外还含有落叶松脂素和异落叶松树脂醇。其化学结构如下。

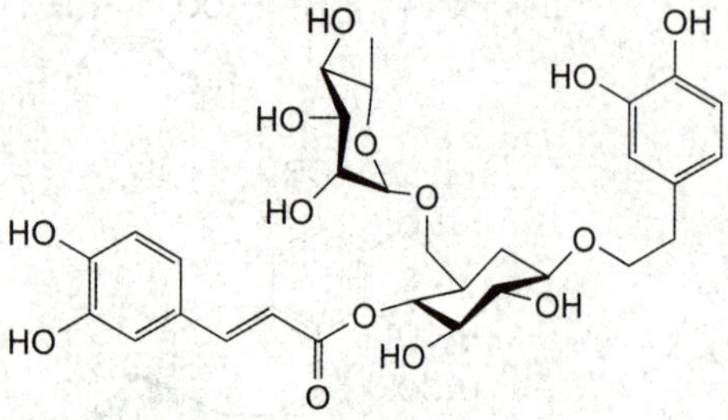

连翘酯苷A 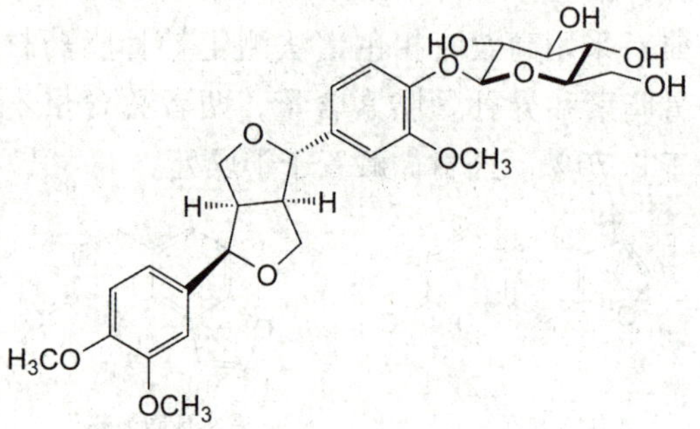　　连翘苷

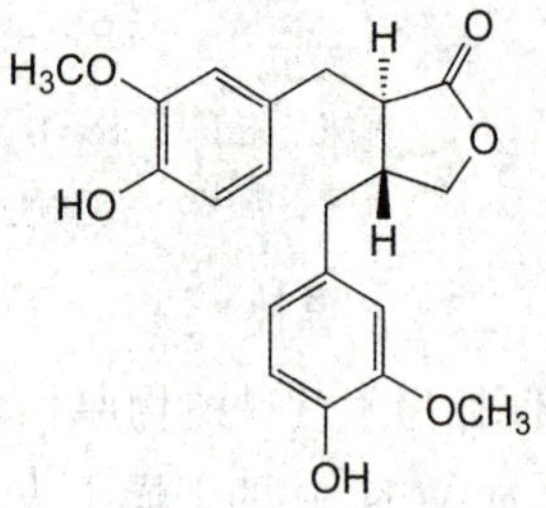

罗汉松脂素 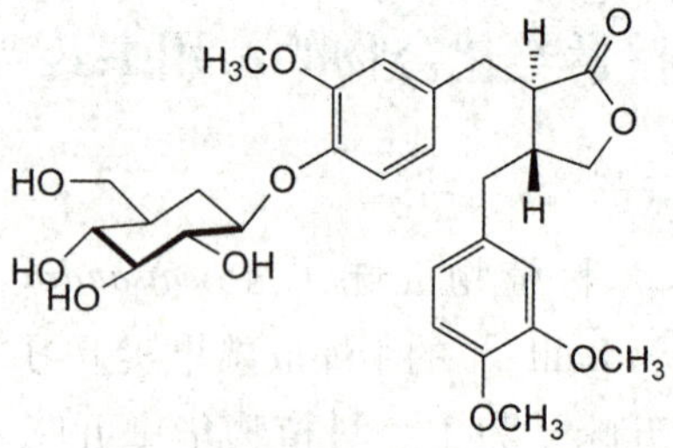　　牛蒡子苷

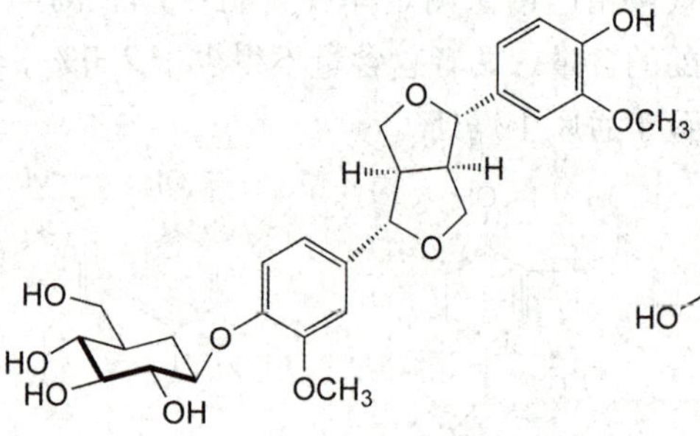

松脂素-*β*-*D*-葡萄糖 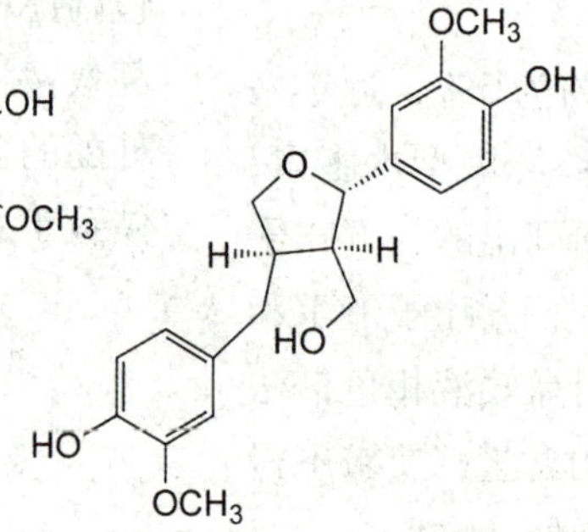　　落叶松脂素 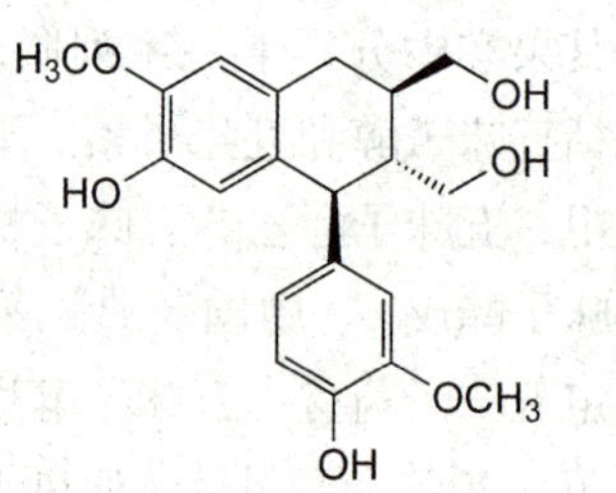　　异落叶松脂树醇

2. 连翘的药理作用　连翘具有抗氧化作用。连翘苷对 DPPH 自由基有一定的清除作用。连翘木脂素组分能够清除脑缺血损伤产生的大量自由基，减轻脂质过氧化反应，减缓蛋白质变性失活和膜屏障功能受损，减轻脑缺血再灌注所致的神经损伤和脑神经元细胞死亡程度。从连翘果实中提取分离得到的连翘苷元对低密度脂蛋白氧化有抑制作用。研究表明连翘对磷酸二酯酶的抑制作用，发现并确定相应的活性成分为（+）-松脂素和（+）-松脂素 $-D-$ 糖苷。体外实验表明连翘中的木脂素类及其苷均有抑制 cAMP 磷酸二酯酶活性的作用。连翘还有抗病原微生物和抗炎作用。

（四）细辛

细辛为马兜铃科植物北细辛［*Asarum heterotropoides* Fr. Schmidt var. *mandshuricum*（Maxim.）Kitag］、汉城细辛（*Asarum sieboldii* Miq. var. *seoulense* Nakai）或华细辛（*Asarum sieboldii* Miq.）的干燥根及根茎。

1. 细辛中的主要成分及其化学结构　辽细辛中的主要化学成分为挥发油、木脂素类和黄酮类等。挥发油约占其含量的 3%。《中国药典》以细辛脂素为指标成分对细辛进行含量测定，要求其含量不得少于 0.050%，同时规定挥发油不得少于 2.0%（ml/g）。挥发油中主要含有甲基丁香酚、黄樟醚、优香芹酮、榄香素、

β－细辛醚、爱草醚、茨烯和桉油素等，其中甲基丁香酚在挥发油中含量最大，也是其主要药效成分，非挥发性成分中主要含有 L－细辛脂素（L－asarinin）、L－芝麻脂素（L－sesamin）等木脂素类成分和卡枯醇。结构式如下。

L-细辛脂素

L-芝麻脂素

2. 细辛的药理作用　细辛具有解热、镇痛和抗炎作用。细辛甲醇提取物含有一些吗啡样活性作用的成分，其抗炎镇痛机制为部分阻止缓激肽和组胺受体。

3. 细辛在临床应用中应注意的问题　细辛含有痕量的马兜铃酸Ⅰ，有肝肾毒性，细辛1.35g/kg灌胃，连续21天，小鼠肝脏组织中活性氧含量升高，SOD活性降低。《中国药典》对细辛的马兜铃酸Ⅰ进行限量检查，要求其含量不得过0.001%。

第四节　黄酮类化合物

黄酮类化合物广泛存在于自然界中，是一类重要的天然有机化合物，也是中药中一类重要的有效成分。其不同的颜色为天然色素家族添加了更多的色彩。这类含有氧杂环的化合物多存在于高等植物及羊齿类植物中。苔类中含有的黄酮类化合物为数不多，而藻类、霉菌、细菌中没有发现黄酮类化合物。黄酮类化合物的存在形式既有与糖结合成苷的，也有游离体的。

黄酮类化合物如此广泛分布于植物界中，而且生理活性多种多样，据不完全统计，其主要生理活性表现在：①对心血管系统的作用。②抗肝脏毒作用。③抗炎作用。④雌性激素样作用。⑤抗菌及抗病毒作用。⑥泻下作用。⑦解痉作用等方面。

一、结构与分类

（一）苷元的结构与分类

黄酮类化合物的基本母核主要为2－苯基色原酮或3－苯基色原酮或苯基色原酮开环等结构，更广泛意义上来表述该类化合物是指两个苯环（A环与B环）通过中央3个碳原子（C环或C环开环）相互联结而成的一系列化合物。根据中央三碳链的氧化程度、B－环连接位置（2－或3－位）以及三碳链是否成环等特点，可将中药中主要的黄酮类化合物分类，如表3－1所示。

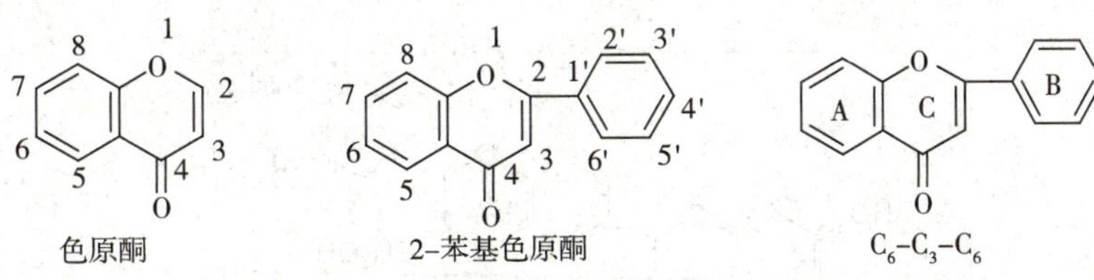

表3－1　黄酮类化合物的主要结构类型

名称	结构	名称	结构
黄酮类 flavones		异黄酮类 isoflavones	
黄酮醇类 flavonols		鱼藤酮类 rotenoids	

续表

名称	结构	名称	结构
二氢黄酮类 flavanones	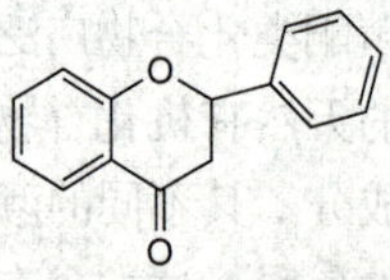	查耳酮类 chalcones	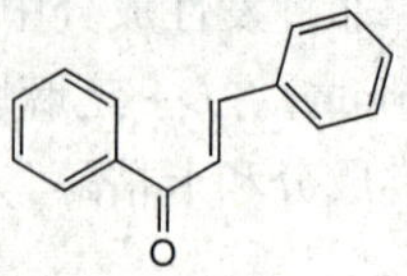
二氢黄酮醇类 flavanols	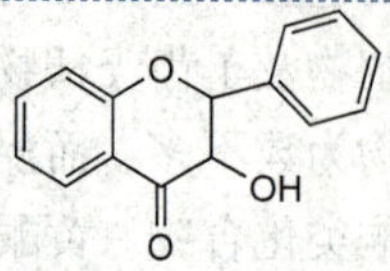 OH O	二氢查耳酮类 dihydrochalcones	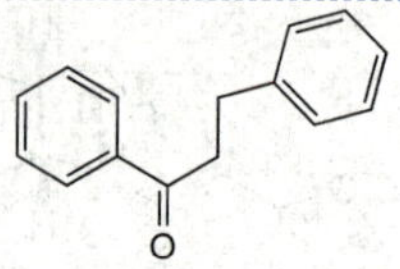 O
花色素类 anthocyanidins	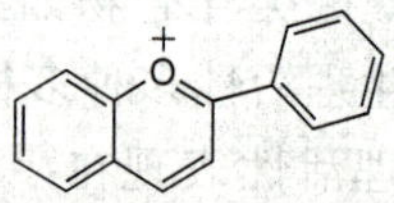 O^+	橙酮类 aurones	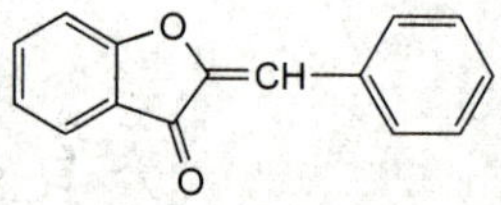 CH O
黄烷-3-醇类 flavan-3-ols	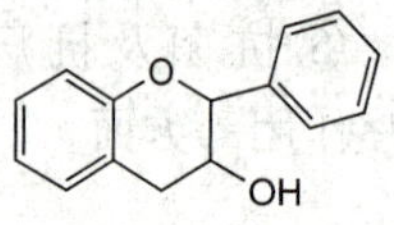 OH	双苯吡酮类 xanthones	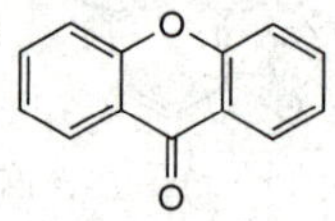 O O
黄烷-3,4-二醇类 flavan-3,4-diols	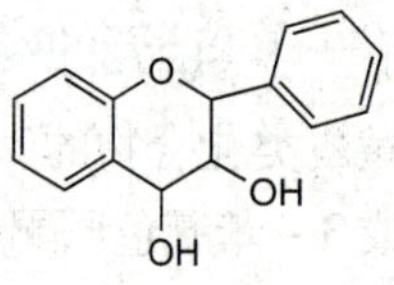 OH OH	高异黄酮类 homoisoflavones	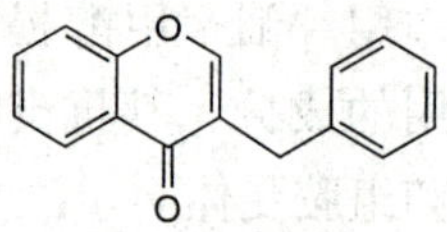 O O

表中黄酮类、黄酮醇类、二氢黄酮类和二氢黄酮醇类均为2-苯基色原酮或2-苯基-3-羟基色原酮或C环氢化的基本母核；异黄酮类的基本母核为3-苯基色原酮。

此外，尚有由两分子黄酮或两分子二氢黄酮，或一分子黄酮及一分子二氢黄酮按C-C或C-O-C键方式连接而成的双黄酮类化合物。另有少数黄酮类化合物结构很复杂，如水飞蓟素为黄酮木脂素类化合物，而榕碱及异榕碱则为生物碱型黄酮。

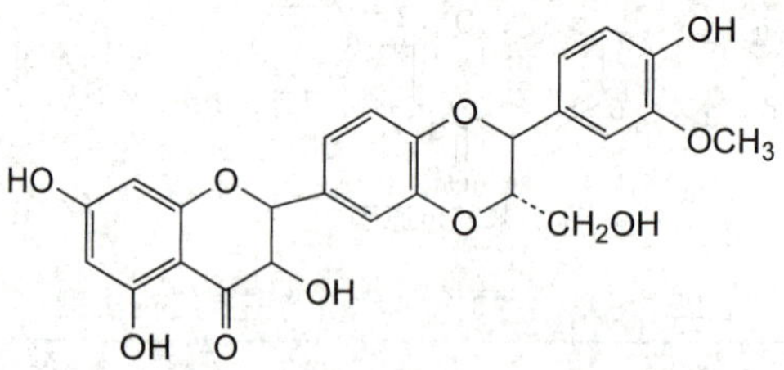

HO, OH, OH, O, O, O, O, OH, OCH_3, CH_2OH

水飞蓟素

HO, R_1, R_2, OH, O, O

	R_1	R_2
榕碱	N-CH_3（吡咯烷基）	H
异榕碱	H	N-CH_3（吡咯烷基）

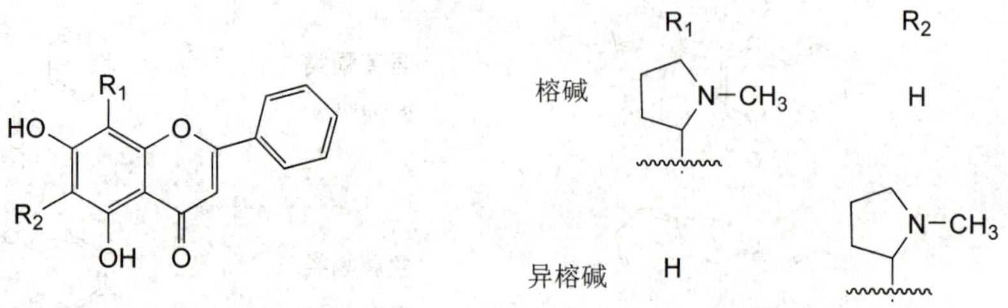

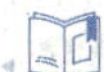

（二）黄酮苷的糖的结构与分类

天然黄酮类化合物多以苷类形式存在，并且由于糖的种类、数量、连接位置及连接方式不同，可以组成各种各样的黄酮苷类。组成黄酮苷的糖类主要有如下几类。

单糖类（表 3－2）：*D*－葡萄糖、*D*－半乳糖、*D*－木糖、*L*－鼠李糖、*L*－阿拉伯糖及 *D*－葡萄糖醛酸等。

双糖类（表 3－3）：槐糖（glc^{1}—^{2}glc）、龙胆二糖（glc^{1}—^{6}glc）、芸香糖（rha^{1}—^{6}glc）、新橙皮糖（rha^{1}—^{2}glc）、刺槐二糖（rha^{1}—^{6}gal）等。

表 3－2　黄酮苷中常见的单糖

中文名	英文名	表达符号
D－葡萄糖	*D*－glucose	*D*－glc
D－半乳糖	*D*－galactose	*D*－gal
D－甘露糖	*D*－mannose	*D*－man
D－葡萄糖醛酸	*D*－glucuronic acid	*D*－glu A
D－半乳糖醛酸	*D*－galacturonic acid	*D*－gal A
L－鼠李糖	*L*－rhamnose	*L*－rha
L－阿拉伯糖	*L*－arabinose	*L*－ara
D－木糖	*D*－xylose	*D*－xyl
D－芹菜糖	*D*－apiose	*D*－api
D－阿洛糖	*D*－allose	*D*－all

表 3－3　黄酮苷中常见的二糖

中文名	英文名	表达符号
芸香糖	rutinose	α－*L*－rha－（^{1}—^{6}）－*D*－glc
新橙皮糖	neohesperidose	α－*L*－rha－（^{1}—^{2}）－*D*－glc
明萼草糖	rungiose	α－*L*－rha－（^{1}—^{3}）－*D*－glc
刺槐双糖	robinobiose	α－*L*－rha－（^{1}—^{6}）－D－gal
毒蚕豆糖	vicianose	α－*L*－ara－（^{1}—^{6}）－*D*－glc
香豌豆糖	lathyrose	β－*D*－xyl－（^{1}—^{2}）－*D*－gal
山布双糖	sambubiose	β－*D*－xyl－（^{1}—^{2}）－*D*－glc
槐糖	sophorose	β－*D*－glc－（^{1}—^{2}）－*D*－glc
昆布双糖	laminaribiose	β－*D*－glc－（^{1}—^{3}）－*D*－glc
龙胆双糖	gentiobiose	β－*D*－glc－（^{1}—^{6}）－*D*－glc
乳糖	lactose	β－*D*－gal－（^{1}—^{4}）－*D*－glc
海葱双糖	scillabiose	β－*D*－glc－（^{1}—^{4}）－*L*－rha
麦芽糖	maltose	α－*L*－glc－（^{1}—^{4}）－*D*－glc
α－*L*－鼠李糖基－（^{1}—^{2}）－*D*－半乳糖		α－*L*－rha－（^{1}—^{2}）－*D*－gal
α－*L*－阿拉伯糖基－（^{1}—^{6}）－*D*－半乳糖		α－*L*－ara－（^{1}—^{6}）－*D*－gal
β－*D*－葡萄糖基－（^{1}—^{4}）－*L*－鼠李糖		β－*D*－glu－（^{1}—^{4}）－*L*－rha
β－*D*－半乳糖基－（^{1}—^{4}）－*L*－鼠李糖		β－*D*－gal－（^{1}—^{4}）－*L*－rha
β－*D*－甘露糖基－（^{1}—^{2}）－*D*－葡萄糖		β－*D*－man－（^{1}—^{2}）－*D*－glc
β－*D*－葡萄糖基－（^{1}—^{4}）－*D*－甘露糖		β－*D*－glc－（^{1}—^{4}）－*D*－man
β－*D*－阿洛糖基－（^{1}—^{2}）－*D*－葡萄糖		β－*D*－all－（^{1}—^{2}）－*D*－glc
β－*D*－葡萄糖基－（^{1}—^{6}）－*D*－半乳糖		β－*D*－glc－（^{1}—^{6}）－*D*－gal
β－*D*－半乳糖基－（^{1}—^{4}）－*D*－半乳糖		β－*D*－gal－（^{1}—^{4}）－*D*－gal

黄酮苷中糖连接位置与苷元的结构类型有关。如黄酮醇类常形成3－,7－,3′－,4′－单糖苷，或3,7－；3,4′－及7,4′－双糖链苷等。

除*O*－糖苷外，天然黄酮类化合物中还发现有*C*－键苷，如葛根素、葛根素木糖苷，为中药葛根中的扩张冠状动脉血管的有效成分。

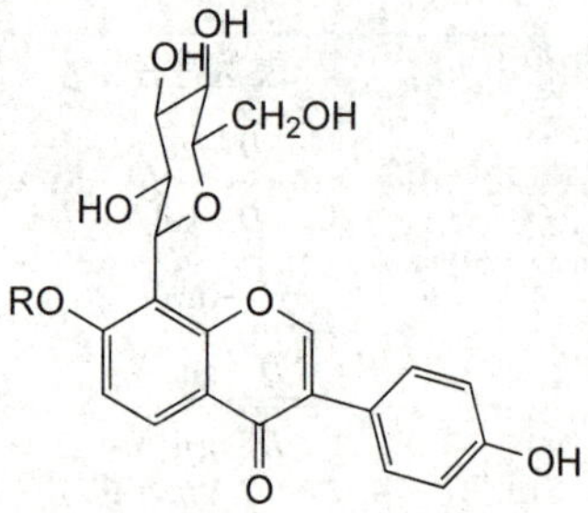

R=H 葛根素；R=xylose 葛根素木糖苷

二、理化性质

在黄酮类化合物的提取分离和结构测定的研究方面，黄酮类化合物的理化性质及其显色反应都发挥着谱学技术所替代不了的作用。下面仅就其与分离、结构测定和鉴别密切相关的性质进行简要介绍。

（一）性状

黄酮类化合物多为结晶性固体，少数（如黄酮苷类）为无定形粉末。游离的苷元中，除二氢黄酮、二氢黄酮醇、黄烷及黄烷醇有旋光性外，其余均无光学活性。黄酮苷类由于在结构中引入糖分子，故均有旋光性，且多为左旋。黄酮类化合物的颜色与分子中是否有交叉共轭体系及助色团（－OH、－OCH_3等）的种类、数目、取代位置有关。以黄酮为例，其色原酮部分原本是无色的，但在2－位上引入苯环后，即形成了交叉共轭体系，使共轭链延长，因而显现出颜色。一般情况下，黄酮、黄酮醇及其苷类多显灰黄色至黄色，查耳酮为黄色至橙黄色，而二氢黄酮、二氢黄酮醇、异黄酮类，因不具有交叉共轭体系或共轭链较短，故不显色（二氢黄酮及二氢黄酮醇）或显浅黄色（异黄酮）。

特别指出的是，在上述黄酮、黄酮醇分子中，尤其在7－位及4′－位引入－OH及－OCH_3等助色团后，因有促进电子移位、重排作用，而使化合物的颜色加深。如果－OH、－OCH_3引入其他位置，则影响较小。

花色素及其苷元的颜色随pH不同而改变，一般显红色（pH＜7）、紫色（pH＝8.5）、蓝色（pH＞8.5）等颜色。

（二）溶解性

黄酮类化合物的溶解度因结构及存在状态（苷或苷元、单糖苷、双糖苷或三糖苷）不同而有很大差异。

一般游离苷元难溶或不溶于水，易溶于甲醇、乙醇、乙酸乙酯、乙醚等有机溶剂及稀碱水溶液中。其中黄酮、黄酮醇、查耳酮等平面性强的分子，因分子与分子间排列紧密，分子间作用力较大，故更难溶于水；而二氢黄酮及二氢黄酮醇等，因系非平面性分子，故分子与分子间排列不紧密，分子间作用力较小，有利于水分子进入，溶解度稍大。至于花色苷元（花青素）类虽也为平面性结构，但因以离子形式存在，具有盐的通性，故亲水性较强，水中溶解度较大。

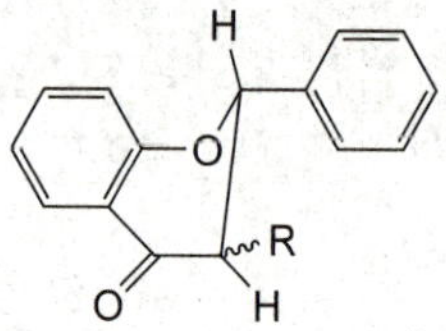

R=H 二氢黄酮；R=OH 二氢黄酮醇

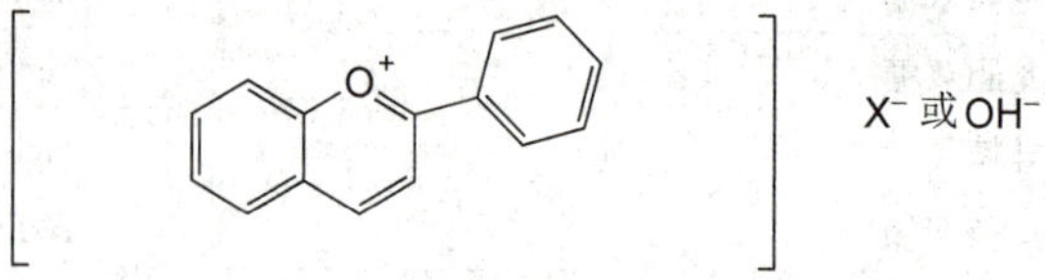

花青素

黄酮类苷元分子中引入羟基，将增加在水中的溶解度；而羟基经甲基化后，则增加在有机溶剂中的溶解度。例如，一般黄酮类化合物不溶于石油醚中，故可与脂溶性杂质分开，但川陈皮素因羟基被甲基化（5,6,7,8,3′,4′－六甲氧基黄酮）却可溶于石油醚。

黄酮类化合物的羟基被糖苷化后，在水中溶解度则相应增大，而在有机溶剂中的溶解度则相应减小。黄酮苷一般易溶于水和甲醇、乙醇等极性有机溶剂中；但难溶或不溶于苯、三氯甲烷等非极性有机溶剂中。一般情况下，苷的糖链越长，在水中的溶解度越大。

另外，糖的结合位置不同，对苷的水溶性也有一定影响。以棉黄素（3,5,7,8,3′,4′-六羟基黄酮）为例，其3-*O*-葡萄糖苷的水溶性大于7-*O*-葡萄糖苷。

（三）酸碱性

1. 酸性　多数黄酮类化合物因分子中具有酚羟基，故显酸性，可溶于碱性水溶液、吡啶、甲酰胺及二甲基甲酰胺等有机溶剂中。

由于酚羟基数目及位置不同，酸性强弱也不同。以黄酮为例，其酚羟基酸性强弱顺序依次为：7,4′-二羟基>7-羟基或4′-羟基>一般酚羟基>5-羟基。

此性质可用于提取、分离及鉴别工作。例如 C_7-OH 因为处于 C═O 的对位，在 $p-\pi$ 共轭效应的影响下，酸性较强，可溶于碳酸钠水溶液中，据此可用于鉴别工作中。

2. 碱性　γ-吡喃酮环上的醚氧原子，因有未共用的电子对，故表现有微弱的碱性，可与强无机酸，如浓硫酸、浓盐酸等生成盐，但生成的盐极不稳定，遇水即可分解。

黄酮类化合物溶于浓硫酸中生成的金属氧盐，常常表现出特殊的颜色，可用于鉴别。某些甲氧基黄酮溶于浓盐酸中显深黄色，且可与生物碱沉淀试剂生成沉淀。

（四）显色反应

黄酮类化合物的显色反应多与分子中的酚羟基及γ-吡喃酮环有关。

1. 还原试验

（1）盐酸-镁粉（或锌粉）反应　是鉴别黄酮类化合物最常用的颜色反应。方法是将样品溶于1.0ml甲醇或乙醇中，加入少许镁粉（或锌粉）振摇，滴加几滴浓盐酸，1~2分钟内（必要时微热）即可显色。多数黄酮、黄酮醇、二氢黄酮及二氢黄酮醇类化合物显橙红色至紫红色，少数显紫色至蓝色，当B-环上有-OH或 $-OCH_3$ 取代时，呈现的颜色亦即随之加深。但查耳酮、橙酮、儿茶素类则无该显色反应。异黄酮类化合物除少数例外，也不显色。详见表3-4。

由于花青素及部分橙酮、查耳酮等在浓盐酸酸性下也会发生色变，故需预先做空白对照试验（即在供试液中仅加入浓盐酸进行观察）。

另外，在用植物粗提取液进行预试验时，为了避免提取液本身颜色的干扰，可注意观察加入浓盐酸后升起的泡沫颜色。如泡沫为红色，即示阳性。

盐酸-镁粉反应的机制过去解释为由于生成了花色苷元所致，现在认为是因为生成了阳碳离子的缘故。

表3-4　各类黄酮类化合物的显色反应

类别	黄酮	黄酮醇	二氢黄酮	查耳酮	异黄酮	橙酮
盐酸+镁粉	黄→红	红→紫红	红、紫、蓝	—	—	—
盐酸+锌粉	红	紫红	紫红	—	—	—
硼氢化钠	—	—	蓝→紫红	—	—	—
硼酸-柠檬酸	绿黄	绿黄*	—	黄	—	—
乙酸镁	黄*	黄*	蓝*	黄*	黄*	—
三氯化铝	黄	黄绿	蓝绿	黄	黄	淡黄
氢氧化钠水溶液	黄	深黄	黄→橙（冷） 深红→紫（热）	橙→红	黄	红→紫红
浓硫酸	黄→橙*	黄→橙*	橙→紫	橙、紫	黄	红、洋红

注：*表示有荧光。

（2）四氢硼钠（钾）反应　在黄酮类化合物中，$NaBH_4$对二氢黄酮类化合物专属性较高，可与二氢黄酮类化合物反应产生红色至紫色。其他黄酮类化合物均不显色，可与之区别。方法是在试管中加入 0.1ml 含有样品的乙醇液，再加等量2% $NaBH_4$的甲醇液，1 分钟后，加浓盐酸或浓硫酸数滴，变成紫色至紫红色。

另外，二氢黄酮可与磷钼酸试剂反应而呈棕褐色，也可作为二氢黄酮类化合物的特征鉴别反应。

2. 金属盐类试剂的络合反应　黄酮类化合分子中常含有下列结构单元，故常可与铝盐、铅盐、锆盐、镁盐等试剂反应，生成有色络合物。

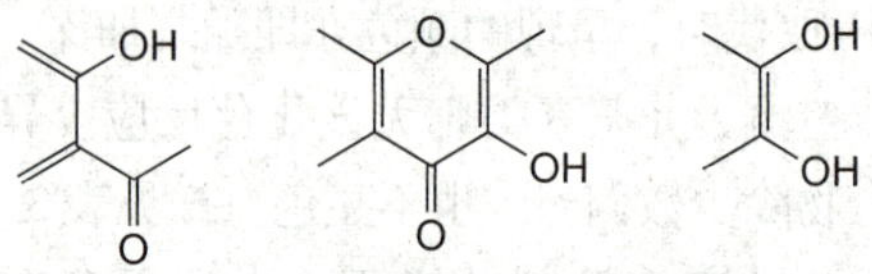

（1）铝盐　常用试剂为1%三氯化铝或硝酸铝溶液。生成的络合物多为黄色（λ_{max} = 415nm），并有荧光，可用于定性及定量分析。

（2）铅盐　常用1%乙酸铅及碱式乙酸铅水溶液，可生成黄色至红色沉淀。

黄酮类化合物与铅盐生成沉淀的色泽，可因羟基数目及位置不同而异。例如，乙酸铅只能与分子中具有邻二酚羟基或兼有3-羟基、4-氧代或5-羟基、4-氧代结构的化合物反应生成沉淀，但碱式乙酸铅的沉淀能力要大得多。一般酚类化合物均可为之沉淀，据此不仅可用于鉴别，也可用于提取及分离工作。

（3）锆盐　多用2%二氯氧化锆甲醇溶液。黄酮类化合物分子中有游离的3-羟基或5-羟基存在时，均可与该试剂反应生成黄色的锆络合物。但两种锆络合物对酸的稳定性不同。3-羟基-4-氧代络合物的稳定性比5-羟基-4-氧代络合物的稳定性强（但二氢黄酮醇除外）。故当反应液中加入枸橼酸后，5-羟基黄酮的黄色溶液显著褪色，而3-羟基黄酮溶液仍呈鲜黄色（锆-枸橼酸反应）。方法是取样品 0.5～1.0mg，用10.0ml 甲醇加热溶解，加 1.0ml 2%二氯氧化锆（$ZrOCl_2$）甲醇液，呈黄色后再加入2%枸橼酸甲醇液，观察颜色变化。

上述反应也可在纸上进行，得到的锆盐络合物多呈黄绿色，并带荧光，其结构如下。

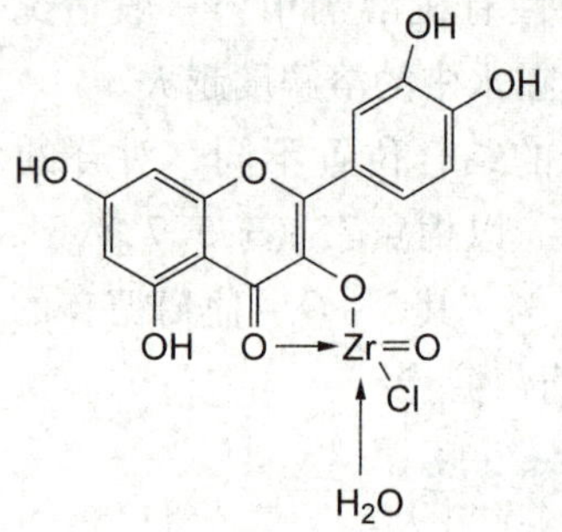

3位有羟基的黄酮类化合物与二氯氧锆形成的络合物

（4）镁盐　常用乙酸镁甲醇溶液为显色剂，本反应可在纸上进行。试验时在滤纸上滴加1滴供试液，喷以乙酸镁的甲醇溶液，加热干燥，在紫外光灯下观察。二氢黄酮、二氢黄酮醇类可显天蓝色荧光，若具有 C_5-OH，色泽更为明显。而黄酮、黄酮醇及异黄酮类等则显黄色至橙黄色乃至褐色。

（5）氯化锶（$SrCl_2$）　在氨性甲醇溶液中，氯化锶可与分子中具有邻二酚羟基结构的黄酮类化合物生成绿色至棕色乃至黑色沉淀。试验时，取约 1.0mg 检品置小试管中，加入 1.0ml 甲醇使溶（必要时可在水浴上加热），加入3滴 0.01mol/L 氯化锶的甲醇溶液，再加3滴已用氨蒸气饱和的甲醇溶液，注意观察有无沉淀生成。

（6）三氯化铁　三氯化铁水溶液或醇溶液为常用的酚类显色剂。多数黄酮类化合物因分子中含有酚羟基，故可产生阳性反应，但一般仅在含有氢键缔合的酚羟基时，才呈现明显的颜色。

3. 硼酸显色反应　当黄酮类化合物分子中有下列结构时，在无机酸或有机酸存在条件下，可与硼酸反应，生成亮黄色。显然，5-羟基黄酮及2′-羟基查耳酮类结构可以满足上述要求，故可与其他类型区别。一般在草酸存在下显黄色并具有绿色荧光，但在枸橼酸丙酮存在的条件下，则只显黄色而无荧光。

4. 碱性试剂显色反应　在日光及紫外光下，通过纸斑反应，观察样品用碱性试剂处理后的颜色变化情况，对于鉴别黄酮类化合物有一定意义。其中，用氨蒸气处理呈现的颜色置空气中随即褪去，但经碳酸钠水溶液处理而呈现的颜色置空气中却不褪色。

此外，利用碱性试剂的反应还可帮助鉴别分子中某些结构特征。举例如下。

（1）二氢黄酮类化合物易在碱液中开环，转变成相应的异构体——查耳酮类化合物，显橙色至黄色。

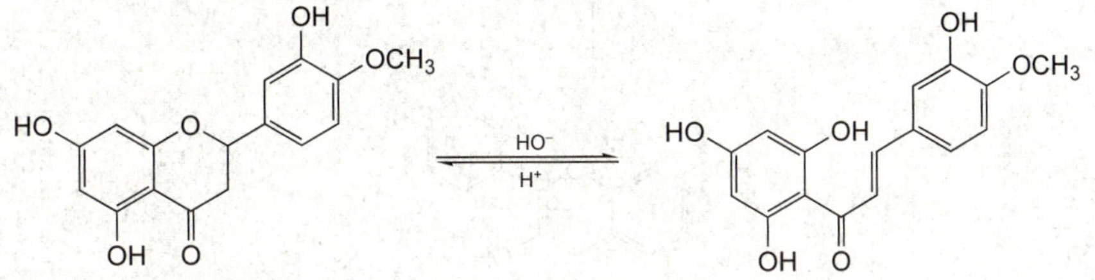

HO^- / H^+

二氢黄酮类化合物在碱液中的反应

（2）黄酮醇类化合物在碱液中先呈黄色，通入空气后变为棕色，据此可与其他黄酮类化合物区别。

（3）黄酮类化合物的分子中有邻二酚羟基取代或3,4′-二羟基取代时，在碱液中不稳定，易被氧化，由黄色→深红色→绿棕色沉淀。

（五）黄酮类化合物之间的转化

多数不同类型的黄酮类化合物之间是可以相互转化形成的，这种转化既可以通过化学合成方法实现，又可以通过生物合成方法实现，从生物合成角度分析，植物中或人体中一些关键的酶在黄酮类化合物之间转化起到了催化作用，图3-1是各类黄酮类化合物的相互转化途径，也是一些黄酮类化合物形成的主要原因。

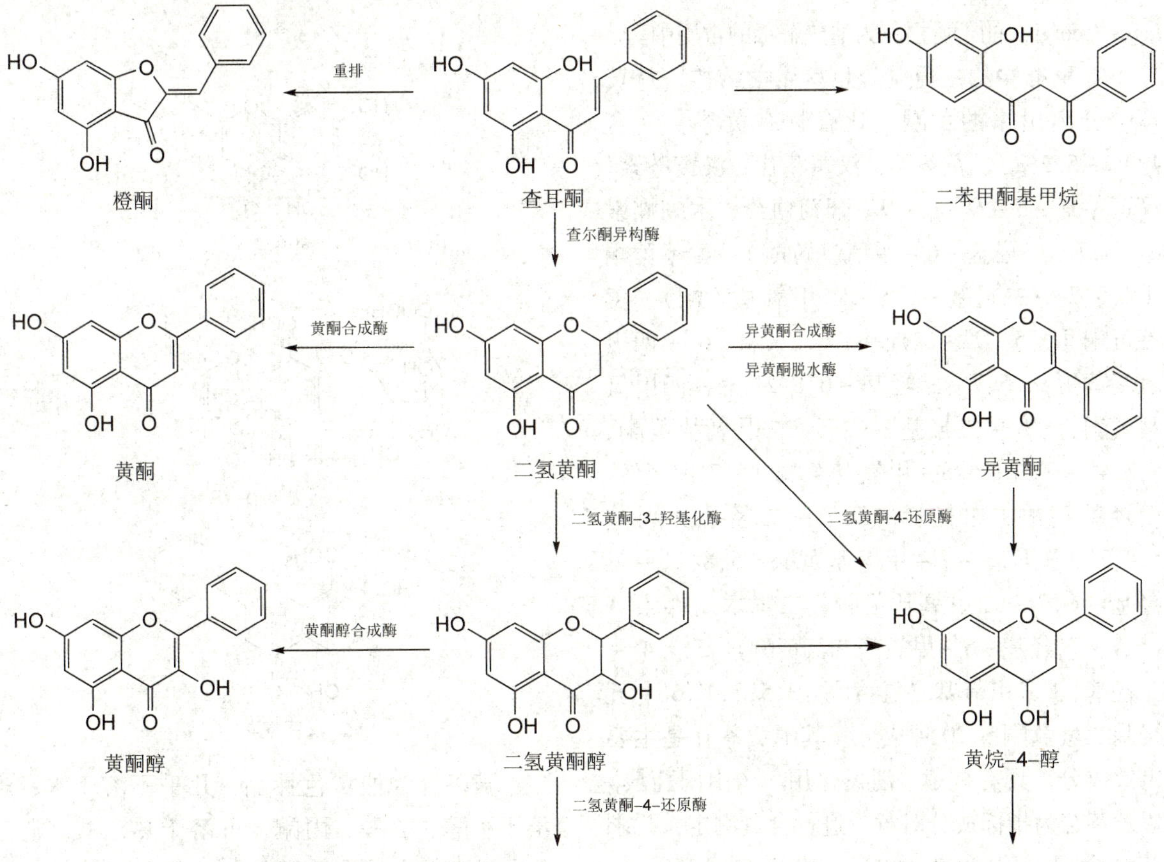

重排
橙酮
查耳酮
二苯甲酮基甲烷
查尔酮异构酶
黄酮合成酶
异黄酮合成酶
异黄酮脱水酶
黄酮
二氢黄酮
异黄酮
二氢黄酮-3-羟基化酶
二氢黄酮-4-还原酶
黄酮醇合成酶
黄酮醇
二氢黄酮醇
黄烷-4-醇
二氢黄酮-4-还原酶

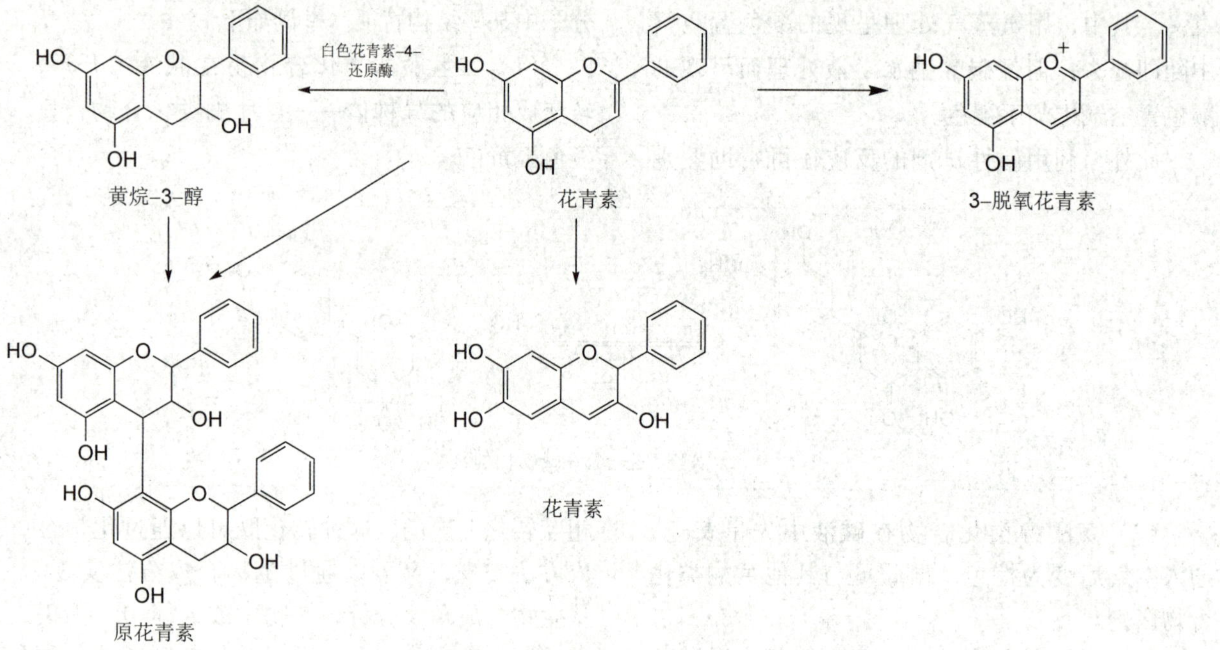

白色花青素-4-还原酶

黄烷-3-醇　　花青素　　3-脱氧花青素

原花青素　　花青素

图3-1　各类黄酮类化合物之间的相互转化途径

三、含黄酮类化合物的常用中药

（一）黄芩

黄芩为唇形科植物黄芩（*Scutellaria baicalensis* Georgi）的干燥根，为清热解毒的常用中药。

1. 黄芩中的主要成分及其化学结构　从黄芩中分离出来的黄酮类化合物有黄芩苷（含4.0%~5.2%）、黄芩素、汉黄芩苷、汉黄芩素、汉黄芩素-5-*O*-*β*-*D*-葡萄糖苷、木蝴蝶素A（5,7-二羟基-6-甲氧基黄酮）、黄芩黄酮Ⅰ（5,2′-二羟基-6,8-二甲氧基黄酮）、黄芩黄酮Ⅱ（5，2′-二羟基-6，7，8，6′-四甲氧基黄酮）、5,7-二羟基-6,8,2′,3′-四甲氧基黄酮、5,8-二羟基-6,7-二甲氧基黄酮、5,7,4′-三羟基-8-甲氧基黄酮、5,7,2′,6′-四羟基黄酮、白杨素（5,7-二羟基黄酮）、5,8,2′-三羟基-7-甲氧基黄酮、5,8,2′-三羟基-6,7-二甲氧基黄酮、二氢木蝴蝶素A（5,7-二羟基-6-甲氧基二氢黄酮）、5,7,4′-三羟基-6-甲氧基二氢黄酮、3,5,7,2′,6′-五羟基二氢黄酮等20种成分。其中黄芩苷是主要有效成分，具有抗菌、消炎作用。《中国药典》以黄芩苷为指标成分对黄芩进行含量测定，要求药材含量不得少于9.0%，饮片含量不得少于8.0%。

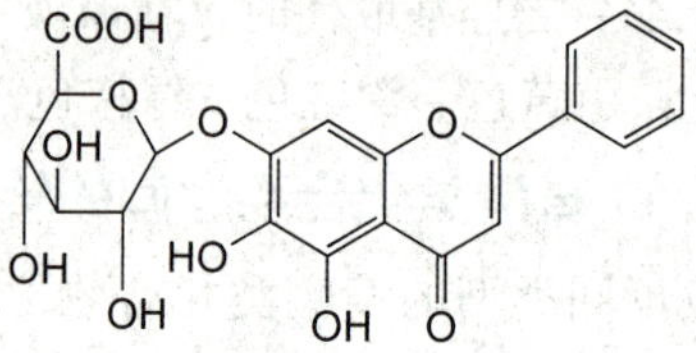

黄芩苷

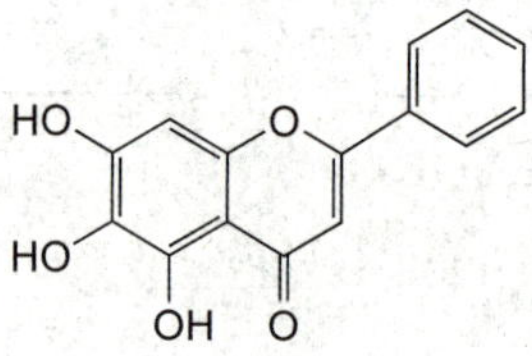

黄芩素

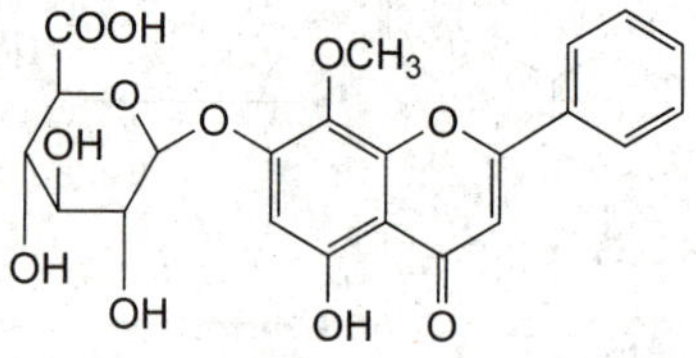

汉黄芩苷

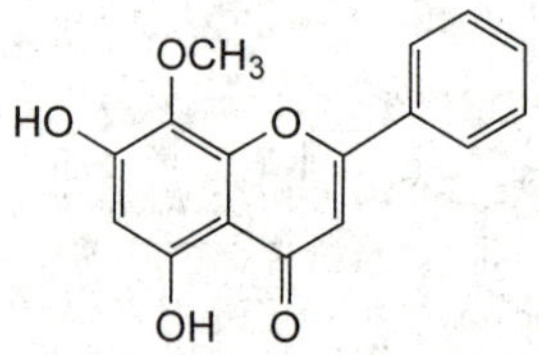

汉黄芩素

黄芩苷为淡黄色针晶，几乎不溶于水，难溶于甲醇、乙醇、丙酮，可溶于热乙酸。遇三氯化铁显绿色，遇乙酸铅生成橙红色沉淀。溶于碱及氨水中初显黄色，不久则变为黑棕色。

黄芩苷在黄芩苷酶酶解后生成的黄芩素分子中具有邻三酚羟基，易被氧化转为醌类衍生物而显绿色，这是保存或炮制不当的黄芩能够变绿色的原因。黄芩变绿后，有效成分受到破坏，质量随之降低。

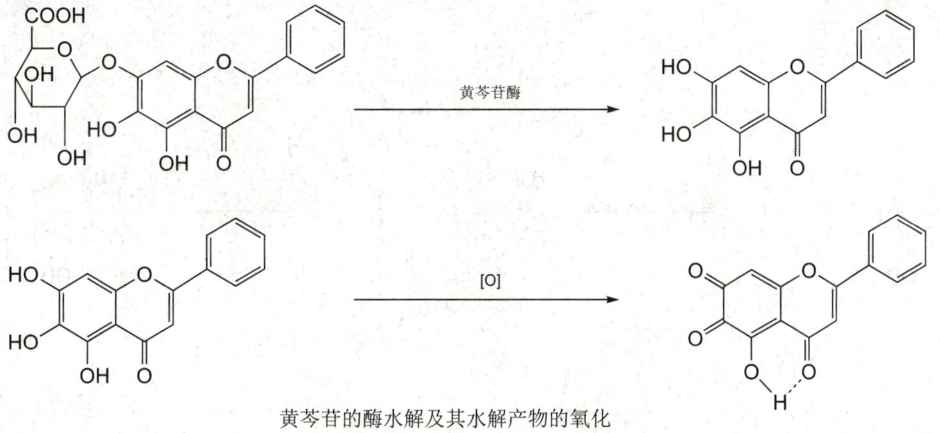

黄芩苷的酶水解及其水解产物的氧化

黄芩苷的鉴别，可在纤维素薄层板上进行，以正丁醇－乙酸－水（12∶3∶5，上层）作为展开剂，紫外光灯下观察荧光。

2. 黄芩的药理作用　黄芩苦，寒，归肺、胆、脾、大肠、小肠经。黄芩具有抗病原微生物、解热、抗炎、抗过敏及解毒等药理作用。

（1）抗病原微生物作用　黄芩苷及黄芩苷元在H9细胞体外能抑制HIV－1的复制，口服黄芩素具有抗甲型流感病毒作用。黄芩对常见致病菌包括细菌、真菌等具有广谱的抗菌作用，其活性成分主要是黄芩素与黄芩苷。黄芩的醇提取物对内毒素攻击所致小鼠的死亡有保护作用。黄芩苷具有降解内毒素的作用。

（2）解热作用、抗炎作用　黄芩的水提取物或醇提取物、黄芩总黄酮、黄芩苷对多种实验性体温升高动物模型均有降低体温的作用。黄芩及其多种提取物对角叉菜胶、二甲苯等所致急性炎症有良好的抗炎作用。黄芩素、黄芩苷是其抗炎的有效成分。

（3）抗过敏作用　黄芩素、汉黄芩素、汉黄芩苷等黄酮类成分均可稳定肥大细胞膜，抑制抗原－抗体反应致肥大细胞的组胺释放。黄芩苷、黄芩素对豚鼠离体气管过敏性收缩及整体动物过敏性哮喘均有缓解作用。

3. 黄芩苷的代谢动力学　黄芩苷的结构有两个特点，一是黄芩苷是苷元与葡萄糖醛酸形成的苷，这与其他葡萄糖苷等苷类化合物不同，该化合物具有弱酸性，酸性条件下稳定；二是黄芩苷水解后的产物黄芩素A环上有三个相邻的羟基，该化合物在肝脏代谢酶的作用下，三个羟基可以发生葡萄糖醛酸化、硫酸化或甲基化的Ⅱ相代谢途径。黄芩素在小肠上皮细胞受到葡萄糖醛酸转移酶催化，可重新转化为葡萄糖醛酸的苷形式，即又可重新生成黄芩苷，这是黄芩苷肝肠循环的主要原因。如图3－2、图3－3所示。

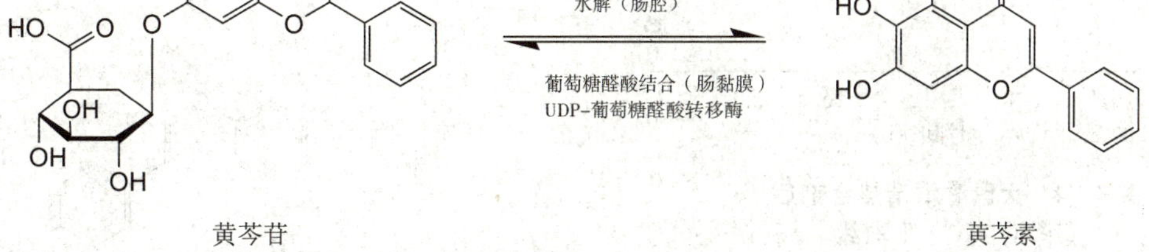

图3－2　黄芩苷在肠道吸收过程中的结构转化

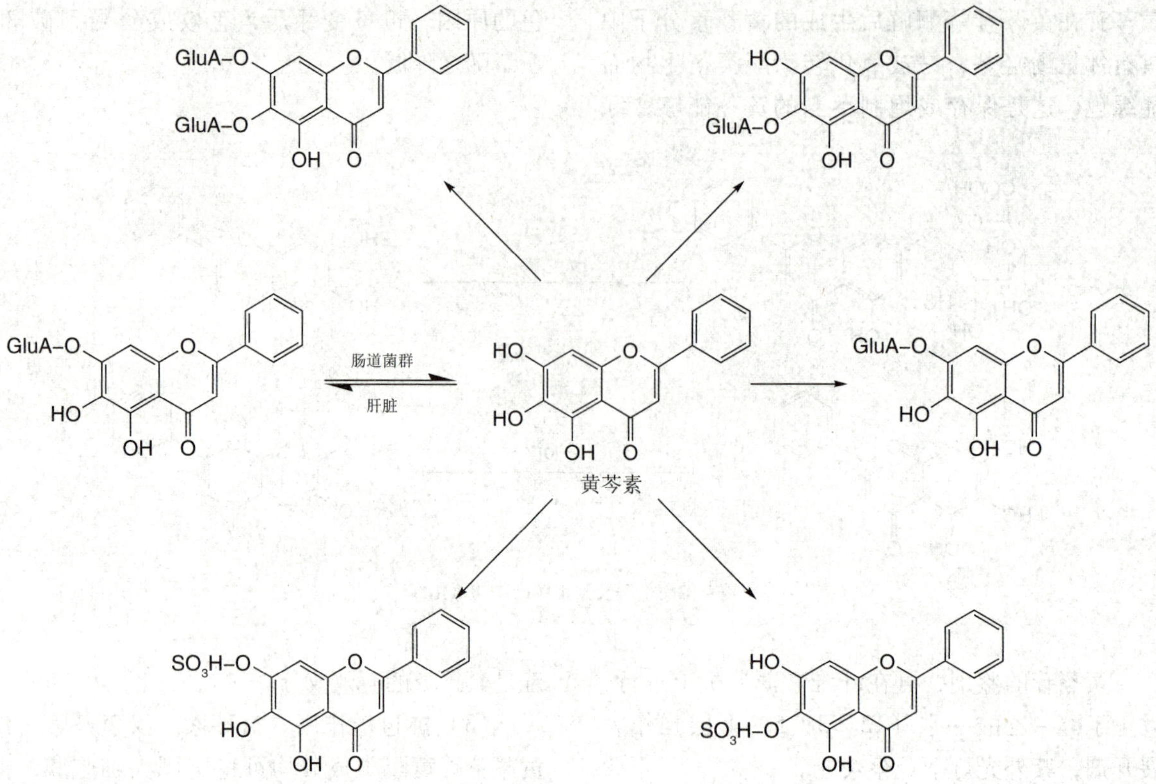

黄芩素

图 3-3　黄芩苷的代谢途径

黄芩苷血药浓度的药时曲线具有典型的双峰现象，大鼠黄芩苷灌胃后，药物在胃和十二指肠上吸收，约 10 分钟出现第 1 个血药浓度峰，黄芩苷进入小肠后，较弱的透膜能力，造成了血药浓度逐渐下降，到达盲肠和结肠部位后，在肠道菌群作用下水解生成黄芩素，加速了黄芩素的吸收，黄芩素被吸收后，受到葡萄糖醛酸转移酶的作用，又生成黄芩苷，约在 3～4 小时出现第 2 个血药浓度峰，见图 3-4。

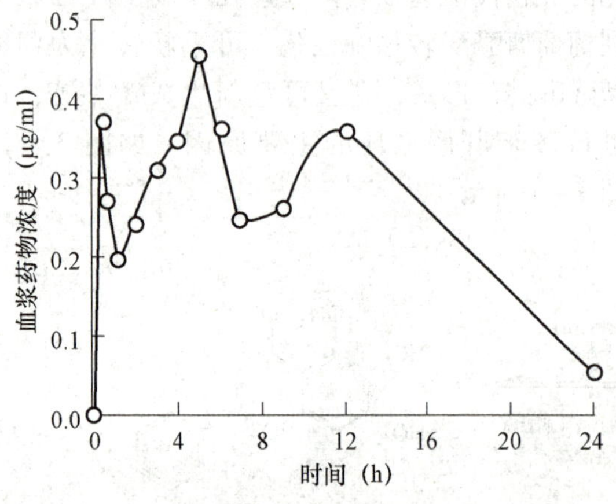

图 3-4　大鼠灌胃清热合剂后黄芩苷的 *C*-*T* 曲线

口服黄芩苷的生物半衰期较长，完全从体内消除需要 36 小时以上；静脉给药黄芩苷的生物半衰期较短，约 0.16 小时，代谢消除速度也较快，维持有效血药浓度时间短，故黄芩的临床使用多采用口服给药方式。

（二）葛根

葛根为豆科植物野葛［*Pueraria lobata* (Willd.) Ohwi］的干燥根。

1. 葛根中的主要成分及其化学结构　葛根含异黄酮类化合物，主要成分有大豆素、大豆苷、大豆素-7,4′-二葡萄糖苷及葛根素、葛根素-7-木糖苷。《中国药典》以葛根素为指标成分对葛根进行含量测定，要求含葛根素不得少于 2.4%。

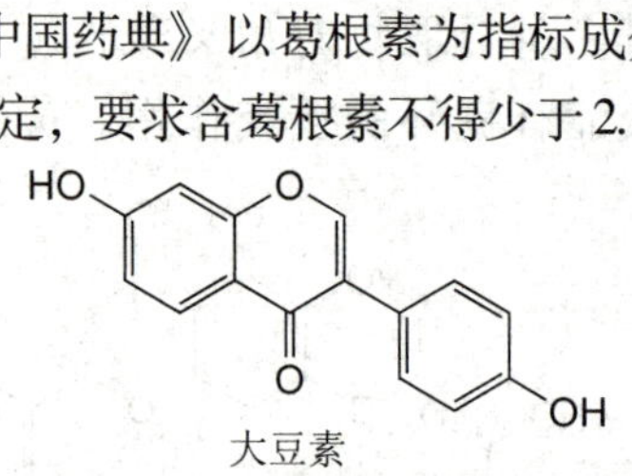

大豆素

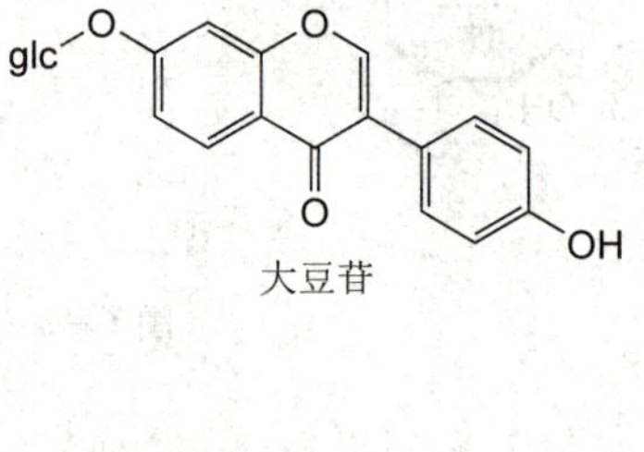

大豆苷

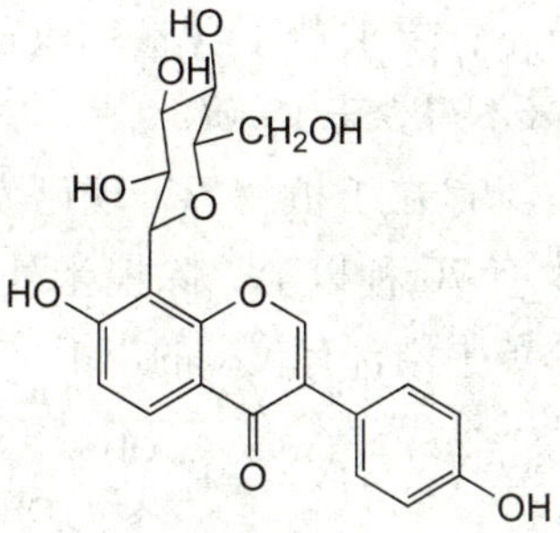

葛根素

2. 葛根的药理作用 葛根甘、辛，凉，归脾、胃、肺经。葛根具有解热、改善心肌缺血、抗动脉硬化、降血糖、抗肿瘤及保肝等药理作用。

（1）解热作用 葛根煎剂、乙醇浸膏和葛根粉等对实验性发热动物有解热作用。葛根素是解热作用的主要有效成分。

（2）降血糖作用 葛根水煎剂具有降低糖尿病大鼠血糖作用；葛根醇提取物能降低胰岛素抵抗大鼠空腹血清胰岛素水平及胰岛素抵抗指数。

（3）对心脑血管系统的作用 葛根素有防治动脉硬化和软化血管的作用。葛根素静脉注射，可抑制家兔动脉粥样斑块 CRP mRNA 及蛋白的表达，可降低载脂蛋白 ApoE 缺失小鼠的炎症因子 mRNA 的表达，抑制斑块形成。葛根总异黄酮有增加冠状动脉血流量及降低心肌耗氧量等作用。葛根总黄酮、葛根素可使麻醉的犬脑血管扩张，脑血流量增加，脑循环改善。对抗去甲肾上腺素引起的金黄地鼠脑微循环障碍，对抗脑卒中模型自发高血压大鼠实验性脑缺血引起的脑卒中。

（4）保肝作用 葛根水提取物对酒精性肝损伤模型大鼠血清及肝组织 SOD 的活力有提高作用，可降低肝组织 γ－GT 活性和甘油三酯 TG 含量。

3. 葛根在临床应用中应注意的问题 葛根中含有葛根素及大量黄酮类物质，葛根素有 α 受体阻断作用。葛根素注射剂偶可见急性血管内溶血的不良反应，建议对本药过敏或过敏体质者禁用。

（三）银杏叶

银杏为银杏科植物银杏（*Ginkgo biloba* L.）的干燥叶。

银杏叶中的黄酮类化合物有黄酮、黄酮醇及其苷类、双黄酮和儿茶素类等。国内外多将槲皮素及其苷、山柰酚及其苷、木犀草素及其苷类作为银杏黄酮质量的控制标准。《中国药典》以总黄酮醇苷和萜类内酯为指标成分对银杏叶进行含量测定。要求总黄酮醇苷不少于 0.4%，对照品采用槲皮素、山柰素和异鼠李素；要求萜类内酯不的少于 0.25%，对照品采用银杏内酯 A、银杏内酯 B、银杏内酯 C 和白果内酯。

到目前为止，已从银杏叶中分离出 20 多个黄酮类化合物，其结构大体上可分为 6 种类型。

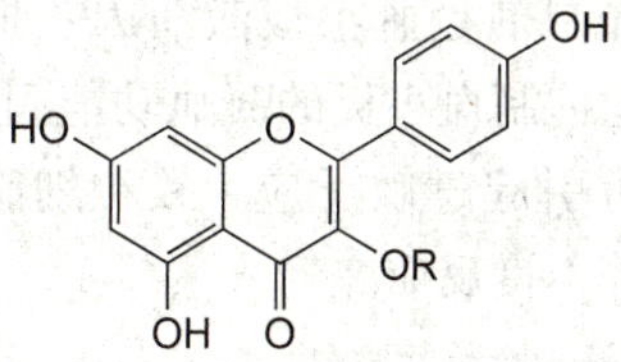

山柰酚类

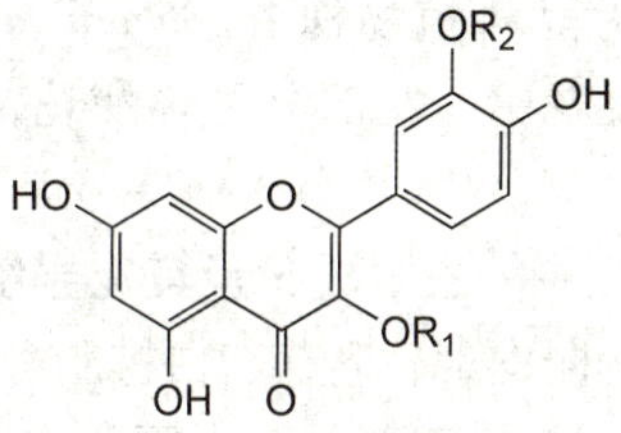

槲皮素类

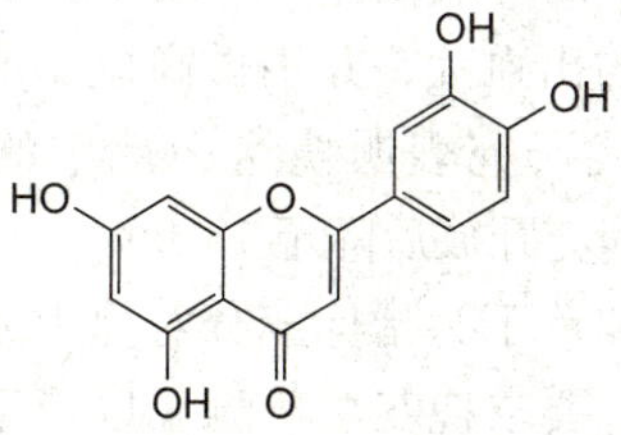

木犀草素

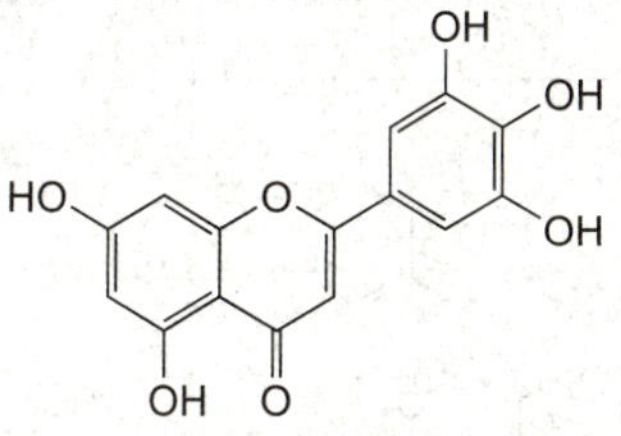

二粒小麦黄酮

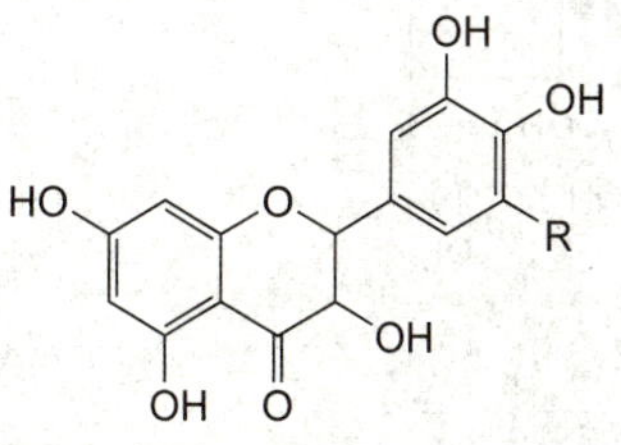

儿茶素类

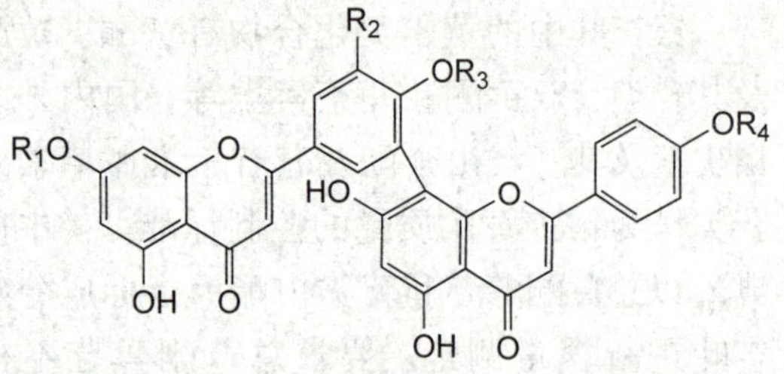

双黄酮类

银杏中黄酮类化合物含量较高，特别是叶中。从银杏叶中分离出的黄酮类化合物有扩张冠状血管和增加脑血流量的作用，因而引起了国内外药学专家的关注。

银杏叶制剂是血小板激活因子抑制剂，长期服用可能抑制血小板的凝血功能引起脑出血。此外，还可引起过敏反应、致粒细胞减少、剥脱性皮炎等不良反应。

（四）槐花

槐花为豆科植物槐（*Sophora japonica* L.）的干燥花及花蕾，花部分习称槐花，花蕾部分习称槐米。

1. 槐花中的主要成分及其化学结构 槐米含有芦丁、槲皮素、皂苷、白桦脂醇、槐二醇、槐米甲素、槐米乙素、槐米丙素和黏液质等。其中，芦丁是有效成分，可用于治疗毛细血管脆性引起的出血症，并用做高血压的辅助治疗剂。据近代研究表明槐米中芦丁的含量高达23.5%，槐花开放后降至13.0%。《中国药典》以总黄酮和芦丁为指标成分对槐米或槐花进行含量测定。要求槐花总黄酮（以芦丁计）不得少于8.0%，槐米总黄酮不得少于20.0%，对照品采用芦丁；要求芦丁含量，槐花不得少于6.0%，槐米不得少于15.0%。

芦丁广泛存在于植物界，现已发现含芦丁的植物至少有70种以上，除槐米外，荞麦叶、烟叶和蒲公英中均含有较多的芦丁。

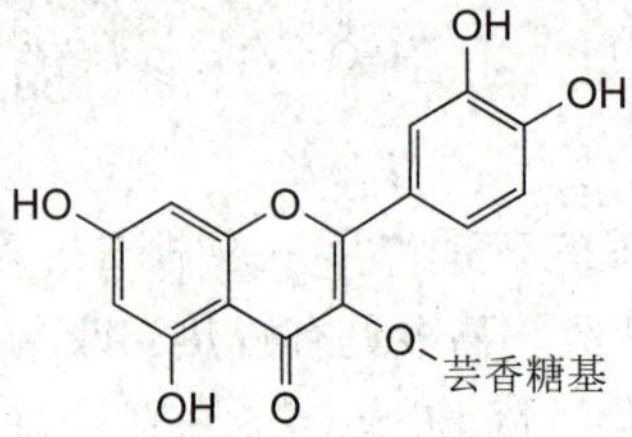

芦丁

芦丁可溶于沸水、乙醇、吡啶、甲酰胺、甘油、丙酮、冰醋酸和乙酸乙酯中，不溶于苯、乙醚、三氯甲烷和石油醚。

芦丁分子中因含有邻二酚羟基，性质不太稳定，暴露在空气中能缓缓变为暗褐色，在碱性条件下更容易被氧化分解。硼酸盐能与邻二酚羟基结合，达到保护的目的，故在碱性溶液中加热提取芦丁时，往往加入少量硼砂。

2. 芦丁的体内代谢转化途径 多数的黄酮苷类化合物是由黄酮苷元和各种糖形成的苷，芦丁是其典型的代表，这些黄酮苷体内代谢途径具有相似性。具有双糖结构的芦丁，在肠道菌群的作用下，水解生成槲皮素，槲皮素在人体的生物半衰期很短，约8.8分钟。芦丁到达结肠部位，可被一些混合菌完全水解，形成开环产物3,4-二羟基苯乙酸，进一步生成3-羟基苯乙酸或4-羟基-3-甲氧基苯乙酸等。

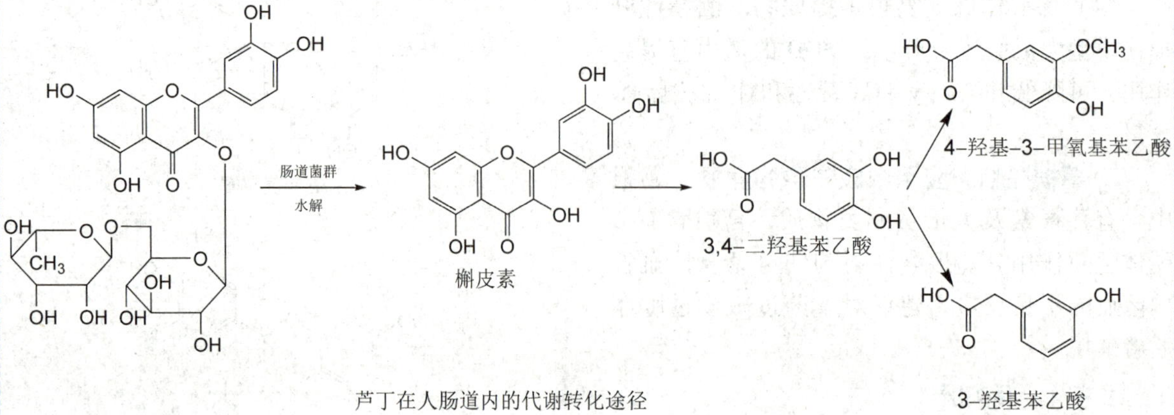

芦丁在人肠道内的代谢转化途径

（五）陈皮

陈皮为芸香科植物橘（*Citrus reticulata* Blanco）及其同属植物的干燥成熟果皮。

陈皮中除含有挥发油外，还含有多种黄酮类化合物，其中橙皮苷具有和芦丁相同的用途，也有维生素P样功效，多制成甲基橙皮苷供药用，是治疗冠心病的药物“脉通”的重要原料之一。《中国药典》以橙皮苷为指标成分对陈皮进行含量测定。要求陈皮中橙皮苷含量不得少于3.5%；广陈皮中橙皮苷含量不得少于2.0%，对广陈皮，另外要求测定川陈皮素和橘皮素的总量，总量不得少于0.42%。

橙皮苷几乎不溶于冷水，在乙醇或热水中溶解度较大，可溶于吡啶、甘油、乙酸或稀碱溶液，不溶于稀矿酸、三氯甲烷、丙酮、乙醚或苯中。与三氯化铁、金属盐类反应显色或生成沉淀，与盐酸－镁粉反应呈紫红色。

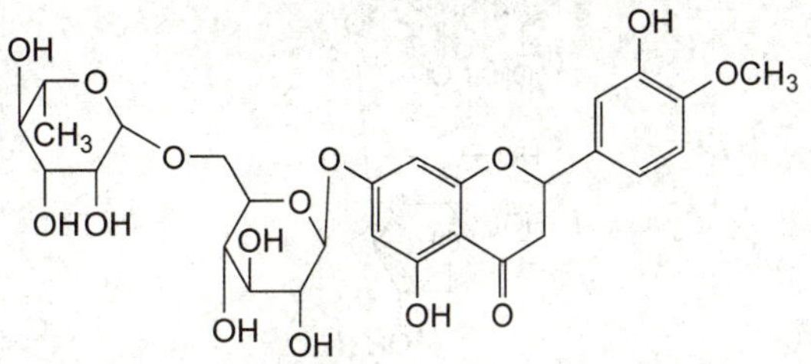

橙皮苷

橙皮苷在碱性水溶液中γ－吡喃酮环容易开裂，生成黄色的橙皮查耳酮苷，酸化后又环合成原来的橙皮苷沉淀析出。

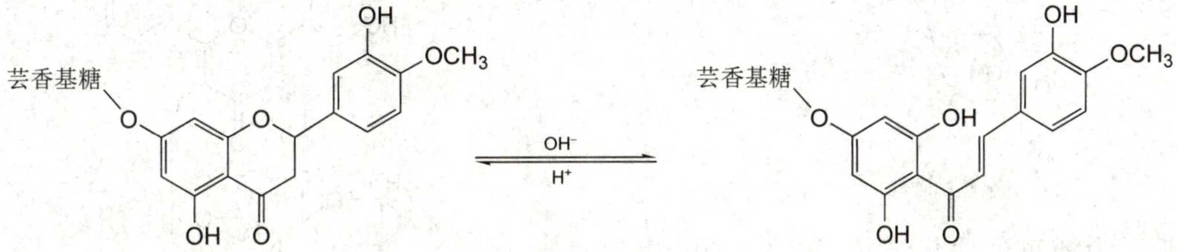

橙皮苷与橙皮查耳酮苷的结构互变

（六）满山红

满山红为杜鹃花科植物兴安杜鹃（*Rhododendron dauricum* L.）的干燥叶。

从满山红叶中已分离出杜鹃素、8－去甲基杜鹃素、山柰酚、槲皮素、杨梅素、金丝桃苷、异金丝桃苷以及莨菪亭、伞形酮、木毒素、牻牛儿酮、薄荷醇、杜松脑和α－桉叶醇、β－桉叶醇、γ－桉叶醇等。其中杜鹃素是祛痰成分，临床用于治疗慢性支气管炎。《中国药典》以杜鹃素为对照品对满山红进行含量测定。要求杜鹃素含量不得少于0.08%。

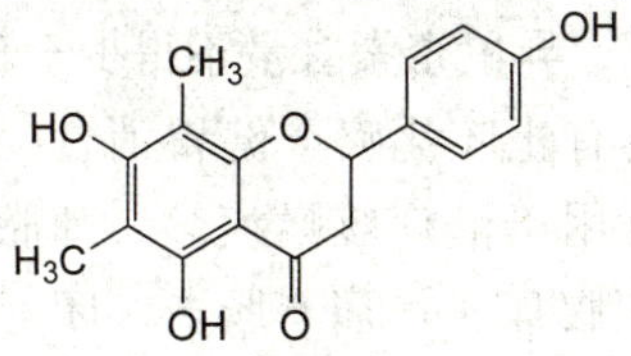

杜鹃素

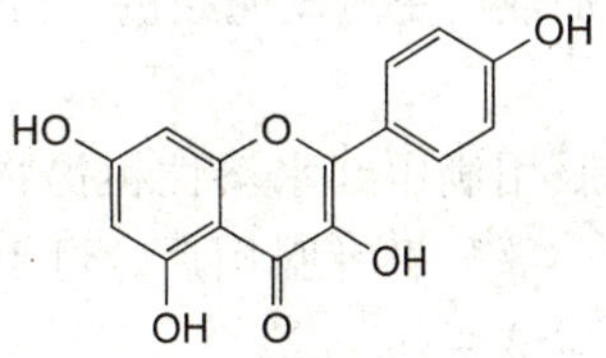

山柰酚

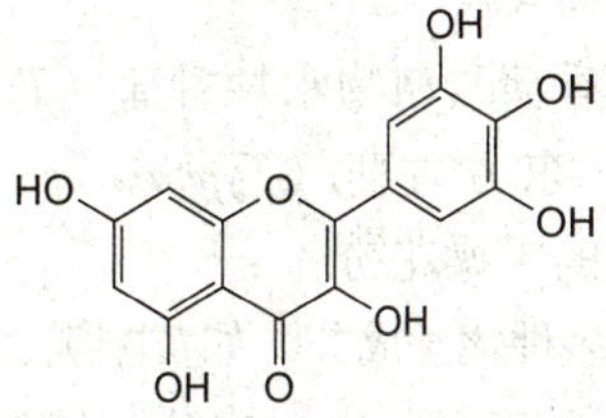

杨梅素

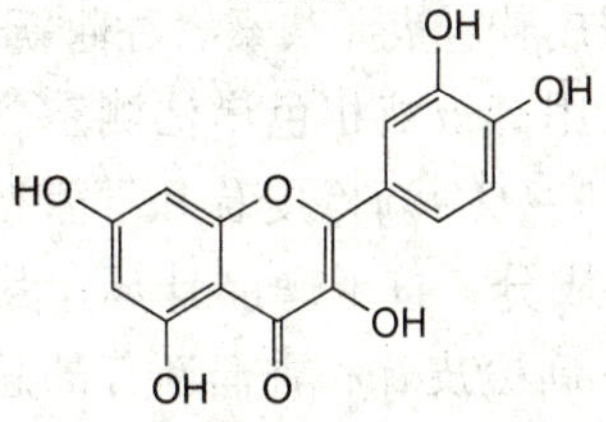

槲皮素

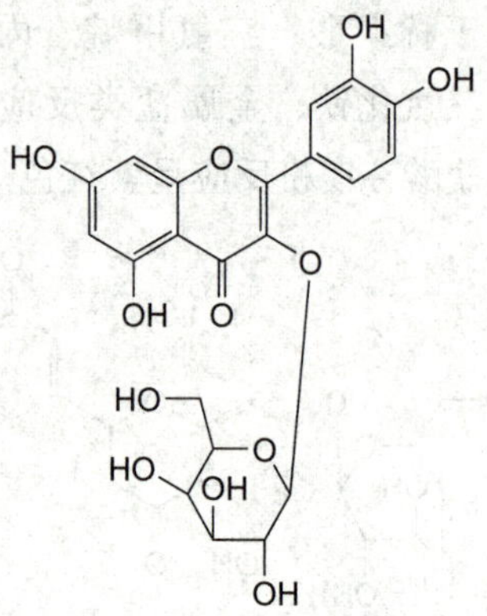

金丝桃苷

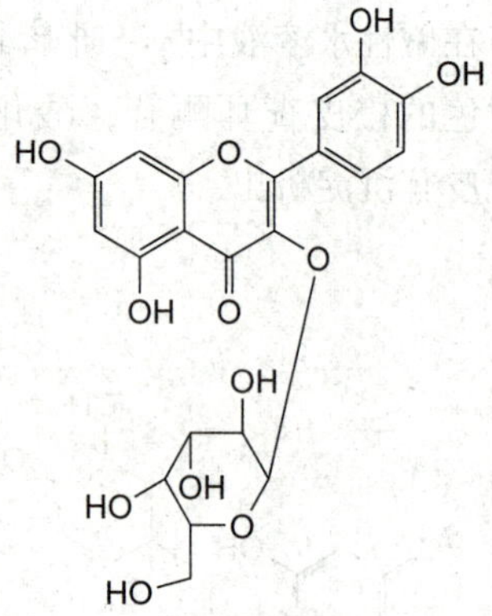

异金丝桃苷

杜鹃素为淡黄色片状结晶，可溶于甲醇、乙醚和稀碱液，难溶于水。与盐酸－镁粉反应呈粉红色，加热后变为玫瑰红色，与$FeCl_3$反应呈草绿色。

临床上服用满山红水溶性粗提物有轻度短期降压作用，部分患者服用后，可引起心率减慢，使用时应该注意。

（七）蒲黄

蒲黄为香蒲科植物水烛香蒲（*Typha angustifolia* L.）、东方香蒲（*Typha orientalis* Presl）或同属植物的干燥花粉。

蒲黄含多种化学成分，如黄酮类、酚酸类等。其中黄酮类为其主要化学成分，如异鼠李素－3－*O*－新橙皮苷、表儿茶素、香蒲新苷等。《中国药典》采用高效液相色谱法测定含量，以含异鼠李素－3－*O*－新橙皮苷和香蒲新苷作为含量测定指标成分，按干燥品计算，其含异鼠李素－3－*O*－新橙皮苷和香蒲新苷的总量不得少于0.50%。蒲黄具有止血、化瘀、通淋的功效。可用于吐血、衄血、咯血、崩漏、外伤出血、经闭痛经、胸腹刺痛、跌仆肿痛、血淋涩痛。

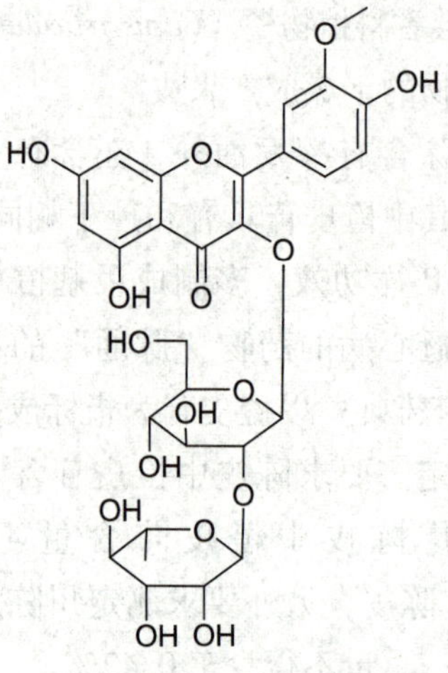

异鼠李素-3-*O*-新橙皮苷

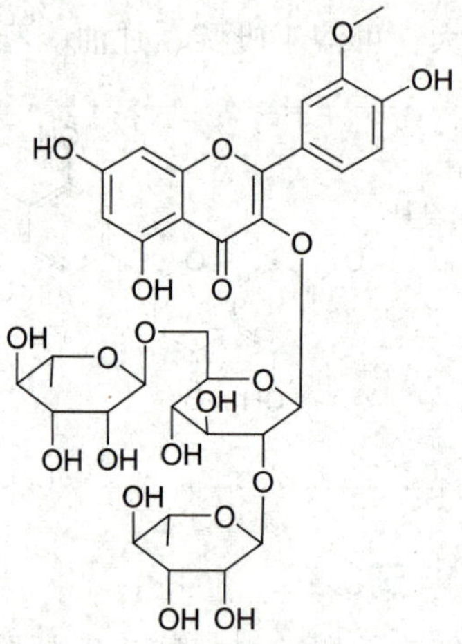

香蒲新苷

（八）沙棘

沙棘为胡颓子科植物沙棘（*Hippophae rhamnoides* L.）的干燥成熟果实。

沙棘主要含有黄酮类成分，如异鼠李素、异鼠李素－3－*O*－*β*－*D*－葡萄糖苷、异鼠李素－3－*O*－*β*－芸香糖苷、芸香苷、紫云英苷、槲皮素等。

《中国药典》采用高效液相色谱法测定其含量，以含异鼠李素作为含量测定指标成分，按干燥品计算，异鼠李素含量不得少于0.10%。

沙棘具有止咳化痰、健胃消食、活血散瘀的功效。可用于治疗咳嗽痰多、肺脓肿、消化不良、食积腹痛、胃痛、肠炎、闭经、跌打瘀肿等症。

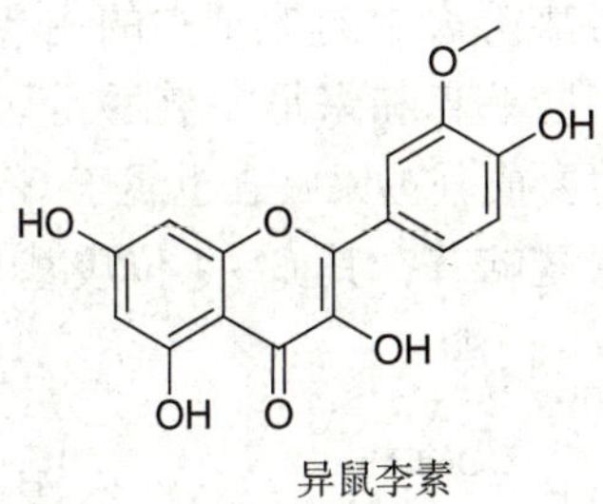

异鼠李素

第五节　萜类和挥发油

一、萜类

（一）萜类的定义

萜类化合物是一类由甲戊二羟酸衍生而成，基本碳架多具有 2 个或 2 个以上异戊二烯单位（C5 单位）结构特征的不同饱和程度的衍生物。

绝大多数萜类化合物为含氧衍生物。有的萜类化合物以苷的形式存在；有的分子中含有氮原子，称为萜类生物碱；尚有个别萜类化合物结构中含硫或氯等其他原子。

萜类化合物是一类数量巨大、结构种类繁多、生物活性多样、具有很高药用价值的天然化学成分，在中药中分布极为广泛。如穿心莲、青蒿、龙胆、紫杉等众多中药的有效成分均为萜类化合物。

（二）萜的分类

萜类化合物主要还是沿用经验异戊二烯法则分类，即按分子中异戊二烯单位的数目进行分类，见表 3-5。

表 3-5　萜的分类及存在形式

名称类别	碳原子数	异戊二烯单位数	存在形式
单萜	10	2	挥发油
倍半萜	15	3	挥发油
二萜	20	4	树脂、苦味素、植物醇、叶绿素
二倍半萜	25	5	海绵、植物病菌、昆虫代谢物
三萜	30	6	皂苷、树脂、植物乳汁
四萜	40	8	植物胡萝卜素
多萜	7.5×10^3 ~ 3×10^5	>8	橡胶、硬橡胶

此外，根据各萜类分子结构中碳环的有无及数目的多少，进一步分为链萜（或开链萜）、单环萜、双环萜、三环萜、四环萜等，例如链状二萜、单环二萜、双环二萜、三环二萜、四环二萜等。也有按所连功能基的不同将萜类分为萜烯、萜醇、萜醛、萜酮、萜酸、萜酯、萜苷及萜类生物碱等。

1. 单萜　单萜是指基本碳架由 2 分子异戊二烯单位构成，含有 10 个碳原子的萜烯及其衍生物。单萜类化合物是挥发油的主要组成成分之一（单萜苷类不具随水蒸气蒸馏的性质），常存在于菊科、唇形科、樟科、桃金娘科、芸香科、伞形科、姜科、松科等植物的腺体、油室及树脂道等分泌组织内。昆虫和微生物的代谢产物以及海洋生物中也含有单萜。

单萜多具有较强的香气和生物活性，是医药、食品及化妆品工业的重要原料。

根据单萜结构中碳环的有无和多少，将单萜类分为无环（开链）、单环、双环及三环等结构种类。其中以单环和双环型的单萜类化合物较多。

无环单萜的代表化合物香叶醇，又称牻牛儿醇，是玫瑰油、香叶天竺葵油、柠檬草油和香茅油等的主要成分，具有类似玫瑰香气，是香料工业不可缺少的原料。香叶醇可与无水氯化钙形成结晶性分子复合物，利用这一性质可以将其从挥发油中分离提纯。香叶醇具有抗菌、驱虫等作用。

单环单萜的代表化合物薄荷醇，其左旋体习称薄荷脑，是薄荷挥发油中的主要成分，一般占薄荷油的 50% 以上，最高可达 85%。工业上一般用直接冷冻法，即将薄荷油在 -5℃ 放置，直接析出薄荷结晶，经乙醇重结晶后得纯品。薄荷醇具有弱的镇痛、止痒和局麻作用，亦有防腐、杀菌和清凉作用。

双环单萜龙脑即中药冰片，具升华性，有清凉气味，具有发汗、兴奋、镇痛及抗氧化的药理作用，是人丹、冰硼散、速效救心丸等许多中成药的有效成分，也可用于化妆品和香精的生产等。

三环单萜类化合物较少。

香叶醇　　*L*-薄荷醇　　龙脑

2. 环烯醚萜类　环烯醚萜类为臭蚁二醛的缩醛衍生物，属单萜类化合物。环烯醚萜类化合物在中药中分布较广，特别是在玄参科、茜草科、唇形科及龙胆科中较为常见。环烯醚萜类化合物具有广泛的生物活性，如具有保肝、利胆、降血糖、降血脂、抗炎等作用。

（1）结构与分类　环烯醚萜类的基本母核为环烯醚萜醇，具有半缩醛及环戊烷环的结构特点，其半缩醛1位羟基性质不稳定，故环烯醚萜类化合物主要以1位羟基与糖成苷的形式存在于植物体内。根据其环戊烷环是否裂环，可将环烯醚萜类化合物分为环烯醚萜苷及裂环环烯醚萜苷两大类。

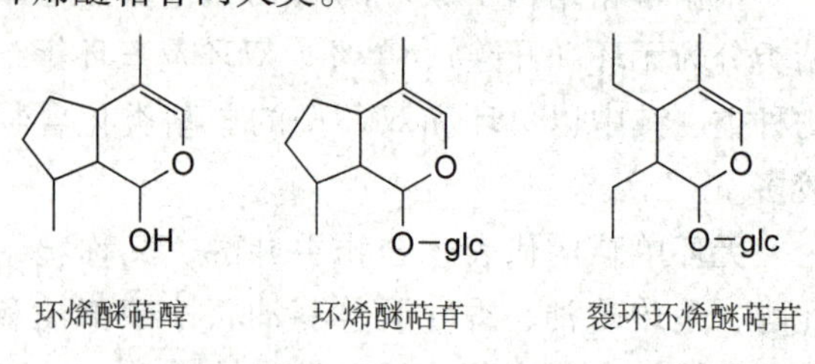

环烯醚萜醇　　环烯醚萜苷　　裂环环烯醚萜苷

1）环烯醚萜苷　其苷元结构特点为1位多连羟基，并多成苷，且多为β-D-葡萄糖苷；常有双键存在，C-1、C-6、C-7有时连羟基，C-8多连甲基或羟甲基或羟基，C-6或C-7可形成环酮结构，C-7和C-8之间有时具环氧醚结构，C-1、C-5、C-8、C-9多为手性碳原子。

环烯醚萜苷的数目较多，根据C-4位是否存在取代基，又分为C-4位有取代基的环烯醚萜苷及4-去甲基环烯醚萜苷两种类型。

①C-4位有取代基的环烯醚萜苷：C-4位取代基多为甲基或羧基、羧酸甲酯、羟甲基。如存在于清热泻火中药栀子中的主要有效成分栀子苷、京尼平苷和京尼平苷酸等。存在于鸡屎藤中的主要成分鸡屎藤苷也属于C-4位有取代基的环烯醚萜苷，其C-4位羧基与C-6位羟基形成γ-内酯。

栀子苷　　京尼平苷

京尼平苷酸　　鸡屎藤苷

②4-去甲基环烯醚萜苷：环烯醚萜苷C-4位去甲基降解苷，苷元碳架部分由9个碳组成，其他取代与环烯醚萜苷相似。如地黄中的降血糖有效成分梓醇和梓苷。

梓醇　　梓苷

2）裂环环烯醚萜苷　此类化合物是由环烯醚萜苷元部分C-7和C-8位处开环衍生而来，C-7断裂后有时还可与C-11形成六元内酯结构。裂环环烯醚萜苷在龙胆科、睡菜科、茜草科、忍冬科、木犀科等植物中分布较广，在龙胆科的龙胆属及獐牙菜属分布更为普遍。如龙胆中主要有效成分和苦味成分龙胆苦苷，獐牙菜中的苦味成分獐牙菜苷及獐牙菜苦苷等。

龙胆苦苷　　獐牙菜苷 R=H；獐牙菜苦苷 R=OH

（2）理化性质

①性状：环烯醚萜类化合物大多数为白色结晶或粉末（极少为液态）。分子中C－1、C－5、C－8、C－9多形成手性碳原子，故多具有旋光性。味苦或极苦。

②溶解性：环烯醚萜类化合物多连有极性官能团，故偏亲水性，易溶于水和甲醇，可溶于乙醇、丙酮和正丁醇，难溶于三氯甲烷、乙醚和苯等亲脂性有机溶剂。环烯醚萜苷的亲水性较其苷元更强。

③显色反应及检识：环烯醚萜苷易被水解，生成的苷元为半缩醛结构，其化学性质活泼，容易进一步发生氧化聚合等反应，难以得到结晶性苷元，同时使颜色变深，如地黄及玄参等中药在炮制及放置过程中因此而变成黑色。苷元遇酸、碱、羰基化合物和氨基酸等都能变色。如车叶草苷（asperuloside）与稀酸混合加热，能被水解、聚合产生棕黑色树脂状聚合物沉淀；若用酶水解，则显深蓝色，也不易得到结晶性苷元。游离的苷元遇氨基酸并加热，即产生深红色至蓝色，最后生成蓝色沉淀。因此，与皮肤接触，也能使皮肤染成蓝色。苷元溶于冰醋酸溶液中，加少量铜离子，加热显蓝色。这些显色反应，可用于环烯醚萜苷的检识及鉴别。

3. 倍半萜 倍半萜类是由3个异戊二烯单位构成的天然萜类化合物。倍半萜及其含氧化合物多与单萜类共存于植物挥发油中，是挥发油高沸程（250～280℃）的主要组分，也有低沸点的固体。在植物界中多以醇、酮、内酯或苷的形式存在。倍半萜的含氧衍生物多具有较强的香气和生物活性，是医药、食品、化妆品工业的重要原料。

倍半萜类化合物数目繁多，结构复杂，其基本母核也分为链状、环状等，环系又可以是小环、普通环、中环以至十二元的大环。

链状倍半萜金合欢醇又称法尼醇，存在于香茅草、橙花、玫瑰等多种芳香植物的挥发油中，为无色油状液体，是一种名贵香料。

单环倍半萜青蒿素是从中药青蒿（黄花蒿）中分离得到的具有过氧结构的倍半萜内酯，有很好的抗恶性疟疾活性，其多种衍生物制剂已用于临床。

双环倍半萜马桑毒素和羟基马桑毒素用于治疗精神分裂症。

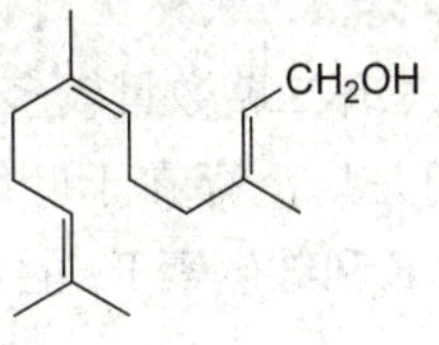

CH_2OH　H　O－O　O　H　CH_3　O

金合欢醇 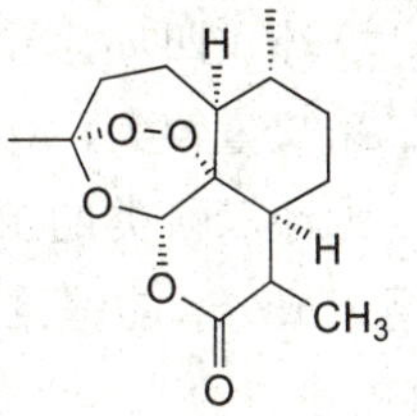　　青蒿素

O　O　R　O　OH　O

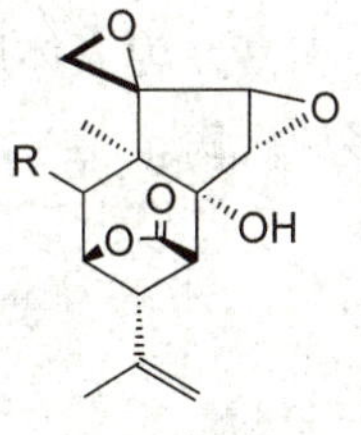

R=H 马桑毒
R=β–OH 羟基马桑毒

薁类化合物也属于双环倍半萜，是由五元环与七元环骈合而成的芳烃衍生物。所以薁是一种非苯型的芳烃类化合物，具有一定的芳香性。薁类化合物沸点一般在250～300℃。在挥发油分级蒸馏时，高沸点馏分中有时可见蓝色或绿色的馏分，显示有薁类成分存在。薁类化合物溶于有机溶剂，不溶于水，可溶于强酸，加水稀释又可析出，故可用60%～65%硫酸或磷酸提取。也能与苦味酸或三硝基苯试剂产生π络合物结晶，此结晶具有敏锐的熔点可借以鉴别。

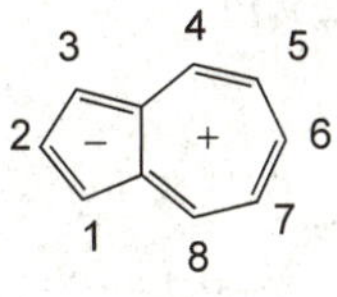

3　4　5　2　−　+　6　1　8　7　O　OH　OH

薁 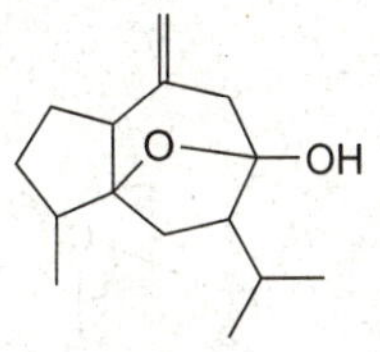　　莪术醇 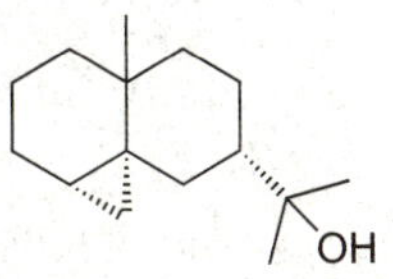　　环桉醇

中草药中存在的薁类化合物多属薁类的还原产物，多无芳香性。如从莪术根挥发油中分得的莪术醇为薁类衍生物，具有抗肿瘤活性。

三环倍半萜环桉醇有很强的抗金黄色葡萄球菌作用和抗白色念珠球菌活性。

4. 二萜 二萜是指骨架由4个异戊二烯单位构成，含20个碳原子的一类萜类衍生物。绝大多数不能随水蒸气蒸馏。二萜多以树脂、内酯或苷等形式广泛存在于自然界。不少二萜含氧衍生物具有很好的生物活性，如穿心莲内酯、芫花酯、雷公藤内酯、银杏内酯、紫杉醇等，有些已是临床常用的药物。

二萜类的结构分为无环（开链）、单环、双环、三环、四环、五环等类型，天然无环及单环二萜数量较少，双环及三环二萜数量较多。

无环二萜类的植物醇是广泛存在于叶绿素的组成成分，也是维生素 E 和维生素 K_1 的合成原料。

单环二萜维生素 A 存在于动物肝脏中，特别是鱼肝中含量更丰富，为人体所必需的物质，临床上用于治疗多种疾病。

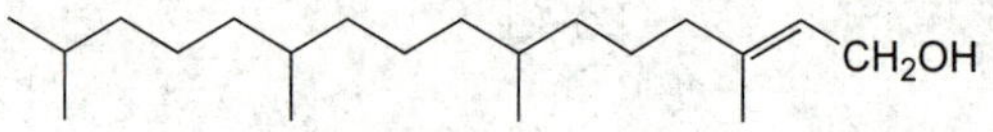

植物醇

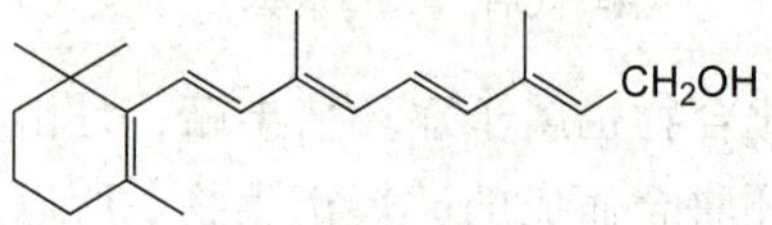

维生素A

双环二萜类的穿心莲内酯具有抗菌、消炎作用，临床已用于治疗急性菌痢、胃肠炎、咽喉炎、感冒发热等。银杏内酯是银杏根皮及叶的强苦味成分，已分离出银杏内酯 A、银杏内酯 B、银杏内酯 C、银杏内酯 M 和银杏内酯 J。它们的基本结构中有 3 个内酯环，但碳环只有 2 个。银杏内酯及银杏总黄酮是银杏叶制剂中治疗心脑血管疾病的主要有效成分。

三环二萜类的雷公藤甲素、雷公藤乙素、雷公藤内酯及 16 - 羟基雷公藤内酯醇是从雷公藤中分离出的抗癌活性物质。昆明山海棠、东北雷公藤（黑蔓）中亦有此类化合物。雷公藤甲素对乳癌和胃癌细胞系集落形成有抑制作用，16 - 羟基雷公藤内酯醇具有较强的抗炎、免疫抑制和雄性抗生育作用。

四环二萜的甜菊苷是菊科植物甜叶菊叶中所含的甜味苷，因其高甜度、低能量等特点，在医药、食品工业广泛应用。但近来甜菊苷有致癌作用的报道，美国及欧盟已禁用。

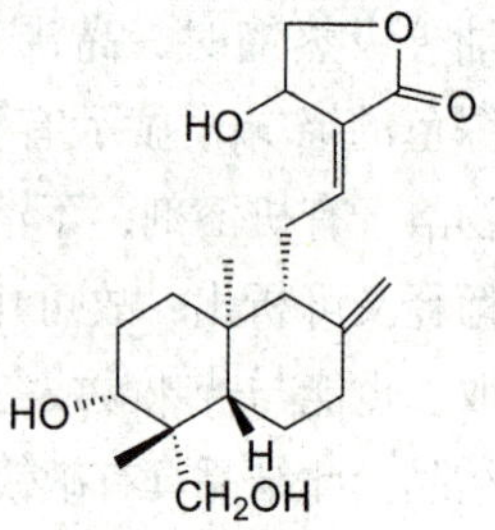

穿心莲内酯

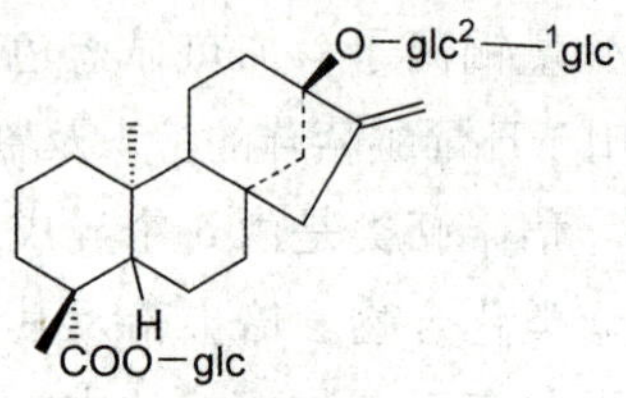

甜菊苷

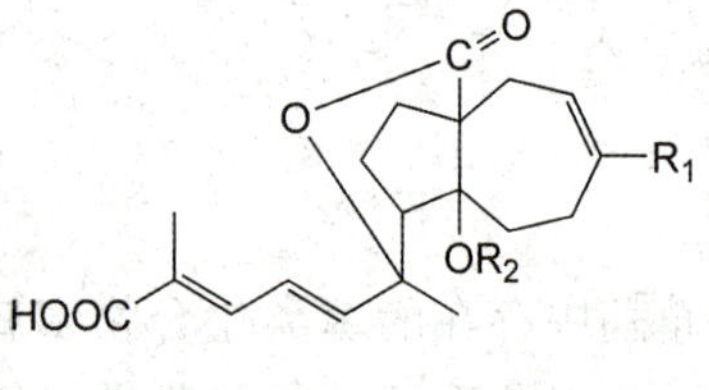

	R_1	R_2
土荆酸甲	CH_3	$COCH_3$
土荆酸乙	$COOCH_3$	$COCH_3$
土荆酸丙	$COOCH_3$	H
土荆酸丙$_2$	COOH	$COCH_3$

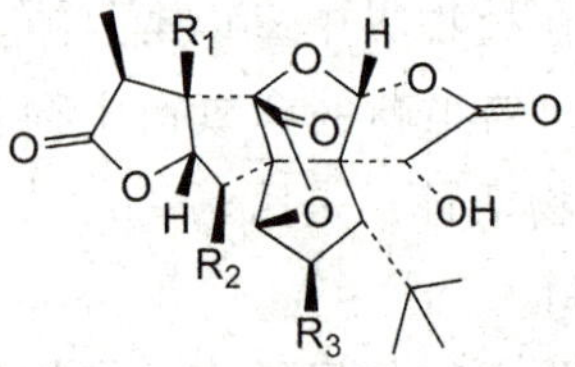

	R_1	R_2	R_3
银杏内酯A	OH	H	H
银杏内酯B	OH	OH	H
银杏内酯C	OH	OH	OH
银杏内酯M	H	OH	OH
银杏内酯J	OH	H	OH

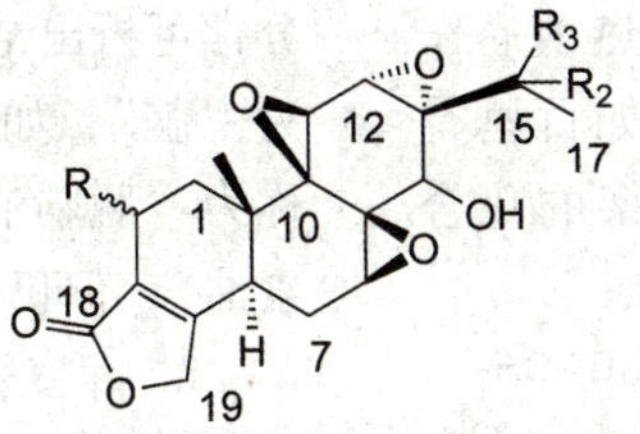

	R_1	R_2	R_3
雷公藤甲素	H	H	CH_3
雷公藤乙素	OH	H	CH_3
雷公藤内酯	H	OH	CH_3
16-羟基雷公藤内酯醇	H	H	CH_2OH

二、挥发油

挥发油也称精油，是存在于植物体内的一类可随水蒸气蒸馏、与水不相混溶的挥发性油状液体。挥发油大多具有芳香气味，并具有多方面较强的生物活性，为中药所含有的一类重要化学成分。

挥发油在植物来源的中药中分布非常广泛，特别是菊科、芸香科、伞形科、唇形科、樟科、木兰科、马兜铃科、败酱科、姜科、胡椒科、桃金娘科、马鞭草科等植物中都富含挥发油。此外，松科、柏科、杜鹃花科、木犀科、瑞香科、檀香科、蔷薇科等的某些植物中也含丰富的挥发油。

挥发油存在于植物的腺毛、油室、油管、分泌细胞或树脂道等各种组织和器官中，如薄荷油存在于薄荷叶的腺鳞中，桉叶油存在于桉叶的油腔中，茴香油存在于小茴香果实的油管中，玫瑰油存在于玫瑰花瓣表皮分泌细胞中，姜油存在于生姜根茎的油细胞中，松节油存在于松树的树脂道中等。大多数成油滴存在，也有与树脂、黏液质共存者，还有少数以苷的形式存在，如冬绿苷。

挥发油在植物体存在的部位常随品种的不同而各异，有的全株植物中都含有，有的则集中于根或根茎、叶、花、果某一器官，一般在花和果中分布较丰富，其次是叶，再次是茎。同一植物的不同部位，挥发油的含量也不相同，如薄荷、紫苏的叶，荆芥的全草，檀香的树干，桂树的皮，当归的根，茴香的果实，柠檬的果皮，丁香的花，白豆蔻的种子等部位的含油量都较高。同一植物的不同部位所含挥发油类成分也有差异，如樟属植物树皮多含桂皮醛，叶则主要含丁香酚，而根含樟脑。同一植物由于采集时间不同，所含挥发油成分也不完全一致，如芫荽的果实称胡荽子，当果实未成熟时主要含癸醛，成熟时癸醛则转化为芳樟醇；柑橘的绿色果皮以芳樟醇含量较多，而成熟的果皮则以柠檬烯含量较多。

植物中含挥发油的量也常因品种不同而存在较大差异，一般在1%以下，也有少数含量高达10%以上，如丁香含挥发油达14%以上。同一品种植物因药用部位、生长环境或采收季节不同，挥发油的含量和品质（包括成分、香气等）均可能有显著的差别。

挥发油多具有止咳、平喘、祛痰、消炎、祛风、健胃、解热、镇痛、解痉、杀虫、抗癌、利尿、降压和强心等药理作用。此外也是香料工业、日用食品工业及化学工业上的重要原料。

（一）挥发油的化学组成

挥发油大多数是由几十种至几百种化合物组成的复杂混合物。挥发油虽组成复杂，但多以数种化合物占较大比例，为主成分，从而使不同的挥发油具有相对固定的理化性质及生物活性。挥发油的组成成分主要有四类。

1. 萜类化合物　萜类在挥发油的组成成分中所占比例最大，主要是单萜、倍半萜及其含氧衍生物，其含氧衍生物多是该油中生物活性较强或具芳香气味的主要成分。如薄荷油含薄荷醇约80%；山苍子油含柠檬醛80%等。

2. 芳香族化合物　挥发油中的芳香族化合物多为小分子的苯丙素类衍生物，在挥发油中所占比例次于萜类，具有 C_6-C_3 骨架，且多为酚性化合物或其酯类，如桂皮中有解热镇痛作用的桂皮醛。还有些是萜源化合物，如百里香酚；有些是具有 C_6-C_2 或 C_6-C_1 骨架的化合物，如花椒油素等。

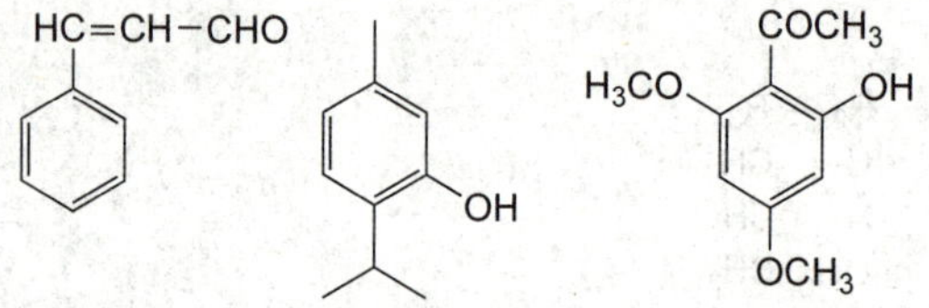

HC=CH-CHO　　　　COCH₃ / H₃CO / OH / OH / OCH₃

桂皮醛　　百里香酚　　花椒油素

3. 脂肪族化合物　挥发油中的脂肪族化合物多为一些小分子化合物，包括醇、醛、酮、羧酸类等，其含量和作用一般不如萜类和芳香族化合物。如陈皮中的正壬醇、鱼腥草挥发油中的癸酰乙醛即鱼腥草素等都属挥发油中的脂肪族化合物。

$CH_3-(CH_2)_7-CH_2OH$　正壬醇

$CH_3-(CH_2)_8-CO-CH_2-CHO$　癸酰乙醛

4. 其他类化合物　除以上三类化合物外，有些中药经过水蒸气蒸馏能分解出挥发性成分，如芥子油、原白头翁素、大蒜油等，也常称之为“挥发油”。这些成分在植物体内多数以苷的形式存在，经酶解后的苷元随水蒸气一同馏出而成油，如黑芥子油是芥子苷经芥子酶水解后产生的异硫氰酸烯丙酯；挥发杏仁油是苦杏仁苷水解后产生的苯甲醛；原白头翁素是毛茛苷水解后产生的化合物；大蒜油则是大蒜中大蒜氨酸经酶水解后产生的含大蒜辣素等的挥发性油状物。

$H_2C=CHCH_2-N=C=S$

异硫氰酸烯丙酯

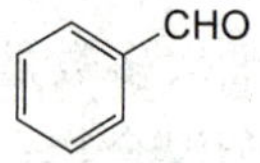

CHO

苯甲醛

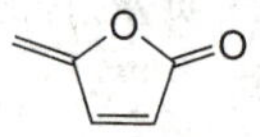

$H_2C=CHCH_2-\overset{O}{\overset{\|}{S}}-S-CH_2CH=CH_2$

原白头翁素 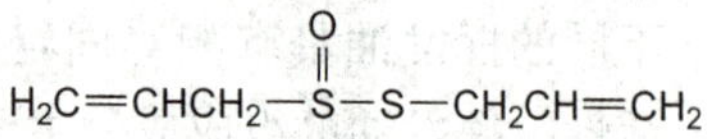　　大蒜辣素

（二）挥发油的通性

1. 性状　常温下挥发油大多为无色或淡黄色的透明液体，少数挥发油具有其他颜色，如薁类多显蓝色，佛手油显绿色，桂皮油显红棕色。多具浓烈的特异性气味，其气味常是其品质优劣的重要标志。冷却条件下挥发油主要成分常可析出结晶，称“析脑”，这种析出物习称为“脑”，如薄荷脑、樟脑等。滤去析出物的油称为“脱脑油”，如薄荷油的脱脑油习称“薄荷素油”，但仍含有约50%的薄荷脑。

2. 挥发性　挥发油在常温下可自然挥发，如将挥发油涂在纸片上，较长时间放置后，挥发油因挥发而不留油迹，脂肪油则留下永久性油迹，据此可区别二者。挥发油可随水蒸气蒸馏。

3. 溶解性　挥发油不溶于水，易溶于石油醚、乙醚、二硫化碳、油脂等亲脂性有机溶剂，在高浓度的乙醇中能溶解。

4. 物理常数　挥发油多数比水轻，也有的比水重（如丁香油、桂皮油），相对密度一般在0.85～1.065之间。挥发油几乎均有光学活性，比旋度在+97°～+117°范围内。多具有强的折光性，折光率在1.43～1.61之间。挥发油的沸点一般在70～300℃之间。

5. 稳定性　挥发油与空气及光线经常接触会逐渐氧化变质，使挥发油的相对密度增加，颜色变深，失去原有香味，形成树脂样物质，不能随水蒸气蒸馏。因此，制备挥发油方法的选择要合适，产品也要装入棕色瓶内密塞并低温保存。

6. 化学反应　挥发油组成成分常含有双键、醇羟基、醛、酮、酸性基团、内酯等结构，故能发生相应的化学反应，如与溴及亚硫酸氢钠发生加成反应、与肼类产生缩合反应，并有银镜反应、异羟肟酸铁反应、皂化反应及遇碱成盐反应等。

（三）挥发油的化学常数

酸值、酯值和皂化值是不同来源挥发油所具有的重要化学常数，也是衡量其质量的重要指标。

1. 酸值　是代表挥发油中游离羧酸和酚类成分含量的指标。以中和1g挥发油中游离酸性成分所消耗氢氧化钾的毫克数表示。

2. 酯值　是代表挥发油中酯类成分含量的指标。以水解1g挥发油中所含酯需消耗氢氧化钾的毫克数表示。

3. 皂化值　是代表挥发油中游离羧酸、酚类成分和结合态酯总量的指标。以皂化1g挥发油所消耗氢氧化钾的毫克数表示。皂化值是酸值和酯值之和。

三、含萜类化合物的常用中药

（一）穿心莲

穿心莲为爵床科植物穿心莲［*Andrographis paniculata*（Burm. f.）Nees］的干燥地上部分。

1. 穿心莲中的主要化学成分及其结构　穿心莲叶中含有多种二萜内酯及二萜内酯苷类成分，如穿心莲内酯、新穿心莲内酯、14－去氧穿心莲内酯、脱水穿心莲内酯等。其中穿心莲内酯含量最高，为其主要活性成分。《中国药典》以穿心莲内酯、新穿心莲内酯，14－去氧穿心莲内酯、脱水穿心莲内酯为指标成分对穿心莲进行含量测定，要求其总量不得少于1.5%。

穿心莲内酯又称穿心莲乙素，为无色方形或长方形结晶，味极苦。易溶于丙酮、甲醇、乙醇，微溶于三氯甲烷、乙醚，难溶于水、石油醚、苯。具有内酯的通性，遇碱加热开环成穿心莲酸盐，遇酸又恢复成内酯。对酸碱不稳定，在 pH 10 时，不但内酯开环，并可能产生双键移位或结构改变。内酯环具有活性亚甲基反应，可与 Legal 试剂、Kedde 试剂等反应显紫红色。

穿心莲内酯　　新穿心莲内酯

14-去氧穿心莲内酯　　脱水穿心莲内酯

2. 穿心莲的药理作用　穿心莲内酯为穿心莲抗炎作用的主要活性成分，临床已用于治疗急性菌痢、胃肠炎、咽喉炎、感冒发热等。穿心莲具有降血糖、保肝等作用。

（二）青蒿

青蒿为菊科植物黄花蒿（*Artemisia annua* L.）的干燥地上部分。

1. 青蒿中的主要成分及其化学结构　青蒿所含萜类化合物有蒿酮、异蒿酮（isoartemisia ketone）、桉油精（cineole）、樟脑等单萜，青蒿素、青蒿甲素（qinghaosu A）、青蒿乙素（qinghaosu B）、青蒿丙素（qinghaosu C）及青蒿酸等倍半萜以及β－香树脂醋酸酯等三萜化合物，其中倍半萜内酯化合物研究得最为深入。

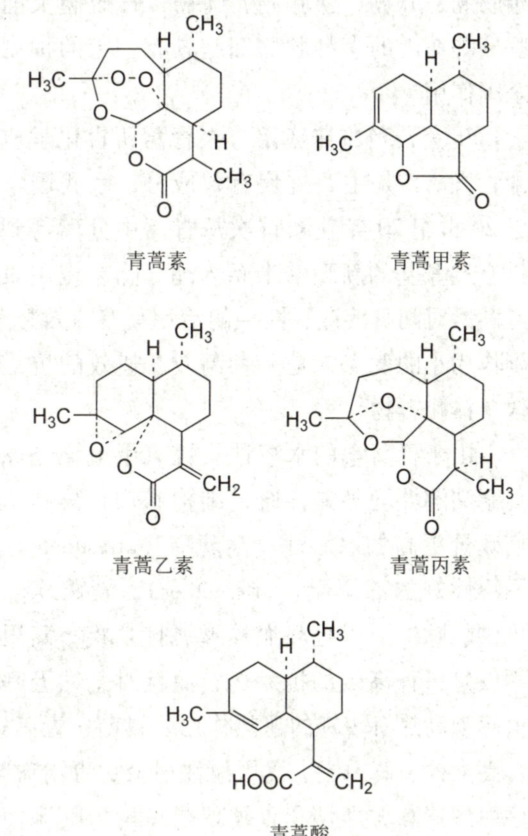

青蒿素　　青蒿甲素

青蒿乙素　　青蒿丙素

青蒿酸

除萜类化合物外，青蒿还含黄酮、香豆素和植物甾醇类成分。

2. 青蒿的药理作用　青蒿苦、辛，寒，归肝、胆经。青蒿具有抗病原微生物、抗内毒素、解热、镇痛、抗炎、抗肿瘤、调节免疫等药理作用。

（1）抗病原微生物作用　青蒿水煎液对多种致病菌有抑制作用。青蒿素是青蒿中的主要抗疟成分，青蒿素及其衍生物对疟原虫红细胞内期有杀灭作用，但对红细胞外期和红细胞前期无效。其作用机制是青蒿素及其衍生物具有过氧桥（C－O－O－C）结构，在虫体血红蛋白酶催化下，降解释放出血红素和少量游离的 Fe^{2+}，Fe^{2+} 催化裂解青蒿素过氧桥，产生大量自由基和活性氧，破坏疟原虫的膜系结构，导致疟原虫死亡。

（2）对免疫功能的影响　青蒿素具有促进细胞免疫和抑制体液免疫作用。

（3）抗肿瘤作用　青蒿素及其衍生物对包括白血病、乳腺癌、宫颈癌、卵巢癌、胃癌、结肠癌、肝癌、胰腺癌、肺癌、骨瘤癌及前列腺癌等在内的多种肿瘤细胞具有一定的抑制或杀灭作用。

3. 青蒿的临床应用　在青蒿所含化学成分中，青蒿素是主要抗疟有效成分，系我国学者于20世纪70年代初首次从青蒿中分离得到的具有过氧基的新型倍半萜内酯。临床应用表明青蒿素对间日疟或恶性疟的治疗具有疗效显著、副作用小的优点，是一种高效、速效的抗疟有效单体化合物。

由于青蒿素的水溶性及烷氧甲酰化还原青蒿素油溶性均很差，通过结构修饰，得到了抗疟效价更高的水溶性青蒿琥酯（artesunate）及油溶性好的蒿甲醚（artemether）。青蒿琥酯钠可供静脉注射以抢救血栓型恶性疟疾，蒿甲醚不仅是一种高效的抗疟药，而且对急性上呼吸道感染高热有较好的退热作用，目前，青蒿素、青蒿素栓、蒿甲醚、蒿甲醚注射液、青蒿琥酯、注射用青蒿琥酯钠和青蒿琥酯片均为临床使用的主要药物。

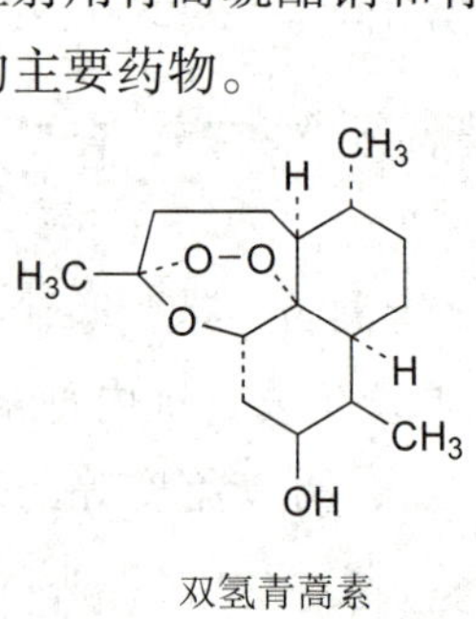

双氢青蒿素 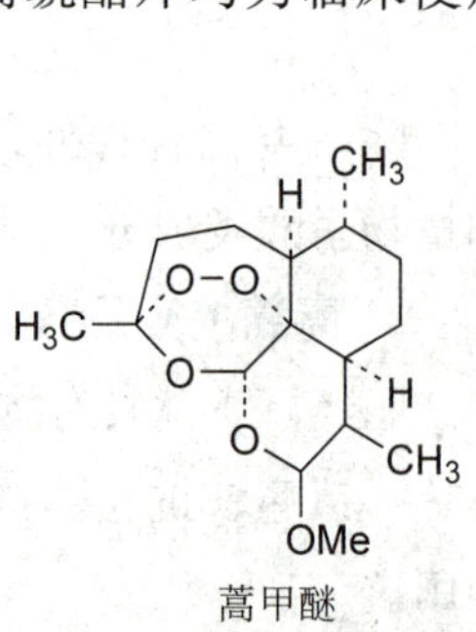　　蒿甲醚

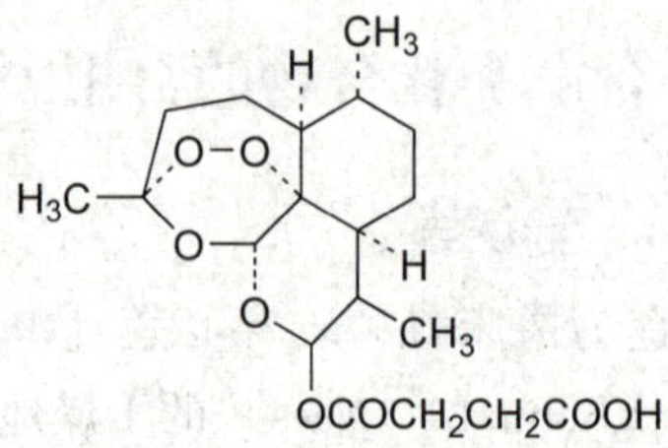

青蒿琥酯

（三）龙胆

龙胆为龙胆科植物条叶龙胆（*Gentiana manshurica* Kitag.）、龙胆（*Gentiana scsbra* Bge.）、三花龙胆（*Gentiana triflora* Pall.）或坚龙胆（*Gentiana rigescens* Franch.）的干燥根及根茎。

龙胆含有的主要有效成分为裂环环烯醚萜苷类化合物，如獐牙菜苷、獐牙菜苦苷和龙胆苦苷等。此外还含有生物碱、黄酮、香豆素及内酯等化合物。《中国药典》以龙胆苦苷为指标成分对龙胆进行含量测定，龙胆中含量不得少于3.0%；坚龙胆中含量不得少于1.5%。

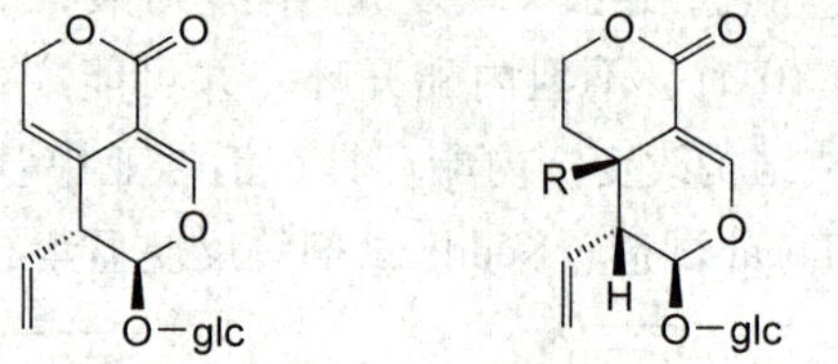

龙胆苦苷　　獐牙菜苷　R=H；獐牙菜苦苷　R=OH

龙胆苦苷味极苦，将其稀释至1∶12000的水溶液，仍有显著苦味。龙胆苦苷在氨的作用下可转化成龙胆碱，故有人认为龙胆中的龙胆碱是在提取过程中因加入氨等原因由龙胆苦苷转化而成。但也有报道龙胆中的龙胆苦苷与龙胆碱共存，而且当用氨水处理龙胆苦苷时，先得到一种无定形的葡萄糖苷，继用5%盐酸水解，才生成龙胆碱。

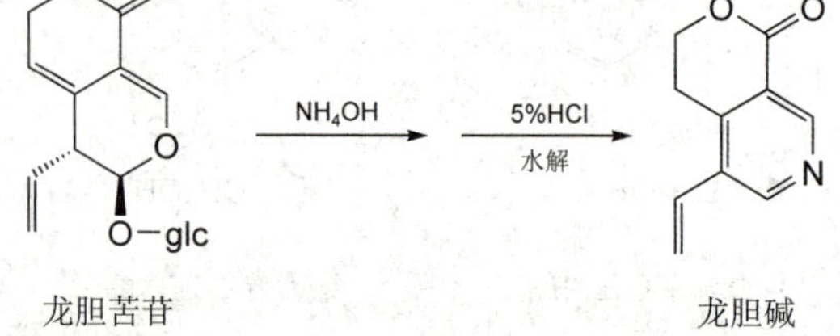

龙胆苦苷 → (NH_4OH) → (5%HCl 水解) → 龙胆碱

（四）栀子

栀子为茜草科植物栀子（*Gardenia jasminoides* Ellis）的干燥成熟果实。

栀子主要含有环烯醚萜类化学成分，包括栀子苷、京尼平苷、京尼平苷酸、羟异栀子苷等；栀子还含有黄酮类化合物栀子素，有机酸类化学成分绿原酸等。《中国药典》以栀子苷为指标成分对栀子进行含量测定，要求栀子药材中含量不得少于1.8%；炒栀子中含量不得少于1.5%；焦栀子中含量不得少于1.0%。

栀子苷　　京尼平苷

四、含挥发油的常用中药

（一）薄荷

薄荷为唇形科植物薄荷（*Mentha haplocalyx* Briq.）的干燥地上部分。

薄荷全草含挥发油1%以上，其油（薄荷素油）和脑（薄荷醇）为芳香药、调味品及祛风药，并广泛用于日用化工和食品工业。我国是薄荷生产大国，薄荷制品薄荷脑及薄荷素油还出口美国、英国、日本、新加坡和加拿大等国，在国际上享有盛誉。薄荷在我国各省区多有分布，主要产于长江以南广大地区。

1. 薄荷的主要化学成分及其结构　薄荷挥发油的化学组成很复杂，油中成分主要是单萜类及其含氧衍生物，还有非萜类芳香族、脂肪族化合物等几十种，如薄荷醇、薄荷酮、醋酸薄荷酯、桉油精、柠檬烯等。薄荷素油为无色或淡黄色澄清液体，有特殊清凉香气，味初辛后凉，与乙醇、乙醚、三氯甲烷等能任意混合。

薄荷醇　　薄荷酮　　醋酸薄荷酯

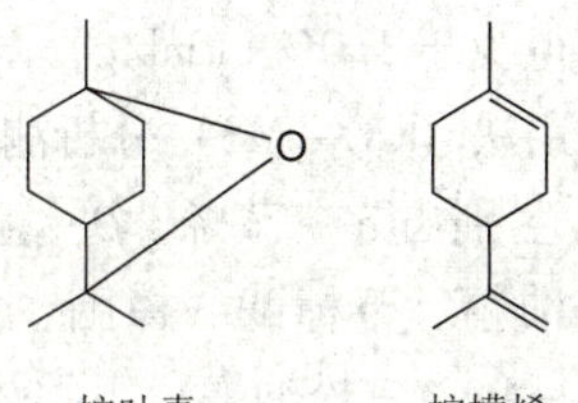

桉叶素　　柠檬烯

薄荷油的质量优劣主要依据其中薄荷醇（薄荷脑）含量的高低而定，《中国药典》以挥发油作为薄荷的质量控制指标成分之一，要求其含量不得少于0.80%（ml/g）。同时规定，薄荷脑也作为其指标成分，采用气相色谱法测定，含量不得少于0.20%。

薄荷醇为无色针状或棱柱状结晶，或白色结晶状粉末。薄荷醇微溶于水，易溶于乙醇、三氯甲烷、乙醚和液状石蜡等，是薄荷挥发油的主要成分，一般含量占50%以上，最高可达85%。薄荷醇可作为芳香药、调味品及祛风药。

薄荷醇分子中有3个手性碳原子，共有8种立体异构体，但其中只有（－）薄荷醇和（＋）新薄荷醇存在于薄荷油中，其他都是合成品。

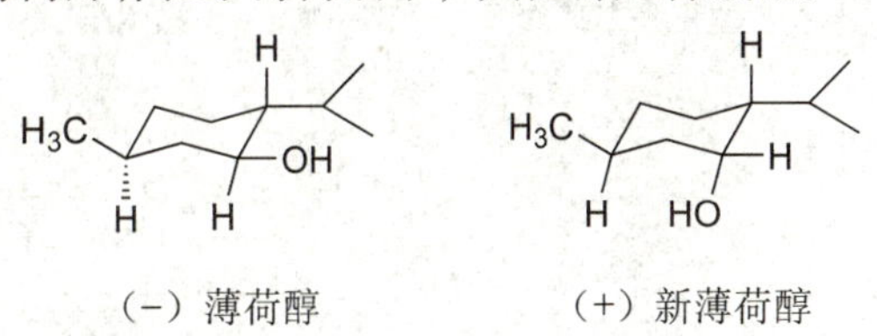

（－）薄荷醇　　（＋）新薄荷醇

2. 临床应用应注意的问题　薄荷中主要挥发油成分薄荷油及其成分在一定摄入量范围内对人是安全的，但据临床报道，人过量服用薄荷油可产生多种不良反应，甚至死亡。薄荷超量服用后不良反应主要可引起中枢麻痹，表现为恶心、呕吐、眩晕、眼花、大汗、腹痛、腹泻、口渴、四肢麻木、血压下降、心率缓慢、昏迷等。尤其是大病初愈、寒凉体质的人过量服用更容易出现上述情况。

（二）莪术

莪术为姜科植物蓬莪术（*Curcuma phaeacaulis* Val.）、广西莪术（*Curcuma kwangsiensis* S. G. Lee et C. F. Liang）或温郁金（*Curcuma wenyujin* Y. H. Chen et C. Ling）的干燥根茎。

1. 莪术中的主要化学成分及其结构　莪术含挥发油1.0%~2.5%，《中国药典》规定莪术原药材含挥发油不得少于1.5%（ml/g），饮片含挥发油不得少于1.0%（ml/g）。经用气相色谱-质谱联用法（GC-MS）分析测定，共检出60余个峰，鉴别出α-蒎烯、β-蒎烯、莰烯、柠檬烯、桉油精、芳樟醇、樟脑、龙脑、异龙脑、松油醇-4、α-松油醇、丁香烯、γ-榄香烯、δ-榄香烯、β-榄香烯、蛇麻烯、吉马酮、莪术醇、莪术酮和莪术二酮等成分。其中吉马酮、莪术醇、莪术二醇、莪术酮及莪术二酮等为倍半萜类化合物，是莪术挥发油的主要有效成分。

莪术醇　　吉马酮

莪术二醇　　莪术酮

莪术二酮

莪术醇为无色针状结晶，易溶于乙醚、三氯甲烷，微溶于石油醚，不溶于水。莪术二酮为无色棱状结晶，易溶于乙醚、三氯甲烷，微溶于石油醚。吉马酮为无色针状结晶，沸点较低可随水蒸气蒸馏。难溶于水，溶于甲醇、乙醇，易溶于乙醚、三氯甲烷、石油醚等亲脂性有机溶剂。对光、热不稳定。遇浓硫酸-香草醛显紫红色。

2. 莪术的药理作用　莪术辛、苦，温，归肝、脾经。莪术具有抗凝血、改善血液流变性、抗血小板聚集、抗肿瘤、抗纤维化、镇痛等药理作用。

（1）抗凝血作用　莪术水煎液和莪术二酮能延长小鼠凝血时间。

（2）改善血液流变性作用　莪术可降低全血黏度，加快血流速度，改善血液循环，抑制血栓形成。莪术醇和莪术二酮能降低慢性血瘀证模型大鼠的全血黏度。莪术可显著扩张外周血管，使股动脉血管阻力降低，血流量增加。对肾上腺素造成的肠系膜微循环障碍有显著的拮抗作用，可减轻微动脉收缩的程度，促进微动脉血流的恢复，从而改善微循环。

（3）抗血小板聚集作用　莪术水提醇沉液可显著抑制ADP诱导的血小板聚集，抑制体内血栓形成，总黄酮静脉注射可显著抑制血栓形成。

（4）抗肿瘤作用　莪术制剂及其多种成分如莪术油注射液、莪术醇、β-榄香烯等对多种肿瘤细胞如小鼠肉瘤、宫颈癌、艾氏腹水瘤等均有不同程度的抑制作用。

（三）艾叶

艾叶为菊科植物艾（*Artemisia argyi* Lévl. et Vant.）的干燥叶。

1. 艾叶中的主要化学成分及其化学结构　艾叶的化学成分主要有挥发油、黄酮和三萜类成分。其中艾叶含挥发油0.45%~1.00%，《中国药典》以桉油精（桉叶素）和龙脑为指标成分，采用气相色谱法对艾叶进行含量测定，要求含桉油精不得少于0.050%，含龙脑不得少于0.020%。艾叶挥发油主要包括单萜类化合物、单萜类衍生物、倍半萜类化合物及其衍生物，其中30种单萜类衍生物占挥发油的79.20%，是艾叶挥发油的主要组成部分，包括1,8-桉树脑、莰烯、香桧烯、1-辛烯-3-醇、樟脑、α-松油醇、丁香酚等，具体化学结构如下。

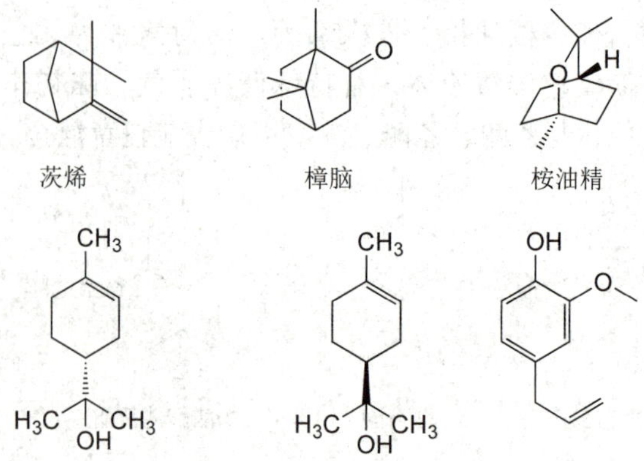

莰烯　　樟脑　　桉油精

（R）-（+）-α-松油醇　（S）-（-）-α-松油醇　丁香酚

2. 艾叶中挥发油成分的药理作用　艾叶有抗菌作用，艾叶油对链球菌、金黄色葡萄球菌等有抑制作用。艾叶中挥发性成分如按树脑可用于神经痛和皮肤病的治疗，1,2－莰酮（樟脑）有强心作用，可用于急救。2－莰醇（冰片）有抑菌抗炎作用。

（四）肉桂

肉桂为樟科植物肉桂（*Cinnamomum cassia* Presl）的干燥树皮。

1. 肉桂中的主要化学成分及其结构　肉桂皮含挥发油1%~2%。《中国药典》以桂皮醛为指标成分对肉桂进行含量测定，并以挥发油作为质量控制指标，要求其含量不得少于1.2%(ml/g)。挥发油中的主要成分肉桂醛含量达75%~85%，并含少量乙酸桂皮酯、肉桂酸、乙酸苯丙酯等。此外，尚含肉桂醇D_1、肉桂醇D_2、肉桂醇D_3、表儿茶精、儿茶精、香豆精、胆碱和β－谷甾醇等。

肉桂醛　　肉桂酸

乙酸桂皮酯

2. 肉桂的药理作用　肉桂具有抗消化性溃疡、止泻、利胆作用，也有降血糖、降血脂等作用。肉桂中原花青素成分具有抗糖尿病的药理作用。肉桂醛占肉桂挥发油总量的80%左右，具有很强的杀菌作用，现代研究表明，肉桂挥发油对革兰阳性菌及革兰阴性菌均有良好的体外抑菌效果。

第六节　三萜类与甾体化合物

多数三萜类（triterpenes）化合物是一类基本母核由30个碳原子组成的萜类化合物，其结构根据异戊二烯定则可视为六个异戊二烯单位聚合而成，也是一类重要的中药化学成分。

甾体化合物是广泛存在于自然界中的一类天然化学成分，包括植物甾醇、胆汁酸、C_{21}甾类、昆虫变态激素、强心苷、甾体皂苷、甾体生物碱、蟾毒配基等。尽管种类繁多，但它们的结构中都具有环戊烷骈多氢菲的甾体母核。

皂苷是一类结构复杂的苷类化合物，其苷元为具有螺甾烷及其有相似生源的甾族化合物或三萜类化合物。大多数皂苷水溶液用力振荡可产生持久性的泡沫，故称为皂苷。

皂苷在自然界中分布很广，约有一半植物中含有皂苷，其中以薯蓣科、百合科、毛茛科、五加科、伞形科和豆科等分布最为广泛。近年来，从一些海洋生物中如海参、海星等，亦分离得到了皂苷类化合物。

一、结构与分类

皂苷的结构可分为苷元和糖两个部分。如果苷元为三萜类化合物则称为三萜皂苷，苷元为螺甾烷类化合物，则称为甾体皂苷。构成皂苷的糖主要有*D*－葡萄糖、*D*－木糖、*D*－半乳糖、*D*－核糖、*D*－葡萄糖醛酸、*L*－鼠李糖和*L*－阿拉伯糖等，另外也可有*D*－夫糖、*D*－鸡纳糖、*D*－芹糖、乙酰基和乙酰氨基糖等，由苷元的一个羟基或羧基与糖形成的苷称之为单糖链皂苷，由两个羟基或羧基与糖形成的苷称之为双糖链皂苷，有的糖链甚至以环状结构存在。当原生苷由于水解或酶解，部分糖被降解时，所生成的苷叫次皂苷或原皂苷元（prosapogenins）。

目前最常用的分类方法是按照皂苷元的化学结构进行分类。

（一）三萜皂苷

三萜皂苷是由三萜皂苷元（triterpene sapogenins）和糖组成，苷元为三萜类化合物，其基本骨架由6个异戊二烯单位组成。三萜的种类很多，但以皂苷形式存在的三萜类型并不多，较为常见的有羊毛甾烷型、达玛烷型、齐墩果烷型、乌苏烷型和羽扇豆烷型，其中前两种属于四环三萜，后三种则属于五环三萜。

1. 四环三萜　大多数四环三萜（tetracyclic triterpenoids）类化合物结构和甾醇很类似，具有环戊烷骈多氢菲的结构。在甾核4、4、14位上比甾醇多了三个甲基，也可认为是植物甾醇的三甲基衍生物，四环三萜皂苷元主要有以下类型。

（1）羊毛甾烷型（lanostane）　羊毛甾烷型的结构特点是A/B、B/C、C/D环稠合均为反式，C－10、C－13位均有β－CH_3，C－14位有α－CH_3，C－17位为β侧链，C－20为R构型（即C－20为β－H），如猪苓酸A。

羊毛甾烷

猪苓酸A

（2）达玛烷型（dammarane）　达玛烷型的结构特点是A/B、B/C、C/D均为反式，C－8、C－10上各有一个β－CH_3，C－14上有一个α－CH_3，C－13上为β－H，C－17位有β侧链，C－20的构型不定（R型或S型），如20（*S*）－原人参二醇［20（*S*）－protopanaxadiol］。

达玛烷

20（*S*）－原人参二醇

2. 五环三萜　五环三萜（pentacyclic triterpenoids）主要类型包括齐墩果烷型、乌苏烷型和羽扇豆烷型等。

（1）齐墩果烷型（oleanane）　齐墩果烷型又称β－香树脂烷型，结构特点是A/B、B/C、C/D环为反式稠合，而D/E环则为顺式，母核上有8个甲基，其中C－4和C－20位均有偕二甲基，C－10、C－8和C－17上的甲基为β型，而C－14上的甲基为α型，一般在C－3位上有β－OH。如果有双键，多在C－12或C－11位。如果有羰基，则多在C－11位上。如果有羧基，则多在C－28、C－30或C－24位。此类三萜皂苷元以齐墩果酸最为多见。

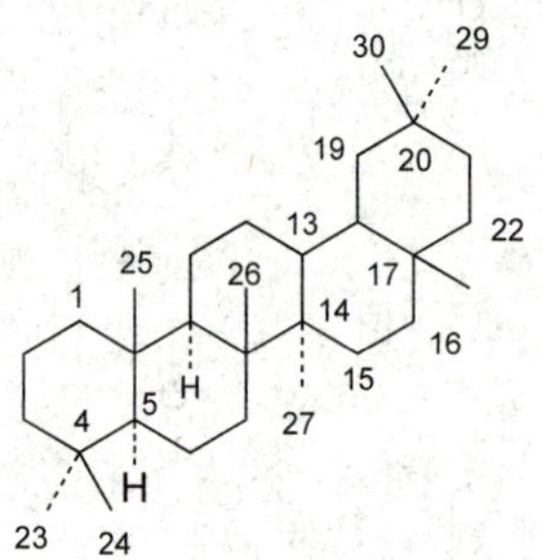
齐墩果烷

齐墩果酸

（2）乌苏烷型（ursane）　乌苏烷型又称α－香树脂烷型或熊果烷型，此类三萜大多是乌苏酸（又称熊果酸，ursolic acid）的衍生物。其基本结构与齐墩果烷型相似，其中E环上两个甲基的位置有异，即C－19和C－20上各有1个甲基，其中 C－19 位上的为 β 构型，C－20 位的为 α 构型，C－14 上的甲基既有 α 型，又有 β 型。

乌苏烷

乌苏酸

（3）羽扇豆烷型（lupane）　羽扇豆烷型的结构特点是 E 环为五元碳环，且在 E 环 C－19 位有异丙基以 α 构型取代，A/B、B/C、C/D、D/E 均为反式稠合。如羽扇豆种子中存在的羽扇豆醇，酸枣仁中分得的白桦醇和白桦酸等。

羽扇豆烷

羽扇豆醇　R=CH_3
白桦醇　R=CH_2OH
白桦酸　R=COOH

（二）甾体皂苷

甾体皂苷（steroidal saponins）与三萜皂苷相似，均由甾体皂苷元与糖组成，这是天然广泛存在的一类化学成分。甾体皂苷分类主要有螺旋甾烷醇类、异螺旋甾烷醇类、呋甾烷醇类和变形螺旋甾烷醇类等。

1. 螺旋甾烷醇和异螺旋甾烷醇类

（1）甾体皂苷元由 27 个碳原子组成，分子中有 A、B、C、D、E 和 F 六个环，其中 A、B、C、D 环为环戊烷骈多氢菲结构的甾体基本母核，E 和 F 环以螺缩酮形式相连接，它们与甾体母核共同组成了螺旋甾烷的结构。

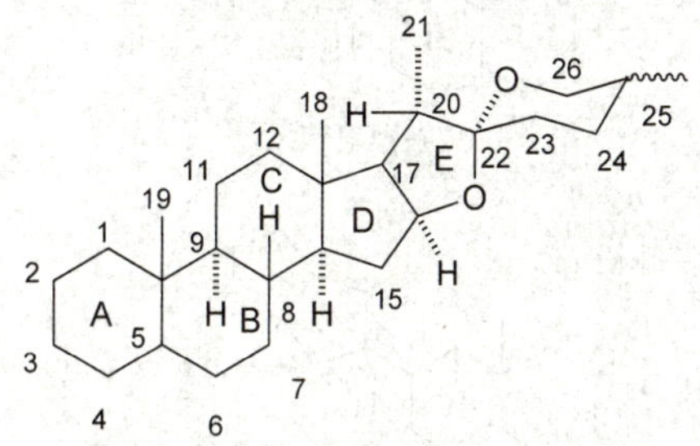

甾体皂苷元

（2）一般 B/C 和 C/D 环的稠合为反式，A/B 环有反式也有顺式。

（3）分子中可能有多个羟基，大多数在 C－3 上有羟基。

（4）在甾体皂苷元的 E、F 环中有三个不对称碳原子 C－20、C－22 和 C－25。C－20 位上的甲基都是 α 构型，C－22 位对 F 环也是 α 构型。C－25 甲基则有两种取向，当甲基位于环平面上的直立键时为 β 型，其绝对构型为 L 型；当位于环平面下的平伏键时则为 α 型，其绝对构型为 D 型。所以 D 型化合物比 L 型化合物较为稳定，在酸性乙醇中异构化时，平衡倾向于 D 型。L 型衍生物称为螺旋甾烷，如菝葜皂苷元和剑麻皂苷元等，D 型衍生物则称为异螺旋甾烷，如薯蓣皂苷元和沿阶草皂苷 D 苷元等。

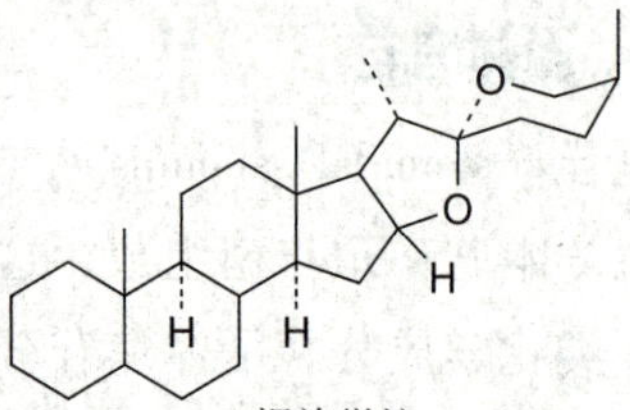

螺旋甾烷

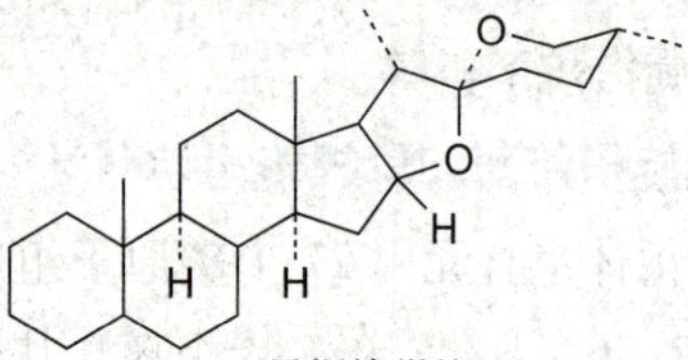

沿阶草皂苷D苷元

异螺旋甾烷

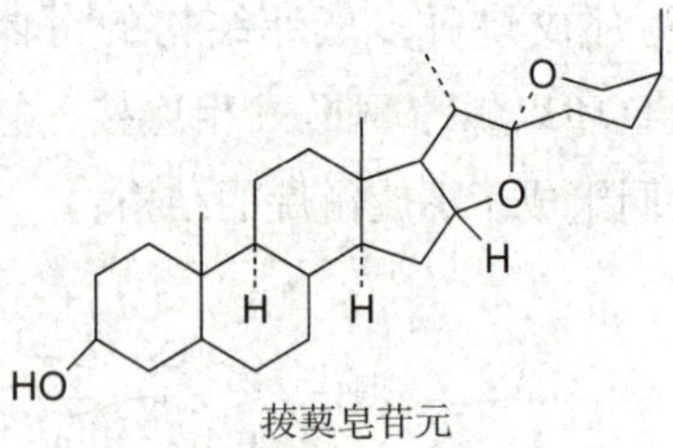

菝葜皂苷元

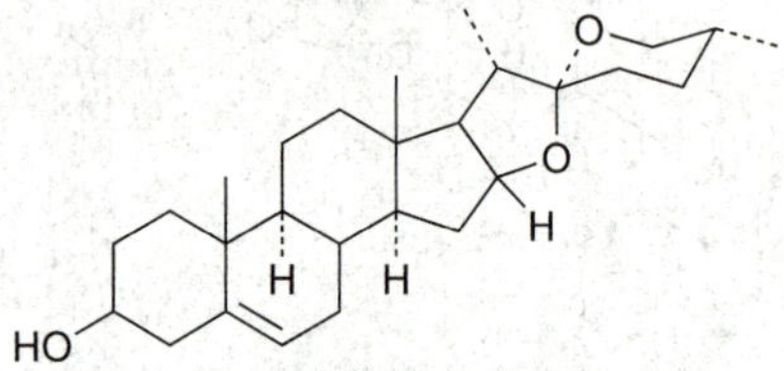

薯蓣皂苷元

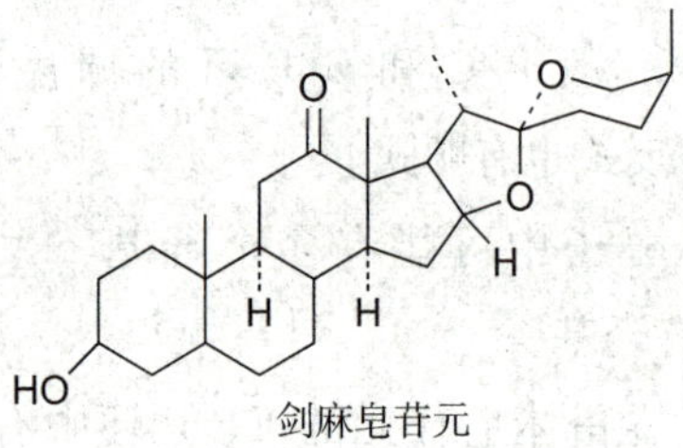

剑麻皂苷元

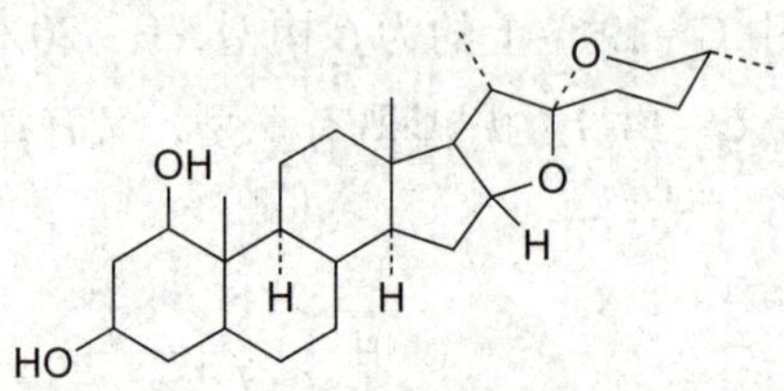

（5）甾体皂苷分子中不含羧基，呈中性，故又称中性皂苷。

常见的甾体皂苷元如薯蓣皂苷元和海可皂苷元是异螺旋甾烷醇型衍生物，剑麻皂苷元和菝葜皂苷元是螺旋甾烷醇型衍生物。

2. 呋甾烷醇类 呋甾烷醇类是螺旋甾烷醇或异螺旋甾烷醇类 F 环开环后糖与 26 - OH 苷化形成的呋喃甾烷皂苷，此类化合物 C - 22 位引入 α - OH 或 α - OCH_3，C - 26 位有 β - OH 且与糖相连形成苷键，因此，这类皂苷均为双糖链皂苷。研究表明，在新鲜植物中，一些螺旋甾烷类皂苷实际上并不存在，只不过是在植物的干燥、储存过程中此类原皂苷会在体内酶作用下向相应的次皂苷（prosapogenins）转化，同时 F 环环合得到相应的螺旋甾烷类皂苷。如原蜘蛛抱蛋皂苷在苦杏仁酶的作用下生成蜘蛛抱蛋皂苷。

3. 变形螺旋甾烷醇类 变形螺旋甾烷醇类基本结构亦与螺旋甾烷醇类相同，唯 F 环为四氢呋喃环，C - 25 连有 β - CH_3 和 α - CH_2OH。如燕麦皂苷 B。

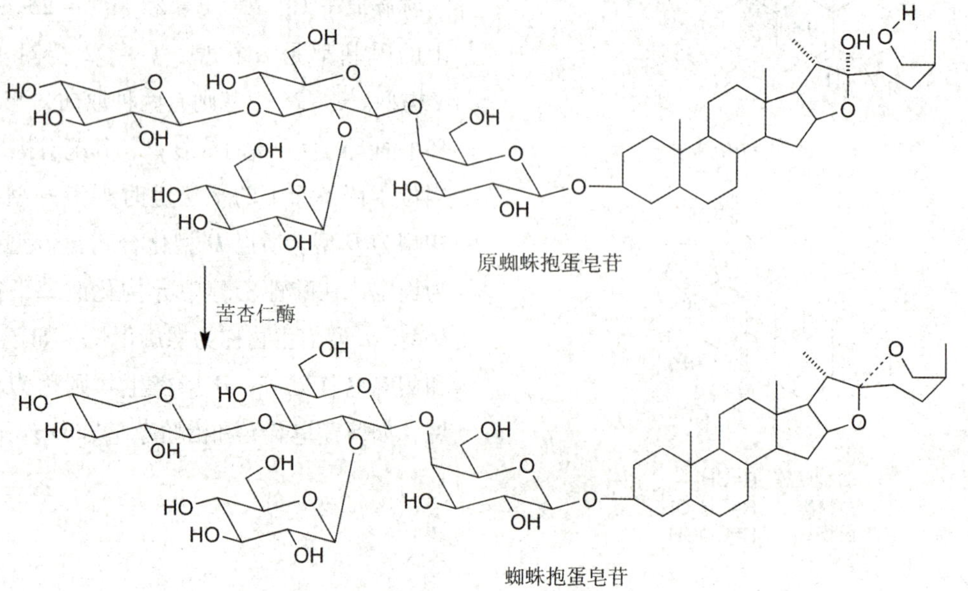

原蜘蛛抱蛋皂苷

苦杏仁酶

蜘蛛抱蛋皂苷

燕麦皂苷B

（三）强心苷

强心苷是存在于生物界中的一类对心脏有显著生理活性的甾体苷类。

强心苷主要分布于夹竹桃科、玄参科、百合科、萝藦科、十字花科、毛茛科和桑科等。强心苷存在于植物体的叶、花、种子、鳞茎、树皮和木质部等不同部位。

在同一植物体中往往含有几个或几十个结构类似、理化性质近似的苷，同时还有相应的水解酶存在。因此，强心苷结构复杂，性质不够稳定，易被水解生成次生苷，提取分离较为困难。

动物中至今尚未发现强心苷类成分，中药蟾酥是一类具有强心作用的甾体化合物，但不属于苷类，属于蟾毒配基的脂肪酸酯类。

1. 强心苷元部分的结构与分类

（1）结构特征　强心苷由强心苷元与糖缩合而成。天然存在的强心苷元是 C_{17} 侧链为不饱和内酯环的甾体化合物。其结构特点如下。

①甾体母核 A、B、C、D 四个环的稠合方式为 A/B 环有顺、反两种形式，但多为顺式；B/C 环均为反式；C/D 环多为顺式。

②甾体母核 C－10、C－13、C－17 的取代基均为 β 型。C－10 多有甲基或醛基、羟甲基、羧基等含氧基团，C－13 为甲基取代，C－17 为不饱和内酯环取代。C－3、C－14 位有羟基取代，C－3 羟基多数是 β 构型，强心苷中的糖常与 C－3羟基缩合形成苷。C－14 羟基均为 β 构型。有的母核含有双键，双键常在 C－4、C－5 位或 C－5、C－6 位。

（2）分类　根据 C－17 侧链不饱和内酯环的不同，将强心苷元分为两类。

①甲型强心苷元（强心甾烯类）：甾体母核的 C－17 侧链为五元不饱和内酯环，基本母核称为强心甾，由23 个碳原子构成。在已知的强心苷元中，大多数属于此类。

②乙型强心苷元（海葱甾二烯或蟾蜍甾二烯类）：甾体母核的 C－17 侧链为六元不饱和内酯环，基本母核为海葱甾或蟾蜍甾。自然界中仅少数苷元属此类，如中药蟾蜍中的强心成分蟾毒配基类。

强心甾　　强心甾烯（甲型强心苷元）

海葱甾或蟾蜍甾

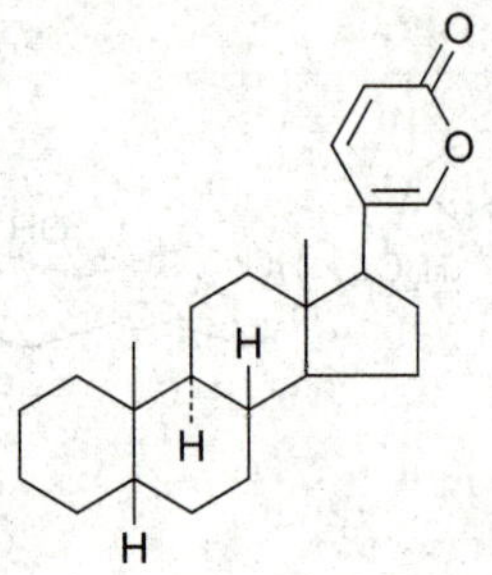

海葱甾二烯或蟾蜍甾二烯（乙型强心苷元）

2. 构成强心苷的糖的结构特征及其与苷元的连接方式

（1）结构特征　构成强心苷的糖有 20 多种。根据它们 C－2 位上有无羟基可以分成 α－羟基糖（2－羟基糖）和 α－去氧糖（2－去氧糖）两类。α－去氧糖常见于强心苷类，是区别于其他苷类成分的一个重要特征。

①α－羟基糖：组成强心苷的 α－羟基糖，除常见的 *D*－葡萄糖、*L*－鼠李糖外，还有 *L*－夫糖、*D*－鸡纳糖、*D*－弩箭子糖、*D*－6－去氧阿洛糖等 6－去氧糖和 *L*－黄花夹竹桃糖、*D*－洋地黄糖等 6－去氧糖甲醚。

②α－去氧糖：强心苷中普遍具有 α－去氧糖，如 *D*－洋地黄毒糖等 2,6－二去氧糖；*L*－夹竹桃糖、*D*－加拿大麻糖、*D*－迪吉糖和 *D*－沙门糖等 2,6－二去氧糖甲醚。

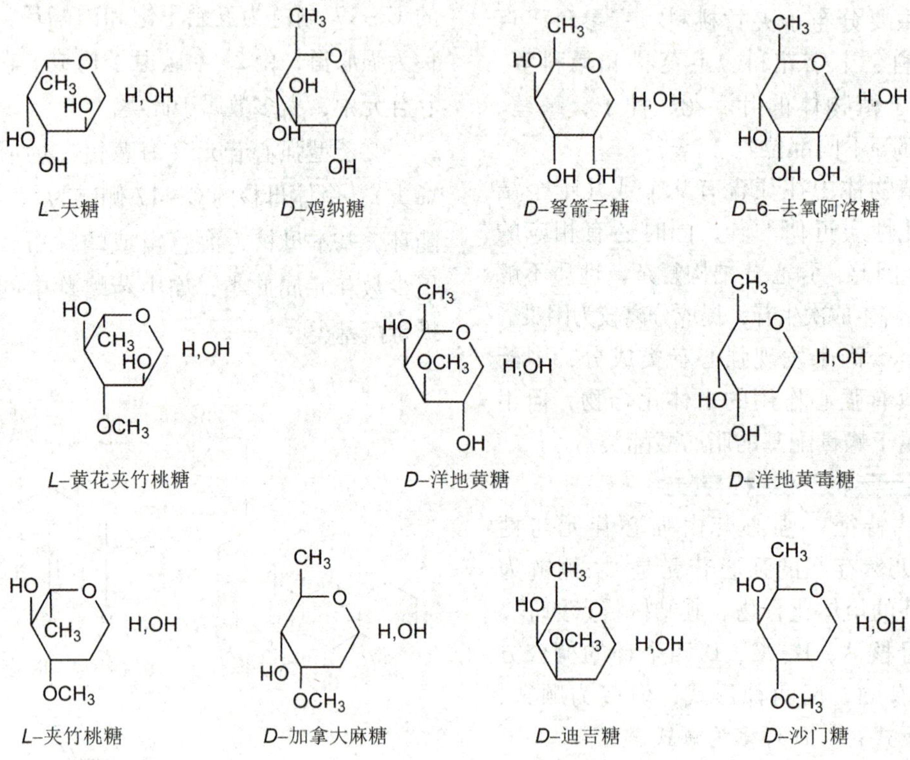

L－夫糖　*D*－鸡纳糖　*D*－弩箭子糖　*D*－6－去氧阿洛糖

L－黄花夹竹桃糖　*D*－洋地黄糖　*D*－洋地黄毒糖

L－夹竹桃糖　*D*－加拿大麻糖　*D*－迪吉糖　*D*－沙门糖

（2）与苷元的连接方式　强心苷大多是低聚糖苷，少数是单糖苷或双糖苷。通常按糖的种类及其与苷元的连接方式，将强心苷分为以下三种类型。

Ⅰ型：苷元－（2,6－二去氧糖）$_x$－（*D*－葡萄糖）$_y$，如紫花洋地黄苷 A。

Ⅱ型：苷元－（6－去氧糖）$_x$－（*D*－葡萄糖）$_y$，如黄夹苷甲。

Ⅲ型：苷元－（*D*－葡萄糖）$_y$，如绿海葱苷。

植物界存在的强心苷，以Ⅰ型、Ⅱ型较多，Ⅲ型较少。

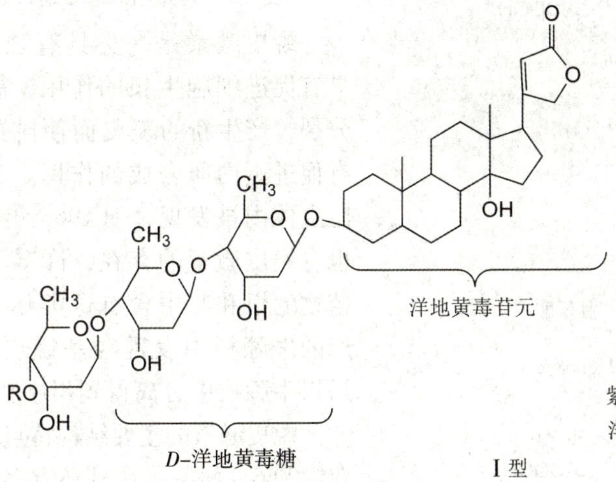

洋地黄毒苷元

R

紫花洋地黄苷A β-D-葡萄糖

洋地黄毒苷 H

D-洋地黄毒糖

Ⅰ型

洋地黄毒苷元

L-黄花夹竹桃糖

β-D-葡萄糖

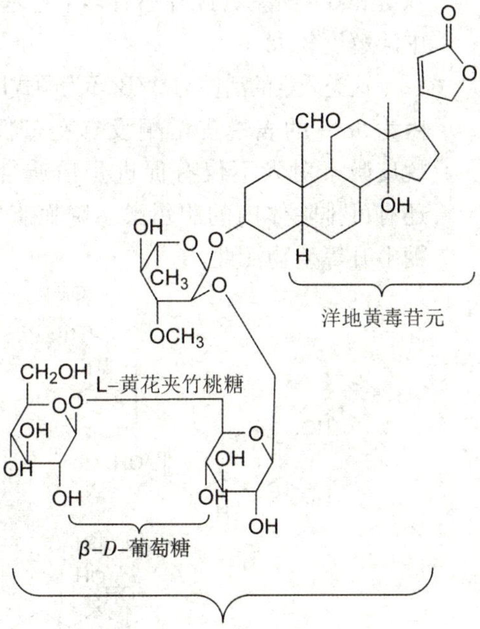

黄夹苷甲

Ⅱ型

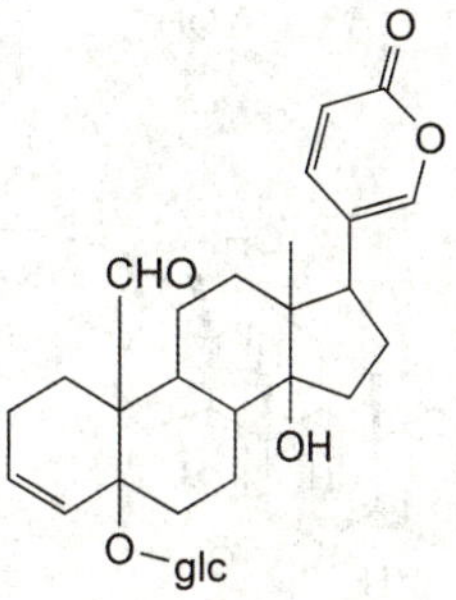

绿海葱苷

Ⅲ型

（四）胆汁酸类化学成分的结构特点

动物胆、胆结石的临床应用历史很悠久，从汉《神农本草经》的鲤鱼胆到明《本草纲目》止，共记载药材30余种，其中如牛黄、熊胆被视为珍贵药材，广泛应用于各种中成药制剂中，这些动物胆类药材的主要有效成分为胆汁酸（bile acids）。

天然胆汁酸是胆烷酸的衍生物，在动物的胆汁中通常与甘氨酸或牛磺酸的氨基以酰胺键结合成甘氨胆汁酸或牛磺胆汁酸，并以钠盐形式存在。

胆烷酸的结构中有甾体母核，其中B/C环稠合皆为反式，C/D环稠合也多为反式，而A/B环稠合有顺反两种异构体形式。母核上的C-10位和C-13位的角甲基皆为β-取向，C-17位上连接的戊酸侧链也是β-取向。胆汁酸的结构中多有羟基存在，羟基结合点往往在C-3、C-7和C-12位上，羟基的取向既有α型也有β型，有时在母核上也可见到双键、羰基等基团的存在。甾体母核A/B环为顺式稠合时称为正系，若为反式稠合则为别系，如胆酸（cholic acid）为正系，别胆酸（allocholic acid）则为别系。

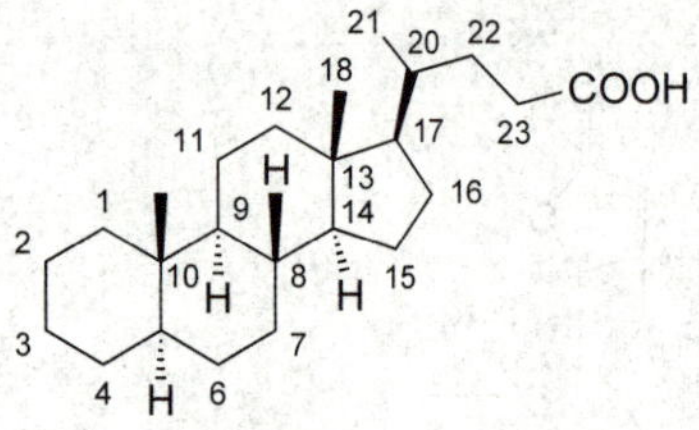

胆烷酸

H_2N-CH_2-COOH 甘氨酸

$H_2N-CH_2-CH_2-SO_3H$ 牛磺酸

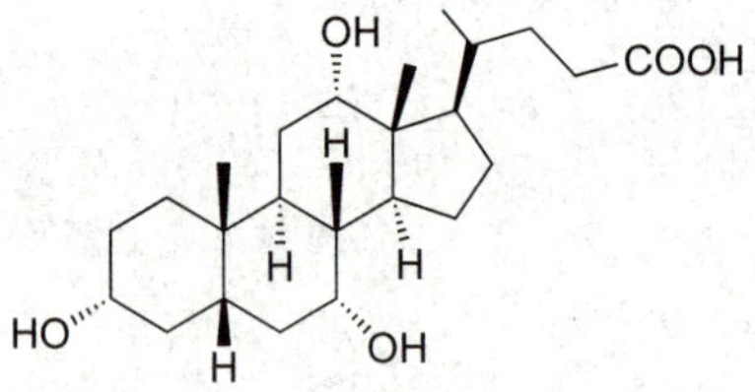

胆酸

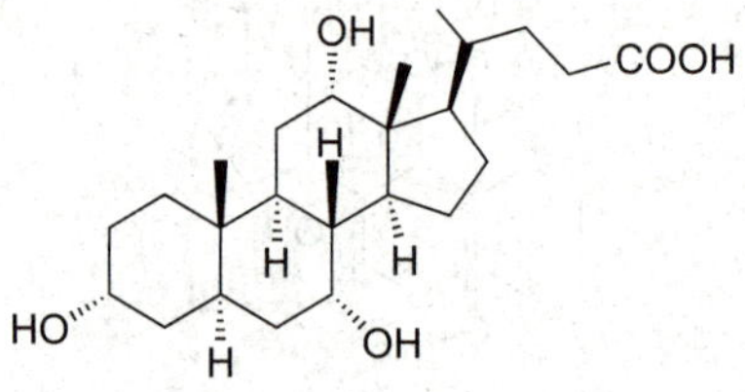

别胆酸

胆汁酸的分布较广，从动物的胆汁中发现的胆汁酸超过100种，其中最常见的不过几种，如胆酸、去氧胆酸（deoxycholic acid）、猪去氧胆酸（hyodeoxycholic acid）、鹅去氧胆酸（chenodeoxycholic Acid）、熊去氧胆酸（urso deoxycholic acid）等，其俗名命名常是根据最先发现的动物加以定名的，如鹅去氧胆酸首先是从鹅的胆汁中提取的，石胆酸（lithocholic acid）首先是从胆结石中提取的。在高等动物胆汁中发现的胆汁酸通常是24个碳原子的胆烷酸衍生物，而在鱼类、两栖类和爬行类动物中的胆汁酸则含有27个碳原子或28个碳原子，这类胆汁酸是粪甾烷酸的羟基衍生物，而且通常和牛磺酸结合。

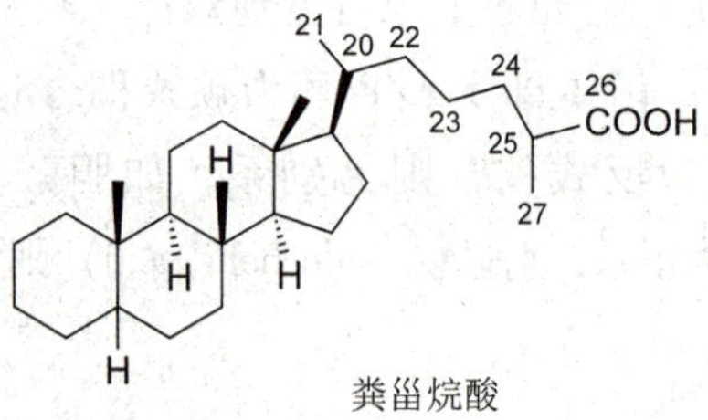

粪甾烷酸

（五）蜕皮激素类化学成分的结构特点

蜕皮激素是一类具有强蜕皮活性的物质，具有促进细胞生长的作用，能够刺激真皮细胞分裂，产生新的表皮而使昆虫蜕皮，它对人体有促进蛋白质合成的作用。该类化合物最初在昆虫体内被发现，但1966年首次报道在植物界也有蜕皮激素的存在，许多羊齿类植物和高等植物的根和叶中含有这类化合物。例如在台湾产的牛膝根中发现羟基蜕皮甾酮和牛膝甾酮，从川牛膝根中分离得到川牛膝甾酮。

蜕皮激素的主要结构特点是甾核上带有7位双键和6-酮基，此外还有多个羟基，因而在水中溶解度较大。

这类激素的活性与A/B环为顺式即5β-有关，因为5α-的表蜕皮甾酮没有变态激素的活性。蜕皮激素对人不仅有促进蛋白质合成的作用，还有可排除体内的胆甾醇、降血脂以及抑制血糖上升等生物活性。

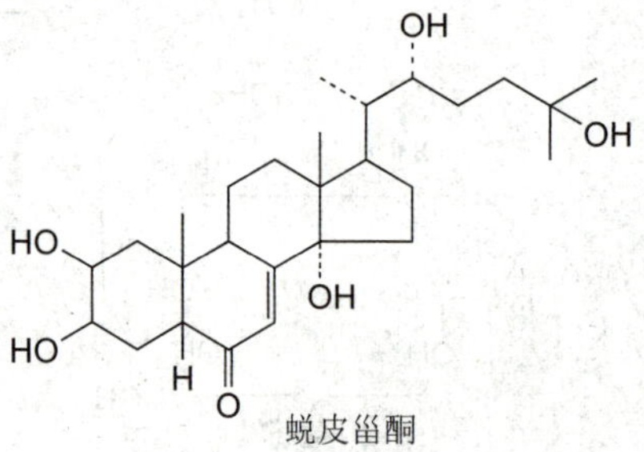

蜕皮甾酮

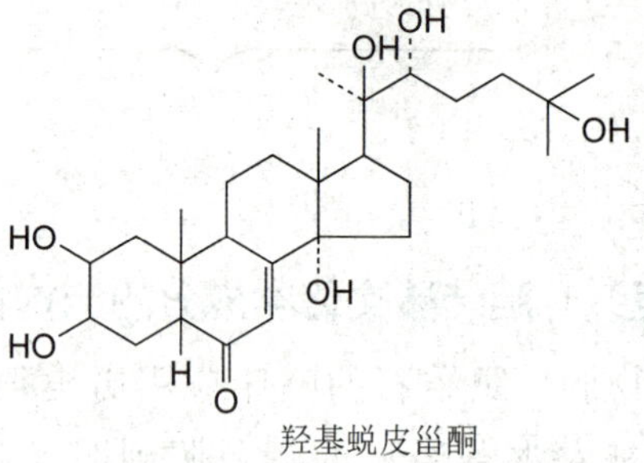

羟基蜕皮甾酮

二、理化性质

（一）三萜皂苷与甾体皂苷

1. 性状

（1）皂苷分子量较大，不易结晶，大多为无色或乳白色无定形粉末，仅少数为结晶体，如常春藤皂苷为针状结晶，而皂苷元大多能形成较好的结晶。

（2）皂苷多数具有苦而辛辣味，其粉末对人体黏膜有强烈的刺激性，鼻内黏膜尤其敏感，但也有例外，如甘草皂苷有显著的甜味，且对黏膜刺激性较弱。

（3）皂苷大多具有吸湿性，应干燥保存。

（4）多数三萜皂苷都呈酸性，但也有例外，如人参皂苷、柴胡皂苷等则呈中性。酸性皂苷分子中所带有的羧基有的在皂苷元部分，有的在糖醛酸部分，在植物体内常与金属离子如钾、镁、钙等结合成盐的形式存在，而大多数甾体皂苷呈中性。

2. 溶解度　大多数皂苷极性较大，易溶于水、热甲醇和乙醇等极性较大的溶剂，难溶于丙酮、乙醚等有机溶剂。皂苷在含水正丁醇中有较大的溶解度，因此正丁醇常作为提取皂苷的溶剂。次级苷由于糖数目的减少极性降低，在水中溶解度减少，易溶于乙醇、丙酮、乙酸乙酯等。皂苷元则难溶于水而易溶于石油醚、苯、乙醚、三氯甲烷等低极性溶剂。皂苷有助溶性能，可促进其他成分在水中的溶解。

3. 发泡性　皂苷水溶液经强烈振荡能产生持久性的泡沫，且不因加热而消失，这是由于皂苷具有降低水溶液表面张力的缘故。皂苷的表面活性与其分子内部的亲水性和疏水性结构的比例有关，利用表面活性的性质，可用发泡实验初步判断皂苷类成分的有无。具体的步骤是取1g中药粉末加水10ml，煮沸10分钟后过滤，取滤液强力振荡，产生持久性的泡沫（15分钟以上）即呈阳性，含蛋白质和黏液质的水溶液虽也能产生泡沫，但不能持久，很快就消失，据此可判断该中药中是否含有皂苷类化合物。

4. 溶血性　皂苷的水溶液大多能破坏红细胞，产生溶血现象。因此在制备中药注射剂时必须对其溶血性进行考察，但口服无溶血作用，可能与其在胃肠道不被吸收或被破坏有关。各类皂苷的溶血强度是不同的，可用溶血指数来表示，溶血指数是在一定条件下能使血液中红细胞完全溶解的最低溶血浓度，例如甘草皂苷的溶血指数为1∶4000。从一药材浸液及其提纯皂苷溶液的溶血指数，可以推算出样品中所含皂苷的粗略含量。

皂苷之所以能溶血是因为多数皂苷能与红细胞壁上的胆固醇结合形成不溶于水的复合物，破坏红细胞的渗透性，导致胞内渗透压增加而崩解。但并不是所有的皂苷都有溶血现象，这种现象与分子结构有密切关系，例如人参总皂苷没有溶血现象，但是经过分离后的以人参三醇及齐墩果酸为苷元的人参皂苷却有显著的溶血作用，而以人参二醇为苷元的人参皂苷则有抗溶血作用。皂苷的溶血活性还和糖部分有关，单糖链皂苷作用显著，某些双糖链皂苷则无溶血作用，但经酶转化成单糖链皂苷后便有了溶血作用。

5. 熔点与旋光度　皂苷常在熔融前就已经分解，因此无明显的熔点，一般测的都是分解点。皂苷元的熔点随分子中羟基数目的增加而升高。测定旋光度对判断皂苷的结构有重要意义，如甾体皂苷及其皂苷元的旋光度几乎都是左旋，旋光度还与双键有密切的关系，不饱和的皂苷元或乙酰化物均较相应的饱和化合物更趋向于左旋。

6. 皂苷的水解　皂苷苷键的裂解，通常可采用一般苷类化合物苷键裂解的方法，如酸催化水解、氧化水解和酶解等。由于苷键所含的糖一般为α-羟基糖，水解所需的条件较为剧烈，一些皂苷元往往会发生脱水、环合、双键位移、取代基位移和构型转化等变化，生成人工产物，给研究工作带来许多麻烦。因此常需要选用比较温和的水解方法，如光分解法、Smith氧化降解法、酶解法或土壤微生物淘汰培养法等。

7. 显色反应　利用化学反应检识皂苷虽然比较灵敏，但专属性较差。通常应用的显色反应有以下几种。

（1）Liebermann反应　样品溶于醋酐中，加入1滴浓硫酸，呈黄→红→蓝→紫→绿等颜色变化，最后褪色。

（2）醋酐-浓硫酸（Liebermann-Burchard）反应　将样品溶于醋酐中，加入浓硫酸-醋酐（1∶20）数滴，显色，颜色变化与Liebermann反应相同。此反应可以区分三萜皂苷和甾体皂苷，前者最后呈红色或紫色，后者最终呈蓝绿色。

（3）三氯乙酸反应　将含甾体皂苷样品的三氯甲烷溶液滴在滤纸上，加三氯乙酸试液1滴，加热至60℃，生成红色渐变为紫色。在同样条件下三萜皂苷必须加热至100℃才能显色，也生成红色渐变为紫色，可用于纸层析。

（4）五氯化锑反应　将皂苷样品溶于三氯

甲烷或醇后，点于滤纸上，喷以20%五氯化锑的三氯甲烷溶液（不应含乙醇和水），干燥后60～70℃加热，显蓝色、灰蓝色或灰紫色斑点。

（5）芳香醛－硫酸或高氯酸反应　在使用芳香醛为显色剂的反应中，以香草醛最为普遍，其显色灵敏，常作为甾体皂苷的显色剂。除香草醛外，尚可应用的还有对二甲氨基苯甲醛。

（二）强心苷的理化性质

1. 性状　强心苷多为无定形粉末或无色结晶，具有旋光性，C－17侧链为β构型者味苦，为α构型者味不苦。对黏膜具有刺激性。

2. 溶解性　强心苷一般可溶于水、醇和丙酮等极性溶剂，微溶于乙酸乙酯、含醇三氯甲烷，难溶于乙醚、苯和石油醚等极性小的溶剂。而苷元则难溶于水等极性溶剂，易溶于乙酸乙酯、三氯甲烷等有机溶剂。

强心苷的溶解性与分子中所含糖的数目、种类、苷元所含的羟基数及位置有关。

（1）糖的数目　原生苷由于分子中含糖基数目多，而比其次生苷和苷元的亲水性强，可溶于水等极性大的溶剂，而难溶于极性小的溶剂。许多原生苷由于分子中含糖基数目多，亲水性较强而不易结晶，为无定型粉末。

（2）羟基数目　强心苷的溶解性随其分子中糖的类型、苷元上羟基的数目不同而异。羟基数越多，亲水性则越强，例如乌本苷（乌本苷元－*L*－鼠李糖）虽是单糖苷，但整个分子有8个羟基，水溶性大（1∶75），难溶于三氯甲烷；洋地黄毒苷虽为三糖苷，但分子中的3个糖基都是α－去氧糖，整个分子只有5个羟基，故在水中溶解度小（1∶100000），易溶于三氯甲烷（1∶40）。

（3）羟基的位置　分子中羟基是否形成分子内氢键，也可影响强心苷的溶解性。当糖基和苷元上的羟基数目相同时，可形成分子内氢键者，其亲水性弱；反之，亲水性强。例如，毛花洋地黄苷乙和毛花洋地黄苷丙均为四糖苷，整个分子有8个羟基，其糖的种类和苷元上的羟基数目均相同，仅羟基的位置不同，前者是C_{14},C_{16}－二羟基，其中C_{16}羟基能与C_{17} β－内酯环的羰基形成分子内氢键，而后者是C_{14},C_{12}－二羟基，不能形成分子内氢键，所以毛花洋地黄苷乙在水中的溶解度（几乎不溶）比毛花洋地黄苷丙（1∶18500）小；而在三氯甲烷中的溶解度则相反，毛花洋地黄苷乙（1∶550）大于毛花洋地黄苷丙（1∶1750）。

分子中有无更多的双键、羰基、甲氧基和酯键等也能影响强心苷的溶解度。

3. 强心苷的颜色反应及其应用　强心苷的颜色反应可由甾体母核、不饱和内酯环和α－去氧糖产生。

（1）甾体母核的颜色反应　甾体类化合物在无水条件下用酸处理，能产生各种颜色反应。这类颜色反应的机制较复杂，是甾体类化合物与酸作用，经脱水、缩合、氧化等过程而呈现的一系列颜色变化。

①Liebermann－Burchard反应（醋酐－浓硫酸反应）：将样品溶于三氯甲烷，加醋酐－浓硫酸（20∶1），产生红色→紫色→蓝色→绿色→污绿色等颜色变化，最后褪色。也可将样品溶于冰醋酸，加试剂产生同样的反应。

②Salkowski反应：将样品溶于三氯甲烷，沿管壁缓缓加入浓硫酸，硫酸层显血红色或蓝色，三氯甲烷层显绿色荧光。

③Tschugaev反应：将样品溶于冰醋酸，加几粒氯化锌和乙酰氯后煮沸，或取样品溶于三氯甲烷，加冰醋酸、乙酰氯、氯化锌煮沸，反应液呈现紫红色→蓝色→绿色颜色的变化。

④三氯化锑反应：将样品溶液点于滤纸或薄层板上，喷20%三氯化锑的三氯甲烷溶液（不含乙醇和水），温热3～5分钟，样品斑点呈现灰蓝色、蓝色、灰紫色等颜色。此反应灵敏度较高，可用于纸色谱或薄层色谱的显色。

⑤三氯乙酸－氯胺T反应：将样品溶液点于滤纸或薄层板上，喷25%的三氯乙酸－氯胺T试剂（25%的三氯乙酸乙醇溶液4ml加3%氯胺T水溶液1ml，混匀），晾干后于沸水加热数分钟，置紫外光灯下观察。洋地黄毒苷元衍生的苷类显黄色荧光；羟基洋地黄毒苷元衍生的苷类显亮蓝色荧光；异羟基洋地黄毒苷元衍生的苷类显蓝色荧光。因此，可利用此反应区别洋地黄类强心苷的各种苷元。

（2）C－17位上不饱和内酯环的颜色反应　甲型强心苷在碱性醇溶液中，由于五元不饱和内酯环上的双键移位产生 C－22 活性亚甲基，能与活性亚甲基试剂作用而显色。乙型强心苷在碱性醇溶液中，不能产生活性亚甲基，无此类反应。所以利用此类反应，可区别甲、乙型强心苷。所产生的有色化合物在可见光区常有最大吸收，故亦可用于定量。

①Legal 反应：又称亚硝酰铁氰化钠试剂反应。取样品 1～2mg，溶于 2～3 滴吡啶中，加 3% 亚硝酰铁氰化钠溶液和 2mol/L 氢氧化钠溶液各 1 滴，反应液呈深红色并渐渐褪去。

②Raymond 反应：又称间二硝基苯试剂反应。取样品约 1mg，以少量 50% 乙醇溶解后加入间二硝基苯乙醇溶液 0.1ml，摇匀后再加入 20% 氢氧化钠 0.2ml，反应液呈蓝紫色。

③Kedde 反应：又称 3,5－二硝基苯甲酸试剂反应。取样品的甲醇或乙醇溶液于试管中，加入 3,5－二硝基苯甲酸试剂（A 液：2% 的 3,5－二硝基苯甲酸甲醇或乙醇溶液；B 液：2mol/L 氢氧化钾溶液，用前等量混合）3～4 滴，溶液呈红色或紫红色。

本试剂可用于强心苷纸色谱和薄层色谱显色剂，喷雾后显紫红色，几分钟后褪色。

④Baljet 反应：又称碱性苦味酸试剂反应。取样品的甲醇或乙醇溶液于试管中，加入碱性苦味酸试剂（A 液：1% 苦味酸乙醇溶液；B 液：5% 氢氧化钠水溶液，用前等量混合）数滴，溶液呈橙色或橙红色。此反应有时发生较慢，需放置 15 分钟以后才能显色。

（3）α－去氧糖颜色反应　α－去氧糖颜色反应共有四个鉴别反应，分别如下。

①Keller－Kiliani（K－K）反应：取样品 1mg，用冰醋酸 5ml 溶解，加 20% 的三氯化铁水溶液 1 滴，混匀后倾斜试管，沿管壁缓慢加入浓硫酸 5ml，观察界面和乙酸层的颜色变化。如有 α－去氧糖，则乙酸层显蓝色。界面的显色，是由于浓硫酸对苷元所起的作用逐渐向下层扩散。其显色随苷元羟基、双键的位置和数目不同而异，可显红色、绿色、黄色等，但久置后因炭化作用，均转为暗色。

此反应是 α－去氧糖的特征反应，只对游离的 α－去氧糖或 α－去氧糖与苷元连接的苷显色，对 α－去氧糖和葡萄糖或其他羟基糖连接的二糖、三糖及乙酰化的 α－去氧糖，由于在此条件下不能水解出 α－去氧糖而不显色。故此反应阳性能肯定 α－去氧糖的存在，但对此反应不显色的有时未必具有完全的否定意义。

②咕吨氢醇（Xanthydrol）反应：取样品少许，加咕吨氢醇试剂（咕吨氢醇 10mg 溶于冰醋酸 100ml 中，加入浓硫酸 1ml）1ml，置水浴上加热 3 分钟，若分子中有 α－去氧糖即显红色。此反应极为灵敏，分子中的 α－去氧糖可定量地发生反应，故还可用于定量分析。

③对－二甲氨基苯甲醛反应：将样品的醇溶液点于滤纸上，喷对－二甲氨基苯甲醛试剂（1% 对－二甲氨基苯甲醛的乙醇溶液 4ml，加浓盐酸 1ml），于 90℃加热 30 秒，分子中若有 α－去氧糖可显灰红色斑点。

④过碘酸钠－对硝基苯胺反应：将样品的醇溶液点于滤纸或薄层板上，先喷过碘酸钠水溶液（过碘酸钠的饱和水溶液 5ml，加蒸馏水 10ml 稀释），于室温放置 10 分钟，再喷对硝基苯胺试液（1% 对硝基苯胺的乙醇溶液 4ml，加浓盐酸 1ml 混匀），则迅速在灰黄色背底上出现深黄色斑点，置紫外灯下观察则见棕色背底上出现黄色荧光斑点。再喷以 5% 氢氧化钠甲醇溶液，则斑点转为绿色。

4. 强心苷的水解反应　强心苷的苷键可被酸或酶催化水解，分子中的内酯环和其他酯键能被碱水解。水解反应是研究强心苷组成、改造强心苷结构的重要方法，可分为化学方法和生物方法。化学方法主要有酸水解和碱水解；生物方法有酶水解。强心苷的苷键水解难易和水解产物因组成糖的不同而有所差异。

（1）酸水解　分为温和酸水解、强烈酸水解和氯化氢－丙酮法水解。

①温和酸水解：用稀酸如 0.02～0.05mol/L 的盐酸或硫酸，在含水醇中经短时间加热回流，可使Ⅰ型强心苷水解为苷元和糖。因为苷元和 α－去氧糖之间、α－去氧糖与 α－去氧糖之间的糖苷键极易被酸水解，在此条件下即可断裂。而 α－去氧糖与 α－羟基糖、α－羟基糖与 α－羟基糖之间的苷键在此条件下不易断裂，常常得到二糖或三糖。由于此水解条件温和，对苷元的影响较小，不致引起脱水反应，对不稳定

的 α－去氧糖亦不致分解。如：

紫花洋地黄苷A $\xrightarrow{\text{稀酸温和水解}}$ 洋地黄毒苷元+2分子D–洋地黄毒糖+D–洋地黄双糖
(D–洋地黄毒糖–D–葡萄糖)

K–毒毛旋花子苷 $\xrightarrow{\text{稀酸温和水解}}$ 毒毛旋花子苷元+毒毛旋花子三糖
［D–加拿大麻糖–(D–葡萄糖)$_2$］

此法不宜用于16位有甲酰基的洋地黄强心苷类的水解，因16位甲酰基即使在这种温和的条件下也能被水解。

②强烈酸水解：Ⅱ型和Ⅲ型强心苷中苷元直接相连的均为 α－羟基糖，由于糖的 α－羟基阻碍了苷键原子的质子化，使水解较为困难，用温和酸水解无法使其水解，必须增高酸的浓度（3%~5%），延长作用时间或同时加压，才能使 α－羟基糖定量地水解下来。但常引起苷元结构的改变，失去一分子或数分子水，形成脱水苷元，而得不到原生苷元。

③氯化氢－丙酮法（Mannich 和 Siewert 法）：将强心苷置于含 1% 氯化氢的丙酮溶液中，20℃放置 2 周。因糖分子中 C－2 羟基和C－3 羟基与丙酮反应，生成丙酮化物，进而水解，可得到原生苷元和糖衍生物。例如铃兰毒苷的水解。

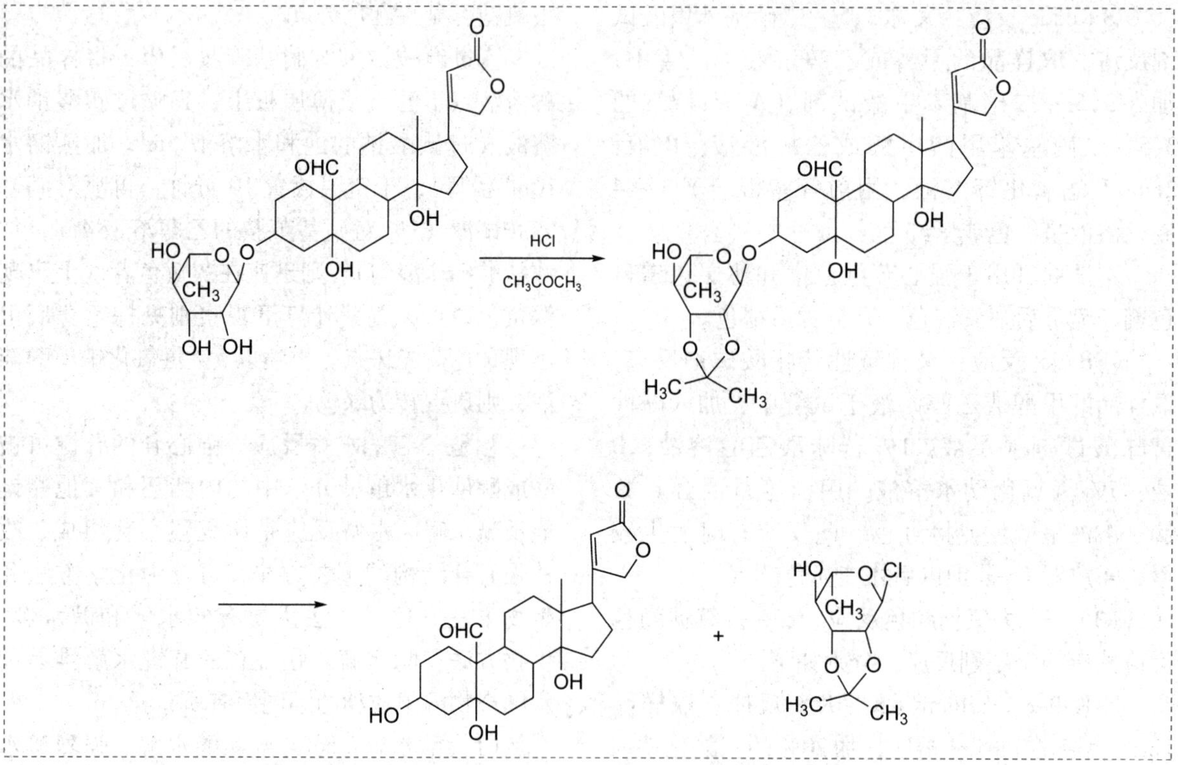

$\xrightarrow[CH_3COCH_3]{HCl}$

本法适合于多数Ⅱ型强心苷的水解。但是，多糖苷因极性太大，难溶于丙酮中，则水解反应不易进行或不能进行。此外，也并非所有能溶于丙酮的强心苷都可用此法进行酸水解，例如黄夹次苷乙用此法水解只能得到缩水苷元。

（2）酶水解　酶水解有一定的专属性。不同性质的酶，作用于不同性质的苷键。在含强心苷的植物中，有水解葡萄糖的酶，但无水解 α－去氧糖的酶，所以能水解除去分子中的葡萄糖，而得到保留 α－去氧糖的次级苷。

含强心苷的植物中均有相应的水解酶共存，故分离强心苷时，常可得到一系列同一苷元的苷类，其区别仅在于 D－葡萄糖个数的不同。

此外，其他生物中的水解酶亦能使某些强心苷水解。如来源于动物脏器（家畜的心肌、肝等），蜗牛的消化液，紫苜蓿和一些霉菌中的水解酶，尤其是蜗牛消化酶，它是一种混合酶，几乎能水解所有苷键，能将强心苷分子中糖链逐步水解，直至获得苷元，常用来研究强心苷的结构。

苷元类型不同，被酶解难易程度也不同。毛花洋地黄苷和紫花洋地黄毒苷用紫花苷酶酶解，前者糖基上有乙酰基，对酶作用阻力大，故水解慢，后者水解快。一般来说，乙型强心苷较甲型强心苷易被酶水解。

酶水解在强心苷的生产中有很重要的作用。由于甲型强心苷的强心作用与分子中糖基数目有关，其强心作用的大小为：单糖苷 > 二糖苷 > 三糖苷，因此常利用酶水解使植物体中的原生苷水解成强心作用更强的次生苷。

（3）碱水解　强心苷的苷键不被碱水解。但碱可使强心苷分子中的酰基水解、内酯环裂解、双键移位和苷元异构化等。

（三）胆汁酸的理化性质

胆酸的结构中有羧基，因此具有羧基官能团的化学性质，即它可与碱反应生成盐、与醇反应生成酯。上述两个化学性质常常用于胆酸的提取与分离工作中。游离胆汁酸在水中溶解度很小，但与碱成盐后则易溶于水，故常用碱的水溶液提取胆汁酸。在胆汁酸的分离和纯化时，常将胆汁酸制备成酯的衍生物，如将末端羧基酯化，使其容易析出结晶。

胆汁酸的鉴别：

1. Pettenkofer 反应　该反应是根据蔗糖在浓硫酸作用下生成羟甲基糠醛，后者与胆汁酸缩合生成紫色物质的原理而进行的，所有的胆汁酸皆呈阳性反应。具体操作：取未经稀释的胆汁 1 滴，加蒸馏水 4 滴及 10% 蔗糖溶液 1 滴，摇匀，再沿管壁加入浓硫酸 5 滴，置冷水中冷却，则可见在两液面分界处出现紫色环。

2. Gregory – Pascoe 反应　取 1ml 胆汁加 6ml 45% 硫酸及 1ml 0.3% 糠醛，密塞振摇后在 65℃水浴中放置 30 分钟，溶液显蓝色。该反应可用于胆酸的含量测定。

3. Hammarsten 反应　用 20% 的铬酸溶液（将 20g CrO_3 置于少量水中，加乙酸至 100ml）溶解少量样品，温热，胆酸显紫色，鹅去氧胆酸不显色。

改良的 Hammarsten 反应是取少量样品用乙酸溶解，温热，加 3 ~ 5 滴浓盐酸，水浴加热至溶液浑浊并变黄色后，室温放置 1 ~ 2 小时，观察颜色变化，胆酸显紫色。去氧胆酸和鹅去氧胆酸无上述颜色变化。

除上述反应外，甾体母核的显色反应，亦适用于胆汁酸的鉴别。

三、含三萜皂苷类化合物的常用中药

（一）人参

人参为五加科植物人参（*Panax ginseng* C. A. Mey.）的干燥根和根茎，是传统名贵中药。

人参含有皂苷、多糖和挥发油等多种化学成分，人参皂苷为人参的主要有效成分之一。《中国药典》以人参皂苷为指标成分对人参、红参和人参叶进行含量测定。其中，人参和红参的质量控制成分为人参皂苷 Rg_1、人参皂苷 Re 和人参皂苷 Rb_1。例如，要求人参中人参皂苷 Rg_1 和人参皂苷 Re 的总量不得少于 0.30%，人参皂苷 Rb_1 不得少于 0.20%。

1. 结构与分类　人参皂苷可以分为三类，分别是人参皂苷二醇型（A 型）、人参皂苷三醇型（B 型）和齐墩果烷型（C 型）。

（1）人参皂苷二醇型　人参皂苷二醇型包括人参皂苷 Rb_1、人参皂苷 Rc 和人参皂苷 Rd 等。结构如下。

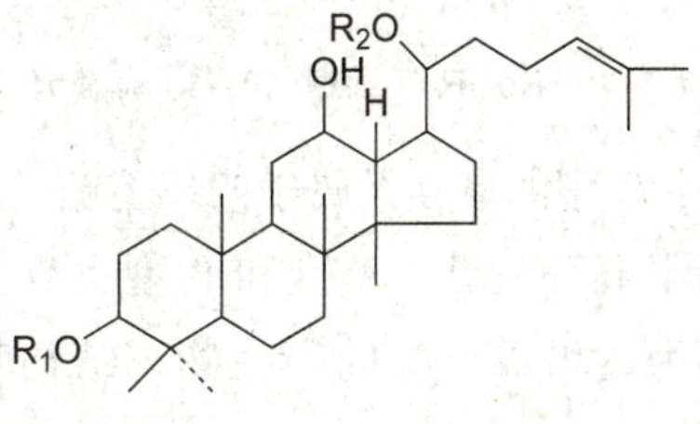

R_2O, OH, H, R_1O

人参皂苷二醇（A）型

人参皂苷 Rb_1　R_1=葡萄糖（2→1）葡萄糖
R_2=葡萄糖（6→1）葡萄糖

人参皂苷 Rb_2　R_1=葡萄糖（2→1）葡萄糖
R_2=葡萄糖（6→1）阿拉伯吡喃糖

人参皂苷 Rh_2　R_1=葡萄糖（2→1）葡萄糖
R_2=葡萄糖

(2) 人参皂苷三醇型 人参皂苷三醇型包括人参皂苷 Re、人参皂苷 Rf 和人参皂苷 Rg_1 等。结构如下。

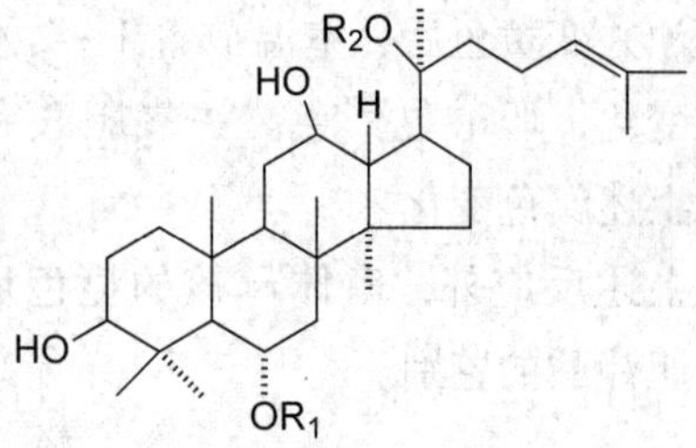

人参皂苷三醇(B)型

人参皂苷Re	R_1=葡萄糖(2→1)鼠李糖 R_2=葡萄糖
人参皂苷Rf	R_1=葡萄糖(2→1)葡萄糖 R_2=H
人参皂苷Rg_1	R_1=葡萄糖 R_2=葡萄糖
人参皂苷Rg_2	R_1=葡萄糖(2→1)鼠李糖 R_2=H
人参皂苷Rh_1	R_1=葡萄糖 R_2=H

(3) 齐墩果烷型 齐墩果烷型包括人参皂苷 Ro 等。结构如下。

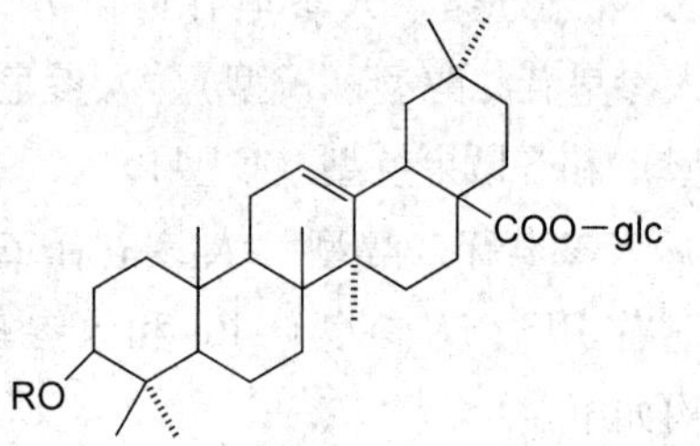

齐墩果烷(C)型

人参皂苷Ro R=葡萄糖(2→1)葡萄糖

A 型、B 型的皂苷元属于四环三萜，C 型的皂苷元属于五环三萜。A 型和 B 型皂苷元属达玛烷型，为达玛烯二醇的衍生物，结构特点是在 C－8 位上有一角甲基，C－13 位有一 β－H，C－20 为 *S* 构型。A 型皂苷元为 20(*S*)－原人参二醇，B 型则为 20(*S*)－原人参三醇。这些皂苷的性质都不太稳定，用无机酸水解时 C－20 的构型易转化为 *R* 型，继之侧链受热发生环合，生成人参二醇和人参三醇。

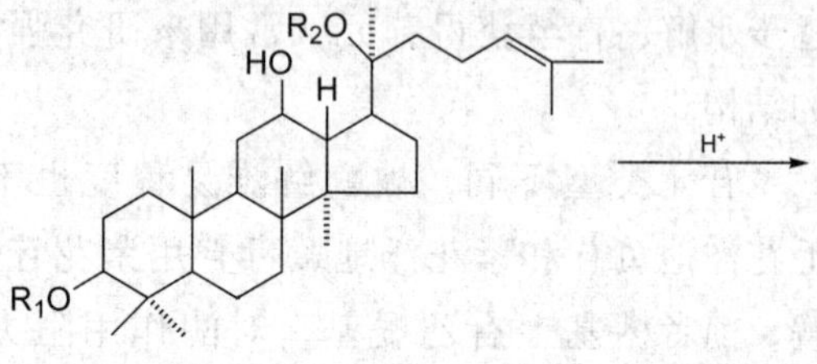

原人参二醇(20*S*)

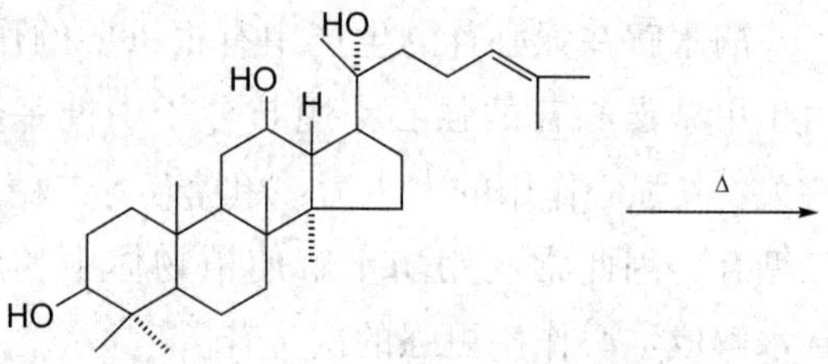

原人参二醇(20*R*)

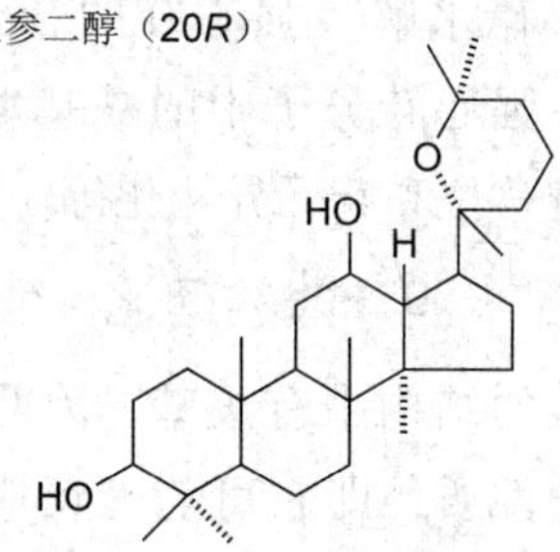

人参二醇

原人参三醇型皂苷在同样的条件下生成人参三醇。

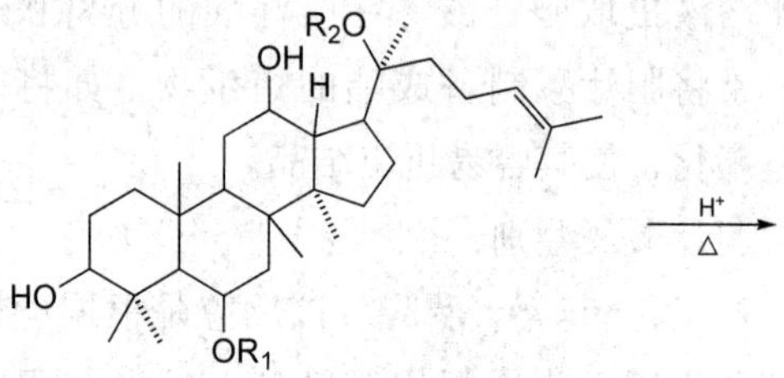

原人参三醇(20*S*)

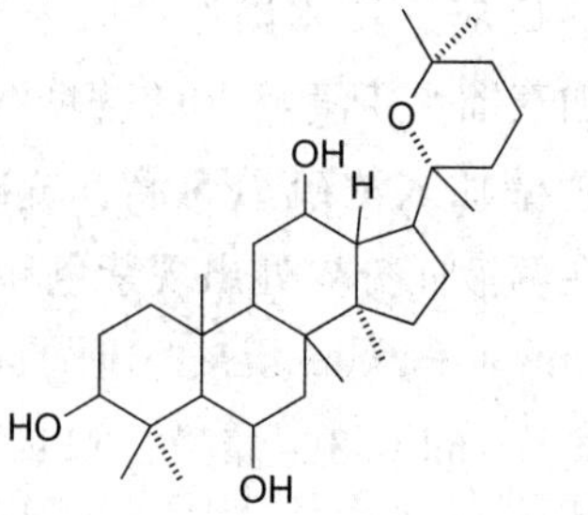

人参三醇

由此可以看出，无论是 A 型皂苷还是 B 型皂苷，加酸、加热后所得的皂苷元人参二醇或人参三醇均是异构化的产物。人参二醇类皂苷的真正皂苷元为20（S）－原人参二醇，其分子中有3个羟基，其中C－3位羟基和C－20位羟基可能与糖结合成苷。因为C－20位羟基是叔羟基，结合的糖与乙酸共热即被水解，而C－3的苷键需在较强的酸性下才能水解。

2. 人参的药理作用　人参甘、微苦，微温，归脾、肺、心、肾经。人参具有增强免疫功能、抗疲劳、调血脂、延缓衰老、提高记忆等药理作用。

（1）增强免疫功能　人参总皂苷、三醇皂苷、二醇皂苷和人参多糖均能调节机体免疫功能。人参皂苷Rg_1和Rh_1能提高免疫功能低下的动物巨噬细胞吞噬活性及NK细胞活性，提高抗原刺激小鼠的抗体水平。

（2）提高记忆作用　人参皂苷Rg_1和Rb_1对多种化学物造成的实验动物记忆获得、记忆巩固和记忆再现障碍均有改善作用。

（3）改善心功能作用　人参皂苷Re、Rb_1、Rg_2、Rh_2等治疗剂量有增强心功能的作用，可增加多种动物的心肌收缩力、减慢心率、增加心排出量和冠脉流量。

（4）调血脂作用　人参总皂苷可降低高脂模型小鼠血清中TC、TG、LDL－C水平，人参皂苷Rb_1可显著降低TG、LDL－C水平，提高HDL－C水平，并降低血清FFA水平。

人参还具有调节胃肠功能、保护胃黏膜、促进胃溃疡愈合的作用。

3. 人参在临床应用中应注意的问题　人参贮藏时需置阴凉干燥处，密闭保存，防蛀，防霉。人参毒性很小，长期服用或剂量过大，可引起兴奋、失眠、心悸、口干舌燥和口舌生疮等症状。人在内服3%人参酊剂100ml后，仅感到轻度不安和兴奋，超过200ml可出现中毒现象：全身玫瑰疹、瘙痒、眩晕、头痛、体温升高及出血。临床上对于实证，如燥热引起的咽喉干燥症等忌用人参，临床应用应注意。

（二）三七

三七为五加科植物三七［*Panax notoginseng*（Burk.）F. H. Chen］的干燥根和根茎。

1. 三七中的主要化学成分及结构　三七中主要化学成分是三萜皂苷类，含量高达12%。《中国药典》以人参皂苷Rg_1、人参皂苷Rb_1及三七皂苷R_1为指标成分对三七进行含量测定，要求三者总量不得少于5.0%。单体皂苷成分大多数为达玛烷型，其结构特点是：C_8位有角甲基，为β－构型；C_{13}位有β－CH_3；C_{17}位有β－侧链，C－20构型多为S型。三七皂苷根据其6位碳上是否有羟基分为人参二醇型皂苷和人参三醇型皂苷。人参二醇型皂苷的苷元为20（S）－原人参二醇，人参三醇型皂苷的苷元为20（S）－原人参三醇。其结构如下。

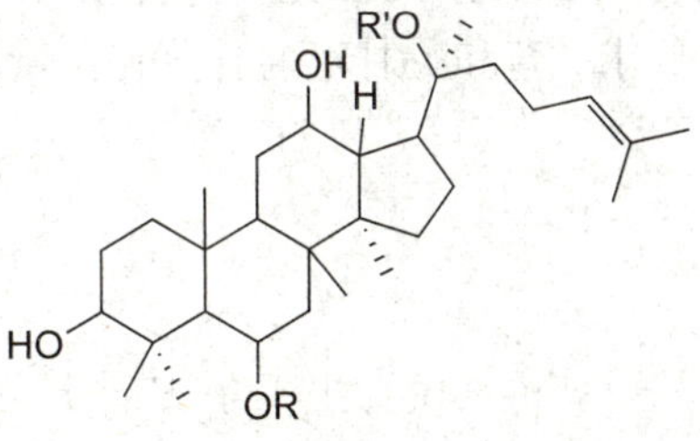

三七皂苷R_1
R=葡萄糖（2→1）果糖
R'=葡萄糖

2. 三七的药理作用　三七甘、微苦，温，归肝、胃经。三七具有抗血栓形成、抗脑缺血、抗心肌损伤、抗心律失常、抗炎、改善学习记忆、抗疲劳等药理作用。

（1）抗血栓形成作用　三七总皂苷可抑制血小板聚集，激活尿激酶，促进纤维蛋白溶解。人参皂苷Rg_1、人参皂苷Rb_1人参三醇皂苷均能抑制血栓的形成。

（2）对血液学作用　三七皂苷可舒张血管，其中对冠状动脉的血管舒张作用最强，并具有一定的血管内皮依赖性。三七皂苷能改善肠系膜、冠状动脉、肝脏微循环。三七皂苷Rg_1可改善耳廓微循环、脑微循环。三七具有较强的止血作用。三七粉、三七注射液、三七氨酸可缩短出血时间、凝血时间和凝血酶原时间，增加血小板数量和功能，增加凝血酶含量，促进纤维蛋白形成，收缩局部血管。

（3）抗脑缺血作用、抗动脉粥样硬化　三七总皂苷、三七人参三醇皂苷和人参皂苷Rb_1可改善心肌缺血时的心电图变化，缩小心肌梗死面积。三七皂苷能减小脑损伤大鼠的脑水肿和脑梗死面积。同时，三七皂苷可调节脂代谢、抗动脉粥样硬化、改善斑块稳定性，可改善内皮功能、抑制整合素的表达。

（三）甘草

甘草为豆科植物甘草（*Glycyrrhiza uralensis* Fisch.）、胀果甘草（*Glycyrrhiza inflata* Bat.）或光果甘草（*Glycyrrhiza glabra* L.）的干燥根及根茎。

1. 甘草中的主要化学成分和性质　甘草所含的三萜皂苷以甘草皂苷含量最高。甘草皂苷又称甘草酸，为甘草中的甜味成分，无色柱状结晶。《中国药典》以甘草苷和甘草酸为指标成分，控制甘草和炙甘草的质量，其中甘草苷为黄酮苷，并要求甘草和炙甘草的甘草苷含量均不得少于0.50%，甘草中甘草酸的含量不得少于2.0%，炙甘草中甘草酸的含量不得少于1.0%。

甘草皂苷易溶于稀热乙醇，几乎不溶于无水乙醇或乙醚，但极易溶于稀氨水中，通常利用该性质提取甘草皂苷。甘草皂苷水溶液有微弱的起泡性和溶血性；甘草皂苷可以形成钾盐或钙盐形式，并存在于甘草中；甘草皂苷与5%的稀硫酸在加压、110～120℃条件下水解，可生成一分子的甘草皂苷元（甘草次酸）和两分子的葡萄糖醛酸。

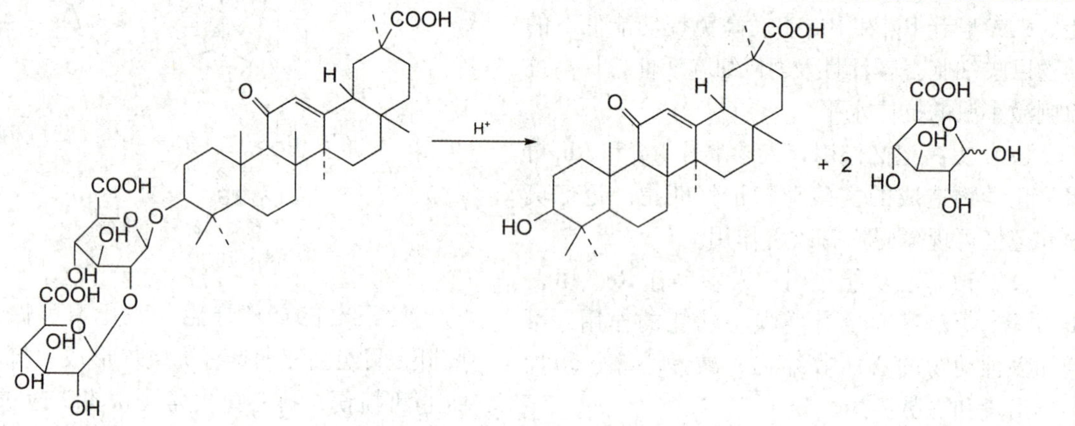

2. 甘草的药理作用　甘草甘，平，归心、肺、脾、胃经。甘草具有抗消化道溃疡、调节免疫、止咳平喘祛痰、镇痛、解毒及抗肝损伤等药理作用。

（1）抗溃疡　甘草粉、甘草浸膏、甘草次酸、甘草素、甘草苷、异甘草苷对多种实验性溃疡模型均有抑制作用，能促进溃疡愈合。

（2）镇咳、祛痰　甘草能促进咽喉和支气管黏膜的分泌，呈现祛痰镇咳的作用。甘草流浸膏、甘草次酸、甘草黄酮均有镇咳、祛痰作用。

（3）解毒　甘草对药物、动物毒素、细菌毒素等多种因素中毒均有一定的解毒作用，其解毒作用的有效成分主要为甘草酸和甘草次酸。甘草解毒作用的机制为：①甘草次酸具有肾上腺皮质激素样作用，提高机体对毒物的耐受能力。②甘草酸水解后释放出的葡萄糖醛酸与体内含有羰基或羧基的毒物和药物结合，形成无毒或低毒的葡萄糖醛酸结合物由尿排出。③甘草酸可通过激活孕烷（PXR）受体，进而诱导肝细胞CYP3A4基因及蛋白表达的增加，加快毒物和致癌物的代谢。

3. 甘草在临床应用中应注意的问题　甘草毒性甚低，有潴钠排钾作用，长期服用，能引起水肿和血压升高，过量服用可发生水肿、气喘、头痛，伴以高血压，肺水肿，对老年患者可引发心源性哮喘等；甘草次酸可抑制豚鼠甲状腺功能，有降低基础代谢的趋势。临床应用应注意。

4. 甘草酸的体内代谢转化途径　三萜皂苷类化合物极性大小与其连接糖的数目有关，通常含糖越多，极性越大，脂溶性越差，胃肠道吸收能力越弱。三萜皂苷类化合物在胃肠道同样可以被水解，生成的苷元化合物亲脂性增加，更有利于吸收，同样，肠菌代谢对该类化合物的吸收是重要的。

三萜皂苷化合物具有溶血性，不宜采用注射给药，包括静脉注射和肌内注射，破坏红细胞和引起组织坏死都是该类化合物的溶血性带来的，中药注射剂中，应特别关注三萜皂苷类化合物的溶血性问题。口服给药三萜皂苷类药物，因肠道菌群的代谢作用，不存在溶血现象，也是三萜皂苷类化学成分重要的给药形式。

甘草酸是甘草次酸与 2 分子葡萄糖醛酸构成的苷，具有较高的血浆蛋白结合率、小肠不易吸收、生物利用度低等特点。在肠道菌群的作用下，甘草酸在人体中的主要代谢产物为甘草次酸即甘草酸的苷元，甘草次酸的脂溶性增强，易于吸收，并可透过血脑屏障。

有研究表明，人肠道混合菌可将甘草酸代谢为甘草次酸、3－表－18β－甘草次酸和 3－氧代－18β 甘草次酸三种代谢产物，后两种含量极少。进一步的研究证实，肠道混合菌还可以将甘草次酸代谢成 3－表－18β－甘草次酸和 3－氧代－18β－甘草次酸两种代谢产物；甘草酸 β－D－葡萄糖醛酸苷酶、3β－羟基类固醇脱氢酶和 3α－羟基甘草次酸脱氢酶三种酶可使甘草酸代谢为 3－表－18β－甘草次酸。

甘草酸的药代动力学显示非线性动力学性质，既涉及甘草酸的代谢，也包括代谢产物甘草次酸的药代动力学，甘草酸可代谢为甘草次酸，甘草次酸也可再次葡萄糖醛酸化，体现类肝肠循环的性质，如消除半衰期延长等。

β-葡萄糖醛酸苷酶
水解（肠道菌群）

甘草酸　　　　甘草次酸

脱氢酶或肠道菌群

甘草次酸　　　　3-氧代-18β-甘草次酸

脱氢酶或肠道菌群

3-氧代-18β-甘草次酸　　　　3-表-18β-甘草次酸

（四）黄芪

黄芪为豆科植物蒙古黄芪［*Astragalus membranaceus*（Fisch.）Bge. var. *mongholicus*（Bge.）Hsiao］或膜荚黄芪［*Astragalus membranaceus*（Fisch.）Bge.］的干燥根。

1. 黄芪中的皂苷化学成分及其结构　黄芪中的化学成分众多，主要含皂苷类、黄酮类、多糖类及氨基酸类等，具有补气固表、利尿托毒、排脓、敛疮生肌等功效。药理试验表明，黄芪皂苷具有多种生物活性，其中黄芪甲苷是黄芪中主要生理活性成分，具有抗炎、降压、镇痛、镇静作用，并能促进再生肝脏 DNA 合成和调节机体免疫功能。药材一般置于通风干燥处，在贮存保管上要注意防潮、防蛀。

在黄芪及其同属近缘植物中共分离出 40 余种三萜皂苷，其结构为四环三萜及五环三萜苷类，苷的糖多为葡萄糖、半乳糖、鼠李糖，多接于苷元 3，6 位。有些苷的某些羟基乙酰化。在膜荚黄芪中有乙酰黄芪苷Ⅰ（acetylastragalosideⅠ），黄芪苷（astragaloside）Ⅰ～Ⅷ，异黄芪苷（isoastragaloside）Ⅰ、异黄芪苷Ⅱ，黄芪皂苷（astragalus saponin）甲、黄芪皂苷乙、黄芪皂苷丙，环黄芪醇（cycloastragenol）和大豆皂苷Ⅰ（soyasaponin Ⅰ）；蒙古黄芪中有黄芪苷Ⅰ、黄芪苷Ⅱ、黄芪苷Ⅳ和大豆皂苷Ⅰ。

黄芪苷Ⅳ（astragaloside Ⅳ）：又名黄芪甲苷。分子式 $C_{41}H_{68}O_{14}$，分子量 784。《中国药典》以黄芪甲苷和毛蕊异黄酮葡萄糖苷为指标成分对黄芪进行药材和饮片的含量测定，要求药材含黄芪甲苷不得少于 0.080%，饮片含黄芪甲苷不得少于 0.060%；要求药材和饮片含毛蕊异黄酮葡萄糖苷不得少于 0.020%。

	R_1	R_2
乙酰黄芪苷Ⅰ	xyl (2',3',4'-3OAc)	glc
黄芪苷Ⅱ	xyl (2',3'-2OAc)	glc
异黄芪苷Ⅲ	xyl (2',4'-2OAc)	glc
黄芪苷Ⅳ	xyl	glc

2. 黄芪的药理作用　黄芪味甘，微温，归肺、脾经。黄芪具有调节免疫功能、抗疲劳、促进造血、抗肺损伤、抗肝损伤、调血脂、降血糖等药理作用。

（1）调节免疫功能　黄芪水煎液、黄芪多糖、黄芪总黄酮和黄芪皂苷等具有增强免疫功能，通过增加吞噬能力或促进小鼠脾淋巴细胞增殖或抑制炎症因子等发挥作用。

（2）抗疲劳作用　含黄芪甲苷、毛蕊异黄酮的黄芪提取液可延长大鼠负重游泳时间，降低血清乳酸含量，降低血清乳酸脱氢酶（LDH）、尿素氮（BUN）和丙二醛（MDA）含量。

（3）促进造血功能作用　黄芪水煎液灌胃，可促进 γ 射线照射小鼠模型小鼠骨髓细胞增殖，提高小鼠存活率；荚膜黄芪苷、绵毛黄芪苷灌胃，可增加小鼠白细胞数量；黄芪总黄酮灌胃，可提高 γ 射线照射小鼠模型小鼠脾脏指数，减轻小鼠脾脏的损伤，促进造血功能的恢复。

黄芪水煎液灌胃，可降低肝毒模型小鼠血清 AST、ALT、MDA 的水平，减轻肝脏病理损伤；对急性肺损伤有防治作用，黄芪甲苷对肺损伤有防治作用。

（五）合欢皮

合欢皮为豆科植物合欢（*Albizia julibrissin* Durazz.）的干燥树皮。

1. 合欢皮中的主要化学成分及结构 三萜皂苷是合欢皮极性部分的主要成分。《中国药典》以（-）-丁香树脂酚-4-*O*-*β*-*D*-呋喃芹糖基-（1→2）-*β*-*D*-吡喃葡萄糖苷为指标成分对合欢皮进行含量测定，要求不得少于0.030%。从合欢属植物中分离得到的皂苷结构类型大多为五环三萜类齐墩果烷型衍生物，且大多数具有3位、16位、21位羟基和28位羧基，其特征是21位羟基连有单萜酸酯；其糖苷有单糖链、双糖链和三糖链，所连接的糖主要有葡萄糖、夫糖、木糖、阿拉伯糖、鼠李糖、鸡纳糖等。其主要母核结构式如下。

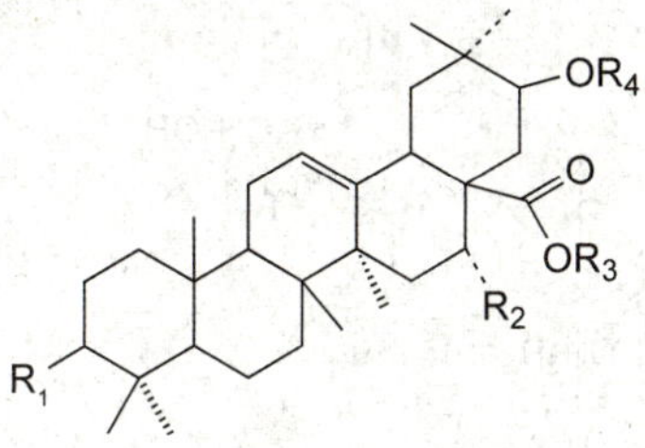

皂苷的结构

2. 合欢皮的药理作用 合欢皮属养心安神药，具有镇静催眠的作用。传统临床应用证明其有安神作用，对精神刺激所致的失眠疗效较佳，单用有效，也可入复方使用。临床方剂合欢汤有解郁作用。合欢皮乙醇提取物具有良好的体内抗肿瘤活性，能明显抑制小鼠荷瘤生长速度，延长荷瘤小鼠存活时间。

（六）商陆

商陆为商陆科植物商陆（*Phytolacca acinosa* Roxb.）和垂序商陆（*Phytolacca americana* L.）的干燥根。

1. 商陆中的主要化学成分及其结构 商陆的化学成分主要包括三萜及其皂苷类，其中包括商陆皂苷、美商陆皂苷A、美商陆皂苷B、美商陆皂苷D、美商陆皂苷E、美商陆皂苷G、美商陆皂苷F、美商陆皂苷D_2、22-羟基商陆酸、商陆酸、美商陆酸、3-氧代-30-甲氧基羰基-23-去甲齐墩果-12-烯-28-酸和齐墩果酸等。商陆中三萜皂苷主要有六种母核。《中国药典》以商陆皂苷甲（商陆皂苷A）为指标成分对商陆进行含量测定，含量不得少于0.15%。化合物结构如下所示。

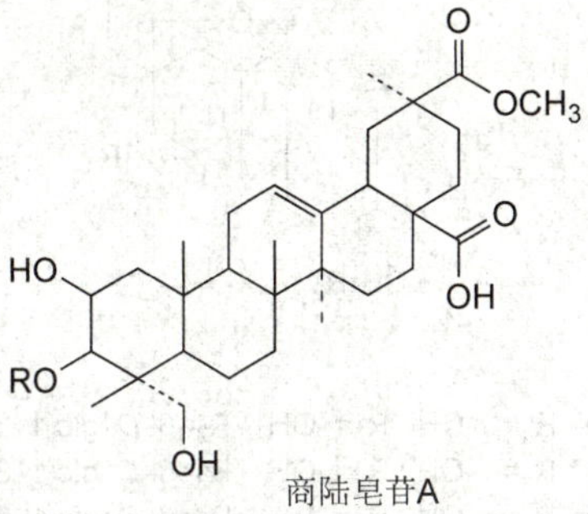

商陆皂苷A

R=木糖（4→1）葡萄糖

2. 商陆的药理作用 商陆的利尿作用与药物剂量有关，小剂量有利尿作用，大剂量反而使尿量减少，但其利尿作用对水肿患者较显著，对正常人不是很明显。商陆皂苷元A和商陆皂苷元C是祛痰的有效成分，并有镇咳平喘等作用。

（七）柴胡

柴胡为伞形科植物狭叶柴胡（*Bupleurum scorzonerifolium* Willd.）或柴胡（*Bupleurum chinese* DC.）的干燥根。

1. 柴胡中的化学成分及其结构 柴胡中含有的总皂苷为1.6%~3.8%。柴胡中所含皂苷均为三萜皂苷，柴胡皂苷是柴胡的主要有效成分。《中国药典》以柴胡皂苷a和柴胡皂苷d为指标成分对柴胡药材进行含量测定，要求两者的总含量不得少于0.30%。柴胡皂苷元为齐墩果烷衍生物，具有下列五种结构类型。

属于Ⅰ型的皂苷，其结构中具有13*β*、28-环氧醚键，是柴胡中的原生苷，如柴胡皂苷a、柴胡皂苷c、柴胡皂苷d和柴胡皂苷e等。Ⅱ型柴胡皂苷为异环双烯类，如柴胡皂苷b_1和柴胡皂苷b_2等；Ⅲ型为Δ^{12}齐墩果烷衍生物，并且大多在C-11位有α-OCH_3取代。这两种类型的柴胡皂苷大多为次生苷，是因为在提取过程中植物体内所含酸性成分的影响，使Ⅰ型皂苷结构中的环氧醚键开裂而产生的，如柴胡皂苷b_3和柴胡皂苷b_4等。Ⅳ型具有同环双烯结构，也被认为是原生苷的环氧醚键开裂，同时发生双键转移而产生的，如柴胡皂苷g。Ⅴ型为齐墩果酸衍生物。Ⅳ型、Ⅴ型数量较少。

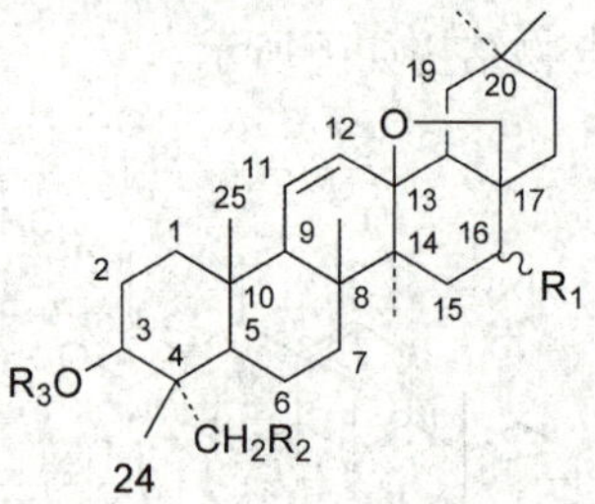

I

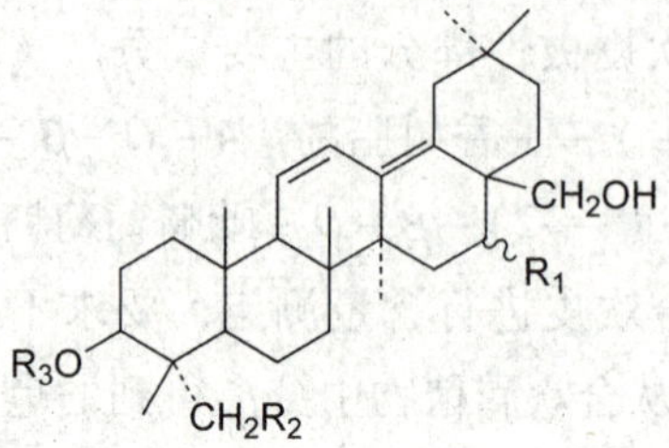

柴胡皂苷a　R_1=β-OH　R_2=-OH　R_3=β-D-glc(1-3)β-D-fuc-
柴胡皂苷d　R_1=α-OH　R_2=-OH　R_3=β-D-glc(1-3)β-D-fuc-
柴胡皂苷e　R_1=β-OH　R_2=-H　R_3=β-D-glc(1-3)β-D-fuc-
柴胡皂苷c　R_1=β-OH　R_2=-H　R_3= β-D-glc (1-6), β-L-Rha (1-4) → β-D-glc

II

柴胡皂苷b_1　R_1=β-OH　R_2=-OH　R_3=β-D-glc(1-3)β-D-fuc-
柴胡皂苷b_2　R_1=α-OH　R_2=-OH　R_3=β-D-glc(1-3)β-D-fuc-

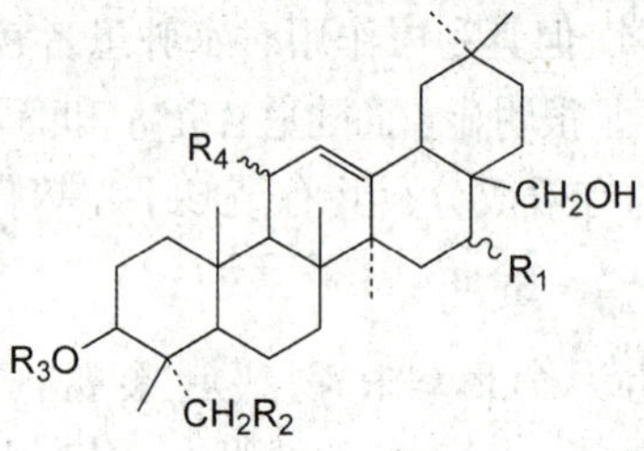

III

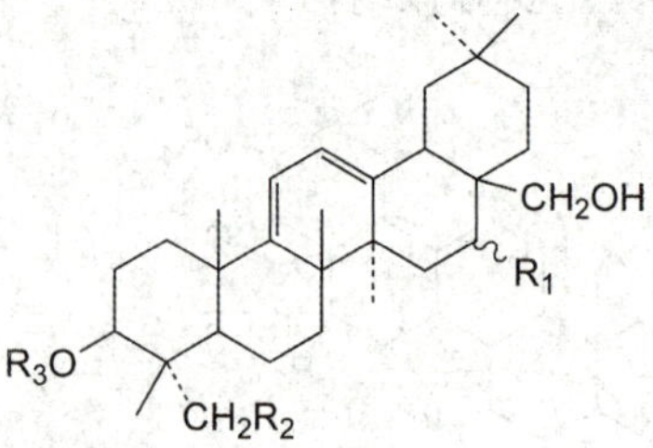

柴胡皂苷b_3　R_1=β-OH　R_2=-OH
R_3=β-D-glc(1-3)β-D-fuc-
R_4=α-OCH_3
柴胡皂苷b_4　R_1=α-OH　R_2=-OH
R_3=β-D-glc(1-3)β-D-fuc-
R_4=α-OCH_3

IV

柴胡皂苷g　R_1=β-OH　R_2=-OH
R_3=β-D-glc(1-3)β-D-fuc-

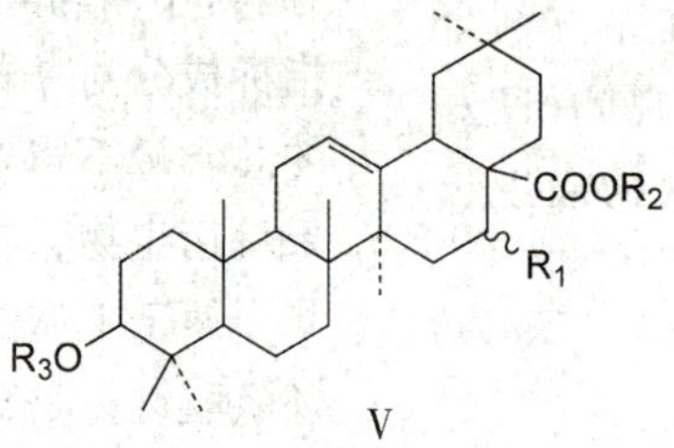

V

齐墩果酸衍生物

2. 柴胡的药理作用　柴胡辛、苦，微寒，归肝、胆、肺经。柴胡具有解热、抗炎、抗病毒、调节消化系统及提高免疫功能等药理作用。

（1）解热作用、抗炎作用　柴胡是治疗外感发热的要药，善于治疗寒热往来的半表半里之热。柴胡、柴胡挥发油及柴胡皂苷等对多种原因引起的动物实验性发热均有明显的解热作用。柴胡皂苷、皂苷元A和挥发油是柴胡解热的主要有效成分。柴胡水提取物、柴胡粗皂苷、柴胡皂苷和柴胡挥发油有抗炎作用。

（2）对肝肾功能的影响　柴胡皂苷对动物实验性肝损伤具有保护作用，能降低AST、ALT活性，减轻肝组织损伤。柴胡皂苷d对乙醇损伤大鼠肝细胞有保护作用，能清除自由基、抑制脂质过氧化；柴胡皂苷d能降低肾病模型大鼠尿蛋白水平，使得肾小球病理变化减轻。柴胡可增加实验动物的胆汁排出量，降低胆汁中胆酸、胆色素和胆固醇浓度。

（3）对免疫功能的影响　柴胡皂苷a、d、f可增加小鼠胸腺、脾脏重量，增加T细胞和B

细胞的活性，柴胡皂苷 a、d 可提高血浆中 IgA 和 IgG 的水平。柴胡皂苷和柴胡多糖对特异性免疫及非特异性免疫功能具有调节作用。

柴胡皂苷可降低实验性高脂血症动物的血脂水平，加速胆固醇及其代谢产物从胆汁和粪便的排泄。

四、含甾体皂苷类化合物的常用中药

（一）麦冬

麦冬为百合科植物麦冬［*Ophiopogon japonicus*（L. f）Ker－Gawl.］的干燥块根。

1. 麦冬中的甾体皂苷成分及其化学结构

麦冬中的甾体皂苷主要包括麦冬皂苷（ophiopogonin）A、麦冬皂苷 B、麦冬皂苷 B′、麦冬皂苷 C、麦冬皂苷 C′、麦冬皂苷 D、麦冬皂苷 D′，其中麦冬皂苷 A、麦冬皂苷 B、麦冬皂苷 C、麦冬皂苷 D 的苷元为鲁斯可皂苷元（ruscogenin），麦冬皂苷 B′、麦冬皂苷 C′、麦冬皂苷 D′的苷元为薯蓣皂苷元（dinsgenin），两种苷元均为 25（*S*）的异构体。《中国药典》以鲁斯可皂苷元为对照品，测定麦冬中麦冬总皂苷含量，要求含量不得少于 0.12%。麦冬所含的甾体皂苷元主要为螺旋甾烷醇型，多为 25（*R*，*S*），分为：Ⅰ和Ⅱ型为鲁斯可皂苷元，Ⅲ型为薯蓣皂苷元，Ⅳ型为雅莫皂苷元，Ⅴ型为偏诺皂苷元等，具体化学结构如下。

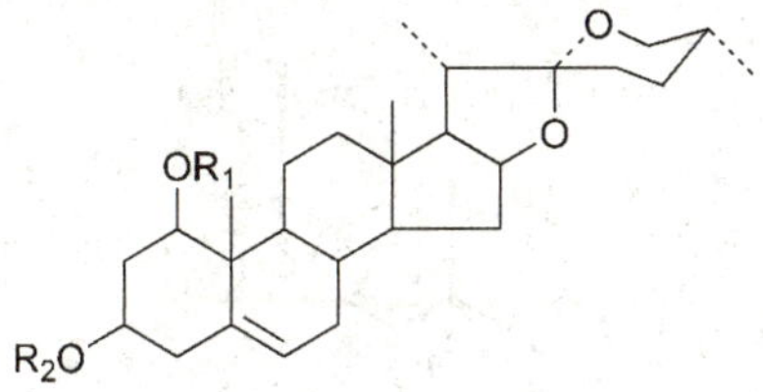

Ⅰ

R_1=R_2=H, 25(*R*) 鲁斯可皂苷元（ruscogenin）

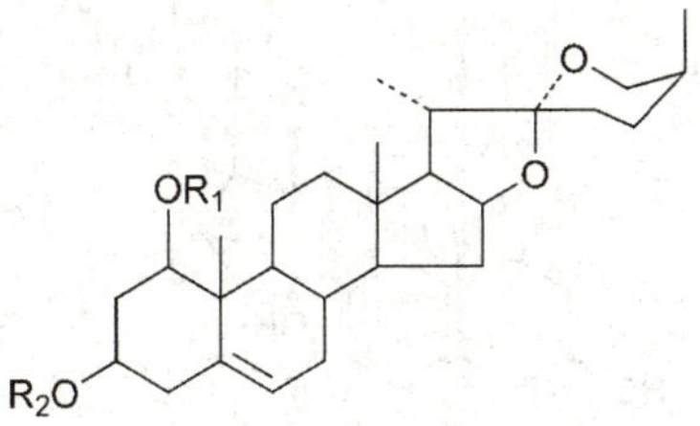

Ⅱ

R_1=R_2=H, 25(*S*) ruscogenin

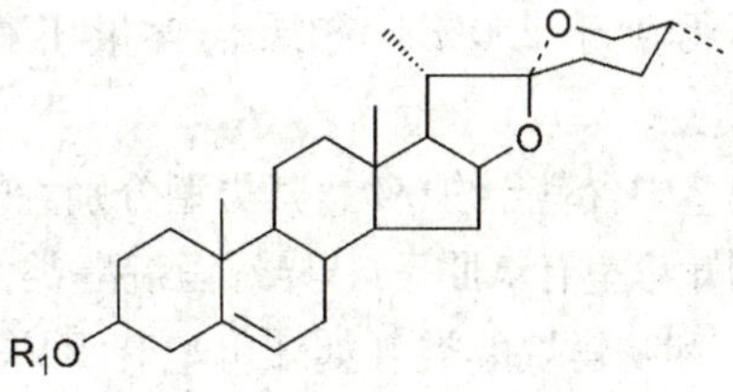

Ⅲ

R_1=H, 薯蓣皂苷元（diosgenin）

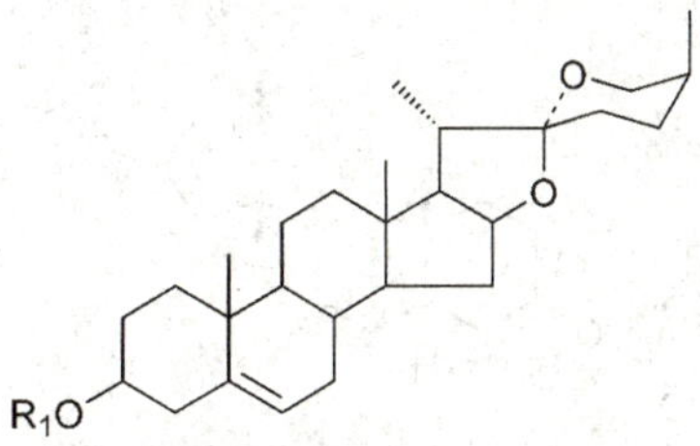

Ⅳ

R_1=H, 雅莫皂苷元（yamogenin）

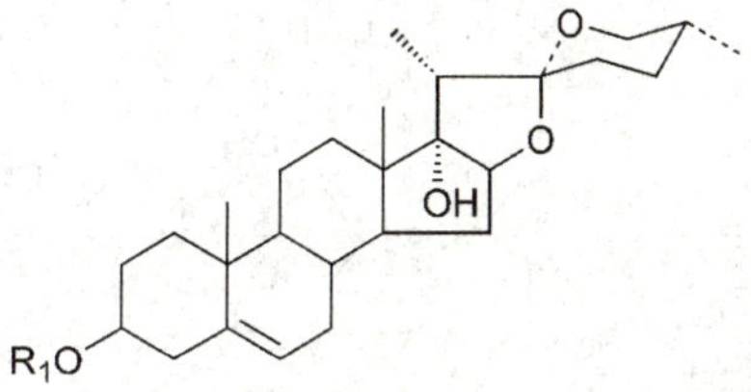

Ⅴ

R_1=H, 偏诺皂苷元（pennogenin）

2. 麦冬的药理作用　麦冬提取物具有抗心肌缺血的作用，并呈现出一定的量效关系，大剂量组能明显改善心肌缺血引起的细胞超微结构的改变。麦冬总皂苷对缺血再灌注损伤心肌具有保护作用，还可显著维持血管内皮细胞血管调节物质的动态平衡，维持其正常生理功能，从而能有效预防和治疗血瘀证。另外，麦冬皂苷有显著性的抗炎作用，鲁斯可皂苷元和麦冬皂苷 D 为其中的两种活性成分。麦冬活性多糖可保护心肌细胞，具有良好的免疫增强作用。

（二）知母

知母为百合科植物知母（*Anemarrhena asphodeloides* Bge.）的干燥根茎。

1. 知母中的主要成分及其化学结构　知母中的化学成分主要为甾体皂苷和芒果苷，还含有木脂素、甾醇、鞣质、胆碱等成分。《中国药典》上将知母皂苷 BⅡ和芒果苷定为知母药材的质量控制成分，要求知母皂苷 BⅡ含量不得少于 3.0%，芒果苷的含量不得少于 0.70%。饮片指标低于原药材，如蓝知母要求知母皂苷

BⅡ含量不得少于2.0%，芒果苷含量不得少于0.40%。

知母根茎中含皂苷约6%，其类型分别为螺甾烷醇类（如知母皂苷AⅢ等）、异螺甾烷醇类（如知母皂苷I）和呋甾烷醇类（如知母皂苷BⅤ等）。其中知母皂苷AⅢ含量最高。

知母皂苷AⅢ

R₂=glc－ R₁=glc（1-2）gal－

知母皂苷BⅡ

2. 知母的药理作用　知母苦、甘，寒，归肺、胃、肾经。知母具有抗病原微生物、抗炎、降血糖、改善学习记忆能力等药理作用。

（1）解热作用、抗炎作用　知母提取物对大肠埃希菌所致家兔发热有明显的解热作用，其解热特点是起效慢，但作用持久。其解热的主要有效成分是菝葜皂苷元和知母皂苷。大鼠脚爪水肿模型试验中芒果苷有显著的抑制作用。知母皂苷可抑制脂多糖引起的巨噬细胞TNFα和NO的过度表达，抑制炎症反应。

（2）降血糖作用　知母水提取物、知母总酚和知母多糖能够降低四氧嘧啶引起的家兔和小鼠的血糖升高。知母皂苷能够抑制α－葡萄糖苷酶。知母水提取物能增加细胞葡萄糖消耗，增加肝糖原含量。

五、含强心苷类化合物的常用中药

（一）香加皮

香加皮为萝藦科植物杠柳（*Periploca sepium* Bge.）的干燥根皮。

1. 香加皮中的主要强心苷及其化学结构　香加皮中含有的强心苷类化合物为甲型强心苷，其中杠柳毒苷（periplocin）和杠柳次苷（periplocymarin）为其主要成分，该类强心苷的苷元主要有两类：periplogenin和xysmalogenin，其化学结构如下。

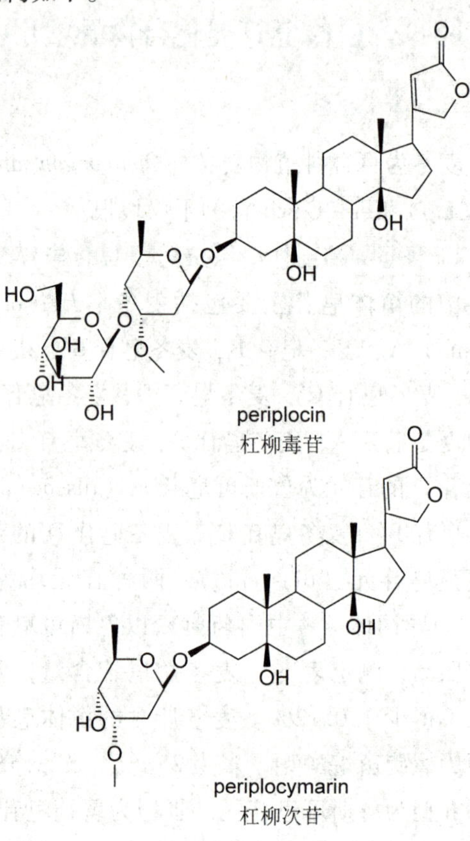

periplocin
杠柳毒苷

periplocymarin
杠柳次苷

periplogenin

xysmalogenin

2. 香加皮中的强心苷的毒性表现　香加皮有一定毒性，杠柳毒苷是香加皮毒性的主要来源，香加皮生药制剂给猫灌胃 1g/kg 可致死。中毒后血压先升而后下降，心收缩力增强，继而减弱，心律不齐，乃至心肌纤颤而死亡。

香加皮长期毒性实验表明，香加皮可降低大鼠的心、脾、卵巢指数，增加大鼠的睾丸、肾指数，对肝、肺、肾上腺、胸腺、脑指数无明显影响。

3. 香加皮中的强心苷在临床应用中应注意的问题　香加皮的临床不良反应主要是恶心、呕吐、腹泻等胃肠道症状以及心率减慢、早搏、房室传导阻滞等心律失常表现。导致其不良反应的原因是多方面的，主要有毒性被忽略，用药方式以及与五加皮的混淆使用。香加皮的毒性成分结构清楚，作用明确，因此其临床不良反应是可以预防的。

（二）罗布麻叶

罗布麻叶为夹竹桃科植物罗布麻（*Apocynum venetum* L.）的干燥叶。

1. 罗布麻叶中的主要强心苷及其化学结构　罗布麻叶中所含的强心苷主要是甲型强心苷，包括1个苷元：毒毛旋花子苷元；3个苷：加拿大麻苷、毒毛旋花子苷元-*β*-*D*-毛地黄糖苷、毒毛旋花子苷元-*β*-*D*-葡萄糖基-（1→4）-*β*-*D*-毛地黄糖苷。其化学结构如下。

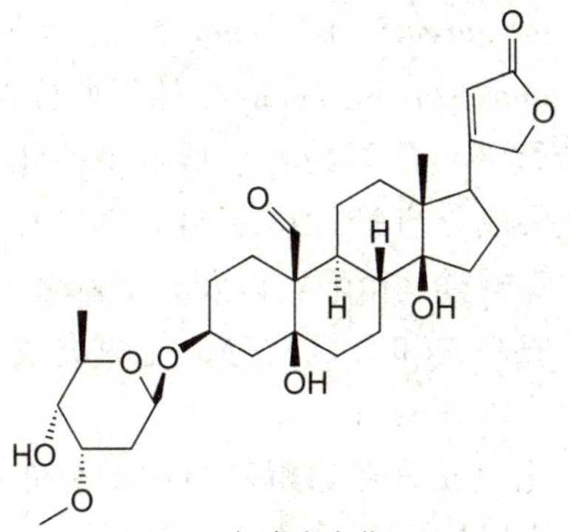

加拿大麻苷

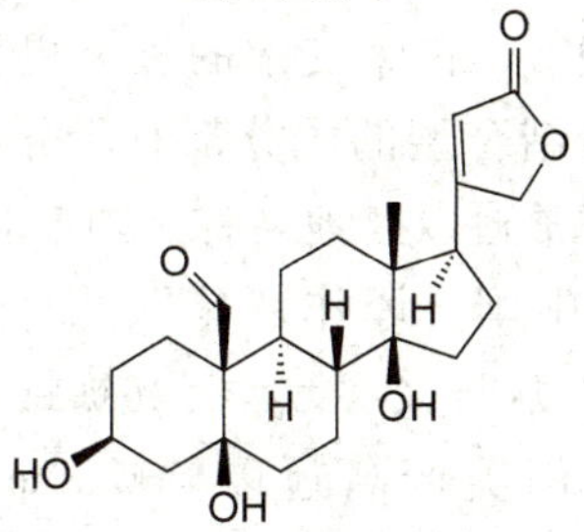

毒毛旋花子苷元

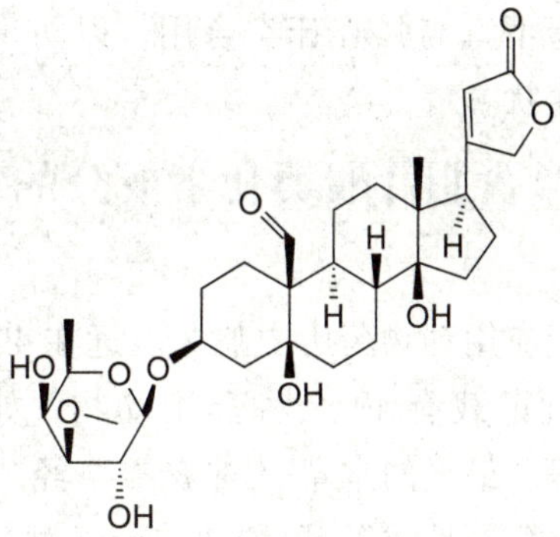

毒毛旋花子苷元-*β*-*D*-毛地黄糖苷

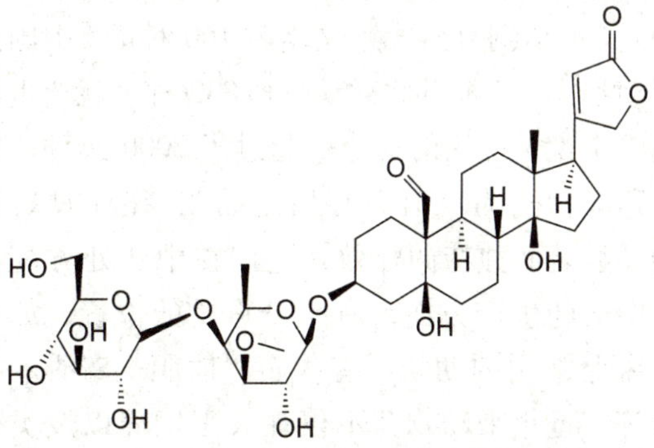

毒毛旋花子苷元-*β*-*D*-毛地黄糖基-（1→4）-*β*-*D*-毛地黄糖苷

2. 罗布麻叶中强心苷的毒性表现　罗布麻叶一般来说毒性较低，但剂量不宜过大，否则亦会引起心脏等方面的毒性反应。

综上所述，强心苷是治疗心力衰竭的重要药物，用于治疗充血性心力衰竭，它能增强心肌收缩性，减慢窦性频率，影响心肌电生理特性，对于高血压、瓣膜病、先天性心脏病引起的充血性心力衰竭疗效良好。临床上存在的主要问题是安全范围小，有效剂量与中毒剂量接近。例如，洋地黄中毒可导致心律失常。通常强心苷类化合物有一定的毒性，它能兴奋延髓极后区催吐化学感受区而致恶心、呕吐等胃肠道反应，能影响中枢神经系统产生眩晕、头痛等症状。临床应用时应当注意。高血压合并心功能不全者常口服地高辛和复方罗布麻片，罗布麻根含罗布麻苷，若与毒毛旋花子苷合用，可引起强心苷中毒，易出现不同程度的心脏传导阻滞等心律失常。通宣理肺丸、止咳息喘丸、气管炎丸、哮喘冲剂等均含麻黄素，亦不宜与强心苷联用，以防引起强心苷中毒。人参再造丸、大活络丹、半夏露、化痰止咳丸、复方川贝精片等可使心跳加快，心肌收缩力增强，此类中成药不宜与强心苷类合用，以防出现强心苷中毒症状。

六、含胆汁酸类化学成分的常用动物药

我国应用动物药历史悠久。远在4000年前甲骨文就记载有40余种药用动物，如麝、犀牛、蛇等。最早的本草《神农本草经》也收有僵蚕、犀角、地龙等67种动物药，对其应用及疗效等均有明确的记载。《本草纲目》收录440种。《本草纲目拾遗》又增收160种。《中国药用动物志》2册共收载动物药832种。就全世界范围来说，已用的动物药超过了2000余种。中医称动物药为“血肉有情之品”，往往具有确切、显著而独特的疗效，它们在中药处方配伍及中成药生产方面占有十分重要的位置，如在临床上常用的动物药有牛黄、熊胆、麝香、蟾酥等。近年来动物药不仅在人工饲养以及类效品方面取得不少成果，如：河蚌育珠、牛胆育黄、活麝取香以及犀角、羚羊角、虎骨的替代品等，同时在对动物药活性物质的研究中也获得了长足的进步，获得了诸如脂蟾毒配基、鹅去氧胆酸、熊去氧胆酸、海参黏多糖、河豚毒素、斑蝥素等活性成分。

1. 牛黄　牛黄为牛科动物牛（*Bos taurus domesticus* Gmelin）的干燥胆结石，少数为胆管或肝管结石，为解痉、镇静、解热、解毒的中药。

牛黄约含8%胆汁酸，主要成分为胆酸、去氧胆酸和石胆酸。此外，还含有7% SMC（smooth muscle contractor）及胆红素，胆固醇，麦角固醇，多种氨基酸（如丙氨酸、甘氨酸、牛磺酸、精氨酸、天冬氨酸、蛋氨酸等）和无机盐等。《中国药典》以胆酸和胆红素为牛黄的质量控制成分，要求胆酸含量不得少于4.0%，胆红素含量不得少于25.0%。牛黄具有解痉作用，其对平滑肌的松弛作用主要由去氧胆酸引起，而SMC作用相反，能引起平滑肌的收缩作用。SMC为一肽类化合物。

2. 熊胆　熊胆为熊科动物黑熊（*Ursus thibetanus*）、棕熊（*Ursus arctos*）的干燥胆囊和胆汁。具有清热、解痉、明目和杀虫等功效。

熊胆的化学成分为胆汁酸类的碱金属盐及胆甾醇和胆红素。从生物活性方面讲，其主要有效成分为牛磺熊去氧胆酸，此外还有鹅去氧胆酸、胆酸和去氧胆酸。熊胆解痉作用主要由熊去氧胆酸引起，其解痉作用原理与罂粟碱作用相似。熊去氧胆酸是某些熊的特征胆甾酸，在结构与鹅去氧胆酸仅7-OH的取向不同，在不同来源的熊胆中含量差异很大，高的可达44.2%~74.5%，低的却含量甚微，甚至根本就不含该成分，故使用时应该充分注意。

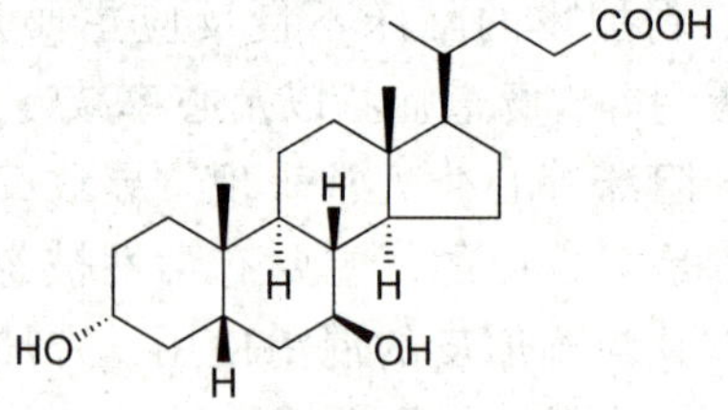

熊去氧胆酸

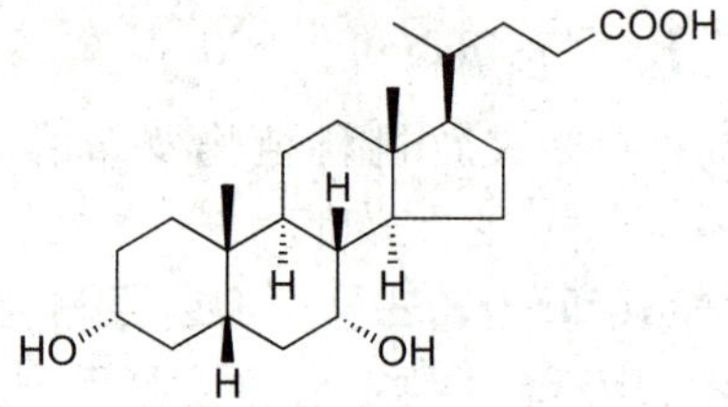

鹅去氧胆酸

七、含强心苷元成分的常用动物药

蟾酥　蟾酥为蟾蜍科动物中华大蟾蜍（*Bufo bufo gargarizans* Cantor）或黑眶蟾蜍（*Bufo melanostictus* Schneider）的干燥分泌物。

1. 蟾酥中的化学成分　蟾酥中的化学成分复杂，主要成分有蟾蜍甾二烯类、强心甾烯蟾毒类、吲哚碱类、甾醇类以及肾上腺素、多糖、蛋白质、氨基酸和有机酸等，前两类成分具有强心作用。

蟾酥化学成分在蟾酥药材中的分布有所差异，蟾酥中以蟾毒配基为主，其含量可达药材的15%~20%，在蟾皮中的种类更为复杂，游离型和三种结合型的成分都有所分布。在命名蟾毒配基时常冠以产地名称。国产名冠以“Cino-”，指中国，译作“华”；日本产者冠以“Gama-”，从日文“ガマ”（蟾蜍）而来，译作“日”，南美产名冠以“Marino-”，译作“南美”，欧产名冠以“Vulgaro-”或不冠以任

何字样，“Telo -”来自希腊文“Tele -”，原意指分离迟缓，译作“远”，“Resi -”来自拉丁文“Resinus -”，原意指最初样品不易结晶，译作“脂”。《中国药典》以蟾毒灵、华蟾酥毒基和脂蟾毒配基为指标成分对蟾酥进行含量测定，要求总量不得少于7.0%。

华蟾酥毒基　　脂蟾毒配基

华蟾酥毒基和脂蟾毒配基蟾酥中所含的吲哚碱类成分有5 - 羟色胺和5 - 羟色胺衍生物，例如蟾蜍色胺、蟾蜍季胺、蟾蜍噻咛和脱氢蟾蜍色胺等。蟾酥中含有胆甾醇、7α - 羟基胆甾醇、7β - 羟基胆甾醇、麦角甾醇、菜油甾醇及β - 谷甾醇等化学成分。

脂蟾毒配基兼有兴奋呼吸、强心和升高动脉血压等多种药理作用，已用于临床。

2. 蟾酥化学成分的性质　蟾酥中游离和结合型的蟾蜍甾二烯类、强心甾烯蟾毒类成分都具有强心苷元的母核结构，所以它们都具有强心苷元母核的颜色反应。强心甾烯蟾毒类因具有α，β - 不饱和γ - 内酯结构，故具有甲型强心苷的反应，如Kedde反应、Legal反应、Baljet反应和Raymond反应等。而蟾蜍甾二烯类母核具有α，β -；γ，δ - 不饱和δ - 内酯结构，和乙型强心苷一样不具有活性亚甲基反应。

结合型强心甾烯和蟾蜍甾二烯类化合物结构中具有酯键，故可被碱水解，生成游离的强心苷元类化合物。应当注意的是，在碱水解反应中常常伴随着异构化产物的产生。

八、含蜕皮激素类化学成分的常用中药

牛膝　牛膝为苋科植物牛膝（*Achyranthes biden - tata* Bl.）的干燥根。

1. 牛膝中的蜕皮激素及其结构特点　牛膝含有甾体化合物，包括蜕皮激素和植物甾醇等，蜕皮激素主要为羟基促蜕皮甾酮和牛膝甾酮。《中国药典》以β - 蜕皮甾酮为指标成分对牛膝进行含量测定，要求其含量不得少于0.030%。

牛膝甾酮

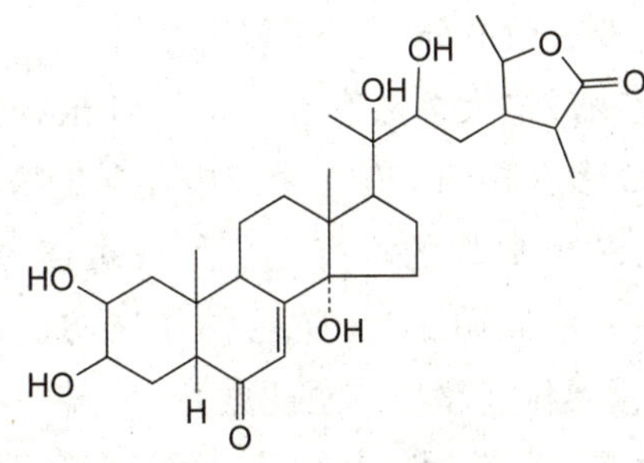

川牛膝甾酮

牛膝也含有苷元为齐墩果酸的三萜皂苷类化合物，此外含有糖类、氨基酸、生物碱类和香豆素类化合物，并含有钾盐及多种微量元素等。

2. 牛膝的药理作用　牛膝苦、甘、酸，平，归肝、肾经。牛膝具有抗凝血、抗心肌缺血、抗衰老、增强免疫、抗肿瘤的药理作用。

（1）抗心肌缺血作用　怀牛膝总皂苷能改善缺血后大鼠心电图的变化，减少心肌酶的释放，增加SOD活力，升高NO含量，降低MDA含量。对急性心肌缺血损伤有保护作用。

（2）增强免疫作用　怀牛膝水煎液和牛膝多糖能促进小鼠脾细胞增殖，增强NK细胞活性。

第七节　生 物 碱

一、基本内容

（一）生物碱的定义

生物碱是指来源于生物界（主要是植物界）的一类含氮有机化合物。大多数生物碱分子结构中具有复杂的环状结构，且氮原子多位于环内；多具有碱性，可与酸成盐；具有显著的生理活性。

需注意的是，有些生物碱并不符合上述生物碱的含义，如秋水仙碱的氮原子不在环内，且几乎不呈碱性。一般来说，除氨基酸、氨基糖、肽类、蛋白质、核酸、核苷酸以及含氮维生素等动、植物体必需的含氮有机化合物外，其他含氮有机化合物均可视为生物碱。

（二）生物碱在动、植物界的分布和存在情况

生物碱主要分布于植物界，在动物界中少有发现。其广泛分布于各种中药中，是许多中药的主要有效成分。

生物碱绝大多数存在于双子叶植物中，已知有50多个科的120多个属中存在生物碱。与中药有关的典型的科有毛茛科（黄连属黄连，乌头属乌头、附子）、防己科（汉防己、北豆根）、罂粟科（罂粟、延胡索）、茄科（曼陀罗属洋金花、颠茄属颠茄、莨菪属莨菪）、马钱科（马钱子）、小檗科（三颗针）、豆科（苦参属苦参、槐属苦豆子）等。单子叶植物也有少数科属存在生物碱，如石蒜科、百合科（贝母属的川贝母、浙贝母）、兰科等。少数裸子植物如麻黄科、红豆杉科、三尖杉科和松柏科也存在生物碱。低等植物中仅发现极个别的存在生物碱，如烟碱存在于蕨类植物中，麦角生物碱存在于菌类植物中。地衣、苔藓类植物中仅发现少数简单的吲哚类生物碱。藻类、水生类植物中目前未发现生物碱。

生物碱在植物体内多数集中分布于某一器官或某一部位，如金鸡纳生物碱主要分布在金鸡纳树皮中；麻黄生物碱在麻黄髓部含量高；黄柏生物碱主要集中在黄柏树皮中；三颗针生物碱主要集中在根部，尤以根皮中含量最高。

生物碱在不同的植物中含量差别也很大，高者可达百分之十几，低者仅含百万分之几，甚至千万分之几。如黄连根茎中含生物碱7%以上，金鸡纳树皮中生物碱含量为1.5%，长春花中长春新碱的含量为百万分之一，而抗癌成分美登素在卵叶美登木中仅为千万分之二。

同科同属的植物常含有相同结构类型的生物碱。通常，在同一植物中结构相似的多种生物碱共存，其中常以一种或两种含量较高。生物碱极少与萜类和挥发油共存于同一植物中。

生物碱在植物体内，除了以酰胺形式存在的生物碱外，仅少数碱性极弱的生物碱以游离形式存在，如那可丁（narcotine）。绝大多数生物碱是以有机酸盐形式存在，如柠檬酸盐、草酸盐、酒石酸盐、琥珀酸盐等。少数以无机酸盐形式存在，如盐酸小檗碱、硫酸吗啡等。尚有极少数以*N*-氧化物、生物碱苷等形式存在。

（三）生物碱的分类及结构特征

生物碱可按植物来源、生源途径和基本母核的结构类型等分类，目前较新的分类方法是按生源途径结合化学结构类型分类。生物碱的种类繁多，结构复杂，主要要求掌握以下五种基本母核类型生物碱的结构特征。

1. 吡啶类生物碱　此类生物碱多来源于赖氨酸，是由吡啶或哌啶衍生的生物碱，其结构简单，数量较少，主要有两种类型。

（1）简单吡啶类　此类生物碱分子较小，结构简单，很多呈液态。如槟榔中的槟榔碱、槟榔次碱，烟草中的烟碱，胡椒中的胡椒碱等。

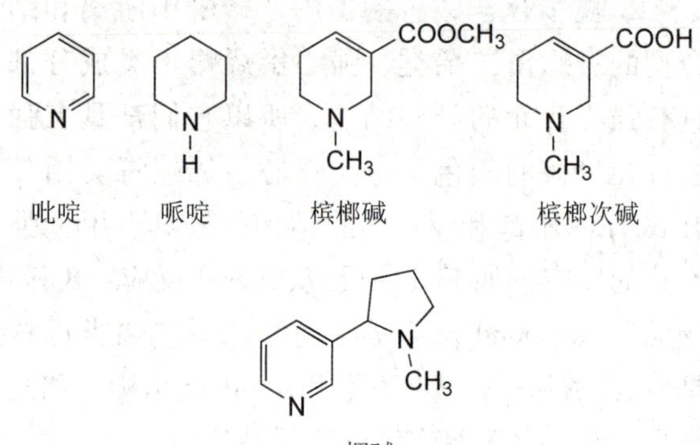

吡啶　哌啶　槟榔碱　槟榔次碱

烟碱

胡椒碱

（2）双稠哌啶类　由两个哌啶环共用一个氮原子稠合而成的杂环，具喹诺里西啶的基本母核。主要分布于豆科、石松科和千屈菜科。如苦参中的苦参碱、氧化苦参碱，野决明中的金雀花碱等。

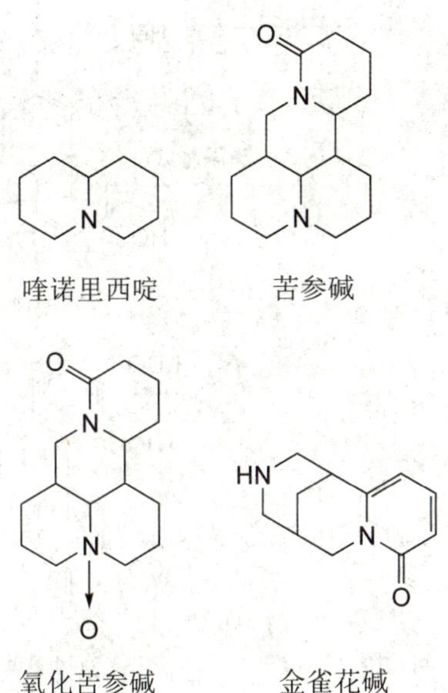

喹诺里西啶　　苦参碱

氧化苦参碱　　金雀花碱

2. 莨菪烷类生物碱　此类生物碱多来源于鸟氨酸，由莨菪烷环系的 C_3 - 醇羟基与有机酸缩合成酯。主要存在于茄科的颠茄属、曼陀罗属、莨菪属和天仙子属。重要的化合物有莨菪碱、古柯碱等。

莨菪烷

莨菪碱

古柯碱

3. 异喹啉类生物碱　这类生物碱来源于苯丙氨酸和酪氨酸系，具有异喹啉或四氢异喹啉的基本母核，在植物中分布广泛，数目较多，具有多方面的生物活性。根据其基本结构又分为多种类型，主要类型如下。

（1）简单异喹啉类　如鹿尾草中的降血压成分萨苏林，是四氢异喹啉的衍生物。

异喹啉　　萨苏林

（2）苄基异喹啉类　又分为 1 - 苄基异喹啉类和双苄基异喹啉类。

①1 - 苄基异喹啉类：为异喹啉母核 1 位连有苄基的一类生物碱。如罂粟中具解痉作用的罂粟碱，乌头中的强心成分去甲乌药碱，厚朴中的厚朴碱等。

罂粟碱

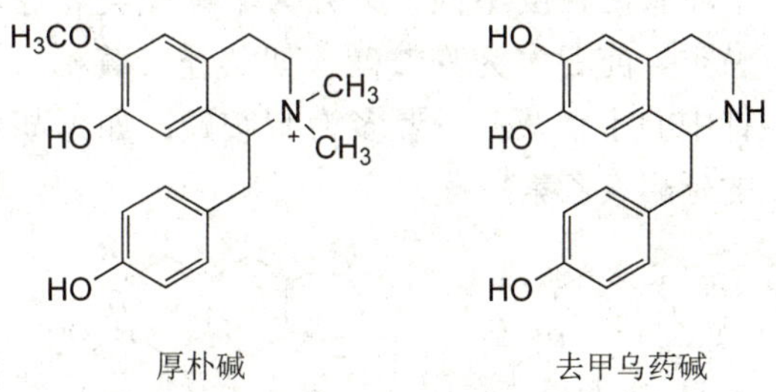

厚朴碱　　去甲乌药碱

②双苄基异喹啉类：为两个苄基异喹啉通过 1 ~ 3 个醚键相连接的一类生物碱。如存在于防己科北豆根中的主要酚性生物碱蝙蝠葛碱，汉防己中的汉防己甲素和汉防己乙素，十大功劳中的异汉防己甲素。

汉防己甲素

汉防己乙素

异汉防己甲素

（3）原小檗碱类　此类生物碱可以看成由两个异喹啉环稠合而成，依据两者结构母核中D环氧化程度不同，又分为小檗碱类和原小檗碱类。前者多为季铵碱，如黄连、黄柏、三颗针中的小檗碱；后者多为叔胺碱，如延胡索中的延胡索乙素。

原小檗碱　　小檗碱

延胡索乙素

（4）吗啡烷类　这类化合物具有部分饱和的菲核，如罂粟中的吗啡、可待因，青风藤中的青风藤碱等。

吗啡烷　　吗啡

可待因　　青风藤碱

4. 吲哚类生物碱　这类生物碱来源于色氨酸，其数目较多，结构复杂，多具有显著的生物活性。主要分布于马钱科、夹竹桃科、茜草科等。吲哚类生物碱主要由色氨酸衍生而成，根据其结构特点，主要分为以下四类。

（1）简单吲哚类　如板蓝根、大青叶中的大青素B，蓼蓝中的靛苷等。

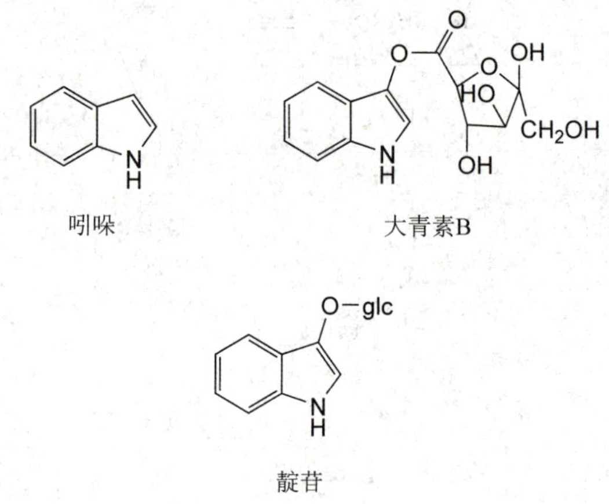

吲哚　　大青素B

靛苷

（2）色胺吲哚类　此类化合物中含有色胺部分，结构较简单。如吴茱萸中的吴茱萸碱。

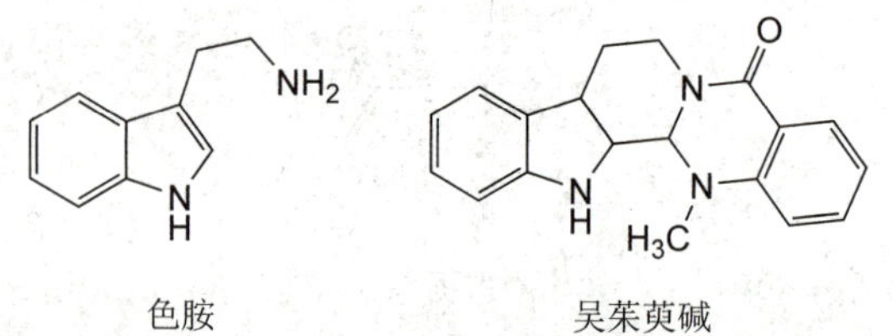
色胺　　吴茱萸碱

（3）单萜吲哚类　这类生物碱的结构较复杂，如萝芙木中的利血平、番木鳖中的士的宁等。

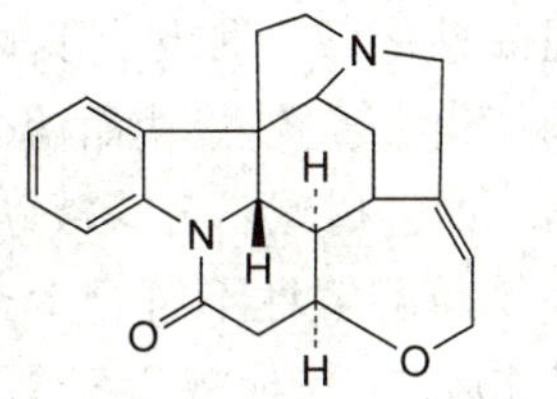

士的宁

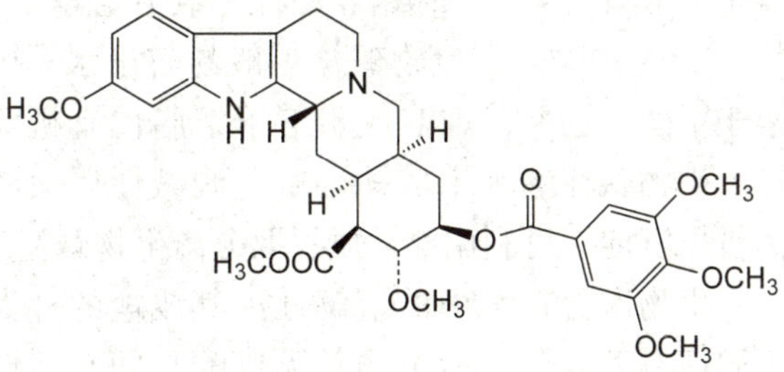

利血平

（4）双吲哚类　是由两分子单吲哚类生物碱聚合而成的衍生物，如长春花中具有抗癌作用的长春碱和长春新碱。

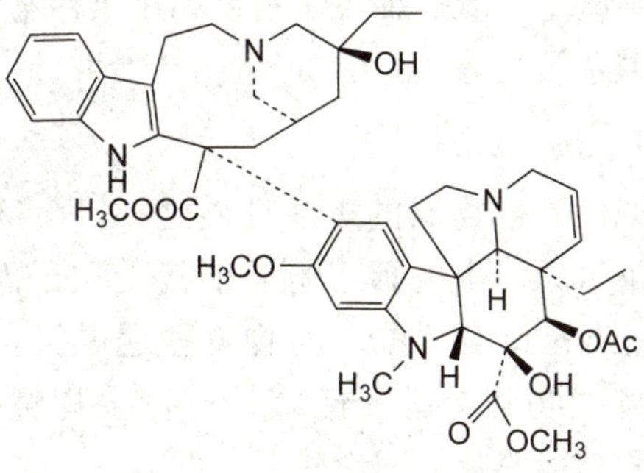

长春碱

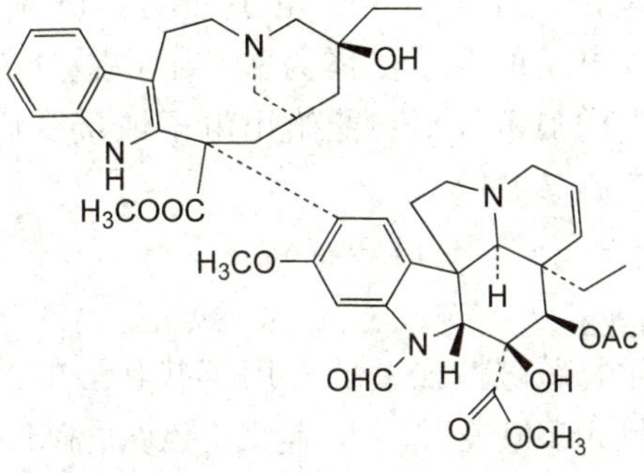

长春新碱

5. 有机胺类生物碱　这类生物碱的结构特点是氮原子不在环状结构内，如麻黄中的麻黄碱，秋水仙中的秋水仙碱，益母草中的益母草碱等。

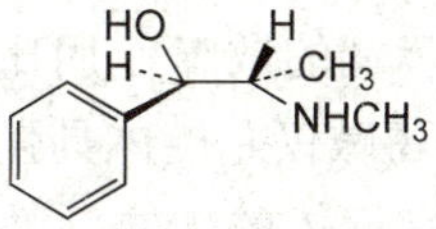

麻黄碱

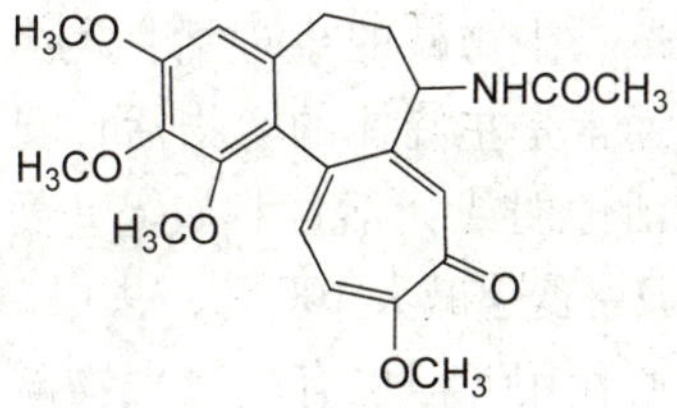

秋水仙碱

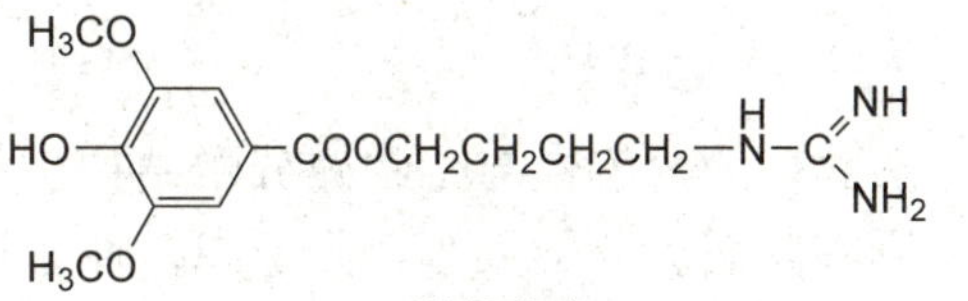

益母草碱

二、生物碱的理化性质

（一）性状

多数生物碱为结晶形固体，少数为非结晶形粉末；具有固定的熔点，有的具有双熔点，个别的仅具有分解点；少数小分子的生物碱，如烟碱、毒芹碱、槟榔碱等为液体，其分子结构中不含氧原子或氧原子结合为酯键。少数液体状态和小分子的固体生物碱具有挥发性，可用水蒸气蒸馏。个别生物碱还具有升华性，如咖啡因。

生物碱多具苦味，少数呈辛辣味或具有其他味道，如甜菜碱具有甜味。

绝大多数生物碱为无色或白色，仅少数分子中具有较长共轭体系和助色团者有一定的颜色，如小檗碱、蛇根碱呈黄色，药根碱、小檗红碱呈红色等。有的生物碱在可见光下无色，而在紫外光灯下显荧光，如利血平。

（二）旋光性

含有手性碳原子或本身为手性分子的生物碱都有旋光性，且多呈左旋光性。生物碱的旋光性受手性碳的构型、测定溶剂、pH、温度及浓度等的影响。如麻黄碱在水中呈右旋性，在三氯甲烷中则呈左旋性；烟碱在中性条件下呈左旋性，在酸性条件下则呈右旋性；北美黄连碱在95%以上乙醇中呈左旋性，在稀乙醇中呈右旋性，在中性条件下呈左旋性，在酸性条件下呈右旋性。

生物碱的生理活性与其旋光性密切相关，通常是左旋体的生物活性显著，右旋体的生物活性弱或无活性。如 L – 莨菪碱的散瞳作用比 D – 莨菪碱大 100 倍；去甲乌药碱仅左旋体具强心作用。但也有少数生物碱右旋体的生物活性强于左旋体，如 D – 古柯碱的局部麻醉作用强于 L – 古柯碱。

（三）溶解性

生物碱的溶解性与生物碱分子结构中氮原子的存在状态、分子大小、分子中极性基团的种类和数目以及溶剂的种类有关。大多数生物碱的溶解性符合一般规律，也有一些生物碱的溶解性较特殊。

1. 游离生物碱

（1）亲脂性生物碱　多数具仲胺和叔胺氮原子的生物碱有较强的脂溶性，易溶于乙醚、苯和卤烃类（二氯甲烷、三氯甲烷、四氯化碳等）等有机溶剂中，尤其在三氯甲烷中溶解度较大；可溶于甲醇、乙醇、丙酮和乙酸乙酯等；不溶或难溶于水，但易溶于酸水。

（2）亲水性生物碱

①季铵型生物碱：这类生物碱为离子型化合物，易溶于水和酸水，可溶于甲醇、乙醇及正丁醇等极性较大的有机溶剂，难溶于亲脂性有机溶剂。

②含 N – 氧化物结构的生物碱：这类生物碱具配位键结构，可溶于水，如氧化苦参碱。

③小分子生物碱：少数分子较小而碱性较强的生物碱，既可溶于水，也可溶于三氯甲烷，如麻黄碱、烟碱等。

④酰胺类生物碱：由于酰胺在水中可形成氢键，所以在水中有一定的溶解度，如秋水仙碱、咖啡碱。

（3）具有特殊官能团的生物碱

①具有酚羟基或羧基的生物碱：这类生物碱称为两性生物碱，既可溶于酸水，也可溶于碱水溶液。具有酚羟基的生物碱（常称为酚性生物碱），可溶于氢氧化钠等强碱性溶液，如吗啡；具有羧基的生物碱可溶于碳酸氢钠溶液，如槟榔次碱。

②具有内酯或内酰胺结构的生物碱：这类生物碱在正常情况下，其溶解性类似一般叔胺碱，但在强碱性溶液中加热，其内酯（或内酰胺）结构可开环形成羧酸盐而溶于水中，酸化后环合析出。如喜树碱、苦参碱等。

某些生物碱溶解性不符合上述规律，如吗啡为酚性生物碱，但难溶于三氯甲烷、乙醚；石蒜碱难溶于有机溶剂，而溶于水；喜树碱不溶于一般有机溶剂，而溶于酸性三氯甲烷等。

2. 生物碱盐　生物碱盐一般易溶于水，可溶于甲醇、乙醇，难溶或不溶于亲脂性有机溶剂。生物碱在酸水中成盐溶解，调碱性后又游离析出沉淀，可利用此性质提取分离生物碱。

生物碱盐在水中的溶解性因其成盐的种类不同而有差异。一般生物碱无机酸盐的水溶性大于有机酸盐，无机酸盐中含氧酸盐的水溶性大于卤代酸盐；在有机酸盐中，小分子有机酸盐或多羟基酸盐（如酒石酸盐）水溶性大于大分子有机酸盐。

某些生物碱盐难溶于水，如小檗碱盐酸盐、麻黄碱草酸盐等。

（四）碱性

碱性是生物碱的重要性质之一。生物碱因分子中氮原子上的孤对电子能接受质子而呈碱性，能与酸结合成盐，生物碱盐遇碱又可转变为游离生物碱，这一性质是进行生物碱提取、分离和结构鉴定的理论依据。

1. 碱性强弱的表示方法　根据 Lewis 酸碱电子理论，凡是能给出电子的电子供体为碱，能接受电子的电子受体为酸。生物碱分子中氮原子上的孤电子对，能给出电子或接受质子而使生物碱呈碱性。

$$\underset{\text{碱}}{B} + \underset{\text{酸}}{H_2O} \rightleftharpoons \underset{\text{共轭酸}}{BH^+} + \underset{\text{共轭碱}}{OH^-}$$

生物碱碱性强度统一用其共轭酸的酸式离解常数 pK_a 值表示。pK_a 越大，该碱的碱性越强；反之，碱性越弱。

根据 pK_a 值大小，可将生物碱分为：①强碱（$pK_a > 11$），如季铵碱、胍类生物碱。②中强碱（pK_a 7～11），如脂胺、脂杂环类生物碱。③弱碱（pK_a 2～7），如芳香胺、N – 六元芳杂环类生物碱。④极弱碱（$pK_a < 2$），如酰胺、N – 五元芳杂环类生物碱。

2. 碱性强弱与分子结构的关系　生物碱的

碱性强弱与其分子中氮原子的杂化方式、电子云密度、空间效应以及分子内氢键形成等有关。

（1）氮原子的杂化方式　含氮化合物氮原子的孤电子对都处于杂化轨道上，其碱性随轨道中 *s* 成分比例的增加而减弱，即 $sp^3 > sp^2 > sp$。由于 *p* 电子距核远，其未共用电子对的活动性大，易给出电子，碱性强。反之，*s* 电子比例越大，碱性越弱。一般脂胺类、脂氮杂环类生物碱的氮原子为 sp^3 杂化，为中强碱；芳香胺类、六元芳杂环类生物碱的氮原子为 sp^2，为弱碱；而带氰基的氮原子为 *sp* 杂化，呈中性。例如，四氢异喹啉的碱性（氮 sp^3 杂化）比异喹啉（氮 sp^2 杂化）强；由它们衍生的生物碱，可待因的碱性（氮 sp^3 杂化）大于罂粟碱（氮 sp^2 杂化）；烟碱分子中的两个氮原子，四氢吡咯环上的氮属脂仲胺类（sp^3 杂化），吡啶环上的氮属芳杂环类（sp^2 杂化），其碱性前者明显强于后者。

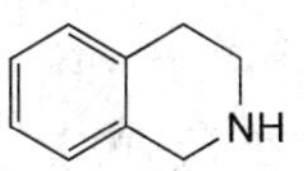

四氢异喹啉（pK_a 9.5） 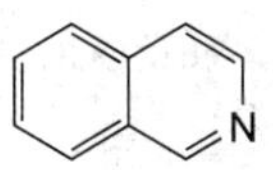　　异喹啉（pK_a 5.4） 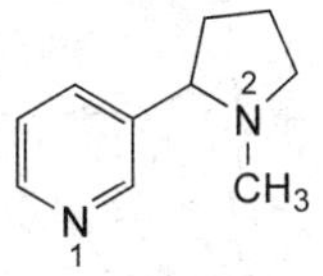　　烟碱（N_1 pK_a 3.27，N_2 pK_a 8.04）

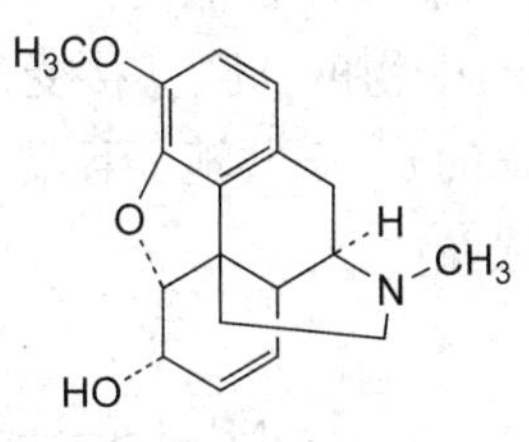

可待因（pK_a 8.15） 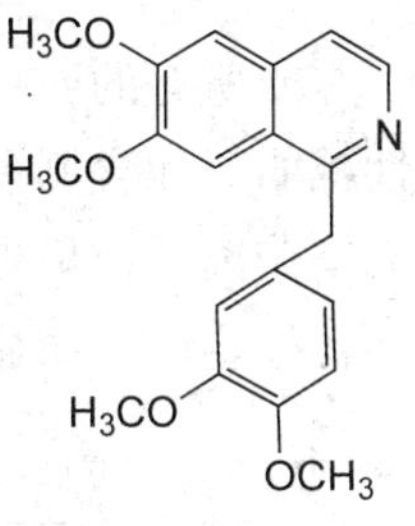　　罂粟碱（pK_a 6.13）

（2）电性效应　生物碱分子结构中的电性效应（包括诱导效应和共轭效应），能影响氮原子上电子云的分布，因而影响生物碱的碱性大小。

①诱导效应：生物碱分子中氮原子上的电子云密度受氮原子附近供电子基（如烷基）和吸电子基（如各类含氧基团、双键、苯基等）诱导效应的影响。供电子诱导效应使氮原子上电子云密度增加，碱性增强；吸电子诱导效应使氮原子上电子云密度减小，碱性减弱。如麻黄碱的碱性强于去甲基麻黄碱，即是由于麻黄碱氮原子受甲基供电子的结果。而二者的碱性均弱于苯异丙胺，则是由于前二者氨基碳原子的邻位碳上羟基吸电子的结果。

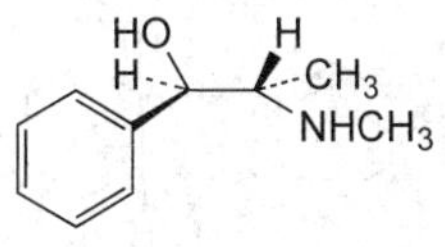

麻黄碱（pK_a 9.58） 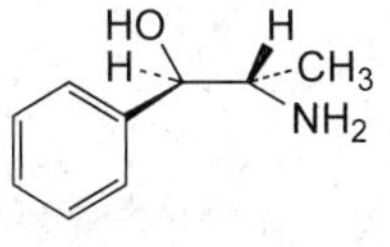　　去甲麻黄碱（pK_a 9.00）

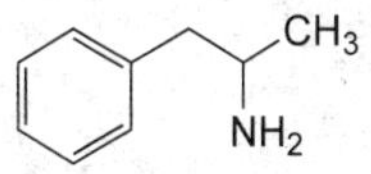

苯异丙胺（pK_a 9.80）

并非所有的双键和羟基的诱导效应都使生物碱的碱性减小。如一些环叔胺生物碱，当环叔胺氮原子邻位具有 α、β-双键或 α-羟基时，氮原子上的未共用电子对与双键或 C—O 单键的电子发生转位，使叔胺碱异构成季铵碱而呈强碱性。如季铵型小檗碱是由醇胺型异构而来，季铵型稳定，故呈强碱性；蛇根碱分子中氮原子的 α、β 位有双键，氮原子的未共用电子对与双键的 π 电子可发生转位，形成季铵型共轭酸，因而碱性强。

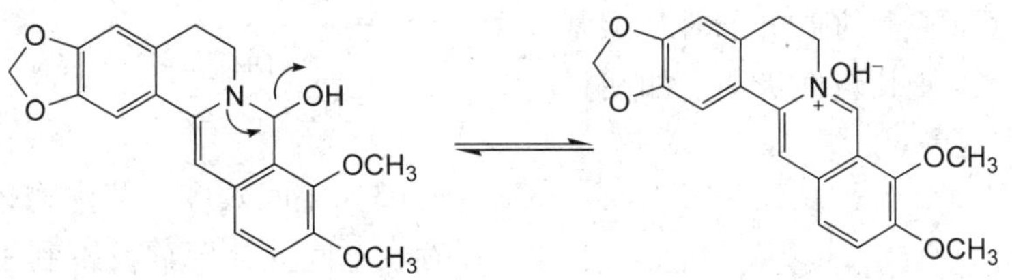

醇胺型小檗碱　　季铵型小檗碱（pK_a 11.50）

蛇根碱 (pK_a 10.08)

但有些生物碱的叔胺氮原子处于稠环的桥头，虽然有 α、β－双键或 α－羟基，由于分子刚性结构而不能发生转位使叔胺型变为季铵型，其双键或羟基只能起吸电子诱导效应，而使碱性减弱。如阿马林、新士的宁的碱性均小于士的宁。

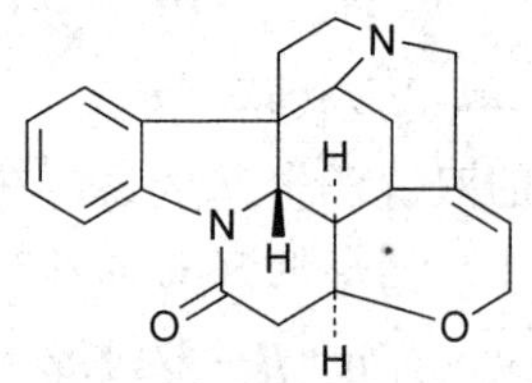

阿马林（pK_a 3.15）

新士的宁（pK_a 3.80）

士的宁（pK_a 8.20）

②共轭效应：当生物碱分子中氮原子的孤电子对与 π 电子基团共轭时，一般使生物碱的碱性减弱。常见的有苯胺和酰胺两种类型。

苯胺型：苯胺氮原子上的孤电子对与 π 电子形成 p－π 共轭体系后，其碱性减弱。如环己胺的碱性（pK_a 10.64）大于苯胺（pK_a 4.58），后者显然为共轭效应所致。

酰胺型：酰胺氮原子上的孤电子对与羰基形成 p－π 共轭效应，使其碱性极弱。如胡椒碱、秋水仙碱或咖啡碱等。

环已胺(pK_a 10.64)　　苯胺(pK_a 4.58)

毒扁豆碱(N_2 pK_a 1.76，N_3 pK_a 7.88)

胡椒碱(pK_a 1.42)

秋水仙碱(pK_a 1.84)　　咖啡碱(pK_a 1.22)

并非所有的 p－π 共轭效应都能使生物碱的碱性减弱。如含胍基的生物碱，胍基接受质子形成季铵离子，呈更强的 p－π 共轭，且具有高度共轭稳定性，而显强碱性。

胍 pK_a 13.6

（3）空间效应　若生物碱氮原子附近取代基存在空间立体障碍，不利于其接受质子，则生物碱的碱性减弱。例如，甲基麻黄碱分子结构中氮原子上较麻黄碱多一个甲基，甲基虽为供电子基，但由于空间位阻作用，其碱性较麻黄碱弱。东莨菪碱分子结构中氮原子附近较莨菪碱多一个 6,7 位环氧基，对氮原子产生显著的空间阻碍，其碱性较莨菪碱弱。山莨菪碱分子中的6－OH对氮原子接受质子也产生立体阻碍，但不及东莨菪碱的氧环影响大，故其碱性介于东莨菪碱与莨菪碱之间。利血平分子结构中有两个氮原子，其中吲哚氮几乎无碱性，另一个脂叔胺氮因受C－19、C－20竖键的空间障碍影响，故利血平的碱性较弱。

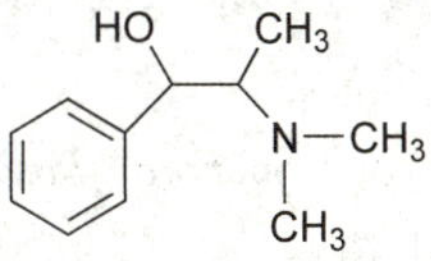

甲基麻黄碱（pK_a 9.30） 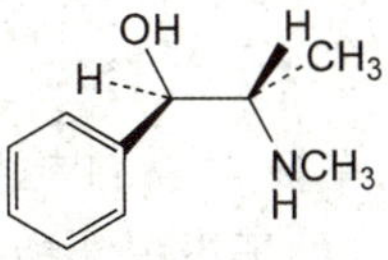　麻黄碱（pK_a 9.58）

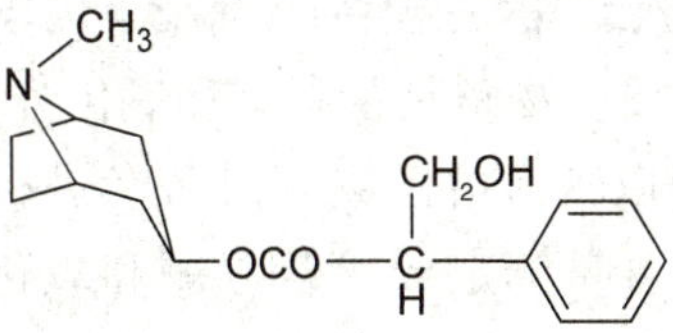

莨菪碱（pK_a 9.65）

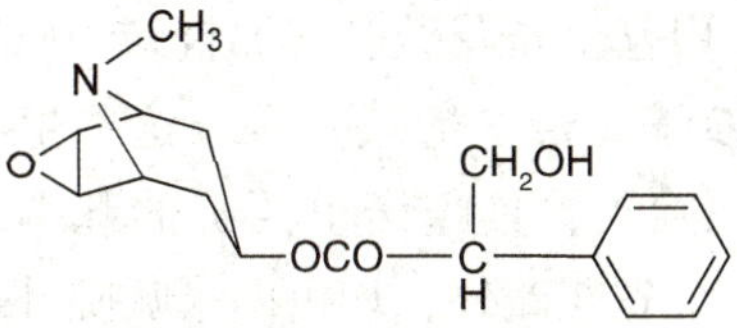

东莨菪碱（pK_a 7.50）

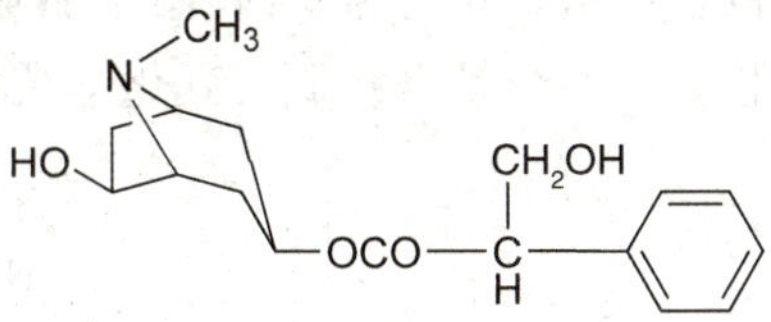

山莨菪碱

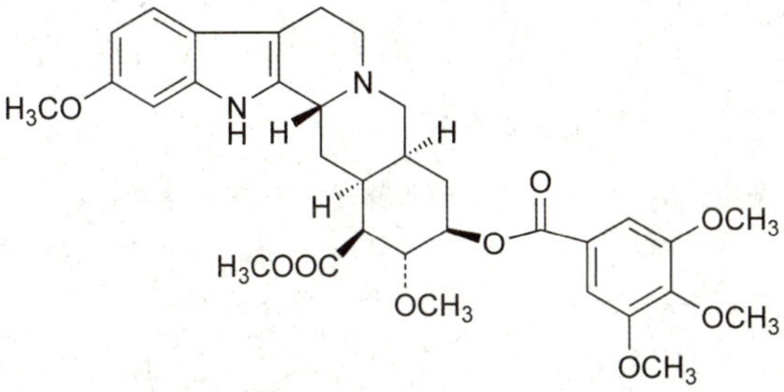

利血平（pK_a 2.93）

（4）氢键效应　当生物碱成盐后，氮原子附近如有羰基、羟基等取代基，并处于有利于形成稳定的分子内氢键时，其共轭酸稳定，碱性强。如钩藤碱和异钩藤碱碱性的差异即源于此。因为手性碳原子的构型不同，前者共轭酸的羰基能与氮上的氢形成氢键，碱性（pK_a 6.32）较强；后者的羰基不能发生这种氢键缔合，碱性（pK_a 5.20）较弱。

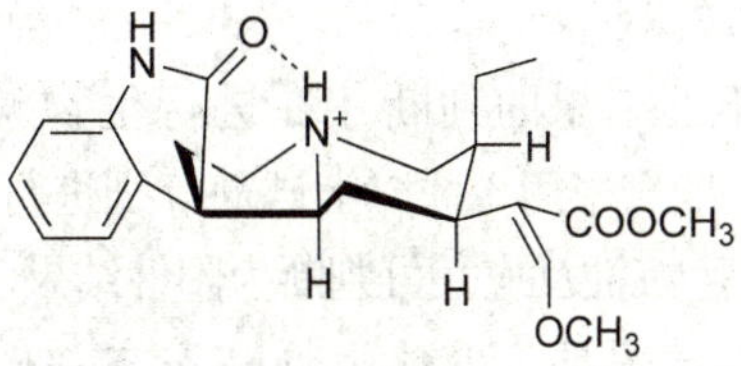

钩藤碱的共轭酸

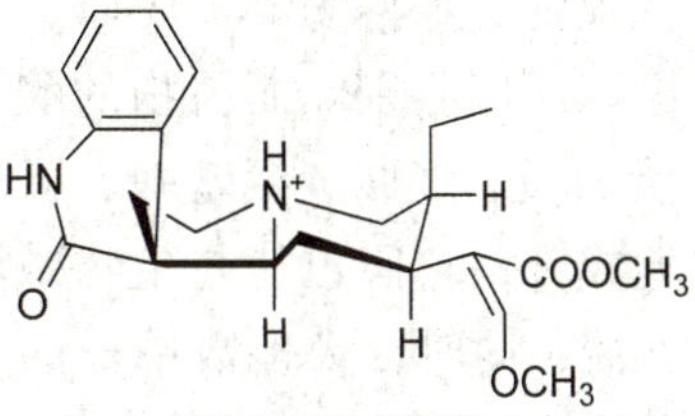

异钩藤碱的共轭酸

（五）沉淀反应

大多数生物碱在酸水或稀醇中与某些试剂反应生成难溶于水的络合物或复盐，这一反应称为生物碱沉淀反应，这些试剂称为生物碱沉淀试剂。

1. 常用的生物碱沉淀试剂　生物碱沉淀试剂的种类很多，常用生物碱沉淀试剂的名称、组成及反应特征见表3－6。

表3－6　常用的生物碱沉淀试剂

试剂名称	组成	反应特征
碘化铋钾试剂（Dragendorff reagent）	$KBiI_4$	黄色至橘红色无定形沉淀
碘化汞钾试剂（Mayer reagent）	K_2HgI_4	类白色沉淀
碘－碘化钾试剂（Wagener reagent）	$KI-I_2$	红棕色无定形沉淀
硅钨酸试剂（Bertrand reagent）	$SiO_2 \cdot 12WO_3 \cdot nH_2O$	淡黄色或灰白色无定形沉淀
饱和苦味酸试剂（Picric acid reagent）	2,4,6－三硝基苯酚	黄色沉淀或结晶
雷氏铵盐试剂（Ammonium reineckate）	$NH_4[Cr(NH_3)_2(SCN)_4]$	红色沉淀或结晶

2. 沉淀反应的条件和阳性结果的判定

（1）反应条件　生物碱沉淀反应一般在酸性水溶液中进行（苦味酸试剂可在中性条件下进行）。原因是生物碱与酸成盐，易溶于水，生物碱沉淀试剂也易溶于水，且在酸水中较稳定，而反应产物难溶于水，因而有利于反应的进行和反应结果的观察。

（2）阳性结果的判断　在进行生物碱沉淀反应时，一般需采用3种以上试剂分别进行反应，如果均能发生沉淀反应，可判断为阳性结果。

应该注意的是，少数生物碱不与一般的生物碱沉淀试剂反应，如麻黄碱、吗啡、咖啡碱等需用其他检识反应鉴别。而植物的酸水提取液中常含有蛋白质、多肽、氨基酸、鞣质等一些非生物碱类成分，它们也能与生物碱沉淀试剂作用产生沉淀，同时，大多数中药的提取液颜色较深，影响结果的观察。为避免此类干扰，提高检测的准确性，可将酸水液碱化后以三氯甲烷萃取出游离生物碱，使之与蛋白质等水溶性杂质分离，然后再用酸水自三氯甲烷溶液中萃取出生物碱，以此酸水液进行沉淀反应。

（3）沉淀反应的应用　生物碱沉淀反应主要用于检查中药或中药制剂中生物碱的有无，在生物碱的定性鉴别中，这些试剂可用于试管定性反应，或作为薄层色谱和纸色谱的显色剂（常用碘化铋钾试剂）。另外，在生物碱的提取分离中还可作为追踪、指示终点。个别沉淀试剂可用于分离、纯化生物碱，如雷氏铵盐可用于沉淀、分离季铵碱。某些能产生恒定的沉淀物的生物碱沉淀反应，还可用于生物碱的定量分析，如生物碱与硅钨酸试剂能生成稳定的沉淀，可用于含量测定。

（六）显色反应

某些生物碱能与一些试剂反应生成不同颜色的产物，这些试剂称为生物碱显色剂。生物碱的显色试剂较多，常用的显色剂见表3－7。

表3－7　常用的生物碱显色剂

试剂名称及组成	颜色特征
Mandelin 试剂（1% 钒酸铵的浓硫酸溶液）	莨菪碱及阿托品显红色，吗啡显蓝紫色，可待因显蓝色，士的宁显蓝紫色，奎宁显淡橙色
Macquis 试剂（含少量甲醛的浓硫酸）	吗啡显橙色至紫色，可待因显洋红色至黄棕色
Fröhde 试剂（1% 钼酸钠或钼酸铵的浓硫酸溶液）	吗啡显紫色渐转棕色，小檗碱显棕绿色；利血平显黄色渐转蓝色，乌头碱显黄棕色

显色反应可用于检识生物碱和区别某些生物碱。此外，一些显色剂，如溴麝香草酚蓝、溴麝香草酚绿等，在一定 pH 条件下能与一些生物碱生成有色复合物，这种复合物能被三氯甲烷定量提取出来，可用于生物碱的含量测定。

三、含生物碱类化合物的常用中药

（一）苦参

苦参为豆科植物苦参（*Sophora flavescens* Ait.）的干燥根，为常用中药。

1. 苦参中的主要生物碱及其化学结构　苦参所含主要生物碱是苦参碱和氧化苦参碱，《中国药典》以其为指标成分对苦参进行鉴别和含量测定，含量测定要求苦参碱和氧化苦参碱总量不得少于1.2%。此外苦参碱还含有羟基苦参碱、*N*－甲基金雀花碱、安那吉碱、巴普叶碱和去氢苦参碱（苦参烯碱）等。这些生物碱都属于双稠哌啶类，具喹诺里西啶的基本结构，除 *N*－甲基金雀花碱外，均由两个哌啶环共用一个氮原子稠合而成。分子中均有两个氮原子，一个是叔胺氮，一个是酰胺氮。其化学结构如下。

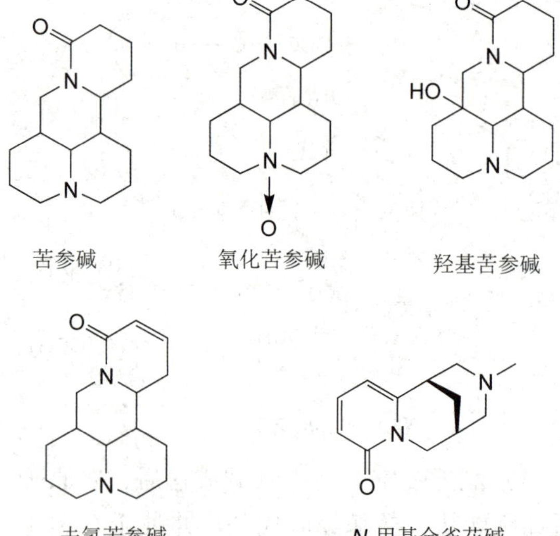

苦参碱　氧化苦参碱　羟基苦参碱

去氢苦参碱　*N*-甲基金雀花碱

2. 苦参中生物碱的理化性质

（1）性状　苦参碱有 α－、β－、γ－、δ－四种异构体。其中 α－、β－、δ－苦参碱为结晶体，常见的是 α－苦参碱，为针状或棱柱状结晶。γ－苦参碱为液态。氧化苦参碱为无色正方体状结晶（丙酮）。

（2）碱性　苦参中所含生物碱均有两个氮

原子，一个为叔胺氮（1 位氮），呈碱性；另一个为酰胺氮（16 位氮），几乎不显碱性，所以它们只相当于一元碱。但这类生物碱都是喹诺里西啶的衍生物，由两个哌啶环骈合而成，呈叔胺状态的氮原子处于骈合环之间，立体效应影响较小，所以苦参碱和氧化苦参碱的碱性较强。

（3）溶解性　苦参碱的溶解性比较特殊，既可溶于水，又能溶于三氯甲烷、乙醚、苯、二硫化碳等亲脂性溶剂。氧化苦参碱是苦参碱的 *N*－氧化物，具半极性配位键，其亲水性比苦参碱更强，易溶于水，可溶于三氯甲烷，但难溶于乙醚。可利用两者溶解性的差异将其分离。苦参碱、氧化苦参碱和羟基苦参碱具内酰胺结构，可在碱性溶液中加热水解皂化成羧酸衍生物，酸化后又环合析出。

苦参碱的极性大小顺序是：氧化苦参碱＞羟基苦参碱＞苦参碱。

3. 苦参生物碱的药理作用　苦参总生物碱具有抗肿瘤、抗病原微生物、抗心律失常、解热、抗炎、抗变态反应和调节免疫等作用。

4. 苦参生物碱在临床应用中应注意的问题　据文献报导，苦参碱可致胆碱酯酶活性下降，静脉滴注苦参碱引起胆碱酯酶活性下降，产生倦怠、乏力、纳差等不良反应；苦参栓可致外阴过敏；苦参注射液致过敏性休克并可致恶心、呕吐；苦参素胶囊致乙肝加重等，临床应用时需注意。

（二）山豆根

山豆根为豆科植物越南槐（*Sophora tonkinensis* Gagnep.）的干燥根和根茎，为常用中药。

1. 山豆根中的主要生物碱及其化学结构　生物碱是山豆根的主要活性成分，其生物碱大多属于喹诺里西啶类。其中以苦参碱和氧化苦参碱为主，《中国药典》以苦参碱和氧化苦参碱为指标成分对山豆根进行含量测定，要求药材两者总量不得少于 0.70%，饮片两者总量不得少于 0.60%。此外还含微量 *N*－甲基金雀花碱、槐果碱、氧化槐果碱、槐定碱、鹰爪豆碱等。具体化学结构如下（结构中标出各环的稠合方式）。

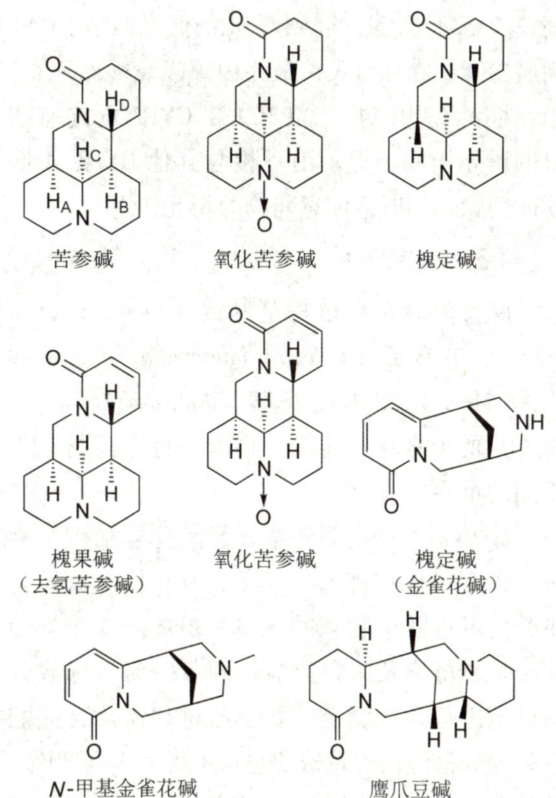

其中苦参碱、氧化苦参碱、槐果碱、氧化槐果碱、槐定碱属于苦参碱型生物碱，是由三价氮原子形成稠合的两个哌啶环（又称双稠哌啶）组合而成，不同分子之间的差别表现在 H 的构型以及双键的有和无。野靛碱（也称金雀花碱）、*N*－甲基金雀花碱和鹰爪豆碱分别属于金雀花碱型和鹰爪豆碱型，与苦参碱型化合物结构相似，野靛碱与 *N*－甲基金雀花碱的区别在于 *N*－甲基金雀花碱氮原子上有一个甲基取代。

2. 山豆根的药理作用　山豆根有抗肿瘤作用，其所含苦参碱、氧化苦参碱对实验性肿瘤均呈抑制作用，山豆根具有抗炎、镇痛、解热作用，且对金黄色葡萄球菌、痢疾杆菌、大肠埃希菌、结核杆菌、霍乱弧菌、麻风杆菌、絮状表皮癣菌、白色念珠菌以及钩端螺旋体均有抑制作用；此外，山豆根还有抗心律失常和保肝作用。

3. 山豆根在临床应用中应注意的问题　山豆根中毒的主要原因是超剂量用药（大于 10g）。因此，应用时应严格掌握剂量，一般以 3～6g 为宜。中毒时主要症状为不同程度的头痛，头晕，恶心，呕吐，腹痛（或腹泻），四肢无力，心悸，胸闷；重者表现为面色苍白，四肢颤抖、麻木，大汗淋漓，心跳加快，血压升高，步态不稳等；继则呼吸急促、四肢抽搐、面唇青紫、瞳孔散大，最终因呼吸衰竭而死亡。山豆根对 CYP3A4、CYP2C9 和 CYP2D6 均有明显的诱导作用，提示山豆根与其他 CYP3A4 底物的药物合用时应注意药物的相互作用。

（三）麻黄

麻黄为麻黄科植物草麻黄（*Ephedra sinica* Stapf）、中麻黄（*Ephedra intermedia* Schrenk et C. A. Mey.）或木贼麻黄（*Ephedra equisetina* Bge.）的干燥草质茎，是我国的特产药材，为常用的重要中药。

1. 麻黄中的主要生物碱及其化学结构　麻黄中含有多种生物碱，以麻黄碱和伪麻黄碱为主，前者占总生物碱的 40%～90%，《中国药典》以盐酸麻黄碱和盐酸伪麻黄碱为指标成分对麻黄进行含量测定，要求药材和饮片含盐酸麻黄碱和盐酸伪麻黄碱的总量不得少于 0.80%。此外，麻黄还含少量的甲基麻黄碱、甲基伪麻黄碱和去甲基麻黄碱、去甲基伪麻黄碱。其结构如下。

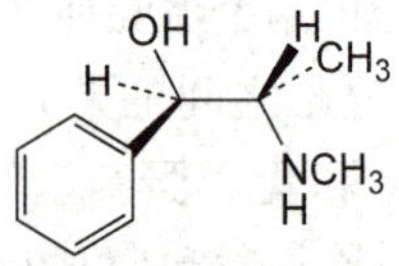

l-麻黄碱

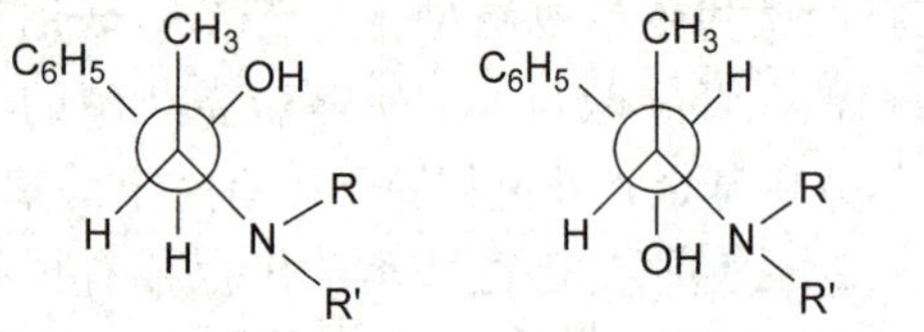

R=H，R′=CH_3	*l*—麻黄碱（1*R*，2*S*）	*d*—伪麻黄碱（1*S*，2*S*）
R=R′=CH_3	*l*—甲基麻黄碱	*d*—甲基伪麻黄碱
R=R′=H	*l*—去甲基麻黄碱	*d*—去甲基伪麻黄碱

麻黄生物碱分子中的氮原子均在侧链上，为有机胺类生物碱。麻黄碱和伪麻黄碱属仲胺衍生物，且互为立体异构体，它们的结构区别在于 C_1 的构型不同。^1H-NMR 谱中麻黄碱的 $J_{1,2}=4Hz$，伪麻黄碱的 $J_{1,2}=8Hz$，表明前者 C_1-H 和 C_2-H 为顺式，后者为反式。

2. 麻黄碱和伪麻黄碱的理化性质

（1）性状　麻黄碱和伪麻黄碱为无色结晶，游离麻黄碱含水物熔点为40℃。两者均具有挥发性。

（2）碱性　麻黄碱和伪麻黄碱为有机仲胺衍生物，碱性较强。由于伪麻黄碱的共轭酸与 C_2-OH 形成分子内氢键，稳定性大于麻黄碱，所以伪麻黄碱的碱性（pK_a 9.74）稍强于麻黄碱（pK_a 9.58）。

（3）溶解性　由于麻黄碱和伪麻黄碱的分子较小，且属芳烃仲胺生物碱，其溶解性与一般的生物碱不完全相同。游离麻黄碱可溶于水，但伪麻黄碱在水中的溶解度较麻黄碱小。这是由于伪麻黄碱形成较稳定的分子内氢键的缘故。麻黄碱和伪麻黄碱也能溶于三氯甲烷、乙醚、苯及醇类溶剂。麻黄碱盐与伪麻黄碱盐的溶解性能也不完全相同，如草酸麻黄碱难溶于水，而草酸伪麻黄碱易溶于水；盐酸麻黄碱不溶于三氯甲烷，而盐酸伪麻黄碱可溶于三氯甲烷。

3. 麻黄生物碱的鉴别反应　麻黄碱和伪麻黄碱不与一般生物碱沉淀试剂发生沉淀反应，但下列两种特征反应可用于鉴别麻黄碱和伪麻黄碱。

（1）二硫化碳－硫酸铜反应　在麻黄碱或伪麻黄碱的醇溶液中加入二硫化碳、硫酸铜试剂和氢氧化钠各 2 滴，即产生棕色沉淀。

（2）铜络盐反应　在麻黄碱和伪麻黄碱的水溶液中加硫酸铜试剂，随即加氢氧化钠试剂呈碱性，溶液呈蓝紫色，再加乙醚振摇分层，乙醚层为紫红色，水层为蓝色。

4. 麻黄的药理作用　麻黄辛、微苦，温，归肺、膀胱经。麻黄具有解热、发汗、止咳、平喘、镇痛、抗炎、利尿、兴奋心脏和升高血压等药理作用。麻黄碱可促进肾上腺素能神经末梢释放递质，间接产生拟肾上腺素样作用。

（1）解热、发汗作用　麻黄水煎液、麻黄挥发油、麻黄碱使大鼠足跖部汗液分泌增多，其作用机制是通过影响下丘脑体温调节中枢，启动散热过程，兴奋外周 α_1 受体，阻碍汗腺导管对钠离子的重吸收。麻黄水煎液、麻黄挥发油具有显著的解热作用。麻黄挥发油和萜松醇对正常小鼠体温有降低作用。麻黄挥发油、麻黄水煎液对热刺激小鼠有显著镇痛作用。

（2）止咳、平喘作用　麻黄碱、伪麻黄碱可激动 β_2 肾上腺素受体，且麻黄碱优于伪麻黄碱；甲基麻黄碱具有止咳作用。甘草酸平喘效果不显著，与麻黄碱联用可提高 β_2 - AR 的激动作用，明显增加平喘效果。麻黄配伍苦杏仁能增加平喘效果。

（3）利尿　麻黄具有一定的利尿作用，且以 *D* - 伪麻黄碱的作用最明显，可能的机制是扩张肾血管增加肾血流量，影响肾小管对钠的重吸收。麻黄 - 甘草配伍比例为 2∶1、4∶1 时，表现出拮抗利尿作用，比例 1∶1、1∶2、1∶4 时为单纯相加利尿作用，利尿作用增强。

（4）对心血管系统的作用　伪麻黄碱、甲基麻黄碱和麻黄碱能激动肾上腺素受体，加快心率、增加心肌收缩及心排血量，收缩血管升高血压，产生兴奋心脏的作用。

5. 麻黄生物碱在临床应用中应注意的问题　麻黄生物碱具兴奋中枢神经系统及强心、升高血压的作用，因此用量过大（治疗量的5～10 倍）或急性中毒者，可产生头痛、烦躁、失眠、心悸、大汗不止、体温及血压升高、心动过速、心律失常、呕吐，甚至昏迷、惊厥、呼吸及排尿困难、心室纤颤等症状，严重时，发生心肌梗死或死亡。

（四）黄连

黄连为毛茛科植物黄连（*Coptis chinensis* Franch.）、三角叶黄连（*Coptis deltoidea* C. Y. Chenq et Hsiao）或云连（*Coptis teeta* Wall.）的干燥根茎，为临床常用的重要中药。

1. 黄连中的主要生物碱及其化学结构　黄连的有效成分主要是生物碱，已经分离出来的生物碱有小檗碱、巴马汀、黄连碱、甲基黄连碱、药根碱和木兰碱等。其中以小檗碱含量最高（可达 10%），这些生物碱都属于苄基异喹啉类衍生物，除木兰碱为阿朴菲型外，其他都属于原小檗碱型，且都是季铵型生物碱。《中国药典》以小檗碱为指标成分对黄连进行含量测定。以盐酸小檗碱计，要求味连含小檗碱不得少于 5.5%，表小檗碱不得少于 0.80%，黄连碱不得少于 1.6%，巴马汀不得少于1.5%；要求雅连含小檗碱不得少于4.5%；要求云连含小檗碱不得少于 7.0%。

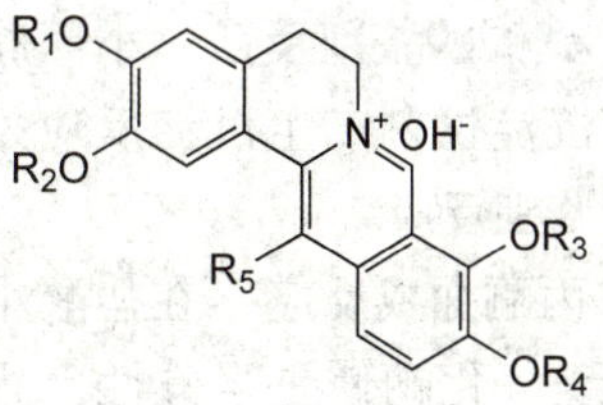

	R_1	R_2	R_3	R_4	R_5
小檗碱	—CH_2—		CH_3	CH_3	H
巴马汀	CH_3	CH_3	CH_3	CH_3	H
黄连碱	—CH_2—		—CH_2—		H
甲基黄连碱	—CH_2—		—CH_2—		CH_3
药根碱	H	CH_3	CH_3	CH_3	H
表小檗碱	CH_3	CH_3	—CH_2—		H

2. 小檗碱的理化性质

（1）性状　自水或稀乙醇中析出的小檗碱为黄色针状结晶，含 5.5 分子结晶水，100℃干燥后仍能保留 2.5 分子结晶水，加热至 110℃变为黄棕色，于 160℃分解。盐酸小檗碱为黄色小针状结晶，加热至 220℃左右分解，生成红棕色小檗红碱，继续加热至 285℃左右完全熔融。故小檗碱及其盐类干燥时，温度不宜过高，一般不超过 80℃。

（2）碱性　小檗碱属季铵型生物碱，可离子化而呈强碱性，其 pK_a 值为 11.5。

（3）溶解性　游离小檗碱能缓缓溶解于水中，易溶于热水或热乙醇，在冷乙醇中溶解度不大，难溶于苯、三氯甲烷、丙酮等有机溶剂。小檗碱盐酸盐在水中溶解度较小，为 1∶500，较易溶于沸水，难溶于乙醇；而硫酸盐和磷酸盐在水中的溶解度较大，分别为 1∶30 和 1∶15。

小檗碱与大分子有机酸结合的盐在水中的溶解度都很小。因此，当黄连与甘草、黄芩、大黄等中药配伍时，在煮提过程中，由于小檗碱能与甘草酸、黄芩苷、大黄鞣质等酸性物质形成难溶于水的盐或复合物而析出，因而影响药效。这是中药制剂和临床配伍用药中应注意的问题。

此外，小檗碱一般以季铵型生物碱的状态存在，可以离子化呈强碱性，能溶于水，溶液为红棕色。当在其水溶液中加入过量碱时，则抑制了季铵离子的解离，季铵型小檗碱则部分转变为醛式或醇式，其溶液也转变成棕色或黄色。醇式或醛式小檗碱为亲脂性成分，可溶于乙醚等亲脂性有机溶剂。

3. 小檗碱的鉴别反应　小檗碱除了能与一般生物碱沉淀试剂产生沉淀反应外，还具有以下特征性鉴别反应。

（1）丙酮加成反应　在盐酸小檗碱水溶液中，加入氢氧化钠使呈强碱性，然后滴加丙酮数滴，即生成黄色结晶性小檗碱丙酮加成物，有一定熔点，可供鉴别。

（2）漂白粉显色反应　在小檗碱的酸性水溶液中加入适量的漂白粉（或通入氯气），小檗碱水溶液即由黄色转变为樱红色。

4. 黄连的药理作用　黄连苦，寒，归心、脾、胃、肝、胆、大肠经。黄连具有抗病原微生物、抗细菌毒素、抗炎、解热、止泻和降血糖等药理作用。

（1）抗病原微生物作用　黄连的抗菌谱广，体外抑制葡萄球菌、链球菌、霍乱弧菌、炭疽杆菌等菌的生长，此外，对结核杆菌和真菌等均有抑制或杀灭作用。黄连对钩端螺旋体、幽门螺杆菌也有抑制作用。黄连的抗菌有效成分主要是小檗碱、巴马汀、药根碱等，小檗碱具有广谱的体外抗菌效果，对各型流感病毒均有抑制作用。

（2）抗细菌毒素作用　小檗碱能提高机体对多种细菌毒素的耐受力，小檗碱能对抗蓖麻油、番泻叶等所致的小鼠腹泻，也能对抗霍乱弧菌毒素和大肠埃希菌所致的严重腹泻。

（3）解热作用、抗炎作用　黄连的甲醇提取物能对抗多种实验性大鼠足肿胀和肉芽肿，局部用药也能减轻肉芽肿的发展。小檗碱对多种实验性炎症早期渗出、水肿和晚期肉芽增生都有明显的抑制作用。药根碱和黄连碱也具有同样的抗炎作用。

（4）降血糖　黄连素片可显著改善胰岛素敏感性，提升血清胰岛素水平，降低血糖。黄连煎剂及小檗碱能降低肾上腺素、四氧嘧啶和自发性糖尿病动物的血糖水平，并改善葡萄糖耐量。

（五）延胡索

延胡索为罂粟科植物延胡索（*Corydalis yanhusuo* W. T. Wang）的干燥块茎，为常用中药。

1. 延胡索中的主要生物碱及其化学结构　延胡索含有多种苄基异喹啉类生物碱，包括延胡索甲素、延胡索乙素（*dl*－四氢巴马汀）和去氢延胡索甲素等，这些生物碱的类型为原小檗碱型、原托品碱型、阿朴菲型等六种异喹啉型生物碱，其中多数属于原小檗碱型，其结构特征为两分子异喹啉共用一个氮原子的稠环化合物，化学结构如下。《中国药典》以延胡索乙素为指标成分对延胡索进行含量测定，要求含量不得少于0.050%。

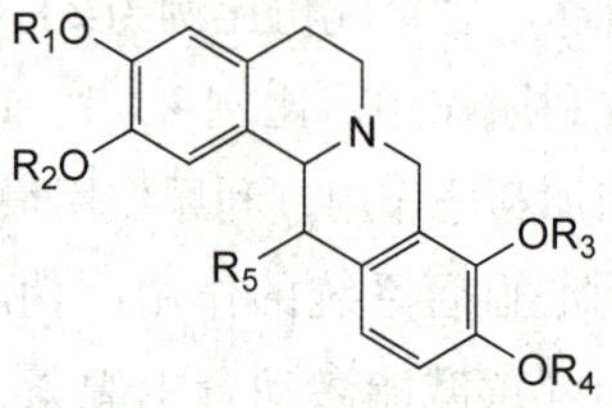

原小檗碱型

	R_1	R_2	R_3	R_4	R_5
延胡索乙素	CH_3	CH_3	CH_3	CH_3	H
延胡索甲素	CH_3	CH_3	CH_3	CH_3	CH_3
氢化小檗碱	—CH_2—		CH_3	CH_3	H

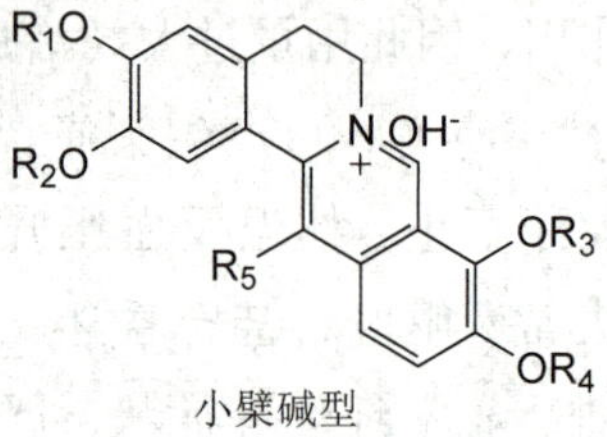

小檗碱型

	R_1	R_2	R_3	R_4	R_5
去氢延胡索甲素	CH_3	CH_3	CH_3	CH_3	CH_3
小檗碱	—CH_2—		CH_3	CH_3	H
巴马汀	CH_3	CH_3	CH_3	CH_3	H

2. 延胡索的药理作用　延胡索辛、苦，温，归肝、脾经。延胡索具有镇痛、改善血液流变性、抗心肌缺血、抗心律失常、抗脑缺血等药理作用。

（1）镇痛作用　延胡索多种制剂均有明显的镇痛作用，总碱中延胡索甲素、乙素为镇痛作用的有效成分，其中延胡索乙素作用最强。虽然延胡索乙素镇痛强度较吗啡弱，但无成瘾性，也无呼吸抑制、便秘等副作用。

（2）改善血液流变性作用　延胡索乙素可改善老年血瘀模型大鼠血液流变学机制，提高 Na^+，K^+－ATP 活性，降低膜胆固醇含量、提高膜 SOD 活性、降低 MDA 含量；延胡索乙素静脉给药对大鼠实验性血栓形成有明显的抑制作用，并剂量依赖性地抑制 ADP、花生四烯酸和胶原诱导的血小板聚集。

（3）抗心肌缺血　延胡索乙素对异丙肾上

腺素诱导的大鼠心肌坏死有一定的保护作用。延胡索总碱、去氢延胡索甲素、延胡索乙素可明显扩张冠脉血管，增加冠脉流量，降低心肌耗氧量，改善心肌血氧供需平衡，减小心肌梗死范围。

（4）抗脑缺血　延胡索乙素对大脑局灶性脑缺血再灌注损伤有保护作用，能减轻缺血再灌注脑电活动的抑制，明显减轻脑水肿造成的神经功能障碍及脑组织的病理损害。

延胡索及其有效成分左旋四氢巴马汀对兔、犬及猴具有镇静催眠作用，能明显降低小鼠自发活动与被动活动。延胡索乙素与巴比妥类药物有协同作用，并能对抗苯丙胺的兴奋作用。

3. 延胡索临床应用中应注意的问题　临床应用延胡索乙素治疗剂量时，可能有眩晕、乏力，偶有恶心，过量可出现呼吸抑制、帕金森综合征等表现。去氢延胡索甲素副作用也较低，少数病例有发疹、腹部胀满、腹痛、恶心等反应。

（六）功劳木

功劳木为小檗科植物阔叶十大功劳［*Mahonia bealei*（Fort.）Carr.］或细叶十大功劳［*Mahonia fortunei*（Lindl.）Fedde］的干燥茎。

功劳木主要含有异喹啉类生物碱，包括小檗碱、药根碱、黄连碱、巴马汀、尖刺碱、小檗胺及木兰花碱等，《中国药典》以小檗碱、药根碱、巴马汀和非洲防己碱为指标成分对功劳木进行含量测定。要求四种生物碱总量不得少于1.5%。

（七）防己

防己为防己科植物粉防己（*Stephania tetrandra* S. Moore）的干燥根，为传统中药。

1. 防己中的主要生物碱及其化学结构　防己的有效成分为生物碱，总生物碱含量可达2.3%~5%，其中汉防己甲素（粉防己碱，tetrandrine）约为1%，汉防己乙素（防己诺林碱，demethyltetrandrine）约为0.5%。《中国药典》以粉防己碱和防己诺林碱为指标成分对防己进行含量测定，对药材要求两者总量不得少于1.6%；对饮片要求两者总量不得少于1.4%。由于两者分子结构中7位取代基的差异，前者为甲氧基，极性小；后者为酚羟基，极性较大。其结构如下。

汉防己甲素　R=CH_3

汉防己乙素　R=H

汉防己甲素的非对映光学异构体是异汉防己甲素（异粉防己碱，isotetrandrine），两者差别为一个苄基四氢异喹啉环的1位碳的构型不同。异汉防己甲素是中药十大功劳［*Mabonia japonica*（Thunb）DC］的化学成分，其结构如下：

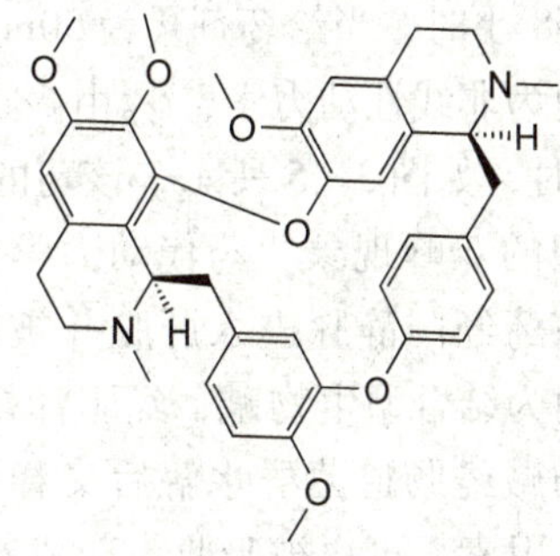

异汉防己甲素

2. 防己的药理作用　防己生物碱具有抗炎、镇痛、抗肿瘤的作用等，同时具有调节免疫力和耐缺氧的作用等。

3. 防己生物碱在临床应用中应注意的问题　据文献报道，少数患者服药后出现轻度嗜睡、乏力、恶心、腹部不适，个别人出现大便次数增加，停药后症状可缓解；静脉注射部位可能发生疼痛或静脉炎。

4. 汉防己甲素和异汉防己甲素的代谢动力学　药物的吸收、分布及消除与药物的理化性质密切相关，不仅影响到药物的疗效，还需要考虑其是否存在组织蓄积等安全性问题。

（1）双苄基异喹啉生物碱的吸收与分布　双苄基异喹啉生物碱极性较小，在酸性胃液的条件下，成盐性质和亲脂扩散的机制使得该类生物碱很容易被胃肠道所吸收。

由于该类生物碱具有较高的亲脂性，药物易被肝脏摄取，也容易透过血 - 脑屏障分布于脑组织，同时，细胞内外的 pH 值差更有利于该类生物碱从细胞外进入细胞内，细胞内药物的浓度增高，在体内分布较广，表观分布容积较大，具有较高的 V_d 值。例如，异汉防己甲素 V_d 值为 54.0 ~ 55.2L/kg，汉防己甲素的 V_d 值为 56.9L/kg。

双苄基异喹啉生物碱不含酯基等易被肝微粒体代谢酶代谢的结构，较难在肝脏代谢分解，消除能力较弱。

（2）双苄基异喹啉生物碱的药物代谢动力学　多数生物碱 *C - T* 曲线为二室模型一级动力学。汉防己甲素 40mg 口服给药，人体药代动力学 *C - T* 曲线为二室模型。

异汉防己甲素经大鼠灌胃给药，剂量为 25 ~ 50mg/kg 时表现为线性动力学，半衰期较长，$t_{1/2}$ 为 68 小时，当给药剂量为 50mg/kg 以上时，则表现为非线性动力学，$t_{1/2}$ 由 68 小时延长至 97.6 小时，如图 3 - 5 所示，该药的 *C - T* 曲线呈现典型的双峰现象。药代动力学的研究结果表明，该药经门静脉进入肝脏并被肝脏大量摄取，代谢为结合型生物碱，经胆汁排入肠道，结合型生物碱经肠道菌群水解后又释放出原型药异汉防己甲素，再次被吸收，造成双峰现象，具有典型的肝肠循环特点。

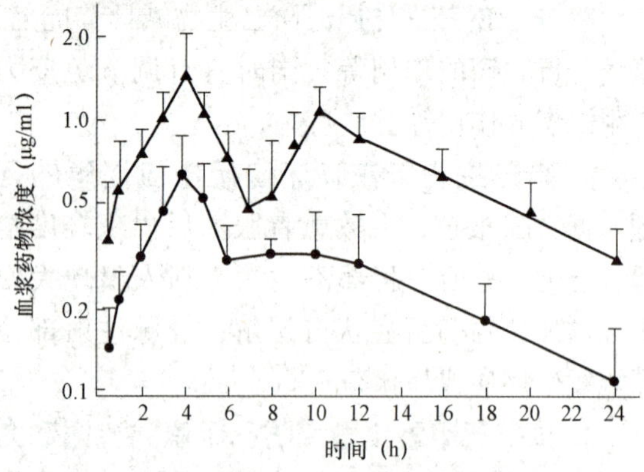

图 3 - 5　大鼠灌胃异汉防己甲素后的 *C - T* 曲线

（●100mg/kg；▲250mg/kg）

（八）洋金花

洋金花为茄科植物白花曼陀罗（*Datura metel* L.）的花，为常用的中药。

1. 洋金花中的主要生物碱及其化学结构

洋金花主要化学成分为莨菪烷类生物碱，由莨菪醇类和芳香族有机酸结合生成的一元酯类化合物。主要有莨菪碱（阿托品）、山莨菪碱、东莨菪碱、樟柳碱和 *N* - 去甲莨菪碱。《中国药典》以东莨菪碱为指标成分对洋金花进行含量测定，要求东莨菪碱不得少于 0.15%。它们的结构如下。

R=H　莨菪碱

R=OH　山莨菪碱

樟柳碱

东莨菪碱

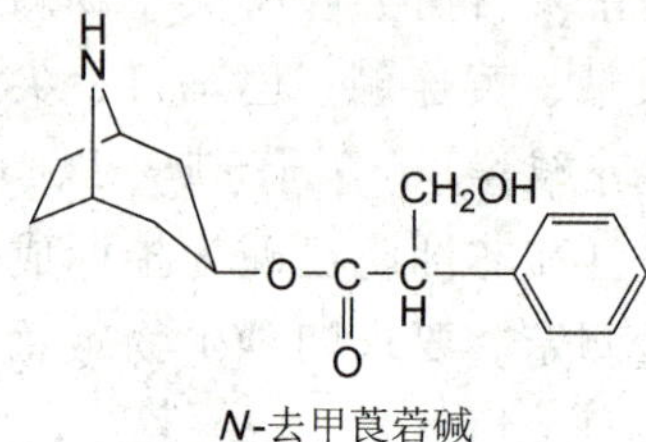

N-去甲莨菪碱

2. 莨菪烷类生物碱的理化性质

（1）性状　莨菪碱为细针状结晶（乙醇），其外消旋体阿托品是长柱状结晶，加热易升华。医用阿托品为硫酸盐。东莨菪碱为黏稠状液体，但形成一水化物为结晶体。山莨菪碱为无色针状结晶，自苯中结晶含一分子苯。樟柳碱的物理性状与东莨菪碱相似，但其氢溴酸盐为白色针状结晶。

（2）旋光性　这些生物碱除阿托品无旋光性外，其他均具有左旋光性。除山莨菪碱所表现的左旋性是几个手性碳原子的总和外，其他三个生物碱的旋光性均来自莨菪酸部分。

阿托品是莨菪碱的外消旋体，这是由于莨菪碱的莨菪酸部分的手性碳原子上的氢位于羰基的 α - 位，容易烯醇化产生互变异构。在酸碱接触下或加热时，可通过烯醇化起外消旋作用而成为阿托品。

（−）莨菪碱　　烯醇型　　（+）莨菪碱

R=莨菪醇部分

（3）碱性　这几种生物碱由于氮原子周围化学环境、立体效应等因素不同，使得它们的碱性强弱有较大差异。东莨菪碱和樟柳碱由于6、7位氧环立体效应和诱导效应的影响，碱性较弱（pK_a 7.5）；莨菪碱无立体效应障碍，碱性较强（pK_a 9.65）；山莨菪碱分子中6位羟基的立体效应影响较东莨菪碱小，故其碱性介于莨菪碱和东莨菪碱之间。

（4）溶解性　莨菪碱（或阿托品）亲脂性较强，易溶于乙醇、三氯甲烷，可溶于四氯化碳、苯，难溶于水。东莨菪碱有较强的亲水性，可溶于水，易溶于乙醇、丙酮、乙醚、三氯甲烷等溶剂，难溶于苯、四氯化碳等强亲脂性溶剂。樟柳碱的溶解性与东莨菪碱相似，也具较强的亲水性。山莨菪碱由于多一个羟基，亲脂性较莨菪碱弱，能溶于水和乙醇。

（5）水解性　莨菪烷类生物碱都是氨基醇的酯类，易水解，尤其在碱性水溶液中更易水解。如莨菪碱（阿托品）水解生成莨菪醇和莨菪酸。

莨菪醇　　莨菪酸

3. 莨菪烷类生物碱的鉴别反应　莨菪烷类生物碱具有一般生物碱的通性，能与多种生物碱沉淀试剂产生沉淀反应。除此之外，还可以用以下鉴别方法进行检识。

（1）氯化汞沉淀反应　莨菪碱（或阿托品）在氯化汞的乙醇溶液中发生反应生成黄色沉淀，加热后沉淀变为红色。在同样条件下，东莨菪碱则生成白色沉淀。这是因为莨菪碱的碱性较强，加热时能使氯化汞转变成氧化汞（砖红色），而东莨菪碱的碱性较弱，与氯化汞反应只能生成白色的分子复盐沉淀。

（2）Vitali 反应　莨菪碱（或阿托品）、东莨菪碱等莨菪烷类生物碱分子结构中具有莨菪酸部分者，当用发烟硝酸处理时，产生硝基化反应，生成三硝基衍生物，此物再与苛性碱醇溶液反应，分子内双键重排，生成醌样结构的衍生物而呈深紫色，渐转暗红色，最后颜色消失。

R=莨菪醇部分

（3）过碘酸氧化乙酰丙酮缩合反应　樟柳碱分子的羟基莨菪酸具有邻二羟基结构，可被过碘酸氧化生成甲醛，然后甲醛与乙酰丙酮在乙酰胺溶液中加热，缩合成二乙酰基二甲基二氢吡啶（DDL）而显黄色，故又称DDL反应。

4. 洋金花中生物碱的药理作用　莨菪碱及其外消旋体阿托品有解痉镇痛、解有机磷中毒和散瞳作用；东莨菪碱除具有莨菪碱的生理活性外，还有镇静、麻醉作用。

5. 洋金花在临床应用中应注意的问题　洋金花食用过量或误食易致中毒，少儿较为多见。其中毒机制主要为M－胆碱反应。对周围神经表现为抑制副交感神经功能作用，对中枢神经系统则为兴奋作用，严重者转入中枢抑制，也可影响呼吸及温度调节中枢。

（九）天仙子

天仙子为茄科植物莨菪（*Hyoscyamus niger* L.）的干燥成熟种子。

1. 天仙子中的主要生物碱及其化学结构　天仙子主要的生物碱有莨菪碱和东莨菪碱等。《中国药典》以东莨菪碱和莨菪碱为指标成分对天仙子进行含量测定，要求两者总量不得少于0.080%。对照品采用氢溴酸东莨菪碱和硫酸阿托品，结构如下。

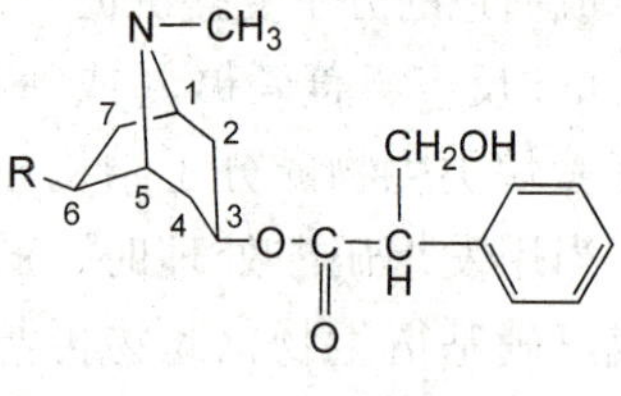

R=H　莨菪碱

R=OH　山莨菪碱

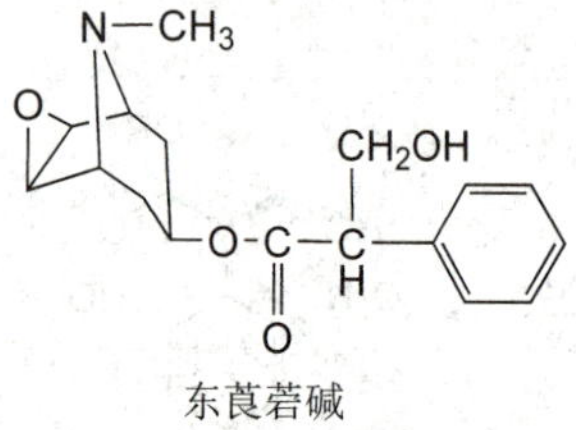

东莨菪碱

三种药物化学结构非常相似，均是莨菪醇和莨菪酸所成的酯，所不同的只是有无6、7位氧桥、6位羟基或莨菪酸α位羟基。氧桥的存在使分子的亲脂性增强，易透过血-脑屏障，增强中枢作用。而6位羟基或莨菪酸α位羟基的存在，使分子的亲水性增强，中枢作用减弱。东莨菪碱分子中有氧桥，中枢作用最强；山莨菪碱6β位多1个羟基，作用最弱。

2. 天仙子中主要生物碱的药理作用　天仙子主要含有东莨菪碱，具有加快心率、改善微循环、解痉、平喘等作用。

3. 天仙子在临床应用中应注意的问题　由于天仙子含有莨菪烷类生物碱，使天仙子的安全用药范围很窄。过量易导致中毒甚至死亡，心脏病患者及孕妇忌用，用量控制在0.06～0.6g。

（十）川乌

川乌为毛茛科植物乌头（*Aconitum carmi－chaeli* Debx.）的干燥母根，同属植物北乌头（A. kusnezoffii）的块根为草乌，均是临床常用的重要中药。

1. 川乌中的主要毒性生物碱及其化学结构　乌头主要含二萜类生物碱，属于四环或五环二萜类衍生物。据报道，从各种乌头中分离出的生物碱已达400多种。乌头生物碱的结构复杂、结构类型多。其重要和含量较高的有乌头碱、次乌头碱和新乌头碱，它们的结构如下。《中国药典》以三者为指标成分对川乌进行含量测定，要求三者总量应为0.050%～0.17%。由于C_{14}和C_8的羟基常和乙酸、苯甲酸结合成酯，故称它们为二萜双酯型生物碱。这类生物碱有很强的毒性，人口服4mg即可导致死亡。

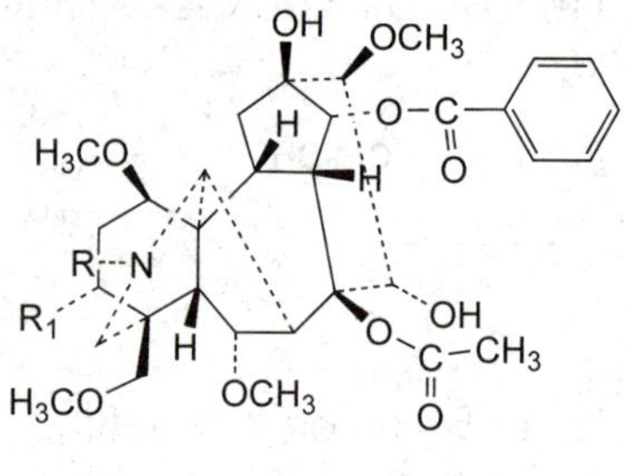

	R	R_1
乌头碱	C_2H_5	OH
次乌头碱	CH_3	H
新乌头碱	CH_3	OH

2. 川乌中主要毒性生物碱在炮制过程中的变化　乌头碱、次乌头碱、新乌头碱等为双酯型生物碱，具麻辣味，毒性极强，是乌头的主

要毒性成分。若将双酯型生物碱在碱水中加热，或将乌头直接浸泡于水中加热，或不加热仅在水中长时间浸泡，都可水解酯基，生成单酯型生物碱或无酯键的醇胺型生物碱。如乌头碱水解后生成的单酯型生物碱为乌头次碱，无酯键的醇胺型生物碱为乌头原碱。单酯型生物碱的毒性小于双酯型生物碱，而醇胺型生物碱几乎无毒性，但它们均不降低原双酯型生物碱的疗效。这就是乌头及附子经水浸、加热等炮制后毒性变小的化学原理。乌头碱的水解反应如下。

乌头碱 $\xrightarrow[100℃]{H_2O}$ 乌头次碱 ＋ 乙酸

乌头次碱 $\xrightarrow[160\sim170℃]{H_2O}$ 乌头原碱 ＋ 苯甲酸

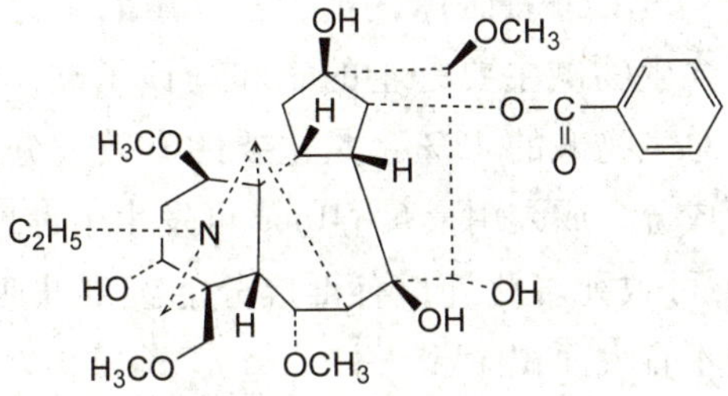

乌头次碱

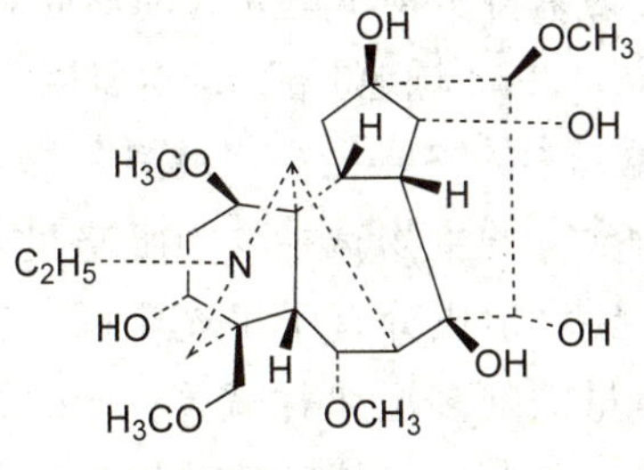

乌头原碱

3. 川乌的药理作用 川乌具有镇痛、抗炎、免疫抑制、降血压及强心作用。

4. 川乌生物碱在临床应用中应注意的问题 由于乌头碱类化合物有剧毒，用之不当易致中毒，且毒性较强，0.2mg 即可中毒，2～4mg 即可致人死亡。其药物引起的不良反应主要涉及神经系统及心血管系统，临床应用时需注意。此外，乌头不宜与半夏、瓜蒌、贝母、白蔹、白及等中药同用，临床配伍时应注意。

5. 川乌的毒性作用机制 川乌、草乌和附子的毒性作用主要表现为对心脏和神经系统的损害。其毒性作用机制主要是乌头碱与心肌、神经和肌肉等组织细胞膜上的 Na^+ 通道高度结合，促进 Na^+ 的内流，引起 Na^+ 超载，降低对兴奋刺激的反应性。在心肌细胞上，促进 Na^+ 进入细胞质，通过 Na^+-Ca^{2+} 交换系统增加细胞内钙诱导触发活性，引起心律失常。在神经系统中，通过激活下丘脑腹内侧核能够引起低血压和心动过缓。在神经肌肉中通过作用于轴突上的电压敏感 Na^+ 通道，减少乙酰胆碱的释放，阻断兴奋传递。

（十一）附子

附子为毛茛科植物乌头（*Aconitum carmichaeli* Debx.）的子根的加工品。

1. 附子中的主要生物碱及其化学结构 附子中的主要毒性成分亦为双酯型生物碱，包括乌头碱、次乌头碱和新乌头碱；附子含有单酯型生物碱，包括苯甲酰新乌头原碱、苯甲酰乌头原碱和苯甲酰次乌头原碱等；附子还含有异喹啉类型生物碱去甲乌药碱等其他类型生物碱。《中国药典》以乌头碱、次乌头碱和新乌头碱为指标成分对附子进行检查，要求三者总量不得过 0.020%。附子主要毒性生物碱在炮制过程中也发生转化，与川乌类似。此外，《中国药典》规定，以苯甲酰新乌头原碱、苯甲酰乌头原碱和苯甲酰次乌头原碱作为附子含量测定的指标成分，三者总量不得少于 0.010%。它们的结构如下。

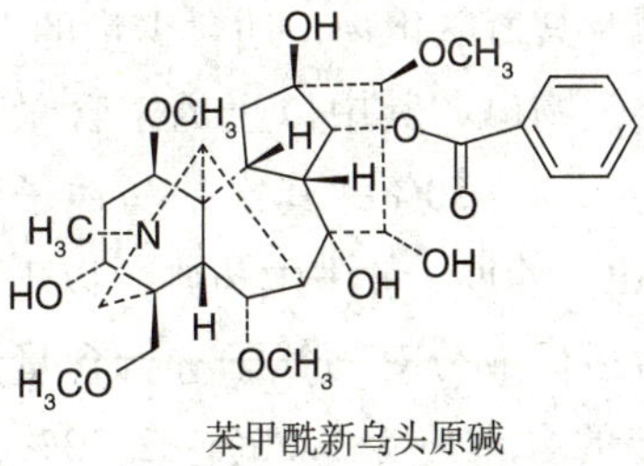

苯甲酰新乌头原碱

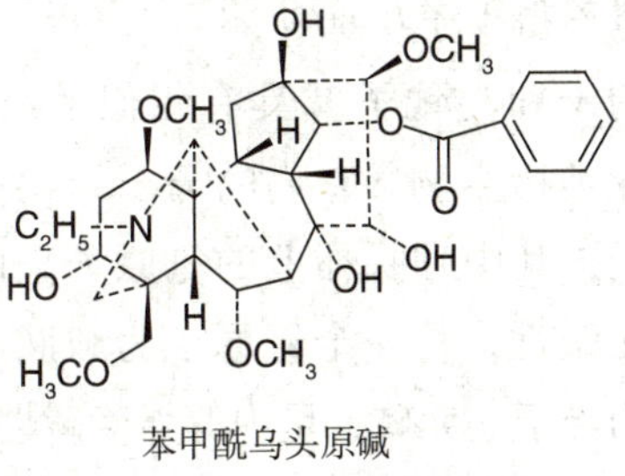

苯甲酰乌头原碱

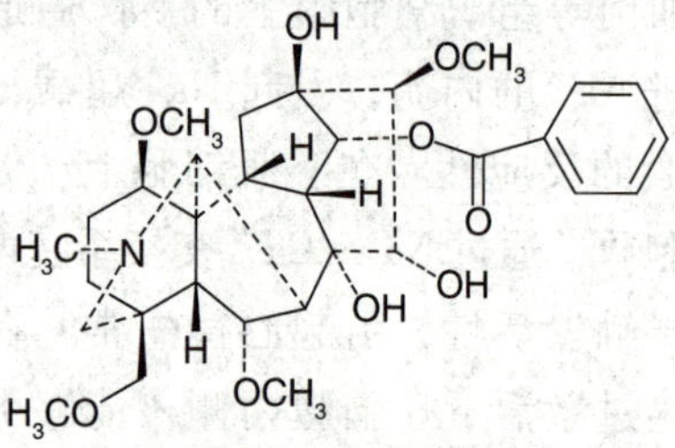

苯甲酰次乌头原碱

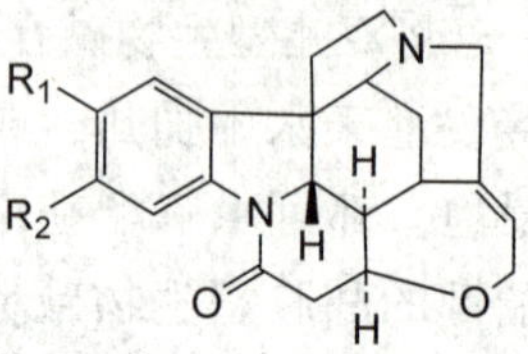

士的宁 $R_1=R_2=H$
马钱子碱 $R_1=R_2=OCH_3$

2. 附子的药理作用 附子辛、甘，大热，有毒，归心、肾、脾经。附子具有强心、升高血压、扩张血管、保护心肌、促进能量代谢、抗炎、镇痛等药理作用。

（1）对心血管系统的作用 附子双酯型生物碱、单酯型生物碱和去甲乌药碱能增加离体蛙心的收缩幅度，双酯型生物碱对心衰大鼠具有强心作用；去甲乌药碱具有扩张小鼠大动脉的作用；黑顺片提取的附子总生物碱小鼠灌胃能对抗垂体后叶素引起的心肌缺血，调节心肌差异性蛋白的表达。

（2）镇痛作用 制附子粉、黑顺片水煎剂、附子水提醇沉液均具有镇痛作用。

（十二）马钱子

马钱子为马钱科植物马钱（*Strychnos nux - vomica* L.）的干燥成熟种子，为剧毒性中药。

1. 马钱子中主要生物碱的化学结构与毒性 马钱子成熟种子中生物碱含量为 1.5%~5%，主要生物碱是士的宁（又称番木鳖碱）、马钱子碱及其氮氧化物，还含少量的 10 余种其他吲哚类生物碱，其中以士的宁含量居首，占总碱量的 35%~50%，其次是马钱子碱，占总碱量的 30%~40%。《中国药典》以士的宁和马钱子碱为指标成分对马钱子进行含量测定，要求士的宁的含量应为 1.20%~2.20%，马钱子碱的含量不得少于 0.80%。

士的宁和马钱子碱具有相似的结构骨架，属于吲哚类衍生物。它们的分子结构中均有两个氮原子，其中吲哚环上的氮原子呈内酰胺结构，几无碱性，另一个氮原子为叔胺状态，故它们只相当于一元碱，呈中等强度碱性。

士的宁为单斜柱状结晶（EtOH），味极苦，毒性极强。马钱子碱为针状结晶（丙酮 - 水），味极苦，毒性强。

2. 马钱子中生物碱的药理作用 马钱子碱通过中枢和外周两种途径发挥镇痛作用，并具有免疫调节、抗肿瘤和抗心律失常作用，可治疗风湿性关节炎、强直性脊柱炎等。

3. 马钱子在临床应用中应注意的问题 马钱子含生物碱主要是士的宁和马钱子碱，前者约占总生物碱的 45%，是主要的有效成分亦是有毒成分，成人用量 5~10mg 可发生中毒现象，30mg 可致死。此外，有毒成分能经皮肤吸收，外用不宜大面积涂敷。

（十三）千里光

千里光为菊科植物千里光（*Senecio scandens* Buch. - Ham.）的干燥地上部分，为常用的中药。

1. 千里光中的主要生物碱及其化学结构 千里光中所含有的生物碱主要为吡咯里西啶类生物碱，主要化学成分有千里光宁碱、千里光菲林碱及痕量的阿多尼弗林碱等；同时含有黄酮苷等成分。阿多尼弗林碱的结构由两个部分组成：千里光次碱（necine）部分和千里光酸（necic acid）部分，其结构如下。

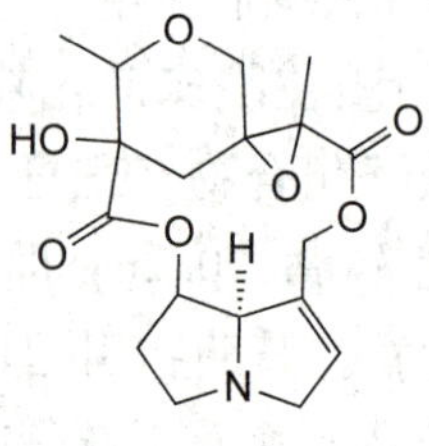

阿多尼弗林碱

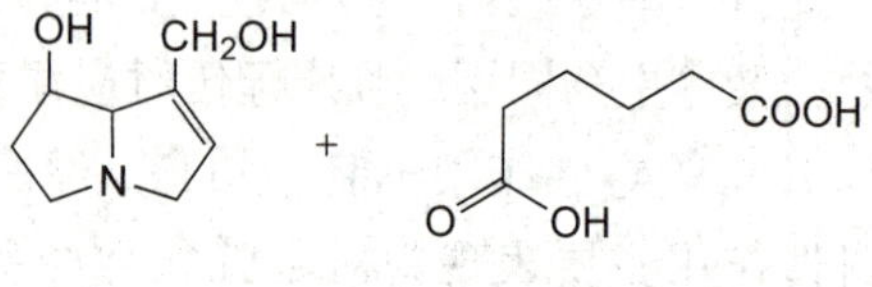

necine + necic acid

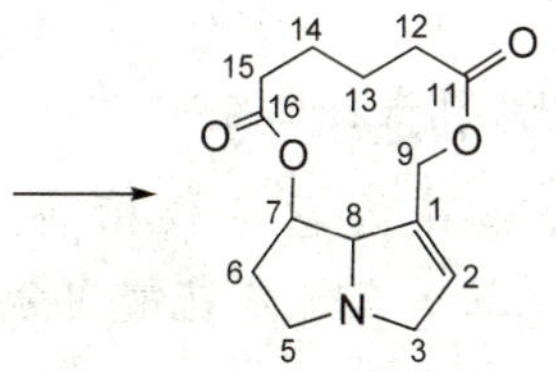

PAs

千里光次碱可以是饱和的，也可以是具有1,2位不饱和双键，C－2、C－6、C－7上可有1～2个羟基。千里光酸一般为5～10个碳原子，可以是一元酸或二元酸，并带有侧链，或具有羟基等取代。两者可形成单酯、1～14元大环双酯型PA等结构类型。其中具有12元环的大环双酯类生物碱通常比无环双酯或单酯类生物碱对肝脏的硬化更具有结构和毒性的相关性。

2. 千里光的药理作用 千里光具有较强的广谱抗菌活性，其药理作用主要体现在抗病原微生物和抗炎作用。

3. 千里光在临床应用中应注意的问题 千里光具有肝、肾毒性和胚胎毒性，在使用时应该严格注意。《中国药典》以阿多尼弗林碱（Adonifoline）为指标成分对千里光进行限量测定，其中阿多尼弗林碱的含量不得过0.004%。

（十四）雷公藤

雷公藤为卫矛科植物雷公藤（*Tripterygium wilfordii* Hook）的根，为常用中药。

1. 雷公藤中的主要生物碱及其化学结构 雷公藤中主要化学成分为雷公藤甲素、雷公藤乙素和雷公藤红素等。雷公藤甲素为二萜类化合物，不是生物碱。雷公藤中生物碱的基本结构主要分为两类：倍半萜大环内酯生物碱和精脒类生物碱。倍半萜大环内酯生物碱类主要为雷公藤碱、雷公藤次碱、雷公藤宁碱、雷公藤春碱和雷公藤碱已等。精脒类生物碱主要为苯乙烯南蛇碱、呋喃南蛇碱、苯代南蛇碱、南蛇藤别肉桂酰胺碱。

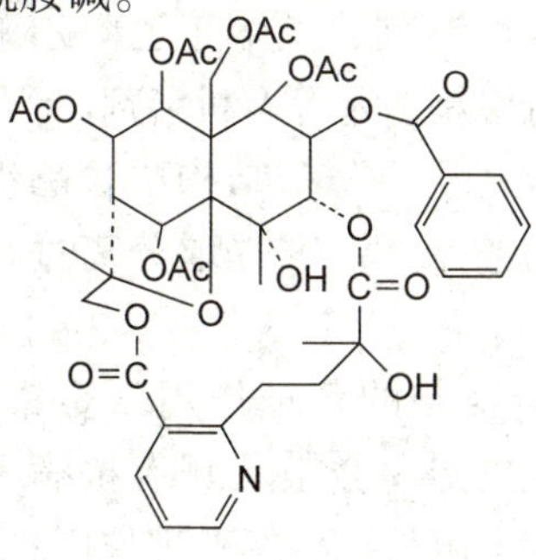

雷公藤碱

2. 雷公藤的药理作用 雷公藤生物碱类化合物中雷公藤次碱、雷公藤春碱、雷公藤新碱、异雷公藤春碱等具有明显的免疫抑制作用。雷公藤红素具有抗炎和抗肿瘤作用。

3. 雷公藤在临床应用中应注意的问题 雷公藤的主要毒性为生殖毒性，也可引起肝、肾、心脏和局部刺激等毒性反应，中毒后临床表现为剧吐、腹绞痛、腹泻、腰痛、发热、头昏、乏力、尿少、全身肌肉痛、腮腺肿胀、双颊肿痛、尿液异常、血压改变等，后期还可能发生骨髓抑制、黏膜糜烂、脱发、抽搐等，严重者可能发生休克、昏迷及呼吸衰竭，甚至死亡。

第八节 其他化学成分

中药中除了含有生物碱类、苷类、黄酮类、蒽醌类、香豆素类、萜类等化学成分外，还广泛存在着有机酸、鞣质、蛋白质、多糖等其他化学成分。在这些化学成分中，有的成分是一些中药的重要生物活性成分。

一、有机酸

有机酸是一类含羧基的化合物（不包括氨基酸），广泛分布在植物界中，存在于植物的花、叶、茎、果、根等部位，多数与钾、钠、钙等金属离子或生物碱结合成盐的形式存在，也有结合成酯存在的。

中药有效成分的研究表明，很多中药的活性成分为有机酸。例如，鸦胆子的抗癌活性成分为油酸，地龙止咳平喘的活性成分为丁二酸，巴豆的致泻成分为巴豆油酸，丹参扩张冠状动脉的活性成分之一为乳酸等。

（一）结构和分类

有机酸按其结构的特点可分为芳香族、脂肪族和萜类有机酸三大类。

1. 芳香族有机酸 芳香酸在植物界中分布十分广泛，如羟基桂皮酸的衍生物普遍存在于中药中，尤以对羟基桂皮酸、咖啡酸、阿魏酸和芥子酸较为多见。

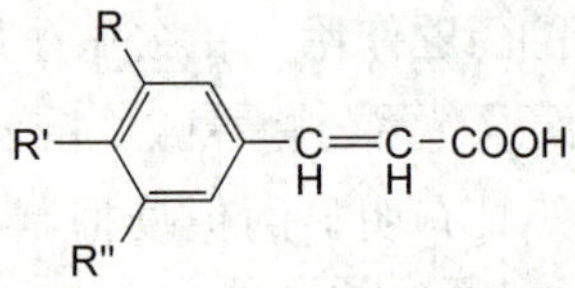

对羟基桂皮酸 R=R''=H R'=OH
咖啡酸 R=R'=OH R''=H
阿魏酸 R=OCH_3 R'=OH R''=H
异阿魏酸 R=OH R'=OCH_3 R''=H
芥子酸 R=R''=OCH_3 R'=OH

桂皮酸类衍生物的结构特点：基本结构为苯丙酸，取代基多为羟基、甲氧基等。有些桂皮酸衍生物以酯的形式存在于植物中，如咖啡酸与奎宁酸结合成的酯，3－咖啡酰奎宁酸（又称绿原酸）和3,4－二咖啡酰奎宁酸是茵陈利胆有效成分及金银花抗菌有效成分。

但有少部分芳香族有机酸具有较强的毒性，如马兜铃酸等。据报道，马兜铃酸有较强的肾毒性，易导致肾功能衰竭。含有马兜铃酸的中药有马兜铃、关木通、广防己、细辛、天仙藤、青木香、寻骨风等。在实际应用中应给予足够的重视。目前，国家药品监督管理部门已经下文取消了关木通、广防己、青木香3味含马兜铃酸的中药药用标准。

2. 脂肪族有机酸　脂肪酸也广泛存在于植物界中，如中药中普遍存在着柠檬酸、苹果酸、酒石酸、琥珀酸等。脂肪酸为带有羧基的脂肪族化合物，分子式少于8个碳的有机酸被称为低级脂肪酸，8个碳及以上者为高级脂肪酸。若按其所含官能团分类，又可分为饱和脂肪酸、不饱和脂肪酸、多元羧酸、羟基酸、酮酸等。

3. 萜类有机酸　属于萜类化合物，如甘草次酸、齐墩果酸等。

（二）理化性质

1. 性状　低级脂肪酸和不饱和脂肪酸大多为液体，高级脂肪酸、脂肪二羧酸、脂肪三羧酸和芳香酸大多为固体。

2. 溶解性　低分子脂肪酸和含极性基团较多的脂肪酸易溶于水，难溶于亲脂性有机溶剂；高分子脂肪酸和芳香酸大多为亲脂性化合物，易溶于亲脂性有机溶剂而难溶于水。有机酸均能溶于碱水。

3. 酸性　由于有机酸分子中含有羧基而具有较强的酸性，能与碳酸氢钠反应生成有机酸盐。

（三）含有机酸的常用中药

1. 金银花　金银花为忍冬科植物忍冬（*Lonicera japonica* Thunb.）的干燥花蕾或带初开的花，为常用中药。

金银花中主要含有木犀草苷和有机酸类化合物。《中国药典》规定，金银花含木犀草苷不得少于0.050%，含绿原酸不得少于1.5%，含酚酸类的总量不得少于3.8%。

（1）绿原酸的结构及其特点　绿原酸为一分子咖啡酸与一分子奎宁酸结合而成的酯，即3－咖啡酰奎宁酸；异绿原酸是绿原酸的同分异构体，为5－咖啡酰奎宁酸。3,4－二咖啡酰奎宁酸、3,5－二咖啡酰奎宁酸、4,5－二咖啡酰奎宁酸均为两分子咖啡酸与一分子奎宁酸结合而成的酯类化合物。

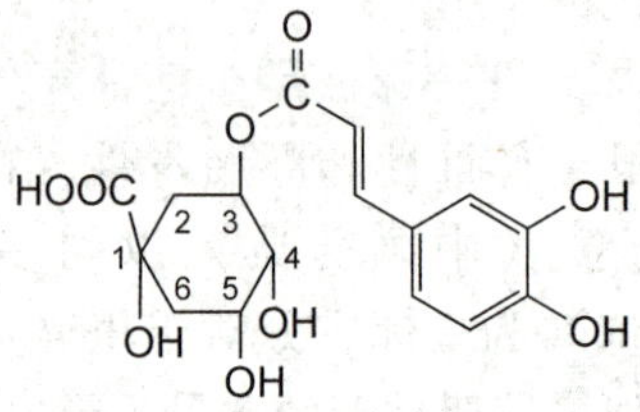

绿原酸（3–咖啡酰奎宁酸）

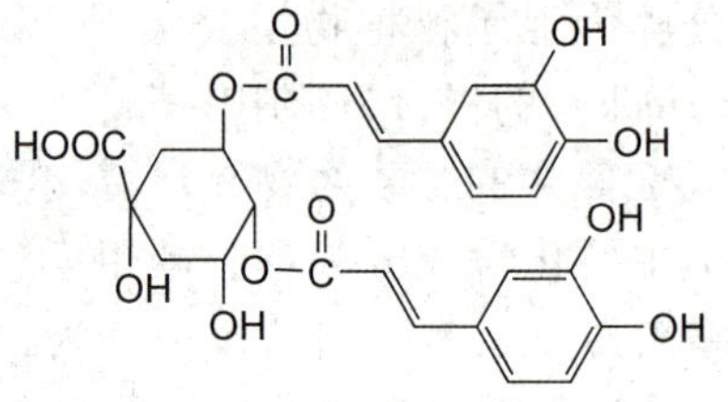

3, 4–二咖啡酰奎宁酸

（2）绿原酸的理化性质

①性状：针状结晶（水）。

②酸性：呈较强的酸性，能使石蕊试纸变红，可与碳酸氢钠形成有机酸盐。

③溶解性：可溶于水，易溶于热水、乙醇、丙酮等亲水性溶剂，微溶于乙酸乙酯，难溶于乙醚、三氯甲烷、苯等有机溶剂。

④化学性质：分子结构中含酯键，在碱性水溶液中易被水解。在提取分离过程中应避免被碱分解。

（3）金银花的药理作用　金银花甘，寒，归肺、心、胃经。金银花具有抗病毒、抗细菌及细菌毒素、解热抗炎等药理作用。

绿原酸和异绿原酸是金银花的主要抗菌有效成分，3,4－二咖啡酰奎宁酸、3,5－二咖啡酰奎宁酸和4,5－二咖啡酰奎宁酸的混合物亦为金银花的抗菌有效成分。

①抗病毒作用：金银花体外对包括甲型流感病毒、疱疹病毒等多种病毒具有不同程度的抑制作用。绿原酸可与神经酰胺酶结合，发挥抑制流感病毒神经酰胺酶作用，是金银花抗病毒的有效成分。

②抗菌作用、抗内毒素作用：金银花可加速血中内毒素的清除，金银花注射液能明显减少铜绿假单胞菌及其内毒素所致的小鼠死亡，用鲎试验测定显示金银花注射液可明显降低内毒素含量。

③解热作用、抗炎作用：金银花煎剂能延缓酵母所致大鼠的体温升高，对内毒素引起的家兔发热，也有明显解热作用。金银花提取物能抑制实验性大鼠足肿胀、肉芽囊肿的炎性渗出和肉芽组织形成。

2. 当归 当归为伞形科植物当归［*Angelica sinensis*（Oliv.）Diels］的干燥根。

（1）当归中有机酸的化学结构 当归中主要含有有机酸类成分、挥发油和多糖类成分。有机酸类成分主要包括阿魏酸、香草酸、烟酸和琥珀酸等。《中国药典》以阿魏酸和挥发油为指标成分对当归进行含量测定，要求阿魏酸含量不得少于0.050%，挥发油含量不得少于0.4%（ml/g）。其化学结构如下。

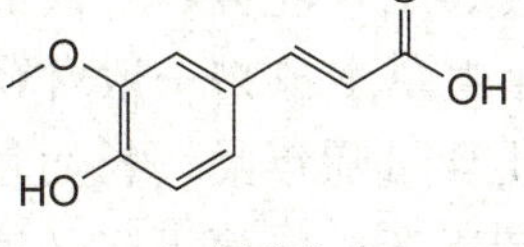

阿魏酸

（2）当归的药理作用 当归甘、辛，温，归肝、心、脾经。当归具有促进造血、调节血压、抗肝损伤、抗炎镇痛、降血脂等药理作用。

①促进造血作用、降血脂作用：当归多糖能增加外周血细胞数，促进造血功能，这种作用在外周血细胞减少和骨髓受到抑制时尤为明显。当归可降低血液黏滞性，延长凝血酶原时间，当归、阿魏酸能抑制血小板的聚集和释放，具有改善血液流变性、抗血栓作用。当归可降低甘油三酯水平，减少主动脉斑块面积，当归、阿魏酸能保护血管壁内膜，抑制脂质沉积于血管壁达到抗动脉粥样硬化的作用。

②抗肝损伤作用：当归多糖可降低多种模型小鼠或大鼠的ALT、AST含量，减轻肝损伤，调节肝脏抗氧化功能及糖代谢功能。

当归具有抗心肌缺血、抗脑缺血作用。当归可增加心肌氧的供给，减少氧的消耗，减轻心肌梗死范围。阿魏酸是当归抗心肌缺血的有效成分。当归注射液对急性脑缺血模型，可明显改善脑缺血症状。

3. 丹参 丹参为唇形科植物丹参（*Salvia miltiorrhiza* Bge.）的干燥根和根茎。

丹参中的化学成分主要分为两类：脂溶性的二萜醌类化合物和水溶性的酚酸类成分。二萜醌类化合物大部分为丹参酮型的二萜醌类化合物，包括邻醌型的丹参酮类二萜和对醌型的罗列酮类二萜及其他类型。

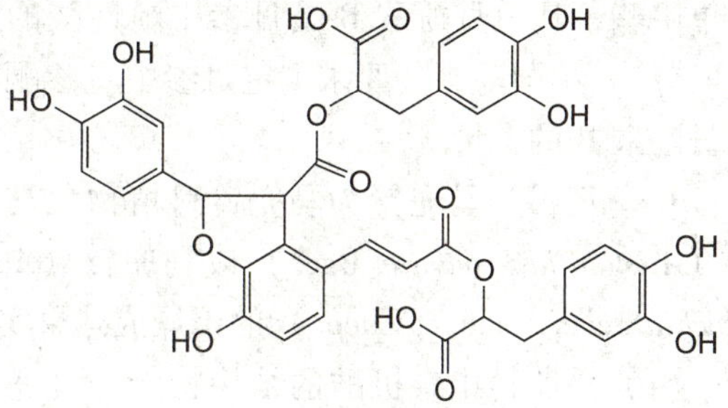

丹酚酸B

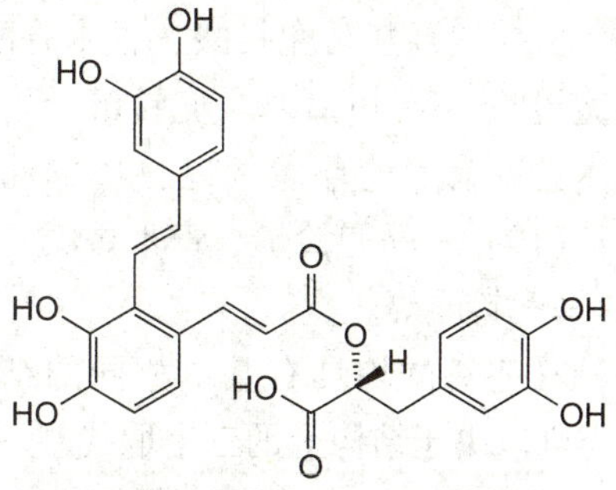

丹酚酸A

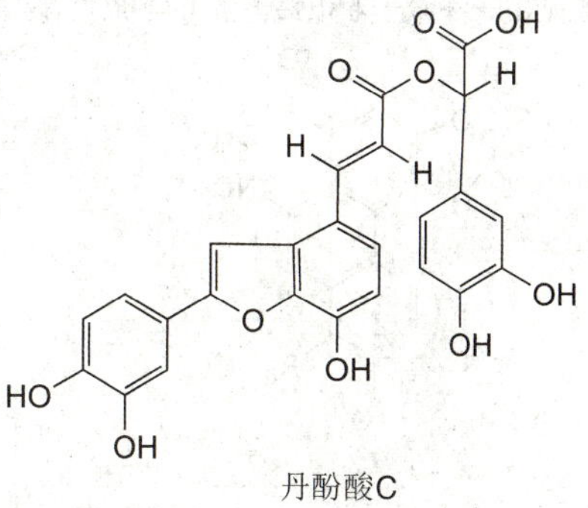

丹酚酸C

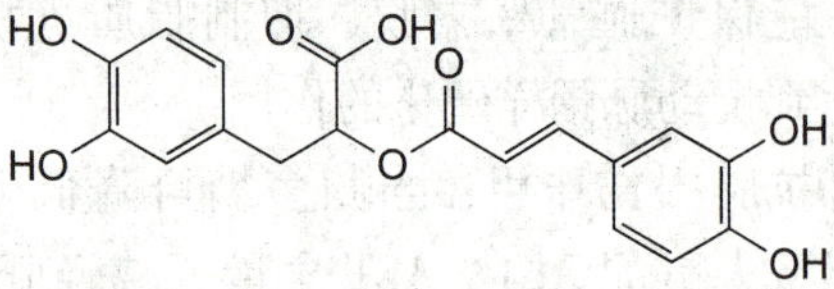

迷迭香酸

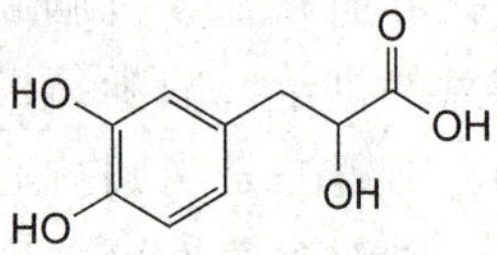

丹参素

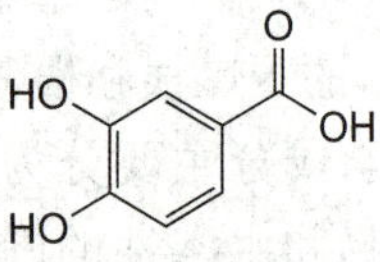

原儿茶酸

酚酸类成分主要是丹参素、丹酚酸A、丹酚酸B、丹酚酸C、迷迭香酸、原儿茶酸、紫草酸单甲酯，其中丹酚酸B是丹参中酚性酸的主要成分。《中国药典》要求测定丹参中丹参酮类和丹酚酸B的含量。

4. 马兜铃 马兜铃为马兜铃科植物北马兜铃（*Aristolochia contorta* Bge.）或马兜铃（*Aristolochia debilis* Sieb. et Zucc.）的干燥成熟果实。

（1）马兜铃中有机酸的结构特点 马兜铃中主要含马兜铃酸类成分：马兜铃酸A～E、7－甲氧基－8－羟基马兜铃酸、青木香酸、7－羟基马兜铃酸、7－甲氧基马兜铃酸；生物碱类成分：木兰花碱、轮环藤酚碱；挥发油：马兜铃烯、1（10）－马兜铃烯、青木香酮、马兜铃酮、9－马兜铃酮等。

各种马兜铃酸均具有基本相同的结构。它们的种类则取决于结构上的三个取代基——可以是氢原子（即无取代）、羟基或甲氧基。其中最重要及最常见的一种是马兜铃酸Ⅰ（马兜铃酸A）。

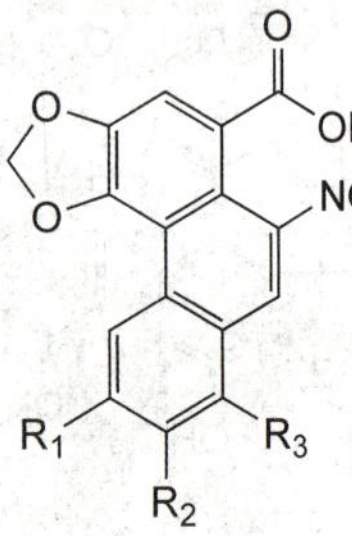

马兜铃酸

	R_1	R_2	R_3
马兜铃酸Ⅰ（马兜铃酸A）	H	H	OCH_3
马兜铃酸Ⅰa	H	H	OH
马兜铃酸Ⅱ（马兜铃酸B）	H	H	H
马兜铃酸Ⅲ（马兜铃酸C）	OH	H	H
马兜铃酸Ⅳa（马兜铃酸D）	OH	H	OCH_3
马兜铃酸Ⅳ	OCH_3	H	OCH_3
马兜铃酸E	H	OCH_3	OH

（2）马兜铃的毒性 马兜铃含马兜铃酸，可引起肾脏损害等不良反应。儿童及老年人慎用，孕妇、婴幼儿及肾功能不全者禁用。用量不宜过大，以免引起呕吐。

马兜铃酸是一种有肾毒性的化学成分。马兜铃醇提取物小鼠灌胃的 LD_{50} 为22.029g/kg。马兜铃水煎剂30g/kg（生药）大鼠灌胃可导致非少尿性肾脏损伤。此外马兜铃还有致突变、致畸等毒性。

二、鞣质

鞣质又称鞣酸或单宁，是植物界中一类结构比较复杂的多元酚类化合物。这类化合物能与蛋白质结合形成不溶于水的沉淀，故可与兽皮的蛋白质形成致密、柔韧、不易腐败又难以透水的皮革，所以被称为鞣质。

鞣质在植物界中广泛存在，约70%以上的中草药都含有鞣质类成分，特别在种子植物中，分布很普遍。鞣质存在于植物的叶、皮、茎、根、果实等部位。植物被昆虫叮咬后所形成的虫瘿中常含有大量的鞣质，如五倍子含的鞣质高达70%以上。植物中的鞣质一般随植物的年龄、存在部位、生长环境、生长季节等条件不同而异：一年生草本植物一般含鞣质较少；木本心材中鞣质含量随年龄增长而增加；果实中鞣质含量随其逐渐成熟而下降；植物向阳部位的鞣质含量较背阴部位高；温带植物较寒带植物的鞣质含量高。

鞣质具有多种生物活性：①收敛作用：内服可用于治疗肠胃出血，外用可用于治疗创伤、灼伤的创面，鞣质可使其表面渗出物中的蛋白质凝固，形成痂膜，保护创面，防止感染。②抗菌、抗病毒作用：鞣质能凝固微生物体内的原生质，故有一定的抑菌作用。有些鞣质还有抗病毒作用，如贯众鞣质可抗流感病毒。③解毒作用：由于鞣质可与重金属盐和生物碱

生成不溶于水的沉淀，有些具有毒性的重金属或生物碱被人体吸收后，可用鞣质作解毒剂，减少有毒物质被人体吸收。④降压作用：从槟榔中分离得到的一种鞣质，口服或静脉注射均对高血压大鼠有降压作用，而对正常血压无影响。⑤驱虫作用：实验研究结果表明，石榴皮具有驱虫作用；槟榔的驱虫有效成分为长链脂肪酸，而槟榔中的缩合鞣质与其具有协同作用。⑥其他作用：近代药理实验研究表明，鞣质还有清除体内自由基和对神经系统的抑制作用及降低血清中尿素氮的含量和抗变态反应、抗炎作用等。

（一）鞣质的结构与分类

根据鞣质的化学结构特点和是否被酸水解的性质，可将鞣质分为两大类，即可水解鞣质和缩合鞣质。

1. 可水解鞣质　可水解鞣质是由酚酸和多元醇通过苷键和酯键形成的化合物，可被酸、碱或酶催化水解。根据可水解鞣质经水解后产生的种类，又可将其分为没食子酸鞣质和逆没食子酸鞣质。

（1）没食子酸鞣质　这类鞣质水解后可产生没食子酸（或其缩合物）和多元醇。

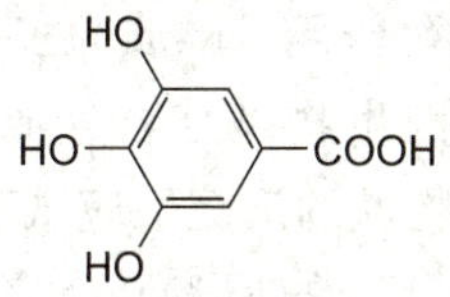

没食子酸

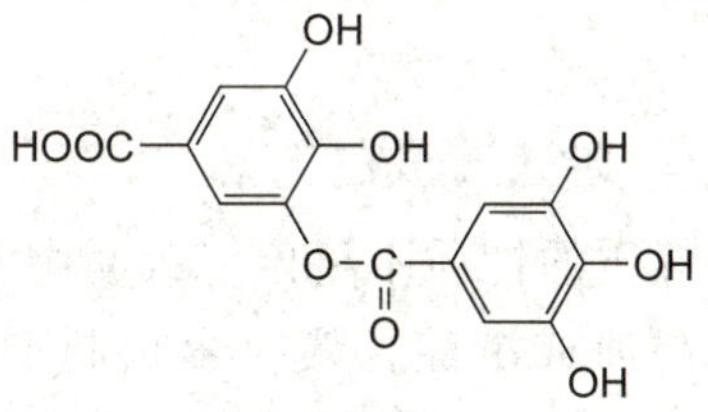

间–双没食子酸

没食子酸鞣质水解后产生的多元醇大多为葡萄糖。如五倍子鞣质的化学结构研究表明，其基本结构为1,2,3,4,6－五－没食子酰－*D*－葡萄糖，在2,3,4位的没食子酰基上还可连多个没食子酰基。实际上，五倍子鞣质是具有这一基本结构的多没食子酰基化合物的混合物。

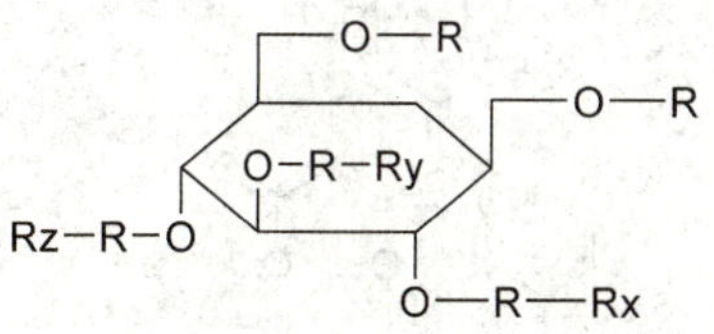

五倍子鞣质

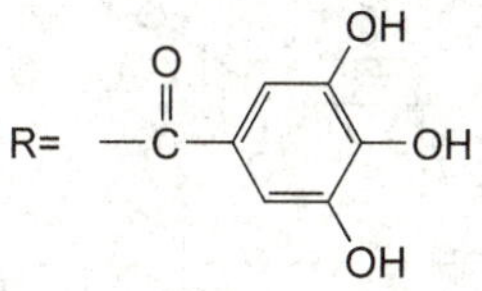

没食子酰基

（2）逆没食子酸鞣质　这类鞣质水解后产生逆没食子酸和糖，或同时有没食子酸等其他酸的生成。有些逆没食子酸鞣质的原生物并无逆没食子酸的组成，其逆没食子酸是由鞣质水解产生的黄没食子酸和六羟基联苯二甲酸脱水转化而成的。

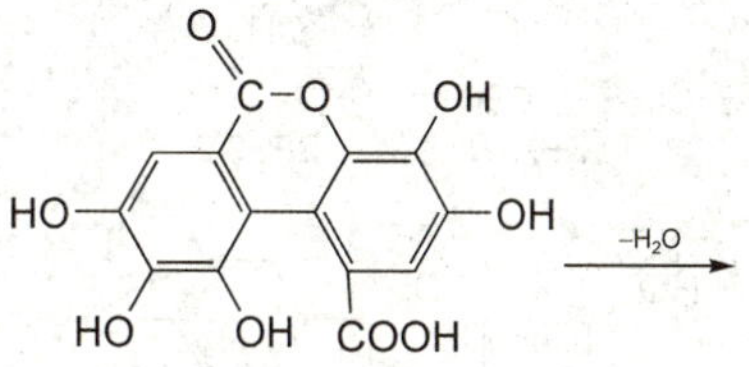

黄没食子酸

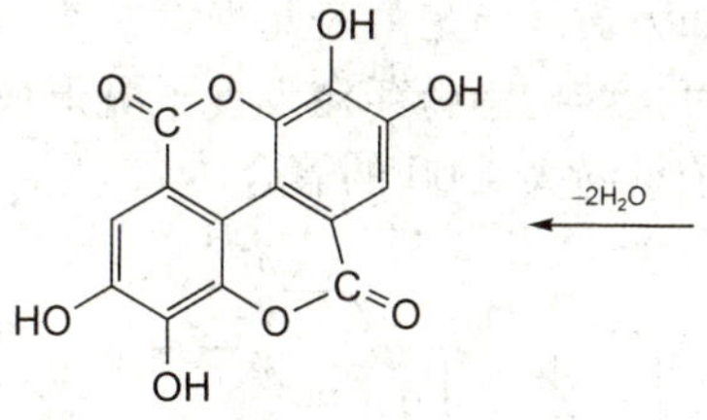

逆没食子酸

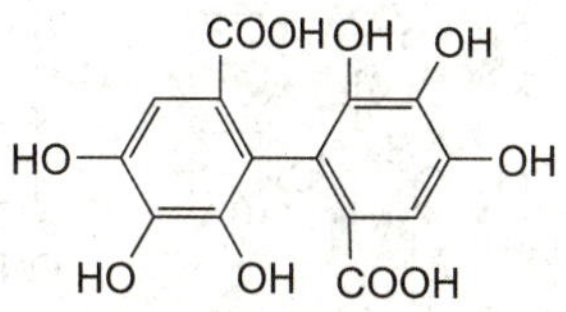

六羟基联苯二甲酸

例如，中药诃子含20%~40%的鞣质，但经酸水解后可缩合成为不溶于水的高分子鞣酐，又称鞣红。这类鞣质在中药中分布很广泛。

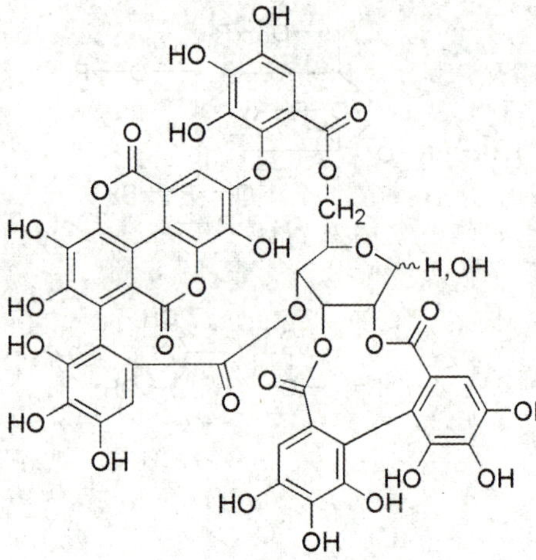

诃子鞣质

2. 缩合鞣质 缩合鞣质的化学结构复杂，目前尚未完全弄清。但普遍认为，组成缩合鞣质的基本单元是黄烷-3-醇，最常见的是儿茶素。

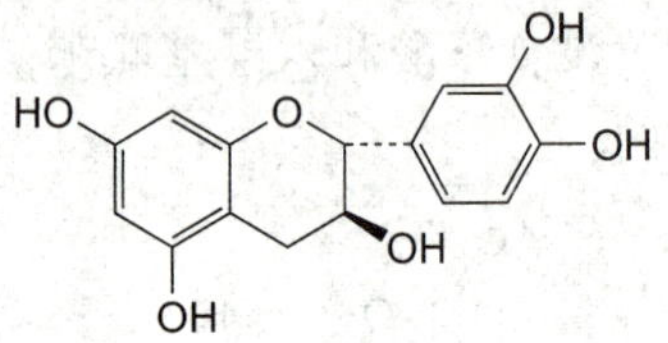

（+）-儿茶素（2*R*, 3*S*）

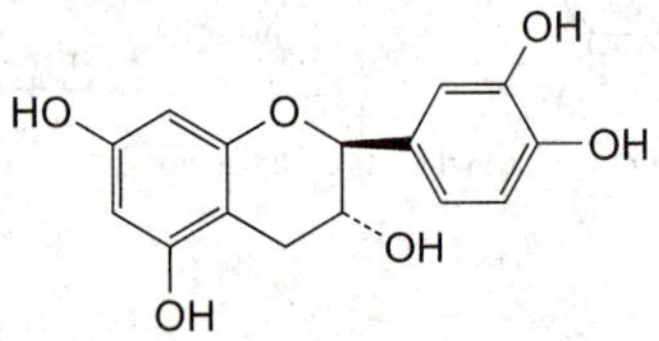

（-）-儿茶素（2*S*, 3*R*）

例如大黄鞣质是由表儿茶素的4~8位碳碳结合，而且结构中尚存在没食子酰形成的酯键，它是分子量约为4500的聚合体。

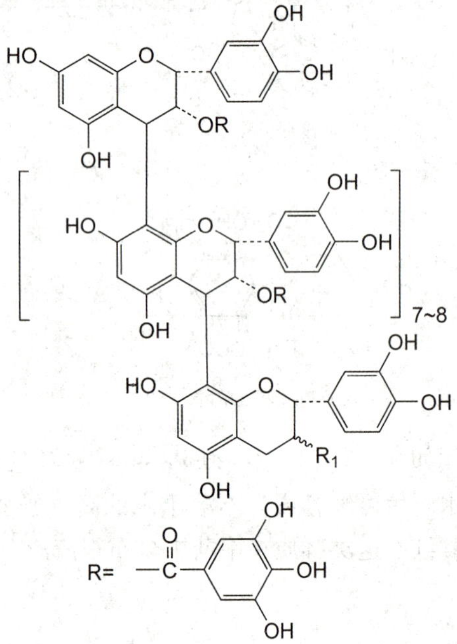

R_1=—OH（大黄鞣质Ⅰ） R_1=···O-R（大黄鞣质Ⅱ）

（二）理化性质

1. 性状 鞣质多为无定形粉末，分子量在500~3000之间，呈米黄色、棕色、褐色等，具有吸湿性。

2. 溶解性 鞣质具有较强的极性，可溶于水、甲醇、乙醇、丙酮等亲水性溶剂，也可溶于乙酸乙酯，难溶于乙醚、三氯甲烷等亲脂性溶剂。

3. 还原性 鞣质是多元酚类化合物，易被氧化，具有较强的还原性，能还原多伦试剂和费林试剂。

4. 与蛋白质作用 鞣质可与蛋白质结合生成不溶于水的复合物沉淀。实验室一般使用明胶进行鉴别、提取和除去鞣质。

5. 与三氯化铁作用 鞣质的水溶液可与三氯化铁作用呈蓝黑色或绿黑色，通常用以作为鞣质的鉴别反应。蓝黑墨水的制造就是利用鞣质的这一性质。

6. 与重金属作用 鞣质的水溶液能与乙酸铅、乙酸铜、氯化亚锡等重金属盐产生沉淀。这一性质通常用于鞣质的提取分离或除去中药提取液中的鞣质。

7. 与生物碱作用 鞣质为多元酚类化合物，具有酸性，可与生物碱结合生成难溶于水的沉淀。常作为生物碱的沉淀反应试剂。

8. 与铁氰化钾的氨溶液作用 鞣质的水溶液与铁氰化钾氨溶液反应呈深红色，并很快变成棕色。

（三）除去鞣质的方法

由于鞣质的性质不稳定，致使中药制剂易于变色、混浊或沉淀，从而影响制剂的质量，因此在很多中药中，鞣质被视为杂质。可采用以下方法除去中药提取物中的鞣质。

1. 冷热处理法 鞣质在水溶液中是一种胶体状态，高温可破坏胶体的稳定性，低温可使之沉淀。因此可先将药液蒸煮，然后冷冻放置，过滤，即可除去大部分鞣质。

2. 石灰法 利用鞣质与钙离子结合生成水不溶性沉淀，故可在中药的水提液中加入氢氧化钙，使鞣质沉淀析出；或在中药原料中拌入石灰乳，使鞣质与钙离子结合生成水不溶物，使之与其他成分分离。

3. 铅盐法 在中药的水提取液中加入饱和的乙酸铅或碱式乙酸铅溶液，可使鞣质沉淀而被除去，然后按常规方法除去滤液中过剩的铅盐。

4. 明胶法 在中药的水提取液中，加入适量4%明胶溶液，使鞣质沉淀完全，滤除沉淀，滤液减压浓缩至小体积，加入3～5倍量的乙醇，以沉淀过剩的明胶。

5. 聚酰胺吸附法 将中药的水提取液通过聚酰胺柱，鞣质与聚酰胺以氢键结合而牢牢吸附在聚酰胺柱上，80%乙醇亦难以洗脱，而中药中其他成分大部分可被80%乙醇洗脱下来，从而达到除去鞣质的目的。

6. 溶剂法 利用鞣质与碱成盐后难溶于醇的性质，在乙醇溶液中用40%氢氧化钠调至pH 9～10，可使鞣质沉淀，再过滤除去。

（四）含可水解鞣质的中药

五倍子 五倍子为漆树科植物盐肤木（*Rhus chinensis* Mill.）、青麸杨（*Rhus potaninii* Maxim.）或红麸杨［*Rhus punjabensis* Stew. Var. sinica（Diels）Rehd. et Wils.］叶上的虫瘿，主要由五倍子蚜［*Melaphis chinensis*（Bell）Baker］寄生而形成。

五倍子中主要鞣质及其化学结构：五倍子中的主要有效成分为鞣质，《中国药典》上收载的五倍子鞣质，称为鞣酸（tannic acid），又叫单宁酸。因五倍子盛产于我国，国际上又将五倍子鞣质称为中国鞣质（Chinese gallotannin），它是倍酰葡萄糖的混合物，即葡萄糖上的羟基与没食子酸所形成的酯类化合物的混合物，属水解类鞣质。目前普遍认为药用五倍子鞣质的代表结构可以表示为：

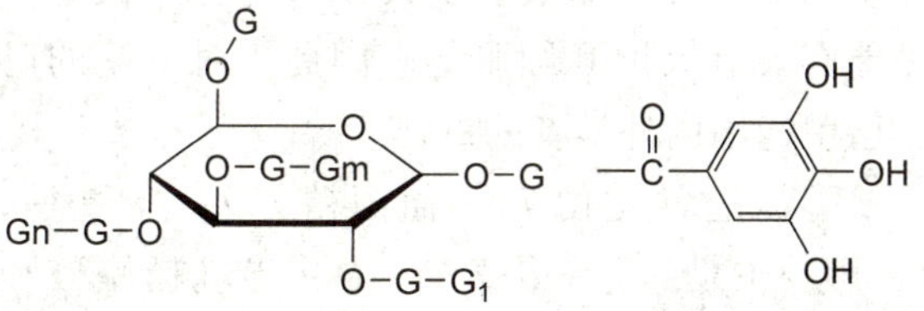

五倍子鞣质　　G

其中：

五没食子酰葡萄糖 l + m + n = 0（约占4%）

六没食子酰葡萄糖 l + m + n = 1（约占12%）

七没食子酰葡萄糖 l + m + n = 2（约占19%）

八没食子酰葡萄糖 l + m + n = 3（约占25%）

九没食子酰葡萄糖 l + m + n = 4（约占20%）

十至十二没食子酰葡萄糖 l + m + n = 5～7（约占21%）

由于没食子酰基结合的位置不同，上述化合物又有较多的异构体，例如六没食子酰基葡萄糖的异构体有3种，七没食子酰基葡萄糖的异构体有5种。

主要鞣质为：1,2,3,4,6－五－*O*－没食子酰基－*β*－*D*－葡萄糖，3－*O*－二没食子酰基－1,2,4,6－四－*O*－没食子酰基－*β*－*D*－葡萄糖等。其化学结构如下：

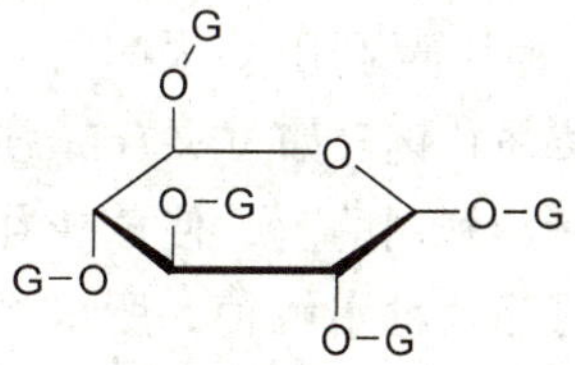

1, 2, 3, 4, 6–五–*O*–没食子酰基–*β*–*D*–葡萄糖

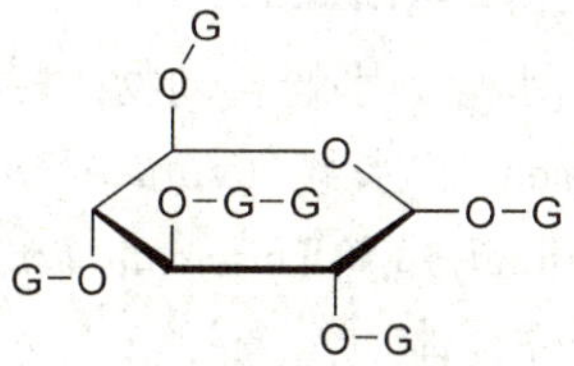

3–*O*–二没食子酰基–
1, 2, 4, 6–四–*O*–没食子酰基–*β*–*D*–葡萄糖

三、蛋白质和酶

（一）蛋白质

蛋白质大量存在于中药中，但在中药制剂工艺中，大多数情况是将其视为杂质而除去。近几十年来，随着对中药化学成分的深入研究，陆续发现有些中药的蛋白质具有较强的生物活性。例如，天花粉蛋白有引产作用，临床用于中期妊娠引产，并可用于除去恶性葡萄胎；半夏鲜汁中的半夏蛋白具有抑制早期妊娠作用。

蛋白质是一种由氨基酸通过肽键聚合而成的高分子化合物，分子量可达数百万甚至上千万。多数可溶于水，形成胶体溶液，加热煮沸则变性凝结而自水中析出，振摇蛋白质水溶液能产生类似肥皂的泡沫；不溶于有机溶剂，因此中药制剂生产中常用水煮醇沉法除去蛋白质。

蛋白质由于存在大量肽键，将其溶于碱性

水溶液中，加入少量硫酸铜溶液，即显紫色或深紫红色。这种显色反应称为双缩脲反应，是鉴别蛋白质的常用方法。

（二）酶

酶是一种活性蛋白，除具有蛋白质的通性外，还具有促进中药化学成分水解的性质，如苷类。酶的水解作用具有专属性，而这种活性酶往往与被水解成分共存于同一植物体内。这是中药化学成分研究和中药制剂生产过程中应考虑的问题。在大多数情况下，需防止酶水解中药中欲提取的成分，为此，需使酶失去活性，如加热、加入电解质或重金属盐等均能使酶失去活性；有时则要利用酶水解的专属性，有选择地水解某种苷键。如黄夹苷（强心灵）的生产工艺流程是利用酶解，使黄夹苷甲和黄夹苷乙分子中的葡萄糖水解掉，所得次生苷的强心作用较原生苷提高5倍左右。

（三）含蛋白质类的中药

水蛭 水蛭为水蛭科动物蚂蟥（*Whitmania pigra* Whitman）、水蛭（*Hirudo nipponica* Whitman）或柳叶蚂蟥（*Whitmania acranulata* Whitman）的干燥全体。

1. 水蛭中的主要化学物质 水蛭主含蛋白质，含有17种氨基酸，水解氨基酸含量达49.4%，包括人体必需的8种氨基酸，其中谷氨酸含量高达8.3%；还含有Zn、Mn、Fe、Co、Cr、Se、Mo、Ni等14种微量元素。不同种水蛭分离出活性成分是不相同的，大致可分为两大类：一类是直接作用于凝血系统的成分，包括凝血酶抑制剂以及其他一些血液凝固的物质，如水蛭素、菲牛蛭素、森林山蛭素等；第二类是其他蛋白酶抑制剂及其他活性成分，如溶纤素、待可森等。

水蛭素是水蛭的主要有效药用成分，是一种含有65个氨基酸残基的单链多肽，分子量为7000左右，氨基酸顺序如下：

ITYTDCTESG－QNLCLCEGSN－VCGQGNKCIL－GSDGEKNQCV－TGEGTPKPQS－HNDGDFEEIP－EEYsLQ。

其中63位Y^s为Tyr（SO_3H），N末端包含三个二硫键分别在Cys6－Cys14，Cys16－Cys28和Cys22－Cys39位置，C末端为抗凝血主要功能区域。其氨基端含三个二硫键，可与凝血酶的催化位点结合；63位的酪氨酸硫酸化提高了水蛭素与凝血酶的结合能力，从而增强了水蛭素抗凝血作用的特异性。目前，已分离鉴别出七种异构体。水蛭素的二级和三级结构对其抗凝活性起决定性作用，二硫键是决定其分子结构的稳定性，保持高抗凝活性的关键。如果二硫键被氧化或还原，或分子发生了蛋白降解，或去酸性的一端氨基酸也会失去与凝血酶结合的能力。它仅存于新鲜水蛭的唾液中。水蛭素在干燥状态下稳定，室温下可稳定6个月，80℃下15分钟不被破坏。pH升高而稳定性下降，在0.1mol/L NaOH或0.1mol/L HCl中可稳定15分钟。胰蛋白酶和α－糜蛋白酶不破坏水蛭素的活性，而番木瓜蛋白酶、胃蛋白酶和枯草杆菌蛋白酶A则使之失去活性。水蛭素溶于水和0.9%氯化钠中，不溶于乙醇和丙酮中。

2. 水蛭的药理作用 水蛭具有抗凝血、抗血栓形成、改善血液流变性、脑保护、抗脑缺血、抗炎、保护肾脏、抗组织纤维化等作用。

四、多糖

糖类成分包括单糖、低聚糖（含2～10分子单糖）、多糖（含10个以上单糖），是植物体内含量最多的一类化学成分。人们习惯将糖类成分视为无效成分，所以在中药化学成分的研究过程中，或在中药制剂工艺设计时，通常将糖类作为杂质除去。但近年来，发现一些中药中的多糖具有较强的生物活性。例如，香菇多糖、灵芝多糖、猪苓多糖等均具有抗肿瘤作用；昆布中的昆布素有治疗动脉粥样硬化作用；黄芪多糖和人参多糖具有免疫调节作用；银耳多糖能有效地保护肝细胞等。因此，对多糖的研究已引起国内外学者的重视。

多糖通常是由*D*－葡萄糖、*D*－半乳糖、*L*－阿拉伯糖、*L*－鼠李糖、*D*－半乳糖醛酸和*D*－葡萄糖醛酸等聚合而成的高分子化合物（几十至近千个单糖形成的高聚物），因此，多糖经酸水解后能生成多分子单糖。中药中常见的多糖为淀粉、菊糖、黏液质、果胶、树胶、纤维素和甲壳质等。多糖不具有单糖和低聚糖的一般性质，无甜味，大多数不溶于水，即使有的多糖在水中有一定溶解度，也只能形成胶体溶液，不溶于稀醇及其他有机溶剂。

五、含其他化学成分的中药

（一）麝香

麝香是鹿科动物马麝（*Moschus sifanicus* Przewalski）、林麝（*Moschus berezovskii* Flerov）或原麝（*Moschus moschiferus* Linnaeus）的成熟雄体香囊中的干燥分泌物，是常用的贵重中药材之一。

麝香的化学成分较为复杂，其中麝香酮（*L*－3－甲基十五环酮）是天然麝香的有效成分之一，使麝香具有特有的香气，对冠心病有与硝酸甘油同样的疗效，而且副作用小。《中国药典》以麝香酮为指标成分对麝香进行含量测定，要求麝香酮含量不得少于2.0%。麝香酮为油状液体，难溶于水，易溶于乙醇，是麝香的质量控制成分。

此外，麝香中还含有降麝香酮、麝香吡啶、羟基麝香吡啶A和羟基麝香吡啶B等10余种雄甾烷衍生物，而且还有多肽、脂肪酸、胆甾醇及其酯和蜡等。麝香的雄性激素样作用与其含有的雄甾烷衍生物有密切关系，质量较好的麝香，雄甾烷类衍生物含量在0.5%左右。另外，麝香中的含氮类化合物的生理活性也不容忽视。

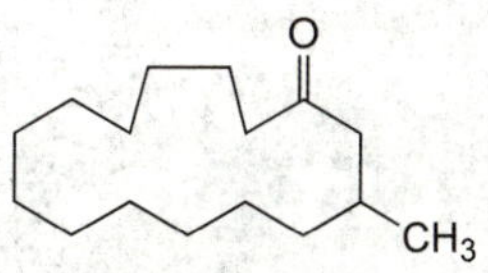

CH_3

麝香酮

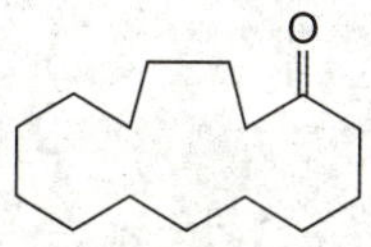

降麝香酮

CH_3

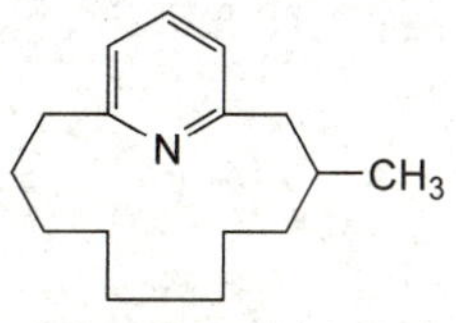

麝香嘧啶

（二）斑蝥

斑蝥为芫青科昆虫南方大斑蝥（*Mylabris phalerata* Pallas）或黄黑小斑蝥（*Mylabris cichorii* Linnaeus）的干燥体。

1. 斑蝥中的主要化学成分及其结构 斑蝥中主要含单萜类成分：斑蝥素，还含脂肪、树脂、蚁酸及多种微量元素等。斑蝥素是本品的有效成分，也是毒性成分。《中国药典》规定，斑蝥含斑蝥素不得少于0.35%。斑蝥素化学结构如下。

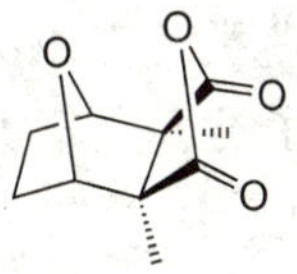

斑蝥素

2. 斑蝥的药理作用 斑蝥中斑蝥素具有抗肿瘤作用，包括抗肺癌、抗肝癌、抗卵巢癌、抗胰腺癌、抗宫颈癌作用等。

（吴 振 王立波）

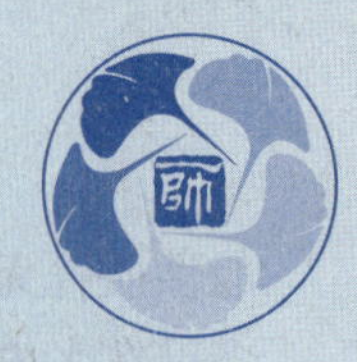

第四章　常用中药的鉴别

中药鉴别的样品非常复杂，有完整的药材，也有饮片、碎块或粉末。因此中药鉴别的方法也多种多样，相关内容有来源鉴别（原植物、动物和矿物）、性状鉴别、显微鉴别、理化鉴别、分子生物鉴别等。本章常用中药的鉴别仅叙述其来源、产地、采收加工、性状鉴别及部分中药粉末的显微鉴别。

第一节　常用植物类中药的鉴别

植物类中药是指植物的地上和地下部分的全体或某一部分供药用的一类中药。按入药部位可分为根及根茎类、茎木类、皮类、叶类、花类、果实及种子类、全草类、藻菌地衣类、树脂类和其他类中药。

一、根及根茎类中药

根及根茎类中药是指药用部位为植物地下部分的药材及饮片，其中绝大多数来源于草本双子叶植物，其次是单子叶植物，少数为蕨类植物。

根（Radix）及根茎（Rhizoma）是植物的两种不同器官，具有不同的外部形态和内部构造。由于很多中药材同时具有根和根茎两部分，两者又互有联系，因此将根和根茎类中药一并叙述。

（一）根及根茎类中药的性状鉴别要点

1. 根类中药　根类中药是指药用部位为根或以根为主，带有部分根茎或地上茎残基的药材及饮片。

根类中药无节、节间和叶，一般无芽。

根的形状通常为圆柱形、长圆锥形、圆锥形或纺锤形等。双子叶植物的根一般为直根系，主根发达，侧根较细。主根常为圆柱形，如甘草、黄芪、牛膝等；或呈圆锥形，如白芷、黄芩、桔梗等；有的呈纺锤形，如地黄、何首乌等；少数为须根系，多数细长的须根集生于根茎上，如细辛、威灵仙、龙胆等。单子叶植物的根一般为须根系，有的须根先端膨大成纺锤形块根，如百部、郁金、麦冬等。

根的表面常有纵皱纹或横纹，有的可见皮孔；双子叶植物的根表面常为栓皮，较粗糙，单子叶植物的根表面常无栓皮而为表皮，有的仅具较薄的栓化组织。有的根顶端带有茎残基或根茎，根茎俗称“芦头”，其上有茎痕，俗称“芦碗”，如人参等。

根的质地和断面常因品种和加工方法不同而异，有的体重质坚实，有的体轻质松泡；折断面显粉性（含淀粉多），或显纤维性、角质样等。

观察根的横断面或横切面特征，首先应注意区分双子叶植物的根和单子叶植物的根：一般双子叶植物的根有自中心向外的放射状结构，木部尤为明显；形成层环大多明显，环内的木部较环外的皮部大；中心常无髓；外表常有栓皮。单子叶植物的根横断面自中心向外无放射状结构；内皮层环较明显；中央有髓；外表无木栓层，有的具较薄的栓化组织。

其次，应注意根的断面组织中有无分泌组织散布，如伞形科植物当归、白芷均有黄棕色油点。还应注意少数双子叶植物根的异常构造，如何首乌皮部异型维管束形成的“云锦状花纹”，商陆的异型维管束形成数个突起的同心环，习称“罗盘纹”等。

2. 根茎类中药　根茎类中药系指入药部位是根茎或带有少量根部或肉质鳞叶的地下茎类药材及饮片。

根茎类是一类变态茎，为地下茎的总称，包括根状茎、块茎、球茎及鳞茎等。根茎表面有节和节间，单子叶植物尤为明显；节上常有退化的鳞片状或膜质小叶、叶柄基部残余物或叶痕；有时可见幼芽或芽痕；根茎上面或顶端常残存茎基或茎痕，侧面和下面有细长的不定根或根痕。药材中以根状茎多见，其形状不一，有长圆柱形或扁圆柱形（玉竹、石菖蒲）、长卵形或纺锤形（莪术、香附）、不规则连珠状或结节状圆柱形（苍术、射干）、不规则结节状拳形团块或肥厚团块状（川芎、白术）等。鳞茎的地下茎呈扁平皿状，节间极短，称鳞茎盘，上面有肉质肥厚的鳞叶，如川贝母、百合等。块茎常呈类球形或扁球形（半夏、天南星），也有椭圆形或长条形，如天麻等。蕨类植物的根茎表面常有鳞片或鳞毛，有的根茎上密布叶柄残基，如绵马贯众。

观察根茎的横断面，首先应注意区分双子叶植物根茎和单子叶植物根茎。一般来说，双子叶植物根茎外表常有木栓层；横切面有放射状结构，木部尤为明显；中央有明显的髓部；形成层环明显。单子叶植物根茎外表无木栓层或仅具较薄的栓化组织；横切面不呈放射状结构，皮层及中柱均有维管束小点散布；无髓部；通常可见内皮层环纹。其次，应注意根茎断面组织中有无分泌组织散布，如伞形科的川芎、羌活等，菊科的白术、苍术等均有油点等。还应注意少数双子叶植物根茎的异常构造，如大黄的“星点”等。

（二）常用根及根茎类中药

狗　脊
Cibotii Rhizoma

【来源】为蚌壳蕨科植物金毛狗脊 *Cibotium barometz*（L）J. Sm. 的干燥根茎。

【产地】主产于福建、四川等省。

【采收加工】秋、冬二季采挖，除去泥沙，干燥；或去硬根、叶柄及金黄色绒毛，切厚片，干燥，为“生狗脊片”；蒸后晒至六七成干，切厚片，干燥，为“熟狗脊片”。

【性状鉴别】

药材　呈不规则的长块状，长 10 ~ 30cm，直径 2 ~ 10cm。表面深棕色，残留金黄色绒毛，上面有数个红棕色的木质叶柄，下面残存黑色细根。质坚硬，不易折断。无臭，味淡、微涩。

饮片　生狗脊片：呈不规则长条形或圆形，长 5 ~ 20cm，直径 2 ~ 10cm，厚 0. 15 ~ 0. 5cm；切面浅棕色，较平滑，近边缘 0. 1 ~ 0. 4cm 处有 1 条棕黄色隆起的木质部环纹或条纹，边缘不整齐，偶有金黄色绒毛残留；质脆，易折断，有粉性。

熟狗脊片：呈黑棕色，质坚硬，木质部环纹明显。

烫狗脊：形如生狗脊片，表面略鼓起。棕褐色。气微，味淡、微涩。

药材以肥大、质坚实、无空心者为佳；饮片以厚薄均匀、外表无绒毛、质坚实、无空心者为佳。

绵马贯众
Dryopteridis Crassirhizomatis Rhizoma

【来源】为鳞毛蕨科植物粗茎鳞毛蕨 *Dryopteris crassirhizoma* Nakai 的干燥根茎和叶柄残基。

【产地】主产于黑龙江、吉林、辽宁等省。

【采收加工】秋季采挖，削去叶柄，须根，除去泥沙，晒干。

【性状鉴别】

药材　呈长倒卵形，略弯曲，上端钝圆或截形，下端较尖，有的纵剖为两半，长 7 ~ 20cm，直径 4 ~ 8cm。表面黄棕色至黑褐色，密被排列整齐的叶柄残基及鳞片，并有弯曲的须根。叶柄残基呈扁圆形，长 3 ~ 5cm，直径 0. 5 ~ 1cm；表面有纵棱线，质硬而脆，断面略平坦，棕色，有黄白色维管束 5 ~ 13 个，环列；每个叶柄残基的外侧常有 3 条须根，鳞片条状披针形，全缘，常脱落。质坚硬，断面略平坦，深绿色至棕色，有黄白色维管束 5 ~ 13 个，环列，其外散有较多的叶迹维管束。气特异，味初淡而微涩，后渐苦、辛。

以个大、质坚实、叶柄残基断面棕绿色者为佳，断面变黑者不能药用。

饮片　绵马贯众：呈不规则厚片或碎块，根茎外表面黄棕色至黑褐色，多被有叶柄残基，有的可见棕色鳞片，切面淡棕色至红棕色，有黄白色维管束小点，环状排列。气味同药材。

绵马贯众炭：呈不规则厚片或碎片。表面焦黑色，内部焦褐色。味涩。

细　辛

Asari Radix et Rhizoma

【来源】为马兜铃科植物北细辛 *Asarum heterotropoides* Fr. Schmidt var. *mandshuricum*（Maxim.）Kitag、汉城细辛 *Asarum sieboldii* Miq. var. *seoulense* Nakai 或华细辛 *Asarum sieboldii* Miq. 的干燥根和根茎。前两种习称“辽细辛”。

【产地】北细辛和汉城细辛主产于吉林、辽宁、黑龙江等地；商品药材主要为北细辛，汉城细辛产量小。华细辛主产于陕西、四川、湖北、江西、安徽等省。一般以东北所产“辽细辛”为道地药材。

【采收加工】夏季果熟期或初秋采挖，除净地上部分和泥沙，阴干。

【性状鉴别】

药材　北细辛：常卷曲成团。根茎横生呈不规则圆柱形，具短分枝，长 1 ~ 10cm，直径 0.2 ~ 0.4cm；表面灰棕色，粗糙，有环形的节，节间长 0.2 ~ 0.3cm，分枝顶端有碗状的茎痕。根细长，密生于节上，长 10 ~ 20cm，直径约 0.1cm；表面灰黄色，平滑或具纵皱纹；有须根及须根痕；质脆，易折断，断面平坦，黄白色或白色。气辛香，味辛辣、麻舌。

汉城细辛：根茎直径 0.1 ~ 0.5cm，节间长 0.1 ~ 1cm。

华细辛：根茎长 5 ~ 20cm，直径 0.1 ~ 0.2cm，节间长 0.2 ~ 1cm。气味较弱。

以根灰黄、干燥、味辛辣而麻舌者为佳。

饮片　呈不规则的段。根茎呈不规则圆柱形，外表皮灰棕色，有时可见环形的节。根细，外表面灰黄色，平滑或具纵皱纹，可见须根及须根痕。切面黄白色或白色。质脆。气辛香，味辛辣、麻舌。

大　黄

Rhei Radix et Rhizoma

【来源】为蓼科植物掌叶大黄 *Rheum palmatum* L.、唐古特大黄 *Rheum tanguticum* Maxim. ex Balf. 或药用大黄 *Rheum officinale* Baill. 的干燥根及根茎。

【产地】掌叶大黄主产于甘肃、青海、西藏、四川等省区，多为栽培。唐古特大黄主产于青海、甘肃、西藏及四川等省区，野生或栽培。药用大黄主产于四川、贵州、云南、湖北、陕西等省，栽培或野生。

【采收加工】秋末茎叶枯萎或次春植株发芽前采挖，除去泥土及细根，刮去外皮（忌用铁器），加工成卵圆形、圆柱形，或切成瓣、段、块、片，绳穿成串干燥或直接干燥。商品中以掌叶大黄产量大，唐古特大黄次之，药用大黄产量较少。

【性状鉴别】

药材　呈类圆柱形、圆锥形、卵圆形或不规则块片状，长 3 ~ 17cm，直径 3 ~ 10cm。除尽外皮者表面黄棕色至红棕色，有的可见类白色网状纹理及“星点”（异型维管束）散在，残留的外皮棕褐色，多具绳孔及粗皱纹。质坚实，有的中心稍松软，断面淡红棕色或黄棕色，显颗粒性；根茎髓部宽广，有“星点”环列或散在；根木部发达，具放射状纹理，形成层环明显，无“星点”。气清香，味苦而微涩，嚼之粘牙，有沙粒感。

以个大、身干、质坚实、气清香、味苦而微涩者为佳。

饮片　大黄：呈类圆形或不规则形厚片或块，大小不等。外表皮黄棕色或棕褐色，有纵皱纹及疙瘩状隆起。切面黄棕色至淡红棕色，较平坦，根茎有明显散在或排列成环的星点，有空隙。气、味同药材。

酒大黄：形如大黄片，表面深棕黄色，有的可见焦斑。微有酒香气。

熟大黄：呈不规则块片，表面黑色。断面中间隐约可见放射状纹理，质坚硬，气微香。

大黄炭：形如大黄片，表面焦黑色，内部深棕色或焦褐色。具焦香气。

【显微鉴别】

粉末　大黄、酒大黄、熟大黄、大黄炭：草酸钙簇晶大而多，直径 20 ~ 160μm，有的至 190μm。大黄粉末微量升华，可见菱状针晶或羽状结晶。

虎　杖

Polygoni Cuspidati Rhizoma et Radix

【来源】为蓼科植物虎杖 *Polygonum cuspidatum* Sieb. et Zucc. 的干燥根茎及根。

【产地】主产于江苏、浙江、安徽、广东、广西、四川等地。

【采收加工】春、秋二季采挖，除去须根，洗净，趁鲜切短段或厚片，晒干。

【性状鉴别】

药材　多为圆柱形短段或不规则厚片，长1～7cm，直径0.5～2.5cm。外皮棕褐色，有纵皱纹及须根痕，切面皮部较薄，木部宽广，棕黄色，射线呈放射状，皮部与木部较易分离。根茎髓中有隔或呈空洞状。质坚硬。气微，味微苦、涩。

饮片　为不规则厚片。外表皮棕褐色，有时可见纵皱纹及须根痕；切面皮部较薄，木部宽广，棕黄色，射线放射状，皮部与木部较易分离；根茎髓中有隔或呈空洞状。质坚硬。气微，味微苦、涩。

何首乌

Polygoni Multiflori Radix

【来源】为蓼科植物何首乌 *Polygonum multiflorum* Thunb. 的干燥块根。

【产地】主产于河南、湖北、广西、广东、贵州、四川、江苏等地。

【采收加工】秋、冬二季叶枯萎时采挖，削去两端，洗净，个大的切块，干燥。

【性状鉴别】

药材　呈团块状或不规则纺锤形，长6～15cm，直径4～12cm。表面红棕色或红褐色，皱缩不平，有浅沟，并有横长皮孔样突起及细根痕。体重，质坚实，不易折断，切断面浅黄棕色或浅红棕色，显粉性，皮部有4～11个类圆形异型维管束环列，形成云锦状花纹，中央木部较大，有的呈木心。气微，味微苦而甘涩。

以个大、身干、表面红褐色、断面显云锦状花纹，质坚粉性足者为佳。

饮片　何首乌：为不规则厚片或块。余同药材。

制何首乌：为不规则皱缩的块片，厚约1cm。表面黑褐色或棕褐色，凹凸不平。质坚硬，断面角质样，棕褐色或黑色。气微，味微甘而苦涩。

牛　膝

Achyranthis Bidentatae Radix

【来源】为苋科植物牛膝 *Achyranthes bidentata* Bl. 的干燥根。

【产地】主要栽培于河南省武陟、沁阳等地，为“四大怀药”之一，河北、山东、辽宁等地亦产。

【采收加工】冬季茎叶枯萎时采挖，除去须根及泥沙，捆成小把，晒至干皱后，将顶端切齐，晒干。

【性状鉴别】

药材　呈细长圆柱形，挺直或稍弯曲，长15～70cm，直径0.4～1cm。表面灰黄色或淡棕色，有微扭曲的细纵皱纹、排列稀疏的侧根痕和横长皮孔样突起。质硬脆，易折断，受潮后变软，断面平坦，淡棕色，略呈角质样而油润，中心维管束木质部较大，黄白色，其外周散有多数黄白色点状异型维管束，习称“筋脉点”，断续排列成2～4轮。气微，味微甜而稍苦涩。

以根粗长、肉肥、皮细、黄白色者为佳。

饮片　牛膝：呈圆柱形的段。外表皮灰黄色或淡棕色，有微细的纵皱纹及横长皮孔。质硬脆，易折断，受潮易变软。切面平坦，淡棕色或棕色，略呈角质样而油润，中心维管束木质部较大，黄白色，其外围散有多数黄白色点状异型维管束，习称“筋脉点”，断续排列成2～4轮。气微，味微甜而稍苦涩。

酒牛膝：形如牛膝段，表面颜色略深，偶有焦斑；微有酒香气。

川牛膝

Cyathulae Radix

【来源】为苋科植物川牛膝 *Cyathula officinalis* Kuan 的干燥根。

【产地】主产于四川，以四川天全县、宝兴县所产质量最佳。云南、贵州、西藏、湖北、湖南等地亦有栽培。

【采收加工】秋、冬二季采挖，除去芦头、

须根及泥沙，烘或晒至半干，堆放回润，再烘干或晒干。

【性状鉴别】

药材 呈近圆柱形，微扭曲，向下略细或有少数分枝，长30～60cm，直径0.5～3cm。表面黄棕色或灰褐色，具纵皱纹、支根痕和多数横长的皮孔样突起。质韧，不易折断，断面浅黄色或棕黄色，异型维管束点状，排列成数轮同心环。气微，味甜。

饮片 川牛膝：呈圆形或椭圆形薄片。外表皮黄棕色或灰褐色。切面淡黄色至棕黄色，可见多数黄色点状异型维管束排成数轮同心环。气微，味甜。

酒川牛膝：形如川牛膝饮片，表面棕黑色。微有酒香气，味甜。

商陆
Phytolaccae Radix

【来源】为商陆科植物商陆 *Phytolacca acinosa* Roxb. 或垂序商陆 *Phytolacca americana* L. 的干燥根。

【产地】主产于湖南、湖北、安徽、陕西等地。

【采收加工】秋季至次春采挖，除去须根及泥沙，切成块或片，晒干或阴干。

【性状鉴别】

药材 为横切或纵切的不规则块片，厚薄不等。外皮灰黄色或灰棕色。横切片弯曲不平，边缘皱缩，直径2～8cm；切面浅黄棕色或黄白色，异型维管束隆起，其木部明显，形成数个突起的同心性环轮，习称“罗盘纹”。纵切片弯曲或卷曲，长5～8cm，宽1～2cm，异型维管束木部呈平行条状突起。质硬。气微，味稍甜，久嚼麻舌。

饮片 商陆：为厚片或块，余同药材。

醋商陆：形如商陆片（块）。表面黄棕色，微有醋香气，味稍甜，久嚼麻舌。

以片大、色白、有粉性、“罗盘纹”明显者为佳。

银柴胡
Stellariae Radix

【来源】为石竹科植物银柴胡 *Stellaria dichotoma* L. var. *lanceolata* Bge. 的干燥根。

【产地】主产于宁夏、陕西、甘肃及内蒙古等地。

【采收加工】春、夏间植株萌发或秋后茎叶枯萎时采挖；栽培品于种植后第3年9月中旬或第4年4月中旬采挖，除去残茎、须根及泥沙，晒干。

【性状鉴别】

药材 呈类圆柱形，偶有分枝，长15～40cm，直径0.5～2.5cm。表面浅棕黄色至浅棕色，有扭曲的纵皱纹及支根痕，多具孔穴状或盘状凹陷，习称“砂眼”，从砂眼处折断可见棕色裂隙中有细砂散出。根头部略膨大，有密集的呈疣状突起的芽苞或茎的残基，习称“珍珠盘”。质硬而脆，易折断，断面不平坦，较疏松，有裂隙，皮部甚薄，木部有黄、白色相间的放射状纹理。气微，味甘。

栽培品：有分枝，下部多扭曲，直径0.6～1.2cm。表面浅棕黄色或浅黄棕色，纵皱纹细腻明显，细支根痕多呈点状凹陷。几无砂眼。根头部有多数疣状突起。折断面质地较紧密，几无裂隙，略显粉性，木部放射状纹理不甚明显。味微甜。

以根长均匀，外皮淡棕黄色，断面黄白色、质较疏松者为佳。

饮片 呈不规则圆形厚片，余同药材。

太子参
Pseudostellariae Radix

【来源】为石竹科植物孩儿参 *Pseudostellaria heterophylla*（Miq.）Pax ex Pax et Hoffm. 的干燥块根。

【产地】主产于江苏、山东、安徽、贵州等地。

【采收加工】夏季茎叶大部分枯萎时采挖，洗净，除去须根，置沸水中略烫后晒干或直接干燥。

【性状鉴别】

药材 呈细长纺锤形或细长条形，稍弯曲，长3～10cm，直径0.2～0.6cm。表面灰黄色至黄棕色，较光滑，微有纵皱纹，凹陷处有须根痕。顶端有茎痕。质硬而脆，断面较平坦，周边淡黄棕色，中心淡黄白色，角质样。气微，味微甘。

威灵仙
Clematidis Radix et Rhizoma

【来源】为毛茛科植物威灵仙 *Clematis chinensis* Osbeck、棉团铁线莲 *Clematis hexapetala* Pall. 或东北铁线莲 *Clematis manshurica* Rupr. 的干燥根和根茎。

【产地】威灵仙主产于江苏、浙江、江西、湖南等地；棉团铁线莲主产于东北及山东省；东北铁线莲主产于东北地区。

【采收加工】秋季采挖，除去泥沙，晒干。

【性状鉴别】

药材　威灵仙：根茎呈柱状，长 1.5～10cm，直径 0.3～1.5cm；表面淡棕黄色；顶端残留茎基；质较坚韧，断面纤维性；下侧着生多数细根。根呈细长圆柱形，稍弯曲，长 7～15cm，直径 0.1～0.3cm；表面黑褐色，有细纵纹，有的皮部脱落，露出黄白色木部；质硬脆，易折断，断面皮部较广，木部淡黄色，略呈方形，皮部与木部常有裂隙。气微，味淡。

棉团铁线莲：根茎呈短柱状，长 1～4cm，直径 0.5～1cm。根长 4～20cm，直径 0.1～0.2cm；表面棕褐色至棕黑色；断面木部圆形。味咸。

东北铁线莲：根茎呈柱状，长 1～11cm，直径 0.5～2.5cm。根较密集，长 5～23cm，直径 0.1～0.4cm，表面棕黑色，断面木部近圆形。味辛辣。

以根长、皮黑肉白、质坚实、无地上残基者为佳。

饮片　呈不规则的段，表面黑褐色、棕褐色或棕黑色，有细纵纹，有的皮部脱落，露出黄白色木部。切面皮部较广，木部淡黄色，略呈方形或近圆形，皮部与木部间常有裂隙。

川　乌
Aconiti Radix

【来源】为毛茛科植物乌头 *Aconitum carmichaelii* Debx. 的干燥母根。

【产地】主产于四川省江油、平武、青川、安县、布拖等地以及陕西省，湖北、湖南、云南、河南等省亦有种植，为栽培品。

【采收加工】6 月下旬至 8 月上旬采挖，除去子根、须根及泥沙，晒干。

【性状鉴别】

药材　呈不规则圆锥形，稍弯曲，顶端常有残茎，中部多向一侧膨大，长 2～7.5cm，直径 1.2～2.5cm。表面棕褐色或灰棕色，皱缩，有小瘤状侧根及子根脱离后的痕迹。质坚实，断面类白色或浅灰黄色，形成层环纹呈多角形。气微，味辛辣、麻舌。

以饱满、质坚实、断面色白、有粉性者为佳。

饮片　生川乌：同药材。

制川乌：为不规则圆形或长三角形的片，表面黑褐色或黄褐色，有灰棕色形成层环纹，体轻，质脆，断面有光泽。气微，微有麻舌感。

草　乌
Aconiti Kusnezoffii Radix

【来源】为毛茛科植物北乌头 *Aconitum kusnezoffii* Reichb. 的干燥块根。

【产地】主产于东北、华北各省。为野生品。

【采收加工】秋季茎叶枯萎时采挖，除去须根及泥沙，干燥。

【性状鉴别】

药材　呈不规则长圆锥形，略弯曲，形如乌鸦头，长 2～7cm，直径 0.6～1.8cm。顶端常有残茎和少数不定根残基，有的顶端一侧有一枯萎的芽，一侧有一圆形或扁圆形不定根残基（习称“钉角”）。表面灰褐色或黑棕褐色，皱缩，有纵皱纹、点状须根痕和数个瘤状侧根。质硬，断面灰白色或暗灰色，有裂隙，形成层环纹多角形或类圆形，髓部较大或中空。气微，味辛辣、麻舌。

以个大、质坚实、断面色白、有粉性、残茎及须根少者为佳。

饮片　生草乌：同药材。

制草乌：为不规则圆形或近三角形的片，表面黑褐色，有灰白色多角形形成层环及点状维管束，并有空隙，周边皱缩或弯曲，质脆。气微，味微辛辣，稍有麻舌感。

附　子

Aconiti Lateralis Radix Praeparata

【来源】为毛茛科植物乌头 *Aconitum carmichaelii* Debx. 的子根的加工品。

【产地】主产于四川江油、平武、绵阳等地以及陕西省，四川布拖、云南亦产。为栽培品。

【采收加工】6月下旬至8月上旬采挖，除去母根、须根及泥沙，习称“泥附子”，加工成下列规格。①盐附子：选择个大、均匀的泥附子，洗净，浸入食用胆巴的水溶液中过夜，再加食盐，继续浸泡，每日取出晒晾，并逐渐延长晒晾时间，直至附子表面出现大量结晶盐粒（盐霜）、体质变硬为止，习称“盐附子”。②黑顺片：取泥附子，按大小分别洗净，浸入食用胆巴的水溶液中数日，连同浸液煮至透心，捞出，水漂，纵切成厚约0.5cm的片，再用水浸漂，用调色液使附片染成浓茶色，取出，蒸至出现油面、光泽后，烘至半干，再晒干或继续烘干，习称“黑顺片”。③白附片：选择大小均匀的泥附子，洗净，浸入食用胆巴的水溶液中数日，连同浸液煮至透心，捞出，剥去外皮，纵切成0.3cm的片，用水浸漂，取出，蒸透，晒干，习称“白附片”。

【性状鉴别】

药材　盐附子：呈圆锥形，长4～7cm，直径3～5cm。表面灰黑色，被盐霜。顶端有凹陷的芽痕，周围有瘤状突起的支根或支根痕。体重，横切面灰褐色，可见充满盐霜的小空隙及多角形形成层环纹，环纹内侧导管束小点排列不整齐。气微，味咸而麻，刺舌。

黑顺片：为纵切片，上宽下窄，长1.7～5cm，宽0.9～3cm，厚0.2～0.5cm。外皮黑褐色，切面暗黄色，油润具光泽，半透明状，并有纵向导管束。质硬而脆，断面角质样。气微，味淡。

白附片：无外皮，黄白色，半透明，厚约0.3cm。

饮片　附片（黑顺片、白附片）：同药材，直接入药。

淡附片：呈纵切片，上宽下窄，长1.7～5cm，宽0.9～3cm，厚0.2～0.5cm，外皮褐色。切面褐色，半透明，有纵向导管束。质硬，断面角质样。气微，味淡，口尝无麻舌感。

炮附片：形如黑顺片与白附片，表面鼓起，黄棕色，质松脆。气微，味淡。

盐附子以个大、坚实、灰黑色、表面起盐霜者为佳。黑顺片以片大、厚薄均匀、表面油润光泽者为佳。白附片以片大、色白、半透明者为佳。

白头翁

Pulsatillae Radix

【来源】为毛茛科植物白头翁 *Pulsatilla chinensis*（Bge.）Regel 的干燥根。

【产地】主产于东北、华北、华东等地。

【采收加工】春、秋二季采挖，除去泥沙，干燥。

【性状鉴别】

药材　呈类圆柱形或圆锥形，稍扭曲，长6～20cm，直径0.5～2cm。表面黄棕色或棕褐色，具不规则纵皱纹或纵沟，皮部易脱落，露出黄色的木部，有的有网状裂纹或裂隙，近根头处常有朽状凹洞。根头部稍膨大，有白色绒毛，有的可见鞘状叶柄残基。质硬而脆，断面皮部黄白色或淡黄棕色，木部淡黄色。气微，味微苦涩。

饮片　呈类圆形的片，外表皮黄棕色或棕褐色，具不规则纵皱纹或纵沟，近根头部有白色绒毛；切面皮部黄白色或淡黄棕色，木部淡黄色。气微，味微苦涩。

白　芍

Paeoniae Radix Alba

【来源】为毛茛科植物芍药 *Paeonia lactiflora* Pall. 的干燥根。

【产地】主产于浙江、安徽、四川、贵州、山东等省，均系栽培。

【采收加工】夏、秋二季采挖，洗净，除去头尾及细根，置沸水中煮后除去外皮或去皮后再煮，晒干。

【性状鉴别】

药材　呈圆柱形，平直或稍弯曲，两端平截，长5～18cm，直径1～2.5cm。表面类白色或淡红棕色，光洁或有纵皱纹及细根痕，偶有残存的棕褐色外皮。质坚实，不易折断，断面较平坦，类白色或略带棕红色，形成层环明显，射线放射状。气微，味微苦、酸。

以根粗、坚实、无白心或裂隙者为佳。

饮片　白芍：多呈类圆形的薄片，表面淡棕红色或类白色，切面微带棕红色或类白色，形成层环明显，可见稍隆起的筋脉纹呈放射状排列。气微，味微苦、酸。

炒白芍：形如白芍片，表面微黄色或淡棕黄色，有的偶见焦斑。气微香。

酒白芍：形如白芍片，表面微黄色或淡棕黄色，有的可见焦斑。微有酒香气。

【显微鉴别】

粉末　白芍、炒白芍、酒白芍：糊化淀粉粒团块甚多。草酸钙簇晶直径11～35μm，存在于薄壁细胞中，常排列成行或一个细胞中含数个簇晶。纤维长梭形，直径15～40μm，壁厚，微木化，具大的圆形纹孔。

赤　芍

Paeoniae Radix Rubra

【来源】为毛茛科植物芍药 *Paeonia lactiflora* Pall. 及川赤芍 *Paeaonia veitchii* Lynch 的干燥根。

【产地】芍药主产于内蒙古和东北等地；川赤芍主产于四川、甘肃、陕西等省。多系野生。

【采收加工】春、秋二季采挖，除去根茎、须根及泥土，晒干。

【性状鉴别】

药材　呈圆柱形，稍弯曲，长5～40cm，直径0.5～3cm。表面棕褐色，粗糙，有纵沟及皱纹，并有须根痕及横长的皮孔样突起，有的外皮易脱落。质硬而脆，易折断，断面粉白色或粉红色，皮部窄，木部放射状纹理明显，有的有裂隙。气微香，味微苦、酸涩。

以根粗壮、断面粉白色、粉性大者为佳。

饮片　为类圆形切片，外表皮棕褐色，切面粉白色或粉红色，皮部窄，木部放射状纹理明显，有的具裂隙。

黄　连

Coptidis Rhizoma

【来源】为毛茛科植物黄连 *Coptis chinensis* Franch.、三角叶黄连 *Coptis deltoidea* C. Y. Cheng et Hsiao 或云连 *Coptis teeta* Wall. 的干燥根茎。以上三种分别习称“味连”“雅连”“云连”。

【产地】味连主产于重庆石柱县、四川洪雅和峨眉等地，湖北、陕西、甘肃等地亦产，主要为栽培品，为商品黄连的主要来源。雅连主产于四川洪雅、峨眉等地，为栽培品，极少野生。云连主产于云南德钦、碧江及西藏东南部，原系野生，现有栽培。

【采收加工】秋季采挖，除去须根及泥沙，干燥，撞去残留须根。

【性状鉴别】

药材　味连：多分枝，常弯曲，集聚成簇，形如鸡爪，单枝根茎长3～6cm，直径0.3～0.8cm。表面灰黄色或黄褐色，粗糙，有不规则结节状隆起、须根及须根残基，有的节间表面平滑如茎秆，习称“过桥”。上部多残留褐色鳞叶，顶端常留有残余的茎或叶柄。质硬，断面不整齐，皮部橙红色或暗棕色，木部鲜黄色或橙黄色，呈放射状排列，髓部有的中空。气微，味极苦。

雅连：多为单枝，略呈圆柱形，微弯曲，长4～8cm，直径0.5～1cm。“过桥”较长。顶端有少许残茎。

云连：弯曲呈钩状，多为单枝，较细小。

均以粗壮、坚实、断面皮部橙红色，木部鲜黄色或橙黄色者为佳。

饮片　黄连片：呈不规则的薄片，外表皮灰黄色或黄褐色，粗糙，有细小的须根。切面或碎断面鲜黄色或红黄色，具放射状纹理。气微，味极苦。

酒黄连：形如黄连片，色泽加深。略有酒香气。

姜黄连：形如黄连片，表面棕黄色。有姜的辛辣味。

萸黄连：形如黄连片，表面棕黄色。有吴茱萸的辛辣香气。

【显微鉴别】

粉末　黄连、黄连片、酒黄连、姜黄连、萸黄连：中柱鞘纤维束鲜黄色，纤维壁稍厚，纺锤形或梭形，纹孔明显。石细胞类方形、类圆形、类长方形或近多角形，直径25～64μm，长至102μm，黄色，壁厚，壁孔明显。鳞叶表皮细胞绿黄色或黄棕色，细胞长方形或长多角形，壁微波状弯曲或作连珠状增厚。

升　麻
Cimicifugae Rhizoma

【来源】为毛茛科植物大三叶升麻 *Cimicifuga heracleifolia* Kom.、兴安升麻 *Cimicifuga dahurica* (Turcz.) Maxim. 或升麻 *Cimicifuga foetida* L. 的干燥根茎。

【产地】主产于黑龙江、吉林、辽宁，河北、山西、陕西等省亦产。

【采收加工】秋季采挖，除去泥沙，晒至须根干时，燎去或除去须根，晒干。

【性状鉴别】

药材　为不规则的长形块状，多分枝，呈结节状，长10～20cm，直径2～4cm。表面黑褐色或棕褐色，粗糙不平，有坚硬的细须根残留，上面有数个圆形空洞的茎基痕，洞内壁显网状沟纹；下面凹凸不平，具须根痕。体轻，质坚硬，不易折断，断面不平坦，有裂隙，纤维性，黄绿色或淡黄白色。气微，味微苦而涩。

以个大、质坚、表面色黑褐者为佳。

饮片　为不规则的厚片，厚0.2～0.4cm。外表面黑褐色或棕褐色，粗糙不平，有的可见须根痕或坚硬的细须根残留，切面黄绿色或淡黄白色，具有网状或放射状纹理，体轻，质硬，纤维性。气微，味微苦而涩。

防　己
Stephaniae Tetrandrae Radix

【来源】为防己科植物粉防己 *Stephania tetrandra* S. Moore 的干燥根。

【产地】主产于浙江、安徽、湖北、湖南、江西等地。

【采收加工】秋季采挖，洗净，除去粗皮，晒至半干，切段，个大者再纵切，干燥。

【性状鉴别】

药材　呈不规则圆柱形、半圆柱形或块状，多弯曲，长5～10cm。直径1～5cm。表面淡灰黄色，在弯曲处常有深陷横沟而成结节状的瘤块样。体重，质坚实，断面平坦，灰白色，富粉性，有排列较稀疏的放射状纹理。气微，味苦。

以质坚实、粉性足、去净外皮者为佳。

饮片　呈类圆形或半圆形的厚片，外表皮淡灰黄色，切面灰白色，粉性，有稀疏的放射状纹理。气微，味苦。

北豆根
Menispermi Rhizoma

【来源】为防己科植物蝙蝠葛 *Menispermum dauricum* DC. 的干燥根茎。

【产地】主产于东北及河北、山东、山西等地。

【采收加工】春、秋二季采挖，除去须根和泥沙，干燥。

【性状鉴别】

药材　呈细长圆柱形，弯曲，有分枝，长可达50cm，直径0.3～0.8cm。表面黄棕色至暗棕色，多有弯曲的细根，并可见突起的根痕和纵皱纹，外皮易剥落。质韧，不易折断，断面不整齐，纤维细，木部淡黄色，呈放射状排列，中心有髓。气微，味苦。

饮片　为不规则的圆形厚片，表面淡黄色至棕褐色，木部淡黄色，呈放射状排列，纤维性，中心有髓，白色。气微，味苦。

延胡索（元胡）
Corydalis Rhizoma

【来源】为罂粟科植物延胡索 *Corydalis yanhusuo* W. T. Wang 的干燥块茎。

【产地】主产于浙江东阳、磐安，湖北、湖南、江苏等地亦产。多为栽培。

【采收加工】夏初茎叶枯萎时采挖，除去须根，洗净，置沸水中煮至恰无白心时，取出，晒干。

【性状鉴别】

药材　呈不规则扁球形，直径0.5～1.5cm。表面黄色或黄褐色，有不规则网状皱纹，顶端有略凹陷的茎痕，底部常有疙瘩状突起。质硬而脆，断面黄色，角质样，有蜡样光泽。气微，味苦。

以个大、饱满、质坚实、断面色黄者为佳。

饮片　延胡索：呈不规则的圆形厚片，外表皮黄色或黄褐色，有不规则细皱纹，切面或断面黄色，角质样，具蜡样光泽。气微，味苦。

醋延胡索：形如延胡索或片，表面和切面黄褐色，质较硬。微具醋香气。

板蓝根

Isatidis Radix

【来源】为十字花科植物菘蓝 *Isatis indigotica* Fort 的干燥根。

【产地】主产于河北、江苏、河南、安徽。此外，全国许多地区均有栽培。

【采收加工】秋季采挖，除去泥沙，晒干。

【性状鉴别】

药材　呈圆柱形，稍扭曲，长 10～20cm，直径 0.5～1cm。表面淡灰黄色或淡棕黄色，有纵皱纹、横长皮孔样突起及支根痕。根头略膨大，可见暗绿色或暗棕色轮状排列的叶柄残基和密集的疣状突起。体实，质略软，断面皮部黄白色，木部黄色。气微，味微甜后苦涩。

以条长、粗大、体实者为佳。

饮片　呈圆形厚片，外表皮淡灰黄色至淡棕黄色，有纵皱纹。切面皮部黄白色，木部黄色。气微，味微甜后苦涩。

南板蓝根

Baphicacanthis Cusiae Rhizoma et Radix

【来源】为爵床科植物马蓝 *Baphicacanthus cusia*（Nees）Bremek. 的干燥根茎及根。

【产地】主产于西南、华南地区。

【采收加工】夏、秋二季采挖，除去地上茎，洗净，晒干。

【性状鉴别】

药材　根茎呈类圆形，多弯曲，有分枝；长 10～30cm，直径 0.1～1cm。表面灰棕色，具细纵纹，节膨大，节上长有细根或茎残基；外皮易剥落，呈蓝灰色。质硬而脆，易折断，断面不平坦，皮部蓝灰色，木部灰蓝色至淡黄褐色，中央有髓。根粗细不一，弯曲有分枝，细根细长而柔韧。气微，味淡。

饮片　呈类圆形的厚片，外表皮灰棕色或暗棕色，切面灰蓝色至淡黄褐色，中央有类白色或灰蓝色海绵状的髓。气微，味淡。

地　榆

Sanguisorbae Radix

【来源】为蔷薇科植物地榆 *Sanguisorba officinalis* L. 或长叶地榆 *Sanguisorba officinalis* L. var. *longifolia*（Bert.）Yü et Li 的干燥根。后者习称“绵地榆”。

【产地】地榆主产于东北及内蒙古、山西、陕西等地；长叶地榆主产于安徽、浙江、江苏、江西等地。

【采收加工】春季将发芽时或秋季植株枯萎后采挖，除去须根，洗净，干燥；或趁鲜切片，干燥。

【性状鉴别】

药材　地榆：呈不规则纺锤形或圆柱形，稍弯曲，长 5～25cm，直径 0.5～2cm。表面灰褐色至暗棕色，具纵皱纹，粗糙。质硬，折断面较平坦，略显粉质，皮部淡黄色，木部粉红色或淡黄色，有放射状纹理。气微，味微苦而涩。

绵地榆：根呈长圆柱形，稍弯曲，着生于短粗的根茎上。表面红棕色或棕紫色，有细纵纹。质坚韧，不易折断，断面黄棕色或红棕色，皮部有多数黄白色或黄棕色绵状纤维，木部淡黄色，放射状纹理不明显。气微，味微苦涩。

以条粗、质坚、断面粉色者为佳。

饮片　地榆：呈不规则的类圆形片或斜切片，外表皮灰褐色至深褐色。切面较平坦，粉红色、淡黄色或黄棕色，木部略呈放射状排列；或皮部有多数黄棕色绵状纤维。气微，味微苦涩。

地榆炭：形如地榆片，表面焦黑色，内部棕褐色。具焦香气，味微苦涩。

苦　参

Sophorae Flavescentis Radix

【来源】为豆科植物苦参 *Sophora flavescens* Ait. 的干燥根。

【产地】主产于山西、河南、河北等省。

【采收加工】春、秋二季采挖，除去根头及小支根，洗净，干燥，或趁鲜切片，干燥。

【性状鉴别】

药材　呈长圆柱形，下部常有分枝，长 10～30cm，直径 1～6.5cm。表面灰棕色或棕黄色，具纵皱纹及横长皮孔样突起，外层栓皮薄，部分破裂反卷，易剥落，剥落处显黄色，光滑。质硬，不易折断，断面纤维性；切片厚 0.3～0.6cm；切面黄白色，具放射状纹理及裂隙，有的具异型维管束呈同心性环列或不规则散在。气微，味极苦。

以条匀、断面色黄白、无须根、味苦者为佳。

饮片　呈类圆形或不规则的厚片。外表皮灰棕色或棕黄色，有时可见横长皮孔样突起，外皮薄，常破裂反卷或脱落，脱落处显黄色或棕黄色，光滑。切面黄白色，纤维性，具放射状纹理及裂隙，有的可见同心环纹。气微，味极苦。

饮片加氢氧化钠试液数滴，栓皮部即呈橙红色，渐变为血红色，久置不消失。

山豆根

Sophorae Tonkinensis Radix et Rhizoma

【来源】为豆科植物越南槐 *Sophora tonkinensis* Gagnep. 的干燥根及根茎。

【产地】主产于广西、广东，习称“广豆根”。

【采收加工】秋季采挖，除去杂质，洗净，干燥。

【性状鉴别】

药材　根茎呈不规则的结节状，顶端常残存茎基，其下着生根数条。根呈长圆柱形，常有分枝，长短不等，直径0.7～1.5cm。表面棕色至棕褐色，有不规则的纵皱纹及横长皮孔样突起。质坚硬，难折断，断面皮部浅棕色，木部淡黄色。有豆腥气，味极苦。

饮片　呈不规则的类圆形或斜切厚片，外表皮灰棕色至棕褐色，切面皮部浅棕色，木部淡黄色。有豆腥气，味极苦。

葛　根

Puerariae Lobatae Radix

【来源】为豆科植物野葛 *Pueraria lobata* (Willd.) Ohwi 的干燥根。习称“野葛”。

【产地】主产于湖南、河南、广东、浙江等地。

【采收加工】秋、冬二季采挖，趁鲜切成厚片或小块，干燥。

【性状鉴别】

药材　呈纵切的长方形厚片或小方块，长5～35cm，厚0.5～1cm。外皮淡棕色至棕色，有纵皱纹，粗糙。切面黄白色至淡黄棕色，有的纹理不明显。质韧，纤维性强。气微，味微甜。

以块大、质坚实、色白、粉性足、纤维少者为佳。

饮片　呈不规则的厚片、粗丝或边长为0.5～1.2cm的方块。切面浅黄棕色至棕黄色。质韧，纤维性强。气微，味微甜。

粉　葛

Puerariae Thomsonii Radix

【来源】为豆科植物甘葛藤 *Pueraria thomsonii* Benth. 的干燥根。

【产地】主产于广东、广西等地，多为栽培。

【采收加工】秋、冬二季采挖，除去外皮，稍干，截段或再纵切两半或斜切成厚片，干燥。

【性状鉴别】

药材　呈圆柱形、类纺锤形或半圆柱形，长12～15cm，直径4～8cm；有的为纵切或斜切的厚片，大小不一。表面黄白色或淡棕色，未去外皮的呈灰棕色。体重质硬，富粉性。横切面可见有纤维形成的浅棕色同心性环纹，纵切面可见由纤维形成的数条纵纹。气微，味微甜。

饮片　呈不规则的厚片或立方块状。外表面黄白色或淡棕色。切面黄白色，横切面有时可见由纤维形成的浅棕色同心性环纹，纵切面可见由纤维形成的数条纵纹。体重，质硬，富粉性。气微，味微甜。

甘　草

Glycyrrhizae Radix et Rhizoma

【来源】为豆科植物甘草 *Glycyrrhiza uralensis* Fisch.、胀果甘草 *Glycyrrhiza inflata* Bat. 或光果甘草 *Glycyrrhiza glabra* L. 的干燥根及根茎。

【产地】甘草主产于内蒙古、甘肃、新疆等地，西北其他地区、东北、华北亦产。胀果甘草主产于新疆、甘肃、内蒙古等地。光果甘草主产于新疆。

【采收加工】春、秋二季采挖，以春季产者为佳。切去茎基、幼芽、支根及须根，再切成长段后晒干。

【性状鉴别】

药材　**甘草：**根呈圆柱形，长25～100cm，直径0.6～3.5cm。外皮松紧不一，红棕色、暗棕色或灰褐色，有显著的纵皱纹、沟纹、皮孔及稀疏的细根痕。质坚实而重，断面略显纤维性，黄白色，粉性，形成层环明显，射线放射状，有的有裂隙，显“菊花心”。根茎呈圆柱形，表面有芽痕，横切面中央有髓。气微，味甜而特殊。

胀果甘草：根及根茎木质粗壮，有的有分枝，外皮粗糙，多呈灰棕色或灰褐色。质坚硬，木质纤维多，粉性小。根茎不定芽多而粗大。

光果甘草：根及根茎质地较坚实，有的有分枝，外皮不粗糙，多呈灰棕色，皮孔细而不明显。

以外皮细紧、色红棕、质坚实、断面黄白色、粉性足、味甜者为佳。

饮片　甘草片：为类圆形或椭圆形厚片，外表面红棕色或灰棕色，具纵皱纹。切面略显纤维性，黄白色至黄色，形成层环明显，射线放射状，有的有裂隙，显“菊花心”。质坚实，具粉性。气微，味甜而特殊。

炙甘草：为类圆形或椭圆形厚片，外表面红棕色或灰棕色，微有光泽。切面黄色至深黄色，形成层环明显，射线放射状。略有黏性。具焦香气，味甜。

【显微鉴别】

粉末　甘草、甘草片、炙甘草：纤维成束，直径 8～14μm，壁厚，微木化，周围薄壁细胞含草酸钙方晶，形成晶纤维。草酸钙方晶多见。木栓细胞红棕色，多角形，微木化。具缘纹孔导管较大。

黄　芪
Astragali Radix

【来源】为豆科植物蒙古黄芪 *Astragalus membranaceus* （Fisch.） Bge. var. *mongholicus* （Bge.） Hsiao 或膜荚黄芪 *Astragalus membranaceus* （Fisch.） Bge. 的干燥根。

【产地】蒙古黄芪主产于山西、内蒙古等省区；膜荚黄芪主产于东北、内蒙古、山西、河北、四川等省区。以栽培的蒙古黄芪质量为佳。

【采收加工】春、秋二季采挖，除去须根和根头，晒干。

【性状鉴别】

药材　呈圆柱形，有的有分枝，上端较粗，长 30～90cm，直径 1～3.5cm。表面淡棕黄色或淡棕褐色，有不整齐的纵皱纹或纵沟。质硬而韧，不易折断，断面纤维性强，并显粉性，皮部黄白色，木部淡黄色，具放射状纹理及裂隙。老根中心偶呈枯朽状，黑褐色或呈空洞。气微，味微甜，嚼之微有豆腥味。

以条粗长、断面色黄白、有粉性者为佳。

饮片　黄芪片：为类圆形或椭圆形的厚片，外表皮黄白色至淡棕褐色，可见纵皱纹或纵沟。切面皮部黄白色，木部淡黄色，有放射状纹理及裂隙，显“菊花心”，有的中心偶有枯朽状，黑褐色或呈空洞。气微，味微甜，嚼之微有豆腥味。

炙黄芪：外表皮淡棕黄或淡棕褐色，略有光泽。切面皮部黄白色，木质部淡黄色。具蜜香气，味甜，略带黏性。余同黄芪片。

【显微鉴别】

粉末　黄芪、黄芪片、炙黄芪：纤维成束或散离，直径 8～30μm，壁厚，表面有纵裂纹，初生壁常与次生壁分离，两端断裂成帚状或较平截。具缘纹孔导管无色或橙黄色，具缘纹孔排列紧密。木栓细胞表面观为类多角形或类方形，垂周壁薄，有的呈细波状弯曲。

远　志
Polygalae Radix

【来源】为远志科植物远志 *Polygala tenuifolia* Willd. 或卵叶远志 *Polygala sibirica* L. 的干燥根。

【产地】主产于山西、陕西、吉林、河南等地。

【采收加工】春、秋二季采挖，除去须根和泥沙，晒至皮部稍皱，用手揉搓抽去木心，晒干者称“远志筒”；如不能抽去木心，可将皮部割开，去掉木心者称“远志肉”。

【性状鉴别】

药材　呈圆柱形，略弯曲，长 2～30cm，直径 0.2～1cm。表面灰黄色至灰棕色，有较密并深陷的横皱纹、纵皱纹及裂纹，老根的横皱纹更密更深陷，略呈结节状。质硬而脆，易折断，断面皮部棕黄色，抽去木心者中空，未去净者木部黄白色，皮部易与木部剥离。气微，味苦、微辛，嚼之有刺喉感。

以筒粗、皮细、肉厚、去净木心者为佳。

饮片　远志： 呈圆筒形的段，外表皮灰黄色至灰棕色，有横皱纹。切面棕黄色。气微，味苦、微辛，嚼之有刺喉感。

制远志： 形如远志段，表面黄棕色。味微甜。

甘　遂
Kansui Radix

【来源】 为大戟科植物甘遂 *Euphorbia kansui* T. N. Liou ex T. P. Wang 的干燥块根。

【产地】 主产于陕西、河南、山西等省地。

【采收加工】 春季开花前或秋末茎叶枯萎后采挖，撞去外皮，晒干。

【性状鉴别】

药材　呈椭圆形、长圆柱形或连珠形，长1～5cm，直径0.5～2.5cm；表面类白色或黄白色，凹陷处有棕色外皮残留；质脆，易折断；断面粉性，白色，木部微显放射状纹理，长圆柱状者纤维性较强。气微，味微甘而辣。

饮片　生甘遂： 同药材。

醋甘遂： 形如甘遂，表面黄色至棕黄色，有的可见焦斑；微有醋香气，味微酸而辣。

人　参
Ginseng Radix et Rhizoma

【来源】 为五加科植物人参 *Panax ginseng* C. A. Mey. 的干燥根和根茎。栽培者称"园参"；播种在山林野生状态下自然生长者称"林下山参"，习称"籽海"。

【产地】 主产于吉林、辽宁、黑龙江等省，多为栽培品。

【采收加工】 多于秋季采挖，洗净；园参除去支根，晒干或烘干者称"生晒参"，不除去支根，晒干或烘干者称"全须生晒参"；林下参多加工成全须生晒参。用真空冷冻干燥法加工人参，可防止其有效成分总皂苷的损失，提高产品质量，其产品称"冻干参"或"活性参"。

【性状鉴别】

药材　主根呈纺锤形或圆柱形，长3～15cm，直径1～2cm。表面灰黄色，上部或全体有疏浅断续的粗横纹及明显的纵皱纹，下部有支根2～3条，并着生多数细长的须根，须根上常有不明显的细小疣状突出。根茎（芦头）长1～4cm，直径0.3～1.5cm，多拘挛而弯曲，具不定根（艼）和稀疏的凹窝状茎痕（芦碗）。质较硬，断面淡黄白色，显粉性，形成层环纹棕黄色，皮部有黄棕色的点状树脂道及放射状裂隙。香气特异，味微苦、甘。

或主根多与根茎近等长或较短，呈圆柱形、菱角形或人字形，长1～6cm。表面灰黄色，具纵皱纹，上部或中下部有环纹。支根多为2～3条，须根少而细长，清晰不乱，有较明显的疣状突起。根茎细长，少数粗短，中上部具有稀疏或密集而深陷的茎痕。不定根较细，多下垂。

以条粗、质硬、完整者为佳。

饮片　人参片： 呈圆形或类圆形薄片。外表皮灰黄色。切面淡黄白色或类白色，显粉性，形成层环纹棕黄色，皮部有黄棕色点状树脂道及放射状裂隙。体轻，质脆。香气特异，味微苦、甘。

【显微鉴别】

粉末　人参、人参片： 树脂道碎片易见，含黄色块状分泌物。草酸钙簇晶棱角锐尖，直径为20～68μm。木栓细胞表面观为类方形或多角形，壁细波状弯曲。

红　参
Ginseng Radix et Rhizoma Rubra

【来源】 为五加科植物人参 *Panax ginseng* C. A. Mey. 的栽培品经蒸制后的干燥根和根茎。

【产地】 主产于吉林、辽宁、黑龙江等省，多为栽培品。

【采收加工】 秋季采挖，洗净，蒸制后，干燥。

【性状鉴别】

药材　主根呈纺锤形、圆柱形或扁方柱形，长3～10cm，直径1～2cm，表面半透明，红棕色，偶有不透明的暗黄褐色斑块，具有纵沟、皱纹及细根痕；上部有时具断续的不明显环纹；下部有2～3条扭曲交叉的支根，并带弯曲的须根或仅具须根残迹，根茎（芦头）长1～2cm，上有数个凹窝状茎痕（芦碗），有的带有1～2

条完整或折断的不定根（艼）。质硬而脆，断面平坦，角质样。气微香而特异，味甘、微苦。

饮片 **红参片：**呈圆形或类圆形薄片。外表皮红棕色，半透明。切面平坦，红棕色，角质样。质硬而脆。气微香而特异，味甘、微苦。

西洋参

Panacis Quinquefolii Radix

【来源】为五加科植物西洋参 *Panax quinquefolium* L. 的干燥根。

【产地】原产于加拿大和美国。我国东北、华北、西北等地均有栽培。

【采收加工】秋季采挖，挖出根后，除去地上部分及泥土，去芦头、侧根及须根，洗净，晒干或低温干燥。

【性状鉴别】

药材 呈纺锤形、圆柱形或圆锥形，长3～12cm，直径0.8～2cm。表面浅黄褐色或黄白色，可见横向环纹及线形皮孔状突起，并有细密浅纵皱纹及须根痕。主根中下部有一至数条侧根，多已折断。有的上端有根茎（芦头），环节明显，茎痕（芦碗）圆形或半圆形，具不定根（艼）或已折断。体重，质坚实，不易折断，断面平坦，浅黄白色，略显粉性，皮部可见黄棕色点状树脂道，形成层环纹棕黄色，木部略呈放射状纹理。气微而特异，味微苦、甘。

以体轻质硬、表面横纹紧密、气清香、味浓者为佳。

饮片 呈长圆形或类圆形薄片。外表皮浅黄褐色，切面淡黄白色至黄白色，形成层环棕黄色。皮部有黄棕色点状树脂道，近形成层环处较多而明显，木部略呈放射状纹理。气微而特异，味微苦、甘。

三七

Notoginseng Radix et Rhizoma

【来源】为五加科植物三七 *Panax notoginseng*（Burk.）F. H. Chen 的干燥根和根茎。

【产地】主产于云南文山，广西田阳、靖西、百色等地。多系栽培。

【采收加工】一般于种后第3～4年采收。秋季花开前采挖，洗净，分开主根、支根及根茎，干燥。主根习称“三七”，支根习称“筋条”，根茎习称“剪口”，须根习称“绒根”。

【性状鉴别】

药材 主根呈类圆锥形或圆柱形，长1～6cm，直径1～4cm。表面灰褐色或灰黄色，有断续的纵皱纹和支根痕。顶端有茎痕，周围有瘤状突起。体重，质坚实，断面灰绿色、黄绿色或灰白色，木部微呈放射状排列。气微，味苦回甜。

筋条：呈圆柱形或圆锥形，长2～6cm，上端直径约0.8cm，下端直径约0.3cm。

剪口：呈不规则的皱缩块状或条状，表面有数个明显的茎痕及环纹，断面中心灰绿色或白色，边缘深绿色或灰色。

以个大、体重、质坚、表面光滑、断面色灰绿或黄绿者为佳。

饮片 **三七粉：**为灰黄色的粉末。气微，味苦回甜。

白芷

Angelicae Dahuricae Radix

【来源】为伞形科植物白芷 *Angelica dahurica*（Fisch. ex Hoffm.）Benth. et Hook f. 或杭白芷 *Angelica dahurica*（Fisch. ex Hoffm.）Benth. et Hook. f. var. *formosana*（Boiss.）Shan et Yuan 的干燥根。

【产地】产于河南长葛、禹县者，习称“禹白芷”，产于河北安国者，习称“祁白芷”，产于浙江等地者，习称“杭白芷”，产于四川等地者，习称“川白芷”。

【采收加工】夏、秋季间叶黄时采挖，除去须根及泥沙，晒干或低温干燥。

【性状鉴别】

药材 呈长圆锥形，长10～25cm，直径1.5～2.5cm。顶端有凹陷的茎痕，根头部钝四棱形或近圆形；表面灰黄色至黄棕色，具纵皱纹、支根痕及皮孔样横向突起，习称“疙瘩丁”，散生或排列成四纵行。质坚实，断面白色或灰白色，粉性，形成层环棕色，近方形或近圆形，皮部散有多数棕色油点，气芳香，味辛、微苦。

以条粗壮、体重、粉性足、香气浓郁者为佳。

饮片 为类圆形的厚片，外表皮灰棕色或黄棕色，切面白色或灰白色，显粉性，形成层环棕色，近方形或近圆形，皮部散有多数棕色油点。气芳香，味辛、微苦。

当　归
Angelicae Sinensis Radix

【来源】为伞形科植物当归 *Angelica sinensis* (Oliv.) Diels 的干燥根。

【产地】主产于甘肃岷县、武都、漳县、成县、文县等地，湖北、云南、四川等省亦产。主为栽培。

【采收加工】一般栽培至第 2 年秋末采挖，除去茎叶、须根及泥土，放置，待水分稍蒸发后根变软时，捆成小把，上棚，以烟火慢慢熏干。

【性状鉴别】

药材　略呈圆柱形，下部有支根 3～5 条或更多，长 15～25cm。表面浅棕色至棕褐色，具纵皱纹及横长皮孔样突起。根头（归头）直径 1.5～4cm，具环纹，上端圆钝，或具数个明显突出的根茎痕，有紫色或黄绿色的茎及叶鞘的残基；主根（归身）表面凹凸不平；支根（归尾）直径 0.3～1cm，上粗下细，多扭曲，有少数须根痕。质柔韧，断面黄白色或淡棕黄色，皮部厚，有裂隙及多数棕色点状分泌腔，木部色较淡，形成层环黄棕色。有浓郁的香气，味甘、辛、微苦。

以主根粗长、油润、外皮色黄棕、断面色黄白、气味浓郁者为佳。柴性大、干枯无油或断面呈绿褐色者不可供药用。

饮片　当归：为类圆形、椭圆形或不规则薄片，外表皮浅棕色至棕褐色，切面黄白色或淡棕黄色，平坦，有裂隙，中间有淡棕色形成层环，并有多数棕色油点，质柔韧。香气浓郁，味甘、辛、微苦。

酒当归：形如当归片，切面深黄色或浅棕黄色，略有焦斑。香气浓郁，略有酒香气。

【显微鉴别】

粉末　当归、酒当归：韧皮薄壁细胞纺锤形，壁略厚，表面有极微细的斜向交错纹理。有时可见菲薄的横隔。梯纹导管和网纹导管多见。有时可见油室碎片。

独　活
Angelicae pubescentis Radix

【来源】为伞形科植物重齿毛当归 *Angelica pubescens* Maxim. f. *biserrata* Shan et Yuan 的干燥根。

【产地】主产于湖北、四川等省。

【采收加工】春初苗刚发芽或秋末茎叶枯萎时采挖，除去须根和泥沙，烘至半干，堆置 2～3 天，发软后再烘至全干。

【性状鉴别】

药材　根略呈圆柱形，下部 2～3 分枝或更多，长 10～30cm。根头部膨大，圆锥状，多横皱纹，直径 1.5～3cm，顶端有茎、叶的残基或凹陷；表面灰褐色或棕褐色，具纵皱纹，有横长皮孔样突起及稍突起的细根痕；质较硬，受潮则变软，断面皮部灰白色，有多数散在的棕色油室，木部灰黄色至黄棕色，形成层环棕色。有特异香气，味苦、辛、微麻舌。

饮片　呈类圆形薄片，外表面灰褐色或棕褐色，具皱纹。切面皮部灰白色至灰褐色，有多数散在棕色油点，木部灰黄色至黄棕色，形成层环棕色。有特异香气，味苦、辛、微麻舌。

羌　活
Notopterygii Rhizoma et Radix

【来源】为伞形科植物羌活 *Notopterygium incisum* Ting ex H. T. Chang 或宽叶羌活 *Notopterygium franchetii* H. de Boiss. 的干燥根茎及根。

【产地】羌活主产于四川、云南、青海、甘肃等地，宽叶羌活主产于四川、青海、陕西、河南等地。

【采收加工】春、秋二季采挖，除去须根及泥沙，晒干。

【性状鉴别】

药材　羌活：根茎圆柱形，略弯曲，长 4～13cm，直径 0.6～2.5cm。顶端具茎痕。表面棕褐色至黑褐色，外皮脱落处呈黄色。节间缩短，呈紧密隆起的环状，形似蚕，习称“蚕羌”；节间延长，形如竹节状，习称“竹节羌”。节上有多数点状或瘤状突起的根痕及棕色破碎鳞片。体轻，质脆，易折断，断面不平整，有多数裂隙，皮部黄棕色至暗棕色，油润，有棕色油点，木部黄白色，射线明显，髓部黄色至黄棕色。气香，味微苦而辛。

宽叶羌活：根茎类圆柱形，顶端具茎基及叶鞘残基，根类圆锥形，有纵皱纹及皮孔；表面棕褐色，近根茎处有较密的环纹，长8~15cm，直径1~3cm，习称“条羌”。有的根茎粗大，呈不规则结节状，顶部具数个茎基，根较细，习称“大头羌”。质松脆，易折断。断面略平坦，皮部浅棕色，木部黄白色。气味较淡。

以条粗壮、有隆起曲折环纹、断面质紧密、朱砂点多、香气浓郁者为佳。

饮片　为类圆形、不规则横切或斜切片。表皮棕褐色至黑褐色，切面外侧棕褐色，木部黄白色，有的可见放射状纹理。体轻，质脆。气香，味微苦而辛。

川　芎

Chuanxiong Rhizoma

【来源】为伞形科植物川芎 *Ligusticum chuanxiong* Hort. 的干燥根茎。

【产地】主产于四川省都江堰市、彭州市、崇州市，贵州、云南、陕西、湖北亦产。多为栽培。

【采收加工】夏季当茎上的节盘显著突出，并略带紫色时采挖，除去茎叶及泥土，晒至半干后再烘干，撞去须根。

【性状鉴别】

药材　呈不规则结节状拳形团块，直径2~7cm。表面黄褐色或褐色，粗糙皱缩，有多数平行隆起的轮节，顶端有凹陷的类圆形茎痕，下侧及轮节上有多数小瘤状根痕。质坚实，不易折断，断面黄白色或灰黄色，可见波状环纹（形成层）及错综纹理，散有黄棕色小油点（油室）。气浓香，味苦、辛，稍有麻舌感、微回甜。

以个大、质坚实、断面黄白、油性大、香气浓者为佳。

饮片　为不规则厚片，外表皮黄褐色或褐色，有皱缩纹。横切片切面黄白色或灰黄色，散有黄棕色小油点，可见明显波状环纹或多角形纹理。纵切片边缘不整齐，呈蝴蝶状，习称“蝴蝶片”，切面灰白色或黄白色，散有黄棕色小油点。质坚实，气浓香，味苦、辛、微甜。

藁　本

Ligustici Rhizoma et Radix

【来源】为伞形科植物藁本 *Ligustucum sinense* Oliv. 或辽藁本 *Ligustucum jeholense* Nakai et Kitag. 的干燥根茎及根。

【产地】藁本主产于陕西、甘肃、河南、四川等地。辽藁本主产于辽宁、吉林、河北等地。

【采收加工】秋季茎叶枯萎或次春出苗时采挖，除去泥沙，晒干或烘干。

【性状鉴别】

药材　藁本：根茎呈不规则结节状圆柱形，稍扭曲，有分枝，长3~10cm，直径1~2cm。表面棕褐色或暗棕色，粗糙，有纵皱纹，上侧残留数个凹陷的圆形茎基，下侧有多数点状突起的根痕及残根。体轻，质较硬，易折断，断面黄色或黄白色，纤维状，气浓香，味辛、苦、微麻。

辽藁本：较小，根茎呈不规则的团块状或柱状，长1~3cm，直径0.6~2cm。有多数细长弯曲的根。

饮片　藁本片：呈不规则的厚片。外表皮棕褐色至黑褐色，粗糙。切面黄白色至浅黄褐色，具裂隙或孔洞，纤维性。气浓香，味辛、苦、微麻。

辽藁本片：外表皮可见根痕和残根突起呈毛刺状，或有呈枯朽空洞的老茎残基。切面木部有放射状纹理和裂隙。

防　风

Saposhnlkoviae Radix

【来源】为伞形科植物防风 *Saposhnikovia divaricata*（Turcz.）Schischk. 的干燥根。

【产地】主产于东北及内蒙古东部，药材习称“关防风”。现有栽培。

【采收加工】春、秋二季挖取未抽花茎植株的根，除去须根及泥沙，晒至八九成干，捆成小把，再晒干。

【性状鉴别】

药材　呈长圆锥形或长圆柱形，下部渐细，有的略弯曲，长15~30cm，直径0.5~2cm。根头部有明显密集的环纹，习称“蚯蚓头”，环纹上有的有棕褐色毛状残存叶基。表面灰棕色或棕褐色，粗糙，有纵皱纹、多数横长皮孔及点状突起的细根痕。体轻、质松，易折断，断面不平坦，皮部棕黄色至棕色，有裂隙，散生黄棕色油点，木质部浅黄色。气特异，味微甘。

以条粗壮，断面皮部色浅棕，木部浅黄色者为佳。

饮片 为圆形或椭圆形厚片。外表皮灰棕色或棕褐色，有纵皱纹，有的可见横长皮孔样突起、密集的环纹或残存的毛状叶基。切面皮部棕黄色至棕色，有裂隙，木部黄色，具放射状纹理。气特异，味微甘。

柴　胡
Bupleuri Radix

【来源】为伞形科植物柴胡 *Bupleurum chinense* DC. 或狭叶柴胡 *Bupleurum scorzonerifolium* Willd. 的干燥根，按性状不同，分别习称“北柴胡”及“南柴胡”。

【产地】北柴胡主产于河北、河南、东北、陕西等地；南柴胡主产于江苏、安徽、东北等地。

【采收加工】春、秋二季采挖，除去茎叶及泥沙，干燥。

【性状鉴别】

药材　北柴胡：呈圆柱形或长圆锥形，长6~15cm，直径0.3~0.8cm，根头膨大，顶端有3~15个残留的茎基或短纤维状的叶基，下部分枝。表面黑褐色或浅棕色，具纵皱纹、支根痕及皮孔。质硬而韧，不易折断，断面呈片状纤维性，皮部浅棕色，木部黄白色。气微香，味微苦。

南柴胡：根较细，圆锥形，顶端有多数细毛状枯叶纤维，下部多不分枝或稍分枝。表面红棕色或黑棕色，靠近根头处多具细密环纹。质稍软，易折断，断面略平坦，不显纤维性。具败油气。

饮片　北柴胡：呈不规则厚片，外表皮黑褐色或浅棕色，具纵皱纹和支根痕。切面淡黄色，纤维性，质硬。气微香，味微苦。

南柴胡：呈类圆形或不规则片，外表皮红棕色或黑棕色，有时可见根头处具细密环纹或有细毛状枯叶纤维。切面黄白色，平坦，具败油气。

醋北柴胡：形如北柴胡片，表面淡棕黄色，微有醋香气，味微苦。

醋南柴胡：形如南柴胡片，呈黄褐色，质干脆，微有醋香气。

北沙参
Glehniae Radix

【来源】为伞形科植物珊瑚菜 *Glehnia littoralis* Fr. Schmidt ex Miq. 的干燥根。

【产地】主产于山东、河北、辽宁、江苏等地。

【采收加工】夏、秋二季采挖，除去须根，洗净，稍晾，置沸水中烫后，除去外皮，干燥。或洗净后，直接干燥。

【性状鉴别】

药材　呈细长圆柱形，偶有分枝，长15~45cm，直径0.4~1.2cm。表面淡黄白色，略粗糙，偶有残存外皮。不去外皮的表面黄棕色，全体有细纵皱纹及纵沟，并有棕黄色点状细根痕；顶端常留有黄棕色根茎残基；上端稍细，中部略粗，下部渐细。质脆，易折断，断面皮部浅黄白色，木部黄色。气特异，味微甘。

饮片　呈圆柱形的段，表面淡黄白色，断面皮部浅黄白色，木部黄色。气味同药材。

龙　胆
Gentianae Radix et Rhizoma

【来源】为龙胆科植物条叶龙胆 *Gentiana manshurica* Kitag.、龙胆 *Gentiana scabra* Bge.、三花龙胆 *Gentiana triflora* Pall. 或坚龙胆 *Gentiana rigescens* Franch. 的干燥根及根茎，前三种习称“龙胆”，后一种习称“坚龙胆”。

【产地】条叶龙胆主产于东北地区，江苏、浙江、安徽等省亦产；龙胆、三花龙胆主产于黑龙江、辽宁、吉林及内蒙古等省区；坚龙胆主产于云南、四川、贵州等省。

【采收加工】春、秋二季采挖，除去地上残茎，洗净，干燥。

【性状鉴别】

药材　龙胆：根茎呈不规则块状，长1~3cm，直径0.3~1cm；表面暗灰棕色或深棕色，上端有茎痕或残留茎基，周围和下端着生多数细长的根。根呈圆柱形，略扭曲，长10~

20cm，直径0.2～0.5cm；表面淡黄色或黄棕色，上部多有显著的横皱纹，下部较细，有纵皱纹及支根痕。质脆，易折断，断面略平坦，皮部黄白色或淡黄棕色，木部色较浅，呈点状环列。气微，味甚苦。

坚龙胆：表面无横皱纹，外皮膜质，易脱落；木部黄白色，易与皮部分离。

以条粗长、色黄或黄棕者为佳。

饮片　龙胆：呈不规则形的段，根茎呈不规则块片，表面暗灰棕色或深棕色；根圆柱形，表面淡黄色至黄棕色，有的有横皱纹，具纵皱纹；切面皮部黄白色至棕黄色，木部色较浅。气微，味甚苦。

坚龙胆：呈不规则形的段，根表面无横皱纹，膜质外皮已脱落，表面黄棕色至深棕色；切面皮部黄棕色，木部色较浅。

秦　艽

Gentianae Macrophyllae Radix

【来源】为龙胆科植物秦艽 *Gentiana macrophylla* Pall.、麻花秦艽 *Gentiana straminea* Maxim.、粗茎秦艽 *Gentiana crassicaulis* Duthie et Burk. 或小秦艽 *Gentiana dahurica* Fisch. 的干燥根，前三种按性状不同分别习称“秦艽”和“麻花艽”，后一种习称“小秦艽”。

【产地】秦艽主产于甘肃、山西、陕西等地，以甘肃产量最大、质量最好。粗茎秦艽主产于西南地区；麻花艽主产于四川、甘肃、青海、西藏等地；小秦艽主产于河北、内蒙古及陕西等地。

【采收加工】春、秋二季采挖，除去泥沙；秦艽和麻花艽晒软，堆置“发汗”至表面呈红黄色或灰黄色时，摊开晒干，或不经“发汗”直接晒干；小秦艽趁鲜时搓去黑皮，晒干。

【性状鉴别】

药材　秦艽：呈类圆柱形，上粗下细，扭曲不直，长10～30cm，直径1～3cm。表面黄棕色或灰黄色，有纵向或扭曲的纵皱纹，顶端有残存的茎基及纤维状叶鞘。质硬而脆，易折断，切断面略显油性，皮部黄色或棕黄色，木部黄色。气特异，味苦、微涩。

麻花艽：呈类圆锥形，多由数个小根纠聚而膨大，直径可达7cm。表面棕褐色，粗糙，有裂隙，呈网状孔纹。质松脆，易折断，断面多呈枯朽状。

小秦艽：呈类圆锥形或圆柱形，长8～15cm，直径0.2～1cm。表面棕黄色。主根通常1个，残存茎基有纤维状叶鞘，下部多分枝。断面黄白色。

饮片　呈类圆形的厚片，外表皮黄棕色、灰黄色或棕褐色，粗糙，有扭曲纵纹或网状孔纹；切面皮部黄色或棕黄色，木部黄色，有的中心呈枯朽状。气特异，味苦、微涩。

以质实、色棕黄、气味浓厚者为佳。

徐长卿

Cynanchi Paniculati Radix et Rhizoma

【来源】为萝藦科植物徐长卿 *Cynanchum paniculatum*（Bge.）Kitag. 的干燥根和根茎。

【产地】全国各地均产。

【采收加工】秋季采挖，除去杂质，阴干。

【性状鉴别】

药材　根茎呈不规则柱状，有盘节，长0.5～3.5cm，直径0.2～0.4cm。有的顶端带有残茎，细圆柱形，长约2cm，直径0.1～0.2cm，断面中空；根茎节处周围着生多数细长的根。根呈细长圆柱形，弯曲，长10～16cm，直径0.1～0.15cm。表面淡黄白色至淡棕黄色或棕色；具微细的纵皱纹，并有纤细的须根。质脆，易折断，断面粉性，切断面皮部类白色或黄白色，形成层环淡棕色，木部细小。气香（含丹皮酚），味微辛凉。

饮片　为不规则的小段，根茎有节，四周着生多数根；根圆柱形，表面淡黄白色至淡棕黄色或棕色，有细纵皱纹。切面、气味同药材。

白　前

Cynanchi Stauntonii Rhizoma et Radix

【来源】为萝藦科植物柳叶白前 *Cynanchum stauntonii*（Decne.）Schltr. ex Lévl. 或芫花叶白前 *Cynanchum glaucescens*（Decne.）Hand. – Mazz. 的干燥根茎和根。

【产地】主产于浙江、江苏、安徽等地。

【采收加工】秋季采挖，洗净，晒干。

【性状鉴别】

药材　柳叶白前：根茎呈细长圆柱形，有分枝，稍弯曲，长4～15cm，直径1.5～4mm。表面黄白色或黄棕色，节明显，节间长1.5～4.5cm，顶端有残茎。质脆，断面中空，习称“鹅管白前”。节处簇生纤细弯曲的根，长可达10cm，直径不及1mm，有多次分枝呈毛须状，常盘曲成团。气微，味微甜。

芫花叶白前：根茎较短小或略呈块状；表面灰绿色或灰黄色，节间长1～2cm。质较硬。根稍弯曲，直径约1mm，分枝少。

饮片　柳叶白前：根茎呈细圆柱形的段，直径1.5～4mm，表面黄白色或黄棕色，节明显。质脆，断面中空。有时节处簇生纤细的根或根痕，根直径不及1mm。气微，味微甜。

芫花叶白前：根茎呈细圆柱形的段，表面灰绿色或灰黄色。质较硬。根直径约1mm。

蜜白前：根茎呈细圆柱形的段，直径1.5～4mm。表面深黄色至黄棕色，节明显。断面中空。有时节处簇生纤细的根或根痕。略有黏性，味甜。

白　薇

Cynanchi Atrati Radix et Rhizoma

【来源】为萝藦科植物白薇 *Cynanchum atratum* Bge. 或蔓生白薇 *Cynanchum versicolor* Bge. 的干燥根和根茎。

【产地】主产于山东、安徽、辽宁、湖北等地。

【采收加工】春、秋二季采挖，洗净，干燥。

【性状鉴别】

药材　根茎粗短，有结节，多弯曲。上面有圆形的茎痕，下面及两侧簇生多数细长的根，根长10～25cm，直径0.1～0.2cm。表面棕黄色。质脆，易折断，断面皮部黄白色，木部黄色。气微，味微苦。

饮片　呈不规则的段，根茎不规则形，可见圆形凹陷的茎痕，结节处残存多数簇生的根；根细，直径小于0.2cm，表面棕黄色；切面皮部类白色或黄白色，木部较皮部窄小，黄色；质脆。气微，味微苦。

紫　草

Arnebiae Radix

【来源】为紫草科植物新疆紫草 *Arnebia euchroma*（Royle）Johnst. 或内蒙紫草 *Arnebia guttata* Bunge 的干燥根。药材分别习称“软紫草”“内蒙紫草”。

【产地】新疆紫草主产于新疆；内蒙紫草主产于内蒙古、甘肃等省区。

【采收加工】春、秋二季采挖根部，除去泥沙，干燥。

【性状鉴别】

药材　新疆紫草（软紫草）：呈不规则的长圆柱形，多扭曲，长7～20cm，直径1～2.5cm。表面紫红色或紫褐色，皮部疏松，呈条形片状，常10余层重叠，易剥落。顶端有的可见分歧的茎残基。体轻，质松软，易折断，断面不整齐，木部较小，黄白色或黄色。气特异，味微苦、涩。

内蒙紫草：呈圆锥形或圆柱形，扭曲。长6～20cm，直径0.5～4cm。根头部略粗大，顶端有残茎1个或多个，被短硬毛。表面紫红色或暗紫色，皮部略薄，常数层相叠，易剥离。质硬而脆，易折断，断面较整齐，皮部紫红色，木部较小，黄白色。气特异，味涩。

饮片　新疆紫草片（软紫草）：为不规则圆柱形切片或条形片状，直径1～2.5cm，表面紫红色或紫黑色，切面皮部深紫色，圆柱形切片，木部较小，黄白色或黄色。

内蒙紫草片：为不规则圆柱形切片或条形片状，有的可见短硬毛，直径0.5～4cm，质硬而脆，表面紫红色或紫褐色，皮部深紫色。圆柱形切片，木部较小，黄白色或黄色。

丹　参

Salviae Miltiorrhizae Radix et Rhizoma

【来源】为唇形科植物丹参 *Salvia miltiorrhiza* Bge. 的干燥根和根茎。

【产地】主产于四川、安徽、江苏、陕西、河南及山东等省，主为栽培品。以四川栽培品产量最大，习称“川丹参”。

【采收加工】春、秋二季采挖，除去茎叶、泥沙，干燥。

【性状鉴别】

药材 根茎短粗，顶端有时残留茎基。根数条，长圆柱形，略弯曲，有的分枝并具须状细根，长10~20cm，直径0.3~1cm。表面棕红色或暗棕红色，粗糙，具纵皱纹。老根外皮疏松，多显紫棕色，常呈鳞片状剥落。质硬而脆，断面疏松，有裂隙或略平整而致密，皮部棕红色，木部灰黄色或紫褐色，导管束黄白色，呈放射状排列。气微，味微苦涩。

栽培品：较粗壮，直径0.5~1.5cm。表面红棕色，具纵皱纹，外皮紧贴不易剥落，质坚实，断面较平整，略呈角质样。

以条粗壮、紫红色者为佳。

饮片 丹参：为类圆形或椭圆形的厚片。外表皮棕红色或暗棕红色，粗糙，具纵皱纹。切面有裂隙或略平整而致密，有的呈角质样，皮部棕红色，木部灰黄色或紫褐色，有黄白色放射状纹理。气微，味微苦涩。

酒丹参：形如丹参饮片，表面红褐色，略具酒香气。

黄芩
Scutellariae Radix

【来源】为唇形科植物黄芩 *Scutellaria baicalensis* Georgi 的干燥根。

【产地】主产于河北、山西、内蒙古、辽宁等省区。

【采收加工】春、秋二季采挖，除去须根及泥沙，晒至半干，撞去粗皮，晒干。

【性状鉴别】

药材 野生品：呈圆锥形，扭曲，长8~25cm，直径1~3cm。表面棕黄色或深黄色，有稀疏的疣状细根痕，上部较粗糙，有扭曲的纵皱纹或不规则的网纹，下部有顺纹和细皱纹。质硬而脆，易折断，断面黄色，中心红棕色；老根中心呈枯朽状或中空，暗棕色或棕黑色。气微，味苦。

栽培品：较细长，多有分枝。表面浅黄棕色，外皮紧贴，纵皱纹较细腻。断面黄色或浅黄色，略呈角质样。味微苦。

以条长、质坚实、色黄者为佳。

饮片 黄芩片：为类圆形或不规则形薄片，外表皮黄棕色至棕褐色，切面黄棕色或黄绿色，具有放射状纹理。

酒黄芩：形如黄芩片，略带焦斑，微具酒香气。

【显微鉴别】

粉末 黄芩、黄芩片、酒黄芩：韧皮纤维多单个散在，淡黄色，梭形，壁厚，孔沟细，长60~250μm，直径9~33μm。石细胞类圆形、类方形或长方形，壁较厚或甚厚。木薄壁细胞纺锤形，有的中部具横隔。木纤维多碎断，有稀疏斜纹孔。

玄参
Scrophulariae Radix

【来源】为玄参科植物玄参 *Scrophularia ningpoensis* Hemsl. 的干燥根。

【产地】主产于浙江省，四川、湖北、江苏等省亦产。多为栽培品。

【采收加工】冬季茎叶枯萎时采挖根。除去根茎、幼芽（供留种栽培用）、须根及泥沙，晒或烘至半干，堆放3~6天“发汗”，反复数次至干燥。

【性状鉴别】

药材 呈类圆柱形，中部略粗或上粗下细，有的微弯曲，长6~20cm，直径1~3cm。表面灰黄色或灰褐色，有不规则的纵沟、横长皮孔样突起及稀疏的横裂纹和须根痕。质坚实，不易折断，断面黑色，微有光泽。气特异似焦糖，味甘、微苦。

以条粗壮、坚实、断面乌黑色者为佳。

饮片 为类圆形或椭圆形薄片，外表皮灰黄色或灰褐色。切面黑色，微有光泽，有的具裂隙。气特异似焦糖，味甘、微苦。

地黄
Rehmanniae Radix

【来源】为玄参科植物地黄 *Rehmannia glutinosa* Libosch. 的新鲜或干燥块根。

【产地】主产于河南省武陟、温县、博爱等地。

【采收加工】秋季采挖，除去芦头、须根及

泥沙，洗净，鲜用者习称“鲜地黄”。将鲜生地缓缓烘焙，至内部变黑，约八成干，捏成团块，习称“生地黄”。

【性状鉴别】

药材　鲜地黄：呈纺锤形或条状，长8～24cm，直径2～9cm。外皮薄，表面浅红黄色，具弯曲的纵皱纹、芽痕、横长皮孔样突起以及不规则瘢痕。肉质、易断，断面皮部淡黄白色，可见橘红色油点，木部黄白色，导管呈放射状排列。气微，味微甜、微苦。

生地黄：多呈不规则的团块状或长圆形，中间膨大，两端稍细，有的细小，长条形，稍扁而扭曲，长6～12cm，直径2～6cm。表面棕黑色或棕灰色，极皱缩，具不规则横曲纹。体重，质较软而韧，不易折断，断面棕黄色至黑色或乌黑色，有光泽，具黏性。气微，味微甜。

鲜地黄以粗壮、色红黄者为佳；生地黄以块大、体重、断面乌黑色者为佳。

饮片　生地黄：呈类圆形或不规则的厚片，外表皮棕黑色或棕灰色，极皱缩，具不规则的横曲纹，切面棕黄色至黑色或乌黑色，有光泽，具黏性。气微，味微甜。

熟地黄：为不规则的块片、碎块，大小、厚薄不一。表面乌黑色，有光泽，黏性大。质柔软而带韧性，不易折断，断面乌黑色，有光泽。气微，味甜。

【显微鉴别】

粉末　生地黄、熟地黄：薄壁组织灰棕色至黑棕色，细胞多皱缩，内含棕色核状物。分泌细胞形状与一般薄壁细胞相似，内含橙黄色或橙红色油滴状物。具缘纹孔导管和网纹导管，直径约至92μm。

胡黄连
Picrorhizae Rhizoma

【来源】为玄参科植物胡黄连 *Picrorhiza scrophulariiflora* Pennell 的干燥根茎。

【产地】主产于西藏南部、云南西北部、四川西部。

【采收加工】秋季采挖，除去须根和泥沙，晒干。

【性状鉴别】

药材　呈圆柱形，略弯曲，偶有分枝，长3～12cm，直径0.3～1cm。表面灰棕色至暗棕色，粗糙，有较密的环状节，具稍隆起的芽痕或根痕，上端密被暗棕色鳞片状的叶柄残基。体轻，质硬而脆，易折断，断面略平坦，淡棕色至暗棕色，木部有4～10个类白色点状维管束排列成环。气微，味极苦。

饮片　为不规则的圆形薄片。外表皮灰棕色至暗棕色。切面灰黑色或棕黑色，木部有4～10个类白色点状维管束排列成环。气微，味极苦。

巴戟天
Morindae Officinalis Radix

【来源】为茜草科植物巴戟天 *Morinda officinalis* How 的干燥根。

【产地】主产于广东、广西、福建等省区。

【采收加工】全年均可采挖，除去须根及泥土，洗净，晒至六七成干，轻轻捶扁，晒干。

【性状鉴别】

药材　为扁圆柱形，略弯曲，长短不等，直径0.5～2cm。表面灰黄色或暗灰色，具纵纹及横裂纹，有的皮部横向断离露出木部，形似连珠。质坚韧，断面皮部厚，紫色或淡紫色，易与木部剥离；木部坚硬，黄棕色或黄白色，直径0.1～0.5cm。气微，味甘而微涩。

以粗壮、断面紫色者为佳。

饮片　巴戟肉：呈扁圆柱形短段或不规则块。表面灰黄色或暗灰色，具纵纹和横裂纹。切面皮部厚，紫色或淡紫色，中空。气微，味甘而微涩。

盐巴戟天：形同巴戟肉，味甘、咸而微涩。

制巴戟天：形同巴戟肉，味甘而微涩。

茜草
Rubiae Radix et Rhizoma

【来源】为茜草科植物茜草 *Rubia cordifolia* L. 的干燥根和根茎。

【产地】主产于陕西、山西、河南等地。

【采收加工】春、秋二季采挖，以8月中旬至9月中旬采者质优，除去泥沙，干燥。

【性状鉴别】

药材　根茎呈结节状，丛生粗细不等的根。根呈圆柱形略弯曲或扭曲，长10～25cm，直径0.2～1cm；表面红棕色或暗棕色，具细纵皱纹及少数细根痕；皮部易剥落，露出黄红色木部。质脆，易折断，断面平坦，皮部狭，紫红色，木部宽广，浅黄红色，导管孔多数。气微，味微苦，久嚼刺舌。

饮片　茜草：为不规则的厚片或段。根呈圆柱形，外表皮红棕色或暗棕色，具细纵纹，皮部脱落处呈黄红色，切面皮部狭，紫红色，木部宽广，浅黄红色，导管孔多数。气微，味微苦，久嚼刺舌。

茜草炭：形同茜草，表面黑褐色，内部棕褐色。气微，味苦、涩。

续　断

Dipsaci Radix

【来源】为川续断科植物川续断 *Dipsacus asper* Wall. ex Henry 的干燥根。

【产地】主产于四川、湖北、云南、贵州等地。

【采收加工】秋季采挖，除去根头和须根，用微火烘至半干，堆置“发汗”至内部变绿色时，再烘干。

【性状鉴别】

药材　呈长圆柱形，略扁，有的微弯曲，长5～15cm，直径0.5～2cm。表面灰褐色或黄褐色，有稍扭曲或明显扭曲的纵皱及沟纹，可见横裂的皮孔样斑痕及少数须根痕。质软，久置后变硬，易折断，断面不平坦，皮部墨绿色或棕色，横切面外缘褐色或淡褐色，木部黄褐色，导管束呈放射状排列。气微香，味苦、微甜而后涩。

饮片　续断片：呈类圆形或椭圆形的厚片。外表皮灰褐色至黄褐色，有纵皱。切面皮部墨绿色或棕褐色，木部灰黄色或黄褐色，可见放射状排列的导管束纹，形成层部位多有深色环。气微，味苦、微甜而涩。

酒续断：形同续断片，表面浅黑色或灰褐色。略有酒香气。

盐续断：形同续断片，表面黑褐色。味微咸。

天花粉

Trichosanthis Radix

【来源】为葫芦科植物栝楼 *Trichosanthes kirilowii* Maxim. 或双边栝楼 *Trichosanthes rosthornii* Harms 的干燥根。

【产地】栝楼根主产于河南、山东、江苏、安徽、河北等省；双边栝楼根主产于四川省。

【采收加工】秋、冬二季采挖，洗净，除去外皮，切段或纵剖成瓣，干燥。

【性状鉴别】

药材　呈不规则圆柱形、纺锤形或瓣块状，长8～16cm，直径1.5～5.5cm。表面黄白色或淡棕黄色，有纵皱纹、细根痕及略凹陷的横长皮孔；有的有黄棕色外皮残留。质坚实，断面白色或淡黄白色，富粉性，横切面可见黄色小孔（导管），略呈放射状排列，纵切面可见黄色条纹状木质部。气微，味微苦。

以色白、质坚实、粉性足者为佳。

饮片　为类圆形、半圆形或不规则形厚片。外表皮黄白色或淡棕黄色。切面可见黄色木质部小孔，略呈放射状排列。气微，味微苦。

桔　梗

Platycodonis Radix

【来源】为桔梗科植物桔梗 *Platycodon grandiflorum*（Jacq.）A. DC. 的干燥根。

【产地】全国大部分地区均产，以东北、华北地区产量较大，称“北桔梗”；华东地区质量较好，称“南桔梗”。

【采收加工】春、秋二季采挖，洗净，除去须根，趁鲜刮去外皮或不去外皮，干燥。

【性状鉴别】

药材　呈圆柱形或略呈纺锤形，下部渐细，有的有分枝，略扭曲，长7～20cm，直径0.7～2cm。表面淡黄色至黄色，不去外皮的表面黄棕色至灰棕色，具纵扭皱沟，并有横长的皮孔样斑痕及支根痕，上部有横纹。有的顶端有较短的根茎或不明显，其上有数个半月形茎痕。质脆，断面不平坦，横切面可见放射状裂隙，皮部黄白色，形成层环棕色，木部淡黄色。气微，味微甜后苦。

以根肥大、色白、质坚实、味苦者为佳。

饮片 呈椭圆形或不规则厚片，外皮多已除去或偶有残留。切面皮部黄白色，较窄；形成层环纹明显，棕色；木部宽，有较多裂隙。气微，味微甜后苦。

党参
Codonopsis Radix

【来源】为桔梗科植物党参 *Codonopsis pilosula*（Franch.）Nannf.、素花党参 *Codonopsis pilosula* Nannf. var. *modesta*（Nannf.）L. T. Shen 或川党参 *Codonopsis tangshen* Oliv. 的干燥根。

【产地】主产于山西、陕西、甘肃、四川等省及东北各地。

【采收加工】秋季采挖，除去地上部分及须根，洗净泥土，晒至半干，反复搓揉3～4次，晒至七八成干时，捆成小把，晒干。

【性状鉴别】

药材 **党参：** 呈长圆柱形，稍弯曲，长10～35cm，直径0.4～2cm。表面灰黄色、黄棕色至灰棕色，根头部有多数疣状突起的茎痕及芽，每个茎痕的顶端呈凹下的圆点状，习称“狮子头”；根头下有致密的环状横纹，向下渐稀疏，有的达全长的一半，栽培品环状横纹少或无；全体有纵皱纹及散在的横长皮孔样突起，支根断落处常有黑褐色胶状物。质稍柔软或稍硬而略带韧性，断面稍平坦，有裂隙或放射状纹理，皮部淡棕黄色至黄棕色，木部淡黄色至黄色。有特殊香气，味微甜。

素花党参（西党参）： 长10～35cm，直径0.5～2.5cm。表面黄白色至灰黄色，根头下致密的环状横纹常达全长的一半以上。断面裂隙较多，皮部灰白色至淡棕色。

川党参： 长10～45cm，直径0.5～2cm。表面灰黄色至黄棕色，有明显不规则的纵沟，顶端有较稀的横纹。质较软而结实，断面裂隙较少，皮部黄白色。

以条粗壮、质柔润、气味浓、嚼之无渣者为佳。

饮片 **党参：** 呈类圆形的厚片，外表皮灰黄色、黄棕色至灰棕色，有的可见根头部有多数疣状突起的茎痕和芽。切面皮部淡棕黄色至黄棕色，木部淡黄色至黄色，有裂隙或放射状纹理。有特殊香气，味微甜。

米炒党参： 形如党参片，表面深黄色，偶有焦斑。

【显微鉴别】

粉末 **党参、党参片、米炒党参：** 联结乳管直径12～24μm，含淡黄色细小颗粒状物；石细胞斜方形、长方形或多角形，一端稍尖，壁较厚，纹孔稀疏。有菊糖，水合氯醛装片不加热，菊糖结晶呈扇形。

南沙参
Adenophorae Radix

【来源】为桔梗科植物轮叶沙参 *Adenophora tetraphylla*（Thunb.）Fisch. 或沙参 *Adenophora stricta* Miq. 的干燥根。

【产地】主产于安徽、江苏、浙江、贵州等地。

【采收加工】春、秋二季采挖，除去须根，洗后趁鲜刮去粗皮，洗净，干燥。

【性状鉴别】

药材 呈圆锥形或圆柱形，略弯曲，长7～27cm，直径0.8～3cm。表面黄白色或淡棕黄色，凹陷处常有残留粗皮，上部多有深陷横纹，呈断续的环状，下部有纵纹及纵沟。顶端具1或2个根茎。体轻，质松泡，易折断，断面不平坦，黄白色，多裂隙。气微，味微甘。

以色白、根粗细均匀、肥壮、味甘淡者为佳。

饮片 为圆形、类圆形或不规则形厚片。外表皮黄白色或淡棕黄色，切面黄白色，有不规则裂隙。气微，味微甘。

木香
Aucklandiae Radix

【来源】为菊科植物木香 *Aucklandia lappa* Decne. 的干燥根。

【产地】主产于云南。四川、西藏亦产。为栽培品。

【采收加工】秋、冬二季采挖2～3年生的根，除去须根及泥土，切段，大的再纵剖为瓣，干燥后撞去粗皮。

【性状鉴别】

药材 呈圆柱形或半圆柱形，长5~10cm，直径0.5~5cm。表面黄棕色至灰褐色，有明显的皱纹、纵沟及侧根痕。质坚，不易折断，断面灰褐色至暗褐色，周边灰黄色或浅棕黄色，形成层环棕色，有放射状纹理及散在的褐色点状油室。气香特异，味微苦。

以质坚实、香气浓、油性大者为佳。

饮片 木香：呈类圆形或不规则的厚片，外表皮黄棕色至灰褐色，有纵皱纹。切面棕黄色至棕褐色，中部有明显菊花心状的放射纹理，形成层环棕色，褐色油点（油室）散在。气香特异，味微苦。

煨木香：形如木香片，棕黄色，气微香，味微苦。

川木香
Vladimiriae Radix

【来源】为菊科植物川木香 *Vladimiria souliei* (Franch.) Ling 或灰毛川木香 *Vladimiria souliei* (Franch.) Ling var. *cinerea* Ling 的干燥根。

【产地】川木香主产于四川省及西藏自治区，灰毛川木香产于四川省。

【采收加工】秋季采挖，除去须根、泥沙及根头上的胶状物，干燥。

【性状鉴别】

药材 呈圆柱形或有纵槽的半圆柱形，稍弯曲，长10~30cm，直径1~3cm。表面黄褐色或棕褐色，具纵皱纹，外皮脱落处可见丝瓜络状细筋脉；根头偶有黑色发黏的胶状物，习称“油头”。体较轻，质硬脆，易折断，断面黄白色或黄色，有深黄色稀疏油点及裂隙，木部宽广，有放射状纹理；有的中心呈枯朽状。气微香，味苦，嚼之粘牙。

饮片 川木香：呈类圆形切片，直径1.5~3cm。外皮黄褐色至棕褐色，具纵皱纹及细筋脉纹。切面黄白色至黄棕色，有深棕色稀疏油点及裂隙，木部显菊花心状的放射纹理，有的中心呈枯朽状，形成层环明显。体较轻，质硬脆。气微香，味苦，嚼之粘牙。

煨川木香：形如川木香片，气微香，味苦，嚼之粘牙。

白 术
Atractylodis Macrocephalae Rhizoma

【来源】为菊科植物白术 *Atractylodes macrocephala* Koidz. 的干燥根茎。

【产地】主产于浙江、安徽、湖南、湖北等省。多为栽培品。

【采收加工】冬季下部叶枯黄、上部叶变脆时，挖取2~3年生的根茎，除去泥沙，烘干或晒干，再除去须根。

【性状鉴别】

药材 呈不规则的肥厚团块，长3~13cm，直径1.5~7cm。表面灰黄色或灰棕色，有瘤状突起及断续的纵皱和沟纹，并有须根痕，顶端有残留茎基和芽痕。质坚硬，不易折断，断面不平坦，黄白色至淡棕色，有棕黄色的点状油室散在；烘干者断面角质样，色较深，或有裂隙。气清香，味甘、微辛，嚼之略带黏性。

以个大、质坚实、断面色黄白、香气浓者为佳。

饮片 白术：呈不规则厚片。表面灰黄色或灰棕色，切面黄白色或淡黄棕色，散生棕黄色的点状油室，木部具放射状纹理，烘干者切面角质样，色较深，或有裂隙。质坚实。气清香，味甘、微辛，嚼之略带黏性。

麸炒白术：形如白术片，表面黄棕色，偶见焦斑。略有焦香气。

【显微鉴别】

粉末 白术、麸炒白术：草酸钙针晶细小，长10~32μm，不规则地充塞于薄壁细胞中。纤维长梭形，大多成束，壁甚厚，木化，孔沟明显。石细胞淡黄色，类圆形、多角形、长方形或少数纺锤形。薄壁细胞含菊糖，表面显放射状纹理。

苍 术
Atractylodis Rhizoma

【来源】为菊科植物茅苍术 *Atractylodes lancea* (Thunb.) DC 或北苍术 *Atractylodes chinensis* (DC.) Koidz. 的干燥根茎。

【产地】茅苍术主产于江苏、湖北、河南等省；北苍术主产于华北及西北地区。

【采收加工】春、秋二季挖取根茎，除去泥

沙，晒干，撞去须根。

【性状鉴别】

药材 茅苍术：呈不规则连珠状或结节状圆柱形，略弯曲，偶有分枝，长3～10cm，直径1～2cm。表面灰棕色，有皱纹、横曲纹及残留的须根，顶端具茎痕或残留的茎基。质坚实，断面黄白色或灰白色，散有多数棕红色或橙黄色油点（油室），习称“朱砂点”，暴露稍久，可析出白色细针状结晶。气香特异，味微甘、辛、苦。

北苍术：呈疙瘩块状或结节状圆柱形，长4～9cm，直径1～4cm。表面黑棕色，除去外皮者黄棕色。质较疏松，断面散有黄棕色油点（油室）。香气较淡，味辛、苦。

以个大、质坚实、断面朱砂点多、香气浓者为佳。

饮片 苍术：呈不规则类圆形或条形厚片，外表皮灰棕色至黄棕色，有皱纹，有时可见根痕。切面黄白色或灰白色，散有多数棕红色或橙黄色油点（油室），习称“朱砂点”，有的可析出白色细针状结晶。气香特异，味微甘、辛、苦。

麸炒苍术：形如苍术片，表面深黄色，散有多数棕褐色油点。有焦香气。

紫菀

Asteris Radix et Rhizoma

【来源】为菊科植物紫菀 *Aster tataricus* L. f. 的干燥根及根茎。

【产地】主产于河北、安徽、河南、黑龙江等地。

【采收加工】春、秋二季采挖，除去有节的根茎（习称“母根”）和泥沙，编成辫状晒干，或直接晒干。

【性状鉴别】

药材 根茎呈不规则块状，大小不一，顶端有茎、叶的残基；质稍硬。根茎簇生多数细根，长3～15cm，直径0.1～0.3cm，多编成辫状；表面紫红色或灰红色，有纵皱纹。质较柔韧。气微香，味甜、微苦。

饮片 紫菀：为不规则的厚片或小段。根外表皮紫红色或灰红色，有纵皱纹。切面淡棕色，中心具棕黄色的木心。气微香，味甜、微苦。

蜜紫菀：形如紫菀片（段），表面棕褐色或紫棕色，有蜜香气，味甜。

三棱

Sparganii Rhizoma

【来源】为黑三棱科植物黑三棱 *Sparganium stoloniferum* Buch. -Ham 削去外皮的干燥块茎。药材商品称“荆三棱”。

【产地】主产于江苏、河南、山东、江西等地。

【采收加工】冬季至次年春季采挖，洗净，削去外皮，晒干。

【性状鉴别】

药材 呈圆锥形，略扁，长2～6cm，直径2～4cm。表面黄白色或灰黄色，有刀削痕，须根痕小点状，略呈横向环状排列。体重，质坚实。气微，味淡，嚼之微有麻辣感。

以体重、质坚、去净外皮、表面黄白色者为佳。

饮片 三棱：呈类圆形的薄片。外表皮灰棕色。切面灰白色或黄白色，粗糙，有多数明显的细筋脉点。气微，味淡，嚼之微有麻辣感。

醋三棱：形如三棱片，切面黄色至黄棕色，偶见焦黄斑，微有醋香气。

泽泻

Alismatis Rhizoma

【来源】为泽泻科植物泽泻 *Alisma orientale* (Sam.) Juzep. 的干燥块茎。

【产地】主产于福建、四川、江西等省。多为栽培品。

【采收加工】冬季茎叶开始枯萎时采挖，除去茎叶、须根和粗皮，洗净，干燥。

【性状鉴别】

药材 呈类球形、椭圆形或卵圆形，长2～7cm，直径2～6cm。表面淡黄色至淡黄棕色，有不规则的横向环状浅沟纹和多数细小突起的须根痕，底部有的有瘤状芽痕。质坚实，断面黄白色，粉性，有多数细孔。气微，味微苦。

以个大、色黄白、光滑、粉性足者为佳，习惯认为福建泽泻质较佳。

饮片 泽泻：为圆形或椭圆形厚片。外表皮淡黄色至淡黄棕色，可见细小突起的须根痕。切面黄白色至淡黄色，粉性，有多数细孔。气微，味微苦。

盐泽泻：形如泽泻片，表面淡黄棕色或黄褐色，偶见焦斑。味微咸。

白茅根
Imperatae Rhizoma

【来源】为禾本科植物白茅 *Imperata cylindrica* Beauv. var. *major*（Nees）C. E. Hubb. 的干燥根茎。

【产地】全国各地。

【采收加工】春、秋二季采挖，洗净，晒干，除去须根和膜质叶鞘，捆成小把。

【性状鉴别】

药材 呈长圆柱形，长 30～60cm，直径 0.2～0.4cm。表面黄白色或淡黄色，微有光泽，具纵皱纹，节明显，稍突起，节间长短不等，通常长 1.5～3cm。体轻，质略脆，断面皮部白色，多有裂隙，放射状排列，中柱淡黄色，易与皮部剥离。气微，味微甜。

饮片 白茅根：呈圆柱形的段，外表皮黄白色或淡黄色，微有光泽，具纵皱纹，有的可见稍隆起的节；切面皮部白色，多有裂隙，放射状排列，中柱淡黄色或中空，易与皮部剥离。气微，味微甜。

茅根炭：形如白茅根，表面黑褐色至黑色，具纵皱纹，有的可见淡棕色稍隆起的节；略具焦香气，味苦。

香附
Cyperi Rhizoma

【来源】为莎草科植物莎草 *Cyperus rotundus* L. 的干燥根茎。

【产地】主产于山东、浙江、湖南等地。

【采收加工】秋季采挖，燎去毛须，置沸水中略煮或蒸透后晒干，或燎后直接晒干。

【性状鉴别】

药材 多呈纺锤形，有的略弯曲，长 2～3.5cm，直径 0.5～1cm。表面棕褐色或黑褐色，有纵皱纹，并有 6～10 个略隆起的环节，节上有未除净的棕色毛须及须根断痕；去净毛须者较光滑，环节不明显。质硬，经蒸煮者断面黄棕色或红棕色，角质样；生晒者断面色白而显粉性，内皮层环纹明显，中柱色较深，点状维管束散在。气香，味微苦。

饮片 香附：为不规则的厚片或颗粒状。外表皮棕褐色或黑褐色，有时可见环节。切面色白或黄棕色，质硬，内皮层环纹明显。气香，味微苦。

醋香附：形如香附片（粒），表面黑褐色。微有醋香气，味微苦。

天南星
Arisaematis Rhizoma

【来源】为天南星科植物天南星 *Arisaema erubescens*（Wall.）Schott、异叶天南星 *Arisaema heterophyllum* BL. 或东北天南星 *Arisaema amurense* Maxim. 的干燥块茎。

【产地】天南星与异叶天南星主产于全国大部分地区；东北天南星产于东北、内蒙古、河北等地。

【采收加工】秋、冬二季茎叶枯萎时采挖，除去须根及外皮，干燥。

【性状鉴别】

药材 呈扁球形，高 1～2cm，直径 1.5～6.5cm。表面类白色或淡棕色，较光滑，顶端有凹陷的茎痕，周围有麻点状根痕，有的块茎周边具小扁球状侧芽。质坚硬，不易破碎，断面不平坦，色白，粉性。气微辛，味麻辣。

以个大、色白、粉性足者为佳。

饮片 生天南星：性状鉴别同药材。

制天南星：呈类圆形或不规则形薄片。黄色或淡棕色。质脆易碎，断面角质状。气微，味涩、微麻。

胆南星：呈方块状或圆柱状。棕黄色、灰棕色或棕黑色。质硬。气微腥，味苦。

半夏
Pinelliae Rhizoma

【来源】为天南星科植物半夏 *Pinellia ternata*（Thunb.）Breit. 的干燥块茎。

【产地】主产于四川、湖北、河南、江苏、贵州等省。

【采收加工】夏、秋二季均可采挖，洗净泥土，除去外皮及须根，晒干。

【性状鉴别】

药材　呈类球形，有的稍偏斜，直径0.7～1.6cm。表面白色或浅黄色，顶端有凹陷的茎痕，周围密布麻点状根痕；下面钝圆，较光滑。质坚实，断面洁白，富粉性。气微，味辛辣、麻舌而刺喉。

以外皮色白，上端圆平、中心凹陷，质坚实，断面洁白或白色、粉质细腻，气微，味辛辣、麻舌而刺喉者为佳。

饮片　生半夏：同药材。

清半夏：呈椭圆形、类圆形或不规则片。切面淡灰色至灰白色或黄白色至黄棕色，可见灰白色点状或短线状维管束迹，有的残留外皮处下方显淡紫红色斑纹。质脆，易折断，断面略呈粉性或角质样。气微，味微涩、微有麻舌感。

姜半夏：呈片状、不规则颗粒状或类球形。表面棕色至棕褐色。质硬脆，断面淡黄棕色，常具角质样光泽。气微香，味淡，微有麻舌感，嚼之略粘牙。

法半夏：呈类球形或破碎成不规则颗粒状。表面淡黄白色、黄色或棕黄色。质较松脆或硬脆，断面黄色或淡黄色，颗粒者质稍硬脆。气微，味淡略甘、微有麻舌感。

【显微鉴别】

粉末　半夏、清半夏、姜半夏、法半夏：淀粉粒甚多，单粒类圆形、半圆形或圆多角形，直径2～20μm，脐点裂缝状、人字状或星状；复粒由2～6分粒组成。草酸钙针晶束存在于椭圆形黏液细胞中，或随处散在，针晶长20～144μm，螺纹导管直径10～24μm。

白附子
Typhonii Rhizoma

【来源】为天南星科植物独角莲 *Typhonium giganteum* Engl. 的干燥块茎，习称“禹白附”。

【产地】主产于河南、甘肃、湖北等省。

【采收加工】秋季采挖，除去须根和外皮，晒干。

【性状鉴别】

药材　呈椭圆形或卵圆形，长2～5cm，直径1～3cm。表面白色至黄白色，略粗糙，有环纹及须根痕，顶端有茎痕或芽痕。质坚硬，断面白色，粉性。气微，味淡、麻辣刺舌。

饮片　生白附子：同药材。

制白附子：呈类圆形或椭圆形厚片，外表皮淡棕色，切面黄色，角质。味淡，微有麻舌感。

石菖蒲
Acori Tatarinowii Rhizoma

【来源】为天南星科植物石菖蒲 *Acorus tatarinowii* Schott 的干燥根茎。

【产地】主产于四川、浙江、江苏等省。

【采收加工】秋、冬二季挖取，除去须根及泥沙，晒干。

【性状鉴别】

药材　呈扁圆柱形，多弯曲，常有分枝，长3～20cm，直径0.3～1cm。表面棕褐色或灰棕色，粗糙，有疏密不匀的环节，节间长0.2～0.8cm，具细纵纹，一面残留须根或圆点状根痕；叶痕呈三角形，左右交互排列，有的其上有鳞毛状的叶基残余。质硬，断面纤维性，类白色或微红色，内皮层环纹明显，并可见多数维管束小点及棕色油点。气芳香，味苦、微辛。

以条粗、断面色类白、香气浓郁者为佳。

饮片　呈扁圆形或长条形厚片。外表皮棕褐色或灰棕色，有的可见环节及根痕，切面纤维性，类白色或微红色，有明显环纹及油点。气芳香，味苦、微辛。

百部
Stemonae Radix

【来源】为百部科植物直立百部 *Stemona sessilifolia*（Miq.）Miq.、蔓生百部 *Stemona japonica*（Bl.）Miq. 或对叶百部 *Stemona tuberosa* Lour. 的干燥块根。

【产地】直立百部和蔓生百部主产于安徽、江苏、浙江、湖北、山东等地；对叶百部主产于湖南、湖北、广东、福建、四川、贵州等地。

【采收加工】春、秋二季采挖，除去须根，洗净，置沸水中略烫或蒸至无白心，取出，晒干。

【性状鉴别】

药材　直立百部：呈纺锤形，上端较细长，皱缩弯曲，长5～12cm，直径0.5～1cm。表面黄白色或淡棕黄色，有不规则深纵沟，间或有横皱纹。质脆，易折断，断面平坦，角质样，淡黄棕色或黄白色，皮部较宽，中柱扁缩。气微，味甘、苦。

蔓生百部： 两端稍狭细，表面多不规则皱褶及横皱纹。

对叶百部： 呈长纺锤形或长条形，长 8～24cm，直径 0.8～2cm。表面浅黄棕色至灰棕色，具浅纵皱纹或不规则纵槽。质坚实，断面黄白色至暗棕色，中柱较大，髓部类白色。

以质脆、断面平坦、角质样、皮部较宽者为佳。

饮片　百部： 呈不规则厚片或不规则的条形斜片。表面灰白色、棕黄色，有深纵皱纹。切面灰白色、淡黄棕色或黄白色，角质样；皮部较厚，中柱扁缩。质韧软。气微，味甘、苦。

蜜百部： 形同百部片，表面棕黄色或褐棕色，略带焦斑，稍有黏性。味甜。

川贝母
Fritillariae Cirrhosae Bulbus

【来源】 为百合科植物川贝母 *Fritillaria cirrhosa* D. Don、暗紫贝母 *Fritillaria unibracteata* Hsiao et K. C. Hsia、甘肃贝母 *Fritillaria przewalskii* Maxim.、梭砂贝母 *Fritillaria delavayi* Franch.、太白贝母 *Fritillaria taipaiensis* P. Y. Li 或瓦布贝母 *Fritillaria unibracteata* Hsiao et K. C. Hsis var. *wabuensis*（S. Y. Tang S. C. Yue）Z. D. Liu, S. Wang et S. C. Chen 的干燥鳞茎。按药材性状不同分别习称"松贝""青贝""炉贝"和栽培品。

【产地】 川贝母主产于四川、西藏、云南等地；暗紫贝母主产于四川阿坝、青海等地；甘肃贝母主产于甘肃、青海、四川等地；梭砂贝母主产于云南、四川、青海、西藏等地；太白贝母主产于重庆、湖北，四川、陕西等省亦产；瓦布贝母主产于四川阿坝。

【采收加工】 夏、秋二季或积雪融化后采挖。除去须根、粗皮及泥沙，晒干或低温干燥。

【性状鉴别】

药材　松贝： 呈类圆锥形或近球形，高 0.3～0.8cm，直径 0.3～0.9cm。表面类白色。外层鳞叶 2 瓣，大小悬殊，大瓣紧抱小瓣，未抱部分呈新月形，习称"怀中抱月"；顶部闭合，内有类圆柱形、顶端稍尖的心芽和小鳞叶 1～2枚；先端钝圆或稍尖，底部平，微凹入，中心有 1 灰褐色的鳞茎盘，偶有残存的须根。质硬而脆，断面白色，富粉性。气微，味微苦。

以色白，外形呈"怀中抱月"，质硬而脆，断面白色，富粉性，气微，味微苦者为佳。

青贝： 呈类扁球形，高 0.4～1.4cm，直径 0.4～1.6cm。外层鳞叶 2 瓣，大小相近，相对抱合，顶端开裂，内有心芽和小鳞叶 2～3 枚及细圆柱形的残茎。

炉贝： 呈长圆锥形，高 0.7～2.5cm，直径 0.5～2.5cm。表面类白色或浅棕黄色，有的具棕色斑点。外层鳞叶 2 瓣，大小相近，相对抱合，顶端开裂而略尖，基部稍尖或较钝。

栽培品： 呈类扁球形或短圆柱形，高 0.5～2.0cm，直径 1～2.5cm。表面类白色或浅棕黄色，稍粗糙，有的具浅黄色斑点。外层鳞叶 2 瓣，大小相近，顶部多开裂而较平。

【显微鉴别】

粉末　松贝、青贝及栽培品： 淀粉粒甚多，广卵形、长圆形或不规则圆形，有的边缘不平整或略作分枝状，直径 5～64μm，脐点短缝状、点状、人字状或马蹄状，层纹隐约可见。表皮细胞类长方形，垂周壁微波状弯曲，偶见不定式气孔，圆形或扁圆形。

炉贝： 淀粉粒广卵形、贝壳形、肾形或椭圆形，直径约至 60μm，脐点人字状、星状或点状，层纹明显。

浙贝母
Fritillariae Thunbergii Bulbus

【来源】 为百合科植物浙贝母 *Fritillaria thunbergii* Miq. 的干燥鳞茎。

【产地】 主产于浙江宁波地区，江苏、安徽、湖南亦产。多系栽培。

【采收加工】 初夏植株枯萎时采挖，洗净。大小分开，大者除去芯芽，习称"大贝"；小者不去芯芽，习称"珠贝"。分别撞擦，除去外皮，拌以煅过的贝壳粉，吸去擦出的浆汁，干燥；或取鳞茎，大小分开，洗净，除去芯芽，趁鲜切成厚片，洗净，干燥，习称“浙贝片”。

【性状鉴别】

药材　大贝：为鳞茎外层的单瓣鳞叶，略呈新月形，高1~2cm，直径2~3.5cm。外表面类白色至淡黄色，内表面白色或淡棕色，被有白色粉末。质硬而脆，易折断，断面白色至黄白色，富粉性。气微，味微苦。

珠贝：为完整的鳞茎，呈扁圆形，高1~1.5cm，直径1~2.5cm。表面黄棕色至黄褐色，有不规则的皱纹；或表面类白色至淡黄色，较光滑或被有白色粉末。质硬，不易折断，断面淡黄色或类白色，略带角质状或粉性；外层鳞叶2瓣，肥厚，略呈肾形，互相抱合，内有小鳞叶2~3枚及干缩的残茎。

以色白、质脆、易折断、断面粉白色、富粉性为佳。

浙贝片：为椭圆形或类圆形片，大小不一，长1.5~3.5cm，宽1~2cm，厚0.2~0.4cm。外皮黄褐色或灰褐色，略皱缩；或淡黄白色，较光滑。切面微鼓起，灰白色；或平坦，粉白色。质脆，易折断，断面粉白色，富粉性。

饮片　浙贝母：为类圆形的厚片或碎块，有的具芯芽。外皮黄褐色或灰褐色，略皱缩；或淡黄白色，较光滑或被有白色粉末。切面微鼓起或平坦，灰白色或粉白色，略角质状或富粉性。多质坚硬，易折断；或质硬，断面灰白色或白色，有的浅黄棕色。气微，味苦。

【显微鉴别】

粉末　浙贝母、浙贝片：淀粉粒甚多，单粒卵形、广卵形，直径6~56μm，脐点点状、人字状或马蹄状，位于较小端，层纹不明显。表皮细胞类多角形或长方形，垂周壁连珠状增厚；气孔扁圆形，副卫细胞4~5个。草酸钙结晶细小，多呈颗粒状，有的呈梭形、方形或细杆状。

黄　精
Polygonati Rhizoma

【来源】为百合科植物滇黄精 *Polygonatum kingianum* Coll. et Hemsl.、黄精 *Polygonatum sibiricum* Red. 或多花黄精 *Polygonatum cyrtonema* Hua 的干燥根茎。按药材形状不同，习称“大黄精”“鸡头黄精”“姜形黄精”。

【产地】滇黄精主产于贵州、广西、云南等地；黄精主产于河北、内蒙古、陕西等地；多花黄精主产于贵州、湖南、云南等地。

【采收加工】春、秋二季采挖，除去须根，洗净，置沸水中略烫或蒸至透心，干燥。

【性状鉴别】

药材　大黄精：呈肥厚肉质的结节块状，结节长可达10cm以上，宽3~6cm，厚2~3cm。表面淡黄色至黄棕色，具环节，有皱纹及须根痕，结节上侧茎痕呈圆盘状，周围凹入，中部突出。质硬而韧，不易折断，断面角质，淡黄色至黄棕色。气微，味甜，嚼之有黏性。

鸡头黄精：呈结节状弯柱形，长3~10cm，直径0.5~1.5cm。结节长2~4cm，略呈圆锥形，常有分枝。表面黄白色或灰黄色，半透明，有纵皱纹，茎痕圆形，直径0.5~0.8cm。

姜形黄精：呈长条结节块状，长短不等，常数个块状结节相连。表面灰黄或黄褐色，粗糙，结节上侧有突出的圆盘状茎痕，直径0.8~1.5cm。

以外形肥大、质硬而韧、切面略呈角质样、淡黄色至黄棕色、嚼之有黏性者为佳。味苦者不可药用。

饮片　黄精：呈不规则的厚片。外表皮淡黄色至黄棕色，切面略呈角质样，淡黄色至黄棕色，可见多数淡黄色小筋脉点。质稍硬而韧。气微，味甜，嚼之有黏性。

酒黄精：呈不规则的厚片。表面棕褐色至黑色，有光泽，中心棕色至浅褐色，可见小筋脉点。质较柔软。味甜，微有酒香气。

玉　竹
Polygonati Odorati Rhizoma

【来源】为百合科植物玉竹 *Polygonatum odoratum* (Mill.) Druce 的干燥根茎。

【产地】主产于湖南、河南、江苏、浙江等地。

【采收加工】秋季采挖，除去须根，洗净，晒至柔软后，反复揉搓、晾晒至无硬心，晒干；或蒸透后，揉至半透明，晒干。

【性状鉴别】

药材　呈长圆柱形，略扁，少有分枝，长

4～18cm，直径0.3～1.6cm。表面黄白色或淡黄棕色，半透明，具纵皱纹和微隆起的环节，有白色圆点状须根痕和圆盘状茎痕。质硬而脆或稍软，易折断，断面角质样或显颗粒性。气微，味甘，嚼之发黏。

饮片　呈不规则的厚片或段。外表皮黄白色至淡黄棕色，半透明，有时可见环节。切面角质样或显颗粒性。气微，味甘，嚼之发黏。

重　楼
Paridis Rhizoma

【来源】为百合科植物云南重楼 *Paris polyphylla* Smith var. *yunnanensis*（Franch.）Hand. - Mazz. 或七叶一枝花 *Paris polyphylla* Smith var. *chinensis*（Franch.）Hara 的干燥根茎。

【产地】主产于云南、四川、广西、陕西等地。

【采收加工】秋季采挖，除去须根，洗净，晒干。

【性状鉴别】

药材　呈结节状扁圆柱形，略弯曲，长5～12cm，直径1.0～4.5cm。表面黄棕色或灰棕色，外皮脱落处呈白色；密具层状突起的粗环纹，一面结节明显，结节上具椭圆形凹陷茎痕，另一面有疏生的须根或疣状须根痕。顶端具鳞叶和茎的残基。质坚实，断面平坦，白色至浅棕色，粉性或角质样。气微，味微苦、麻。

饮片　为近圆形、椭圆形或不规则片状。表面白色、黄白色或浅棕色，周边表皮黄棕色或棕褐色，粉性或角质。气微，味微苦、麻。

土茯苓
Smilacis Glabrae Rhizoma

【来源】为百合科植物光叶菝葜 *Smilax glabra* Roxb. 的干燥根茎。

【产地】主产于广东、湖南、湖北、浙江等地。

【采收加工】夏、秋二季采挖，除去须根，洗净，干燥；或趁鲜切成薄片，干燥。

【性状鉴别】

药材　略呈圆柱形，稍扁或呈不规则条块，有结节状隆起，具短分枝，长5～22cm，直径2～5cm。表面黄棕色或灰褐色，凹凸不平，有坚硬的须根残基，分枝顶端有圆形芽痕，有的外皮现不规则裂纹，并有残留的鳞叶。质坚硬。切片呈长圆形或不规则形，厚0.1～0.5cm，边缘不整齐；切面类白色至淡红棕色，粉性，可见点状维管束及多数小亮点；质略韧，折断时有粉尘飞扬，以水湿润后有黏滑感。气微，味微甘、涩。

饮片　呈长圆形或不规则的薄片，边缘不整齐。切面黄白色或红棕色，粉性，可见点状维管束及多数小亮点；以水湿润后有黏滑感。气微，味微甘、涩。

百　合
Lilii Bulbus

【来源】为百合科植物卷丹 *Lilium lancifolium* Thunb.、百合 *Lilium brownii* F. E. Brown var. *viridulum* Baker 或细叶百合 *Lilium pumilum* DC. 的干燥肉质鳞叶。

【产地】全国大部分地区均产，主产于湖南、浙江。

【采收加工】秋季采挖，洗净，剥取鳞叶，置沸水中略烫，干燥。

【性状鉴别】

药材　呈长椭圆形，长2～5cm，宽1～2cm，中部厚1.3～4mm；表面黄白色至淡棕黄色，有的微带紫色，有数条纵直平行的白色维管束。顶端稍尖，基部较宽，边缘薄，微波状，略向内弯曲；质硬而脆，断面较平坦，角质样。气微，味微苦。

饮片　**百合**：同药材。

蜜百合：形如百合，表面棕黄色，偶见焦斑，略带黏性，味甜。

天　冬
Asparagi Radix

【来源】为百合科植物天冬 *Asparagus cochinchinensis*（Lour.）Merr. 的干燥块根。

【产地】主产于贵州、四川、广西等地。

【采收加工】秋、冬二季采挖，洗净，除去茎基和须根，置沸水中煮或蒸至透心，趁热除去外皮，洗净，干燥。

【性状鉴别】

药材　呈长纺锤形，略弯曲，长5～18cm，直径0.5～2cm。表面黄白色至淡黄棕色，半透明，光滑或具深浅不等的纵皱纹，偶有残存的灰棕色外皮。质硬或柔润，有黏性，断面角质样，中柱黄白色。气微，味甜、微苦。

以条粗壮、色黄白、半透明者为佳。

饮片　呈类圆形或不规则形的片。外表面黄白色至淡黄棕色，半透明，光滑或具深浅不等的纵皱纹，偶有残存的灰棕色外皮。质硬或柔润，有黏性。切面角质样，中柱黄白色。气微，味甜、微苦。

麦　冬
Ophiopogonis Radix

【来源】 为百合科植物麦冬 *Ophiopogon japonicus*（L. f）Ker－Gawl. 的干燥块根。

【产地】 主产于浙江省慈溪、余姚、杭州者，称“杭麦冬”；主产于四川省三台县者，称“川麦冬”。多为栽培品。

【采收加工】 夏季采挖，洗净，反复暴晒、堆置，至七八成干，除去须根，干燥。

【性状鉴别】

药材　呈纺锤形，两端略尖，长1.5～3cm，直径0.3～0.6cm。表面黄白色或淡黄色，有细纵皱纹。质柔韧，断面黄白色，半透明，中柱细小。气微香，味甘、微苦。

以个肥大、身干、色黄白、半透明、质柔韧、味甜、嚼之发黏者为佳。

饮片　形如麦冬，或为轧扁的纺锤形块片。表面黄白色或淡黄色，有细纵纹。质柔韧，断面黄白色，半透明，中柱细小。气微香，味甘、微苦。

山麦冬
Liriopes Radix

【来源】 为百合科植物湖北麦冬 *Liriope spicata*（Thunb.）Lour. var. *prolifera* Y. T. Ma 或短葶山麦冬 *Liriope muscari*（Decne.）Baily 的干燥块根。

【产地】 主产于湖北、四川、浙江、广西等地。

【采收加工】 夏初采挖，洗净，反复暴晒，堆置，至近干，除去须根，干燥。

【性状鉴别】

药材　**湖北麦冬：** 呈纺锤形，两端略尖，长1.2～3cm，直径0.4～0.7cm。表面淡黄色至棕黄色，具不规则纵皱纹。质柔软，干后质硬脆，易折断，断面淡黄色至棕黄色，角质样，中柱细小。气微，味甜，嚼之发黏。

短葶山麦冬： 稍扁，长2～5cm，直径0.3～0.8cm，具粗纵纹。味甘、微苦。

饮片　同药材。

知　母
Anemarrhenae Rhizoma

【来源】 为百合科植物知母 *Anemarrhena asphodeloides* Bge. 的干燥根茎。

【产地】 主产于河北省；山西、内蒙古、陕西及东北的西部亦产。

【采收加工】 春、秋二季采挖，除去残基、须根、泥沙，晒干，习称“毛知母”；或除去外皮，晒干，习称“知母肉”（“光知母”）。

【性状鉴别】

药材　**毛知母：** 呈长条状，微弯曲，略扁，偶有分枝，长3～15cm，直径0.8～1.5cm，一端有浅黄色的茎叶残痕。表面黄棕色至棕色，上面有一凹沟，具紧密排列的环状节，节上密生黄棕色的残存叶基，由两侧向根茎上方生长；下面隆起略皱缩，并有凹陷或突起的点状根痕。质硬，易折断，断面黄白色。气微，味微甜、略苦，嚼之带黏性。

知母肉（光知母）： 已去净外皮，表面黄白色，有扭曲的沟纹，有的可见叶痕及根痕。

以条肥大、质硬、断面黄白色者为佳。

饮片　**知母：** 呈不规则类圆形的厚片。外表皮黄棕色或棕色，可见少量残存的黄棕色叶基纤维或凹陷或突起的点状根痕。切面黄白色至黄色。气微，味微甜、略苦，嚼之带黏性。

盐知母： 形如知母片，色黄或微带焦斑。味微咸。

山　药
Dioscoreae Rhizoma

【来源】 为薯蓣科植物薯蓣 *Dioscorea opposita* Thunb. 的干燥根茎。

【产地】 主产于河南省的温县、武陟、博爱、沁阳等地（旧怀庆府），湖南、江西、广东、广西等地亦产。均为栽培品。

【采收加工】冬季茎叶枯萎后采挖，切去根头，洗净，除去外皮及须根，干燥，即为“毛山药”；或除去外皮，趁鲜切厚片，干燥，称为“山药片”；或选择肥大顺直的毛山药，置清水中，浸至无干心，闷透，切齐两端，用木板搓成圆柱状，晒干，打光，习称“光山药”。

【性状鉴别】

药材　毛山药：略呈圆柱形，弯曲而稍扁，长15～30cm，直径1.5～6cm。表面黄白色或淡黄色，有纵沟、纵皱纹及须根痕，偶有浅棕色的外皮残留。体重，质坚实，不易折断，断面白色，粉性。气微，味淡、微酸，嚼之发黏。

光山药：呈圆柱形，两端平齐，长9～18cm，直径1.5～3cm。表面光滑，白色或黄白色。

以条粗、质坚实、粉性足、色白者为佳。

饮片　山药片：为类圆形、椭圆形或不规则形的厚片。表面类白色或淡黄白色，质脆，易折断，切面类白色，富粉性。气微，味淡、微酸，嚼之发黏。

麸炒山药：形如山药片，切面黄白色或微黄色，偶有焦斑，略有焦香气。

【显微鉴别】

粉末　山药、山药片、麸炒山药：草酸钙针晶束存在于黏液细胞中，长80～240μm，针晶直径2～5μm。淀粉粒单粒扁卵形、类圆形、三角状卵形或矩圆形，直径8～40μm，脐点短缝状或人字状。

射　干
Belamcandae Rhizoma

【来源】为鸢尾科植物射干 *Belamcanda chinensis*（L.）DC. 的干燥根茎。

【产地】主产于河南、湖北、江苏、安徽等地。

【采收加工】春初刚发芽或秋末茎叶枯萎时采挖，除去须根和泥沙，干燥。

【性状鉴别】

药材　呈不规则的结节状，长3～10cm，直径1～2cm。表面黄褐色、棕褐色或黑褐色，皱缩，有较密的环纹。上面有数个圆盘状凹陷的茎痕，偶有茎基残存；下面有残留的细根及根痕。质硬，断面黄色，颗粒性。气微，味苦、微辛。

饮片　呈不规则形或长条形的薄片。外表皮黄褐色、棕褐色或黑褐色，皱缩，可见残留的须根和须根痕，有的可见环纹。切面淡黄色或鲜黄色，具散在筋脉小点或筋脉纹，有的可见环纹。气微，味苦、微辛。

干　姜
Zingiberis Rhizoma

【来源】为姜科植物姜 *Zingiber officinale* Rosc. 的干燥根茎。

【产地】主产于四川、贵州等地。

【采收加工】冬季采挖，除去须根和泥沙，晒干或低温干燥。趁鲜切片晒干或低温干燥者称为“干姜片”。

【性状鉴别】

药材　干姜：呈扁平块状，具指状分枝，长3～7cm，厚1～2cm；表面灰黄色或浅灰棕色，粗糙，具纵皱纹和明显的环节，分枝处常有鳞叶残存，分枝顶端有茎痕或芽；质坚实，断面黄白色或灰白色，粉性或颗粒性，内皮层环纹明显，维管束及黄色油点散在。气香、特异，味辛辣。

干姜片：呈不规则纵切片或斜切片，具指状分枝，长1～6cm，宽1～2cm，厚0.2～0.4cm。外皮灰黄色或浅黄棕色，粗糙，具纵皱纹及明显的环节；切面灰黄色或灰白色，略显粉性，可见较多的纵向纤维，有的呈毛状；质坚实，断面纤维性。气香、特异，味辛辣。

饮片　干姜：呈不规则片块状，厚0.2～0.4cm。

姜炭：形如干姜片或块状，表面焦黑色，内部棕褐色，体轻，质松脆。味微苦，微辣。

莪　术
Curcumae Rhizoma

【来源】为姜科植物蓬莪术 *Curcuma phaeocaulis* Val.、广西莪术 *Curcuma kwangsiensis* S. G. Lee et C. F. Liang 或温郁金 *Curcuma wenyujin* Y. H. Chen et C. Ling 的干燥根茎。后者习称“温莪术”。

【产地】蓬莪术主产于四川、福建、广东等地；广西莪术主产于广西；温莪术主产于浙江、四川、台湾、江西等地。

【采收加工】冬季茎叶枯萎后采挖，洗净，蒸或煮至透心，晒干或低温干燥后除去须根和杂质。

【性状鉴别】

药材　蓬莪术： 呈卵圆形、长卵形、圆锥形或长纺锤形，顶端多钝尖，基部钝圆，长2~8cm，直径1.5~4cm。表面灰黄色至灰棕色，上部环节突起，有圆形微凹的须根痕或有残留的须根，有的两侧各有1列下陷的芽痕和类圆形的侧生根茎痕，有的可见刀削痕。体重，质坚实。断面灰褐色至蓝褐色，蜡样，常附有灰棕色粉末，皮层与中柱易分离，内皮层环纹棕褐色。气微香，味微苦而辛。

广西莪术： 环节稍突起，断面黄棕色至棕色，常附有淡黄色粉末，内皮层环纹黄白色。

温莪术： 断面黄棕色至棕褐色，常附有淡黄色至黄棕色粉末。气香或微香。

以个大、质坚实、气香者为佳。

饮片　莪术： 呈类圆形或椭圆形厚片。外表皮灰黄色或灰棕色，有时可见环节或须根痕，切面黄绿色、黄棕色或棕褐色，内皮层环纹明显，散在"筋脉"小点。气微香，味微苦而辛。

醋莪术： 形如莪术片，色泽加深，角质样，微有醋香气。

姜　黄
Curcumae Longae Rhizoma

【来源】为姜科植物姜黄 *Curcuma longa* L. 的干燥根茎。

【产地】主产于四川、福建等省。

【采收加工】冬季茎叶枯萎时采挖，洗净，煮或蒸至透心，晒干，除去须根。

【性状鉴别】

药材　呈不规则卵圆形、圆柱形或纺锤形，常弯曲，有的具短叉状分枝，长2~5cm，直径1~3cm。表面深黄色，粗糙，有皱缩纹理和明显环节，并有圆形分枝痕及须根痕。质坚实，不易折断，断面棕黄色至金黄色，角质样，有蜡样光泽，内皮层环纹明显，维管束呈点状散在。气香特异，味苦、辛。

以质坚实、断面金黄色、香气浓厚者为佳。

饮片　呈类圆形或不规则形厚片。外表皮深黄色，有时可见环节，切面棕黄色或金黄色，角质样，内皮层环纹明显，维管束点状散在。气香特异，味苦、辛。

郁　金
Curcumae Radix

【来源】为姜科植物温郁金 *Curcuma wenyujin* Y. H. Chen et C. Ling、姜黄 *Curcuma longa* L.、广西莪术 *Curcuma kwangsiensis* S. G. Lee et C. F. Liang 或蓬莪术 *Curcuma phaeocaulis* Val. 的干燥块根，前两者分别习称"温郁金"和"黄丝郁金"，其余按性状不同习称"桂郁金"或"绿丝郁金"。

【产地】温郁金主产于浙江、福建、四川等省；黄丝郁金主产于四川、福建、广东、江西等省；桂郁金主产于广西、云南等省；绿丝郁金主产于四川、浙江、福建、广西等省区。

【采收加工】冬季茎叶枯萎后采挖，除去泥沙及须根，蒸或煮至透心，干燥。在浙江用郁金的叶烧灰后，与块根拌和，既能使根颜色变黑，又容易晒干。

【性状鉴别】

药材　温郁金： 呈长圆形或卵圆形，稍扁，有的微弯曲，两端渐尖，长3.5~7cm，直径1.2~2.5cm。表面灰褐色或灰棕色，具不规则纵皱纹，纵纹隆起处色较浅。质坚实，横断面灰棕色，角质样；内皮层环明显。气微香，味微苦。

黄丝郁金： 呈纺锤形，有的一端细长，长2.5~4.5cm，直径1~1.5cm。表面棕灰色或灰黄色，具细皱纹。断面橙黄色，外周棕黄色至棕红色。气芳香，味辛辣。

桂郁金： 呈长圆锥形或长圆形，2~6.5cm，直径1~1.8cm。表面具疏浅纵纹或较粗糙网状皱纹。气微，味微辛苦。

绿丝郁金： 呈长椭圆形，较粗壮，长1.5~3.5cm，直径1~1.2cm。气微，味淡。

以质坚实、外皮皱纹细、断面色黄者为佳。传统认为黄丝郁金质量最佳。

饮片　呈椭圆形或长条形的薄片。外表皮灰黄色、灰褐色至灰棕色，具不规则的纵皱纹。切面灰棕色、橙黄色至灰黑色，角质样，内皮层环明显。

天　麻

Gastrodiae Rhizoma

【来源】为兰科植物天麻 *Gastrodia elata* Bl. 的干燥块茎。

【产地】主产于四川、云南、贵州等地，东北及华北各地亦产。

【采收加工】立冬后至次年清明前采挖，除去地上苗茎，立即洗净，蒸至透心，敞开低温干燥。

【性状鉴别】

药材　呈椭圆形或长条形，略扁，皱缩而稍弯曲，长 3～15cm，宽 1.5～6cm，厚 0.5～2cm。表面黄白色至淡黄棕色，有纵皱纹及由潜伏芽排列而成的横环纹多轮，有时可见鳞叶或棕褐色菌索。顶端有红棕色至深棕色鹦嘴状的芽苞或残留茎基；底部有圆脐形疤痕。质坚硬，不易折断，断面较平坦，黄白色至淡棕色，角质样。气微，味甘。

以质地坚实、沉重，有鹦哥嘴，断面明亮，无空心者（冬麻）质佳；质地轻泡，有残留茎基，断面色晦暗，空心者（春麻）质次。

饮片　呈不规则的薄片，外表皮淡黄色至淡黄棕色，有时可见点状排成的横环纹。切面黄白色或淡棕色，角质样，半透明。气微，味甘。

【显微鉴别】

粉末　厚壁细胞椭圆形或类多角形，直径 70～180μm，壁厚 3～8μm，木化，纹孔明显。草酸钙针晶成束或散在，长 25～75（93）μm。用甘油醋酸试液装片观察含糊化多糖类物的薄壁细胞无色，有的细胞可见长卵形、长椭圆形或类圆形颗粒，遇碘液显棕色或淡棕紫色。

山慈菇

Cremastrae Pseudobulbus Pleiones Pseudobulbus

【来源】为兰科植物杜鹃兰 *Cremastra appendiculata*（D. Don）Makino、独蒜兰 *Pleione bulbocodioides*（Franch.）Rolfe 或云南独蒜兰 *Pleione yunnanensis* Rolfe 的干燥假鳞茎。前者习称"毛慈菇"，后二者习称"冰球子"。

【产地】主产于贵州、四川等省。

【采收加工】夏、秋二季采挖，除去地上部分及泥沙，分开大小置沸水锅中蒸煮至透心，干燥。

【性状鉴别】

药材　毛慈菇：呈不规则扁球形或圆锥形，顶端渐突起，基部有须根痕。长 1.8～3cm，膨大部直径 1～2cm。表面黄棕色或棕褐色，有纵皱纹或纵沟，中部有 2～3 条微突起的环节，节上有鳞片叶干枯腐烂后留下的丝状纤维。质坚硬，难折断，断面灰白色或黄白色，略呈角质。气微，味淡，带黏性。

冰球子：呈圆锥形，瓶颈状或不规则团块，直径 1～2cm，高 1.5～2.5cm；顶端渐尖，尖端断头处呈盘状，基部膨大且圆平，中央凹入，有 1～2 条环节，多偏向一侧。撞去外皮者表面黄白色，带表皮者浅棕色，光滑，有不规则皱纹；断面浅黄色，角质半透明。

白　及

Bletillae Rhizoma

【来源】为兰科植物白及 *Bletilla striata*（Thunb.）Reichb. f. 的干燥块茎。

【产地】主产于贵州、四川、云南、湖北等地。

【采收加工】夏、秋二季采挖，除去须根，洗净，置沸水中煮或蒸至无白心，晒至半干，除去外皮，晒干。

【性状鉴别】

药材　呈不规则扁圆形，多有 2～3 个爪状分枝，少数具 4～5 个爪状分枝，长 1.5～6cm，厚 0.5～3cm。表面灰白色至灰棕色，或黄白色，有数圈同心环节和棕色点状须根痕，上面有突起的茎痕，下面有连接另一块茎的痕迹。质坚硬，不易折断，切面类白色，角质样。气微，味苦，嚼之有黏性。

以个大、饱满、色白、半透明、质坚实者为佳。

饮片　呈不规则的薄片。外表皮灰白色至灰棕色，或黄白色。切面类白色至黄白色，角质样，半透明，维管束小点状，散生。质脆。气微，味苦，嚼之有黏性。

二、茎木类中药

药用部位为木本植物的茎藤或仅用其木材部分，少数为草本植物茎藤，这类中药称"茎木类中药"。实际上应属于两类，即茎类中药和木类中药。

1. 茎类中药　药用部位为植物的茎藤、茎枝、茎刺或茎的髓部，这类中药称“茎类中药”。药用部位为木本植物茎藤的，如川木通、大血藤、鸡血藤等；药用部位为带叶茎枝的，如桑寄生、槲寄生；药用部位为嫩枝的，如桂枝、桑枝等；药用部位为棘刺的，如皂角刺；药用部位为茎翅状附着物的，如鬼箭羽；药用部位为茎髓的，如通草、灯心草；药用部位为新鲜或干燥茎的，如石斛等。

2. 木类中药　药用部位为木本植物茎形成层以内的部分，这类中药称为“木类中药”。其药用部位实际为木材。木材又分为边材和心材两部分。边材形成较晚，含水分较多，颜色较浅，亦称液材；心材形成较早，位于木质部内方，蓄积了较多的物质，如树脂、树胶、单宁、挥发油等，颜色较深，质地较致密。木类中药多采用心材部分，如沉香、降香、檀香、苏木等。

（一）茎木类中药的性状鉴别要点

茎木类中药的性状鉴别一般应注意其形状、大小、粗细、颜色、表面特征、质地、折断面及气、味。如是带叶的茎枝，其叶则按叶类中药的要求进行观察。

1. 茎类中药　木质藤茎和茎枝，多呈圆柱形或扁圆柱形，有的扭曲不直，粗细大小不一。表面大多为棕黄色，少数具特殊颜色。外表粗糙，可见深浅不一的裂纹及皮孔，节膨大，具叶痕及枝痕。质地坚实。断面纤维性或裂片状，木部占大部分，双子叶植物的茎断面可见放射状排列纹理，有的可见明显小孔，如川木通、青风藤；有的可见特殊的环纹，如鸡血藤。气味常可以帮助鉴别，如海风藤味苦，有辛辣感；青风藤味苦，而无辛辣感。

草质藤茎较细长，多呈圆柱形，有的可见数条纵向的隆起棱线，也有的呈类方柱形。表面多呈浅黄绿色，节和节间、叶痕均较明显。质脆，易折断。断面可见明显的髓部，类白色，疏松，有的呈空洞状。大部分草本植物茎，如麻黄、苏梗等，列入全草类中药。

2. 木类中药　多呈不规则的块状、厚片状或长条状。表面颜色不一，有的具有棕褐色树脂状条纹或斑块；有的因形成的季节不同而出现年轮。质地和气味常可以帮助鉴别，如沉香质重，具香气；白木香质轻，香气较淡。

（二）常用茎木类中药

海风藤
Piperis Kadsurae Caulis

【来源】为胡椒科植物风藤 *Piper kadsura* (Choisy) Ohwi 的干燥藤茎。

【产地】主产于福建、浙江、广东、台湾等省。

【采收加工】夏、秋二季采割，除去根、叶，晒干。

【性状鉴别】

药材　呈扁圆柱形，微弯曲，长15~60cm，直径0.3~2cm；表面灰褐色或褐色，粗糙，有纵向棱状纹理及明显的节，节间长3~12cm，节部膨大，上生不定根。体轻，质脆，易折断，断面不整齐，皮部窄，木部宽广，灰黄色，导管孔多数，射线灰白色，放射状排列，皮部与木部交界处常有裂隙，中心有灰褐色髓。气香，味微苦、辛。

饮片　呈不规则的扁圆柱形厚片，直径0.3~2cm；表面灰褐色或褐色，有纵向棱状纹理；切面皮部窄，木部宽广呈灰黄色，导管孔多束，有灰黄色与灰白色相间排列的放射状纹理，皮部与木部交界处有裂隙，中心有灰褐色髓；体轻，质脆。气香，味微苦、辛。

川木通
Clematidis Armandii Caulis

【来源】为毛茛科植物小木通 *Clematis armandii* Franch. 或绣球藤 *Clematis montana* Buch. -Ham 的干燥藤茎。

【产地】小木通主产于四川、湖南，陕西、贵州、湖北等省亦产；绣球藤主产于四川，陕西、湖北、甘肃、安徽、广西、云南、贵州等省区亦产。

【采收加工】春、秋二季采收，除去粗皮，晒干，或趁鲜切薄片，晒干。

【性状鉴别】

药材　呈长圆柱形，略扭曲，长50~100cm，直径2~3.5cm。表面黄棕色或黄褐色，有纵向凹沟及棱线；节处多膨大，有叶痕及侧枝痕。残存皮部易撕裂。质坚硬，不易折断。切片厚0.2～0.4cm，边缘不整齐，残存皮部黄棕色，木部浅黄棕色或浅黄色，有黄白色放射状纹理及裂隙，其间布满导管孔，髓部较小，类白色或黄棕色，偶有空腔。气微，味淡。

饮片　呈类圆形厚片，切面边缘不整齐，残存皮部黄棕色，木部浅黄棕色或浅黄色，有黄白色放射状纹理及裂隙，其间密布细孔（导管），髓部较小，类白色或黄棕色，偶有空腔。气微，味淡。

木　通
Akebiae Caulis

【来源】为木通科植物木通 *Akebia quinata*（Thunb.）Decne.、三叶木通 *Akebia trifoliata*（Thunb.）Koidz 或白木通 *Akebia trifoliata*（Thunb.）Koidz. var. *australis*（Diels）Rehd. 的干燥藤茎。

【产地】木通主产于江苏、浙江、安徽、江西等省；三叶木通主产于浙江省；白木通主产于四川省。

【采收加工】秋季采收，截取茎部，除去细枝，阴干。

【性状鉴别】

药材　呈圆柱形，常稍扭曲，长30～70cm，直径0.5～2cm。表面灰棕色至灰褐色，外皮粗糙而有许多不规则的裂纹或纵沟纹，具突起的皮孔。节部膨大或不明显，具侧枝断痕。体轻，质坚实，不易折断，断面不整齐，皮部较厚，黄棕色，可见淡黄色颗粒状小点，木部黄白色，射线呈放射状排列，髓小或有时中空，黄白色或黄棕色。气微，味微苦而涩。

以条匀、断面色黄者为佳。

饮片　呈圆形、椭圆形或不规则形片。外表皮灰棕色或灰褐色。切面射线呈放射状排列，髓小或有时中空。气微，味微苦而涩。

槲寄生
Visci Herba

【来源】为桑寄生科植物槲寄生 *Viscum coloratum*（Komar.）Nakai 的干燥带叶茎枝。

【产地】主产于河北、辽宁、吉林、内蒙古等省区。

【采收加工】冬季至次春采割，除去粗茎，切段，干燥，或蒸后干燥。

【性状鉴别】

药材　茎枝呈圆柱形，2～5叉状分枝，长约30cm，直径0.3～1cm；表面黄绿色、金黄色或黄棕色，有纵皱纹；节膨大，节上有分枝或枝痕。体轻，质脆，易折断，断面不平坦，皮部黄色，木部色较浅，射线放射状，髓部常偏向一边。叶对生于枝梢，易脱落，无柄；叶片呈长椭圆状披针形，长2～7cm，宽0.5～1.5cm；先端钝圆，基部楔形，全缘；表面黄绿色，有细皱纹，主脉5出，中间3条明显；革质。气微，味微苦，嚼之有黏性。

以枝嫩、色黄绿、叶多者为佳。

饮片　为不规则的厚片。茎外皮黄绿色、黄棕色或棕褐色。切面皮部黄色，木部浅黄色，有放射状纹理，髓部常偏向一边。叶片黄绿色或黄棕色，全缘，有细皱纹；革质。气微，味微苦，嚼之有黏性。

桑寄生
Taxilli Herba

【来源】为桑寄生科植物桑寄生 *Taxillus chinensis*（DC.）Danser 的干燥带叶茎枝。

【产地】主产于福建、广东、广西等省区。

【采收加工】冬季至次春采割，除去粗茎，切段，干燥，或蒸后干燥。

【性状鉴别】

药材　茎枝呈圆柱形，长3～4cm，直径0.2～1cm；表面红褐色或灰褐色，具细纵纹，并有多数细小突起的棕色皮孔，嫩枝有的可见棕褐色茸毛；质坚硬，断面不整齐，皮部红棕色，木部色较浅。叶多卷曲，具短柄；叶片展平后呈卵形或椭圆形，长3～8cm，宽2～5cm；表面黄褐色，幼叶被细茸毛，先端钝圆，基部圆形或宽楔形，全缘；革质。气微，味涩。

饮片　为厚片或不规则短段。外表皮红褐色或灰褐色，具细纵纹，并有多数细小突起的棕色皮孔，嫩枝有的可见棕褐色茸毛。切面皮部红棕色，木部色较浅。叶多卷曲或破碎，完整者展平后呈卵形或椭圆形，表面黄褐色，幼叶被细茸毛，先端钝圆，基部圆形或宽楔形，全缘；革质。气微，味涩。

大血藤
Sargentodoxae Caulis

【来源】为木通科植物大血藤 *Sargentodoxa cuneata* (Oliv.) Rehd. et Wils. 的干燥藤茎。

【产地】主产于湖北、四川、江西、河南、江苏等地。

【采收加工】秋、冬二季采收，除去侧枝，截段，干燥。

【性状鉴别】

药材　呈圆柱形，略弯曲，长 30～60cm，直径 1～3cm。表面灰棕色，粗糙，外皮常呈鳞片状剥落，剥落处显暗红棕色，有的可见膨大的节及略凹陷的枝痕或叶痕。质硬，断面皮部红棕色，有数处向内嵌入木部，木部黄白色，有多数细孔状导管，射线呈放射状排列。气微，味微涩。

以条匀、粗如拇指者为佳。

饮片　呈类椭圆形的厚片。外表皮灰棕色、粗糙。切面皮部红棕色，有数处向内嵌入木部，木部黄白色，有多数导管孔，射线呈放射状排列。气微，味微涩。

苏木
Sappan Lignum

【来源】为豆科植物苏木 *Caesalpinia sappan* L. 的干燥心材。

【产地】主产于广西、云南、台湾、广东等地。

【采收加工】多于秋季采收，除去白色边材，干燥。

【性状鉴别】

药材　呈长圆柱形或对剖半圆柱形，长 10～100cm，直径 3～12cm。表面黄红色至棕红色，具刀削痕，常见纵向裂缝。质坚硬，断面略具光泽，年轮明显，有的可见暗棕色、质松、带亮星的髓部。气微，味微涩。

饮片　呈细条状、不规则片状，或为粗粉。片、条表面黄红色至棕红色，常见纵向纹理。质坚硬。有的可见暗棕色、质松、带亮星的髓部。气微，味微涩。

取本品碎片投入热水，水染成鲜艳桃红色，加酸变成黄色，再加碱液，仍变成红色。

鸡血藤
Spatholobi Caulis

【来源】为豆科植物密花豆 *Spatholobus suberectus* Dunn 的干燥藤茎。

【产地】主产于广东、广西、云南等地。

【采收加工】秋、冬二季采收，除去枝叶，切片，晒干。

【性状鉴别】

药材　呈椭圆形、长矩圆形或不规则的斜切片，厚 0.3～1cm。栓皮灰棕色，有的可见灰白色斑块，栓皮脱落处显红棕色。质坚硬。切面木部红棕色或棕色，导管孔多数；韧皮部有树脂状分泌物呈红棕色至黑棕色，与木部相间排列呈数个同心性椭圆形环或偏心性半圆形环；髓部偏向一侧。气微，味涩。

以树脂状分泌物多者为佳。

降香
Dalbergiae Odoriferae Lignum

【来源】为豆科植物降香檀 *Dalbergia odorifera* T. Chen 的树干和根的干燥心材。

【产地】主产于广东、海南等地。

【采收加工】全年均可采收，除去边材，阴干。

【性状鉴别】

药材　呈类圆柱形或不规则块状。表面紫红色或红褐色，切面有致密的纹理。质硬，有油性。气微香，味微苦。

以色紫红、质坚硬、富油性、香气浓者为佳。

饮片　为不规则的薄片、小碎块或细粉。余同药材。

沉香
Aquilariae Lignum Resinatum

【来源】为瑞香科植物白木香 *Aquilaria sinensis* (Lour.) Gilg 含有树脂的木材。

【产地】主产于广东、海南、广西、福建等省区，我国台湾亦有栽培。

【采收加工】全年均可采收，割取含树脂的木材，除去不含树脂的部分，阴干。

【性状鉴别】

药材　呈不规则块状、片状或盔帽状，有的为小碎块。表面凹凸不平，有刀削痕，偶有孔洞，可见黑褐色树脂与黄白色木部相间的斑纹、孔洞及凹窝。表面多呈朽木状。质较坚实，断面刺状。气芳香，味苦。燃烧时有浓烟及强烈香气，并有黑色油状物渗出。

以色黑、质坚硬、油性足、香气浓而持久、能沉水者为佳。

饮片　呈不规则片状、长条形或类方形小碎块状，长0.3～7.0cm，宽0.2～5.5cm。表面凹凸不平，有的有刀削痕，偶有孔洞，可见黑褐色树脂与黄白色木部相间的斑纹。质较坚实，刀削面平整，折断面刺状。气芳香，味苦。

通　草
Tetrapanacis Medulla

【来源】为五加科植物通脱木 *Tetrapanax papyriferus*（Hook.）K. Koch 的干燥茎髓。

【产地】主产于贵州、云南、四川、湖北等地。

【采收加工】秋季割取茎，截成段，趁鲜取出髓部，理直，晒干。

【性状鉴别】

药材　呈圆柱形，长20～40cm，直径1～2.5cm。表面白色或淡黄色，有浅纵沟纹。体轻，质松软，稍有弹性，易折断。断面平坦，显银白色光泽，中部有直径0.3～1.5cm的空心或半透明圆形的薄膜，纵剖面薄膜呈梯状排列，实心者少见。气微，味淡。

以条粗、色洁白、有弹性者为佳。

饮片　呈圆形的厚片或小段，表面有银白色光泽。髓部中空或有半透明的薄膜，体轻，质松软，有弹性。气微，味淡。

钩　藤
Uncariae Ramulus Cum Uncis

【来源】为茜草科植物钩藤 *Uncaria rhynchophylla*（Miq.）Miq. ex Havil.、大叶钩藤 *Uncaria macrophylla* Wall.、毛钩藤 *Uncaria hirsuta* Havil.、华钩藤 *Uncaria sinensis*（Oliv.）Havil. 或无柄果钩藤 *Uncaria sessilifructus* Roxb. 的干燥带钩茎枝。

【产地】钩藤主产于广西、广东、湖北、湖南等省区；大叶钩藤主产于广西、广东、云南等省区；毛钩藤主产于福建、广东、广西、台湾等省区；华钩藤主产于广西、贵州、湖南、湖北等省区；无柄果钩藤主产于广东、广西、云南等省区。

【采收加工】秋、冬二季采收有钩的嫩枝，去叶，剪成短段，晒干。

【性状鉴别】

药材　为带单钩或双钩的茎枝小段。茎枝呈圆柱形或类方柱形，长2～3cm，直径0.2～0.5cm。表面红棕色至紫红色者，具细纵纹，光滑无毛；黄绿色至灰褐色者有的可见白色点状皮孔，被黄褐色柔毛。多数枝节上对生两个向下弯曲的钩（不育花序梗），或仅一侧有钩，另一侧为突起的疤痕；钩略扁或稍圆，先端细尖，基部较阔；钩基部的枝上可见叶柄脱落后的窝点状痕迹和环状托叶痕。质坚韧，断面黄棕色，皮部纤维性，髓部黄白色或中空。气微，味淡。

以双钩、茎细、钩结实、光滑、色紫红、无枯枝者为佳。

忍冬藤
Lonicerae Japonicae Caulis

【来源】为忍冬科植物忍冬 *Lonicera japonica* Thunb. 的干燥茎枝。

【产地】主产于山东、河南，全国大部分地区均产。

【采收加工】秋、冬二季采割，晒干。

【性状鉴别】

药材　呈长圆柱形，多分枝，常缠绕成束，直径1.5～6mm；表面棕红色至暗棕色，有的灰绿色，光滑或被茸毛；外皮易剥落。枝上多节，节间长6～9cm，有残叶和叶痕。质脆，易折断，断面黄白色，中空。气微，老枝味微苦，嫩枝味淡。

饮片　呈不规则的段，表面棕红色（嫩枝），有的灰绿色，光滑或被茸毛；外皮易脱落；切面黄白色，中空。偶有残叶，暗绿色，略有茸毛。气微，老枝味微苦，嫩枝味淡。

竹　茹

Bambusae Caulis in Taenias

【来源】为禾本科植物青秆竹 *Bambusa tuldoides* Munro、大头典竹 *Sinocalamus beecheyanus*（Munro）Mcclure var. *pubescens* P. F. Li 或淡竹 *Phyllostachys nigra*（Lodd.）Munro var. *henonis*（Mitf.）Stapf ex Rendle 的茎秆的干燥中间层。

【产地】主产于河南、广东、四川、江苏、湖北、广西、福建等地。

【采收加工】全年均可采制，取新鲜茎，除去外皮，将稍带绿色的中间层刮成丝条，或削成薄片，捆扎成束，阴干。前者称“散竹茹”，后者称“齐竹茹”。

【性状鉴别】

药材　为卷曲成团的不规则丝条或呈长条形薄片状。宽窄厚薄不等，浅绿色、黄绿色或黄白色。纤维性，体轻松，质柔韧，有弹性。气微，味淡。

饮片　竹茹：切段或揉成小团，余同药材。

姜竹茹：形如竹茹，表面黄色，微有姜香气。

灯心草

Juncus Medulla

【来源】为灯心草科植物灯心草 *Juncus effusus* L. 的干燥茎髓。

【产地】主产于江苏、四川、福建、广东、贵州等地。

【采收加工】夏末至秋季割取茎，晒干，取出茎髓，理直，扎成小把。

【性状鉴别】

药材　呈细圆柱形，长达 90cm，直径 0.1～0.3cm；表面白色或淡黄白色，有细纵纹；体轻，质软，略有弹性，易拉断，断面白色。气微，味淡。

饮片　灯心草：形如药材，呈段状，约 2～5cm；体轻，质软，断面白色。气微，味淡。

灯心炭：呈细圆柱形的段，表面黑色，体轻，质松脆，易碎。气微，味微涩。

石　斛

Dendrobii Caulis

【来源】为兰科植物金钗石斛 *Dendrobium nobile* Lindl.、霍山石斛 *Dendrobium huoshanense* C. Z. Tang et S. J. Cheng、鼓槌石斛 *Dendrobium chrysotoxum* Lindl. 或流苏石斛 *Dendrobium fimbriatum* Hook. 的栽培品及其同属植物近似种的新鲜或干燥茎。

【产地】主产于广西、贵州、广东、云南、四川等地。

【采收加工】全年均可采收，鲜用者除去根和泥沙；干用者采收后，除去杂质，用开水略烫或烘软，再边搓边烘晒，至叶鞘搓净，干燥。

【性状鉴别】

药材　鲜石斛：呈圆柱形或扁圆柱形，长约 30cm，直径 0.4～1.2cm。表面黄绿色，光滑或有纵纹，节明显，色较深，节上有膜质叶鞘。肉质多汁，易折断。气微，味微苦而回甜，嚼之有黏性。

金钗石斛：呈扁圆柱形，长 20～40cm，直径 0.4～0.6cm，节间长 2.5～3cm。表面金黄色或黄中带绿色，有深纵沟。质硬而脆，断面较平坦而疏松。气微，味苦。

霍山石斛：干条呈直条状或不规则弯曲形，长 2～8cm，直径 0.1～0.4cm。表面淡黄绿色至黄绿色，偶有黄褐色斑块，有细纵纹，节明显，节上有的可见残留的灰白色膜质叶鞘；一端可见茎基部残留的短须根或须根痕，另一端为茎尖，较细。质硬而脆，易折断，断面平坦，灰黄色至灰绿色，略角质状。气微，味淡，嚼之有黏性。鲜品稍肥大。肉质，易折断，断面淡黄绿色至深绿色。气微，味淡，嚼之有黏性且少有渣。枫斗呈螺旋形或弹簧状，通常为 2～5 个旋纹，茎拉直后性状同干条。

鼓槌石斛：呈粗纺锤形，中部直径 1～3cm，具 3～7 节。表面光滑，金黄色，有明显凸起的棱。质轻而松脆，断面海绵状。气微，味淡，嚼之有黏性。

流苏石斛：呈长圆柱形，长 20～150cm，直径 0.4～1.2cm，节明显，节间长 2～6cm。表面黄色至暗黄色，有深纵槽。质疏松，断面平坦或呈纤维性。味淡或微苦，嚼之有黏性。

干品以色金黄、有光泽、质柔韧者为佳。

饮片　干石斛：呈扁圆柱形或圆柱形的段。表面金黄色、绿黄色或棕黄色，有光泽，有深纵沟或纵棱，有的可见棕褐色的节。切面黄白色至黄褐色，有多数散在的筋脉点。气微，味淡或微苦，嚼之有黏性。

鲜石斛： 呈圆柱形或扁圆柱形的段。直径0.4～1.2cm。表面黄绿色，光滑或有纵纹，肉质多汁。气微，味微苦而回甜，嚼之有黏性。

铁皮石斛
Dendrobii Officinalis Caulis

【来源】 为兰科植物铁皮石斛 *Dendrobium officinale* Kimura et Migo 的干燥茎。

【产地】 主产于云南、浙江等地。

【采收加工】 11月至翌年3月采收，除去杂质，剪去部分须根，边加热边扭成螺旋形或弹簧状，烘干；或切成段，干燥或低温烘干。前者习称"铁皮枫斗（耳环石斛）"，后者习称"铁皮石斛"。

【性状鉴别】

药材 铁皮枫斗： 呈螺旋形或弹簧状，通常为2～6个旋纹，茎拉直后长3.5～8cm，直径0.2～0.4cm。表面黄绿色或略带金黄色，有细纵皱纹，节明显，节上有时可见残留的灰白色叶鞘；一端可见茎基部留下的短须根。质坚实，易折断，断面平坦，灰白色至灰绿色，略角质状。气微，味淡，嚼之有黏性。

铁皮石斛： 为圆柱形的段，长短不等。

三、皮类中药

药用部位为裸子植物或被子植物（其中主要是双子叶植物）的茎干、枝和根的形成层以外部位，这类中药称为皮类中药。它由外向内包括周皮、皮层、初生和次生韧皮部等部分。其中大多为木本植物茎干的皮，如黄柏、杜仲；少数为根皮，如牡丹皮、桑白皮；或为枝皮，如秦皮等。

（一）皮类中药的性状鉴别要点

皮类中药因植物来源、取皮部位、采集和加工干燥方法的不同，形成了外表形态上的变化特征，在鉴别时，要仔细观察，正确运用术语是十分重要的。现分述如下。

1. 形状 粗大老树上剥的皮，大多宽大而厚，呈长条状或板片状；枝皮则呈细条状或卷筒状；根皮多数呈短片状或筒状。一般描述术语有：

（1）平坦状 皮片呈板片状，较平整。如杜仲、黄柏。

（2）弯曲状 皮片多向内表面弯曲，通常取自枝干或较小茎干的皮，易收缩而呈弯曲状，由于弯曲的程度不同，又分为以下形状。

①槽状或半管状：皮片向内弯曲呈槽状、浅槽状半圆形。如企边桂。

②筒状或管状：皮片向内弯曲至两侧，接近呈管状，这类形状常见于加工时用抽心法抽去木心的皮类中药。如牡丹皮。

③单卷筒状：皮片向一面卷曲，以至两侧重叠。如肉桂。

④双卷筒状：皮片两侧各自向内卷呈筒状。如厚朴。

⑤复卷筒状：几个单卷或双卷的皮重叠在一起呈筒状。如锡兰桂皮。

⑥反曲状：皮片向外表面略弯曲，皮的外层呈凹陷状。如石榴树皮。

2. 表面

（1）外表面 指皮的外面。外表颜色多为灰黑色、灰褐色、棕褐色或棕黄色等，有的树干皮外表面常有斑片状的地衣、苔藓等附生物，呈现不同的颜色等。有的外表面常有片状剥离的落皮层和纵横深浅不同的裂纹，有时亦有各种形状的突起物而使树皮表面显示不同程度的粗糙。多数树皮尚可见到皮孔，通常是横向的，也有纵向延长的，皮孔的形状、颜色、分布的密度，常是鉴别皮类中药的特征之一；如合欢皮的皮孔呈椭圆形，棕红色；牡丹皮的皮孔呈灰褐色，横长略凹陷状；杜仲的皮孔呈斜方形。少数皮类中药的外表面有刺，如红毛五加皮；或有钉状物，如海桐皮等。有的皮类中药，木栓层已除去或部分除去而较光滑，如桑白皮、黄柏等。

（2）内表面 颜色各不相同，如肉桂呈红棕色，杜仲呈紫褐色，黄柏呈黄色，苦楝皮呈黄白色。有些含油的皮类中药，内表面经刻划，出现油痕，可根据油痕的情况，结合气味等，判断该药材的质量，如肉桂、厚朴等。一般较平滑或具粗细不同的纵向皱纹，有的显网状纹理，如椿白皮。

3. 折断面 皮类中药横向折断面的特征和

皮的各组织的组成与排列方式有密切关系，因此是皮类中药的重要鉴别特征，折断面的性状特征主要有：

（1）平坦状 有的皮类中药的组织中富有薄壁细胞而无石细胞群或纤维束，折断面较平坦，无明显突起物，如牡丹皮。

（2）颗粒状 有的皮类中药的组织中富有石细胞群，折断面常呈颗粒状突起，如肉桂。

（3）纤维状 有的皮类中药的组织中富含纤维，折断面多呈细的纤维状物或刺状物突出，如合欢皮。

（4）层状 有的皮类中药的组织构造中的纤维束和薄壁组织呈环带状间隔排列，折断时形成明显的层片状，如苦楝皮、黄柏等。

有的皮类中药的断面外层较平坦或颗粒状，内层呈纤维状，说明纤维主要存在于韧皮部，如厚朴。有的皮类中药在折断时有细密、银白色、富弹性的橡胶丝相连，如杜仲。有的皮类中药在折断时有粉尘出现，这些皮的组织较疏松，含有较多的淀粉，如白鲜皮。

4. 气味 气味也是鉴别皮类中药的重要特征，它和皮中所含成分有密切关系，各种皮类中药的外形有时很相似，但其气味却完全不同。如香加皮和地骨皮，外形特征相似，前者因含4-甲氧基水杨醛而有特殊香气；后者不含此成分而气微。肉桂与桂皮外形亦较相似，但肉桂气香浓烈，味甜而辣；桂皮则香气淡，味微甜而辛、凉。

（二）常用皮类中药

桑白皮
Mori Cortex

【来源】 为桑科植物桑 *Morus alba* L. 的干燥根皮。

【产地】 主产于安徽、河南、浙江、江苏、湖南等地；其他各地亦产。野生或栽培。

【采收加工】 秋末叶落时至次春发芽前采挖根部，刮去黄棕色粗皮，纵向剖开，剥取根皮，晒干。

【性状鉴别】

药材 呈扭曲的卷筒状、槽状或板片状，长短宽窄不一，厚0.1～0.4cm。外表面白色或淡黄白色，较平坦，有的残留橙黄色或棕黄色鳞片状粗皮；内表面黄白色或淡黄色，有细纵纹。体轻，质韧，纤维性强，难折断，易纵向撕裂，撕裂时有粉尘飞扬。气微，味微甘。

以色白、皮厚、柔韧、粉性足者为佳。

饮片 桑白皮： 呈丝条状，外表面白色或淡黄白色，有的残留橙黄色或棕黄色鳞片状粗皮；内表面黄白色或灰黄色，有细纵纹。体轻，质韧，纤维性强。气微，味微甘。

蜜桑白皮： 呈不规则的丝条状，表面深黄色或棕黄色，略具光泽，滋润，纤维性强，易纵向撕裂。气微，味甜。

牡丹皮
Moutan Cortex

【来源】 为毛茛科植物牡丹 *Paeonia suffruticosa* Andr. 的干燥根皮。

【产地】 主产于安徽、四川、河南及山东等省。主为栽培品。

【采收加工】 秋季采挖根部，除去细根和泥沙，剥取根皮，晒干或刮去粗皮，除去木心，晒干。前者习称“连丹皮”（原丹皮），后者习称“刮丹皮”（粉丹皮）。

【性状鉴别】

药材 连丹皮（原丹皮）： 呈筒状或半筒状，有纵剖开的裂缝，略向内卷曲或张开，长5～20cm，直径0.5～1.2cm，厚0.1～0.4cm。外表面灰褐色或黄褐色，有多数横长皮孔样突起及细根痕，栓皮脱落处粉红色；内表面淡灰黄色或浅棕色，有明显的细纵纹，常见发亮的结晶。质硬而脆，易折断，断面较平坦，淡粉红色，粉性。气芳香，味微苦而涩。

刮丹皮（粉丹皮）： 外表面有刮刀削痕，外表面红棕色或淡灰黄色，有时可见灰褐色斑点状残存外皮。

以条粗长、皮厚、无木心、断面粉白色、粉性足、结晶多、香气浓者为佳。

饮片 呈圆形或卷曲形的薄片。连丹皮外表面灰褐色或黄褐色，栓皮脱落处粉红色；刮丹皮表面红棕色或淡灰黄色。内表面有时可见发亮的结晶，切面淡粉红色，粉性。气芳香，味微苦而涩。

厚　朴

Magnoliae Officinalis Cortex

【来源】为木兰科植物厚朴 *Magnolia officinalis* Rehd. et Wils. 及凹叶厚朴 *Magnolia officinalis* Rehd. et Wils. var. *biloba* Rehd. et Wils. 的干燥干皮、枝皮和根皮。

【产地】主产于四川、湖北、浙江、福建等省。多为栽培品。

【采收加工】4～6 月剥取，干皮置沸水中微煮后，经“发汗”处理至内表面变紫褐色或棕褐色时，再蒸软，取出，卷成筒状，干燥。枝皮及根皮直接阴干。

【性状鉴别】

药材　干皮：呈卷筒状或双卷筒状，长 30～35cm，厚 0.2～0.7cm，习称“筒朴”；近根部干皮一端展开如喇叭口，长 13～25cm，厚 0.3～0.8cm，习称“靴筒朴”。外表面灰棕色或灰褐色，粗糙，有时呈鳞片状，较易剥落，有明显的椭圆形皮孔和纵皱纹；刮去粗皮者显黄棕色。内表面紫棕色或深紫褐色，较平滑，具细密纵纹，划之显油痕。质坚硬，不易折断，断面颗粒性，外层灰棕色，内层紫褐色或棕色，有油性，有的可见多数小亮星。气香，味辛辣、微苦。

枝皮（枝朴）：呈单筒状，长 10～20cm，厚 0.1～0.2cm。表面灰棕色。质脆，易折断，断面纤维性。余同干皮。

根皮（根朴）：呈单筒状或不规则块片，有的弯曲似鸡肠，习称“鸡肠朴”。表面灰棕色。质硬，较易折断，断面纤维性。余同干皮。

以皮厚、肉细、油性足、内表面紫棕色、断面有发亮结晶物、香气浓、味苦辛微甜、嚼之残渣少者为佳。

饮片　厚朴：呈弯曲的丝条状或单、双卷筒状。外表面灰褐色，有时可见椭圆形皮孔或纵皱纹。内表面紫棕色或深紫褐色，较平滑，具细密纵纹，划之显油痕。切面颗粒性，有油性，有的可见小亮星。气香，味辛辣、微苦。

姜厚朴：形如厚朴丝，表面灰褐色，偶见焦斑。略具姜辣气。

【显微鉴别】

粉末　厚朴、姜厚朴：石细胞类方形、椭圆形或不规则分枝状，直径 11～65μm，壁厚，有的可见层纹。油细胞椭圆形或类圆形，含黄棕色油状物。纤维甚多，壁甚厚，有的呈波浪形或一边呈锯齿状，木化，孔沟不明显。

肉　桂

Cinnamomi Cortex

【来源】为樟科植物肉桂 *Cinnamomum cassia* Presl 的干燥树皮。

【产地】主产于广西、广东等省区，云南、福建等省亦产。多为栽培品。

【采收加工】每年分两期采收，第一期于 4～5 月间，第二期于 9～10 月间，以第二期产量大，香气浓，质量佳。采收时选取适龄肉桂树，按一定的长度、阔度剥下树皮，放于阴凉处，按各种规格修整，或置于木质的“桂夹”内压制成型，阴干或先放置阴凉处 2～3 天后，于弱光下晒干。根据采收加工方法不同，有如下加工品：①桂通（官桂）为剥取栽培 5～6 年生幼树的干皮和粗枝皮，或老树枝皮，不经压制，自然卷曲成筒状。②企边桂为剥取 10 年生以上的干皮，将两端削成斜面，突出桂心，夹在木质的凹凸板中间，压成两侧向内卷曲的浅槽状。③板桂为剥取老树最下部近地面的干皮，夹在木质的桂夹内，晒至九成干，经纵横堆叠，加压，干燥，成为扁平板状。④桂碎为在加工过程中的碎块。

【性状鉴别】

药材　呈槽状或卷筒状，长 30～40cm，宽或直径为 3～10cm，厚 0.2～0.8cm。外表面灰棕色，稍粗糙，有不规则的细皱纹及横向突起的皮孔，有的可见灰白色的斑纹；内表面红棕色，较平坦，有细纵纹，划之显油痕。质硬而脆，易折断，断面不平坦，外层棕色而较粗糙，内层红棕色而油润，两层中间有 1 条黄棕色的线纹。气香浓烈，味甜、辣。

以不破碎、体重、外皮细、肉厚、断面紫红色、油性大、香气浓、味甜而辛、嚼之渣少者为佳。

饮片　同药材。

【显微鉴别】

粉末 纤维大多单个散在，长梭形，直径约至50μm，壁厚，木化，纹孔不明显。石细胞类圆形或类方形，壁厚，有的一面菲薄，直径32～88μm。油细胞类圆形或长圆形。

杜 仲
Eucommiae Cortex

【来源】为杜仲科植物杜仲 *Eucommia ulmoides* Oliv. 的干燥树皮。

【产地】主产于四川、湖北、贵州及河南等省。多为栽培。

【采收加工】4～6月剥取，趁鲜刮去粗皮，将树皮内表面相对层层叠放，堆积“发汗”至内皮呈紫褐色时，取出晒干。

【性状鉴别】

药材 呈板片状或两边稍向内卷，大小不一，厚0.3～0.7cm。外表面淡灰棕色或灰褐色，有明显的皱纹或纵裂槽纹，有的树皮较薄，未去粗皮，可见明显的斜方形皮孔，内表面暗紫色或紫褐色，光滑。质脆，易折断。断面有细密、银白色、富弹性的橡胶丝相连。气微，味稍苦。

以皮厚、块大、去净粗皮、内表面暗紫色、断面银白色、橡胶丝多者为佳。

饮片 杜仲：呈小方块或丝状。外表面浅棕色或灰褐色，有明显的皱纹。内表面暗紫色，光滑。断面有细密、银白色、富弹性的橡胶丝相连。气微，味稍苦。

盐杜仲：形如杜仲块或丝，表面黑褐色，内表面褐色，折断时胶丝弹性较差。味微咸。

合欢皮
Albiziae Cortex

【来源】为豆科植物合欢 *Albizia julibrissin* Durazz. 的干燥树皮。

【产地】主产于湖北、江苏、安徽、浙江等地。

【采收加工】夏、秋二季剥取，晒干。

【性状鉴别】

药材 本品呈卷曲筒状或半筒状，长40～80cm，厚0.1～0.3cm。外表面灰棕色至灰褐色，稍有纵皱纹，有的成浅裂纹，密生明显的椭圆形横向皮孔，棕色或棕红色，偶有突起的横棱或较大的圆形枝痕，常附有地衣斑；内表面淡黄棕色或黄白色，平滑，有细密纵纹。质硬而脆，易折断，断面呈纤维性片状，淡黄棕色或黄白色。气微香，味淡、微涩、稍刺舌，而后喉头有不适感。

饮片 呈弯曲的丝或块片状。外表面灰棕色至灰褐色，稍有纵皱纹，密生明显的椭圆形横向皮孔，棕色或棕红色。内表面淡黄棕色或黄白色，平滑，具细密纵纹。切面呈纤维性片状，淡黄棕色或黄白色。气微香，味淡、微涩、稍刺舌，而后喉头有不适感。

黄 柏
Phellodendri Chinense Cortex

【来源】为芸香科植物黄皮树 *Phellodendron chinense* Schneid. 的干燥树皮。习称“川黄柏”。

【产地】主产于四川、贵州等省；陕西、湖北、云南、湖南等省亦产。

【采收加工】3～6月间采收，选10年左右的树，剥取树皮后，除去粗皮，晒干。

【性状鉴别】

药材 呈板片状或浅槽状，长宽不一，厚0.1～0.6cm。外表面黄棕色或黄褐色，平坦或具纵沟纹，有的可见皮孔痕及残存的灰褐色粗皮；内表面暗黄色或淡棕色，具细密的纵棱纹。体轻，质较硬，断面纤维性，呈裂片状分层，深黄色。气微，味极苦，嚼之有黏性。

以皮厚、断面色黄者为佳。

饮片 黄柏：呈丝条状，外表面黄褐色或黄棕色，内表面暗黄色或淡棕色，具纵棱纹。切面纤维性，呈裂片状分层，深黄色。味极苦。

盐黄柏：形如黄柏丝，表面深黄色。偶有焦斑。味极苦，微咸。

黄柏炭：形如黄柏丝，表面焦黑色，内部深褐色或棕黑色。体轻，质脆，易折断。味苦涩。

【显微鉴别】

粉末 黄柏、盐黄柏：纤维鲜黄色，常成束，周围细胞含草酸钙方晶，形成晶纤维，含晶细胞壁木化增厚。石细胞鲜黄色，类圆形、纺锤形或呈分枝状，壁厚，层纹明显。草酸钙方晶众多。

关黄柏

Phellodendri Amurensis Cortex

【来源】为芸香科植物黄檗 *Phellodendron amurense* Rupr. 的干燥树皮。

【产地】主产于辽宁、吉林等省，内蒙古、河北、黑龙江等省区亦产。以辽宁产量最大。

【采收加工】3～6 月间采收，选 10 年左右的树，剥取树皮，除去粗皮，晒干。

【性状鉴别】

药材　呈板片状或浅槽状，长宽不一，厚 0.2～0.4cm。外表面黄绿色或淡棕黄色，较平坦，有不规则的纵裂纹，皮孔痕小而少见，偶有灰白色的粗皮残留；内表面黄色或黄棕色。体轻，质较硬，断面纤维性，有的呈裂片状分层，鲜黄色或黄绿色。气微，味极苦，嚼之有黏性。

饮片　关黄柏：呈丝状，外表面黄绿色或淡棕黄色，较平坦。内表面黄色或黄棕色。切面鲜黄色或黄绿色，有的呈片状分层。气微，味极苦。

盐关黄柏：形如关黄柏丝，外表面及内表面深黄色至黄棕色，偶有焦斑。略具咸味。

关黄柏炭：形如关黄柏丝，表面焦黑色、断面焦褐色。质轻而脆。味微苦、涩。

白鲜皮

Dictamni Cortex

【来源】为芸香科植物白鲜 *Dictamnus dasycarpus* Turcz. 的干燥根皮。

【产地】主产于辽宁、河北、山东等地。

【采收加工】春、秋二季采挖根部，除去泥沙和粗皮，剥取根皮，干燥。

【性状鉴别】

药材　呈卷筒状，长 5～15cm，直径 1～2cm，厚 0.2～0.5cm。外表面灰白色或淡灰黄色，具细纵皱纹及细根痕，常有突起的颗粒状小点；内表面类白色，有细纵纹。质脆，折断时有粉尘飞扬，断面不平坦，略呈层片状，剥去外层，迎光可见有闪烁的小亮点。有羊膻气，味微苦。

饮片　呈不规则的厚片，外表面灰白色或淡灰黄色，具细纵皱纹及细根痕，常有突起的颗粒状小点；内表面类白色，有细纵纹。切面类白色，略呈层片状。有羊膻气，味微苦。

苦楝皮

Mellae Cortex

【来源】为楝科植物川楝 *Melia toosendan* Sieb. et Zucc. 或楝 *Melia azedarach* L. 的干燥树皮和根皮。

【产地】川楝主产于四川、云南、贵州、甘肃等省；楝主产于山西、甘肃、山东、江苏等省。

【采收加工】春、秋二季剥取，晒干，或除去粗皮，晒干。

【性状鉴别】

药材　呈不规则板片状、槽状或半卷筒状，长宽不一，厚 0.2～0.6cm。外表面灰棕色或灰褐色，粗糙，有交织的纵皱纹和点状灰棕色皮孔，除去粗皮者淡黄色；内表面类白色或淡黄色。质韧，不易折断，断面纤维性，呈层片状，易剥离。气微，味苦。

饮片　呈不规则的丝状。外表面灰棕色或灰褐色，除去粗皮者呈淡黄色。内表面类白色或淡黄色。切面纤维性，略呈层片状，易剥离。气微，味苦。

五加皮

Acanthopanax Cortex

【来源】为五加科植物细柱五加 *Acanthopanax gracilistylus* W. W. Smith 的干燥根皮。

【产地】主产于湖北、河南、浙江、山东、四川、湖南、贵州、云南等省。

【采收加工】夏、秋二季采挖根部，洗净，剥取根皮，晒干。

【性状鉴别】

药材　呈不规则卷筒状，长 5～15cm，直径 0.4～1.4cm，厚约 0.2cm；外表面灰褐色，有稍扭曲的纵皱纹和横长皮孔样斑痕；内表面淡黄色或灰黄色，有细纵纹。体轻，质脆，易折断，断面不整齐，灰白色。气微香，味微辣而苦。

饮片　呈不规则的厚片，外表面灰褐色，有稍扭曲的纵皱纹及横长皮孔样斑痕；内表面淡黄色或灰黄色，有细纵纹；切面不整齐，灰白色。气微香，味微辣而苦。

秦　皮
Fraxini Cortex

【来源】为木犀科植物苦枥白蜡树 *Fraxinus rhynchophylla* Hance、白蜡树 *Fraxinus chinensis* Roxb.、尖叶白蜡树 *Fraxinus szaboana* Lingelsh. 或宿柱白蜡树 *Fraxinus stylosa* Lingelsh. 的干燥枝皮或干皮。

【产地】主产于辽宁、吉林、陕西、四川等省。

【采收加工】春、秋二季剥取枝皮或干皮，晒干。

【性状鉴别】

药材　枝皮：呈卷筒状或槽状，长10～60cm，厚0.15～0.3cm。外表面灰白色、灰棕色至黑棕色或相间呈斑状，平坦或稍粗糙，并有灰白色圆点状皮孔及细斜皱纹，有的具分枝痕。内表面黄白色或棕色，平滑。质硬而脆，断面纤维性，黄白色。气微，味苦。

干皮：为长条状块片，厚0.3～0.6cm。外表面灰棕色，具龟裂状沟纹及红棕色圆形或横长的皮孔。质坚硬，断面纤维性较强。

以条长、呈筒状、外皮薄而光滑、身干、色灰绿者为佳。

饮片　呈长短不一的丝条状。外表面灰白色、灰棕色或黑棕色。内表面黄白色或棕色，平滑。切面纤维性。质硬。气微，味苦。

本品热水浸出液呈黄绿色，日光下显碧蓝色荧光。

香加皮
Periplocae Cortex

【来源】为萝藦科植物杠柳 *Periploca sepium* Bge. 的干燥根皮。

【产地】主产于山西、河南、河北、山东等地。

【采收加工】春、秋二季采挖，剥取根皮，晒干。

【性状鉴别】

药材　呈卷筒状或槽状，少数呈不规则的块片状，长3～10cm，直径1～2cm，厚0.2～0.4cm。外表面灰棕色或黄棕色，栓皮松软常呈鳞片状，易剥落。内表面黄色或淡黄棕色，较平滑，有细纵纹。体轻，质脆，易折断，断面不整齐，黄白色。有特异的香气，味苦。

以条粗、皮厚、呈卷筒状、香气浓、味苦者为佳。

饮片　呈不规则的厚片。外表面灰棕色或黄棕色，栓皮常呈鳞片状。内表面淡黄色或淡黄棕色，有细纵纹。切断面黄白色。有特异香气，味苦。

地骨皮
Lycii Cortex

【来源】为茄科植物枸杞 *Lycium chinense* Mill. 或宁夏枸杞 *Lycium barbarum* L. 的干燥根皮。

【产地】主产于河南、山西、陕西、江苏、浙江、河北等地，多为野生。河南、山西产量较大，江苏、浙江产者品质较好。宁夏枸杞主产于宁夏、甘肃等地，为栽培品。

【采收加工】春初或秋后采挖根部，洗净，剥取根皮，晒干。

【性状鉴别】

药材　呈筒状或槽状，长3～10cm，直径0.5～1.5cm，厚0.1～0.3cm。外表面灰黄色至棕黄色，粗糙，有不规则纵裂纹，易成鳞片状剥落。内表面黄白色至灰黄色，较平坦，有细纵纹。体轻，质脆，易折断，断面不平坦，外层黄棕色，内层灰白色。气微，味微甘而后苦。

以块大、肉厚、无木心者为佳。

饮片　呈筒状或槽状，长短不一。余同药材。

四、叶类中药

药用部位为完整而已长成的干燥叶，这类中药称为叶类中药。一般为单叶，如枇杷叶；少数为复叶片的小叶，如番泻叶；有时，尚带有部分嫩枝，如侧柏叶等。

（一）叶类中药的性状鉴别要点

叶类中药的鉴别，首先应观察大量叶子所显示的颜色和状态，如是完整或是破碎，是单叶或是复叶的小叶片，有无茎枝或叶轴，是平坦还是皱缩，鉴别时要选择具有代表性的样品。

因叶类中药一般均皱缩或破碎，必要时需将其叶片浸泡于水中使之湿润，并展开后再行观察。一般应注意叶片的形状；长度及宽度；叶端、叶缘及叶基的情况；叶片上、下表面的色泽及有无毛茸和腺点，叶脉的类型、凹凸和分布情况；叶片的质地；叶柄的有无、形状及长短；叶翼、叶轴、叶鞘、托叶及茎枝的有无；叶片的气和味等。在观察叶片的表面特征时，可借助解剖镜或放大镜仔细观察叶的上、下表面的毛茸、腺点、腺鳞等。此外，还应注意有无叶鞘及托叶等。

（二）常用叶类中药

银杏叶
Ginkgo Folium

【来源】为银杏科植物银杏 *Ginkgo biloba* L. 的干燥叶。

【产地】全国大部分地区均产。

【采收加工】秋季叶尚绿时采收，及时干燥。

【性状鉴别】

药材　多皱折或破碎，完整者呈扇形，长3～12cm，5～15cm。黄绿色或浅棕黄色，上缘呈不规则的波状弯曲，有的中间凹入，深者可达叶长的4/5，具二叉状平行叶脉，细而密，光滑无毛，易纵向撕裂，叶基楔形，叶柄长2～8cm。体轻。气微，味微苦。

侧柏叶
Platycladi Cacumen

【来源】为柏科植物侧柏 *Platycladus orientalis*（L.）Franco 的干燥枝梢及叶。

【产地】主产于江苏、广东、河北、山东等地；除新疆、青海外，全国大部分地区亦产，多栽培。

【采收加工】多在夏、秋二季采收，阴干。

【性状鉴别】

药材　本品多分枝，小枝扁平。叶细小鳞片状，交互对生，贴伏于枝上，深绿色或黄绿色。质脆，易折断。气清香，味苦涩、微辛。

饮片　侧柏叶：同药材。

侧柏炭：形如侧柏叶，表面黑褐色。质脆，易折断，断面焦黄色。气香，味微苦涩。

淫羊藿
Epimedii Folium

【来源】为小檗科植物淫羊藿 *Epimedium brevicornum* Maxim.、箭叶淫羊藿 *Epimedium sagittatum*（Sieb. et Zucc.）Maxim.、柔毛淫羊藿 *Epimedium pubescens* Maxim. 或朝鲜淫羊藿 *Epimedium koreanum* Nakai 的干燥叶。

【产地】淫羊藿主产于陕西、山西、河南、广西等地；箭叶淫羊藿主产于湖北、四川、浙江等地；柔毛淫羊藿主产于四川，湖北、陕西亦产；朝鲜淫羊藿主产于辽宁、吉林、黑龙江等地。

【采收加工】夏、秋季茎叶茂盛时采收，晒干或阴干。

【性状鉴别】

药材　淫羊藿：二回三出复叶；小叶片卵圆形，长3～8cm，宽2～6cm；先端渐尖，顶生小叶基部心形，两侧小叶较小，偏心形，外侧较大，呈耳状，边缘具黄色刺毛状细锯齿；上表面黄绿色，下表面灰绿色，主脉7～9条，基部有稀疏细长毛，细脉两面突起，网脉明显；小叶柄长1～5cm。叶片近革质。气微，味微苦。

箭叶淫羊藿：一回三出复叶，小叶片长卵形至卵状披针形，长4～12cm，宽2.5～5cm；先端渐尖，两侧小叶基部明显偏斜，外侧呈箭形。下表面疏被粗短状伏毛或近无毛。叶片革质。

柔毛淫羊藿：一回三出复叶；叶下表面及叶柄密被绒毛状柔毛。

朝鲜淫羊藿：二回三出复叶，小叶较大，长4～10cm，宽3.5～7cm，先端长尖。叶片较薄。

饮片　淫羊藿：呈丝片状。上表面绿色、黄绿色或浅黄色，下表面灰绿色，网脉明显，中脉及细脉凸出，边缘具黄色刺毛状细锯齿。近革质。气微，味微苦。

炙淫羊藿：形如淫羊藿丝，表面浅黄色显油亮光泽。微有羊脂油气。

大青叶
Isatidis Folium

【来源】为十字花科植物菘蓝 *Isatis indigotica* Fort. 的干燥叶。

【产地】主产于河北、江苏、安徽、河南等

省。大多为栽培品。

【采收加工】夏、秋两季分2～3次采收，除去杂质，晒干。第1次采收在6月中旬，采后及时施肥，第2次采收在7月下旬，9～10月可采收第3次。北方地区一般在夏、秋（霜降前后）分2次采收。

【性状鉴别】

药材　多皱缩卷曲，有的破碎。完整的叶片展平后呈长椭圆形至长圆状倒披针形，长5～20cm，宽2～6cm；上表面暗灰绿色，有的可见色较深稍突起的小点；先端钝，全缘或微波状，基部狭窄下延至叶柄呈翼状；叶柄长4～10cm，淡棕黄色。质脆。气微，味微酸、苦、涩。

以叶片完整、色暗灰绿者为佳。

饮片　为不规则的碎段。叶片暗灰绿色，叶上表面有的可见色较深、稍突起的小点；叶柄碎片淡棕黄色。质脆。气微，味微酸、苦、涩。

蓼大青叶
Polygoni Tinctorii Folium

【来源】为蓼科植物蓼蓝 *Polygonum tinctorium* Ait. 的干燥叶。

【产地】主产于河北安国、山东、辽宁、山西等地。为栽培品。

【采收加工】夏、秋二季枝叶茂盛时采收，可采2次，除去茎枝及杂质，干燥。

【性状鉴别】

药材　多皱缩、破碎。完整者展平后呈椭圆形，长3～8cm，宽2～5cm，蓝绿或蓝黑色，先端钝，基部渐狭，全缘。叶脉浅黄棕色，于下表面略突起。叶柄扁平，偶带膜质托叶鞘。质脆。气微，味微涩而稍苦。

枇杷叶
Eriobotryae Folium

【来源】为蔷薇科植物枇杷 *Eriobotrya japonica*（Thunb.）Lindl. 的干燥叶。

【产地】主产于广东、广西、江苏等地。以江苏产量大，广东质量佳。多为栽培品。

【采收加工】全年均可采收，晒至七八成干时，扎成小把，再晒干。

【性状鉴别】

药材　呈长椭圆形或倒卵形，长12～30cm，宽4～9cm。先端尖，基部楔形，边缘上部有疏锯齿，近基部全缘。上表面灰绿色、黄棕色或红棕色，较光滑；下表面密被黄色绒毛，主脉于下表面显著突起，侧脉羽状；叶柄极短，被棕黄色绒毛。革质而脆，易折断。气微、味微苦。

饮片　枇杷叶：呈丝条状，表面灰绿色、黄棕色或红棕色，较光滑，下表面可见绒毛，主脉突出。革质而脆。气微，味微苦。

蜜枇杷叶：形如枇杷叶丝，表面黄棕色或红棕色，微显光泽，略带黏性。具蜜香气，味微甜。

番泻叶
Sennae Folium

【来源】为豆科植物狭叶番泻 *Cassia angustifolia* Vahl 或尖叶番泻 *Cassia acutifolia* Delile 的干燥小叶。

【产地】狭叶番泻主产于印度南端丁内未利，故商品又名印度番泻叶或丁内未利番泻叶，埃及和苏丹亦产。尖叶番泻主产于埃及，由亚历山大港输出，故商品又称埃及番泻叶或亚历山大番泻叶；现我国广东省、海南省及云南西双版纳等地均有栽培。

【采收加工】狭叶番泻在开花前摘下叶片，阴干后分级，然后用水压机打包。尖叶番泻在9月间，果实将成熟时，剪下枝条，摘取叶片晒干，按全叶与碎叶分别包装。

【性状鉴别】

药材　狭叶番泻：呈长卵形或卵状披针形，长1.5～5cm，宽0.4～2cm，叶端急尖，叶基稍不对称，全缘。上表面黄绿色，下表面浅黄绿色，无毛或近无毛，叶脉稍隆起。革质。气微弱而特异，味微苦，稍有黏性。

尖叶番泻：呈披针形或长卵形，略卷曲，叶端短尖或微突，叶基不对称，两面均有细短毛茸。

以叶片大、完整、色绿、梗少、无泥沙杂质者为佳。

【显微鉴别】

粉末　晶纤维多，草酸钙方晶直径12～15μm。非腺毛单细胞，长100～350μm，直径

12～25μm，壁厚，有疣状突起。上、下表皮细胞表面观呈多角形，垂周壁平直；上、下表皮均有气孔，主为平轴式，副卫细胞大多为2个，也有3个。草酸钙簇晶存在于叶肉薄壁细胞中，直径9～20μm。

满山红
Rhododendri Daurici Folium

【来源】为杜鹃花科植物兴安杜鹃 *Rhododendron dauricum* L. 的干燥叶。

【产地】主产于东北长白山、大小兴安岭及内蒙古等地。

【采收加工】夏、秋二季采收，阴干。

【性状】

药材　多反卷成筒状，有的皱缩破碎，完整叶片展平后呈椭圆形或长倒卵形，长2～7.5cm，宽1～3cm；先端钝，基部近圆形或宽楔形，全缘；上表面暗绿色至褐绿色，散生浅黄色腺鳞；下表面灰绿色，腺鳞甚多；叶柄长3～10mm；近革质。气芳香特异，味较苦、微辛。

罗布麻叶
Apocyni Veneti Folium

【来源】为夹竹桃科植物罗布麻 *Apocynum venetum* L. 的干燥叶。

【产地】主产于西北、华北、东北等地的河岸、海滨盐碱地区、低湿地区或干旱、沙漠内陆盆地。现江苏、山东、安徽、河北等地有大量栽培。

【采收加工】夏季采收，除去杂质，干燥。

【性状鉴别】

药材　多皱缩卷曲，有的破碎，完整叶片展平后呈椭圆状披针形或卵圆状披针形，长2～5cm，宽0.5～2cm，淡绿色或灰绿色，先端钝，有小芒尖，基部钝圆或楔形，边缘具细齿，常反卷，两面无毛，叶脉于下表面突起；叶柄细，长约0.4cm。质脆。气微，味淡。

紫苏叶
Perillae Folium

【来源】为唇形科植物紫苏 *Perilla frutescens* (L.) Britt. 的干燥叶（或带嫩枝）。

【产地】主产于江苏、浙江、河北等地。多为栽培品。

【采收加工】夏季枝叶茂盛时采收，除去杂质，晒干。

【性状鉴别】

药材　叶片多皱缩卷曲、破碎，完整的叶展平后呈卵圆形，长4～11cm，宽2.5～9cm，先端长尖或急尖，基部圆形或宽楔形，边缘具圆锯齿。两面紫色或上表面绿色，下表面紫色，疏生灰白色毛，下表面有多数凹点状的腺鳞。叶柄长2～7cm，紫色或紫绿色。质脆。带嫩枝者，枝的直径0.2～0.5cm，紫绿色，断面中部有髓。气清香，味微辛。

以叶完整、色紫、气清香者为佳。

饮片　呈不规则的段或未切叶。叶多皱缩卷曲、破碎，完整者展平后呈卵圆形。边缘具圆锯齿。两面紫色或上表面绿色，下表面紫色，疏生灰白色毛。叶柄紫色或紫绿色。带嫩枝者，枝的直径0.2～0.5cm，紫绿色，切面中部有髓。气清香，味微辛。

艾叶
Artemisiae Argyi Folium

【来源】为菊科植物艾 *Artemisia argyi* Lévl. et Vant. 的干燥叶。

【产地】主产于山东、安徽、湖北、河北等地。全国大部分地区有分布。

【采收加工】夏季花未开时采摘，除去杂质，晒干。

【性状鉴别】

药材　多皱缩、破碎，有短柄。完整叶片展平后呈卵状椭圆形，羽状深裂，裂片椭圆状披针形，边缘有不规则的粗锯齿；上表面灰绿色或深黄绿色，有稀疏的柔毛和腺点；下表面密生灰白色绒毛。质柔软。气清香，味苦。

饮片　艾叶：同药材。

醋艾炭：呈不规则的碎片，表面黑褐色，有细条状叶柄。具醋香气。

【显微鉴别】

粉末　艾叶：非腺毛有两种：一种为T形毛，顶端细胞长而弯曲，两臂不等长，柄2～4细胞；另一种为单列性非腺毛，3～5细胞，顶端细胞特长而扭曲，常断落。腺毛表面观鞋底形，由4、6细胞相对叠合而成，无柄。

五、花类中药

药用部位为完整的花、花序或花的某一部分，这类中药称为花类中药。

完整的花有的是已开放的，如洋金花、红花；有的是尚未开放的花蕾，如丁香、金银花。药用花序亦有的是采收未开放的，如款冬花；有的要采收已开放的，如菊花、旋覆花。而夏枯草实际上采收的是带花的果穗。药用仅为花的某一部分，如西红花系柱头，莲须系雄蕊，玉米须系花柱，松花粉、蒲黄则为花粉粒等。

（一）花类中药的性状鉴别要点

常见的花类中药有圆锥状、棒状、团簇状、丝状、粉末状等；颜色一般较新鲜时稍暗淡，气味也较新鲜时淡。鉴别时，以完整花入药者，要注意观察萼片、花瓣、雄蕊和雌蕊的数目及其着生的位置、形状、颜色、被毛与否、气味等；如以花序入药，除单朵花的观察外，需注意花序类别、总苞片或苞片等。菊科植物还需观察花序托的形状，有无被毛等。如果花序、花或花的某一部分很小，肉眼不易辨认清楚，需先将干燥的药材放入水中浸泡后，再行解剖，并借助于放大镜、解剖镜进行观察。如西红花浸水中，可见橙黄色成直线下降，并逐渐扩散，水被染成黄色，柱头呈喇叭状。

（二）常用花类中药

松花粉
Pini Pollen

【来源】为松科植物马尾松 *Pinus massoniana* Lamb.、油松 *Pinus tabulieformis* Carr. 或同属数种植物干燥花粉。

【产地】马尾松主产于长江流域各省区，油松主产于东北、华北、西北各省区。

【采收加工】春季花刚开时，采摘花穗，晒干，收集花粉，除去杂质。

【性状鉴别】

药材 为淡黄色细粉，体轻，易流动飞扬，手捻有滑润感。气微，味淡。入水不沉。

辛夷
Magnoliae Flos

【来源】为木兰科植物望春花 *Magnolia biondii* Pamp.、玉兰 *Magnolia denudata* Desr. 或武当玉兰 *Magnolia sprengeri* Pamp. 的干燥花蕾。

【产地】主产于河南、四川、安徽、湖北、陕西等省。玉兰多为庭园栽培。

【采收加工】冬末春初花未开放时采收，除去枝梗及杂质，阴干。

【性状鉴别】

药材 望春花： 呈长卵形，似毛笔头，长1.2～2.5cm，直径0.8～1.5cm。基部常具短梗，长约0.5cm，梗上有类白色点状皮孔。苞片2～3层，每层2片，两层苞片之间有小鳞芽，苞片外表面密被灰白色或灰绿色有光泽的长茸毛，内表面类棕色，无毛。花被片9，棕色，外轮花被片3，条形，约为内两轮长的1/4，呈萼片状，内两轮花被片6，每轮3，轮状排列。除去花被，雄蕊和雌蕊多数，螺旋状排列。体轻，质脆。气芳香，味辛凉而稍苦。

玉兰： 长1.5～3cm，直径1～1.5cm。基部枝梗较粗壮，皮孔浅棕色。苞片外表面密被灰白色或灰绿色茸毛。花被片9，内外轮同型。

武当玉兰： 长2～4cm，直径1～2cm。基部枝梗粗壮，皮孔红棕色。苞片外表面密被淡黄色或淡黄绿色茸毛，有的最外层苞片茸毛已脱落而呈黑褐色。花被片10～12（15），内外轮无明显差异。

以花蕾完整、内瓣紧密、无枝梗、香气浓者为佳。

槐花
Sophorae Flos

【来源】为豆科植物槐 *Sophora japonica* L. 的干燥花及花蕾。前者习称“槐花”，后者习称“槐米”。

【产地】主产于辽宁、河北、河南、山东等地。

【采收加工】夏季花开放或花蕾形成时采收，及时干燥，除去枝、梗及杂质。

【性状鉴别】

药材　槐花：皱缩而卷曲，花瓣多散落。完整者花萼钟状，黄绿色，先端5浅裂；花瓣5，黄色或黄白色，1片较大，近圆形，先端微凹，其余4片长圆形。雄蕊10，其中9个基部连合，花丝细长。雌蕊圆柱形，弯曲。体轻。气微，味微苦。

槐米：呈卵形或椭圆形，长0.2～0.6cm，直径0.2cm。花萼下部有数条纵纹。萼的上方为黄白色未开放的花瓣。花梗细小。体轻，质松脆，手捻即碎。气微，味微苦涩。

饮片　同药材。

槐花以干燥、色黄白、整齐不碎、无枝梗杂质者为佳。槐米以未开放者为佳。

芫　花
Genkwa Flos

【来源】为瑞香科植物芫花 *Daphne genkwa* Sieb. et Zucc. 的干燥花蕾。

【产地】主产于河南、山东、江苏、安徽等省。

【采收加工】春季花未开放时采收，除去杂质，干燥。

【性状鉴别】

药材　常3～7朵簇生于短花轴上，基部有苞片1～2片，多脱落为单朵；单朵呈棒槌状，多弯曲，长1～1.7cm，直径约1.5mm；花被筒表面淡紫色或灰绿色，密被短柔毛，先端4裂，裂片淡紫色或黄棕色；质软。气微，味甘、微辛。

饮片　芫花：同药材。

醋芫花：形如芫花，表面微黄色；微有醋香气。

丁　香
Caryophylli Flos

【来源】为桃金娘科植物丁香 *Eugenia caryophyllata* Thunb. 的干燥花蕾。

【产地】主产于坦桑尼亚、印度尼西亚、马来西亚及东非沿岸国家。以桑给巴尔岛产量大，质量佳。我国海南、广东等省有栽培。

【采收加工】当花蕾由绿色转红时采摘，晒干。

【性状鉴别】

药材　略呈研棒状，长1～2cm。花冠圆球形，直径0.3～0.5cm，花瓣4，覆瓦状抱合，棕褐色至褐黄色，花瓣内为雄蕊和花柱，搓碎后可见众多黄色细粒状的花药。萼筒圆柱状，略扁，有的稍弯曲，长0.7～1.4cm，直径0.3～0.6cm，红棕色或棕褐色，上部有4枚三角状的萼片，十字状分开。质坚实，富油性。气芳香浓烈，味辛辣、有麻舌感。

以个大、身干、色红棕、油性足、入水则萼管沉于水面下、香气浓郁者为佳。

饮片　同药材。

【显微鉴别】

粉末　花粉粒众多，极面观三角形，赤道面观双凸镜形，具3副合沟。纤维梭形，顶端钝圆，壁较厚。草酸钙簇晶众多，直径4～26μm，存在于较小的薄壁细胞中，常数个排列成行。油室多破碎，含油状物。

洋金花
Daturae Flos

【来源】为茄科植物白花曼陀罗 *Datura metel* L. 的干燥花。

【产地】主产于江苏、浙江、福建、广东等省。多为栽培。

【采收加工】4～11月花初开时采收，晒干或低温干燥。

【性状鉴别】

药材　多皱缩成条状，完整者长9～15cm。花萼呈筒状，长为花冠的2/5，灰绿色或灰黄色，先端5裂，基部具纵脉纹5条，表面微具毛茸；花冠呈喇叭状，淡黄色或黄棕色，先端5浅裂，裂片先端有短尖，短尖下有明显的纵脉纹3条，两裂片之间微凹，雄蕊5，花丝贴生于花冠筒内，长为花冠的3/4；雌蕊1，柱头棒状。烘干品质柔韧，气特异；晒干品质脆，气微，味微苦。

以朵大、不破碎、花冠肥厚者为佳。

【显微鉴别】

粉末　花粉粒类球形或长圆形，直径42～65μm，表面有条纹状雕纹。花萼、花冠裂片边缘、花丝基部均具非腺毛。花萼、花冠薄壁细胞中有草酸钙砂晶、方晶及簇晶。

金银花

Lonicerae Japonicae Flos

【来源】为忍冬科植物忍冬 *Lonicera japonica* Thunb. 的干燥花蕾或带初开的花。

【产地】主产于山东、河南，全国大部分地区均产。多为栽培。

【采收加工】夏初花开放前采收，干燥。

【性状鉴别】

药材　呈棒状，上粗下细，略弯曲，长2～3cm，上部直径约0.3cm，下部直径约0.15cm。表面黄白色或绿白色（贮久色渐深），密被短柔毛。偶见叶状苞片。花萼绿色，先端5裂，裂片有毛，长约0.2cm。开放者，花冠筒状，先端二唇形；雄蕊5，附于筒壁，黄色；雌蕊1，子房无毛。气清香，味淡、微苦。

以花蕾多、色绿白、质柔软、气清香者为佳。

【显微鉴别】

粉末　花粉粒类球形，表面具细密短刺及细颗粒状雕纹，具3个萌发孔。腺毛较多，头部倒圆锥形、类圆形或略扁圆形，多细胞，柄部亦为多细胞。非腺毛为单细胞，有一种甚长而稍弯曲，壁薄，有微细疣状突起；一种较短，壁厚，具壁疣，有的可见螺纹。

山银花

Lonicerae Flos

【来源】为忍冬科植物灰毡毛忍冬 *Lonicera macranthoides* Hand. - Mazz.、红腺忍冬 *Lonicera hypoglauca* Miq.、华南忍冬 *Lonicera confusa* DC. 或黄褐毛忍冬 *Lonicera fulvotomentosa* Hsuet S. C. Cheng 的干燥花蕾或带初开的花。

【产地】灰毡毛忍冬主产于湖南、广西及贵州等省区；红腺忍冬主产于广西、四川、云南、湖南等省区；华南忍冬主产于广东、广西等省区；黄褐毛忍冬主产于广西、贵州和云南等省区。多为栽培。

【采收加工】夏初花开放前采收，干燥。

【性状鉴别】

药材　**灰毡毛忍冬：**呈棒状而稍弯曲，长3～4.5cm，上部直径约2mm，下部直径约1mm。表面黄色或黄绿色。总花梗集结成簇，开放者花冠裂片不及全长之半。质稍硬，手捏之稍有弹性。气清香，味微苦甘。

红腺忍冬：长2.5～4.5cm，直径0.8～2mm，表面黄白色至黄棕色，无毛或疏被毛。萼筒无毛，先端5裂，裂片长三角形，被毛。开放者的花冠下唇反转，花柱无毛。

华南忍冬：长1.6～3.5cm，直径0.5～2mm。萼筒和花冠密被灰白色毛。

黄褐毛忍冬：长1～3.4cm，直径1.5～2mm。花冠表面淡黄棕色或黄棕色，密被黄色茸毛。

款冬花

Farfarae Flos

【来源】为菊科植物款冬 *Tussilago farfara* L. 的干燥花蕾。

【产地】主产于河南、甘肃、山西、陕西等地。

【采收加工】12月或地冻前当花尚未出土时采挖，除去花梗和泥沙，阴干。

【性状鉴别】

药材　呈长圆棒状。常单生或2～3个基部连生，长1～2.5cm，直径0.5～1cm。上端较粗，下端渐细或带有短梗，外面被有多数鱼鳞状苞片，习称“连三朵”。苞片外表面紫红色或淡红色，内表面密被白色絮状茸毛。体轻，撕开后可见白色茸毛。气清香，味微苦而辛。

以蕾大、肥壮、色紫红鲜艳、花梗短者为佳。

饮片　**款冬花：**同药材。

蜜款冬花：形如款冬花，表面棕黄色或棕褐色，稍带黏性。具蜜香气，味微甜。

菊　花

Chrysanthemi Flos

【来源】为菊科植物菊 *Chrysanthemum morifolium* Ramat. 的干燥头状花序。药材按产地和加工方法不同，分为“亳菊”“滁菊”“贡菊”“杭菊”“怀菊”。

【产地】主产于安徽、浙江、江苏、河南等地。多栽培。

【采收加工】9～11月花盛开时分批采收。

阴干或焙干，或熏、蒸后晒干。

【性状鉴别】

药材 亳菊：呈倒圆锥形或圆筒形，有时稍压扁呈扇状。直径 1.5 ~ 3cm，离散。总苞碟状；总苞片 3 ~ 4 层，卵形或椭圆形，草质，黄绿色或褐绿色，外面被柔毛，边缘膜质。花托半球形，无托片或托毛。舌状花数层，雌性，位于外围，类白色，劲直、上举，纵向折缩，散生金黄色腺点；管状花多数，两性，位于中央，为舌状花所隐藏，黄色，顶端 5 齿裂，瘦果不发育，无冠毛。体轻，质柔润，干时松脆。气清香，味甘、微苦。

滁菊：呈不规则球形或扁球形，直径 1.5 ~ 2.5cm。舌状花类白色，不规则扭曲，内卷，边缘皱缩，有时可见淡褐色腺点；管状花大多隐藏。

贡菊：呈扁球形或不规则球形，直径 1.5 ~ 2.5cm。舌状花白色或类白色，斜升，上部反折，边缘稍内卷而皱缩，通常无腺点；管状花少，多外露。

杭菊：呈碟形或扁球形，直径 2.5 ~ 4cm，常数个相连成片。舌状花类白色或黄色，平展或微折叠，彼此粘连，通常无腺点；管状花多数，外露。

怀菊：呈不规则球形或扁球形，直径 1.5 ~ 2.5cm。多数为舌状花，舌状花类白色或黄色，不规则扭曲，内卷，边缘皱缩，有时可见腺点；管状花大多隐藏。

以花朵完整、颜色鲜艳、气清香、梗叶少者为佳。

红 花

Carthami Flos

【来源】为菊科植物红花 *Carthamus tinctorius* L. 的干燥花。

【产地】主产于河南、浙江、四川、云南等省。为栽培品。

【采收加工】夏季花由黄变红时择晴天早晨露水未干时采摘，阴干或晒干。

【性状鉴别】

药材 为不带子房的管状花，长 1 ~ 2cm。表面红黄色或红色。花冠筒细长，先端 5 裂，裂片呈狭条形，长 0.5 ~ 0.8cm；雄蕊 5，花药聚合呈筒状，黄白色；柱头长圆柱形，顶端微分叉。质柔软。气微香，味微苦。

以花冠长、色红鲜艳、无枝刺、柔软如茸毛者为佳。

饮片 同药材。

【显微鉴别】

粉末 花粉粒类圆球形或椭圆形，直径约至 60μm，外壁有刺或具齿状突起，具 3 个萌发孔。花冠、花丝、柱头碎片多见，有长管状分泌细胞，常位于导管旁，直径约 66μm，含黄棕色至红棕色分泌物。

蒲 黄

Typhae Pollen

【来源】为香蒲科植物水烛香蒲 *Typha angustifolia* L.、东方香蒲 *Typha orientalis* Presl 或同属植物的干燥花粉。

【产地】水烛香蒲主产于江苏、浙江、山东、安徽等省，东方香蒲产于贵州、山东、山西、东北等地区。

【采收加工】夏季采收蒲棒上部的黄色雄花序，晒干后碾轧，筛取花粉。

【性状鉴别】

药材 为黄色粉末，体轻；手捻有滑腻感，易附着手指上；放水中则漂浮水面。气微，味淡。

饮片 蒲黄：同药材。

蒲黄炭：形如蒲黄，表面棕褐色或黑褐色。具焦香气，味微苦、涩。

西红花

Croci Stigma

【来源】为鸢尾科植物番红花 *Crocus sativus* L. 的干燥柱头。

【产地】主产于西班牙，意大利、德国、法国、希腊等国亦产。我国浙江、江苏、北京、上海等地有栽培。

【采收加工】于晴天开花期的早晨采花，摘取柱头，遮盖吸水纸后晒干，或 40 ~ 50℃烘干，或在通风处晾干。

【性状鉴别】

药材 呈线形，三分枝，长约 3cm。暗红色，上部较宽而略扁平，顶端边缘显不整齐的齿状，内侧有一短裂隙，下端有时残留一小段黄色花柱。体轻，质松软，无油润光泽。干燥后质脆易断。气特异，微有刺激性，味微苦。

取本品浸于水中，可见橙黄色呈直线下降，并逐渐扩散，水被染成黄色，无沉淀。柱头呈喇叭状，有短缝；在短时间内，用针拨之不破碎。

以体轻、质松软、柱头色暗红、黄色花柱少者为佳。

六、果实及种子类中药

药用部位为植物的果实或种子，这类中药称为果实及种子类中药。

果实及种子在植物体中是两种不同的器官，但在商品药材中常未严格区分。果实大多包含着种子，与种子一起入药，如马兜铃、栀子等；亦有的只用种子，如决明子、沙苑子等；有的以果实贮存、销售，临用时再剥去果皮取出种子入药，如巴豆、砂仁等。果实与种子关系密切，且外形和组织构造又不完全相同，故列入一起，分别加以概述。

（一）果实及种子类中药的性状鉴别要点

1. 果实类中药　药用部位为果实或果实（除种子外）的某一部分，这类中药称为果实类中药。

果实类中药的药用部位通常是采用完全成熟的果实，如五味子、山楂；近成熟或未成熟的果实，如吴茱萸、木瓜、枳壳；少数为幼果，如枳实、青皮。多数采用完整的果实，如枸杞子、五味子等；有的采用果实的一部分，如陈皮、大腹皮为果皮，甜瓜蒂为带有部分果皮的果柄，柿蒂为果实上的宿萼，橘络、丝瓜络为中果皮部分的维管束组织。有的采用整个果穗，如桑椹等。

鉴定果实类中药，应注意其形状、大小、颜色、顶端、基部、表面、质地、断面及气味等。注意是完整的果实还是果实的某一部分。果实的顶端一般有柱基或其他附属物，下部有果柄或果柄脱落的痕迹；有的带有宿存的花被，如地肤子。果实类中药的表面大多干缩而有皱纹，肉质果尤为明显，如乌梅；果皮表面常稍有光泽，如栀子；有的具粉霜状茸毛，如蔓荆子；有的可见凹下的油点，如陈皮、吴茱萸；有的密生刺状突起或被片状、分枝软刺，如砂仁。伞形科植物的果实，表面具有隆起的肋线，如小茴香、蛇床子。完整的果实，观察外形后，还应剖开果皮观察内部的种子，注意其数目和生长的部位（胎座）。

从气味方面鉴别果实类中药，也是很重要的方面。有的果实类中药有浓烈的香气和特殊的味道，可作为鉴别真伪及品质优劣的依据。

2. 种子类中药　药用部位为种子、种子的一部分或种子的加工品，这类中药称为种子类中药。

种子类中药的药用部位大多是完整的成熟种子，包括种皮和种仁两部分；种仁又包括胚乳和胚。也有少数用种子的一部分，如绿豆衣为种皮，肉豆蔻衣、龙眼肉为假种皮，肉豆蔻为除去种皮的种仁，莲子心为幼叶及胚根。极少数为成熟种子的加工品，如大豆黄卷为发芽种子（经发芽干燥的加工品），淡豆豉为发酵加工品。

种子类中药的性状鉴别应主要注意观察种子的形状、大小、颜色、表面纹理、种脐、合点和种脊的位置及形态，以及质地、纵横剖面、气与味等。

种子形状大多呈圆球形、类圆球形或扁圆球形，少数呈线形、纺锤形或心形。表面常有各种纹理，如蓖麻子表面有灰白色与黑褐色或黄棕色与红棕色相间的花斑纹，马钱子表面具绢状茸毛；除常有的种脐、合点和种脊外，少数种子还有种阜存在，如蓖麻子、巴豆等。剥去种皮可见种仁部分，有的种子具发达的胚乳，如马钱子；无胚乳的种子，则子叶常特别肥厚，如苦杏仁。胚乳大多直立，少数弯曲，如王不留行、菟丝子等。

有的种子水浸后种皮显黏液，如葶苈子；有的种子水浸后种皮呈龟裂状，手捻有明显的黏滑感，如牵牛子。

（二）常用果实及种子类中药

地肤子
Kochiae Fructus

【来源】为藜科植物地肤 *Kochia scoparia*

(L.) Schrad. 的干燥成熟果实。

【产地】主产于江苏、山东、河南、河北等地。全国各地均有分布。

【采收加工】秋季果实成熟时采收植株，晒干，打下果实，除去杂质。

【性状鉴别】

药材 呈扁球状五角星形，直径 0.1 ~ 0.3cm。外被宿存花被，表面灰绿色或浅棕色，周围具膜质小翅 5 枚，背面中心有微突起的点状果梗痕及放射状脉纹 5 ~ 10 条；剥离花被，可见膜质果皮，半透明。种子扁卵形，长约 0.1cm，黑色。气微，味微苦。

王不留行
Vaccariae Semen

【来源】本品为石竹科植物麦蓝菜 *Vaccaria segetalis* (Neck.) Garcke 的干燥成熟种子。

【产地】主产于江苏、河北、河南、陕西等省区。

【采收加工】夏季果实成熟、果皮尚未开裂时采割植株，晒干，打下种子，除去杂质，再晒干。

【性状鉴别】

药材 呈球形，直径约 2mm；表面黑色，少数红棕色，略有光泽，有细密颗粒状突起，一侧有 1 凹陷的纵沟；质硬，胚乳白色，胚弯曲成环，子叶 2。气微，味微涩、苦。

饮片 王不留行：同药材。

炒王不留行：呈类球形爆花状，表面白色，质松脆。

五味子
Schisandrae Chinensis Fructus

【来源】为木兰科植物五味子 *Schisandra chinensis* (Turcz.) Baill. 的干燥成熟果实，习称“北五味子”。

【产地】主产于吉林、辽宁、黑龙江等省，河北亦产。

【采收加工】秋季果实成熟时采摘，晒干或蒸后晒干，除去果梗和杂质。

【性状鉴别】

药材 呈不规则的球形或扁球形，直径 0.5 ~ 0.8cm。表面红色、紫红色或暗红色，皱缩，显油润；有的表面呈黑红色或出现“白霜”。果肉柔软，种子 1 ~ 2 粒，肾形，表面棕黄色，有光泽，种皮薄而脆。果肉气微，味酸；种子破碎后，有香气，味辛、微苦。

以粒大、果皮紫红色、肉厚、柔润者为佳。

饮片 五味子：同药材。

醋五味子：形如五味子，表面乌黑色，油润，稍有光泽。有醋香气。

【显微鉴别】

粉末 五味子、醋五味子：种皮表皮石细胞淡黄棕色，表面观类多角形，直径 18 ~ 50μm，壁较厚，孔沟细密，胞腔含暗棕色物。种皮内层石细胞呈多角形、类圆形或不规则形，直径约至 83μm，壁稍厚，纹孔较大。果皮表皮细胞表面观类多角形，垂周壁略呈连珠状增厚，表面有角质线纹，表皮中散有油细胞。

南五味子
Schisandrae Sphenantherae Fructus

【来源】为木兰科植物华中五味子 *Schisandra sphenanthera* Rehd. et Wils. 的干燥成熟果实。

【产地】主产于陕西、湖南、山西、河南等省。

【采收加工】秋季果实成熟时采摘，晒干，除去果梗和杂质。

【性状鉴别】

药材 呈球形或扁球形，直径 0.4 ~ 0.6cm，表面棕红色至暗棕色，干瘪，皱缩，果肉常贴于种子上。种子 1 ~ 2 粒，肾形，表面棕黄色，有光泽，种皮薄而脆。果肉气微，味微酸。

饮片 南五味子：同药材。

醋南五味子：形同南五味子，表面棕黑色，油润，稍有光泽，微有醋香气。

肉豆蔻
Myristicae Semen

【来源】为肉豆蔻科植物肉豆蔻 *Myristica fragrans* Houtt. 的干燥种仁。

【产地】主产于马来西亚、印度尼西亚、斯里兰卡等国。

【采收加工】采收成熟果实，将肉质果皮纵剖开，内有红色网状的假种皮包围的种子，将假种皮剥下（商品称为“肉豆蔻衣”），再除去种皮，取出种仁。浸于石灰水中1天，以防虫蛀，取出低温烘干。或不浸石灰水，直接在60℃以下干燥。

【性状鉴别】

药材　呈卵圆形或椭圆形，长2～3cm，直径1.5～2.5cm。表面灰棕色或灰黄色，有时外被白粉（石灰粉末）。全体有浅色纵行沟纹和不规则网状沟纹。种脐位于宽端，呈浅色圆形突起，合点呈暗凹陷。种脊呈纵沟状，连接两端。质坚，断面显棕黄色相杂的大理石样花纹，宽端可见干燥皱缩的胚，富油性。气香浓烈，味辛。

饮片　肉豆蔻：同药材。

麸煨肉豆蔻：形如肉豆蔻，表面为棕褐色，有裂隙。气香，味辛。

葶苈子
Descurainiae Semen，Lepidii Semen

【来源】为十字花科植物播娘蒿 *Descurainia sophia*（L.）Webb ex Prantl 或独行菜 *Lepidium apetalum* Willd. 的干燥成熟种子。前者习称“南葶苈子”，后者习称“北葶苈子”。

【产地】南葶苈子主产于江苏、安徽、山东，浙江、河北、河南等地亦产；北葶苈子主产于河北、辽宁、内蒙古，黑龙江、吉林、山西亦产。

【采收加工】夏季果实成熟时采割植株，晒干，搓出种子，除去杂质。

【性状鉴别】

药材　南葶苈子：呈长圆形略扁，长0.8～1.2mm，宽约0.5mm。表面棕色或红棕色，微有光泽，具纵沟2条，其中1条较明显。一端钝圆，另端微凹或较平截，种脐类白色，位于凹入端或平截处。气微，味微辛、苦，略带黏性。

北葶苈子：呈扁卵形，长1～1.5mm，宽0.5～1mm。一端钝圆，另一端渐尖而微凹，种脐位于凹入端。味微辛辣，黏性较强。

本品加水浸泡后，用放大镜观察，南葶苈子透明状黏液层薄，厚度约为种子宽度的1/5以下。北葶苈子透明状黏液层较厚，厚度可超过种子宽度的1/2以上。

以身干、子粒饱满、无泥屑杂质者为佳。

饮片　葶苈子：同药材。

炒葶苈子：形如葶苈子，微鼓起，表面棕黄色，有油香气，不带黏性。

芥　子
Sinapis Semen

【来源】为十字花科植物白芥 *Sinapis alba* L. 或芥 *Brassica juncea*（L.）Czern. et Coss. 的干燥成熟种子。前者习称“白芥子”，后者习称“黄芥子”。

【产地】白芥主产于安徽、河南、山东、河北、陕西、浙江等省区；芥各地均有栽培。

【采收加工】夏末秋初果实成熟时采割植株，晒干，打下种子，除去杂质。

【性状鉴别】

药材　白芥子：呈球形，直径1.5～2.5mm；表面灰白色至淡黄色，具细微的网纹，有明显的点状种脐；种皮薄而脆，破开后内有白色折叠的子叶，有油性。气微，味辛辣。

黄芥子：较小，直径1～2mm；表面黄色至棕黄色，少数呈暗红棕色。研碎后加水浸湿，则产生辛烈的特异臭气。

饮片　白芥子：同药材。

黄芥子：同药材。

炒芥子：形如芥子，表面淡黄色至深黄色（炒白芥子）或深黄色至棕褐色（炒黄芥子），偶有焦斑。有香辣气。

莱菔子
Raphani Semen

【来源】为十字花科植物萝卜 *Raphanus sativus* L. 的干燥成熟种子。

【产地】全国各地均有栽培。

【采收加工】夏季果实成熟时采割植株，晒干，搓出种子，除去杂质，再晒干。

【性状鉴别】

药材　呈类卵圆形或椭圆形，稍扁，长2.5～4mm，宽2～3mm；表面黄棕色、红棕色或灰棕色，一端有深棕色圆形种脐，一侧有数条纵沟；种皮薄而脆，子叶2，黄白色，有油性。气微，味淡、微苦辛。

饮片　莱菔子：同药材。

炒莱菔子：形如莱菔子，表面微鼓起，色

泽加深，质酥脆，气微香。

木　瓜
Chaenomelis Fructus

【来源】为蔷薇科植物贴梗海棠 *Chaenomeles speciosa*（Sweet）Nakai 的干燥近成熟果实。习称“皱皮木瓜”。

【产地】主产于安徽、湖北、四川、浙江等省。以安徽宣城的宣木瓜质量最好。

【采收加工】夏、秋二季果实绿黄时采收，置沸水中烫至外皮灰白色，对半纵剖，晒干。

【性状鉴别】

药材　长圆形，多纵剖成两半，长 4 ~ 9cm，宽 2 ~ 5cm，厚 1 ~ 2.5cm。外表面紫红色或红棕色，有不规则的深皱纹；剖面边缘向内卷曲，果肉红棕色，中心部分凹陷，棕黄色；种子扁长三角形，多脱落。质坚硬。气微清香，味酸。

以外皮抽皱、肉厚、内外紫红色、质坚实、味酸者为佳。

饮片　呈类月牙形薄片。外表面紫红色或棕红色，有不规则的深皱纹。切面棕红色。气微清香，味酸。

山　楂
Crataegi Fructus

【来源】为蔷薇科植物山里红 *Crataegus pinnatifida* Bge. var. *major* N. E. Br. 或山楂 *Crataegus pinnatifida* Bge. 的干燥成熟果实。

【产地】主产于山东、河北、河南、辽宁等省。

【采收加工】秋季果实成熟时采收，切片，干燥。

【性状鉴别】

药材　为圆形片，皱缩不平，直径 1 ~ 2.5cm，厚 0.2 ~ 0.4cm。外皮红色，具皱纹，有灰白小斑点。果肉深黄色至浅棕色。中部横切片具 5 粒浅黄色果核，核多脱落而中空。有的可见短而细的果梗或花萼残迹。气微清香，味酸、微甜。

饮片　净山楂：无核，余同药材。

炒山楂：呈圆形片，果肉黄褐色，偶见焦斑。气清香，味酸、微甜。

焦山楂：呈圆形片，表面焦褐色，内部黄褐色。有焦香气。

以片大、皮红、肉厚、核少者为佳。

苦杏仁
Armeniacae Semem Amarum

【来源】为蔷薇科植物山杏 *Prunus armeniaca* L. var. *ansu* Maxim.、西伯利亚杏 *Prunus sibirica* L.、东北杏 *Prunus mandshurica*（Maxim）Koehne. 或杏 *Prunus armeniaca* L. 的干燥成熟种子。

【产地】山杏主产于辽宁、河北、内蒙古、山东、江苏等省区，多野生，亦有栽培；西伯利亚杏主产于东北、华北地区，系野生；东北杏主产于东北各地，系野生；杏主产于东北、华北及西北等地区，系栽培。

【采收加工】夏季采收成熟果实，除去果肉及核壳，取出种子，晒干。

【性状鉴别】

药材　呈扁心形，长 1 ~ 1.9cm，宽 0.8 ~ 1.5cm，厚 0.5 ~ 0.8cm。表面黄棕色至深棕色，一端尖，另端钝圆，肥厚，左右不对称，尖端一侧有短线形种脐，圆端合点处向上具多数深棕色的脉纹。种皮薄，子叶 2，乳白色，富油性。气微，味苦。

以颗粒饱满、完整、味苦者为佳。

饮片　苦杏仁：同药材。

焯苦杏仁：呈扁心形。表面乳白色至黄白色，一端尖，另端钝圆，肥厚，左右不对称，富油性。有特异的香气，味苦。

炒苦杏仁：形如苦杏仁。表面黄色或棕黄色，微带焦斑。有香气，味苦。

【显微鉴别】

粉末　苦杏仁、炒苦杏仁：种皮石细胞橙黄色，单个散在或成群，侧面观大多呈贝壳形，表面观呈类圆形或类多角形；壁较厚，较宽的一边纹孔明显。

桃　仁
Persicae Semen

【来源】为蔷薇科植物桃 *Prunus persica*（L.）Batsch 或山桃 *Prunus davidiana*（Carr.）Franch. 的干燥成熟种子。

【产地】主产于四川、陕西、河北、山东等地。全国大部分地区均产。

【采收加工】果实成熟后采收，除去果肉和核壳，取出种子，晒干。

【性状鉴别】

药材 桃仁：呈扁长卵形，长1.2~1.8cm，宽0.8~1.2cm，厚0.2~0.4cm。表面黄棕色至红棕色，密布颗粒状突起。一端尖，中部膨大，另端钝圆稍偏斜，边缘较薄。尖端一侧有短线形种脐，圆端有颜色略深不甚明显的合点，自合点处散出多数纵向维管束。种皮薄，子叶2，类白色，富油性。气微，味微苦。

山桃仁：呈类卵圆形，较小而肥厚，长约0.9cm，宽约0.7cm，厚约0.5cm。

以颗粒饱满、均匀、完整者为佳。

饮片 焯桃仁：呈扁长卵形，长1.2~1.8cm，宽0.8~1.2cm，厚0.2~0.4cm。表面浅黄白色，一端尖，中部膨大，另端钝圆稍偏斜，边缘较薄。子叶2，富油性。气微香，味微苦。

焯山桃仁：呈类卵圆形，较小而肥厚，长约0.9cm，宽约0.7cm，厚约0.5cm。

炒桃仁：呈扁长卵形，长1.2~1.8cm，宽0.8~1.2cm，厚0.2~0.4cm。表面黄色至棕黄色，可见焦斑，一端尖，中间膨大，另端钝圆稍偏斜，边缘较薄。子叶2，富油性。气微香，味微苦。

炒山桃仁：两枚子叶多分离，完整者呈类卵圆形，较小而肥厚。长约0.9cm，宽约0.7cm，厚约0.5cm。

郁李仁

Pruni Semen

【来源】为蔷薇科植物欧李 *Prunus humilis* Bge.、郁李 *Prunus japonica* Thunb. 或长柄扁桃 *Prunus pedunculata* Maxim. 的干燥成熟种子。前二种习称“小李仁”，后一种习称“大李仁”。

【产地】欧李主产于辽宁、黑龙江、河北、山东等省，郁李主产于华东及河北、河南、山西、广东等省，长柄扁桃主产于内蒙古等省区。

【采收加工】夏、秋二季采收成熟果实，除去果肉和核壳，取出种子，干燥。

【性状鉴别】

药材 小李仁：呈卵形，长5~8mm，直径3~5mm；表面黄白色或浅棕色，一端尖，另端钝圆。尖端一侧有线形种脐，圆端中央有深色合点，自合点处向上具多条纵向维管束脉纹。种皮薄，子叶2，乳白色，富油性。气微，味微苦。

大李仁：长6~10mm，直径5~7mm。表面黄棕色。

饮片 小李仁、大李仁：同药材。

乌梅

Mume Fructus

【来源】为蔷薇科植物梅 *Prunus mume*（Sieb.）Sieb. et Zucc. 的干燥近成熟果实。

【产地】主产于四川、浙江、福建、广东、湖南、贵州等地。

【采收加工】夏季果实近成熟时采收，低温烘干后闷至色变黑。

【性状鉴别】

药材 呈类球形或扁球形，直径1.5~3cm。表面乌黑色或棕黑色，皱缩不平，基部有圆形果梗痕。果核坚硬，椭圆形，棕黄色，表面有凹点；种子扁卵形，淡黄色。气微，味极酸。

以个大、核小、柔润、肉厚、不破裂、味极酸者为佳。

饮片 乌梅：同药材。

乌梅肉：为不规则形块状，略柔软，无核，表面、气味同药材。

乌梅炭：形如乌梅，皮肉鼓起，表面焦黑色。味酸略有苦味。

金樱子

Rosae Laevigatae Fructus

【来源】为蔷薇科植物金樱子 *Rosa laevigata* Michx. 的干燥成熟果实。

【产地】主产于广东、江西、浙江、广西、江苏等地。

【采收加工】10~11月果实成熟变红时采收，干燥，除去毛刺。

【性状鉴别】

药材 为花托发育而成的假果，呈倒卵形，长2~3.5cm，直径1~2cm。表面红黄色或红棕色，有突起的棕色小点，系毛刺脱落后的残基。顶端有盘状花萼残基，中央有黄色柱基，下部渐尖。质硬。切开后，花托壁厚 1 ~ 2mm，内有多数坚硬的小瘦果，内壁及瘦果均有淡黄色绒毛。气微，味甘、微涩。

以个大、肉厚、色红、有光泽、去净刺者为佳。

饮片　**金樱子肉：**呈倒卵形纵剖瓣。表面红黄色或红棕色，有突起的棕色小点。顶端有花萼残基，下部渐尖。花托壁厚 1 ~ 2mm，内面淡黄色，残存淡黄色绒毛。气微，味甘、微涩。

白扁豆

Lablab Semen Album

【来源】为豆科植物扁豆 *Dolichos lablab* L. 的干燥成熟种子。

【产地】主产于安徽、陕西、河南、湖南、浙江等省区。

【采收加工】秋、冬二季采收成熟果实，晒干，取出种子，再晒干。

【性状鉴别】

药材　呈扁椭圆形或扁卵圆形，长 8 ~ 13mm，宽 6 ~ 9mm，厚约 7mm；表面淡黄白色或淡黄色，平滑，略有光泽，一侧边缘有隆起的白色眉状种阜；质坚硬；种皮薄而脆，子叶 2，肥厚，黄白色。气微，味淡，嚼之有豆腥气。

饮片　**白扁豆：**同药材。

炒白扁豆：表面微黄色，具焦斑。余同药材。

沙苑子

Astragali Complanati Semen

【来源】为豆科植物扁茎黄芪 *Astragalus complanatus* R. Br. 的干燥成熟种子。

【产地】主产于陕西、山西等地。

【采收加工】秋末冬初果实成熟尚未开裂时采割植株，晒干，打下种子，除去杂质，晒干。

【性状鉴别】

药材　略呈圆肾形而稍扁，长 2 ~ 2.5mm，宽 1.5 ~ 2mm，厚约 1mm。表面绿褐色至灰褐色，光滑，边缘一侧微凹处具圆形种脐。质坚硬，不易破碎。除去种皮，有淡黄色子叶 2 片，胚根弯曲，长约 1mm。气微，味淡，嚼之有豆腥味。

饮片　**沙苑子：**同药材。

盐沙苑子：形如沙苑子，表面鼓起，深褐绿色或深灰褐色。气微，味微咸，嚼之有豆腥味。

淡豆豉

Sojae Semen Praeparatum

【来源】为豆科植物大豆 *Glycine max*（L.）Merr. 的干燥成熟种子（黑豆）的发酵加工品。

【产地】全国大部分地区均产，以东北产者质量最佳。

【采收加工】立秋霜降后收割或拔取全株，晒干，打落种子，去净杂质。取桑叶、青蒿各 70 ~ 100g，加水煎煮，滤过，煎液拌入净大豆 1000g 中，俟吸尽后，蒸透，取出，稍晾，再置容器内，用煎过的桑叶、青蒿渣覆盖，闷使发酵至黄衣上遍时，取出，除去药渣，洗净，置容器内再闷 15 ~ 20 天，至充分发酵、香气溢出时，取出，略蒸，干燥，即得。

【性状鉴别】

药材　呈椭圆形，略扁，长 0.6 ~ 1cm，直径 0.5 ~ 0.7cm；表面黑色，皱缩不平，一侧有长椭圆形种脐；质稍柔软或脆，断面棕黑色。气香，味微甘。

决明子

Cassiae Semen

【来源】为豆科植物决明 *Cassia obtusifolia* L. 或小决明 *Cassia tora* L. 的干燥成熟种子。

【产地】主产于安徽、江苏、四川等省。全国大部分地区均有栽培。

【采收加工】秋季采收成熟果实，晒干，打下种子，除去杂质。

【性状鉴别】

药材　**决明：**略呈菱方形或短圆柱形，两端平行倾斜，长 3 ~ 7mm，宽 2 ~ 4mm。表面绿棕色或暗棕色，平滑有光泽。一端较平坦、另端斜尖，背腹面各有 1 条突起的棱线，棱线两侧各有 1 条斜向对称而色较浅的线形凹纹。质坚硬，不易破碎。种皮薄，子叶 2，黄色，呈“S”形折曲并重叠。气微，味微苦。

小决明：呈矩圆柱形，较小，长 3 ~ 5mm，宽 2 ~ 3mm。表面棱线两侧各有 1 条宽广的浅黄棕色带。

以颗粒饱满、身干、无杂质、色绿棕者为佳。

饮片 **决明子：**同药材。

炒决明子：形如决明子，微鼓起，表面绿褐色或暗棕色，偶见焦斑。微有香气。

补骨脂
Psoraleae Fructus

【来源】为豆科植物补骨脂 *Psoralea corylifolia* L. 的干燥成熟果实。

【产地】主产于四川、河南、安徽、陕西等省。

【采收加工】秋季果实成熟时采收果序，晒干，搓出果实，除去杂质。

【性状鉴别】

药材 呈肾形，略扁，长3～5mm，宽2～4mm，厚约1.5mm；表面黑色、黑褐色或灰褐色，具细微网状皱纹；顶端圆钝，有一小突起，凹侧有果梗痕；质硬，果皮薄，与种子不易分离；种子1枚，子叶2，黄白色，有油性。气香，味辛、微苦。

以颗粒饱满均匀、色黑褐、纯净无杂质者为佳。

饮片 **补骨脂：**同药材。

盐补骨脂：形如补骨脂，表面黑色或黑褐色，微鼓起。气微香，味微咸。

枳壳
Aurantii Fructus

【来源】为芸香科植物酸橙 *Citrus aurantium* L. 及其栽培变种的干燥未成熟果实。

【产地】主产于江西、四川、湖北、贵州等省。多系栽培。以江西清江、新干所产最为闻名，商品习称“江枳壳”，量大质优。

【采收加工】7月果皮尚绿时采收，自中部横切为两半，晒干或低温干燥。

【性状鉴别】

药材 呈半球形，直径3～5cm。外果皮棕褐色至褐色，有颗粒状突起，突起的顶端有凹点状油室；有明显的花柱残迹或果梗痕。切面中果皮黄白色，光滑而稍隆起，厚0.4～1.3cm，边缘散有1～2列油室，瓤囊7～12瓣，少数至15瓣，汁囊干缩呈棕色至棕褐色，内藏种子。质坚硬，不易折断。气清香，味苦、微酸。

以外皮色棕褐、果肉厚、质坚硬、香气浓者为佳。

饮片 **枳壳：**呈不规则弧状条形薄片。切面外果皮棕褐色至褐色，中果皮黄白色至黄棕色，近外缘有1～2列点状油室，内侧有的有少量紫褐色瓤囊。

麸炒枳壳：形如枳壳片，色较深，偶有焦斑。

香橼
Citri Fructus

【来源】为芸香科植物枸橼 *Citrus medica* L. 或香圆 *Citrus wilsonii* Tanaka 的干燥成熟果实。

【产地】枸橼产于云南、四川、福建等省区，香圆产于江苏、浙江、安徽、江西等省区。

【采收加工】秋季果实成熟时采收，趁鲜切片，晒干或低温干燥。香圆亦可整个或对剖两半后，晒干或低温干燥。

【性状鉴别】

药材 **枸橼：**呈圆形或长圆形片，直径4～10cm，厚0.2～0.5cm；横切片外果皮黄色或黄绿色，边缘呈波状，散有凹入的油点；中果皮厚1～3cm，黄白色或淡棕黄色，有不规则的网状突起的维管束；瓤囊10～17室。纵切片中心柱较粗壮，质柔韧。气清香，味微甜而苦辛。

香圆：呈类球形、半球形或圆片，直径4～7cm；表面黑绿色或黄棕色，密被凹陷的小油点及网状隆起的粗皱纹，顶端有花柱残痕及隆起的环圈，基部有果梗残基；质坚硬，剖面或横切薄片，边缘油点明显；中果皮厚约0.5cm；瓤囊9～11室，棕色或淡红棕色，间或有黄白色种子。气香，味酸而苦。

饮片 **枸橼：**呈不规则块状或丝条状，厚0.2～0.5cm；外果皮黄色或黄绿色，边缘呈波状，散有凹入的油点；中果皮黄白色或淡棕黄色，有不规则的网状突起的维管束；瓤囊偶见，质柔韧。气清香，味微甜而苦辛。

香圆：呈不规则块状或丝条状，表面黑绿色或黄棕色，密被凹陷的小油点及网状隆起的粗皱纹；质坚硬，边缘油点明显；瓤囊棕色或淡红棕色，间或有黄白色种子。气香，味酸而苦。

陈　皮

Citri Reticulatae Pericarpium

【来源】为芸香科植物橘 *Citrus reticulata* Blanco 及其栽培变种的干燥成熟果皮。药材分为“陈皮”和“广陈皮”。

【产地】广东、福建、四川、江苏等省，均有栽培。

【采收加工】采摘成熟果实，剥取果皮，晒干或低温干燥。

【性状鉴别】

药材　陈皮：常剥成数瓣，基部相连，有的呈不规则的片状，厚1～4mm；外表面橙红色或红棕色，有细皱纹和凹下的点状油室；内表面浅黄白色，粗糙，附黄白色或黄棕色筋络状维管束；质稍硬而脆。气香，味辛、苦。

广陈皮：常3瓣相连，形状整齐，厚度均匀，约1mm；外表面橙黄色至棕褐色，点状油室较大，对光照视，透明清晰；质较柔软。

饮片　陈皮：呈不规则的条状或丝状。外表面橙红色或红棕色，有细皱纹和凹下的点状油室。内表面浅黄白色，粗糙，附黄白色或黄棕色筋络状维管束。气香，味辛、苦。

广陈皮：同药材。

青　皮

Citri Reticulatae Pericarpium Viride

【来源】为芸香科植物橘 *Citrus reticulata* Blanco 及其栽培变种的干燥幼果或未成熟果实的果皮。

【产地】同陈皮。

【采收加工】5～6月收集自落的幼果，晒干，习称“个青皮”；7～8月采收未成熟的果实，在果皮上纵剖成四瓣至基部，除尽瓤瓣，晒干，习称“四花青皮”。

【性状鉴别】

药材　四花青皮：果皮剖成4裂片，裂片长椭圆形，长4～6cm，厚0.1～0.2cm；外表面灰绿色或黑绿色，密生多数油室；内表面类白色或黄白色，粗糙，附黄白色或黄棕色小筋络；质稍硬，易折断，断面外缘有油室1～2列。气香，味苦、辛。

个青皮：呈类球形，直径0.5～2cm；表面灰绿色或黑绿色，微粗糙，有细密凹下的油室，顶端有稍突起的柱基，基部有圆形果梗痕；质硬，断面果皮黄白色或淡黄棕色，厚0.1～0.2cm，外缘有油室1～2列；瓤囊8～10瓣，淡棕色。气清香，味酸、苦、辛。

饮片　青皮：呈类圆形厚片或不规则丝状；表面灰绿色或黑绿色，密生多数油室；切面黄白色或淡黄棕色，有的可见瓤囊8～10瓣，淡棕色。气香，味苦、辛。

醋青皮：形如青皮片或丝，色泽加深，略有醋香气，味苦、辛。

橘　核

Citri Reticulatae Semen

【来源】为芸香科植物橘 *Citrus reticulata* Blanco 及其栽培变种的干燥成熟种子。

【产地】同陈皮。

【采收加工】果实成熟后收集，洗净，晒干。

【性状鉴别】

药材　略呈卵形，长0.8～1.2cm，直径0.4～0.6cm；表面淡黄白色或淡灰白色，光滑，一侧有种脊棱线，一端钝圆，另端渐尖成小柄状；外种皮薄而韧，内种皮菲薄，淡棕色，子叶2，黄绿色，有油性。气微，味苦。

饮片　橘核：同药材。

盐橘核：形如橘核，子叶淡棕色或黄绿色，少淡绿色。气微，味微咸、苦。

化橘红

Citri Grandis Exocarpium

【来源】为芸香科植物化州柚 *Citrus grandis* ‘Tomentosa’或柚 *Citrus grandis*（L.）Osbeck 的未成熟或近成熟的干燥外层果皮。前者习称“毛橘红”，后者习称“光七爪”“光五爪”。

【产地】主产于广东化县、广西玉林地区。

【采收加工】夏季果实未成熟时采收，置沸水中略烫后，将果皮割成5或7瓣，除去果瓤和部分中果皮，压制成形，干燥。

【性状鉴别】

药材　化州柚：呈对折的七角或展平的五角星状，单片呈柳叶形；完整者展平后直径15～28cm，厚0.2～0.5cm；外表面黄绿色，密布茸毛，有皱纹及小油室；内表面黄白色或淡黄棕色，有脉络纹；质脆，易折断，断面不整齐，外缘有1列不整齐的下凹的油室，内侧稍柔而有弹性。气芳香，味苦、微辛。

柚：外表面黄绿色至黄棕色，无毛。

饮片　化州柚、柚：呈丝状或块状，余同药材。

吴茱萸
Evodiae Fructus

【来源】为芸香科植物吴茱萸 *Euodia rutaecarpa*（Juss.）Benth.、石虎 *Euodia rutaecarpa*（Juss.）Benth. var. *officinalis*（Dode）Huang 或疏毛吴茱萸 *Euodia rutaecarpa*（Juss.）Benth. var. *bodinieri*（Dode）Huang 的干燥近成熟果实。

【产地】主产于贵州、广西等省区，多系栽培。

【采收加工】8～11月果实尚未开裂时，剪下果枝，晒干或低温干燥，除去枝、叶、果梗等杂质。

【性状鉴别】

药材　呈球形或略呈五角状扁球形，直径2～5mm；表面暗黄绿色至褐色，粗糙，有多数点状突起或凹下的油点；顶端有五角星状的裂隙，基部残留被有黄色茸毛的果梗；质硬而脆，横切面可见子房5室，每室有淡黄色种子1粒。气芳香浓郁，味辛辣而苦。

以粒小、饱满坚实、色绿、香气浓烈者为佳。

饮片　吴茱萸：同药材。

制吴茱萸：形如吴茱萸，表面棕褐色至暗褐色。

鸦胆子
Bruceae Fructus

【来源】为苦木科植物鸦胆子 *Brucea javanica*（L.）Merr. 的干燥成熟果实。

【产地】主产于广东、广西等省区，云南、贵州等省亦产。

【采收加工】秋季果实成熟时采收，除去杂质，晒干。

【性状鉴别】

药材　呈卵形，长6～10mm，直径4～7mm；表面黑色或棕色，有隆起的网状皱纹，网眼呈不规则的多角形，两侧有明显的棱线，顶端渐尖，基部有凹陷的果梗痕；果壳质硬而脆，种子卵形，长5～6mm，直径3～5mm，表面类白色或黄白色，具网纹；种皮薄，子叶乳白色，富油性。气微，味极苦。

饮片　同药材。

巴　豆
Crotonis Fructus

【来源】为大戟科植物巴豆 *Croton tiglium* L. 的干燥成熟果实。

【产地】主产于四川、云南、广西、贵州等地，多系栽培。以四川产量最大。

【采收加工】秋季果实成熟时采收，堆置2～3天，摊开，干燥。

【性状鉴别】

药材　呈卵圆形，一般具三棱，长1.8～2.2cm，直径1.4～2cm。表面灰黄色或稍深，粗糙，有纵线6条，顶端平截，基部有果梗痕。破开果壳，可见3室，每室含种子1粒。种子呈略扁的椭圆形，长1.2～1.5cm，直径0.7～0.9cm，表面棕色或灰棕色，一端有小点状的种脐及种阜的疤痕，另端有微凹的合点，其间有隆起的种脊；外种皮薄而脆，内种皮呈白色薄膜；种仁黄白色，油质。气微，味辛辣。

以种子饱满、种仁色黄白、无杂质者为佳。

饮片　生巴豆：为巴豆的种仁。呈扁椭圆形，长9～14mm，直径5～8mm。表面黄白色或黄棕色，平滑有光泽，常附有白色薄膜；一端有微凹的合点，另一端有小点状的种脐。内胚乳肥厚，淡黄色，油质；子叶2，菲薄。气微，味辛辣。

巴豆霜：为粒度均匀、疏松的淡黄色粉末，显油性。

酸枣仁
Ziziphi Spinosae Semen

【来源】为鼠李科植物酸枣 *Ziziphus jujuba* Mill. var. *spinosa*（Bunge）Hu ex H. F. Chou 的干燥成熟种子。

【产地】主产于河北、陕西、辽宁、河南等地。

【采收加工】秋末冬初采收成熟果实，除去果肉和核壳，收集种子，晒干。

【性状鉴别】

药材　呈扁圆形或扁椭圆形，长 0.5 ~ 0.9cm，宽 0.5 ~ 0.7cm，厚约 0.3cm。表面紫红色或紫褐色，平滑有光泽，有的有裂纹。有的两面均呈圆隆状突起；有的一面较平坦，中间有 1 条隆起的纵线纹，另一面微隆起，边缘略薄。一端凹陷，可见线形种脐，另一端有细小突起的合点。种皮较脆，胚乳白色，子叶 2，浅黄色，富油性。气微，味淡。

以粒大、饱满、完整、有光泽、外皮红棕色、无核壳者为佳。

饮片　酸枣仁：同药材。

炒酸枣仁：形如酸枣仁。表面微鼓起，微具焦斑。略有焦香气，味淡。

沙　棘

Hippophae Fructus

【来源】系蒙古族、藏族习用药材。为胡颓子科植物沙棘 *Hippophae rhamnoides* L. 的干燥成熟果实。

【产地】主产于内蒙古、西藏。

【采收加工】秋、冬二季果实成熟或冻硬时采收，除去杂质，干燥或蒸后干燥。

【性状鉴别】

药材　呈类球形或扁球形，有的数个粘连，单个直径 5 ~ 8mm。表面橙黄色或棕红色，皱缩，顶端有残存花柱，基部具短小果梗或果梗痕。果肉油润，质柔软。种子斜卵形，长约 4mm，宽约 2mm；表面褐色，有光泽，中间有一纵沟；种皮较硬，种仁乳白色，有油性。气微，味酸、涩。

饮片　同药材。

胖大海

Sterculiae Lychnophorae Semen

【来源】为梧桐科植物胖大海 *Sterculia lychnophora* Hance 的干燥成熟种子。

【产地】主产于越南、泰国、印度尼西亚、马来西亚等国。

【采收加工】4 ~ 6 月由蓇葖果上摘取成熟的种子，晒干。

【性状鉴别】

药材　呈纺锤形或椭圆形，长 2 ~ 3cm，直径 1 ~ 1.5cm；先端钝圆，基部略尖而歪，具浅色的圆形种脐；表面棕色或暗棕色，微有光泽，具不规则的干缩皱纹；外层种皮极薄，质脆，易脱落；中层种皮较厚，黑褐色，质松易碎，遇水膨胀成海绵状；断面可见散在的树脂状小点；内层种皮可与中层种皮剥离，稍革质，内有 2 片肥厚胚乳，广卵形；子叶 2 枚，菲薄，紧贴于胚乳内侧，与胚乳等大。气微，味淡，嚼之有黏性。

饮片　同药材。

小茴香

Foeniculi Fructus

【来源】为伞形科植物茴香 *Foeniculum vulgare* Mill. 的干燥成熟果实。

【产地】主产于内蒙古、山西、黑龙江等省区。全国各地均有栽培。

【采收加工】秋季果实初熟时采割植株，晒干，打下果实，除去杂质。

【性状鉴别】

药材　为双悬果，呈圆柱形，有的稍弯曲，长 4 ~ 8mm，直径 1.5 ~ 2.5mm。表面黄绿色或淡黄色，两端略尖，顶端残留有黄棕色突起的柱基，基部有时有细小的果梗。分果呈长椭圆形，背面有纵棱 5 条，接合面平坦而较宽。横切面略呈五边形，背面的四边约等长。有特异香气，味微甜、辛。

以颗粒饱满、色黄绿、气香浓者为佳。

饮片　小茴香：同药材。

盐小茴香：形如小茴香，微鼓起，色泽加深，偶有焦斑。味微咸。

蛇床子

Cnidii Fructus

【来源】为伞形科植物蛇床 *Cnidium monnieri*（L.）Cuss. 的干燥成熟果实。

【产地】主产于河北、山东、广西、浙江、江苏、四川等地。多为野生。

【采收加工】夏、秋二季果实成熟时采收，除去杂质，晒干。

【性状鉴别】

药材 为双悬果，呈椭圆形，长2~4mm，直径约2mm。表面灰黄色或灰褐色，顶端有2枚向外弯曲的柱基，基部偶有细梗。分果的背面有薄而突起的纵棱5条，接合面平坦，有2条棕色略突起的纵棱线。果皮松脆，揉搓易脱落，种子细小，灰棕色，显油性。气香，味辛凉、有麻舌感。

山茱萸
Corni Fructus

【来源】为山茱萸科植物山茱萸 *Cornus officinalis* Sieb. et Zucc. 的干燥成熟果肉。

【产地】主产于浙江省，安徽、陕西、河南等省亦产。

【采收加工】秋末冬初果皮变红时采收果实，用文火烘或置沸水中略烫后，及时除去果核，干燥。

【性状鉴别】

药材 呈不规则的片状或囊状，长1~1.5cm，宽0.5~1cm。表面紫红色至紫黑色，皱缩，有光泽。顶端有的有圆形宿萼痕，基部有果梗痕。质柔软。气微，味酸、涩、微苦。

以个大皮肉厚、色紫红、质柔软、油润、无核、味酸者为佳。

饮片 山萸肉：同药材。

酒萸肉：形如山茱萸，表面紫黑色或黑色，质滋润柔软。微有酒香气。

连 翘
Forsythiae Fructus

【来源】为木犀科植物连翘 *Forsythia suspensa* (Thunb.) Vahl 的干燥果实。

【产地】主产于山西、陕西、河南等省，多为栽培。

【采收加工】秋季果实初熟尚带绿色时采收，除去杂质，蒸熟，晒干，习称“青翘”；果实熟透时采收，晒干，除去杂质，习称“老翘”。

【性状鉴别】

药材 呈长卵形至卵形，稍扁，长1.5~2.5cm。表面有不规则纵皱纹和多数突起的小斑点，两面各有1条明显的纵沟。顶端锐尖，基部有小果梗或已脱落。青翘多不开裂，表面绿褐色，突起的灰白色小斑点较少；质硬；种子多数，黄绿色，细长，一侧有翅。老翘自顶端开裂或裂成两瓣，表面黄棕色或红棕色，内表面多为浅黄棕色，平滑，具一纵隔；质脆；种子棕色，多已脱落。气微香，味苦。

“青翘”以色墨绿、不开裂者为佳；“老翘”以色黄、壳厚、无种子、纯净者为佳。

女贞子
Ligustri Lucidi Fructus

【来源】为木犀科植物女贞 *Ligustrum lucidum* Ait. 的干燥成熟果实。

【产地】主产于浙江、江苏、福建、湖南、四川、广西等地。

【采收加工】冬季果实成熟时采收，除去枝叶，稍蒸或置沸水中略烫后，干燥；或直接干燥。

【性状鉴别】

药材 呈卵形、椭圆形或肾形，长6~8.5mm，直径3.5~5.5mm。表面黑紫色或灰黑色，皱缩不平，基部有果梗痕或具宿萼及短梗。体轻。外果皮薄，中果皮较松软，易剥离，内果皮木质，黄棕色，具纵棱，破开后种子通常为1粒，肾形，紫黑色，油性。气微，味甘、微苦涩。

饮片 女贞子：同药材。

酒女贞子：形如女贞子，表面黑褐色或灰黑色，常附有白色粉霜。微有酒香气。

马钱子
Strychni Semem

【来源】为马钱科植物马钱 *Strychnos nux-vomica* L. 的干燥成熟种子。

【产地】主产于印度、越南、泰国等国。

【采收加工】冬季采收成熟的果实，取出种子，晒干。

【性状鉴别】

药材 呈纽扣状圆板形，常一面隆起，一面稍凹下，直径1.5~3cm，厚0.3~0.6cm。表面密被灰棕色或灰绿色绢状茸毛，自中间向四周呈辐射状排列，有丝样光泽。边缘稍隆起，较厚，有突起的珠孔，底面中心有突起的圆点状种脐。质坚硬，平行剖面可见淡黄白色胚乳，角质状，子叶心形，叶脉5～7条。气微，味极苦。

以个大饱满、质坚肉厚、表面灰棕色微带绿色、有细密毛茸、有光泽者为佳。

饮片 **生马钱子**：同药材。

制马钱子：形如马钱子，两面均膨胀鼓起，边缘较厚。表面棕褐色或深棕色，质坚脆，平行剖面可见棕褐色或深棕色的胚乳。微有香气，味极苦。

马钱子粉：为黄褐色粉末。气微香，味极苦。

菟丝子
Cuscutae Semem

【来源】为旋花科植物南方菟丝子 *Cuscuta australis* R. B. 或菟丝子 *Cuscuta chinensis* Lam. 的干燥成熟种子。

【产地】主产于江苏、辽宁、吉林、河北、山东、河南等地。

【采收加工】秋季果实成熟时采收植株，晒干，打下种子，除去杂质。

【性状鉴别】

药材 呈类球形，直径1～2mm。表面灰棕色至棕褐色，粗糙，种脐线形或扁圆形。质坚实，不易以指甲压碎。气微，味淡。

取本品少量，加沸水浸泡后，表面有黏性；加热煮至种皮破裂时，可露出黄白色卷旋状的胚，形如吐丝。

饮片 **菟丝子**：同药材。

盐菟丝子：形如菟丝子，表面棕黄色，裂开，略有香气。

牵牛子
Pharbitidis Semem

【来源】为旋花科植物裂叶牵牛 *Pharbitis nil*（L.）Choisy 或圆叶牵牛 *Pharbitis purpurea*（L.）Voigt 的干燥成熟种子。

【产地】主产于辽宁省。此外，全国各地均有野生或栽培。

【采收加工】秋末果实成熟、果壳未开裂时采割植株，晒干，打下种子，除去杂质。

【性状鉴别】

药材 似橘瓣状，长4～8mm，宽3～5mm。表面灰黑色或淡黄白色，背面有1条浅纵沟，腹面棱线的下端有一点状种脐，微凹。质硬，横切面可见淡黄色或黄绿色皱缩折叠的子叶，微显油性。气微，味辛、苦，有麻感。加水浸泡后种皮呈龟裂状，手捻有明显的黏滑感。

以颗粒饱满、无果壳者为佳。

饮片 **牵牛子**：同药材。

炒牵牛子：形如牵牛子，表面黑褐色或黄棕色，稍鼓起。微具香气。

蔓荆子
Viticis Fructus

【来源】为马鞭草科植物单叶蔓荆 *Vitex trifolia* L. var. *simplicifolia* Cham. 或蔓荆 *Vitex trifolia* L. 的干燥成熟果实。

【产地】单叶蔓荆主产于山东、江西、浙江等省，蔓荆主产于广东、广西等省区。

【采收加工】秋季果实成熟时采收，除去杂质，晒干。

【性状鉴别】

药材 呈球形，直径4～6mm；表面灰黑色或黑褐色，被灰白色粉霜状茸毛，有纵向浅沟4条，顶端微凹，基部有灰白色宿萼及短果梗。萼长为果实的1/3～2/3，5齿裂，其中2裂较深，密被茸毛。体轻，质坚韧，不易破碎，横切面可见4室，每室有种子1枚。气特异而芳香，味淡、微辛。

饮片 **蔓荆子**：同药材。

炒蔓荆子：形如蔓荆子，表面黑色或黑褐色，基部有的可见残留宿萼和短果梗。气特异而芳香，味淡、微辛。

天仙子
Hyoscyami Semen

【来源】为茄科植物莨菪 *Hyoscyamus niger* L. 的干燥成熟种子。

【产地】主产于河南、内蒙古、甘肃、辽宁等省区。

【采收加工】夏、秋二季果皮变黄色时，采摘果实，暴晒，打下种子，筛去果皮、枝梗，晒干。

【性状】

药材 呈类扁肾形或扁卵形，直径约1mm；表面棕黄色或灰黄色，有细密的网纹，略尖的一端有点状种脐；切面灰白色，油质；有胚乳，胚弯曲。气微，味微辛。

饮片 同药材。

枸杞子
Lycii Fructus

【来源】为茄科植物宁夏枸杞 *Lycium barbarum* L. 的干燥成熟果实。

【产地】主产于宁夏、甘肃、青海、新疆等省区。以宁夏所产量大、质优。

【采收加工】夏、秋两季果实呈红色时采收，热风烘干，除去果梗，或晾至皮皱后，晒干，除去果梗。

【性状鉴别】

药材 呈类纺锤形或椭圆形，长6～20mm，直径3～10mm。表面红色或暗红色，顶端有小突起状的花柱痕，基部有白色的果梗痕。果皮柔韧，皱缩；果肉肉质，柔润。种子20～50粒，类肾形，扁而翘，长1.5～1.9mm，宽1～1.7mm，表面浅黄色或棕黄色。气微，味甜。

以粒大、肉厚、籽小、色红、质柔、味甜者为佳。

栀子
Gardeniae Fructus

【来源】为茜草科植物栀子 *Gardenia jasminoides* Ellis 的干燥成熟果实。

【产地】主产于湖南、江西、湖北、浙江等省。

【采收加工】9～11月间果实成熟呈红黄色时采收，除去果梗和杂质，蒸至上气或置沸水中略烫，取出，干燥。

【性状鉴别】

药材 呈长卵圆形或椭圆形，长1.5～3.5cm，直径1～1.5cm。表面红黄色或棕红色，具6条翅状纵棱，棱间常有1条明显的纵脉纹，并有分枝。顶端残存萼片，基部稍尖，有残留果梗。果皮薄而脆，略有光泽；内表面色较浅，有光泽，具2～3条隆起的假隔膜。种子多数，扁卵圆形，集结成团，深红色或红黄色，表面密具细小疣状突起。气微，味微酸而苦。

以皮薄、饱满、色红黄者为佳。

饮片 栀子：呈不规则碎块。果皮表面红黄色或棕红色，有的可见翅状纵棱。种子多数，扁卵圆形，深红色或红黄色。气微，味微酸而苦。

炒栀子：形如栀子碎块，黄褐色。

焦栀子：形如栀子或为不规则的碎块，表面焦褐色或焦黑色。果皮内表面棕色，种子表面黄棕色或棕褐色。气微，味微酸而苦。

瓜蒌
Trichosanthis Fructus

【来源】为葫芦科植物栝楼 *Trichosanthes kirilowii* Maxim. 或双边栝楼 *Trichosanthes rosthornii* Harms 的干燥成熟果实。

【产地】栝楼主产于山东、河北、河南、安徽等地。双边栝楼主产于四川、江西、湖北、湖南、广东、云南等地。

【采收加工】秋季果实成熟时，连果梗剪下，置通风处阴干。

【性状鉴别】

药材 呈类球形或宽椭圆形，长7～15cm，直径6～10cm。表面橙红色或橙黄色，皱缩或较光滑，顶端有圆形的花柱残基，基部略尖，具残存的果梗。轻重不一。质脆，易破开，内表面黄白色，有红黄色丝络，果瓤橙黄色，黏稠，与多数种子黏结成团。具焦糖气，味微酸、甜。

以完整不破、果皮厚、皱缩有筋、体重、糖分足者为佳。

饮片 呈不规则的丝或块状。外表面橙红色或橙黄色，皱缩或较光滑；内表面黄白色，有红黄色丝络，果瓤橙黄色，与多数种子黏结成团。具焦糖气，味微酸、甜。

车前子
Plantaginis Semen

【来源】为车前科植物车前 *Plantago asiatica* L. 或平车前 *Plantago depressa* Willd. 的干燥成熟种子。

【产地】车前产于全国各地；平车前主产于东北、华北、西北等地。

【采收加工】夏、秋二季种子成熟时采收果穗，晒干，搓出种子，除去杂质。

【性状鉴别】

药材 呈椭圆形、不规则长圆形或三角状长圆形，略扁，长约2mm，宽约1mm；表面黄棕色至黑褐色，有细皱纹，一面有灰白色凹点状种脐；质硬。气微，味淡。

饮片　车前子：同药材。

盐车前子：形如车前子，表面黑褐色；气微香，味微咸。

牛蒡子
Arctii Fructus

【来源】为菊科植物牛蒡 *Arctium lappa* L. 的干燥成熟果实。

【产地】主产于东北及浙江，四川、湖北、河北、河南、陕西等地亦产。

【采收加工】秋季果实成熟时采收果序，晒干，打下果实，除去杂质，再晒干。

【性状鉴别】

药材　呈长倒卵形，略扁，微弯曲，长5～7mm，宽2～3mm。表面灰褐色，带紫黑色斑点，有数条纵棱，通常中间1～2条较明显。顶端钝圆，稍宽，顶面有圆环，中间具点状花柱残迹；基部略窄，着生面色较淡。果皮较硬，子叶2，淡黄白色，富油性。气微，味苦后微辛而稍麻舌。

饮片　牛蒡子：同药材。

炒牛蒡子：形如牛蒡子，色泽加深，略鼓起。微有香气。

苍耳子
Xanthii Fructus

【来源】为菊科植物苍耳 *Xanthium sibiricum* Patr. 的干燥成熟带总苞的果实。

【产地】全国各地均产。

【采收加工】秋季果实成熟时采收，干燥，除去梗、叶等杂质。

【性状鉴别】

药材　呈纺锤形或卵圆形，长1～1.5cm，直径0.4～0.7cm；表面黄棕色或黄绿色，全体有钩刺，顶端有2枚较粗的刺，分离或相连，基部有果梗痕；质硬而韧；横切面中央有纵隔膜，2室，各有1枚瘦果；瘦果略呈纺锤形，一面较平坦，顶端具1突起的花柱基；果皮薄，灰黑色，具纵纹；种皮膜质，浅灰色，子叶2，有油性。气微，味微苦。

饮片　苍耳子：同药材。

炒苍耳子：形如苍耳子，表面黄褐色，有刺痕。微有香气。

薏苡仁
Semem Coicis

【来源】为禾本科植物薏苡 *Coix lacryma-jobi* L. var. *mayuen*（Roman.）Stapf 的干燥成熟种仁。

【产地】主产于福建、河北、江苏、辽宁等地。均系栽培。

【采收加工】秋季果实成熟时采割植株，晒干，打下果实，再晒干，除去外壳、黄褐色种皮和杂质，收集种仁。

【性状鉴别】

药材　呈宽卵形或长椭圆形，长4～8mm，宽3～6mm。表面乳白色，光滑，偶有残存的黄褐色种皮。一端钝圆，另端较宽而微凹，有一淡棕色点状种脐；背面圆凸，腹面有1条较宽而深的纵沟。质坚实，断面白色，粉性。气微，味微甜。

以粒大、饱满、无破碎、色白者为佳。

饮片　薏苡仁：同药材。

麸炒薏苡仁：形如薏苡仁，微鼓起，表面微黄色。

槟榔
Arecae Semen

【来源】为棕榈科植物槟榔 *Areca catechu* L. 的干燥成熟种子。

【产地】主产于海南、云南、广东等地。福建、广西、台湾南部亦有栽培。

【采收加工】春末至秋初采收成熟果实，用水煮后，干燥，除去果皮，取出种子，干燥。

【性状鉴别】

药材　呈扁球形或圆锥形，高1.5～3.5cm，底部直径1.5～3cm。表面淡黄棕色或淡红棕色，具稍凹下的网状沟纹，底部中心有圆形凹陷的珠孔，其旁有一明显疤痕状种脐。质坚硬，不易破碎，断面可见棕色种皮与白色胚乳相间的大理石样花纹。气微，味涩、微苦。

以个大、体重、坚实、断面颜色鲜艳、无破裂者为佳。

饮片　槟榔：呈类圆形的薄片。切面可见

棕色种皮与白色胚乳相间的大理石样花纹。气微，味微涩、微苦。

炒槟榔：形如槟榔片，表面微黄色，可见大理石样花纹。

焦槟榔：呈类圆形的薄片。直径1.5～3cm，厚1～2mm。表面焦黄色，可见大理石样花纹，质脆，易碎。气微，味涩、微苦。

【显微鉴别】

粉末 槟榔、炒槟榔、焦槟榔：内胚乳细胞碎片无色，壁较厚，有较多大的类圆形纹孔。种皮石细胞纺锤形、长条形或多角形，壁不甚厚，有的内含红棕色物。外胚乳细胞类长方形，内含红棕色或深棕色物。

砂 仁
Amomi Fructus

【来源】为姜科植物阳春砂 *Amomum villosum* Lour.、绿壳砂 *Amomum villosum* Lour. var. *xanthioides* T. L. Wu. et Senjen 或海南砂 *Amomum longiligulare* T. L. Wu 的干燥成熟果实。

【产地】阳春砂主产于广东省，以阳春、阳江所产最有名。广西亦产，多为栽培；绿壳砂主产于云南南部临沧、文山、景洪等地；海南砂主产于海南省。

【采收加工】夏、秋二季果实成熟时采收，晒干或低温干燥。

【性状鉴别】

药材 阳春砂、绿壳砂：呈椭圆形或卵圆形，有不明显的三棱，长1.5～2cm，直径1～1.5cm。表面棕褐色，密生刺状突起，顶端有花被残基，基部常有果梗。果皮薄而软。种子集结成团，具三钝棱，中有白色隔膜，将种子团分成3瓣，每瓣有种子5～26粒。种子为不规则多面体，直径2～3mm；表面棕红色或暗褐色，有细皱纹，外被淡棕色膜质假种皮；质硬，断面胚乳灰白色。气芳香而浓烈，味辛凉、微苦。

以个大、饱满、坚实、种子棕红色、气香浓、搓之果皮不易脱落者为佳。

海南砂：呈长椭圆形或卵圆形，有明显的三棱，长1.5～2cm，直径0.8～1.2cm。表面被片状、分枝的软刺，基部具果梗痕。果皮厚而硬。种子团较小，每瓣有种子3～24粒；种子直径1.5～2mm。气味稍淡。

饮片 阳春砂、绿壳砂、海南砂：均同药材。

【显微鉴别】

粉末 内种皮厚壁细胞棕红色或黄棕色，表面观类多角形，壁厚，胞腔含硅质块。种皮表皮细胞淡黄色，表面观长条形，常与下皮细胞上下层垂直排列；下皮细胞含棕色或红棕色物。

草 果
Tsaoko Fructus

【来源】为姜科植物草果 *Amomum tsao－ko* Crevost et Lemaire 的干燥成熟果实。

【产地】主产于云南、广西、贵州等地。多为栽培。

【采收加工】秋季果实成熟时采收，除去杂质，晒干或低温干燥。

【性状鉴别】

药材 呈长椭圆形，具三钝棱，长2～4cm，直径1～2.5cm。表面灰棕色至红棕色，具纵沟及棱线，顶端有圆形突起的柱基，基部有果梗或果梗痕。果皮质坚韧，易纵向撕裂。剥去外皮，中间有黄棕色隔膜，将种子团分成3瓣，每瓣有种子多为8～11粒。种子呈圆锥状多面体，直径约5mm；表面红棕色，外被灰白色膜质的假种皮，种脊为一条纵沟，尖端有凹状的种脐；质硬，胚乳灰白色。有特异香气，味辛、微苦。

饮片 草果仁：呈圆锥状多面体，直径约5mm。表面棕色至红棕色，有的可见外被残留灰白色膜质的假种皮。种脊为一条纵沟，尖端有凹状的种脐。胚乳灰白色至黄白色。有特异香气，味辛、微苦。

姜草果仁：形如草果仁，棕褐色，偶见焦斑。有特异香气，味辛辣、微苦。

豆 蔻
Amomi Rotundus Fructus

【来源】为姜科植物白豆蔻 *Amomum kravanh* Pierre ex Gagnep. 或爪哇白豆蔻 *Amomum compactum* Soland ex Maton 的干燥成熟果实。按产地不同分为“原豆蔻”和“印尼白蔻”。

【产地】白豆蔻产于泰国、柬埔寨、越南、缅甸等国。我国云南、广东有少量引种。爪哇白豆蔻产于印度尼西亚。

【采收加工】10～12月间采收未完全成熟的果实，干燥后除去顶端的花萼及基部的果柄，晒干。

【性状鉴别】

药材　原豆蔻：呈类球形，直径1.2～1.8cm。表面黄白色至淡黄棕色，有3条较深的纵向槽纹，顶端有突起的柱基，基部有凹下的果柄痕，两端均具浅棕色绒毛。果皮体轻，质脆，易纵向裂开，内分3室，每室含种子约10粒；种子呈不规则多面体，背面略隆起，直径3～4mm，表面暗棕色，有皱纹，并被有残留的假种皮。气芳香，味辛凉，略似樟脑。

印尼白蔻：个略小。表面黄白色，有的微显紫棕色。果皮较薄，种子瘦瘪。气味较弱。

均以个大饱满、果皮薄而洁白、气味浓者为佳。

饮片　原豆蔻、印尼白蔻：均同药材。

草豆蔻

Alpiniae Katsumadai Semen

【来源】为姜科植物草豆蔻 *Alpiniae katsumadai* Hayata 的干燥近成熟种子。

【产地】主产于广东、广西等省区。

【采收加工】夏、秋二季采收，晒至九成干，或用水略烫，晒至半干，除去果皮，取出种子团，晒干。

【性状鉴别】

药材　为类球形的种子团，直径1.5～2.7cm。表面灰褐色，中间有黄白色的隔膜，将种子团分成3瓣，每瓣有种子多数，粘连紧密，种子团略光滑。种子为卵圆状多面体，长3～5mm，直径约3mm，外被淡棕色膜质假种皮，种脊为一条纵沟，一端有种脐；质硬，将种子沿种脊纵剖两瓣，纵断面观呈斜心形，种皮沿种脊向内伸入部分约占整个表面积的1/2；胚乳灰白色。气香，味辛、微苦。

饮片　同药材。

益智

Alpiniae Oxyphyllae Fructus

【来源】为姜科植物益智 *Alpinia oxypylla* Miq. 的干燥成熟果实。

【产地】主产于海南，广西、云南、福建等地亦有栽培。

【采收加工】夏、秋季间果实由绿变红时采收，晒干或低温干燥。

【性状鉴别】

药材　呈椭圆形，两端略尖，长1.2～2cm，直径1～1.3cm。表面棕色或灰棕色，有纵向凹凸不平的突起棱线13～20条，顶端有花被残基，基部常残存果梗。果皮薄而稍韧，与种子紧贴，种子集结成团，中有隔膜将种子团分为3瓣，每瓣有种子6～11粒。种子呈不规则的扁圆形，略有钝棱，直径约3mm，表面灰褐色或灰黄色，外被淡棕色膜质的假种皮；质硬，胚乳白色。有特异香气，味辛，微苦。

饮片　益智仁：为不规则扁圆形的种子或种子团残瓣。种子略有钝棱，直径约3mm；表面灰黄色至灰褐色，具细皱纹；外被淡棕色膜质的假种皮；质硬，胚乳白色。有特异香气，味辛、微苦。

盐益智仁：本品形如益智仁。表面棕褐色至黑褐色，质硬，胚乳白色。有特异香气。味辛，微咸、苦。

七、全草类中药

药用部位为草本植物新鲜或干燥的全体或地上部分，这类中药称为全草类中药。有的药用部位为草本植物全体，如紫花地丁、蒲公英、金钱草、半枝莲、车前草等；有的药用部位为草本植物地上部分，如益母草、广金钱草、广藿香、薄荷、穿心莲、香薷、茵陈、青蒿、大蓟等；有的药用部位为草本植物肉质茎或带鳞叶的肉质茎，如锁阳、肉苁蓉等；有的药用部位为草本植物草质茎，如麻黄；有的药用部位为草本植物茎叶，如淡竹叶。

（一）全草类中药的性状鉴别要点

全草类中药的性状鉴别应按其所包括的器官，如根、根茎、茎、叶、花、果实、种子等分别进行鉴别，并综合分析、判断。全草类中药因其包含了草本植物的全株，所以依靠原植物的分类鉴别，原植物的形态特征，一般反映了药材的性状特征，但要注意其形状、大小、颜色等方面的变化。

（二）常用全草类中药

麻　黄
Ephedrae Herba

【来源】为麻黄科植物草麻黄 *Ephedra sinica* Stspf、中麻黄 *Ephedra intermedia* Schrenk et C. A. Mey. 或木贼麻黄 *Ephedra equisetina* Bunge 的干燥草质茎。

【产地】草麻黄主产于河北、山西、新疆、内蒙古等省区；中麻黄主产于甘肃、青海、内蒙古、新疆等省区；木贼麻黄主产于河北、山西、甘肃、陕西等省。

【采收加工】秋季采割绿色的草质茎，晒干。

【性状鉴别】

药材　草麻黄：呈细长圆柱形，少分枝，直径1～2mm。有的带少量棕色木质茎。表面淡绿色至黄绿色，有细纵脊线，触之微有粗糙感。节明显，节间长2～6cm。节上有膜质鳞叶，长3～4mm；裂片2（稀3），锐三角形，先端灰白色，反曲，基部联合成筒状，红棕色。体轻，质脆，易折断，断面略呈纤维性，周边绿黄色，髓部红棕色，近圆形。气微香，味涩、微苦。

中麻黄：多分枝，直径1.5～3mm，有粗糙感。节上膜质鳞叶长2～3mm，裂片3（稀2），先端锐尖。断面髓部呈三角状圆形。

木贼麻黄：较多分枝，直径1～1.5mm，无粗糙感。节间长1.5～3cm。膜质鳞叶长1～2mm；裂片2（稀3），上部为短三角形，灰白色，先端多不反曲，基部棕红色至棕黑色。

以干燥、茎粗、淡绿色、内心充实、味苦涩者为佳。

饮片　麻黄：呈圆柱形的段。表面淡黄绿色至黄绿色，粗糙，有细纵脊线，节上有细小鳞叶。切面中心显红黄色。气微香，味涩、微苦。

蜜麻黄：形如饮片麻黄。表面深黄色，微有光泽，略具黏性。有蜜香气，味甜。

【显微鉴别】

粉末　麻黄、蜜麻黄：气孔特异，内陷，保卫细胞侧面观呈哑铃状。纤维多而壁厚，附有小晶体（砂晶和方晶）。角质层极厚，呈脊状突起。

鱼 腥 草
Houttuyniae Herba

【来源】为三白草科植物蕺菜 *Houttuynia cordata* Thunb. 的新鲜全草或干燥地上部分。

【产地】主产于长江以南地区。

【采收加工】鲜品全年均可采割；干品夏季茎叶茂盛花穗多时采割，除去杂质，晒干。

【性状鉴别】

药材　鲜鱼腥草：茎呈圆柱形，长20～45cm，直径0.25～0.45cm；上部绿色或紫红色，下部白色，节明显，下部节上生有须根，无毛或被疏毛。叶互生，叶片心形，长3～10cm，宽3～11cm；先端渐尖，上表面绿色，密生腺点，下表面常紫红色；叶柄细长，基部与托叶合生成鞘状。穗状花序顶生。具鱼腥气，味涩。

干鱼腥草：茎呈扁圆柱形，扭曲，表面黄棕色，具纵棱数条；质脆，易折断。叶片卷折皱缩，展平后呈心形，上表面暗黄绿色至暗棕色，下表面灰绿色或灰棕色。叶柄细长，基部与托叶合生成鞘状。穗状花序顶生，黄棕色。气微，搓碎后有鱼腥气，味涩。

饮片　鲜鱼腥草：同药材。

干鱼腥草：为不规则的段。茎呈扁圆柱形，表面淡红棕色至黄棕色，有纵棱。叶片多破碎，黄棕色至暗棕色。穗状花序黄棕色。搓碎具鱼腥气，味涩。

苦 地 丁
Corydalis bungeanae Herba

【来源】为罂粟科植物地丁草 *Corydalis bungeana* Turcz. 的干燥全草。

【产地】主产于河北、内蒙古、山东、辽宁、山西、陕西、甘肃、宁夏。

【采收加工】夏季花果期采收，除去杂质，晒干。

【性状鉴别】

药材　皱缩成团，长10～30cm。主根圆锥形，表面棕黄色。茎细，多分枝，表面灰绿色或黄绿色，具5纵棱，质软，断面中空。叶多皱缩破碎，暗绿色或灰绿色，完整叶片二至三回羽状全裂。花少见，淡紫色。蒴果扁长椭圆形，呈荚果状。种子扁心形，黑色，有光泽。气微，味苦。

饮片 呈不规则的段。茎细，表面灰绿色，具5纵棱，断面中空；叶多破碎，暗绿色或灰绿色；花少见，淡紫色；蒴果扁长椭圆形，呈荚果状；种子扁心形，黑色，有光泽。气微，味苦。

仙鹤草
Agrimoniae Herba

【来源】 为蔷薇科植物龙芽草 *Agrimonia pilosa* Ledeb. 的干燥地上部分。

【产地】 主产于浙江、江苏、湖北，安徽、辽宁、福建、河北、山东等地亦产。

【产地加工】 夏、秋二季茎叶茂盛时采割，除去杂质，干燥。

【性状鉴别】

药材 长50～100cm，全体被白色柔毛。茎下部圆柱形，直径4～6mm，红棕色，上部方柱形，四面略凹陷，绿褐色，有纵沟和棱线，有节；体轻，质硬，易折断，断面中空。单数羽状复叶互生，暗绿色，皱缩卷曲；质脆，易碎；叶片有大小2种，相间生于叶轴上，顶端小叶较大，完整小叶片展平后呈卵形或长椭圆形，先端尖，基部楔形，边缘有锯齿；托叶2，抱茎，斜卵形。总状花序细长，花萼下部呈筒状，萼筒上部有钩刺，先端5裂，花瓣黄色。气微，味微苦。

饮片 为不规则的段，茎多数方柱形，有纵沟和棱线，有节；切面中空；叶多破碎，暗绿色，边缘有锯齿；托叶抱茎；有时可见黄色花或带钩刺的果实。气微，味微苦。

紫花地丁
Violae Herba

【来源】 为堇菜科植物紫花地丁 *Viola yedoensis* Makino 的干燥全草。

【产地】 主产于江苏、安徽、浙江、福建及东北等地。

【采收加工】 春、秋二季采收，除去杂质，晒干。

【性状鉴别】

药材 多皱缩成团。主根长圆锥形，直径1～3mm；淡黄棕色，有细纵皱纹。叶基生，灰绿色，展平后叶片呈披针形或卵状披针形，长1.5～6cm，宽1～2cm；先端钝，基部截形或稍心形，边缘具钝锯齿，两面有毛；叶柄细，长2～6cm，上部具明显狭翅。花茎纤细；花瓣5，紫堇色或淡棕色；花距细管状。蒴果椭圆形或3裂，种子多数，淡棕色。气微，味微苦而稍黏。

以根、花、果、叶齐全，叶灰绿色，花紫色，根黄，味微苦者为佳。

饮片 为不规则的段。余同药材。

金钱草
Lysimachiae Herba

【来源】 为报春花科植物过路黄 *Lysimachia christinae* Hance 的干燥全草。

【产地】 主产于四川省。长江流域及山西、陕西、云南、贵州等省区亦产。

【采收加工】 夏、秋二季采集，除去杂质，晒干。

【性状鉴别】

药材 常缠结成团，无毛或被疏柔毛。茎扭曲，表面棕色或暗棕红色，有纵纹，下部茎节上有时具须根，断面实心。叶对生，多皱缩，展平后呈宽卵形或心形，长1～4cm，宽1～5cm，基部微凹，全缘；上表面灰绿色或棕褐色，下表面色较浅，主脉明显突起，用水浸后，对光透视可见黑色或褐色条纹；叶柄长1～4cm。有的带花，花黄色，单生叶腋，具长梗。蒴果球形。气微，味淡。

以叶完整、色绿、气清香者为佳。

饮片 为不规则的段。茎棕色或暗棕红色，有纵纹，实心。叶对生，展平后呈宽卵形或心形，上表面灰绿色或棕褐色，下表面色较浅，主脉明显突出，用水浸后，对光透视可见黑色或褐色的条纹；偶见黄色花，单生叶腋。气微，味淡。

广金钱草
Desmodii Styracifolii Herba

【来源】 为豆科植物广金钱草 *Desmodium styracifolium*（Osb.）Merr. 的干燥地上部分。

【产地】 主产于广东、广西等地。

【采收加工】 夏、秋二季采割，除去杂质，晒干。

【性状鉴别】

药材　茎呈圆柱形，长可达1m；密被黄色伸展的短柔毛；质稍脆，断面中部有髓。叶互生，小叶1或3，圆形或矩圆形，直径2～4cm；先端微凹，基部心形或钝圆，全缘；上表面黄绿色或灰绿色，无毛，下表面具灰白色紧贴的绒毛，侧脉羽状；叶柄长1～2cm；托叶1对，披针形，长约0.8cm。气微香，味微甘。

饮片　为不规则的段。余同药材。

广藿香

Pogostemonis Herba

【来源】为唇形科植物广藿香 *Pogostemon cablin*（Blanco）Benth. 的干燥地上部分。按产地不同分石牌广藿香及海南广藿香。

【产地】主产于广东石牌及海南省。台湾、广西、云南等地亦有栽培。

【采收加工】枝叶茂盛时采割，日晒夜闷，反复至干。

【性状鉴别】

药材　茎略呈方柱形，多分枝，枝条稍曲折，长30～60cm，直径0.2～0.7cm；表面被柔毛；质脆，易折断，断面中部有髓；老茎类圆柱形，直径1～1.2cm，被灰褐色栓皮。叶对生，皱缩成团，展平后叶片呈卵形或椭圆形，长4～9cm，宽3～7cm；两面均被灰白色绒毛；先端短尖或钝圆，基部楔形或钝圆，边缘具大小不规则的钝齿；叶柄细，长2～5cm，被柔毛。气香特异，味微苦。

以茎叶粗壮、不带须根、香气浓厚者为佳。

饮片　呈不规则的段。茎略呈方柱形，表面灰褐色、灰黄色或带红棕色，被柔毛。切面有白色髓。叶破碎或皱缩成团，完整者展平后呈卵形或椭圆形，两面均被灰白色绒毛；基部楔形或钝圆，边缘具大小不规则的钝齿；叶柄细，被柔毛。气香特异，味微苦。

荆芥

Schizonepetae Herba

【来源】为唇形科植物荆芥 *Schizonepeta tenuifolia* Briq. 的干燥地上部分。

【产地】主产于江苏、河北、浙江、江西等省。多为栽培。

【采收加工】夏、秋二季花开到顶、穗绿时采割，除去杂质，晒干。

【性状鉴别】

药材　茎方柱形，上部有分枝，长50～80cm，直径0.2～0.4cm；表面淡黄绿色或淡紫红色，被短柔毛；体轻，质脆，断面类白色。叶对生，多已脱落，叶片3～5羽状分裂，裂片细长。穗状轮伞花序顶生，长2～9cm，直径约0.7cm。花冠多已脱落，宿萼钟形，顶端5齿裂，淡棕色或黄绿色，被短柔毛；小坚果4，矩圆状三棱形，棕黑色。气芳香，味微涩而辛凉。

饮片　荆芥：呈不规则的段。茎呈方柱形，外表面淡黄绿色至淡紫红色，被短柔毛。切面类白色。叶多已脱落。穗状轮伞花序。气芳香，味微涩而辛凉。

荆芥炭：为不规则的段，长5mm。全体黑褐色。茎方柱形，体轻，质脆，断面焦褐色。叶对生，多已脱落。花冠多脱落，宿萼钟状。略具焦香气，味苦而辛。

益母草

Leonuri Herba

【来源】为唇形科植物益母草 *Leonurus japonicus* Houtt 的新鲜或干燥地上部分。

【产地】全国各地均有野生或栽培。

【采收加工】鲜品春季幼苗期至初夏花前期采割；干品夏季茎叶茂盛，花未开或初开时采割，晒干，或切段晒干。

【性状鉴别】

药材　鲜益母草：幼苗期无茎，基生叶圆心形，5～9浅裂，每裂片有2～3钝齿。花前期茎呈方柱形，上部多分枝，四面凹下成纵沟，长30～60cm，直径0.2～0.5cm；表面青绿色；质鲜嫩，断面中部有髓。叶交互对生，有柄；叶片青绿色，质鲜嫩，揉之有汁；下部茎生叶掌状3裂，上部叶羽状深裂或浅裂成3片，裂片全缘或具少数锯齿。气微，味微苦。

干益母草：茎方柱形，上部多分枝，四面凹下成纵沟，长30～60cm，直径约5mm；表面灰绿色或黄绿色；体轻，质韧，断面中部有白色髓。叶形多种，茎中部叶交互对生，有柄；叶片灰绿色，多皱缩和破碎，易脱落；完整者下部叶掌状3裂，上部叶羽状深裂或3浅裂，最上部的叶不分裂，线形，近无柄。轮伞花序腋生，小花淡紫色，花萼筒状，花冠二唇形。气微，味微苦。切段者长约2cm。

以质嫩、叶多、色灰绿者为佳；质老、枯黄、无叶者不可供药用。

饮片　**鲜益母草：**同药材。

薄　荷

Menthae Herba

【来源】为唇形科植物薄荷 *Mentha haplocalyx* Briq. 的干燥地上部分。

【产地】主产于江苏的太仓、南通、海门，浙江，安徽，江西和湖南等地。

【采收加工】夏、秋二季茎叶茂盛或花开至三轮时，选晴天，分次采割，晒干或阴干。

【性状鉴别】

药材　茎呈方柱形，有对生分枝，长15～40cm，直径0.2～0.4cm；表面紫棕色或淡绿色，棱角处具茸毛，节间长2～5cm；质脆，断面白色，髓部中空。叶对生，有短柄；叶片皱缩卷曲，完整者展平后呈宽披针形、长椭圆形或卵形，长2～7cm，宽1～3cm；上表面深绿色，下表面灰绿色，稀被茸毛，有凹点状腺鳞。轮伞花序腋生，花萼钟状，先端5齿裂，花冠淡紫色。揉搓后有特殊清凉香气，味辛凉。

以叶多（不得少于30%）、色深绿、气味浓者为佳。

饮片　呈不规则的段。茎方柱形，表面紫棕色或淡绿色，具纵棱线，棱角处具茸毛。切面白色，中空。叶多破碎，上表面深绿色，下表面灰绿色，稀被茸毛。轮伞花序腋生，花萼钟状，先端5齿裂，花冠淡紫色。揉搓后有特殊清凉香气，味辛凉。

半枝莲

Scutellariae barbatae Herba

【来源】为唇形科植物半枝莲 *Scutellaria barbata* D. Don 的干燥全草。

【产地】主产于河北、河南、山西、陕西等地。

【采收加工】夏、秋二季茎叶茂盛时采挖，洗净，晒干。

【性状鉴别】

药材　全长15～35cm，无毛或花轴上疏被毛。根纤细。茎丛生，较细，方柱形；表面暗紫色或棕绿色。叶对生，有短柄；叶片多皱缩，展平后呈三角状卵形或披针形，长1.5～3cm，宽0.5～1cm；先端钝，基部宽楔形，全缘或有少数不明显的钝齿；上表面暗绿色，下表面灰绿色。花单生于茎枝上部叶腋，花萼裂片钝或较圆；花冠二唇形，棕黄色或浅蓝紫色，长约1.2cm，被毛。果实扁球形，浅棕色。气微，味微苦。

饮片　为不规则的段。茎方柱形，中空，表面暗紫色或棕绿色。叶对生，多破碎；上表面暗绿色，下表面灰绿色。花萼裂片钝或较圆；花冠唇形，棕黄色或浅蓝紫色，被毛。果实扁球形，浅棕色。气微，味微苦。

香　薷

Moslae Herba

【来源】为唇形科植物石香薷 *Mosla chinensis* Maxim. 或江香薷 *Mosla chinensis* ‘jiangxiangru’的干燥地上部分，前者习称“青香薷”，后者习称“江香薷”。

【产地】石香薷主产于广东、广西、福建、湖南等地；江香薷主产于江西、浙江等地。

【采收加工】夏季茎叶茂盛、花盛时，择晴天采割，除去杂质，阴干。

【性状鉴别】

药材　**青香薷：**长30～50cm，基部紫红色，上部黄绿色或淡黄色，全体密被白色茸毛。茎方柱形，基部类圆形，直径1～2mm，节明显，节间长4～7cm；质脆，易折断。叶对生，多皱缩或脱落，叶片展平后呈长卵形或披针形，暗绿色或黄绿色，边缘有3～5疏浅锯齿。穗状花序顶生及腋生，苞片圆卵形或圆倒卵形，脱落或残存；花萼宿存，钟状，淡紫红色或灰绿色，先端5裂，密被茸毛。小坚果4，直径0.7～1.1mm，近圆球形，具网纹。气清香而浓，味微辛而凉。

江香薷：长55～66cm。表面黄绿色，质较柔软。边缘有5～9疏浅锯齿。果实直径0.9～1.4mm，表面具疏网纹。

饮片　呈不规则的段，余同药材。

肉苁蓉

Cistanches Herba

【来源】为列当科植物肉苁蓉 *Cistanche deserticola* Y. C. Ma 或管花肉苁蓉 *Cistanche tubulosa* (Schrenk) Wight 的干燥带鳞叶的肉质茎。

【产地】主产于内蒙古、新疆、甘肃、陕西、青海等地。

【采收加工】春季苗刚出土时或秋季冻土之前采挖，除去茎尖。切段，晒干。

【性状鉴别】

药材　肉苁蓉：呈扁圆柱形，稍弯曲，长3～15cm，直径2～8cm。表面棕褐色或灰棕色，密被覆瓦状排列的肉质鳞叶，通常鳞叶先端已断。体重，质硬，微有柔性，不易折断，断面棕褐色，有淡棕色点状维管束排列成波状环纹。气微，味甜、微苦。

管花肉苁蓉：呈类纺锤形、扁纺锤形或扁柱形，稍弯曲，长5～25cm，直径2.5～9cm。表面棕褐色至黑褐色。断面颗粒状，灰棕色至灰褐色，点状维管束散生。

以肉质茎粗壮肥大、密被鳞叶、表面棕褐色者为佳。

饮片　肉苁蓉片：呈不规则形的厚片。表面棕褐色或灰棕色。有的可见肉质鳞叶。切面有淡棕色或棕黄色点状维管束，排列成波状环纹。气微，味甜、微苦。

管花肉苁蓉片：切面点状维管束散生。

酒苁蓉：形如肉苁蓉片。表面黑棕色，切面点状维管束排列成波状环纹。质柔润。略有酒香气，味甜、微苦。

酒管花肉苁蓉：切面散生点状维管束。

锁阳

Cynomorll Herba

【来源】为锁阳科植物锁阳 *Cynomorium songaricum* Rupr. 的干燥肉质茎。

【产地】主产于内蒙古、宁夏、新疆、甘肃等地。

【采收加工】春季采挖，除去花序，切段，晒干。

【性状鉴别】

药材　呈扁圆柱形，微弯曲，长5～15cm，直径1.5～5cm。表面棕色或棕褐色，粗糙，具明显纵沟和不规则凹陷，有的残存三角形的黑棕色鳞片。体重，质硬，难折断，断面浅棕色或棕褐色，有黄色三角状维管束。气微，味甘而涩。

饮片　为不规则形或类圆形的片。外表皮棕色或棕褐色，粗糙，具明显纵沟及不规则凹陷。切面浅棕色或棕褐色，散在黄色三角状维管束。气微，味甘而涩。

穿心莲

Andrographitis Herba

【来源】为爵床科植物穿心莲 *Andrographis paniculata* (Burm. F.) Nees 的干燥地上部分。

【产地】主要栽培于广东、广西、福建等省区。

【采收加工】秋初茎叶茂盛时采割，晒干。

【性状鉴别】

药材　茎呈方柱形，多分枝，长50～70cm，节稍膨大；质脆，易折断。单叶对生，叶柄短或近无柄；叶片皱缩、易碎，完整者展开后呈披针形或卵状披针形，长3～12cm，宽2～5cm，先端渐尖，基部楔形下延，全缘或波状；上表面绿色，下表面灰绿色，两面光滑。气微，味极苦。

以色绿、叶多者为佳。

饮片　呈不规则的段。茎呈方柱形，节稍膨大。切面不平坦，具类白色髓。叶片多皱缩或破碎，完整者展开后呈披针形或卵状披针形，先端渐尖，基部楔形下延，全缘或波状；上表面绿色，下表面灰绿色，两面光滑。气微，味极苦。

【显微鉴别】

粉末　上、下表皮均有增大的晶细胞，内含大型螺状钟乳体，较大端有脐样点痕，层纹波状。下表皮气孔直轴式，副卫细胞大小悬殊，少数为不定式。另有腺鳞和非腺毛。

白花蛇舌草

Hedyotidis Diffusae Herba

【来源】为茜草科植物白花蛇舌草 *Hedyotidis diffusae* Willd. 的干燥全草。

【产地】主产于广东、广西、福建，长江以南其他各省亦产。

【采收加工】夏季采挖，除去泥沙，晒干。

【性状鉴别】

药材　扭缠成团状，灰绿色或灰棕色。主根1条，须根纤细。茎细而卷曲，具纵棱。叶对生，多破碎，极皱缩，易脱落，完整叶片线形；有托叶，长1～2mm，膜质，下部联合，顶端有细齿。花单生或对生于叶腋，多具梗。蒴果扁球形，顶端具4枚宿存的萼齿。气微，味淡。

以茎叶完整、色灰绿、带果实者为佳。

饮片　为不规则的段，余同药材。

车前草
Plantaginis Herba

【来源】为车前科植物车前 *Plantago asiatica* L. 或平车前 *Plantago depressa* Willd. 的干燥全草。

【产地】车前产于全国各地；平车前主产于东北、华北、西北等地。

【采收加工】夏季采挖，除去泥沙，晒干。

【性状鉴别】

药材　车前：根丛生，须状。叶基生，具长柄；叶片皱缩，展平后呈卵状椭圆形或宽卵形，长6～13cm，宽2.5～8cm；表面灰绿色或污绿色，具明显弧形脉5～7条；先端钝或短尖，基部宽楔形，全缘或有不规则波状浅齿。穗状花序数条，花茎长。蒴果盖裂，萼宿存。气微香，味微苦。

平车前：主根直而长。叶片较狭，长椭圆形或椭圆状披针形，长5～14cm，宽2～3cm。

饮片　为不规则的段。根须状或直而长。叶片皱缩，多破碎，表面灰绿色或污绿色，脉明显。可见穗状花序。气微，味微苦。

茵　陈
Artemisiae Scopariae Herba

【来源】为菊科植物滨蒿 *Artemisia scoparia* Waldst. et Kit. 或茵陈蒿 *Artemisia capillaris* Thunb. 的干燥地上部分。

【产地】茵陈蒿主产于陕西、河北、山西、安徽等地。滨蒿主产于东北、河北、山东等地。

【采收加工】春季幼苗高6～10cm时采收或秋季花蕾长成至花初开时采割，除去杂质和老茎，晒干。春季采收的习称“绵茵陈”，秋季采收的称“花茵陈”。

【性状鉴别】

药材　绵茵陈：多卷曲成团状，灰白色或灰绿色，全体密被白色茸毛，绵软如绒。茎细小，长1.5～2.5cm，直径0.1～0.2cm，除去表面白色茸毛后可见明显纵纹；质脆，易折断。叶具柄；展平后叶片呈一至三回羽状分裂，叶片长1～3cm，宽约1cm；小裂片卵形或稍呈倒披针形、条形，先端尖锐。气清香，味微苦。

花茵陈：茎呈圆柱形，多分枝，长30～100cm，直径2～8mm；表面淡紫色或紫色，有纵条纹，被短柔毛；体轻，质脆，断面类白色。叶密集，或多脱落；下部叶二至三回羽状深裂，裂片条形或细条形，两面密被白色柔毛；茎生叶一至二回羽状全裂，基部抱茎，裂片细丝状。头状花序卵形，多数集成圆锥状，长1.2～1.5mm，直径1～1.2mm，有短梗；总苞片3～4层，卵形，苞片3裂；外层雌花6～10个，可多达15个，内层两性花2～10个。瘦果长圆形，黄棕色。气芳香，味微苦。

以质嫩、绵软、色灰白、香气浓者为佳。

饮片　呈不规则的段，余同药材。

【显微鉴别】

粉末　绵茵陈：非腺毛“T”字形，长600～1700μm，中部略折成“V”字形，两臂不等长，细胞壁极厚，胞腔多呈细缝状，柄1～2细胞。叶下表皮细胞垂周壁波状弯曲，气孔不定式，副卫细胞3～5个。腺毛较小，顶面观呈椭圆形或鞋底状，细胞成对叠生。

青　蒿
Artemisiae Annuae Herba

【来源】为菊科植物黄花蒿 *Artemisia annua* L. 的干燥地上部分。

【产地】全国大部分地区均产。

【采收加工】秋季花盛开时采割，除去老茎，阴干。

【性状鉴别】

药材　茎呈圆柱形，上部多分枝，长30～80cm，直径0.2～0.6cm；表面黄绿色或棕黄色，具纵棱线；质略硬，易折断，断面中部有髓。叶互生，暗绿色或棕绿色，卷缩易碎，完整者展平后为三回羽状深裂，裂片及小裂片矩圆形或长椭圆形，两面被短毛。气香特异，味微苦。

以色绿、叶多、香气浓者为佳。

饮片 呈不规则的段，长0.5～1.5cm。茎呈圆柱形，表面黄绿色或棕黄色，具纵棱线，质略硬，切面黄白色，髓白色。叶片多皱缩或破碎，暗绿色或棕绿色，完整者展平后为三回羽状深裂，裂片及小裂片矩圆形或长椭圆形，两面被短毛。花黄色，气香特异，味微苦。

千里光
Senecionis Scandentis Herba

【来源】为菊科植物千里光 *Senecio scandens* Buch. －Ham. 的干燥地上部分。

【产地】主产江苏、浙江、广西、四川等省区，西北、东北及长江以南各地亦产。

【采收加工】全年均可采收，除去杂质，阴干。

【性状鉴别】

药材 茎呈细圆柱形，稍弯曲，上部有分枝；表面灰绿色、黄棕色或紫褐色，具纵棱，密被灰白色柔毛。叶互生，多皱缩破碎，完整叶片展平后呈卵状披针形或长三角形，有时具1～6侧裂片，边缘有不规则锯齿，基部戟形或截形，两面有细柔毛。头状花序；总苞钟形；花黄色至棕色，冠毛白色。气微，味苦。

饮片 同药材。

大蓟
Cirsii japonici Herba

【来源】为菊科植物蓟 *Cirsium japonicum* Fisch. ex DC. 的干燥地上部分。

【产地】主产于安徽、山东、江苏等地。

【采收加工】夏、秋二季花开时采割地上部分，除去杂质，晒干。

【性状鉴别】

药材 茎呈圆柱形，基部直径可达1.2cm；表面绿褐色或棕褐色，有数条纵棱，被丝状毛；断面灰白色，髓部疏松或中空。叶皱缩，多破碎，完整叶片展平后呈倒披针形或倒卵状椭圆形，羽状深裂，边缘具不等长的针刺；上表面灰绿色或黄棕色，下表面色较浅，两面均具灰白色丝状毛。头状花序顶生，球形或椭圆形，总苞黄褐色，羽状冠毛灰白色。气微，味淡。

以色灰绿、叶多者为佳。

饮片 大蓟：呈不规则的段。茎短圆柱形，表面绿褐色，有数条纵棱，被丝状毛；切面灰白色，髓部疏松或中空。叶皱缩，多破碎，边缘具不等长的针刺；两面均具灰白色丝状毛。头状花序多破碎。气微，味淡。

大蓟炭：呈不规则的段。表面黑褐色。质地疏脆，断面棕黑色。气焦香。

蒲公英
Taraxaci Herba

【来源】为菊科植物蒲公英 *Taraxacum mongolicum* Hand. －Mazz. 、碱地蒲公英 *Taraxacum borealisinense* Kitam. 或同属数种植物的干燥全草。

【产地】全国大部分地区均有分布。主产于山西、河北、山东、东北等地。

【采收加工】春至秋季花初开时采挖，除去杂质，洗净，晒干。

【性状鉴别】

药材 呈皱缩卷曲的团块。根呈圆锥形，多弯曲，长3～7cm；表面棕褐色，抽皱；根头部有棕褐色或黄白色的茸毛，有的已脱落。叶基生，多皱缩破碎，完整叶片呈倒披针形，绿褐色或暗灰绿色，先端尖或钝，边缘浅裂或羽状分裂，基部渐狭，下延呈柄状，下表面主脉明显。花茎一至数条，每条顶生头状花序，总苞片多层，内面一层较长，花冠黄褐色或淡黄白色。有的可见多数具白色冠毛的长椭圆形瘦果。气微，味微苦。

以叶多、色灰绿、根长者为佳。

饮片 为不规则的段。根表面棕褐色，抽皱；根头部有棕褐色或黄白色的茸毛，有的已脱落。叶多皱缩破碎，绿褐色或暗灰绿色，完整者展平后呈倒披针形，先端尖或钝，边缘浅裂或羽状分裂，基部渐狭，下延呈柄状。头状花序，总苞片多层，花冠黄褐色或淡黄白色。有时可见具白色冠毛的长椭圆形瘦果。气微，味微苦。

淡竹叶
Lophatheri Herba

【来源】为禾本科植物淡竹叶 *Lophatherum gracile* Brongn. 的干燥茎叶。

【产地】主产于浙江、江苏、湖南、湖北、广东、广西、安徽、福建等地。

【采收加工】夏季未抽花穗前采割，晒干。

【性状鉴别】

药材　长25～75cm。茎呈圆柱形，有节，表面淡黄绿色，断面中空。叶鞘开裂。叶片披针形，有的皱缩卷曲，长5～20cm，宽1～3.5cm；表面浅绿色或黄绿色。叶脉平行，具横行小脉，形成长方形的网格状，下表面尤为明显。体轻，质柔韧。气微，味淡。

以叶多、长大、质软、色青绿、不带根及花穗者为佳。

饮片　呈不规则的段、片，可见茎碎片、节和开裂的叶鞘。叶碎片浅绿色或黄绿色，有的皱缩卷曲，叶脉平行，具横行小脉，形成长方形的网格状，下表面尤为明显。体轻，质柔韧。气微，味淡。

八、藻、菌、地衣类中药

药用部位为藻类、菌类或地衣类的中药，称为“藻、菌、地衣类中药”。实际上包括藻类中药、菌类中药和地衣类中药三类。

藻类、菌类和地衣类均为低等植物。在外部形态上无根、茎、叶的分化，是单细胞或多细胞的叶状体或菌丝体，分枝或不分枝。在内部构造上一般无组织分化，无中柱和胚胎。

（一）藻、菌、地衣类中药的性状鉴别要点

1. 藻类中药　药用部位为藻类植物体的中药，称为藻类中药。

藻类植物是植物界中一群最原始的低等类群，含有各种不同的色素，能进行光合作用，生活方式为自养，绝大多数是水生。不同的藻类因含特殊的色素，使藻体显不同的颜色。各种藻类的光合作用产物及贮藏养分不同。藻类常含多聚糖、糖醇、糖醛酸、氨基酸及其衍生物、胆碱、蛋白质、甾醇、叶绿素、胡萝卜素，以及碘、钾、钙、铁等无机元素。与中药关系密切的藻类主要在褐藻门和红藻门，少数在绿藻门。

褐藻是藻类中比较高级的一大类群，绝大多数生活在海水中。植物体常呈褐色。贮存的养分主要是可溶性的褐藻淀粉、甘露醇等。细胞壁内层为纤维素，外层为褐藻胶，细胞中常含碘，如海带中含碘量高达0.34%。药用的褐藻有海藻、昆布等。

红藻绝大多数生长在海水中。植物体多数呈红色至紫色。贮存的养分通常为红藻淀粉，有的为可溶性红藻糖。细胞壁内层为纤维素，外层为果胶质。药用的红藻有鹧鸪菜、海人草等。

绿藻多数生活在淡水中，极少数在海水中。植物体蓝绿色。贮存的养分主要是淀粉，其次是油类。细胞壁内层为纤维素，外层为果胶质，少数具膜质鞘。药用的绿藻有石莼及孔石莼等。

2. 菌类中药　药用部位主要为真菌的菌核（茯苓、猪苓、雷丸）、子实体（灵芝、马勃）或子座与幼虫尸体的复合体（冬虫夏草）的中药，称为菌类中药。

菌类植物一般不含有光合作用的色素，不能进行光合作用和独立生存，营养方式为异养。与中药关系密切的是真菌门。

真菌是有细胞核的植物，细胞壁大多具有几丁质成分，少数含有纤维素。真菌的营养体除少数原始种类是单细胞外，一般都是由多数分枝或不分枝、分隔或不分隔的菌丝交织在一起，组成菌丝体。储藏的营养物质是肝糖、油脂和菌蛋白，不含淀粉。真菌类中药以子囊菌纲和担子菌纲植物为最多。

子囊菌的主要特征是有性生殖产生子囊，在特殊的子囊中形成子囊孢子来繁殖，如冬虫夏草、蝉花、竹黄等。

担子菌的主要特征是不形成子囊，而依靠在特殊的担子上形成担孢子来繁殖。药用部分主要是子实体（如灵芝、马勃）和菌核（如茯苓、猪苓、雷丸）。

菌类中药常见的名词术语如下。

（1）菌丝　组成真菌的每一根细丝或一个分枝称为菌丝。

（2）菌丝体　组成一个真菌菌体的菌丝总称菌丝体。

（3）疏丝组织　组成菌丝体的菌丝为长形细胞，且菌丝或多或少相互平行排列，这种菌丝组织称为疏丝组织。

（4）拟薄壁组织　组成菌丝体的菌丝细胞为椭圆形、近圆形或近多角形，这种菌丝组织称为拟薄壁组织。

（5）菌核　由疏丝组织和拟薄壁组织组成的坚硬团块（核状体），如茯苓、猪苓。

（6）子实体　真菌（多是高等真菌）经过有性过程，形成能产生孢子的菌丝体结构，称子实体，如灵芝。

（7）子座　是容纳子实体的菌丝褥座。子座形成后，常在其上或其内产生子实体。

3. 地衣类中药　药用部位为地衣体的中药，称为地衣类中药。

地衣是藻类和真菌的共生复合体。具有独特的形态、结构、生理和遗传等生物学特性。地衣中共生的真菌绝大多数为子囊菌，少数为担子菌；藻类是蓝藻及绿藻。它们的形态分为壳状、叶状或枝状，构造也不相同。枝状地衣内部构造呈辐射状，具有致密的外皮层、薄的藻孢层以及中轴型的髓，如松萝科的地衣。

地衣含特有的地衣酸、地衣色素、地衣多糖、地衣淀粉、蒽醌类等成分。常用的地衣类中药如松萝。

（二）常用藻、菌、地衣类中药

海　藻
Sargassum

【来源】 为马尾藻科植物海蒿子 *Sargassum pallidum*（Turn.）C. Ag. 或羊栖菜 *Sargassum fusiforme*（Harv.）Setch. 的干燥藻体，前者习称"大叶海藻"，后者习称"小叶海藻"。

【产地】 海蒿子主产于山东、辽宁，主要销往北方省区；羊栖菜主产于浙江、福建、广东、广西、海南，销往全国，为商品主流。

【采收加工】 夏、秋二季采捞，除去杂质，洗净，晒干。

【性状鉴别】

药材　大叶海藻： 皱缩卷曲，黑褐色，有的被白霜，长 30～60cm。主干呈圆柱状，具圆锥形突起，主枝自主干两侧生出，侧枝自主枝叶腋生出，具短小的刺状突起。初生叶披针形或倒卵形，长 5～7cm，宽约 1cm，全缘或具粗锯齿；次生叶条形或披针形，叶腋间有着生条状叶的小枝。气囊黑褐色，球形或卵圆形，有的有柄，顶端钝圆，有的具细短尖。质脆，潮润时柔软；水浸后膨胀，肉质，黏滑。气腥，味微咸。

小叶海藻： 较小，长 15～40cm。分枝互生，无刺状突起。叶条形或细匙形，先端稍膨大、中空。气囊腋生，纺锤形或球形，囊柄较长。质较硬。

以身干、色黑褐、盐霜少、枝嫩、无砂石者为佳。

饮片　大叶海藻： 为不规则的段，卷曲状，棕褐色至黑褐色，有的被白霜。枝干可见短小的刺状突起；叶缘偶见锯齿。气囊棕褐色至黑褐色，球形或卵圆形，有的有柄。

小叶海藻： 为不规则的段，卷曲状，棕黑色至黑褐色。枝干无刺状突起。叶条形或细匙形，先端稍膨大。气囊腋生，纺锤形或椭圆形，多脱落，囊柄较长。

冬虫夏草
Cordyceps

【来源】 为麦角菌科真菌冬虫夏草 *Cordyceps sinensis*（Berk.）Sacc. 寄生在蝙蝠蛾科昆虫幼虫上的子座及幼虫尸体的干燥复合体。

【产地】 主产于四川、西藏、青海等省区，甘肃、云南、贵州等省亦产。

【采收加工】 夏初子座出土，孢子未发散时挖取，晒至六七成干，除去似纤维状的附着物及杂质，晒干或低温干燥。

【性状鉴别】

药材　由虫体与从虫体头部长出的真菌子座相连而成。虫体似蚕，长 3～5cm，直径 0.3～0.8cm；表面深黄色至黄棕色，有 20～30 条环纹，近头部环纹较细；头部红棕色；足 8 对，中部 4 对较明显；质脆，易折断，断面略平坦，淡黄白色。子座细长圆柱形，长 4～7cm，直径约 0.3cm；表面深棕色至棕褐色，有细纵皱纹，上部稍膨大；质柔韧，断面类白色。气微腥，味微苦。

以完整、虫体丰满肥大、外色黄亮、内部色白、子座短者为佳。

灵　芝

Ganoderma

【来源】为多孔菌科真菌赤芝 *Ganoderma lucidum*（Leyss. ex Fr.）Karst. 或紫芝 *Ganoderma sinense* Zhao，Xu et Zhang 的干燥子实体。

【产地】赤芝主产于华东、西南及河北、山西、江西、广西、广东等地；紫芝主产于浙江、江西、湖南、广西、福建、广东等地。现二者均有人工栽培。野生与栽培紫芝均较赤芝数量少。

【采收加工】全年采收，除去杂质，剪除附有朽木、泥沙或培养基质的下端菌柄，阴干或在 40～50℃烘干。

【性状鉴别】

药材　赤芝：形如伞状，菌盖肾形、半圆形或近圆形，直径 10～18cm，厚 1～2cm；皮壳坚硬，黄褐色或红褐色，有光泽，具环状棱纹和辐射状皱纹，边缘薄而平截，常向内卷。菌肉白色至浅棕色。菌柄圆柱形，侧生，少偏生，长 7～15cm，直径 1～3.5cm；红褐色至紫褐色，光亮。孢子细小，黄褐色。气微香，味苦涩。

紫芝：皮壳紫黑色，有漆样光泽。菌肉锈褐色。菌柄长 17～23cm。

栽培品：子实体较粗壮、肥厚，直径 12～22cm，厚 1.5～4cm。皮壳外常被有大量粉尘样的黄褐色孢子。

以个大、菌盖完整而厚、色紫红或紫黑、有漆样光泽者为佳。

茯　苓

Poria

【来源】为多孔菌科真菌茯苓 *Poria cocos*（Schw.）Wolf 的干燥菌核。

【产地】主产于安徽、云南和湖北，河南、贵州、四川等省亦产。

【采收加工】多于 7～9 月采挖，挖出后除去泥沙，堆置“发汗”后，摊开晾至表面干燥，再“发汗”，反复数次至现皱纹，内部水分大部散失后，阴干，称为“茯苓个”；或将鲜茯苓按不同部位切制，阴干，分别称为“茯苓块”和“茯苓片”；收集削下的外皮，阴干，称“茯苓皮”。

【性状鉴别】

药材　茯苓个：呈类球形、椭圆形、扁圆形或不规则团块，大小不一。外皮薄而粗糙，棕褐色至黑褐色，有明显的皱缩纹理。体重，质坚实，断面颗粒性，有的具裂隙，外层淡棕色，内部白色，少数淡红色，有的中间抱有松根（习称茯神）。气微，味淡，嚼之粘牙。

饮片　茯苓块：为去皮后切制的茯苓，呈立方块状或方块状厚片，大小不一。白色、淡红色或淡棕色。余同茯苓个。

茯苓片：为去皮后切制的茯苓，呈不规则厚片，厚薄不一。白色、淡红色或淡棕色。余同茯苓个。

茯苓皮：呈长条形或不规则块片，大小不一。外表面棕褐色至黑褐色，有疣状突起；内面淡棕色并常伴有白色或淡红色的皮下部分。质较松软，略具弹性。气微，味淡，嚼之粘牙。

茯神：为类方形的片块，边长 4～5cm，厚 0.5～0.7cm。表面白色至类白色，较平坦，中间或一侧有类圆形松根木。质硬，折断面较粗糙。

以体重质坚实、外皮色棕褐、皮纹细、无裂隙、断面白色细腻、粘牙力强者为佳。

【显微鉴别】

粉末　为不规则颗粒状团块和分枝状团块，无色，遇水合氯醛液溶化；菌丝无色或淡棕色，细长，稍弯曲，有分枝，直径 3～8μm，少数至 16μm。

猪　苓

Polyporus

【来源】为多孔菌科真菌猪苓 *Polyporus umbellatus*（Pers.）Fries 的干燥菌核。

【产地】主产于陕西和云南省。已有人工栽培。

【采收加工】春、秋二季采挖，去净泥沙，干燥。

【性状鉴别】

药材　呈条形、类圆形或扁块状，有的有分枝，长 5～25cm，直径 2～6cm。表面黑色、灰黑色或棕黑色，皱缩或有瘤状突起。体轻，质硬，断面类白色或黄白色，略呈颗粒状。气微，味淡。

饮片　为类圆形或不规则形的厚片。外表皮黑色、灰黑色或棕黑色，皱缩。切面类白色或黄白色，略呈颗粒状。气微，味淡。

以个大、皮黑、肉白、质致密而细腻者为佳。

【显微鉴别】

粉末 菌丝黏结成团（菌丝团），大多无色。散在的菌丝细长、弯曲，直径2～10μm，有的可见横隔，有分枝或呈结节状膨大。草酸钙结晶呈正八面体形、规则的双锥八面体形或不规则多面体，直径3～60μm，长至68μm。

雷 丸
Omphalia

【来源】为白磨科真菌雷丸 *Omphalia lapidescens* Schroet. 的干燥菌核。

【产地】主产于四川、云南、广西、陕西等地。

【采收加工】秋季采挖，洗净，晒干。

【性状鉴别】

药材 为类球形或不规则团块，直径1～3cm。表面黑褐色或棕褐色，有略隆起的不规则网状细纹。质坚实，不易破裂，断面不平坦，白色或浅灰黄色，常有黄白色大理石样纹理。气微，味微苦，嚼之有颗粒感，微带黏性，久嚼无渣。

饮片 呈不规则团块或碎块，余同药材。

以个大、断面色白、粉状者为佳。断面呈褐色、角质样者，不可供药用。

九、树脂类中药

药用部位为植物分泌的或经提取、精制而成的树脂，这类中药称为树脂类中药。

树脂类中药均为天然产物，大多数来源于植物体。具有良好的芳香开窍、活血祛瘀、消肿止痛、生肌、防腐等功效，临床常用于冠心病、心绞痛、中风、癫痫、跌打伤痛等，并有显著疗效。有些树脂类中药尚可作为填齿料及硬膏制剂的原料。

（一）树脂类中药的性状鉴别要点

1. 树脂的形成、分布和采收 树脂是植物体内的挥发油成分如萜类，经过复杂的化学变化如氧化、聚合、缩合等作用形成的。

药用树脂大多采自种子植物，如松科（松香）、金缕梅科（苏合香、枫香脂）、橄榄科（乳香、没药）、伞形科（阿魏）、安息香科（安息香）、棕榈科（血竭）等。树脂是植物组织的正常代谢产物或分泌物，常和挥发油并存于植物的分泌细胞、树脂道或导管中，尤其是多年生木本植物心材部分的导管中，它们能被苏丹Ⅲ试液或紫草试液染成红色。树脂可因植物受机械损伤，如割伤或刺伤后分泌物逐渐增加，如松树中的松油脂；但也有些植物原来并无分泌组织，只有损伤后才形成分泌组织或树脂道而渗出树脂，如安息香树、苏合香树等。

树脂的采收，除一部分为收集自然渗出的树脂外，通常是将植物体某些部位经机械损伤，如简单切割或刺伤树皮，收集从伤口流出的树脂，经加工而成；或以植物含树脂的部位经提取、精制而得到。

2. 树脂的化学组成和分类 树脂主要由树脂酸、树脂醇、树脂酯、树脂烃等多种成分组成。在树脂中常混有挥发油、树胶及游离芳香酸等成分。药用树脂的分类通常根据其中所含的主要化学成分而分成以下几类。

（1）单树脂类 树脂中一般不含或很少含挥发油、树胶及游离芳香酸，通常又分为：

①酸树脂：主成分为树脂酸，如松香。

②酯树脂：主成分为树脂酯，如枫香脂、血竭。

③混合树脂：无明显的主成分，如洋乳香。

（2）胶树脂类 主成分为树脂和树胶，如藤黄。

（3）油胶树脂类 主成分为树脂、挥发油和树胶，如乳香、没药、阿魏。

（4）油树脂类 主成分为树脂与挥发油，如松油脂、加拿大油树脂。

（5）香树脂类 主成分为树脂、游离芳香酸（香脂酸）、挥发油，如苏合香、安息香等。

3. 树脂的通性 树脂是由很多高分子脂肪族和芳香族化合物，如树脂酸、树脂烃、高级醇及酯等多种成分组成的混合物。大多为无定形固体，表面微有光泽，质硬而脆，少数为半固体。其不溶于水，也不吸水膨胀；易溶于醇、乙醚、三氯甲烷等大多数有机溶剂；在碱性溶液中能部分或完全溶解，在酸性溶液中不溶。加热至一定的温度，则软化，最后熔融；燃烧时有浓烟，并有特殊的香气或臭气。将树脂的乙醇溶液蒸干，则形成薄膜状物质。

树脂的商品名称，常易和树胶混称。树胶和树脂是化学组成完全不同的两类化合物。树胶属于碳水化合物，为多糖类，能溶于水或吸水膨胀，或能在水中成为混悬液；不溶于有机溶剂；加热后最终焦炭化而分解，发出焦糖样气味，无一定的熔点。

4. 树脂的性状鉴别 树脂类中药的性状鉴别也需从形状、大小、表面、颜色、质地、断面、气、味、水试、火试等方面进行。

此外，商品树脂类中药常混有杂质，如树皮、泥土、砂石以及色素等，还需要对其品质优良度和纯度做物理的、化学的测定，如在一定溶剂中的溶解度、浸出物以及树脂的灰分、酸值、皂化值、碘值、醇不溶物等。其中酸值对于树脂的真伪和掺假具有一定的鉴别意义，但同一种树脂，其理化常数也可能因样品的纯度不同而有差异。对树脂质量的控制，还应对其有效成分或有效部位，如挥发油、总香脂酸、树脂等进行含量测定。

（二）常用树脂类中药

乳 香
Olibanum

【来源】为橄榄科植物乳香树 *Boswellia carterii* Birdw. 及同属植物 *Boswellia bhaw - dajiana* Birdw. 的树皮（切伤后）渗出的树脂。分为索马里乳香和埃塞俄比亚乳香，每种乳香又分为乳香珠和原乳香。

【产地】主产于索马里、埃塞俄比亚及阿拉伯半岛南部。

【采收加工】春季于树干的皮部由下向上顺序切伤，开一狭沟，使树脂从伤口渗出，流入沟中，数天后凝成硬块，即可采取。落于地面者常黏附砂土杂质，品质较次。

【性状鉴别】

药材 呈长卵形滴乳状、类圆形颗粒或黏合成大小不等的不规则块状物。大者长达 2cm（乳香珠）或 5cm（原乳香）。表面黄白色，半透明，被有黄白色粉末，久存则颜色加深。质脆，遇热软化。破碎面有玻璃样或蜡样光泽。具特异香气，味微苦。

本品燃烧时显油性，冒黑烟，有香气；加水研磨成白色或黄白色乳状液。

以颗粒状、半透明、色黄白、无杂质、气芳香者为佳。

饮片 醋乳香：形如乳香。表面深黄色，显油亮。略有醋香气。

没 药
Myrrha

【来源】为橄榄科植物地丁树 *Commiphora myrrha* Engl. 或哈地丁树 *Commiphora molmol* Engl. 的干燥树脂。分为天然没药和胶质没药。

【产地】主产于索马里、埃塞俄比亚、阿拉伯半岛南部及印度等地。以索马里所产没药质量最佳。

【采收加工】11 月至次年 2 月间将树刺伤，树脂由伤口或裂缝口自然渗出，初为淡黄白色液体，在空气中渐变为红棕色硬块，采收后拣去杂质。

【性状鉴别】

药材 天然没药：呈不规则颗粒性团块，大小不等，大者长达 6cm 以上。表面黄棕色或红棕色，近半透明，部分呈棕黑色，被有黄色粉尘。质坚脆，破碎面不整齐，无光泽。有特异香气，味苦而微辛。

胶质没药：呈不规则块状和颗粒，多黏结成大小不等的团块，大者长达 6cm 以上。表面棕黄色至棕褐色，不透明。质坚实或疏松。有特异香气，味苦而有黏性。

以块大、色黄棕、半透明、香气浓而持久、无杂质者为佳。

饮片 醋没药：不规则小块状或类圆形颗粒状，表面棕褐色或黑褐色，有光泽。具特异香气，略有醋香气，味苦而微辛。

本品粉末乙醚滤液置蒸发皿中挥尽后，残留的黄色液体滴加硝酸，显褐紫色。本品粉末加香草醛试液数滴，天然没药立即显红色，继而变为红紫色；胶质没药立即显紫红色，继而变为蓝紫色。

阿 魏
Ferulae Resina

【来源】为伞形科植物新疆阿魏 *Ferula*

sinkiangensis K. M. Shen 或阜康阿魏 *Ferula fukanensis* K. M. Shen 的树脂。

【产地】主产于新疆伊犁州、阜康等地。

【采收加工】春末夏初盛花期至初果期，分次由茎上部往下斜割，收集渗出的乳状树脂，阴干。

【性状鉴别】呈不规则的块状和脂膏状。颜色深浅不一，表面蜡黄色至棕黄色。块状者体轻，质地似蜡，断面稍有孔隙；新鲜切面颜色较浅，放置后色渐深。脂膏状者黏稠，灰白色。具强烈而持久的蒜样特异臭气，味辛辣，嚼之有灼烧感。

血　竭
Draconis Sanguis

【来源】为棕榈科植物麒麟竭 *Daemonorops draco* Bl. 果实渗出的树脂经加工制成。

【产地】主产于印度尼西亚的加里曼丹、爪哇、苏门答腊，马来西亚等地。

【采收加工】采集成熟果实，充分晒干，加贝壳同入笼中强力振摇，松脆的红色树脂块即脱落，筛去果实鳞片及杂质，用布包起，入热水中软化成团，取出放冷，即为原装血竭。

【性状鉴别】

药材　略呈类圆四方形或方砖形，表面暗红色，有光泽，附有因摩擦而成的红粉。质硬而脆，破碎面红色。研粉为砖红色。气微、味淡。在水中不溶，在热水中软化。

以表面黑红色、粉末鲜红色、不粘手、燃烧呛鼻、无松香气、无杂质者为佳。

饮片　为不规则形的小块，长 0.5 ~ 1cm，表面暗红色至黑红色，微显光泽，手触之易沾染。质坚脆。气微，味淡。或研成细粉，呈红色。

本品粉末，置白纸上，用火隔纸烘烤即熔化，但无扩散的油迹，对光照视呈鲜艳的红色。以火燃烧则产生呛鼻的烟气。

十、其他类中药

药用部位特殊，不能归类于前面各植物类中药，这类中药称为其他类中药。

（一）其他类中药的性状鉴别要点

本类中药的药用部位主要包括：①植物的某一或某些部分直接或间接的加工品，如儿茶（去皮枝、干的干燥煎膏）、芦荟（叶汁浓缩干燥物）、冰片（新鲜枝、叶经提取加工制成）、青黛（叶或茎叶经加工制得的干燥粉末、团块或颗粒）等；②蕨类植物的成熟孢子，如海金沙；③某些植物叶上的虫瘿，如五倍子、没食子；④植物体分泌或渗出的非树脂类混合物，如天竺黄（竹秆内的分泌液干燥后的块状物）。

本类中药常采用性状鉴别法。其中形状、颜色、质地、气、味鉴别十分重要，因药用部位特殊，水试、火试鉴别方法尤显其专属性，如海金沙少量，撒于火上，即发出轻微爆鸣及明亮的火焰；青黛置于锡纸上用微火灼烧，有紫红色的烟雾产生；又如儿茶的水浸液将火柴杆浸湿，使轻微着色，待干后，再浸入盐酸中立即取出，置火焰处烘烤，火柴杆即显深红色。

少数中药宜采用显微鉴别法，如海金沙镜下应均为孢子，呈四面体形，顶面观三面锥形，可见三叉状裂隙，外壁有颗粒状雕纹。理化鉴别方法亦较为常用，尤其对一些加工品，如冰片、芦荟、青黛等，可依据其有效成分或主要成分的性质采用不同的化学分析或仪器分析方法进行定性鉴别和质量评价。

（二）常用其他类中药

海金沙
Lygodii Spora

【来源】为海金沙科植物海金沙 *Lygodium japonicum*（Thunb.）Sw. 的干燥成熟孢子。

【产地】主产于广东、浙江、湖北、湖南等地。

【采收加工】秋季孢子未脱落时采割藤叶，晒干，搓揉或打下孢子，除去藤叶。

【性状鉴别】

药材　呈粉末状，棕黄色或浅棕黄色。体轻，手捻有光滑感，置手中易由指缝滑落。气微，味淡。将海金沙粉末撒在水中则浮于水面，加热始逐渐下沉；将其少量撒于火上，即发出轻微爆鸣及明亮的火焰。

以色黄棕、体轻、手捻光滑、无杂质者为佳。

青　黛

Indigo Naturalis

【来源】为爵床科植物马蓝 *Baphicacanthus cusia*（Nees）Bremek.、蓼科植物蓼蓝 *Polygonum tinctorium* Ait. 或十字花科植物菘蓝 *Isatis indigotica* Fort. 的叶或茎叶经加工制得的干燥粉末、团块或颗粒。

【产地】主产于福建、河北、江苏等省。

【采收加工】夏、秋二季，当植物的叶生长茂盛时，割取茎叶，置大缸或木桶中，加入清水，浸泡2~3昼夜至叶腐烂，茎脱皮时，捞去茎枝叶渣，每50kg茎叶加石灰4~5kg，充分搅拌，待浸液由乌绿色转变为紫红色时，捞取液面蓝色泡沫状物，晒干。

【性状鉴别】

药材　为深蓝色的粉末，体轻，易飞扬；或呈不规则多孔性的团块、颗粒，用手搓捻即成细末。微有草腥气，味淡。取本品少量，用微火灼烧，有紫红色烟雾发生。取本品少量，滴加硝酸，产生气泡并显棕红色或黄棕色。

以蓝色均匀、体轻能浮于水面、火烧产生紫红色烟雾较长者为佳。

儿　茶

Catechu

【来源】为豆科植物儿茶 *Acacia catechu*（L. f.）Willd. 的去皮枝、干的干燥煎膏，习称“儿茶膏”或“黑儿茶”。

【产地】主产于云南西双版纳。广东、广西、福建、海南等地亦产。

【采收加工】冬季采收枝、干，除去外皮，砍成大块，加水煎煮，浓缩，干燥。

【性状鉴别】

药材　呈方形或不规则块状，大小不一。表面棕褐色或黑褐色，光滑而稍具光泽。质硬，易碎，断面不整齐，具光泽，有细孔，遇潮有黏性。气微，味涩、苦，略回甜。

饮片　呈不规则破碎颗粒状，余同药材。

取火柴杆浸于本品水浸液中，使轻微着色，待干燥后，再浸入盐酸中立即取出，置火焰附近烘烤，杆上即显深红色。

冰片（合成龙脑）

Borneolum Syntheticum

【来源】为樟脑、松节油等经化学方法合成的结晶，又称合成龙脑，习称机制冰片。

【产地】主产于福建、河北、江苏等省。

【性状鉴别】

药材　为无色透明或白色半透明的片状松脆结晶。气清香，味辛、凉。具挥发性，点燃发生浓烟，并有带光的火焰。本品在乙醇、三氯甲烷或乙醚中易溶，在水中几乎不溶。熔点为205~210℃。

以片大而薄、色洁白、质松脆、气清香、凉气大者为佳。

天然冰片（右旋龙脑）

Borneolum

【来源】为樟科植物樟 *Cinnamomum camphora*（L.）Presl 的新鲜枝、叶经提取加工制成。

【产地】主产于湖南等地。

【性状鉴别】

药材　为白色结晶性粉末或片状结晶。气清香，味辛、凉。具挥发性，点燃时有浓烟，火焰呈黄色。在乙醇、三氯甲烷或乙醚中易溶，在水中几乎不溶。熔点为204~209℃。比旋度为+34°~+38°。

五倍子

Galla Chinensis

【来源】为漆树科植物盐肤木 *Rhus chinensis* Mill.、青麸杨 *Rhus potaninii* Maxim. 或红麸杨 *Rhus punjabensis* Stew. var. *sinica*（Diels）Rhed. et Wils. 叶上的虫瘿，主要由五倍子蚜 *Melaphis chinensis*（Bell）Baker 寄生而形成。按外形不同分为“肚倍”和“角倍”。五倍子的产生，必须兼有寄主盐肤木类植物、五倍子蚜虫和过冬寄主提灯藓类植物的三要素，而且此种苔藓类植物需终年湿润，以利蚜虫过冬。

【产地】主产于四川、贵州、云南等省。

【采收加工】秋季五倍子由青转成黄褐色，成熟爆裂前采摘，置沸水中略煮或蒸至外表面变成灰色，杀死蚜虫。取出，干燥。

【性状鉴别】

药材 肚倍：呈长圆形或纺锤形囊状，长2.5～9cm，直径1.5～4cm。表面灰褐色或灰棕色，微有柔毛。质硬而脆，易破碎，断面角质样，有光泽，壁厚0.2～0.3cm，内壁平滑，有黑褐色死蚜虫及灰色粉末状排泄物。气特异，味涩。

角倍：呈菱形，具不规则的钝角状分枝，柔毛较明显，壁较薄。

以个大、完整、壁厚、色灰褐者为佳。

饮片 呈不规则碎片状。表面灰褐色或灰棕色，微有柔毛，内壁光滑，外表面有麻点状突起或明暗相间的纵向纹理。质硬而脆，断面角质样，有光泽。气特异，味涩。

第二节 常用动物类中药的鉴别

动物类中药是指用动物的整体或动物体的某一部分、动物体的生理或病理产物、动物体的加工品等供药用的一类中药。

一、常用动物类中药的药用部位

1. 动物的干燥整体 如水蛭、全蝎、蜈蚣、斑蝥、土鳖虫、虻虫、九香虫等。

2. 除去内脏的动物体 如地龙、蛤蚧、乌梢蛇、蕲蛇、金钱白花蛇等。

3. 动物体的某一部分

角类：如鹿茸、鹿角、羚羊角、水牛角等。

鳞、甲类：如龟甲、鳖甲等。

骨类：如豹骨、狗骨、猴骨等。

贝壳类：如石决明、牡蛎、珍珠母、海螵蛸、蛤壳、瓦楞子等。

脏器类：如哈蟆油、鸡内金、鹿鞭、海狗肾、水獭肝、刺猬皮等。

4. 动物的生理产物

分泌物：如麝香、蟾酥、熊胆粉、虫白蜡、蜂蜡等。

排泄物：如五灵脂、蚕沙、夜明砂等。

其他生理产物：如蝉蜕、蛇蜕、蜂蜜、蜂房等。

5. 动物的病理产物 如珍珠、僵蚕、牛黄、马宝、猴枣、狗宝等。

6. 动物体某一部分的加工品 如阿胶、鹿角胶、鹿角霜、龟甲胶、血余炭、水牛角浓缩粉等。

二、动物类中药的性状鉴别要点

性状鉴别是动物类中药目前使用最多的方法。因动物类中药具有不同于其他类别中药的特殊性，除一般的形状鉴别外，特别要注意观察其专属性的特征，如形状、表面特征（突起、纹理、附属物等）、颜色、质地（如水蛭质脆，易折断，断面胶质样）及特殊的气（如麝香有特异的香气，蟾酥粉末嗅之作嚏）、味（如蜂蜜味极甜，牛黄先苦而后甜有清凉感）等。

此外，一些传统经验鉴别方法仍是鉴别动物类中药有效而重要的手段。手试法，如毛壳麝香手捏有弹性；麝香仁以水润湿，手搓能成团，轻揉即散，不应粘手、染手、顶指或结块。水试法，熊胆仁投于水杯中，即在水面旋转并呈现黄线下降而不扩散；牛黄水液可使指甲染黄，习称“挂甲”；火试法，如麝香仁撒于炽热坩埚中灼烧，初则迸裂，随即熔化膨胀起泡，浓香四溢，灰化后呈白色灰烬，无毛、肉焦臭，无火焰或火星；马宝粉末置于锡箔纸上加热，其粉末聚集，并发出马尿臭等。

三、常用动物类中药

地 龙
Pheretima

【来源】为环节动物门钜蚓科动物参环毛蚓 *Pheretima aspergillum* (E. Perrier)、通俗环毛蚓 *Pheretima vulgaris* Chen、威廉环毛蚓 *Pheretima guillelmi* (Michaelsen) 或栉盲环毛蚓 *Pheretima pectinifera* Michaelsen 的干燥体，前一种习称“广地龙”，后三种习称“沪地龙”。

【产地】广地龙主产于广东、海南、广西、福建；沪地龙主产于上海、浙江、江苏、安徽等地。

【采收加工】野生或人工养殖。广地龙春季至秋季捕捉，沪地龙夏季捕捉，及时剖开腹部，除去内脏及泥沙，洗净，晒干或低温干燥。

【性状鉴别】

药材 广地龙：呈长条状薄片，弯曲，边缘略卷，长15～20cm，宽1～2cm。全体具环节，背部棕褐色至紫灰色，腹部浅黄棕色；第14～16环节为生殖带，习称“白颈”，较光亮。体前端稍尖，尾端钝圆，刚毛圈粗糙而硬，色稍浅。雄生殖孔在第18环节腹侧刚毛圈一小孔突上，外缘有数个环绕的浅皮褶，内侧刚毛圈隆起，前后两边有横排（一排或二排）小乳突，每边10～20个不等。受精囊孔2对，位于7/8至8/9环节间一椭圆形突起上，约占节周5/11。体轻，略呈革质，不易折断。气腥，味微咸。

沪地龙：长8～15cm，宽0.5～1.5cm。全体具环节，背部棕褐色至黄褐色，腹部浅黄棕色；第14～16环节为生殖带，较光亮。第18环节有1对雄生殖孔。通俗环毛蚓的雄交配腔能全部翻出，呈花菜状或阴茎状；威廉环毛蚓的雄交配腔孔呈纵向裂缝状；栉盲环毛蚓的雄生殖孔内侧有1个或多个小乳突。受精囊孔3对，在6/7至8/9环节间。

以条大、肥厚、不碎、无泥土者为佳。

水　蛭
Hirudo

【来源】为环节动物门水蛭科动物蚂蟥 *Whitmania pigra* Whitman、水蛭 *Hirudo nipponica* Whitman 或柳叶蚂蟥 *Whitmania acranulata* Whitman 的干燥全体。

【产地】蚂蟥产于河北、山东、安徽、江苏等省；水蛭产于全国各地，主产于山东、江苏、湖北、四川等省；柳叶蚂蟥产于河北、安徽、江苏、福建等省。

【采收加工】夏、秋二季捕捉，洗净，用沸水烫死，晒干或低温干燥。

【性状鉴别】

药材　蚂蟥：为扁平纺锤形，有多数环节，体长4～10cm，宽0.5～2cm。背部黑褐色或黑棕色，稍隆起，用水浸后，可见黑色斑点排成5条纵纹；腹面平坦，棕黄色；两侧棕黄色。前端略尖，后端钝圆。两端各具一吸盘，前吸盘不显著，后吸盘较大。质脆，易折断，断面胶质状。气微腥。

水蛭：呈扁长圆柱形，体多弯曲扭转，长2～5cm，宽0.2～0.3cm。

柳叶蚂蟥：狭长而扁，长5～12cm，宽0.1～0.5cm。

以体小、条整齐、黑褐色、无杂质者为佳。

饮片　水蛭：呈不规则的段状、扁块状或扁圆柱状。背部表面黑褐色，稍隆起，腹面棕褐色，均可见细密横环纹。切面灰白色至棕黄色，胶质状。质脆，气微腥。

烫水蛭：呈不规则段状、扁块状或扁圆柱状，略鼓起，背部黑褐色，腹面棕黄色至棕褐色，附有少量白色滑石粉。断面松泡，灰白色至焦黄色。气微腥。

石　决　明
Haliotidis Concha

【来源】为软体动物门鲍科动物杂色鲍（九孔鲍）*Haliotis diversicolor* Reeve、皱纹盘鲍 *Haliotis discus hannai* Ino、羊鲍 *Haliotis ovina* Gmelin、澳洲鲍 *Haliotis ruber*（Leach）、耳鲍 *Haliotis asinina* Linnaeus 或白鲍 *Haliotis laevigata*（Donovan）的贝壳。

【产地】杂色鲍产于我国福建以南沿海，越南、印度尼西亚、菲律宾等国也有分布；皱纹盘鲍产于我国辽宁、山东、江苏等沿海，朝鲜、日本也有分布；羊鲍、耳鲍产于我国台湾、海南、西沙群岛，澳大利亚、印度尼西亚、菲律宾等国均有分布；澳洲鲍主产于澳大利亚、新西兰；白鲍多混在澳洲鲍中，具体产地不详。

【采收加工】夏、秋二季捕捞，去肉，洗净，干燥。

【性状鉴别】

药材　杂色鲍：呈长卵圆形，内面观略呈耳形，长7～9cm，宽5～6cm，高约2cm。表面暗红色，有多数不规则的螺肋和细密生长线，螺旋部小，体螺部大，从螺旋部顶处开始向右排列有20余个疣状突起，末端6～9个开孔，孔口与壳面平。内面光滑，具珍珠样彩色光泽。壳较厚，质坚硬，不易破碎。气微，味微咸。

皱纹盘鲍：呈长椭圆形，长8～12cm，宽6～8cm，高2～3cm。表面灰棕色，有多数粗糙而不规则的皱纹，生长线明显，常有苔藓类或石灰虫等附着物，末端4～5个开孔，孔口突出壳面。壳较薄。

羊鲍：近圆形，长4～8cm，宽2.5～6cm，

高0.8~2cm。壳顶位于近中部而高于壳面，螺旋部与体螺部各占1/2，从螺旋部边缘有2行整齐的突起，尤以上部较为明显，末端4~5个开孔，呈管状。

澳洲鲍：呈扁平卵圆形，长13~17cm，宽11~14cm，高3.5~6cm。表面砖红色，螺旋部约为壳面的1/2，螺肋和生长线呈波状隆起，疣状突起30余个，末端7~9个开孔，孔口突出壳面。

耳鲍：狭长，略扭曲，呈耳状，长5~8cm，宽2.5~3.5cm，高约1cm。表面光滑，具翠绿色、紫色及褐色等多种颜色形成的斑纹，螺旋部小，体螺部大，疣状突起的末端5~7个开孔，孔口与壳平，多为椭圆形。壳薄，质较脆。

白鲍：呈卵圆形，长11~14cm，宽8.5~11cm，高3~6.5cm。表面砖红色，光滑，壳顶高于壳面，生长线颇为明显，螺旋部约为壳面的1/3，疣状突起30余个，末端9个开孔，孔口与壳面平。

饮片 石决明：呈不规则的碎块。灰白色，有珍珠样彩色光泽。质坚硬。气微，味微咸。

煅石决明：呈不规则的碎块或粗粉。灰白色无光泽。质酥脆，断面呈层状。

珍 珠
Margarita

【来源】为软体动物门珍珠贝科动物马氏珍珠贝 *Pteria martensii*（Dunker）、蚌科动物三角帆蚌 *Hyriopsis cumingii*（Lea）或褶纹冠蚌 *Cristaria plicata*（Leach）等双壳类动物受刺激而形成的珍珠。

【产地】马氏珍珠贝所产的珍珠称海珠，天然和人工养殖均有；海珠主产于广东廉江，广西合浦、北海，海南及台湾等；三角帆蚌和褶纹冠蚌所产的珍珠称淡水珍珠，多为人工养殖，主产于浙江、江苏、江西、湖南等地。

【采收加工】天然珍珠全年可采，以12月份为多。淡水养殖珍珠以养殖2~3年为佳，秋末后采收。自动物体内取出，洗净，干燥。

【性状鉴别】

药材 呈类球形、卵圆形、长圆形或棒形，直径1.5~8mm。表面类白色、浅粉红色、浅黄绿色或浅蓝色，半透明，平滑或微有凹凸，具特有的彩色光泽。质坚硬，破碎面显层纹。气微，味淡。

以纯净、质坚、有彩光者为佳。

饮片 珍珠：同药材。

珍珠粉：呈细粉状，类白色。气微，味淡。

【显微鉴别】

粉末 珍珠、珍珠粉：不规则碎块，半透明，具彩虹样光泽；表面显颗粒性，由数至十数薄层重叠，片层结构排列紧密，可见致密的成层线条或极细密的微波状纹理。

磨片：具同心层纹。

珍 珠 母
Margaritifera Concha

【来源】为蚌科动物三角帆蚌 *Hyriopsis cumingii*（Lea）、褶纹冠蚌 *Cristaria plicata*（Leach）或珍珠贝科动物马氏珍珠贝 *Pteria martensii*（Dunker）的贝壳。

【产地】同珍珠。

【采收加工】全年可采。去肉，洗净，干燥。

【性状鉴别】

药材 三角帆蚌：略呈不等边四角形，壳面生长轮呈同心环状排列。后背缘向上突起，形成大的三角形帆状后翼。壳内面外套痕明显，前闭壳肌痕呈卵圆形，后闭壳肌痕略呈三角形，左右壳均具两枚拟主齿，左壳具两枚长条形侧齿，右壳具一枚长条形侧齿；具光泽，质坚硬。气微腥，味淡。

褶纹冠蚌：呈不等边三角形，后背缘向上伸展成大形的冠。壳内面外套痕略明显，前闭壳肌痕大呈楔形，后闭壳肌痕呈不规则卵圆形，在后侧齿下方有与壳面相应的纵肋和凹沟。左、右壳均具一枚短而略粗后侧齿和一枚细弱的前侧齿，均无拟主齿。

马氏珍珠贝：呈斜四方形，后耳大，前耳小，背缘平直，腹缘圆，生长线极细密，成片状；闭壳肌痕大，长圆形；具一凸起的长形主齿。

饮片 珍珠母：呈不规则碎片状，白色或灰白色，有光泽，质硬而重。

煅珍珠母：呈不规则碎片状或粉状，青灰色，微具光泽，质酥脆、易碎；无臭，味微咸。

牡　蛎

Ostreae Concha

【来源】为软体动物门牡蛎科动物长牡蛎 *Ostrea gigas* Thunberg、大连湾牡蛎 *Ostrea talienwhanensis* Crosse 或近江牡蛎 *Ostrea rivularis* Gould 的贝壳。

【产地】长牡蛎主产于山东以北至东北沿海；大连湾牡蛎主产于辽宁、河北、山东等省沿海；近江牡蛎分布较广，北起东北、南至广东、海南沿海均产。以野生品为主。

【采收加工】全年均可捕捞，去肉，洗净，晒干。

【性状鉴别】

药材　长牡蛎：呈长片状，背腹缘几平行，长10～50cm，高4～15cm。右壳较小，鳞片坚厚，层状或层纹状排列。壳外面平坦或具数个凹陷，淡紫色、灰白色或黄褐色；内面瓷白色，壳顶两侧无小齿。左壳凹陷深，鳞片较右壳粗大，壳顶附着面小。质硬，断面层状，洁白。气微，味微咸。

大连湾牡蛎：呈类三角形，背腹缘呈“八”字形。右壳外面淡黄色，具疏松的同心鳞片，鳞片起伏成波浪状，内面白色。左壳同心鳞片坚厚，自壳顶部放射肋数个，明显，内面凹下呈盒状，铰合面小。

近江牡蛎：呈圆形、卵圆形或三角形等。右外壳稍不平，有灰、紫、棕、黄等色，环生同心鳞片，幼体者鳞片薄而脆，多年生长后鳞片层层相叠，内面白色，边缘有的淡紫色。

饮片　牡蛎：为不规则的碎块。白色。质硬，断面层状。气微，味微咸。

煅牡蛎：为不规则的碎块或粗粉。灰白色。质酥脆，断面层状。

海螵蛸

Sepiae Endoconcha

【来源】为软体动物门乌贼科动物无针乌贼 *Sepiella maindroni* de Rochebrune 或金乌贼 *Sepia esculenta* Hoyle 的干燥内壳。

【产地】无针乌贼主产于浙江、江苏、广东等地。金乌贼主产于辽宁、山东等地。

【采收加工】收集乌贼鱼的骨状内壳，洗净，干燥。

【性状鉴别】

药材　无针乌贼：呈扁长椭圆形，中间厚，边缘薄，长9～14cm，宽2.5～3.5cm，厚1.3cm。背面有瓷白色脊状隆起，两侧略显微红色，有不甚明显的细小疣点状突起；腹面白色，自尾端到中部有细密波状横层纹；角质缘半透明，尾部较宽平，无骨针。体轻，质松，易折断，断面粉质，显疏松层纹。气微腥，味微咸。

金乌贼：内壳较前者大，长13～23cm，宽约6.5cm。背面疣点明显，略作层状排列；腹面的细密波状横层纹占全体大部分，中间有纵向浅槽；尾部角质缘渐宽，向腹面翘起，末端有1骨针，多已断落。

饮片　多呈不规则形或类方形小块，类白色或微黄色，气微腥，味微咸。

全　蝎

Scorpio

【来源】为节肢动物门蛛形纲钳蝎科动物东亚钳蝎 *Buthus martensii* Karsch 的干燥体。

【产地】主产于河南禹县、南阳、鹿邑，山东益都等地。河北、辽宁、安徽、湖北等省亦产。以河南禹县、鹿邑，山东益都产品质佳，以山东产量最大。野生或饲养。

【采收加工】春末至秋初捕捉，除去泥沙，置沸水或沸盐水中，煮至全身僵硬，捞出，置通风处，阴干。

【性状鉴别】

药材　头胸部与前腹部呈扁平长椭圆形，后腹部呈尾状，皱缩弯曲，完整者体长约6cm。头胸部呈绿褐色，前面有1对短小的螯肢及1对较长大的钳状脚须，形似蟹螯，背面覆有梯形背甲，腹面有足4对，均为7节，末端各具2爪钩；前腹部由7节组成，第7节色深，背甲上有5条隆脊线。背面绿褐色，后腹部棕黄色，6节，节上均有纵沟，末节有锐钩状毒刺，毒刺下方无距。气微腥，味咸。

以完整、色绿褐、身干、腹中杂质少者为佳。

饮片　同药材。

【显微鉴别】

粉末　全蝎：体壁碎片淡黄色至黄色，外表皮表面观具有多角形网格样纹理及圆形毛窝，有时可见棕褐色或红棕色刚毛。刚毛具纵直纹理，髓腔细窄。横纹肌纤维多碎断，明带较暗带宽，明带中有一暗线，暗带有致密的短纵纹理。

蜈　蚣
Scolopendra

【来源】为节肢动物门多足纲蜈蚣科动物少棘巨蜈蚣 *Scolopendra subspinipes* mutilans L. Koch 的干燥体。

【产地】主产于湖北、浙江、江苏、安徽等地。野生，现多家养。

【采收加工】春、夏二季捕捉，用竹片插入头尾，绷直，干燥。

【性状鉴别】

药材　呈扁平长条形，长9～15cm，宽0.5～1cm。由头部和躯干部组成，全体共22个环节。头部暗红色或红褐色，略有光泽，有头板覆盖，头板近圆形，前端稍突出，两侧贴有颚肢1对，前端两侧有触角1对。躯干部第1背板与头板同色，其余20个背板为棕绿色或墨绿色，具光泽，自第4背板至第20背板常有2条纵沟线；腹部淡黄色或棕黄色，皱缩；自第2节起，每体节两侧有步足1对，步足黄色或红褐色，偶有黄白色，呈弯钩形，最末一对步足尾状，故又称尾足，易脱落。质脆，断面有裂隙。气微腥，并有特殊刺鼻的臭气，味辛、微咸。

以条大、完整、头红、足红褐、腹干瘪者为佳。

饮片　形如药材，呈段状，棕褐色或灰褐色，具焦香气。

土 鳖 虫
Eupolyphaga Steleophaga

【来源】为节肢动物门昆虫纲鳖蠊科昆虫地鳖 *Eupolyphaga sinensis* Walker 或冀地鳖 *Steleophaga plancyi*（Boleny）的雌虫干燥体。

【产地】地鳖主产于江苏、安徽、河南、河北等地；冀地鳖主产于河北、北京、山东、浙江等地。野生或家养。

【采收加工】夏、秋二季捕捉，置沸水中烫死，晒干或烘干。

【性状鉴别】

药材　地鳖：呈扁平卵形，长1.3～3cm，宽1.2～2.4cm。前端较窄，后端较宽，背部紫褐色，具光泽，无翅。前胸背板较发达，盖住头部；腹背板9节，呈覆瓦状排列。腹面红棕色，头部较小，有丝状触角1对，常脱落，胸部有足3对，具细毛和刺。腹部有横环节。质松脆，易碎。气腥臭，味微咸。

冀地鳖：长2.2～3.7cm，宽1.4～2.5cm。背部黑棕色，通常在边缘带有淡黄褐色斑块及黑色小点。

均以完整、色紫褐、腹中内容物少者为佳。

桑 螵 蛸
Mantidis Oötheca

【来源】为节肢动物门昆虫纲螳螂科昆虫大刀螂 *Tenodera sinensis* Saussure、小刀螂 *Statilia maculata*（Thunberg）或巨斧螳螂 *Hierodula patellifera*（Serville）的干燥卵鞘，以上三种分别习称"团螵蛸""长螵蛸"及"黑螵蛸"。

【产地】全国大部分地区均产。

【采收加工】深秋至次春收集，除去杂质，蒸至虫卵死后，干燥。

【性状鉴别】

药材　团螵蛸：略呈圆柱形或半球形，由多层膜状薄片叠成，长2.5～4cm，宽2～3cm。表面浅黄褐色，上面带状隆起不明显，底面平坦或有凹沟。体轻，质松而韧，横断面可见外层为海绵状，内层为许多放射状排列的小室，室内各有一细小椭圆形卵，深棕色，有光泽。气微腥，味淡或微咸。

长螵蛸：略呈长条形，一端较细，长2.5～5cm，宽1～1.5cm。表面灰黄色，上面带状隆起明显，带的两侧各有一条暗棕色浅沟及斜向纹理。质硬而脆。

黑螵蛸：略呈平行四边形，长2～4cm，宽1.5～2cm。表面灰褐色，上面带状隆起明显，两侧有斜向纹理，近尾端微向上翘。质硬而韧。

饮片　形如药材。表面浅黄褐色至灰褐色。气微腥，味淡或微咸。

斑 蝥
Mylabris

【来源】为节肢动物门昆虫纲芫青科昆虫南方大斑蝥 *Mylabris phalerata* Pallas 或黄黑小斑蝥 *Mylabris cichorii* Linnaeus 的干燥体。

【产地】全国大部分地区均产，主产于河南、广西、安徽、云南、四川等省区。

【采收加工】夏、秋二季清晨露水未干时捕捉，闷死或烫死，晒干。

【性状鉴别】

药材 南方大斑蝥：呈长圆形，长 1.5 ~ 2.5cm，宽 0.5 ~ 1cm。头及口器向下垂，有较大的复眼及触角各 1 对，触角多已脱落。背部具革质鞘翅 1 对，黑色，有 3 条黄色或棕黄色的横纹；鞘翅下面有棕褐色薄膜状透明的内翅 2 片。胸腹部乌黑色，胸部有足 3 对。有特殊的臭气。

黄黑小斑蝥：体型较小，长 1 ~ 1.5cm。

均以个大、完整、颜色鲜明、无油败气味者为佳。

饮片 南方大斑蝥：体型较大，头足翅偶有残留。色乌黑发亮，头部去除后的断面不整齐，边缘黑色，中心灰黄色。质脆易碎。有焦香气。

黄黑小斑蝥：体型较小。

僵 蚕
Bombyx Batryticatus

【来源】为节肢动物门昆虫纲蚕蛾科昆虫家蚕 *Bombyx mori* Linnaeus 的 4 ~ 5 龄幼虫因感染（或人工接种）白僵菌 *Beauveria bassiana* (Bals.) Vuillant 而致死的干燥体。

【产地】主产于江苏、浙江、四川、广东等地。

【采收加工】多为自然病死者，也有在非蚕区进行人工养殖。多于春、秋季生产，将感染白僵菌病死的蚕干燥。

【性状鉴别】

药材 略呈圆柱形，多弯曲皱缩。长 2 ~ 5cm，直径 0.5 ~ 0.7cm。表面灰黄色，被有白色粉霜状的气生菌丝和分生孢子。头部较圆，足 8 对，体节明显，尾部略呈二分歧状。质硬而脆，易折断，断面平坦，外层白色，中间有亮棕色或亮黑色的丝腺环 4 个。气微腥，味微咸。

以条粗、质硬、色白、断面光亮者为佳。

饮片 炒僵蚕：形如药材。表面黄棕色或黄白色，偶有焦黄斑。气微腥，有焦麸气，味微咸。

【显微鉴别】

粉末 僵蚕、炒僵蚕：菌丝体近无色，细长卷曲缠结在体壁碎片中。气管壁碎片略弯曲或呈弧状，具棕色或深棕色的螺旋丝。表皮组织表面具网格样皱缩纹理及圆形毛窝。刚毛黄色或黄棕色，表面光滑，壁稍厚。

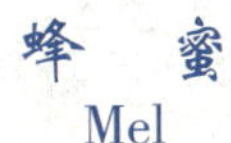

蜂 蜜
Mel

【来源】为节肢动物门昆虫纲蜜蜂科昆虫中华蜜蜂 *Apis cerana* Fabricius 或意大利蜂 *Apis mellifera* Linnaeus 所酿的蜜。

【产地】各地均产，以广东、云南、福建、江苏等省产量较大。均为人工养殖。

【采收加工】春至秋季采收。将蜂巢割下，用割蜜刀把蜂房的房盖割去后，置离心机内将蜜分离出来；或将割下的蜂巢置于布袋中，将蜜挤出；滤过，除去杂质。

【性状鉴别】

药材 为半透明、带光泽、浓稠的液体，白色至淡黄色或橘黄色至黄褐色，放久或遇冷渐有白色颗粒状结晶析出。气芳香，味极甜。

相对密度：本品如有结晶析出，可置于不超过60℃的水浴中，待结晶全部融化后，搅匀，冷至25℃，照相对密度测定法项下的韦氏比重秤法测定，相对密度应在 1.349 以上。

以稠如凝脂、气芳香、味甜而纯正、无异臭杂质者为佳。

海 马
Hippocampus

【来源】为脊索动物门鱼纲海龙科动物线纹海马 *Hippocampus kelloggi* Jordan et Snyder、刺海马 *Hippocampus histrix* Kaup、大海马 *Hippocampus Kuda* Bleeker、三斑海马 *Hippocampus trimaculatus* Leach 或小海马（海蛆）*Hippocampus japonicus*

Kaup 的干燥体。

【产地】主产于广东、福建、台湾等地，我国其他沿海各地亦产。马来半岛、菲律宾、印度尼西亚、澳大利亚、非洲均产。有养殖。

【采收加工】夏、秋二季捕捞，洗净，晒干；或除去皮膜和内脏，晒干。

【性状鉴别】

药材　线纹海马：呈扁长形而弯曲，体长约 30cm。表面黄白色。头略似马头，有冠状突起，具管状长吻，口小，无牙，两眼深陷。躯干部七棱形；尾部四棱形，渐细卷曲，体上有瓦楞形的节纹并具短棘。体轻，骨质，坚硬。气微腥，味微咸。

刺海马：体长 15～20cm。头部及体上环节间的棘细而尖。

大海马：体长 20～30cm。黑褐色。

三斑海马：体侧背部第 1、4、7 节的短棘基部各有 1 黑斑。

小海马（海蛆）：体型小，长 7～10cm。黑褐色。节纹和短棘均较细小。

蟾　酥
Bufonis Venenum

【来源】为脊索动物门两栖纲蟾蜍科动物中华大蟾蜍 *Bufo bufo gargarizans* Cantor 或黑眶蟾蜍 *Bufo melanostictus* Schneider 耳后腺及皮肤腺的干燥分泌物。

【产地】主产于辽宁、山东、江苏、河北、安徽等省。

【采收加工】多于夏、秋二季捕捉蟾蜍，洗净，挤取耳后腺及皮肤腺的白色浆液，加工，干燥。采收加工过程中忌用铁器，以免变黑。将浆液放入圆模型中晒干或低温干燥，即为团蟾酥；如涂于玻璃板或竹箬叶上晒干或低温干燥，即为片蟾酥。

【性状鉴别】

药材　呈扁圆形团块状或片状。棕褐色或红棕色。团块状者质坚，不易折断，断面棕褐色，角质状，微有光泽；片状者质脆，易碎，断面红棕色，半透明。气微腥，味初甜而后有持久的麻辣感，粉末嗅之作嚏。

以色红棕、断面角质状、半透明、有光泽者为佳。

饮片　蟾酥粉：为棕黄色至棕褐色粉末。气微腥，味初甜而后有持久的麻辣感，嗅之作嚏。

哈蟆油
Ranae Oviductus

【来源】为脊索动物门两栖纲蛙科动物中国林蛙 *Rana temporaria chensinensis* David 雌蛙的输卵管，经采制干燥而得。

【产地】主产于黑龙江、吉林、辽宁等省区。

【采收加工】9～10 月，以霜降期最好。选肥大雌蛙，用绳从口部穿过，悬挂风干，避免受潮，影响品质。剥油前用热水（70℃）浸烫 1～2 分钟，捞出闷润过夜，次日剖取输卵管，通风处阴干。

【性状鉴别】

药材　呈不规则块状，弯曲而重叠，长 1.5～2cm，厚 1.5～5mm，表面黄白色，呈脂肪样光泽，偶有带灰白色薄膜状干皮。摸之有滑腻感，在温水中浸泡体积可膨胀。气腥，味微甘，嚼之有黏滑感。

膨胀度　本品的膨胀度不得低于 55。

龟　甲
Testudinis Carapax et Plastrum

【来源】为脊索动物门爬行纲龟科动物乌龟 *Chinemys reevesii*（Gray）的干燥背甲及腹甲。

【产地】主产于浙江、安徽、湖北、湖南等地。野生或家养。

【采收加工】全年均可捕捉，以秋、冬季为多，捕捉后杀死，或用沸水烫死，剥取背甲和腹甲，除去残肉，晒干。两种加工品分别称为“血板”和“烫（汤）板”。

【性状鉴别】

药材　背甲及腹甲由甲桥相连，背甲稍长于腹甲，与腹甲常分离。背甲呈长椭圆形拱状，长 7.5～22cm，宽 6～18cm；外表面棕褐色或黑褐色，脊棱 3 条；颈盾 1 块，前窄后宽；椎盾 5 块，第 1 椎盾长大于宽或近相等，第 2～4 椎盾宽大于长；肋盾两侧对称，各 4 块；缘盾每侧 11 块；臀盾 2 块。腹甲呈板片状，近长方椭圆形，长 6.4～21cm，宽 5.5～17cm；外表面淡黄棕色至棕黑色，盾片12块，每块常具紫褐色放射状纹理，腹盾、胸盾和股盾中缝均长，喉盾、肛盾次之，肱盾中缝最短；内表面黄白色至灰白色，有的略带血迹或残肉，除净后可见骨板9块，呈锯齿状嵌接；前端钝圆或平截，后端具三角形缺刻，两侧残存呈翼状向斜上方弯曲的甲桥。质坚硬。气微腥，味微咸。

以略带血迹、身干、个大、无残肉、洁净者为佳。

饮片　醋龟甲：呈不规则的块状。背甲盾片略呈拱状隆起，腹甲盾片呈平板状，大小不一。表面黄色或棕褐色，有的可见深棕褐色斑点，有不规则纹理。内表面棕黄色或棕褐色，边缘有的呈锯齿状。断面不平整，有的有蜂窝状小孔。质松脆。气微腥，味微咸，微有醋香气。

鳖　甲
Trionycis Carapax

【来源】为脊索动物门爬行纲鳖科动物鳖 *Trionyx sinensis* Wiegmann 的背甲。

【产地】主产于湖北、安徽、江苏、河南等省。多养殖。

【采收加工】全年均可捕捉，以秋、冬二季为多，捕捉后杀死，置沸水中烫至背甲上的硬皮能剥落时，取出，剥取背甲，除去残肉，晒干。

【性状鉴别】

药材　呈椭圆形或卵圆形，背面隆起，长10～15cm，宽9～14cm。外表面黑褐色或墨绿色，略有光泽，具细网状皱纹和灰黄色或灰白色斑点，中间有1条纵棱，两侧各有左右对称的横凹纹8条，外皮脱落后，可见锯齿状嵌接缝。内表面类白色，中部有突起的脊椎骨，颈骨向内卷曲，两侧有对称的肋骨各8条，伸出边缘。质坚硬。气微腥，味淡。

以块大、甲厚、无残肉、洁净、无腐臭者为佳。

饮片　鳖甲：呈不规则的碎片，外表面黑褐色或墨绿色，内表面类白色。质坚硬。气微腥，味淡。

蛤　蚧
Gecko

【来源】为脊索动物门爬行纲壁虎科动物蛤蚧 *Gekko gecko* Linnaeus 除去内脏的干燥体。

【产地】主产于广西龙津、大新、百色、容县等地，云南、广东、福建等省亦产。广西、江苏等省区已人工养殖。进口蛤蚧产于越南、泰国、柬埔寨、印度尼西亚。

【采收加工】全年均可捕捉，5～8月为主要捕捉季节，剖开腹部，取出内脏，拭净血液（不可水洗），再以竹片撑开，使全体扁平顺直，低温干燥。将大小相近的两只合成1对，扎好。

【性状鉴别】

药材　呈扁片状，头颈部及躯干部长9～18cm，头颈部约占三分之一，腹背部宽6～11cm，尾长6～12cm。头略呈扁三角形，两眼多凹陷成窟窿，口内角质细齿，生于颚的边缘，无异型大齿。吻部半圆形，吻鳞不切鼻孔，与鼻鳞相连，上鼻鳞左右各1片，上唇鳞12～14对，下唇鳞（包括颏鳞）21片。腹背部呈椭圆形，腹薄。背部灰黑色或银灰色，有黄白色或灰绿色斑点或橙红色斑点散在或密集成不显著的斑纹，脊椎骨和两侧肋骨突起。四足均有5趾；趾间仅具蹼迹，足趾底面具吸盘。尾细而坚实，微现骨节，与背部颜色相同，有6～7个银灰色环带，有的再生尾较原生尾短，且银灰色环带不明显。全身密被圆形或多角形微有光泽的细鳞。气腥，味微咸。

以体大、肥壮、尾粗而长、无虫蛀者为佳。

饮片　蛤蚧：呈不规则的片状小块，表面灰黑色或银灰色，有棕黄色斑点及鳞甲脱落后的痕迹。切面黄白色或灰白色。脊椎骨和肋骨突起清晰。气腥，味微咸。

酒蛤蚧：本品形如蛤蚧块。微有酒香气，味微咸。

金钱白花蛇
Bungarus Parvus

【来源】为脊索动物门爬行纲眼镜蛇科动物银环蛇 *Bungarus multicinctus* Blyth 的幼蛇除去内脏的干燥体。

【产地】主产于广东、广西、海南，湖南、江西、浙江亦产。广东、江西等省有养殖。

【采收加工】夏、秋二季捕捉，剖开腹部，除去内脏，擦净血迹，用乙醇浸泡处理后，以头为中心，盘成圆形，用竹签固定，干燥。

【性状鉴别】

药材　呈圆盘状，盘径3～6cm，蛇体直径0.2～0.4cm。头盘在中间，尾细，常纳口中，口腔内上颌骨前端有毒沟牙1对，鼻间鳞2片，无颊鳞，上下唇鳞通常各为7片。背部黑色或灰黑色，有白色环纹45～58个，黑白相间，白环纹在背部宽1～2行鳞片，向腹面渐增宽，黑环纹宽3～5行鳞片，背正中明显突起1条脊棱，脊鳞扩大呈六角形，背鳞细密，通身15行，尾下鳞单行。气微腥，味微咸。

以身干、头尾齐全、色泽明亮、盘径小者为佳。

蕲　蛇
Agkistrodon

【来源】为脊索动物门爬行纲蝰科动物五步蛇 *Agkistrodon acutus*（Güenther）除去内脏的干燥体。

【产地】主产于浙江温州、丽水、金华，江西、湖北、福建、湖南、广西等省区亦产。

【采收加工】多于夏、秋二季捕捉，剖开蛇腹，除去内脏，洗净，用竹片撑开腹部，盘成圆盘状，干燥后拆除竹片。

【性状鉴别】

药材　卷呈圆盘状，盘径17～34cm，体长可达2m。头在中间稍向上，呈三角形而扁平，吻端向上，习称“翘鼻头”。上腭有管状毒牙，中空尖锐。背部两侧各有黑褐色与浅棕色组成的“V”形斑纹17～25个，其“V”形的两上端在背中线上相接，习称“方胜纹”，有的左右不相接，呈交错排列。腹部撑开或不撑开，灰白色，鳞片较大，有黑色类圆形的斑点，习称“连珠斑”；腹内壁黄白色，脊椎骨棘突较高，呈刀片状上突，前后椎体下突基本同形，多为弯刀状，向后倾斜，尖端明显超过椎体后隆面。尾部骤细，末端有三角形深灰色的角质鳞片1枚。气腥，味微咸。

以头尾齐全、条大、花纹明显、内壁洁净者为佳。

饮片　蕲蛇：呈段状，长2～4cm，背部呈黑褐色，表皮光滑，有明显的鳞斑，可见不完整的方胜纹。腹部可见白色的肋骨，呈黄白色、淡黄色或黄色。断面中间可见白色菱形的脊椎骨，脊椎骨的棘突较高，棘突两侧可见淡黄色的肉块，棘突呈刀片状上突，前后椎体下突基本同形，多为弯刀状。肉质松散，轻捏易碎。气腥，味微咸。

蕲蛇肉：呈条状或块状，长2～5cm，可见深黄色的肉条及黑褐色的皮。肉条质地较硬，皮块质地较脆。有酒香气，味微咸。

酒蕲蛇：形如蕲蛇段，表面棕褐色或黑色。略有酒气。气腥，味微咸。

乌　梢　蛇
Zaocys

【来源】为脊索动物门爬行纲游蛇科动物乌梢蛇 *Zaocys dhumnades*（Cantor）除去内脏的干燥体。

【产地】主产于浙江、江苏、安徽、江西等省。

【采收加工】夏、秋二季捕捉，剖开腹部或先剥去蛇皮留头尾，除去内脏，头在中央，盘成圆盘状，干燥。

【性状鉴别】

药材　呈圆盘状，盘径约16cm。表面黑褐色或绿黑色，密被菱形鳞片；背鳞行数成双，背中央2～4行鳞片强烈起棱，形成两条纵贯全体的黑线。头盘在中间，扁圆形，眼大而下凹陷，有光泽。上唇鳞8枚，第4、5枚入眶，颊鳞1枚，眼前下鳞1枚，较小，眼后鳞2枚。脊部高耸成屋脊状。腹部剖开边缘向内卷曲，脊肌肉厚，黄白色或淡棕色，可见排列整齐的肋骨。尾部渐细而长，尾下鳞双行。剥皮者仅留头尾之皮，中段较光滑。气腥，味淡。

以身干、头尾齐全、皮黑、肉黄白色、质坚实者为佳。

饮片　乌梢蛇：呈半圆筒状或圆槽状的段，长2～4cm，背部黑褐色或灰黑色，腹部黄白色或浅棕色，脊部隆起呈屋脊状，脊部两侧各有2～3条黑线，肋骨排列整齐，肉淡黄色或浅棕色。有的可见尾部。质坚硬，气腥，味淡。

乌梢蛇肉：为不规则的片或段，长2～4cm，淡黄色至黄褐色。质脆。气腥，略有酒气。

酒乌梢蛇：形如乌梢蛇段。表面棕褐色至黑

色，蛇肉浅棕黄色至黄褐色，质坚硬。略有酒气。

鸡内金

Galli Gigerii Endothelium Corneum

【来源】为脊索动物门鸟纲雉科动物家鸡 *Gallus gallus domesticus* Brisson 的干燥沙囊内壁。

【产地】全国各地。

【采收加工】杀鸡后，取出鸡肫，立即剥下内壁，洗净，干燥。

【性状鉴别】

药材 呈不规则卷片，厚2mm。表面黄色、黄绿色或黄褐色，薄而半透明，具明显的条状皱纹。质脆，易碎，断面角质样，有光泽。气微腥，味微苦。

饮片 炒鸡内金：表面暗黄褐色至焦黄色，用放大镜观察，显颗粒状或微细泡状。轻折即断，断面有光泽。

阿胶

Asini Corii Colla

【来源】为脊索动物门哺乳纲马科动物驴 *Equus asinus* L. 的干燥皮或鲜皮经煎煮、浓缩制成的固体胶。

【产地】主产于山东东阿及浙江等省。

【采收加工】将驴皮浸泡去毛，切块洗净，分次水煎，滤过，合并滤液，浓缩（可分别加入适量的黄酒、冰糖及豆油）至稠膏状，冷凝，切块，晾干，即得。

【性状鉴别】

药材 呈长方形块、方形块或丁状；棕色至黑褐色，有光泽；质硬而脆，断面光亮，碎片对光照视呈棕色半透明状。气微，味微甘。

饮片 阿胶：呈不规则块状，大小不一，其余同药材。

阿胶珠：呈类球形，表面棕黄色或灰白色，附有白色粉末；体轻，质酥，易碎；断面中空或多孔状，淡黄色至棕色。气微，味微甜。

麝香

Moschus

【来源】为脊索动物门哺乳纲鹿科动物林麝 *Moschus berezovskii* Flerov、马麝 *Moschus sifanicus* Przewalski 或原麝 *Moschus moschiferus* Linnaeus 成熟雄体香囊中的干燥分泌物。

【产地】野生品：主产于西藏、四川、陕西、甘肃、贵州，此外云南、青海、宁夏、山西、内蒙古、东北等地亦产，以西藏、四川产量大，质量优。家养品：目前四川省都江堰市、马尔康市、米亚罗养麝场，活麝取香已获成功，已能提供商品药材。

【采收加工】野麝多在冬季至次春猎取，捕获后，割取香囊，阴干，习称“毛壳麝香”；剖开香囊，除去囊壳，取囊中分泌物，习称“麝香仁”。家麝直接从香囊中取出麝香仁，阴干或用干燥器密闭干燥。

【性状鉴别】

药材 毛壳麝香：呈扁圆形或类椭圆形囊状体，直径3～7cm，厚2～4cm。开口面的皮革质，棕褐色，略平，密生灰白色或灰棕色短毛，从两侧围绕中心排列，中间有1小囊孔。另一面为棕褐色略带紫色的皮膜，微皱缩，偶显肌肉纤维，略有弹性，剖开后可见中层皮膜呈棕褐色或灰褐色，半透明；内层皮膜呈棕色，内含颗粒状及粉末状的麝香仁和少量细毛及脱落的内层皮膜（习称“银皮”）。

麝香仁：野生者质软，油润，疏松；其中呈不规则圆球形或颗粒状者习称“当门子”，表面多呈紫黑色，油润光亮，微有麻纹，断面深棕色或黄棕色；粉末状者多成棕褐色或黄棕色，并有少量脱落的内层皮膜和细毛。养殖者呈颗粒状、短条形或不规则团块；表面不平，紫黑色或深棕色，显油性，微有光泽，并有少量毛和脱落的内层皮膜。香气浓烈而特异，味微辣、微苦带咸。

毛壳麝香以饱满、皮薄、仁多、捏之有弹性、香气浓烈者为佳。麝香仁以当门子多、颗粒色紫黑、粉末色棕褐、质柔润、香气浓烈者为佳。

鹿茸

Cervi Cornu Pantotrichum

【来源】为脊索动物门哺乳纲鹿科动物梅花鹿 *Cervus nippon* Temminck 或马鹿 *Cervus elaphus* Linnaeus 的雄鹿未骨化密生茸毛的幼角。前者习称“花鹿茸（黄毛茸）”，后者习称“马鹿茸

（青毛茸）”。

【产地】 花鹿茸主产于吉林，辽宁、黑龙江、河北、四川等省亦产，品质优。马鹿茸主产于黑龙江、吉林、内蒙古、新疆、青海、四川等省区，东北产者习称“东马鹿茸”，品质较优；西北产者习称“西马鹿茸”，品质较次。

【采收加工】 梅花鹿为国家一级野生保护动物，马鹿为国家二级野生保护动物，现药用鹿茸主要从人工养殖中获取。分锯茸和砍茸两种方法。锯茸夏秋二季锯取鹿茸，经加工后，阴干或烘干或真空冷冻干燥等。砍茸一般用于老鹿、病鹿、伤残鹿。将鹿头砍下，再将茸连脑盖骨锯下，刮净残肉，绷紧脑皮，进行煎烫、阴干等加工。

【性状鉴别】

药材　花鹿茸： 呈圆柱状分枝，具1个分枝者习称“二杠”，主枝习称“大挺”，长17～20cm，锯口直径4～5cm，离锯口约1cm处分出侧枝，习称“门庄”，长9～15cm，直径较大挺略细。外皮红棕色或棕色，多光润，表面密生红黄色或棕黄色细茸毛，上端较密，下端较疏，分岔间具1条灰黑色筋脉，皮茸紧贴。锯口黄白色，外围无骨质，中部密布细孔。具两个分枝者，习称“三岔”，大挺长23～33cm，直径较二杠细，略呈弓形，微扁，枝端略尖，下部有纵棱筋及突起小疙瘩；皮红黄色，茸毛较稀且粗。体轻。气微腥，味微咸。

二茬茸和头茬茸近似，但挺长而不圆或下粗上细，下部有纵棱筋，皮灰黄色，茸毛较粗糙，锯口外围多已骨化。体较重，无腥气。

砍茸： 花鹿茸为带头骨的茸，茸形与锯茸相同，亦分二杠或三岔等规格。两茸相距约7cm，脑骨前端平齐，后端有1对弧形骨，习称“虎牙”。脑骨白色，外附头皮，皮上密生茸毛。气微腥，味微咸。

马鹿茸： 较花鹿茸粗大，分枝较多，侧枝1个者习称“单门”，2个者习称“莲花”，3个者习称“三岔”，4个者习称“四岔”或更多。按产地分为“东马鹿茸”和“西马鹿茸”。

东马鹿茸“单门”大挺长25～27cm，直径约3cm。外皮灰黑色，茸毛灰褐色或灰黄色，锯口面外皮较厚，灰黑色，中部密布细孔，质嫩；“莲花”大挺长达33cm，下部有棱筋，锯口面蜂窝状小孔稍大；“三岔”皮色深，质较老；“四岔”茸毛粗而稀，大挺下部具棱筋及疙瘩，分枝顶端多无毛，习称“捻头”。

西马鹿茸大挺多不圆，顶端圆扁不一，长30～100cm。表面有棱，多抽缩干瘪，分枝较长而弯曲，茸毛粗长，灰色或黑灰色。锯口色较深，常见骨质。气腥臭，味咸。

均以茸形粗壮、饱满、皮毛完整、质嫩、油润、无骨棱、无钉者为佳。

饮片　花鹿茸： 花鹿茸尖部切片习称“血片”“蜡片”，为圆形薄片，表面浅棕色或浅黄白色，半透明，微显光泽；外皮无骨质，周边粗糙，红棕色或棕色；质坚韧；气微腥，味微咸。中上部的切片习称“蛋黄片”，切面黄白色或粉白色，中间有极小的蜂窝状细孔。下部习称“老角片”，为圆形或类圆形厚片，表面粉白色或浅白色，中间有蜂窝状细孔，外皮无骨质或略具骨质，周边粗糙，红棕色或棕色。质坚脆。

马鹿茸： “血片”“蜡片”为圆形薄片；表面灰黑色，中央米黄色，半透明，微显光泽，外皮较厚，无骨质，周边灰黑色；质坚韧，气微腥，味微咸。“老角片”“粉片”为圆形或类圆形厚片；表面灰黑色，中央米黄色，有细蜂窝状小孔，外皮较厚，周边灰黑色，无骨质或略具骨质；质坚脆；气微腥，味微咸。

牛　黄
Bovis Calculus

【来源】 为脊索动物门哺乳纲牛科动物牛 *Bos taurus domesticus* Gmelin 干燥的胆结石。习称“天然牛黄”。在胆囊中产生的称“胆黄”或“蛋黄”，在胆管中产生的称“管黄”，在肝管中产生的称“肝黄”。

【产地】 主产于西北、华北、东北、西南等地，河南、湖北、江苏、浙江、广西、广东等省区亦产。产于西北及河南的称“西牛黄”，产于北京、天津、内蒙古及河北的称“京牛黄”，产于东北的称“东牛黄”，产于江苏、浙江的称“苏牛黄”，产于广西、广东的称“广牛黄”。

【采收加工】 宰牛时检查胆囊、胆管及肝管，如有结石，即滤去胆汁，立即取出，除净附着的薄膜，阴干。

【性状鉴别】

药材　多呈卵形、类球形、三角形或四方形，大小不一，直径 0.6～3（4.5）cm，少数呈管状或碎片。表面黄红色至棕黄色，有的表面挂有一层黑色光亮的薄膜，习称“乌金衣”，有的粗糙，具疣状突起，有的具龟裂纹。体轻，质酥脆，易分层剥落，断面金黄色，可见细密的同心层纹，有的夹有白心。气清香，味先苦而后甘，有清凉感，嚼之易碎，不粘牙。

以完整、色棕黄、质酥脆、断面层纹清晰而细腻者为佳。

人工牛黄

Bovis Calculus Artifactus

【来源】由牛胆粉、胆酸、猪去氧胆酸、牛磺酸、胆红素、胆固醇、微量元素等加工制成。

【性状鉴别】

药材　为黄色疏松粉末。味苦，微甘。

体外培育牛黄

Bovis Calculus Sativus

【来源】以牛科动物牛 *Bos taurus domesticus* Gmelin 的新鲜胆汁作母液，加入去氧胆酸、胆酸、复合胆红素钙等制成。

【性状鉴别】

药材　呈球形或类球形，直径 0.5～3cm。表面光滑，呈黄红色至棕黄色。体轻，质松脆，断面有同心层纹。气香，味苦而后甘，有清凉感，嚼之易碎，不粘牙。

羚羊角

Saigae Tataricae Cornu

【来源】为脊索动物门哺乳纲牛科动物赛加羚羊 *Saiga tatarica* Linnaeus 的角。

【产地】主产于俄罗斯，新疆北部边境地区亦产。野生赛加羚羊为国家一级保护动物。药材主要从俄罗斯进口。

【加工】全年可捕，猎取后将角从基部锯下，洗净，晒干。以 8～10 月捕捉锯下的角色泽最好，角色莹白；春季猎得者青色微黄；冬季猎得者因受霜雪侵袭，角质变粗糙，表面有裂纹，质较次。

【性状鉴别】

药材　呈长圆锥形，略呈弓形弯曲，长 15～33cm。类白色或黄白色，基部稍呈青灰色。嫩枝对光透视有“血丝”或紫黑色斑纹，光润如玉，无裂纹，老枝有细纵裂纹。除顶端部分外，有 10～16 个隆起环脊，间距约 2cm，用手握之，四指正好嵌入凹处。角基部横截面类圆形，直径 3～4cm，内有坚硬质重的角柱，习称“骨塞”，骨塞长占全角的 1/3 或 1/2，表面有突起的纵棱与其外面角鞘的内凹沟紧密嵌合，从横断面观，其结合部呈锯齿状。除去“骨塞”后，角的下半部呈空洞，全角呈半透明，对光透视，上半段中央有一条隐约可辨的细孔道直通角头，习称“通天眼”。质坚硬，气微，味淡。

以质嫩、色白、光润、内含红色斑纹、无裂纹者为佳。镑片以多折曲、白色半透明、纹丝直而微呈波状、质坚硬、不易拉断者为佳。

饮片　羚羊角粉：为类白色的粉末。气微，味淡。

第三节　常用矿物类中药的鉴别

矿物类中药是指以天然矿物（朱砂、石膏、炉甘石、赭石）、矿物的加工品（轻粉、红粉、秋石）、动物或动物骨骼的化石（龙骨、石燕）入药的一类中药。

中国使用矿物作为药物有着悠久的历史。早在公元前 2 世纪已能从丹砂中制炼水银；北宋年间（公元 11 世纪），已能从人尿中提取制造“化石”，在生产过程中使用了皂苷沉淀甾体等特异的化学反应以及过滤、升华等一系列近代还在使用的方法。从《神农本草经》起，历代本草均有矿物药记载，《神农本草经》中载有玉石类药物 41 种，《名医别录》增加矿物药 32 种，《新修本草》增加矿物药 14 种，《本草拾遗》又增加矿物药 17 种，即到唐代矿物药就达 104 种。宋代《证类本草》等书中的矿物药已达 139 种。《本草纲目》的金石部载药 161 种，《本草纲目拾遗》又增加矿物药 38 种。据粗略统计，我国古代使用的矿物药有近 200 种。

据《中国中药资源》记载，根据 1985—1989 年全国中药资源普查统计，我国现在药用的矿物约有 80 种。《中国药典》一部收载矿物药20余种。

一、矿物的性质

矿物除少数是自然元素外，绝大多数是自然化合物，它们大多数是固体，少数是液体，如水银（Hg），或气体，如硫化氢（H_2S）。每一种矿物都有一定的物理和化学性质，这些性质取决于它们的化学成分和结晶构造，利用这些性质的不同，可以对矿物进行鉴别。

1. 矿物中水的存在形式　有的晶体矿物含有一定的水，称为含水矿物。水在矿物中存在的形式，直接影响到矿物的性质。利用这些性质，可以对矿物进行鉴别。水在矿物中的存在形式可分为：

（1）吸附水或自由水　水分子不参加矿物的晶格构造。

（2）结晶水　水以分子形式参加矿物的晶格构造，如石膏（$CaSO_4 \cdot 2H_2O$）、胆矾（$CuSO_4 \cdot 5H_2O$）等。

（3）结构水　水以 H^+ 或 OH^- 等离子形式参加矿物的晶格构造，如滑石［$Mg_3(Si_4O_{10})(OH)_2$］等。

2. 透明度　矿物透光能力的大小称为透明度。将矿物磨成0.03mm标准厚度后，比较其透明度，可分为三类：透明矿物、半透明矿物和不透明矿物。

3. 颜色　矿物对自然光线中不同波长的光波均匀吸收或选择吸收所表现的性质。矿物的颜色一般分为以下三种。

（1）本色　是由矿物的成分和内部构造所决定的颜色，如辰砂的红色，石膏的白色。

（2）外色　由外来的带色杂质、气泡等包裹体所引起的颜色，与矿物自身的成分和构造无关。外色的深浅除与带色杂质的量有关外，还与杂质分散的程度有关，如紫石英、大青盐等。

（3）假色　由晶体内部裂缝面、解理面及表面氧化膜的反射光引起与入射光波的干涉作用而产生的颜色，如云母的变彩现象。

（4）条痕及条痕色　矿物在白色毛瓷板上划过后所留下的粉末痕迹称为条痕，粉末的颜色称为条痕色。条痕色比矿物表面的颜色更为固定，更能反映矿物的本色，因而更具鉴定意义。有的矿物表面的颜色与粉末颜色相同，如朱砂，也有的是不相同的，如自然铜，表面为亮淡黄色或棕褐色，而粉末为绿黑色或棕褐色。

4. 光泽　矿物表面对投射光的反射能力称为光泽。分为金属光泽、金刚光泽、玻璃光泽、油脂光泽、绢丝光泽、珍珠光泽等。

5. 相对密度　是指在温度4℃时矿物与同体积水的重量比。各种矿物的相对密度在一定条件下为一常数。如朱砂为8.1～8.2，石膏为2.3等。

6. 硬度　是矿物抵抗外来机械作用（如刻划、研磨、压力等）的能力。分为相对硬度和绝对硬度。矿物类中药的硬度一般采用相对硬度表示，分为10级。它是以一种矿物与另一种矿物相互刻划，比较矿物硬度相对高低的方法。实际工作中常用四级法比较：指甲相当于2.5级、铜钥匙约3级、小刀约5.5级、石英或钢锉7级。精密测定矿物的硬度，可用测硬仪或显微硬度计等进行测定。

7. 解理、断口　矿物受力后沿一定的结晶方向裂开成光滑平面的性能称为解理。所裂成的光滑平面称为解理面。解理是结晶矿物特有的性质，其形成和晶体的构造类型有关，所以是矿物的主要鉴别特征。矿物的解理可分为极完全解理、完全解理、不完全解理和无解理。当矿物受力后不是沿一定结晶方向裂开，断裂面是不规则和不平整的，这种断裂面称为断口。断口的形态有平坦状、贝壳状、锯齿状、参差状等。

8. 磁性　指矿物可以被磁铁或电磁吸引或其本身能够吸引物体的性质。有极少数矿物具有显著磁性。如磁铁矿等。

9. 气味　有的矿物具特殊的气味，尤其是矿物受到锤击、加热或湿润时较为明显。如雄黄灼烧有砷的蒜臭味，胆矾具涩味，芒硝具苦、咸味等。

10. 其他　少数矿物有吸水的能力，可以粘舌，如龙骨、龙齿、软滑石。有的有滑腻感，如滑石。

二、矿物类中药的分类

矿物类中药的分类是以矿物中所含的主要

成分为依据的。矿物在矿物学上的分类方法有多种，但通常是根据矿物所含主要成分的阴离子或阳离子的种类进行分类。

1. 按阳离子分类法分类　朱砂、轻粉、红粉等为汞化合物类；磁石、自然铜、赭石等为铁化合物类；石膏、钟乳石、寒水石等为钙化合物类；雄黄、雌黄、信石等为砷化合物类；白矾、赤石脂等为铝化合物类；胆矾、铜绿等为铜化合物类；密陀僧、铅丹等为铅化合物类；芒硝、硼砂、大青盐等为钠化合物类；滑石为镁化合物类等。

2. 按阴离子分类法分类　朱砂、雄黄、自然铜等为硫化合物类；石膏、芒硝、白矾为硫酸盐类；炉甘石、鹅管石为碳酸盐类；磁石、赭石、信石为氧化物类；轻粉为卤化物类等。

《中国药典》对矿物药采用阴离子分类法，将阴离子种类分为“类”，再将化学组成类似、结晶体结构类型相同的种类分为“族”，族以下是“种”。种是矿物分类的基本单元，也是对矿物进行具体阐述的基本单位。

本书采用《中国药典》中矿物药的分类方法。

三、矿物类中药的性状鉴别要点

矿物类中药的性状鉴定除对矿物的形状、大小、颜色、质地、气味进行鉴别外，还应注意对其硬度、相对密度、条痕色、透明度、光泽、解理、断口、有无磁性等进行检查。矿物类中药的形状常与其内部的构造有关，呈方块形的如自然铜，呈类球形的如蛇含石，呈片状的如红粉、青礞石、云母石，呈斜方柱形的如方解石，呈针状或毛发状集合体的如天然硝石，呈不规则块状的如磁石、海浮石、硫黄。矿物均有固定的条痕色，樱红色或红棕色的如赭石，浅橘红色的如雄黄，淡黄色的如硫黄，黑色的如磁石，白色的如芒硝、紫石英、硝石，无色的如胆矾。矿物的硬度各不相同，1～2 级的如硫黄，2 级的如硝石，2.5 级的如胆矾，3 级的如方解石，5 级的如炉甘石，5.5～6 级的如赭石，6～7 级的如磁石。有的具磁性，如磁石。

四、常用矿物类中药

朱　砂
Cinnabaris

【来源】为硫化物类矿物辰砂族辰砂。主含硫化汞（HgS）。

【产地】主产于湖南、贵州、四川、广西等省区。

【采收加工】挖出矿石后，选取纯净者，用磁铁吸尽含铁的杂质，用水淘去杂石和泥沙。

【性状鉴别】

药材　为粒状或块状集合体，呈颗粒状或块片状。鲜红色或暗红色，条痕红色至褐红色，具光泽。体重，质脆，片状者易破碎，粉末状者有闪烁的光泽。气微，味淡。

以色鲜红、有光泽、质脆者为佳。

饮片　**朱砂粉：**为朱红色极细粉末，体轻，用手指撮之无粒状物，以磁铁吸之，无铁末。气微，味淡。

雄　黄
Realgar

【来源】为硫化物类矿物雄黄族雄黄。主含二硫化二砷（As_2S_2）。

【产地】主产于湖南、湖北、贵州、云南等省。

【加工】采挖后，除去杂质。或由低品位矿石浮选生产的精矿粉。

【性状鉴别】

药材　为块状或粒状集合体，呈不规则块状。深红色或橙红色，条痕淡橘红色，晶面有金刚石样光泽。质脆，易碎，断面具树脂样光泽。微有特异臭气，味淡。精矿粉为粉末状或粉末集合体，质松脆，手捏即成粉，橙黄色，无光泽。

以色红、块大、质松脆、有光泽者为佳。

饮片　**雄黄粉：**为橙黄色或橙红色极细粉末，易粘手，气特异。

自 然 铜
Pyritum

【来源】为硫化物类矿物黄铁矿族黄铁矿。主含二硫化铁（FeS_2）。

【产地】主产于四川、广东、云南等地。

【采收加工】全年可采。拣取黄铁矿石，去净杂石、泥土及黑锈，敲成小块，除去杂质。

【性状鉴别】

药材　晶形多为立方体，集合体呈致密块状。表面亮淡黄色，有金属光泽；有的黄棕色或棕褐色，无金属光泽。具条纹，条痕绿黑色或棕红色。体重，质坚硬或稍脆，易砸碎，断面黄白色，有金属光泽；或断面棕褐色，可见银白色亮星。

以块整齐、色黄而光亮、断面有金属光泽者为佳。

饮片　自然铜：同药材。

煅自然铜：为小立方体或不规则的碎粒或粉末状，呈棕褐色至黑褐色或灰黑色，无金属光泽。质酥脆。略有醋酸气。

磁　石
Magnetitum

【来源】为氧化物类矿物尖晶石族磁铁矿，主含四氧化三铁（Fe_3O_4）。

【产地】主产于河北、山东、辽宁等省。

【采收加工】全年可采，采后除去杂石。

【性状鉴别】

药材　为块状集合体，呈不规则块状或略带方形，多具棱角。灰黑色或棕褐色，条痕黑色，具金属光泽。体重，质坚硬，断面不整齐。具磁性。有土腥气，味淡。

饮片　磁石：为不规则的碎块，余同药材。

煅磁石：为不规则的碎块或粗粉颗粒，表面黑色；质硬而酥，无磁性。有醋香气。

赭　石
Haematitum

【来源】为氧化物类矿物刚玉族赤铁矿。主含三氧化二铁（Fe_2O_3）。

【产地】主产于河北、山西、广东等地。

【采收加工】全年可采。选取表面有钉头者，称为"钉头赭石"，除去泥土、杂石。

【性状鉴别】

药材　为鲕状、豆状、肾状集合体。多呈不规则的扁平块状。暗棕红色或灰黑色，条痕樱红色或红棕色，有的有金属光泽。一面多有圆形的突起，习称"钉头"；另一面与突起相对应处有同样大小的凹窝。体重，质硬，砸碎后断面显层叠状。气微，味淡。

以色棕红、断面层次明显、有"钉头"、无杂石者为佳（有钉头的煅后乌黑色，层层脱落，无钉者则为灰黑色）。

炉甘石
Calamina

【来源】为碳酸盐类矿物方解石族菱锌矿。主含碳酸锌（$ZnCO_3$）。

【产地】主产于湖南、广西、四川等地。

【采收加工】全年可采。采挖后，除去杂石，洗净，晒干。

【性状鉴别】

药材　为块状集合体，呈不规则块状。灰白色或淡红色，表面粉性，无光泽，凹凸不平，多孔，似蜂窝状。体轻，易碎。气微，味微涩。

以体轻、质松、色白者为佳。

饮片　煅炉甘石：呈白色、淡黄色或粉红色的粉末；体轻，质松软而细腻光滑。气微，味微涩。

滑　石
Talcum

【来源】为硅酸盐类矿物滑石族滑石。主要含含水硅酸镁［$Mg_3(Si_4O_{10})(OH)_2$］。

【产地】主产于山东、江苏、陕西等地。

【采收加工】采挖后，除去泥沙和杂石。

【性状鉴别】

药材　多为块状集合体。呈不规则块状。白色、黄白色或淡蓝灰色，有蜡样光泽。质软，细腻，手摸有滑润感，无吸湿性，置水中不崩散。气微，味淡。

以白色、滑润者为佳。

饮片　滑石粉：为白色或类白色、微细、无砂性的粉末，手摸之有滑腻感。气微，味淡。在水、稀盐酸或稀氢氧化钠溶液中均不溶解。

石　膏
Gypsum Fibrosum

【来源】为硫酸盐类矿物硬石膏族石膏。主含含水硫酸钙（$CaSO_4 \cdot 2H_2O$）。

【产地】主产于湖北省应城。山东、山西、河南等省亦产。

【采收加工】采挖后，除去杂石及泥沙。

【性状鉴别】

药材　为纤维状的集合体。呈长块状、板块状或不规则块状。白色、灰白色或淡黄色，有的半透明。体重，质软，纵断面具绢丝样光泽。气微，味淡。

以色白、块大、质松脆、纵断面如丝、无夹层、无杂石者为佳。

饮片　煅石膏：为白色粉末或酥松块状物。表面透出微红色的光泽，不透明。体较轻，质软，易碎，捏之成粉。气微，味淡。

紫石英
Fluoritum

【来源】为氟化物类矿物萤石族萤石，主含氟化钙（CaF_2）。

【产地】主产于浙江、江苏、辽宁、黑龙江、河北、河南等省。

【采收加工】全年可采，采挖后，除去杂石。

【性状鉴别】

药材　为块状或粒状集合体，呈不规则块状，具棱角；紫色或绿色，深浅不匀，条痕白色；半透明至透明，有玻璃样光泽，表面常有裂纹；质坚脆，易击碎。气微，味淡。

饮片　紫石英：为不规则碎块，紫色或绿色，半透明至透明，有玻璃样光泽；气微，味淡。

煅紫石英：为不规则碎块或粉末，表面黄白色、棕色或紫色，无光泽；质酥脆；有醋香气，味淡。

芒　硝
Natrii Sulfas

【来源】为硫酸盐类矿物芒硝族芒硝，经加工精制而成的结晶体。主含含水硫酸钠（$Na_2SO_4 \cdot 10H_2O$）。

【产地】全国大部分地区均有生产。多产于海边碱土地区、矿泉、盐场附近及潮湿的山洞中。

【采收加工】取天然产的不纯芒硝（俗称“土硝”或“皮硝”），加水溶解、放置，使杂质沉淀，滤过，滤液加热浓缩，放冷后析出结晶，即为芒硝。

【性状鉴别】

药材　为棱柱状、长方形或不规则块状及粒状。无色透明或类白色半透明。质脆，易碎，断面呈玻璃样光泽。气微，味咸。

以无色、透明、呈长条棱柱结晶者为佳。

饮片　玄明粉：为白色粉末。气微，味咸。有引湿性。

白　矾
Alumen

【来源】为硫酸盐类矿物明矾石族明矾石经加工提炼制成。主含含水硫酸铝钾［$KAl(SO_4)_2 \cdot 12H_2O$］。

【产地】主产于甘肃、安徽、山西、湖北、浙江、河北等省。

【采收加工】将采集到的白矾矿石打碎，用水溶解，收集溶液，加水浓缩，放冷，析出结晶。

【性状鉴别】

药材　呈不规则的块状或粒状，无色或淡黄白色，透明或半透明；表面略平滑或凹凸不平，具细密纵棱，有玻璃样光泽；质硬而脆。气微，味酸、微甘而极涩。

饮片　白矾：同药材。

枯矾：呈不规则的块状、颗粒或粉末；白色或淡黄白色，无光泽；不规则的块状表面粗糙，凹凸不平或呈蜂窝状；体轻，质疏松而脆，手捻易碎，有颗粒感。气微，味微甘而极涩。

硫　黄
Sulfur

【来源】为自然元素类矿物硫族自然硫；或用含硫矿物经加工制得。主含硫（S）。

【产地】主产于山西、河南、山东等地。

【采收加工】全年可采。挖取呈泥状硫黄，置罐内加热熔化，除去杂质，倒入模型内，冷却后打成碎块。或用含硫矿物加工制得。

【性状鉴别】

药材　呈不规则块状。黄色或略呈绿黄色。表面不平坦，呈脂肪光泽，常有多数小孔。用手握紧置于耳旁，可闻轻微的爆裂声。体轻，质松，易碎，断面常呈针状结晶形。有特异的臭气，味淡。

以黄色、光亮、质松脆者为佳。

（吴啟南　翟延君　张丽娟）

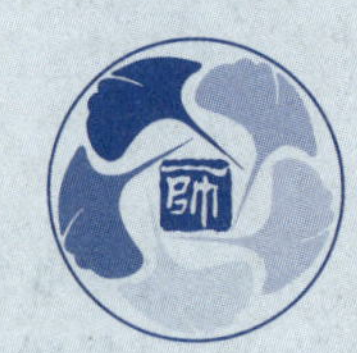

第五章　中药制剂与剂型

第一节　固体制剂

一、基本要求

（一）常用剂型

常用的固体剂型有散剂、颗粒剂、片剂、胶囊剂、丸剂等，与液体制剂相比，其物理、化学稳定性好，服用与携带方便。此类制剂常常涉及辅料选用及物料混合等类似工艺，剂型之间有着密切的联系。

（二）口服吸收及其影响因素

固体制剂多为口服，其中，丸剂、胶囊剂、片剂等固体制剂口服后，经胃肠道崩解或溶散成小颗粒或粉末，药物活性成分再从小颗粒或粉末中溶出，在胃肠液中形成药物溶液后，经胃肠黏膜吸收进入血液循环，分布于组织器官发挥治疗作用。内服散剂无胃肠道崩解或溶散过程，在胃肠道中迅速分散后药物成分从散剂粒子中溶出、吸收，因没有丸剂、胶囊剂和片剂等的溶散或崩解的限速过程，因此一般起效较快。颗粒剂虽为固体制剂，但使用时常加温开水溶解或混悬后服用，较上述固体制剂吸收更快。影响口服吸收的因素见第一章第一节中“中药体内过程及中药药理毒理”项下相关内容。

二、散剂

（一）特点与分类

1. 特点　散剂系指原料药物或与适宜辅料经粉碎、均匀混合制成的干燥粉末状制剂。散剂为传统剂型之一，最早记载于《五十二病方》。古有“散者散也，去急病用之”的论述。

散剂的特点：①因药物粉末的比表面积较大，易分散，吸收、起效迅速；②制备简便，运输、携带、服用方便，尤其适用于幼儿服用；③外用对疮面有一定的机械性保护作用，多用于口腔科、耳鼻喉科、伤科和外科等疾病治疗。但散剂易吸潮，挥发性成分易散失、部分药物成分易被氧化，所以易吸湿或易氧化变质的药物、刺激性大的药物、含挥发性成分多且剂量大的药物不宜制成散剂。

2. 分类

（1）按医疗用途分类　可分为口服散剂和局部用散剂。其中，口服散剂，如川芎茶调散、参苓白术散等，一般溶于或分散于水、稀释液或者其他液体中服用，也可直接用水送服。局部用散剂可供皮肤、口腔、咽喉、腔道等处应用，如九一散；专供治疗、预防和润滑皮肤的散剂也可称为撒布剂或撒粉。有的散剂既可口服，又可局部外用，如七厘散、九分散等。

（2）按药物组成分类　可分为单味药散剂和复方散剂。单味药散剂，如川贝散等；复方散剂是由两种或两种以上的药物组成，如参苓白术散、银翘散等。

（3）按药物性质分类　可分为普通散剂和特殊散剂。特殊散剂又分为含毒性药散剂，如九分散等；含低共熔成分散剂，如含有樟脑和薄荷脑的痱子粉、含有薄荷脑和冰片的避瘟散等；含液体成分散剂，如蛇胆川贝散等。

（4）按给药要求分类　可分为分剂量散剂和非剂量散剂。分剂量散剂按单次剂量分装；非剂量散剂按多次使用的总剂量包装，患者按医嘱自己分取剂量应用。分剂量散剂多为内服散剂，而非剂量散剂多为外用散剂。

（二）质量要求

（1）供制备散剂的原料药均应粉碎。除另有规定外，口服散剂应为细粉；儿科及局部用散剂应为最细粉；眼用散剂应为极细粉，且应无菌。按照《中国药典》要求，其中细粉系指能全部通过五号筛，并含能够通过六号筛不少于95%的粉末；最细粉系指能全部通过六号筛，并含能够通过七号筛不少于95%的粉末；极细粉系指能全部通过八号筛，并含能够通过九号筛不少于95%的粉末。

用于烧伤或严重创伤的中药局部用散剂及儿科用散剂，须按《中国药典》粒度和粒度分布测定法测定，除另有规定外，中药散剂通过六号筛的粉末重量不得少于95%。

（2）散剂应干燥、疏松、混合均匀、色泽一致。制备含有毒性药、贵重药或药物剂量小的散剂时，应采用配研法混匀并过筛。散剂应进行水分测定，除另有规定外，不得过9.0%。散剂外观均匀度检查时，取供试品适量，置光滑纸上，平铺约5cm^2，将其表面压平，在明亮处观察，应色泽均匀，无花纹与色斑。

（3）多剂量包装的散剂应附分剂量的用具；含有毒性药的口服散剂应单剂量包装。单剂量包装的散剂应按《中国药典》装量差异检查法检查，多剂量包装的散剂应按《中国药典》规定最低装量检查法检查，应符合规定。

（4）散剂中可含或不含辅料。口服散剂需要时可添加矫味剂、芳香剂、着色剂等。为防止胃酸对散剂中活性成分的破坏，散剂的稀释剂中可选用中和胃酸的辅料。

（5）除另有规定外，散剂应密闭贮存，含挥发性药物或易吸潮药物的散剂应密封贮存。

（6）微生物限度应照《中国药典》非无菌产品微生物限度检查法检查，微生物计数法和控制菌检查法及非无菌药品微生物限度标准检查，应符合规定。用于烧伤［除程度较轻的烧伤（Ⅰ°或浅Ⅱ°）外］、严重创伤或临床必需无菌的局部用散剂，按《中国药典》无菌检查法检查，应符合规定。

用于烧伤治疗，如为非无菌制剂的，应在标签上标明“非无菌制剂”；产品说明书中应注明“本品为非无菌制剂”，同时在适应证下应明确“用于程度较轻的烧伤（Ⅰ°或浅Ⅱ°）”；注意事项下规定“应遵医嘱使用”。

（三）临床应用注意事项

口服散剂一般溶解或分散于水或其他液体中服用，亦可直接用水送服。特殊用法需要根据制剂说明书要求使用。局部用散剂可以采用撒布、调敷、吹入等方式应用于皮肤、口腔、咽喉、腔道等部位；部分散剂既可内服，又可外用，应用时分别按照相应用法的要求合理使用。

（四）典型处方分析

川芎茶调散

【处方】 川芎120g　白芷60g　羌活60g　细辛30g　防风45g　荆芥120g　薄荷240g　甘草60g

【功能与主治】 疏风止痛。用于外感风邪所致的头痛，或有恶寒、发热、鼻塞。

【用法与用量】 饭后清茶冲服。一次3～6g，一日2次。

【注解】 本品为棕黄色粉末，气香、味辛、微苦。贮藏时应密闭，防潮。本品宜饭后用清茶调服，其原因一是该方药物多为风药，辛温升散，清茶苦凉，能清上降下，既能清利头目，又制风药过于温燥与升散，使升有降；二是该方药物大部分含有挥发性成分，故用清茶调服，以保护挥发性成分不致丢失。孕妇应慎服。

三、颗粒剂

（一）特点与分类

1. 特点　颗粒剂系指原料药物与适宜的辅料混合制成具有一定粒度的干燥颗粒状制剂。颗粒剂既可冲入水中饮服，也可直接吞服。

中药饮片应按各品种项下规定的方法进行提取、纯化、浓缩成规定的清膏，采用适宜的方法干燥，并制成细粉，加适量辅料或饮片细粉，混匀并制成颗粒；也可将清膏加适量辅料或饮片细粉，混匀并制成颗粒。颗粒剂通常采用干法制粒、湿法制粒等方法制备。干法制粒可避免引入水分，尤其适合对湿热不稳定药物的颗粒剂的制备。

颗粒剂中可根据需要加入适宜的辅料，如稀释剂、黏合剂、分散剂、着色剂以及矫味剂等，但应控制辅料用量。通常浸膏粉制粒时，辅料用量一般不超过于膏量的 2 倍；稠浸膏制粒时，辅料用量一般不超过清膏量的 5 倍。为了防潮、掩盖药物的不良气味，也可对颗粒进行薄膜包衣。无糖型颗粒剂，不仅进一步缩小了剂量，而且能满足糖尿病及肥胖病等不宜多食糖患者的需要。除另有规定外，挥发油应均匀喷入干燥颗粒中，密闭至规定时间或用包合等技术处理后加入。为了防潮、掩盖原料药物的不良气味，也可对颗粒进行包衣。

颗粒剂的特点：①剂量较小，服用、携带、贮藏、运输均较方便；②色、香、味俱佳，深受患者欢迎；③肠溶颗粒耐酸而在肠液中释放活性成分或控制药物在肠道内定位释放，可防止药物在胃内分解失效，避免对胃的刺激性；④可制为缓释、控释制剂而达到缓释、控释的目的；⑤适于工业生产，产品质量稳定；⑥必要时进行包衣可增加防潮性，亦可掩盖药物的不良气味；⑦某些中药颗粒具有一定吸湿性，包装不严易吸湿结块；少数品种颗粒松散，细粉较多。

2. 分类　颗粒剂可分为可溶颗粒（通称为颗粒）、混悬颗粒、泡腾颗粒、肠溶颗粒，根据释放特性不同还有缓释颗粒等。

（1）可溶颗粒　又可分为水溶颗粒和酒溶颗粒。

（2）混悬颗粒　系指难溶性原料药物与适宜辅料混合制成的颗粒剂。临用前加水或其他适宜的液体振摇即可分散成混悬液。除另有规定外，混悬颗粒剂应进行溶出度检查。

（3）泡腾颗粒　系指含有碳酸氢钠和有机酸，遇水可放出大量气体而呈泡腾状的颗粒剂。泡腾颗粒中的原料药物应是易溶性的，加水产生气泡后应能溶解。有机酸一般用枸橼酸、酒石酸等。泡腾颗粒一般不得直接吞服。

（4）肠溶颗粒　系指采用肠溶材料包裹颗粒或其他适宜方法制成的颗粒剂。肠溶颗粒耐胃酸而在肠液中释放活性成分或控制药物在肠道内定位释放，可防止药物在胃内分解失效，避免对胃的刺激。肠溶颗粒应进行释放度检查。肠溶颗粒不得咀嚼。

（5）缓释颗粒　系指在规定的释放介质中缓慢地非恒速释放药物的颗粒剂。缓释颗粒应符合缓释制剂的有关要求，并应进行释放度检查。缓释颗粒不得咀嚼。

（二）质量要求

颗粒剂应干燥，颗粒均匀，色泽一致，无吸潮、软化、结块、潮解等现象。

1. 粒度　除另有规定外，不能通过一号筛与能通过五号筛的总和不得过 15%。

2. 水分　除另有规定外，中药颗粒剂含水分不得过 8.0%。

3. 溶化性　除另有规定外，颗粒剂照溶化性检查方法检查，均不得有异物，中药颗粒还不得有焦屑。含中药原粉的颗粒剂不进行溶化性检查。混悬颗粒以及已规定检查溶出度或释放度的颗粒剂可不进行溶化性检查。

（1）可溶颗粒检查法　取供试品 10g（中药单剂量包装取 1 袋），加热水 200ml，搅拌 5 分钟，立即观察，可溶颗粒应全部溶化或轻微浑浊。

（2）泡腾颗粒检查法　取供试品 3 袋，将内容物分别转移至盛有 200ml 水的烧杯中，水温为 15～25℃，应迅速产生气体而呈泡腾状，5 分钟内颗粒均应完全分散或溶解在水中。

4. 装量差异　单剂量包装的颗粒剂应符合规定。凡规定检查含量均匀度的颗粒剂，不再进行装量差异的检查。

5. 装量　多剂量包装颗粒剂的最低装量应符合规定。

6. 微生物限度、药物的定性鉴别、含量测定等　均应符合各品种项下的有关要求。凡规定进行杂菌检查的生物制品颗粒剂，可不进行微生物限度检查。

（三）临床应用注意事项

颗粒剂是常见的中药固体剂型之一，尤其适宜于老年人和儿童患者使用。服用时一般取颗粒剂 1 袋，加热水约 200ml 冲服即可。水温一般在 80～100℃，加水后搅拌至充分溶解。一般来说，中药颗粒的服药时间同样应根据病情和药性而定。病在上焦，宜饭后 1 小时服；病在下焦，宜饭前 1 小时服；急性重病不拘时服；慢性病定时服；滋补药宜在饭前服；驱虫药和泻下药宜在空腹时服；安神药宜睡前服；健胃药和对胃肠道刺激性较大的药物宜在饭后服；活血清热药宜饭后半小时服，以减少对胃的刺激性。

对于含挥发性成分较多的颗粒剂，因高温易引发药物的挥发性成分的分解和散失，故宜用温开水冲服为好。可溶颗粒、泡腾颗粒应加温开水冲服，切忌放入口中用水送服；混悬颗粒冲服，如有部分药物不溶解也应一并服用。

（四）典型处方分析

九味羌活颗粒

【处方】羌活 150g 防风 150g 苍术 150g 细辛 50g 川芎 100g 白芷 100g 黄芩 100g 甘草 100g 地黄 100g

【功能与主治】疏风解表，散寒除湿。用于外感风寒挟湿所致的感冒，症见恶寒、发热、无汗、头重而痛、肢体酸痛。

【用法与用量】姜汤或开水冲服。一次 1 袋（15g/袋），一日 2～3 次。

【注解】本品处方中羌活、防风、苍术、细辛、川芎中含有挥发油，添加在颗粒中，故成品颗粒应密封贮藏，冲服时宜用温开水。本品以蔗糖粉、糊精为辅料，辅助成型，同时糖粉兼具有矫味及黏合作用，属含糖颗粒制剂。生姜具有解表散寒，温中止呕，化痰止咳功效，姜汤冲服可增强其疏风解表、散寒除湿功效。

四、胶囊剂

（一）特点与分类

1. 特点 胶囊剂系指原料药物或与适宜辅料充填于空心胶囊或密封于软质囊材中制成的固体制剂。

胶囊剂的特点：①能掩盖药物的不良气味，减小药物的刺激性，便于服用；②与片剂、丸剂比较，在胃肠道中崩解、溶出快，吸收好，起效快，生物利用度高；③药物充填于胶囊中，与光线、空气和湿气隔绝，可提高药物稳定性；④制成不同释药速度和释药方式的胶囊剂，可定时定位释放药物。

2. 分类 胶囊剂可分为硬胶囊、软胶囊（胶丸）。根据释放特性不同还有缓释胶囊、控释胶囊、肠溶胶囊等。主要供口服用。也可用于直肠、阴道等部位。

（1）硬胶囊（通称为胶囊） 系指采用适宜的制剂技术，将原料药物或加适宜辅料制成的均匀粉末、颗粒、小片、小丸、半固体或液体等，充填于空心胶囊中的胶囊剂。

（2）软胶囊 系指将一定量的液体原料药物直接包封，或将固体原料药物溶解或分散在适宜的辅料中制备成溶液、混悬液、乳状液或半固体，密封于软质囊材中的胶囊剂。软胶囊又称胶丸，可用滴制法或压制法制备。

（3）肠溶胶囊 系指用肠溶材料包衣的颗粒或小丸充填于胶囊而制成的硬胶囊，或用适宜的肠溶材料制备而得的硬胶囊或软胶囊。肠溶胶囊不溶于胃液，但能在肠液中崩解而释放药物。

（4）缓释胶囊 系指在规定的释放介质中缓慢地非恒速释放药物的胶囊剂。

（5）控释胶囊 系指在规定的释放介质中缓慢地恒速释放药物的胶囊剂。

（二）质量要求

1. 囊材

（1）明胶空心胶囊的囊材组成 明胶是空胶囊剂的主要囊材。另外，还要加入适当的辅料，以满足制备和不同产品的要求，保证囊壳的质量要求。常用的辅料有：①增塑剂，如甘油、山梨醇、羧甲纤维素钠等，可增加囊壳的韧性与可塑性；②增稠剂，如琼脂可增加胶液的胶冻力；③遮光剂，如二氧化钛，可防止光对药物氧化的催化，增加光敏性药物的稳定性；④着色剂，如柠檬黄、胭脂红等可增加美观，便于识别；⑤防腐剂，常用对羟基苯甲酸酯类，如羟苯甲酯、羟苯乙酯、羟苯丙酯与羟苯丁酯等，可防止胶液在制备和贮存过程中发生霉变；⑥增光剂，如十二烷基磺酸钠，可增加囊壳的光泽；⑦芳香矫味剂，如乙基香草醛等，可调整胶囊剂的口感等。

（2）软胶囊的囊材组成 软胶囊的囊材主要由胶料（胶囊用明胶、阿拉伯胶等）、增塑剂（如甘油、山梨醇等）、附加剂（防腐剂、遮光剂等）和水组成。囊皮的可塑性和弹性与胶料、增塑剂、水的比例密切相关，三者的比例通常为1.0∶(0.4~0.6)∶(1.0~1.6)。增塑剂用量过高则囊壁过软，增塑剂用量过低则囊壁过硬。遮光剂、防腐剂、着色剂等辅料应用与硬胶囊相同。

（3）胶囊用明胶及其质量要求 胶囊剂囊材所用明胶应为胶囊用明胶。胶囊用明胶为动物的皮、骨、腱与韧带中胶原蛋白不完全酸水解、碱水解或酶降解后纯化得到的制品，或为上述三种不同明胶制品的混合物。胶囊用明胶应符合《中国药典》规定的性状、鉴别及检查项的质量要求。①冻力强度：应在标示值的±20%以内；②酸碱度：pH应为4.0~7.2；③干燥失重：不得过15.0%；④炽灼残渣：不得过2.0%；⑤铬：不得过百万分之二；⑥重金属：不得过百万分之二十；⑦砷盐：不得过0.0001%；⑧微生物限度：每1g供试品中需氧菌总数不得过1000cfu、霉菌及酵母菌数不得过100cfu、不得检出大肠埃希菌，每10g供试品中不得检出沙门菌；⑨透光率、电导率、过氧化物和亚硫酸盐（以SO_2计）：均应符合该品种项下的有关规定。

（4）空心胶囊及其质量要求 明胶空心胶囊系用明胶加辅料制成的空心硬胶囊，应符合《中国药典》规定的性状、鉴别和检查项的质量要求。①崩解时限：应在10分钟内全部溶化或崩解；②黏度：运动黏度不得低于$60mm^2/s$；③对羟基苯甲酸酯类：含羟苯甲酯、羟苯乙酯、羟苯丙酯与羟苯丁酯的总量不得过0.05%；④干燥失重：应为12.5%~17.5%；⑤炽灼残渣：分别不得过2.0%（透明）、3.0%（半透明）与5.0%（不透明）；⑥铬：不得过百万分之二；⑦重金属：不得过百万分之四十；⑧微生物限度：每1g供试品中细菌数不得过1000cfu、霉菌及酵母菌数不得过100cfu，不得检出大肠埃希菌，每10g供试品中不得检出沙门菌；⑨松紧度、脆碎度、亚硫酸盐（以SO_2计）、氯乙醇和环氧乙烷：均应符合该品种项下的有关规定。

肠溶明胶空心胶囊系用明胶加辅料和适宜的肠溶材料制成的空心硬胶囊，分为肠溶胶囊和结肠肠溶胶囊两种。

肠溶明胶空心胶囊应符合《中国药典》规定的性状、鉴别和检查项的质量要求。检查项包括：①崩解时限：肠溶胶囊和结肠肠溶胶囊分别应符合肠溶胶囊剂和结肠肠溶胶囊剂崩解时限的规定；②松紧度、亚硫酸盐、羟苯甲酯、氯乙醇、环氧乙烷、干燥失重、炽灼残渣、铬、重金属与微生物限度：均应符合明胶空心胶囊项下的有关规定。

2. 填充物 不论是原料药物还是辅料，均不应造成囊壳变质。小剂量原料药物应用适宜的稀释剂稀释，并混合均匀。

（1）硬胶囊 可将药物制备成不同形式的内容物充填于空心胶囊中，主要方式有：①将原料药物加适宜的辅料如稀释剂、助流剂、崩解剂等制成均匀的粉末、颗粒或小片；②将普通小丸、速释小丸、缓释小丸、控释小丸或肠溶小丸单独填充或混合填充，必要时加入适量空白小丸作填充剂；③将原料药物粉末直接填充；④将原料药物制成包合物、固体分散体、微囊或微球；⑤溶液、混悬液、乳状液等也可采用特制灌囊机填充于空心胶囊中，必要时密封。

不宜制成胶囊剂的药物：①药物的水溶液或稀乙醇溶液，因可使胶囊壁溶化；②刺激性强的易溶性药物，因其在胃中溶解后局部浓度过高而对胃黏膜产生较强刺激性；③易风化的药物，可使胶囊壁软化；④吸湿性强的药物，可使胶囊壁干燥变脆。

（2）软胶囊 可填充各种油类或对囊壁无溶解作用的药物溶液或混悬液，也可充填固体药物。填充物料为低分子量水溶性或挥发性有机物（如乙醇、丙酮、羧酸等）或充填药物的含水量超过5%，会使软胶囊溶解或软化；醛类可使囊膜中明胶变性；O/W型乳剂会使囊材失水破坏，均不宜作为软胶囊的填充物。填充药物混悬液时，分散介质常用植物油或PEG 400。油状介质常用10%~30%的油蜡混合物作助悬剂，而非油状介质则常用1%~15% PEG 4000或PEG 6000作助悬剂。必要时可加用抗氧剂、表面活性剂等附加剂。填充液的pH应控制在4.5~7.5之间，强酸性可导致明胶水解而泄漏，强碱性可引起明胶变性而影响崩解释放。填充固体药物时，药粉应过五号筛，并混合均匀。

3. 胶囊剂的质量要求 胶囊剂应整洁，不得有黏结、变形、渗漏或囊壳破裂现象，并应无异臭。

（1）水分 中药硬胶囊剂应进行水分检查。除另有规定外，其内容物的水分不得过9.0%，硬胶囊内容物为液体或半固体者不进行水分检查。

（2）崩解时限 硬胶囊的崩解时限为30分钟、软胶囊的崩解时限为1小时。以明胶为基质的软胶囊可改在人工胃液中进行检查。肠溶胶囊先在盐酸溶液（9→1000）中检查2小时，每粒的囊壳均不得有裂缝或崩解现象，改在人工肠液中检查，1小时内应全部崩解。结肠肠溶胶囊先在盐酸溶液（9→1000）中检查2小时，每粒的囊壳均不得有裂缝或崩解现象，然后在磷酸盐缓冲溶液（pH 6.8）中检查3小时，每粒的囊壳均不得有裂缝或崩解现象，改在磷酸盐缓冲溶液（pH 7.8）中检查，1小时内应全部崩解。

凡规定检查溶出度或释放度的胶囊剂，一般不再进行崩解时限的检查。

（3）释放度 缓释胶囊应符合缓释制剂的有关要求并应进行释放度检查；控释胶囊应符合控释制剂的有关要求并应进行释放度检查。肠溶胶囊应符合迟释制剂的有关要求，并进行释放度检查。

根据原料药物和制剂的特性，除来源于动、植物多组分且难以建立测定方法的胶囊剂外，溶出度、释放度、含量均匀度等应符合要求。必要时，内容物包衣的胶囊剂应检查残留溶剂。

（4）装量差异限度 应符合规定，凡规定检查含量均匀度的胶囊剂，一般不再进行装量差异的检查。

（5）微生物限度、药物的定性鉴别与含量测定等 均应符合各品种项下的有关规定。凡规定进行杂菌检查的生物制品胶囊剂，可不进行微生物限度检查。

（三）临床应用注意事项

胶囊剂主要供口服给药，也可供外用，在临床口服胶囊剂时，应注意以下几点。

（1）服药水温和水量 服用胶囊剂的时候，以温开水送服为宜。胶囊剂不宜用热水送服，热水送服会使胶囊快速溶化，胶囊壳极易粘在喉咙或食道里，胶囊溶化后药物易刺激食道甚至造成食道损伤，产生不良反应，从而减弱或失去了胶囊剂应有的作用。服用胶囊的水量应适宜，一般为100ml左右，喝水少或干吞胶囊易导致胶囊壳吸水后附着在食管上，使局部药物浓度过高危害食管，造成黏膜损伤甚至溃疡。

（2）服药姿势 站立或坐位服药，稍稍低头，整粒吞服。服药后不要马上躺下，最好站立或走动1分钟，以便药物完全进入胃中。

（3）不宜去壳服用 如果没有特殊说明，一般情况下不宜将胶囊壳剥开倾出药粉服用。除非患者服用胶囊类药剂确实有困难，确需剥开服用时，应仔细阅读药品说明书或向医师、药师咨询。缓释胶囊和肠溶胶囊不可剥开服用。内容物为液体的软胶囊，嚼碎后可能导致药物成分的吸收途径发生变化，故不可嚼碎服用。

（四）典型处方分析

一清胶囊

【处方】黄连660g　大黄2000g　黄芩1000g

【功能与主治】清热泻火解毒，化瘀凉血止血。用于火毒血热所致的身热烦躁、目赤口疮、咽喉牙龈肿痛、大便秘结、吐血、咯血、衄血、痔血；咽炎、扁桃体炎、牙龈炎见上述证候者。

【用法与用量】口服。一次2粒，一日3次。

【注解】本品黄连的主要活性成分为小檗碱等生物碱，黄芩的主要活性成分为黄芩苷等黄酮类成分，两者共煎煮会产生共沉淀现象，影响其体内吸收和生物有效性，因此，制备时采取分别煎煮、浸膏粉分别制粒的方式。颗粒充填胶囊时加入滑石粉和硬脂酸镁适量以增加颗粒的流动性，便于充填获得装量差异符合规定的胶囊。本品含大黄，不宜久服，服药期间若出现腹泻时，可酌情减量。

牡荆油胶丸

【处方】牡荆油20g　大豆油230g

【功能与主治】祛痰，止咳，平喘。用于慢性支气管炎。

【用法与用量】口服。一次1~2丸，一日3次。

【注解】牡荆油为马鞭草科植物牡荆 *Vitex negundo* L. var. *cannabifolia* （Sieb. et Zucc.）

Hand. – Mazz. 的新鲜叶经水蒸气蒸馏提取的挥发油，含 β – 丁香烯（$C_{15}H_{24}$）不得少于 20.0%。本品采用大豆油为基质可溶解分散挥发油，制成软胶囊可提高药物的稳定性，减少不良气味。本品为黄棕色的透明胶丸，内容物为淡黄色至橙黄色的油质液体，有特殊的香气。本品应密封，遮光，置阴凉处。

五、丸剂

丸剂系指原料药物与适宜的辅料制成的球形或类球形固体制剂。丸剂为应用广泛的中药传统剂型，至今仍是中药制剂的主要剂型之一。《五十二病方》《神农本草经》《金匮要略》《苏沈良方》《伤寒杂病论》等古典医籍中就有丸剂品种、剂型理论、辅料、制法及应用等方面的记载，如“药性有宜丸者”（《神农本草经》）、“大毒者须用丸”（《苏沈良方》）、“丸药者，能逐风冷，破积聚，消诸坚痞”（《玉函经》）等。随着医学科学和制药工业的不断发展，丸剂的类型、工艺、技术和辅料等也有了很大发展。

（一）特点与分类

1. 丸剂的特点　丸剂的优点：①不同类型的丸剂，释药与作用速度不同，可根据需要选用。传统丸剂溶散、释药缓慢，可延长药效（“丸者缓也，不能速去病，舒缓而治之也”），适用于慢性病治疗或病后调和气血；新型水溶性基质滴丸奏效迅速，可用于急救；②固体、半固体药物以及黏稠性的液体药物均可制成丸剂；③提高药物稳定性，减少刺激性。芳香性药物或有特殊不良气味的药物，可泛在丸剂内层，或通过包衣掩盖。制成糊丸、蜡丸，也可降低毒性与不良反应；④制法简便，既可小量制备，也适于工业生产。

丸剂的缺点：①某些传统品种剂量大，服用不便，尤其是儿童；②制备时控制不当易致溶散迟缓；以原粉入药，微生物易超限。

2. 丸剂的分类　丸剂可分为水丸、蜜丸、水蜜丸、浓缩丸、糊丸、蜡丸、糖丸、滴丸等。

（1）水丸　系指饮片细粉以水（或根据制法用黄酒、醋、稀药汁、糖液、含 5% 以下炼蜜的水溶液等）为黏合剂制成的丸剂。习称水泛丸。

水丸的特点：①丸粒较小，表面光滑，便于服用，不易吸潮，利于贮存；②可根据药物性质分层泛丸。将易挥发、刺激性强等药物泛入内层，可掩盖药物的不良气味，提高挥发性成分的稳定性；或将缓释、速释药物分别泛入丸剂内、外层，制成长效制剂；③易溶散，吸收、显效较快，尤适于中药解表和消导制剂；④生产设备简单，可小量制备或大量生产；⑤多采用饮片细粉泛制，易引起微生物污染；药物的均匀性及溶散时限也较难控制。

水丸的大小规格，传统多以实物为参照描述，如芥子大、梧桐子大等。现则规定一定丸粒数的重量或每丸重量，如梅花点舌丸每 10 丸重 1g，麝香保心丹每丸重 22.5mg。

（2）蜜丸　系指饮片细粉以炼蜜为黏合剂制成的丸剂。其中每丸重量在 0.5g（含 0.5g）以上的称大蜜丸，每丸重量在 0.5g 以下的称小蜜丸。

蜜丸的特点：①性质柔润，作用缓和持久；②有补益和矫味作用，由于蜂蜜含有大量的糖、有机酸及维生素等丰富的营养成分，具有滋补作用，味甜能矫味，同时具有镇咳、缓下、润燥、解毒的作用。

（3）水蜜丸　系指饮片细粉以炼蜜和水为黏合剂制成的丸剂。水蜜丸具有丸粒小，利于贮存，光滑圆整，易于吞服，节省蜂蜜，降低成本的特点。

（4）浓缩丸　系指饮片或部分饮片提取浓缩后，与适宜的辅料或其余饮片细粉，以水、炼蜜或炼蜜和水为黏合剂制成的丸剂。根据所用黏合剂的不同，分为浓缩水丸、浓缩蜜丸和浓缩水蜜丸。

浓缩丸的特点：①浓缩丸中部分或全部饮片经提取浓缩（抑或经提取、纯化、浓缩）处理，具有体积和服用剂量小，易于吸收，服用、携带及贮存方便等优点；②浓缩过程受热时间较长，因此应注意某些成分可能会受影响。

（5）糊丸　系指饮片细粉以米糊或面糊等为黏合剂制成的丸剂。

糊丸的特点：①溶散迟缓，释药缓慢，“取其迟化”可延长药效；②减少药物对胃肠道的刺激性。含毒性或刺激性中药以及需延缓药效的方药，可制成糊丸。糊粉和制糊方法不同，所制糊的黏合力和糊丸的溶散时间不同。其中糯米粉糊的黏合力最强，面粉糊使用广且黏合力较好，黍米粉和神曲粉也有使用。糊粉稠度过高或用量过多，可导致糊丸溶散时间超限。

（6）蜡丸　系指饮片细粉以蜂蜡为黏合剂制成的丸剂。蜡丸特点有：①“蜡丸取其难化而旋旋取效或毒药不伤脾胃”，即蜡丸在体内不溶散，缓缓持久释放药物而延长药效，与现代骨架型缓释、控释制剂相似；②毒性或刺激性强的药物，制成蜡丸可减轻毒性和刺激性；③其释药速率的控制难度大，目前蜡丸品种少。

蜂蜡为蜜蜂分泌的蜡，又称黄蜡，呈黄色、淡黄棕色或黄白色块状，有蜂蜜样香气，熔点为62~67℃，相对密度为0.960~0.969。蜂蜡不溶于水，含软脂酸蜂酯（$C_{15}H_{31}COOC_{30}H_{61}$）约80%、游离的蜡酸约15%，市售品另有芳香有色物质蜂蜡素以及多种杂质约4%。常用煮法纯化，即将蜂蜡加适量水加热熔化，搅拌使杂质下沉，静置，冷后取出上层蜡块，刮去底面杂质，反复几次，即可。虫白蜡、石蜡不能供制蜡丸。

（7）糖丸　系指以适宜大小的糖粒或基丸为核心，用糖粉和其他辅料的混合物作为撒粉材料，选用适宜的黏合剂或润湿剂制丸，并将原料药物以适宜的方法分次包裹在糖丸中而制成的制剂。糖丸味甜，易溶化，适合于儿童用药，多用于疫苗制剂。

（8）滴丸　系指原料药物与适宜的基质加热熔融混匀，滴入不相混溶、互不作用的冷凝介质中制成的球形或类球形制剂。其特点有：①生物利用度高，尤其是难溶性药物，在水溶性基质中高度分散可形成固体分散体，溶出速度快，奏效迅速，适用于急症治疗；②滴丸剂量准确，药物在基质中分散均匀，丸重差异小；③可选用不同基质制成不同释药速度的制剂（如缓释、控释制剂），可使液体药物固体化（如聚乙二醇基质可容纳5%~10%的液体等）；④生产设备简单，生产周期短，自动化程度高，生产成本较低；⑤滴丸载药量较小，而且目前可供选用的理想基质和冷凝剂较少，使其发展受限。

（二）质量要求

1. 赋形剂对丸剂质量的影响

（1）水丸的赋形剂　主要有润湿剂和黏合剂，前者的作用在于润湿药物细粉，诱导其黏性，后者的主要作用在于增强药物细粉的黏性，皆有利于成型。其中有的本身有一定的药效，有的可促进药物中某些成分的溶出。

①水：是最常用的赋形剂。水本身无黏性，但能润湿、溶解药粉中的黏液质、糖、胶质等成分而诱发黏性。处方中某些引湿性、水溶性药物或毒剧药、贵重药，可先溶解或分散于水中，再与其他药粉制丸。应使用制药用纯化水或新沸的冷开水。

②酒：酒润湿药粉产生的黏性较水弱，当水为润湿剂泛丸黏性过强时，可用酒替代之。酒味甘、辛，性大热善行，具有活血通络、引药上行及矫腥除臭等作用，尤适于舒筋活血类方药。此外，酒有助于生物碱、挥发油等成分的溶出，且具有一定防腐能力，又利于成品干燥。常使用黄酒或白酒。

③醋：除发挥润湿、诱导药粉黏性作用外，醋有助于增加药粉中生物碱类成分的溶出，利于吸收，提高药效。同时醋味酸、苦，性温，具有活血散瘀、理气止痛、行水消肿、矫味、矫臭及引药入肝等作用，因此当入肝经、活血散瘀止痛的药物制备水丸时，常选用米醋（含乙酸3%~5%）作赋形剂。

④药汁：纤维性强的植物药（如大腹皮、丝瓜络等）、质地坚硬的矿物药（如磁石、自然铜等）可制成煎液供泛丸用；浸膏、胶类及乳香、没药等树脂类药物或可溶性盐（如芒硝等）等，可溶解后作黏合剂；竹沥、乳汁、胆汁等可加水适量稀释后使用；鲜药（如生姜、大蒜等）可榨汁用以泛丸。

（2）蜜丸的赋形剂　蜜丸常用的赋形剂为蜂蜜。蜂蜜应为半透明、带光泽、浓稠的液体，白色至淡黄色或橘黄色至黄褐色，放久或遇冷渐有白色颗粒状结晶析出，气芳香，味极甜；本品如有结晶析出，可置于不超过60℃的水浴中，待结晶全部融化后，搅匀，冷至25℃，照《中国药典》相对密度测定法测定，相对密度应在1.349以上；水分不得过24.0%。用碘试液检查，应无淀粉、糊精；酸度、寡糖和5-羟甲基糠醛检查应合格。本品含蔗糖和麦芽糖分别不得过5.0%，含果糖和葡萄糖的总量不得少于

60.0%，果糖和葡萄糖的比值不得小于1.0。蜂蜜的品种较多，按照蜜源的花种和色香味以及浓度分为一等、二等、三等和等外品四级。荆条花、荔枝花、梨花、芝麻花、枣花、油菜花等花蜜均可选用；乌头花蜜、曼陀罗花蜜、雪上一枝蒿花蜜有毒，切勿使用。

蜜丸所用蜂蜜需经炼制，其目的在于除去杂质、破坏酶类、杀灭微生物、降低水分含量、增加黏性等。根据炼制程度，炼蜜有嫩蜜、中蜜（炼蜜）、老蜜三种规格，适合于不同性质的药粉制丸。①嫩蜜：炼制温度为105～115℃，含水量为17%～20%，相对密度约为1.35，色泽无明显变化，稍有黏性，适用于含较多黏液质、胶质、糖、淀粉、油脂、动物组织等黏性较强的药粉制丸；②中蜜（又称炼蜜）：炼制温度为116～118℃，含水量为14%～16%，相对密度为1.37左右，炼制时表面翻腾“鱼眼泡”（黄色均匀而有光泽的气泡），手指捻有黏性，但两指分开时，指间无长白丝出现。适用于黏性中等的药粉制丸，为大部分蜜丸所采用；③老蜜：炼制温度为119～122℃，含水量在10%以下，相对密度约为1.40，呈红棕色。炼制时表面出现“牛眼泡”（较大的红棕色气泡），能“滴水成珠”（滴入冷水呈球形而不散），手指捻黏性强，两指分开时，有白色长丝（俗称“打白丝”），适用于黏性差的矿物药或富含纤维的药粉制丸。

（3）滴丸的基质　滴丸基质应符合以下基本要求：①熔点较低，60℃以上能熔成液体，遇骤冷又能凝成固体；药物与基质混合物室温下呈稳定均匀的固体状态；②与主药无相互作用，不影响主药的疗效和检测；③对人体安全，无毒性、副作用等。

滴丸基质有水溶性和非水溶性两大类：①水溶性基质，常用的有聚乙二醇类（如聚乙二醇6000、聚乙二醇4000等）、泊洛沙姆、硬脂酸聚烃氧（40）酯（商品名S－40）、明胶、甘油明胶、硬脂酸钠等；②非水溶性基质，常用的有硬脂酸、单硬脂酸甘油酯、氢化植物油、虫蜡、蜂蜡、十八醇等。根据需要，不同基质可配合使用，增加药物的溶解量，调节药物溶出或溶散时间，并有利于制备成型。

2. 制备方法对丸剂质量的影响

（1）泛制法　泛制法制丸的先后工序为原料的准备，起模，成型，盖面，干燥，选丸，包衣，质检，包装。

①原料的准备：处方中适宜打粉的药物粉碎成细粉或最细粉，不宜打粉的药物煎煮取汁为赋形剂。药粉的细度对丸剂的溶散和药物成分的溶出有一定影响。

②起模：指制备丸粒基本母核的操作。起模是关键，影响着成品的圆整度。模子的粒度差和数目，也会影响成型过程中筛选的次数和丸粒规格，以及药物含量的均匀性。

③成型：指将已经筛选均匀的球形模子，逐渐加大至接近成品的操作。成型过程中应注意：保持丸粒的硬度和圆整度；每次加水和加粉量应适宜、均匀，如加粉过多，剩余细粉再次加润湿剂时易产生新的小粒；歪粒、粉块、过大过小的可用水调成糊状泛在丸粒上；芳香挥发性、特殊气味或刺激性极大的药物粉末，泛于丸粒中层，可避免挥发或掩盖不良气味；朱砂、硫黄以及含酸性成分的药物，忌铜包衣锅，宜用不锈钢泛丸锅制作。丸剂加大成型时的泛制速度和程度在一定程度上影响丸剂的紧密程度，对丸剂的溶散和药物成分溶出也会产生影响。

④盖面：指将已经加大成型、筛选均匀的丸粒，用适当材料继续操作至成品大小，并将药粉全部用完，使丸粒表面致密、光洁、色泽一致。常用的盖面方式有干粉盖面、清水盖面和清浆盖面。清浆盖面易致丸剂表明致密，干燥后可能影响丸剂的溶散。

⑤干燥：成型的水丸含15%～30%的水分，易发霉，必须及时干燥。一般干燥温度为80℃左右，若丸药含有芳香挥发性成分或遇热易分解成分，干燥温度不应超过60℃。干燥方式影响丸剂的干燥速率和成品的溶散时限，一般连续干燥易至丸剂表面结壳，丸芯水分难以渗出而使干燥时间延长，易致丸剂溶散超时限。

⑥选丸：泛丸过程中常出现丸粒大小不均和畸形情况，除泛制过程及时筛分外，干燥后必须进一步选丸，以保证大小均匀，剂量准确。可用手摇筛、振动筛、滚筒筛、检丸器等进行筛选分离。

⑦包衣：根据医疗需要，将水丸表面包裹衣层的操作称为包衣或上衣，包衣后的丸剂称为“包衣丸剂”。

⑧质检包装：按照水丸的质量标准对成品进行检验，质量检查合格后即可包装。

（2）塑制法　塑制法制丸的先后工序为物料的准备、制丸块、制丸条、分粒、搓圆、干燥、质量检查、包装。

①物料的准备：采用适宜方法将饮片粉碎、过筛，制备成细粉或最细粉；按照物料性质选择蜂蜜炼制规格；将制丸工具清洁后用70%乙醇进行擦拭备用。

②制丸块：又称和药或合坨，是塑制法的关键工序。丸块的软硬度，应不影响丸粒的成型并以在贮存中不变形为度。丸块的黏稠度，应以不易黏附槽壁、不粘手为宜。影响丸块质量的因素有炼蜜规格、和药时的蜜温及炼蜜用量等。

③制丸条、分粒与搓圆：将上述丸块采用一定方法制成条状，再进行分割搓圆的操作。手工制丸已很少应用，大生产中多用机器制丸。

④干燥、质检与包装：为了保证蜜丸的滋润状态，成丸后应立即分装。为防止蜜丸霉变，成品可采用微波干燥、远红外辐射干燥等方法，同时又有一定的灭菌效果。干燥后的丸剂，质量检查合格后即可包装。

（3）滴制法　将基质熔融，药物以溶解、混悬或乳化的形式分散于熔融的基质中，混匀的药液保温（80～100℃）处理，经一定大小管径的滴头，匀速滴入冷凝介质中。在界面张力作用下，液滴收缩、冷凝成固体丸粒缓缓下沉于器底，或浮于冷凝介质的表面，取出，恒温离心脱冷凝介质，干燥，即成滴丸。若成品暴露在空气中，可能吸收空气中水分使滴丸变软，无法保存，可进行包衣，或根据药物的性质与使用、贮藏的要求进行包衣，供口服的滴丸可包糖衣或薄膜衣。必要时薄膜衣包衣滴丸应检查残留溶剂。

制备过程中影响滴丸圆整成型、丸重差异的关键是选择适宜的基质、确定合适的滴管内外口径、基质与药物熔融液温度恒定和滴制液压恒定、冷凝液的相对密度和冷凝温度适宜等。

3. 包衣对丸剂质量的影响　丸剂包衣可提高药物稳定性，防止主药氧化、变质或挥发，防止吸潮及虫蛀；掩盖臭味、减少药物的刺激性；控制药物作用速度或部位，药物衣包于丸剂表面，可首先被吸收；包肠溶衣可在肠内溶散吸收；包缓释衣可制成长效制剂等；还有改善外观、便于识别等作用。

不同类型的包衣应选用相宜的包衣材料。

（1）药物衣　包衣材料是处方药物制成的极细粉，本身具有一定的药理作用，用于包衣既可首先发挥药效，又可保护丸粒、增加美观。常见的药物衣有朱砂衣（镇静、安神、补心类药物常用）、黄柏衣（利湿、渗水、清下焦湿热的药物常用）、雄黄衣（解毒、杀虫类药物常用）、青黛衣（清热解毒类药物常用）、百草霜衣（清热解毒类药物常用）等。

（2）保护衣　选用性质稳定而无明显药理作用的材料将丸剂包衣，使主药与外界隔绝而起保护作用。常见的有薄膜衣、糖衣、有色糖衣、明胶衣等。

（3）肠溶衣　选用肠溶材料（如聚丙烯酸树脂Ⅰ、Ⅱ、Ⅲ，纤维醋法酯等）将丸剂包衣，使之在胃液中不溶散而能在肠液中溶散。

4. 丸剂的质量要求

（1）外观　丸剂外观应圆整，大小、色泽应均匀，无粘连现象。蜡丸表面应光滑无裂纹，丸内不得有蜡点和颗粒。滴丸表面应无冷凝液介质黏附。

（2）水分　除另有规定外，蜜丸和浓缩蜜丸中所含水分不得过15.0%；水蜜丸和浓缩水蜜丸不得过12.0%；水丸、糊丸、浓缩水丸不得过9.0%。蜡丸不检查水分。

（3）贮藏　除另有规定外，丸剂应密封贮存，防止受潮、发霉、虫蛀、变质。

（4）溶散时限　除另有规定外，小蜜丸、水蜜丸和水丸应在1小时内全部溶散；浓缩丸和糊丸应在2小时内全部溶散；滴丸应在30分钟内全部溶散，包衣滴丸应在1小时内全部溶散。蜡丸照崩解时限检查法中片剂项下的肠溶衣片检查法检查，在盐酸溶液中（9→1000）检查2小时，不得有裂缝、崩解或软化现象，再在磷酸盐缓冲液（pH 6.8）中检查，1小时内应全部崩解。除另有规定外，大蜜丸及研碎、嚼碎后或用开水、黄酒等分散后服用的丸剂不检查溶散时限。

（5）重量差异 滴丸、糖丸以及除另有规定外的其他丸剂，应分别按《中国药典》通则规定的重量差异检查方法检查，应符合规定。包糖衣丸剂应检查丸芯的重量差异并符合规定，包糖衣后不再检查重量差异，其他包衣丸剂应在包衣后检查重量差异并符合规定；凡进行装量差异检查的单剂量包装丸剂及进行含量均匀度检查的丸剂，不再进行重量差异检查。

（6）装量差异 单剂量包装的丸剂，应进行装量差异检查，并符合规定。

（7）装量 以重量标示的多剂量包装丸剂，照《中国药典》规定的最低装量检查法检查，应符合规定。以丸数标示的多剂量包装丸剂不检查装量。

（8）微生物限度 以动物、植物、矿物质来源的非单体成分制成的丸剂，照非无菌产品微生物限度检查，应符合规定。

（三）临床应用注意事项

丸剂由于制作方法和功效不同，其服用方法也有一定的差别。小蜜丸、水丸、浓缩丸体积小，可以用温开水送服；大蜜丸体积大，不能直接吞下，可以嚼碎后咽下，或者洗净手后掰成小块或搓成圆粒后用水送服。此外，部分中药丸剂为增强疗效，可用药饮送服，如在服用藿香正气丸或附子理中丸治疗胃痛、呕吐等症时，可采用生姜煎汤送服，以增强药效；痛经患者在服用艾附暖宫丸时，可用温热的红糖水送服，以增强药物散寒活血的作用；在服用补中益气丸治疗慢性肠炎时，可用大枣煎汤送服以增强药物补脾益气的作用；在服用大活络丸治疗中风偏瘫、口眼歪斜时，为了增加药物活血通络的功效，可用黄酒送服。滴丸通常口服给药，起效迅速，多用于病情急重者，如冠心病，心绞痛，咳嗽，急、慢性支气管炎等，服用时宜以少量温开水送服。

吞服法虽然很方便，但一些质地坚硬的水丸、糊丸等服用后，常使患者尤其是胃病患者感到胃内不适。

（四）典型处方分析

防风通圣丸

【处方】防风 50g 荆芥穗 25g 薄荷 50g 麻黄 50g 大黄 50g 芒硝 50g 栀子 25g 滑石 300g 桔梗 100g 石膏 100g 川芎 50g 当归 50g 白芍 50g 黄芩 100g 连翘 50g 甘草 200g 白术（炒）25g

【功能与主治】解表通里，清热解毒。用于外寒内热，表里俱实，恶寒壮热，头痛咽干，小便短赤，大便秘结，瘰疬初起，风疹湿疮。

【用法与用量】口服。一次 6g（每 20 丸重 1g），一日 2 次。

【注解】本品为泛制法制备的水丸。滑石在方中既是药物，又用作包衣材料，节省了辅料，同时也可以防止薄荷、荆芥中的挥发性成分散失。方中芒硝主要成分为 $Na_2SO_4 \cdot 10H_2O$，极易溶于水。以芒硝水溶液泛丸，既能使丸剂成型，又能起治疗作用。包衣前丸粒应充分干燥，包衣时撒粉用量要均匀，黏合剂浓度要适量，否则易造成花斑。本品应密封保存，孕妇应慎用。

银翘解毒丸

【处方】金银花 200g 连翘 200g 薄荷 120g 荆芥 80g 淡豆豉 100g 牛蒡子（炒）120g 桔梗 120g 淡竹叶 80g 甘草 100g

【功能与主治】疏风解表，清热解毒。用于风热感冒，症见发热头痛、咳嗽口干、咽喉疼痛。

【用法与用量】用芦根汤或温开水送服。一次 1 丸（每丸重 3g），一日 2～3 次。

【注解】本品为浓缩蜜丸，每 100g 粉末加炼蜜 80～90g 塑制成浓缩蜜丸。选择处方中金银花和桔梗粉碎成细粉，薄荷、荆芥提取挥发油后与其余中药饮片合并煎煮、浓缩制成稠浸膏，减小服用剂量，便于浓缩蜜丸成型。芦根为禾本科植物芦苇 *Phragmites communis* Trin. 的新鲜或干燥根茎，具有清热泻火，生津止渴，除烦，止呕，利尿功效，可榨汁或煎汤用，以芦根汤送服本品可协同增效。

葛根芩连丸

【处方】葛根 1000g　黄芩 375g　黄连 375g　炙甘草 250g

【功能与主治】解肌透表，清热解毒，利湿止泻。用于湿热蕴结所致的泄泻腹痛，便黄而黏，肛门灼热；风热感冒所致的发热恶风，头痛身痛。

【用法与用量】口服。一次 3 袋，一日 3 次；或遵医嘱。

【注解】本品为深棕褐色至类黑色的浓缩水丸，采用泛制法制备。方中黄芩中的黄芩苷、黄连中的小檗碱等有效成分在 50% 乙醇中具有较好的溶解性，因此采用 50% 乙醇分别提取。中药提取浸膏粉末泛制丸时，因浸膏粉易吸湿发黏，故采用乙醇为润湿剂泛丸。本品气微，味苦，易吸湿，应密封保存。

穿心莲内酯滴丸

【处方】穿心莲内酯 150g

【功能与主治】清热解毒，抗菌消炎。用于上呼吸道感染，细菌性痢疾。

【用法与用量】口服。一次 1 袋，一日 3 次。

【注解】本品原料穿心莲内酯为穿心莲［爵床科植物穿心莲 *Andrographis paniculata* (Burm. f.) Nees 的干燥地上部分］的主要活性成分，为无色结晶性粉末，为二萜类内酯化合物，在沸乙醇中溶解，在水中几乎不溶，熔点为 224～230℃，熔融时同时分解。本品制备时取等量的聚乙二醇 6000、聚乙二醇 4000，混合均匀，加热熔融，加入穿心莲内酯，混匀，滴制成丸，包薄膜衣，即得。本品为黄色的包衣滴丸，除去包衣后呈类白色；味苦，脾胃虚寒者慎用。本品贮藏时应遮光，密闭保存。

六、片剂

（一）特点与分类

1. 特点　片剂系指原料药物或与适宜的辅料制成的圆形或异形的片状固体制剂。主要供内服，亦有外用。

片剂的主要优点：①剂量准确，因患者按片服用，而片内药物均匀、含量差异小；②质量稳定，因系固体剂型，且某些易氧化变质或潮解的药物，可借助包衣或包合作用加以保护，水分、光线、空气对其影响较小；③机械化生产，自动化程度高，产量大，成本低，易控制微生物限度；④服用、携带、贮运方便；⑤品种丰富，可满足医疗、预防用药的不同需求。

缺点：①制备或贮藏不当会影响片剂的崩解、药物溶出；②某些中药片剂易引湿受潮，含挥发性成分的片剂久贮其含量下降；③片剂制备多需加用赋形剂，且经压制成型，其溶出度稍差于胶囊剂及散剂，有时可能影响其生物利用度；④昏迷患者和儿童不易吞服。

2. 分类　片剂以口服普通片为主，另有含片、舌下片、口腔贴片、咀嚼片、分散片、可溶片、泡腾片、阴道片、阴道泡腾片、缓释片、控释片、肠溶片与口崩片等。按给药途径及其作用，片剂可分为以下主要类型：

（1）口服片　系指经口服，在胃肠道崩解、药物溶出、吸收而发挥全身治疗作用的片剂。应用最为广泛。

①口服普通片：系指药物与辅料混合后，经加工压制而成的片剂。包括素片和包衣片两类。在素片外包衣膜的片剂称为包衣片。

②咀嚼片：系指于口腔中咀嚼后吞服的片剂。多用于维生素类及治疗胃部疾病的药物。如干酵母、鼠李铋镁片。咀嚼片一般选择甘露醇、山梨醇、蔗糖等水溶性辅料作填充剂和黏合剂。咀嚼片的硬度应适宜。

③分散片：系指在水中能迅速崩解并均匀分散的片剂。分散片中的原料药物应是难溶性的，另加高效崩解剂及亲水性高黏度溶胀辅料制成。分散片可加水分散后口服，也可将分散片含于口中吮服或吞服。

④可溶片：系指临用前能溶解于水的非包衣片或薄膜包衣片剂。可溶片应溶解于水中，溶液可呈轻微乳光。可供口服、外用、含漱等用。

⑤泡腾片：系指含有碳酸氢钠和有机酸，遇水可产生气体而呈泡腾状的片剂。有机酸一般用枸橼酸、酒石酸、富马酸等。泡腾片中的药物应是易溶性的，加水产生气泡促使片剂快

速崩解，药物奏效迅速，生物利用度提高。

⑥缓释片：系指在规定的释放介质中缓慢地非恒速释放药物的片剂。

⑦控释片：系指在规定的释放介质中缓慢地恒速释放药物的片剂。

⑧肠溶片：系指用肠溶性包衣材料进行包衣的片剂。为防止原料药物在胃内分解失效、对胃产生刺激或控制原料药物在肠道内定位释放，可对片剂包肠溶衣；为治疗结肠部位疾病等，可对片剂包结肠定位肠溶衣。除说明书标注可掰开服用外，一般不得掰开服用。

⑨口崩片：系指在口腔中不需要用水即能迅速崩解或溶解的片剂。一般适合于小剂量原料药物，常用于吞咽困难或不配合服药的患者。口崩片应在口腔内迅速崩解或溶解、口感良好、容易吞咽，对口腔黏膜无刺激性。

除冷冻干燥法制备的口崩片外，口崩片应进行崩解时限检查。对于难溶性药物制成的口崩片，还应进行溶出度检查。对于经肠溶材料包衣的颗粒制成的口崩片，还应进行释放度检查。采用冷冻干燥法制备的口崩片可不进行脆碎度检查。

（2）口腔用片

①含片：系指含于口腔中缓慢溶化产生局部或全身治疗作用的片剂。含片中的原料药物一般是易溶性的，主要起局部消炎、杀菌、收敛、止痛或局部麻醉等作用。

②舌下片：系指置于舌下能迅速溶化，药物经舌下黏膜吸收发挥全身作用的片剂。舌下片中的原料药物应易于黏膜吸收，主要适用于急症的治疗。

③口腔贴片：系指粘贴于口腔，经黏膜吸收后起局部或全身作用的片剂。口腔贴片应进行溶出度或释放度检查。

（3）外用片　系指置于阴道内应用的片剂，常用的是阴道片与阴道泡腾片。阴道片和阴道泡腾片的形状应易置于阴道内，可借助器具将阴道片送入阴道。阴道片在阴道内应易溶化、溶散或融化、崩解并释放药物，主要起局部消炎杀菌作用，也可给予性激素类药物。具有局部刺激性的药物，不得制成阴道片。阴道片应进行融变时限检查，阴道泡腾片应进行发泡量检查。

中药片剂按照片剂原料及制法特征不同，可分为以下三种类型。

（1）浸膏片　系指将处方全部饮片提取制得的浸膏制成的片剂。

（2）半浸膏片　系指将处方部分饮片细粉与其余药料制得的稠膏混合制成的片剂。

（3）全粉片　系指将处方中全部饮片粉碎成细粉，加适宜辅料制成的片剂。

（二）影响片剂质量的因素

1. 制剂处方　片剂制剂处方包含药物和辅料，辅料对片剂制备及质量的影响至关重要，加入适当的辅料能确保压片物料的流动性、润滑性、可压性及其成品的崩解性等。辅料品种或用量选用不当，不但可能影响制片过程，而且对片剂的质量、稳定性及其疗效的发挥均有一定甚至重要影响。片剂辅料必须具有较好的物理和化学稳定性，能与主药及其他辅料相互配伍，不影响主药的溶出、吸收和含量测定，对人体无害，且价廉易得。

按用途不同，片剂辅料可分为稀释剂与吸收剂、湿润剂与黏合剂、崩解剂和润滑剂。

（1）稀释剂与吸收剂　统称为填充剂。前者适用于主药剂量小于0.1g，或浸膏黏性太大，或含浸膏量多而制片困难者；后者适用于原料药（含中间体）中含有较多挥发油、脂肪油或其他液体，而需制片者。常用的有以下品种。

①淀粉：是片剂最常用的稀释剂、吸收剂和崩解剂。淀粉种类较多，其中以玉米淀粉最为常用。淀粉可压性较差，用量不宜太大。必要时可与适量黏合力较强的糊精、糖粉合用，以改善其可压性。中药天花粉、怀山药、浙贝母等含淀粉较多的中药细粉，兼有稀释剂、吸收剂和崩解剂的作用。

②糊精：系淀粉水解的中间产物，为白色（白糊精）或微黄色（黄糊精）细粉。糊精常与淀粉配合用作片剂的稀释剂，但不宜作为速溶片的填充剂。此外，糊精浆（多与淀粉浆配合使用）可作为片剂黏合剂，因其主要使粉粒表面黏合，故不太适用于纤维性大及弹性强的中药制片。糊精用量较多时宜选用乙醇为润湿剂，以免颗粒过硬。糊精也可用作液体药剂的增黏剂或固体制剂的干燥黏合剂。应注意糊精

对某些药物的含量测定有干扰。

③预胶化淀粉（又称可压性淀粉）：系淀粉经物理或化学改性（有水存在下，淀粉粒全部或部分破坏）的产物，有良好的可压性、流动性和自身润滑性，并兼有黏合和崩解性能。制成的片剂硬度、崩解性均较好，尤其适用于粉末直接压片，但应控制润滑剂硬脂酸镁的用量在0.5%以内，以免产生软化效应。

④糖粉：为蔗糖粉碎而成的白色细粉，味甜，易溶于水，易吸潮结块。本品为片剂优良的稀释剂，兼有矫味和黏合作用。多用于口含片、咀嚼片及纤维性或质地疏松的中药制片。糖粉常与淀粉、糊精配合使用。糖粉具引湿性，用量过多会使制粒、压片困难，久贮使片剂硬度增加；酸性或强碱性药物能促使蔗糖转化，增加其引湿性，故不宜配伍使用。

⑤乳糖：为白色结晶性粉末，略带甜味；易溶于水，无引湿性；具良好的流动性、可压性；性质稳定，可与大多数药物配伍。乳糖是优良的填充剂，制成的片剂光洁、美观，硬度适宜，释放药物较快，较少影响主药的含量测定，久贮不延长片剂的崩解时限，尤其适用于引湿性药物。喷雾干燥乳糖可作为粉末直接压片辅料。本品价格较高，可用淀粉：糊精：糖粉（7∶1∶1）混合物替代。

⑥甘露醇：为白色结晶性粉末，清凉味甜，易溶于水；无引湿性，可压性好，是口含片的主要稀释剂和矫味剂，亦可作为咀嚼片的填充剂和黏合剂。

⑦硫酸钙：为含有两个结晶水的硫酸钙（$CaSO_4 \cdot 2H_2O$）的白色或微黄色粉末，不溶于水，无引湿性，性质稳定，可与大多数药物配伍。对油类有较强的吸收能力，并能降低药物的引湿性，常作为稀释剂和挥发油的吸收剂。硫酸钙半水物遇水易固化硬结，不宜选用。使用二水物以湿法制粒压片时，湿粒干燥温度应控制在70℃以下，以免温度过高失去1个分子以上的结晶水后，遇水硬结。

⑧磷酸氢钙：为白色细微粉末或晶体，具有水不溶性、无引湿性的特点，且稳定性、流动性较好。磷酸钙与其性状相似，两者均为中药浸出物、油类及含油浸膏的良好吸收剂，并有减轻药物引湿性的作用。

⑨其他：微粉硅胶、氧化镁、碳酸钙、碳酸镁等均可作为吸收剂，尤其适用于含挥发油和脂肪油较多的中药制片。其用量应视药料中含油量而定，一般为10%左右。其中微粉硅胶制成的颗粒有很好的流动性和可压性，也可用于粉末直接压片的助流剂和崩解剂。

（2）润湿剂与黏合剂　润湿剂与黏合剂在制片中具有使固体粉末黏结成型的作用。本身无黏性，但能润湿并诱发药粉黏性的液体，称为润湿剂，适用于具有一定黏性的药料制粒压片。本身具有黏性，能增加药粉间的黏合作用，以利于制粒和压片的辅料，称为黏合剂。适用于没有黏性或黏性不足的药料制粒压片。黏合剂有固体和液体两种类型，一般液体黏合剂的黏性较大，固体黏合剂（也称“干燥黏合剂”）往往兼有稀释剂作用。常用的润湿剂与黏合剂有以下品种。

①水：凡药料本身具有一定黏性，用水润湿即能黏结成粒，可选用水为润湿剂。一般应使用制药纯水。不耐热、易溶于水或易水解的药物则不宜采用。

②乙醇：凡药物具有黏性，但遇水后黏性过强而不易制粒；或遇水受热易变质；或药物易溶于水难以制粒；或干燥后颗粒过硬，影响片剂质量者，均可选用不同浓度的乙醇作为润湿剂。中药浸膏粉、半浸膏粉等制粒常使用乙醇作润湿剂，使用大量淀粉、糊精或糖粉作辅料者亦常用乙醇作润湿剂。作为润湿剂，乙醇的浓度应视药物和辅料的性质及环境温度而定，常用浓度为30%~70%或更高。乙醇浓度越高，粉料被润湿后黏性越小。药料水溶性大、黏性大、气温高时，乙醇浓度应高些。反之，其浓度可稍低。操作时应迅速混合，均匀分散，立即制粒，及时干燥，以免乙醇挥发使软材结成团块或湿粒变形。生产中应注意防火、防爆。

③淀粉浆（糊）：为最常用的黏合剂。系由淀粉加水在70℃左右糊化而成，放冷后呈胶胨状。一般浓度为8%~15%，以10%最为常用，实际使用浓度应根据原料、辅料的性质及颗粒的松紧要求而定。本品适用于对湿热稳定，而且药物本身不太松散的品种，尤适用于可溶性

药物较多的处方。淀粉浆的制法有煮浆法和冲浆法两种，前者因淀粉粒糊化完全，故黏性较后者强。与糊精浆、糖浆或胶浆配合使用，可提高其黏性。

④糖浆：为蔗糖的水溶液，其黏合力强，适用于纤维性强、弹性大以及质地疏松的中药制片。使用浓度多为50%~70%，常与淀粉浆或胶浆混合使用。不宜用于酸、碱性较强的药物，以免产生转化糖而增加引湿性，不利于制片。

⑤胶浆类：为黏性很强的一类黏合剂，适用于可压性差，易松片或硬度要求大的片剂。使用时应注意浓度和用量，若浓度过高、用量过大会影响片剂的崩解和药物的溶出，同时胶液应保温，以免胶凝。其中常用的阿拉伯胶浆和明胶浆主要用于口含片及轻质或易失去结晶水的药物。既溶于水又溶于乙醇的聚维酮（PVP）根据其分子量大小有不同规格，最常用的型号是K30，其水溶液适用作咀嚼片黏合剂；其干粉可作为直接压片的干燥黏合剂，能增加疏水性药物的亲水性，有利于片剂崩解；其无水乙醇溶液可用于泡腾片的酸、碱粉末混合制粒，不会发生酸、碱反应；其乙醇溶液适用于对湿热敏感的药物制粒；而5%~10% PVP水溶液是喷雾干燥制粒时的良好黏合剂，尤其适用作咀嚼片的黏合剂。

⑥微晶纤维素：为纤维素部分水解而成的聚合度较小的白色针状微晶，市售型号较多，其中PH-101型较为常用。微晶纤维素不溶于水、稀酸及有机溶剂中；能快速崩解、流动性较好；压片时粒子间借氢键结合，可压性好；有较大的容纳量。可作片剂的黏合剂、崩解剂、助流剂和稀释剂，可用于粉末直接压片。因具吸湿潮解性，故不宜用于包衣片及某些遇水不稳定的药物。

⑦纤维素衍生物：羧甲纤维素钠（CMC-Na）、羟丙甲纤维素（HPMC）和低取代羟丙纤维素（L-HPC）均可作为黏合剂，且都兼有崩解作用。这类化合物的聚合度和取代度不同，其黏度等性质亦不同，应恰当选择。其中乙基纤维素广泛用于缓释制剂的辅料，其乙醇溶液可作为对水敏感药物片剂的黏合剂。

此外，海藻酸钠、硅酸镁铝、白及胶、PEG 4000、中药稠膏等也可选作黏合剂。而改良淀粉、PEG 6000、乳糖、糊精等也可作为干燥黏合剂。

（3）崩解剂　系指能促使片剂在胃肠液中迅速崩解成小粒子而更利于药物溶出的辅料。崩解剂的主要作用是消除因黏合剂和高度压缩而产生的结合力。除口含片、舌下片、缓释片、咀嚼片等，一般片剂均需加用崩解剂。中药半浸膏片因含有中药饮片细粉，其本身遇水后能缓缓崩解，一般可不另加崩解剂。常用的崩解剂有以下品种。

①干燥淀粉：为最常用的崩解剂，是由约20%直链淀粉和80%支链淀粉组成的葡萄糖聚合物的混合物。崩解机制主要因其毛细管作用及其吸水膨胀性。本品较适用于不溶性或微溶性药物的片剂，对易溶性药物片剂的崩解作用较差。用前应100~105℃干燥1小时，使含水量低于8%，用量一般为干颗粒的5%~20%。因淀粉的可压性较差，遇湿受热易糊化，若用量过多、湿粒干燥温度过高，将影响成品的硬度和崩解度。

②羧甲淀粉钠（CMS-Na）：为淀粉在碱性条件下与氯乙酸作用生成的淀粉羧甲基醚的钠盐，能分散于水，形成凝胶；醇中溶解度约2%，不溶于其他有机溶剂；在水中的体积能膨胀300倍，是优良的崩解剂；且具有良好的流动性和可压性，可作为直接压片的干燥黏合剂；适用于可溶性和不溶性药物；一般采用外加法，用量一般为片重的2%~6%。研究及生产实践表明，全浸膏片用3%的CMS-Na、疏水性半浸膏片用1.5%的CMS-Na，能明显缩短崩解时限，增加素片硬度。

③低取代羟丙纤维素（L-HPC）：为白色或类白色结晶性粉末，比表面积和孔隙率大，吸水性强且速度快，吸水膨胀度达500%~700%，崩解作用好。因其与药料粉粒间有较大的镶嵌作用，故同时具有一定的黏结性，可提高片剂的硬度和光洁度。L-HPC具有崩解和黏结双重作用，常用量为2%~5%。

此外，羟丙基淀粉、微晶纤维素、交联聚维酮、海藻酸钠等也都是良好的崩解剂。

④泡腾崩解剂：为碳酸氢钠（或碳酸钠）与有机酸（枸橼酸或酒石酸等）组成的崩解剂，遇水产生二氧化碳气体而使片剂崩解。本品可用于泡腾片、阴道泡腾片等，如外用避孕片。含有泡腾崩解剂的片剂，应密闭包装，避免受潮造成崩解剂失效。

⑤崩解辅助剂：能增加药物的润湿性，促进水分向片内渗透，而加速疏水性或不溶性药物片剂崩解。常用品种有聚山梨酯80、十二烷基硫酸钠等表面活性剂，用量一般为0.2%。单独使用表面活性剂崩解效果不好，必须与干燥淀粉混合使用。

（4）润滑剂　压片前必须加入的，能增加颗粒（或粉末）流动性，减少颗粒（或粉末）与冲模内摩擦力，具有润滑作用的物料称为润滑剂。润滑剂的作用主要有：降低压片颗粒（或粉粒）间的摩擦力，增加颗粒（或粉粒）的流动性，利于准确加料，减少片重差异；避免粉粒在冲模表面黏附，确保片面光洁；降低粉粒或片剂与冲模间的摩擦力，利于正常压片和出片，同时减少冲模磨损。常用的润滑剂有以下品种。

①硬脂酸镁：为白色细腻粉末。润滑性强，附着性好，但助流性差；具疏水性，用量大会影响片剂崩解，或产生裂片。用量一般为干颗粒的0.3%~1.0%。本品呈弱碱性，某些维生素及有机碱盐等遇碱不稳定的药物不宜使用。

此外，硬脂酸、硬脂酸锌和硬脂酸钙也可用作润滑剂，其中硬脂酸锌多用于粉末直接压片。

②滑石粉：为白色结晶性粉末，其成分为含水硅酸镁。不溶于水，但具亲水性；助流性、抗黏着性良好，但附着性较差。多与硬脂酸镁等联合应用，以改善后者的疏水性，用量一般为2%~3%。由于颗粒细而比重大，附着力较差，在压片中可因振动易与颗粒分离并沉在颗粒底部，造成黏冲、片面色泽不均等问题，使用时应予以注意。

③聚乙二醇（PEG）：常用PEG 4000或PEG 6000，为水溶性润滑剂，适用于可溶片或泡腾片，用量为1%~4%。

④十二烷基硫酸钠：为水溶性表面活性剂，具良好的润滑作用，可改善片剂的崩解和药物的溶出，并能增强片剂的机械强度。用量为1%~3%。

⑤微粉硅胶：为轻质白色无定形粉末，不溶于水，但亲水性强；比表面积大（达100~350m^2/g），有良好的流动性、可压性和附着性。为粉末直接压片优良的助流剂、润滑剂、抗黏附剂、吸收剂。用量为0.15%~0.3%。

（5）其他　根据依从性需要，片剂中可加入矫味剂、芳香剂和着色剂等，一般用于含片、口腔贴片、咀嚼片、分散片、泡腾片、口崩片等。

2. 制剂工艺　挥发性或对光、热不稳定的原料药物，在制片过程中应采取遮光、避热等适宜方法，以避免成分损失或失效。压片前的物料、颗粒或半成品应控制水分，以适应制片工艺的需要，防止片剂在贮存期间发霉、变质。片剂通常采用湿法制粒压片、干法制粒压片和粉末直接压片。干法制粒压片和粉末直接压片可避免引入水分，适合对湿热不稳定药物的片剂制备。

（1）压片　压片工艺直接关系到片剂成型质量以及成型后片剂的崩解、药物溶出和疗效的发挥。片剂制备方法包括制粒压片法和直接压片法，其中，制粒压片法分为湿法制粒压片法和干法制粒压片法。直接压片法分为粉末直接压片法和结晶直接压片法。

片剂在制备过程中可能会发生松片、裂片、叠片、片重差异超限等质量问题，应及时分析查找原因，对症处理解决。产生上述问题的主要原因：①颗粒的质量：颗粒过硬或过松、过湿或过干，颗粒大小悬殊，细粉过多；②压片前处理：润滑剂、崩解剂加入的种类及用量，挥发油的加入方法等；③空气湿度太高；④压片机工作参数异常：如压力大小不宜，车速过快，冲模磨损等。

（2）片剂包衣　为增加稳定性、掩盖原料药物不良臭味、改善片剂外观等，可对制成的药片包糖衣或薄膜衣。对一些遇胃液易破坏、刺激胃黏膜或需要在肠道内释放的口服药片，可包肠溶衣。

包衣的作用有：①隔绝空气，避光，防潮，提高药物的稳定性。②掩盖药物的不良气味，增加患者的顺应性。③控制药物在肠道内定位释放。包肠溶衣可避免药物对胃的刺激，防止胃酸或胃酶对药物的破坏。包结肠定位肠溶衣可在结肠定位释放药物，治疗结肠部位疾病。④包缓释或控释衣，改变药物释放速度，减少服药次数，降低不良反应。⑤隔离有配伍禁忌的成分，避免相互作用，有助于复方配伍。⑥改善外观，使片剂美观，且便于识别。

包衣片的种类有糖衣片、薄膜衣片、肠溶衣片、结肠定位肠溶衣片以及缓释衣片、控释衣片。多数肠溶衣片、结肠定位肠溶衣片以及缓释衣片、控释衣片也属于薄膜衣片。

3. 包装与贮藏 片剂外观应完整光洁，色泽均匀，有适宜的硬度和耐磨性，以免包装、运输过程中发生磨损或破碎，除另有规定外，非包衣片应符合片剂脆碎度检查法的要求。片剂应注意贮存环境中温度、湿度以及光照的影响，除另有规定外，片剂应密封贮存。

（三）质量要求

（1）重量差异　每片重量与平均片重或标示片重相比较，超出重量差异限度［平均片重0.30g以下、0.30g及0.30g以上的重量差异限度分别为±7.5%和±5.0%］的不得多于2片，并不得有1片超出限度1倍。糖衣片的片芯应检查重量差异并符合规定，包糖衣后不再检查重量差异。薄膜衣片应在包薄膜衣后检查重量差异并符合规定。

凡规定检查含量均匀度的片剂，一般不再进行重量差异检查。

（2）崩解时限　除另有规定外，中药原粉片应在30分钟内各片均全部崩解；浸膏（半浸膏）片、糖衣片应在1小时内各片均全部崩解。中药薄膜衣片在盐酸溶液（9→1000）中检查，应在1小时内全部崩解。含片的溶化性照崩解时限检查法检查，各片均不应在10分钟内全部崩解或溶化。舌下片、泡腾片各片均应在5分钟内全部崩解并溶化。可溶片各片均应在3分钟内全部崩解并溶化。口崩片应在60秒内全部崩解并通过筛孔内径为710μm的筛网。肠溶片先在盐酸溶液（9→1000）中检查2小时，每片均不得有裂缝、崩解或软化现象，再在磷酸盐缓冲液（pH 6.8）中进行检查，1小时内应全部崩解。结肠定位肠溶片照各品种项下规定检查，各片在盐酸溶液（9→1000）及pH 6.8以下的磷酸盐缓冲溶液中均应不得有裂缝、崩解或软化现象，在pH 7.5~8.0的磷酸盐缓冲液中1小时内应完全崩解。泡腾片置盛有200ml水（水温为20℃±5℃）的烧杯中，有许多气泡放出，当片剂或碎片周围的气体停止逸出时，片剂应溶解或分散在水中，无聚集的颗粒剩留，除另有规定外，各片均应在5分钟内崩解。

咀嚼片、以冷冻干燥法制备的口崩片以及规定检查溶出度、释放度的片剂，一般不再进行崩解时限检查。

（3）融变时限　阴道片应检查融变时限。除另有规定外，阴道片3片，均应在30分钟内全部溶化或崩解溶散并通过开孔金属圆盘，或仅残留少量无硬心的软性团块。

（4）发泡量　阴道泡腾片应检查发泡量。除另有规定外，供试品10片，依法检查，平均发泡体积应不小于6ml，且少于4ml的不得超过2片。

（5）分散均匀性　分散片照崩解时限检查法检查，水温为15~25℃，供试品6片，各片应在3分钟内全部崩解并通过内径为710μm的筛网。

（6）脆碎度　除另有规定外，对于非包衣片，应符合片剂脆碎度检查法的要求，取供试品若干片（片重为0.65g以下者使其总重约为6.5g，片重为0.65g以上者取10片）在片剂脆碎度检查仪中转动100次，减失重量一般应低于1.0%。并不得检出断裂、龟裂及粉碎的片。采用冷冻干燥法制备的口崩片可不进行脆碎度检查。

（7）微生物限度　应符合微生物限度标准各品种项下的规定。凡规定检查杂菌的生物制品片剂，可不进行微生物限度检查。

（8）溶出度　分散片、以难溶性原料药物制成的口崩片应进行溶出度检查，并符合各品种项下的规定。

（9）释放度　缓释片、控释片和肠溶片以及经肠溶材料包衣的颗粒制成的口崩片应进行释放度检查，并符合各品种项下的规定。

此外，片剂的鉴别、检查、含量测定、溶出度以及小剂量药物片剂的含量均匀度均应符合各品种项下的有关规定。

必要时，薄膜包衣片剂应检查残留溶剂。

（四）临床应用注意事项

片剂使用方便，剂量准确，适用于大多数患者。临床应用时，应针对不同的片剂类型，选用适宜方法服用。

（1）口服片剂　除特殊情况外，口服片剂一般应整片服用，尤其是糖衣片、包衣片和缓释、控释片。

（2）口腔用片剂　舌下片适用于需要立即起效或避免肝脏首过效应的情况下使用。一般是用于急救的药物。服用时置于舌下，含5分钟，不要咀嚼或吞咽，含后30分钟内不宜马上饮水或饮食，不可掰开或吞服。口含片多用于口腔及咽喉疾患，起局部治疗作用，药效发挥迅速。服用时，置于舌底，使其自然溶化。5岁以下幼儿服用含片时，最好选用圈式中空的含片。

（3）阴道片及阴道泡腾片　适用于治疗阴道炎症及其相关疾病，应严格按照医嘱和药品说明书使用。

片剂服用时应注意以下方面。

（1）不可干吞药片，干吞药片最容易使药片黏附在食管壁上，导致食管黏膜损伤。

（2）一般情况下，不应将药片掰开、嚼碎或研成粉末服用，应整片吞服。患者确需掰开服用时，应仔细阅读药品说明书或向医师、药师咨询。

（3）泡腾片遇水可产生二氧化碳气体使片剂迅速崩解。口服时用100～150ml凉开水或温水浸泡，完全溶解或气泡消失后再饮用，严禁直接服用或口含。

（4）缓释、控释片有特殊的工艺结构，使药物缓慢、平稳的释放，具有血药浓度平稳、服药次数少、治疗作用时间长的特点，服用时应整片吞服，用水送下。

（五）典型处方分析

牛黄解毒片

【处方】牛黄5g　雄黄50g　石膏200g　大黄200g　黄芩150g　桔梗100g　冰片25g　甘草50g

【功能与主治】清热解毒。用于火热内盛，咽喉肿痛，牙龈肿痛，口舌生疮，目赤肿痛。

【用法与用量】口服。小片一次3片，大片一次2片，一日2～3次。

【注解】本品为半浸膏包衣片，服用时应整片吞服。冰片具有挥发性，包衣后可防止挥发。方中石膏水煎液具有解热作用。大黄以原粉形式加入浸膏粉混合后制粒，可较好地保留其泻下成分结合型蒽醌，发挥其泻热通便的作用。雄黄为毒性药，应水飞成极细粉入药；冰片、人工牛黄为细料药，用量少，冰片具挥发性，均研细加入干颗粒中，混合均匀后压片。本品含有毒中药雄黄和泻下中药大黄，孕妇应禁用。

小柴胡泡腾片

【处方】柴胡1550g　姜半夏575g　黄芩575g　党参575g　甘草575g　生姜575g　大枣575g

【功能与主治】解表散热，疏肝和胃。用于外感病邪犯少阳证，症见寒热往来，胸胁苦满、食欲不振、心烦喜呕、口苦咽干。

【用法与用量】温开水冲溶后口服。一次1～2片，一日3次。

【注解】浸膏粉分成2份，分别与酸性颗粒物料（枸橼酸375g、富马酸125g、乳糖312.5g、阿司帕坦12.5g，混匀）、碱性颗粒物料（碳酸氢钠500g、乳糖312.5g、阿司帕坦12.5g，混匀）分开制粒，干燥，并应严格控制颗粒中的水分，避免在压片、服用前酸碱发生反应。取本品在水温60℃下，照崩解时限检查法检查，应在5分钟内崩解。本品应密封包装，避免受潮导致泡腾崩解剂失效。风寒表证者不宜使用。

第二节　浸出制剂

浸出制剂系指用适宜的溶剂和方法浸提中药饮片中有效成分而制成的一类制剂。浸出制剂常用水或不同浓度的乙醇为溶剂采用适宜的浸出方法制备而成。以水为溶剂的浸出制剂有汤剂、合剂、糖浆剂、煎膏剂等；以乙醇为溶剂的浸出制剂有药酒、酊剂、流浸膏剂和浸膏剂等。有些流浸膏虽然用水浸提，但成品中仍需加有适量乙醇；用适宜的溶剂和方法浸提中药饮片获得提取物可进一步制备成其他制剂，如颗粒剂、片剂、浓缩丸剂、栓剂、软膏剂、气雾剂等。

一、汤剂

（一）特点

汤剂是将中药饮片或粗粒加水煎煮或沸水浸泡、去渣取汁而成的液体制剂。汤剂主要供内服，也可供含漱、洗浴、熏蒸之用。

汤剂是临床应用最早、最为广泛的传统剂型之一，汤剂组方灵活，可随症加减用药，适应中医辨证施治的需要；水为溶剂，价廉易得，制法简便，奏效迅速；但汤剂临用时制备，味苦量大，服用不便，不宜久置；挥发性及难溶性成分提取率或保留率低，可能影响疗效。

（二）质量要求

汤剂的质量与其正确的煎煮方法密不可分。汤剂制备通常将中药饮片加适量水浸泡适当时间，加热煎煮至沸腾并维持沸腾状一定时间，滤取煎液（头煎），药渣再依法加水煎煮1～2次，滤取煎液（二煎、三煎），合并各次煎液，分2～3份等量分装，即得。影响汤剂质量的制备因素如下。

1. 煎煮器具的选择　煎药器具传统多用陶器，也可选用搪瓷煎器、不锈钢煎器。医院煎药目前多已采用电热或蒸汽加热自动煎药机。

2. 加水量与浸泡时间　使用符合国家饮用水标准的自来水，头煎加水量一般为中药饮片的5～8倍，或浸过饮片面2～5cm；二煎、三煎加水量适当减少。头煎前一般浸泡30分钟。

3. 煎煮火候、时间与次数　汤剂煎煮时一般选择沸前“武火”，沸后“文火”。一般煎煮2～3次。头煎时间通常为45～60分钟，二煎时间通常为20～30分钟。其中，芳香性中药饮片，如不宜久煎，沸后一般煎煮15～20分钟；滋补类中药饮片一般头煎沸后“文火”慢煎40～60分钟，二煎煎煮时间适当缩短。

4. 特殊中药饮片煎煮的处理　方中某些不宜或不能同时入煎的药料，应酌情特殊处理，主要有先煎、后下、包煎、另煎和烊化等。

（1）先煎　先煎的中药饮片应加水煎煮10～15分钟后，再投入其他事先浸泡过的中药饮片，按照汤剂制备方法一同煎煮，制备汤剂。需要先煎的中药有：①质地坚硬、有效成分不易煎出的矿物类、贝壳甲骨类中药饮片，如水牛角、珍珠母、牡蛎、寒水石等；②先煎、久煎方能去除毒性或减轻毒性的有毒中药，如乌头、附子、商陆等。

（2）后下　后下的中药饮片应在方中其他中药饮片完成头煎前5～10分钟投入，共同煎煮，制备汤剂。需要后下的中药有：①含挥发油较多的气味芳香的中药饮片，如青蒿、薄荷、细辛等；②含有热敏性成分的中药饮片，如钩藤、大黄、番泻叶等。

（3）包煎　包煎的中药饮片应包入包煎袋内与其他中药饮片一同煎煮。需要包煎的中药有：①花粉类中药，如蒲黄；②细小种子类中药，如菟丝子、葶苈子、紫苏子等；③易沉淀于锅底的中药细粉，如六一散、黛蛤散等；④煎煮时易糊化、粘锅、焦化的含淀粉和黏液质较多的中药，如车前子、浮小麦等；⑤含附着绒毛较多的中药，如旋覆花、辛夷等。

（4）另煎　贵重中药，如鹿茸、西洋参、人参等，一般单独煎煮，取其煎液，与其他中药饮片煎煮后的汤剂混合后分次服用。

（5）烊化　胶类、糖类中药，如阿胶、饴糖等，可加适量开水溶化后加入其他中药煎煮的汤液中，或将需要烊化的中药加入制备好的汤剂中，加热溶化即可。

（6）冲服　难溶于水的贵重药物，如牛黄、三七等，宜粉碎成极细粉加入汤剂中服用。

（三）临床应用注意事项

汤剂制备应遵循汤剂配伍特点和制备要点并在药师指导下正确制备而成，确保不同药性中药中有效成分的煎出和保留。

汤剂含有复方中药多种活性成分，分别以溶解、乳化、混悬等不同分散方式形成多种分散体系，煎液冷却后常常出现沉淀，因此，汤剂服用时宜摇匀服用。

汤剂的服药温度应按医嘱，分别采用温服、凉服和热服。一般药性平和的中药，多采用温服，服药温度宜在35℃左右。止血收敛、清热解毒、祛暑药以及药后易呕吐者宜凉服。解表

药须热服，以助药力发汗。

（四）典型处方分析

旋覆代赭汤

【处方】旋覆花（包煎）9g　代赭石（先煎）15g　党参12g　制半夏9g　炙甘草5g　生姜12g　大枣4枚

【功能与主治】降逆化痰，益气和胃。用于胃虚气逆，痰浊内阻所致嗳气频作、胃脘痞硬、反胃呕恶、吐涎沫等症。

【用法与用量】口服，分2次温服。

【注解】汤剂煎煮时，须先将质地坚硬的代赭石置煎器内先煎；旋覆花为花类中药，须包煎入药；汤剂煎煮所得汤液宜趁热滤取，合并2次煎液后分2次温服，以确保2次用药的均一性。

二、合剂

（一）特点

合剂系指中药饮片用水或其他溶剂，采用适宜的方法提取制成的口服液体制剂，其中单剂量灌装者也可称为口服液。

中药合剂是在汤剂的基础上改进和发展而成的，克服了汤剂临用时制备的麻烦，是医院制剂常用的剂型之一。合剂的药物浓度较高，剂量较小，质量相对稳定，便于服用、携带和贮藏，适合工业化生产。但合剂的组方固定，不能像汤剂一样随证加减。

（二）质量要求

合剂可以根据需要加入适宜的附加剂。如需加入抑菌剂，除另有规定外，在确定制剂处方时，该处方的抑菌效力应符合《中国药典》抑菌效力检查法的规定，山梨酸和苯甲酸的用量不得超过0.3%（其钾盐、钠盐的用量分别按酸计），羟苯酯类的用量不得超过0.05%，如加入其他附加剂，其品种与用量应符合国家标准的有关规定，不影响成品的稳定性，并应避免对检验产生干扰。必要时可加入适量的乙醇。

合剂若加蔗糖，除另有规定外，含糖量一般不高于20%（g/ml）。

除另有规定外，合剂应澄清。在贮存期间不得有发霉、酸败、异物、变色、产生气体或其他变质现象，允许有少量摇之易散的沉淀。pH、相对密度、装量及微生物限度应符合规定。

除另有规定外，合剂应密封，置阴凉处贮存。

（三）临床应用注意事项

合剂因有少量摇之易散的沉淀，服用前应摇匀。

（四）典型处方分析

小建中合剂

【处方】桂枝90g　白芍180g　炙甘草60g　生姜90g　大枣90g

【功能与主治】温中补虚，和里缓急。用于脾胃虚寒，溃疡病，脘腹挛痛，食少，心悸。

【用法与用量】口服。一次20～30ml，一日3次。用时摇匀。

【注解】本品为棕黄色的液体，气微香，味甜、微辛。本品中桂枝水蒸气蒸馏提取挥发油，成品因含桂枝挥发油，贮藏时应密封保存。本品中添加麦芽糖为矫味剂、苯甲酸钠为防腐剂。本品允许有少量轻摇易散的沉淀，应摇匀后服用。

三、糖浆剂

（一）特点与分类

1. 特点　糖浆剂系指含有原料药物的浓蔗糖水溶液。糖浆剂含糖量高，有些含有芳香剂（香料），可以掩盖某些药物的不良嗅味，改善口感，易于服用，深受患者特别是儿童的欢迎。

2. 分类　根据其用途不同，糖浆剂分为两类。

（1）矫味糖浆　①单糖浆：系蔗糖的饱和水溶液，浓度为85%（g/ml）或64.74%（g/g）。它既是药用糖浆的原料，又可用作其他口服液体制剂的矫味剂、助悬剂，还可作为丸剂、片剂的黏合剂等。高浓度糖浆还是包糖衣的主要材料；②芳香糖浆，如橙皮糖浆、姜糖浆等，常用于矫味。

（2）药用糖浆　系指含药物、中药饮片提取物的浓蔗糖水溶液，能发挥相应的治疗作用，如川贝枇杷糖浆、养阴清肺糖浆等。

（二）质量要求

糖浆剂含蔗糖量应不低于45%（g/ml）。

饮片应按规定的方法提取、纯化、浓缩至一定体积，或将原料药物用新煮沸过的水溶解，加入单糖浆；如直接加入蔗糖配制，则需煮沸，必要时滤过，并自滤器上添加适量新煮沸过的水至处方规定量。

糖浆剂根据需要可加入适宜的附加剂，如需加入抑菌剂，除另有规定外，在确定制剂处方时，该处方的抑菌效力应符合《中国药典》抑菌效力检查法的规定，山梨酸和苯甲酸的用量不得过0.3%（其钾盐、钠盐的用量分别按酸计），羟苯酯的用量不得过0.05%。防腐效果还与糖浆剂的pH相关。例如，在含糖45%~80%（g/ml）的糖浆剂中用枸橼酸调节pH为3.0~3.5时，苯甲酸对霉菌和酵母菌的抑制作用较强，而山梨酸的最适宜pH为4.4~4.8。

如需加入其他附加剂，其品种与用量应符合国家标准的有关规定，且不影响成品的稳定性，并应避免对检验产生干扰。必要时可加入适量的乙醇、甘油或其他多元醇。糖浆剂应澄清，在贮存期间不得有发霉、酸败、产生气体或其他变质现象，允许有少量摇之易散的沉淀。应密封，避光置干燥处贮存。

按照《中国药典》规定的方法检查，糖浆剂的pH、相对密度、装量及微生物限度等均应符合规定。

（三）临床应用注意事项

中药糖浆剂含有较多蔗糖，易被微生物污染而长霉、发酵，因此，临床应用时应注意防止微生物污染。糖浆剂中允许有少量摇之易散的沉淀，用前应摇匀服用。中药糖浆剂易产生沉淀，沉淀过多不符合糖浆剂的质量要求，不宜服用。

（四）典型处方分析

川贝枇杷糖浆

【处方】川贝母流浸膏45ml　桔梗45g　枇杷叶300g　薄荷脑0.34g

【功能与主治】清热宣肺，化痰止咳。用于风热犯肺、痰热内阻所致的咳嗽痰黄或咯痰不爽、咽喉肿痛、胸闷胀痛；感冒、支气管炎见上述证候者。

【用法与用量】口服。一次10ml，一日3次。

【注解】本品中川贝母流浸膏系取川贝母45g，粉碎成粗粉，用70%乙醇作溶剂，浸渍5天后，缓缓渗漉，收集初渗漉液38ml，另器保存，继续渗漉，俟可溶性成分完全浸出，续渗漉液浓缩至适量，与初渗漉液混合，70%乙醇调整至45ml，滤过而成。本品添加适量杏仁香精的乙醇溶液作为矫味剂。本品含薄荷脑，贮藏时应密封并置阴凉处保存。

四、煎膏剂

（一）特点

煎膏剂系指中药饮片用水煎煮，煎液浓缩，加炼蜜或炼糖（或转化糖）制成的半流体制剂，俗称膏滋。具有体积小、稳定性好、易保存、口感好、服用方便等优点。

（二）质量要求

煎膏应质地细腻，稠度适宜，无焦臭、异味，无糖的结晶析出。不溶物检查时不得有焦屑等异物。若需加入药粉，除另有规定外，一般应待冷却后加入细粉，搅拌均匀。煎膏中加入炼蜜或炼糖（或转化糖）的量，一般不超过清膏量的3倍。除另有规定外，煎膏应密封，置阴凉处贮存。按照《中国药典》规定的方法检查，相对密度、不溶物、装量及微生物限度均应符合规定。凡加饮片细粉的煎膏剂，不检查相对密度，不溶物检查应在加饮片细粉之前。

（三）临床应用注意事项

煎膏剂多以滋补为主，兼有缓和的治疗作用，是中医滋补、防衰老、治疗慢性病的传统剂型之一，但须在医生指导下使用。煎膏剂由于含糖较高，高糖引起的渗透压大，微生物难以生长，成品中一般不需要添加防腐剂，但是，由于反复取用，膏滋表面易被微生物污染，因此，反复取用的器具应注意防止微生物污染。煎膏剂含糖浓度高，制备时常常因为炼糖程度把握不好导致成品放置过程中析出糖的结晶，俗称“返砂”。“返砂”后的煎膏剂质量不稳定，不宜使用。

（四）典型处方分析

益母草膏

【处方】益母草 1000g

【功能与主治】活血调经。用于血瘀所致的月经不调、产后恶露不绝，症见月经量少、淋漓不净、产后出血时间过长；产后子宫复旧不全见上述证候者。

【用法与用量】口服。一次 10g，一日 1～2 次。

【注解】

（1）本品制备时每 100g 清膏加红糖 200g 炼制，其中，红糖须先炼制后加入，其目的在于去除杂质、杀灭微生物、减少水分、防止返砂。炼糖方法：取蔗糖加入糖量一半的水，加入糖量 0.1% 酒石酸，加热溶解，保持微沸（110～115℃）2 小时，炼至"滴水成珠，脆不粘牙，色泽金黄"，转化率不低于60%，含水量约22%，即得。该法可较好地防止"返砂"，炼制标准容易控制，适合大生产。

（2）清膏中加入规定量的炼糖或炼蜜，继续加热熬炼，不断搅拌并捞除液面上的泡沫，至规定的相对密度，即可。除另有规定外，糖和蜜的用量一般为清膏量的 1～3 倍。收膏时随着稠度的增加，加热温度可相应降低。收膏的稠度与气候（气温）有关，冬季稍稀，夏季宜稠些，其相对密度一般控制在 1.40 左右。经验判断指标为：①用细棒趁热挑起，"夏天挂旗，冬天拉丝"；②用细棒趁热蘸取膏液滴于桑皮纸上，不现水迹；③将膏液滴于食指上与拇指共捻，能拉出约 2cm 左右的白丝（俗称"打白丝"）。

（3）制成的煎膏剂应分装在洁净干燥灭菌的大口容器中，待充分冷却后加盖密闭，以免水蒸气冷凝回入膏滋表面而产生霉败现象。煎膏剂应贮藏于阴凉干燥处。服用时的取用器具亦须干燥洁净。

（4）本品为棕黑色稠厚的半流体；气微，味苦、甜，因具有较好的活血调经作用，孕妇应禁用。

五、茶剂

（一）特点与分类

茶剂系指饮片或提取物（液）与茶叶或其他辅料混合制成的内服制剂，分为块状茶剂、袋装茶剂和煎煮茶剂。

（1）块状茶剂　可分为不含糖块状茶剂和含糖块状茶剂。不含糖块状茶剂系指饮片粗粉、碎片与茶叶或适宜的黏合剂压制成块状的茶剂；含糖块状茶剂系指提取物、饮片细粉与蔗糖等辅料压制成块状的茶剂。

（2）袋装茶剂　系指茶叶、饮片粗粉或部分饮片粗粉吸收提取液经干燥后，装入袋的茶剂，其中装入饮用茶袋的又称袋泡茶剂。

（3）煎煮茶剂　系指将饮片适当碎断后，装入袋中，供煎服的茶剂。

茶剂是传统的中药剂型之一，大多用于治疗风寒感冒、食积停滞、泻痢等疾病。茶剂体积小，用量少，便于携带，服用方便，且能较多地保留挥发性成分，易于生产。袋泡茶应能在较短时间内浸出有效成分，味厚、质坚及滋补性等饮片一般不宜制成袋泡茶。

（二）质量要求

茶剂中的饮片应按规定适当粉碎，并混合均匀。凡喷洒提取液的，应喷洒均匀。饮片及提取物在加入黏合剂或蔗糖等辅料时，应混合均匀。一般控制在 80℃以下干燥；含挥发性成分较多的应在 60℃以下干燥；不宜加热干燥的应选用适宜的方法干燥。茶叶和饮用茶袋应符合饮用茶标准的有关要求。茶剂应密闭贮存；含挥发性及易吸潮原料药物的茶剂应密封贮存。

按照《中国药典》规定的方法检查，不含糖块状茶剂以及袋装茶剂与煎煮茶剂的水分不得过 12.0%，含糖块状茶剂的水分不得过 3.0%。含糖块状茶剂应进行溶化性检查，即取供试品 1 块，加 20 倍量的热水，搅拌 5 分钟，应全部溶化，可有轻微浑浊，不得有焦屑等；但含饮片细粉的含糖块状茶剂不进行溶化性检查。此外，重量差异、装量差异、微生物限度检查应符合规定。

（三）临床应用注意事项

应根据不同类型的茶剂选择相应的使用方法。其中，块状茶剂、袋装茶剂一般采用泡服法，泡服时应结合所含活性成分的性质选择适宜的水温，一般采用温开水泡服，含挥发性成分较多的应用60℃以下温水泡服，加水量一般为200～300ml。煎煮茶剂按煎煮法制备后使用。

六、酒剂

（一）特点与分类

1. 特点　酒剂系指中药饮片用蒸馏酒提取制成的澄清液体制剂。

酒剂是我国应用最早的中药剂型之一。酒辛甘大热，能散寒、行血通络，作为提取溶剂有利于有效成分浸出，且具有易于分散、助长药效之特性。故祛风散寒、活血通络、散瘀止痛等方剂常制成酒剂。酒剂制备简便，剂量较小，服用方便，且不易霉变，易于保存。

2. 分类　按照给药途径，酒剂可分为内服酒剂与外用酒剂，其中酒剂多供内服。

（二）质量要求

生产酒剂所用的饮片一般应适当粉碎。内服酒剂应以谷类酒为溶剂，可用浸渍法、渗漉法或其他适宜方法制备。酒剂中可加入适量的糖或蜂蜜调味。配制后的酒剂需静置澄清，滤过后分装于洁净的容器中，在贮存期间允许有少量摇之易散的沉淀。除另有规定外，酒剂应密封，置阴凉处贮存。按照《中国药典》规定的方法检查，酒剂中总固体、乙醇量应符合各品种项下相关规定；除另有规定外，酒剂中含甲醇量不得过0.05%（ml/ml）；装量检查符合规定。酒剂微生物限度检查，除需氧菌总数每1ml不得过100cfu，霉菌和酵母菌总数每1ml不得过10cfu外，其他应符合规定。

（三）临床应用注意事项

酒剂为澄清液体，虽允许有少量轻摇易散的沉淀，但沉淀较多者不宜使用。酒剂内服应注意用量，儿童、孕妇、心脏病及高血压患者不宜服用。

（四）典型处方分析

舒筋活络酒

【处方】木瓜45g　桑寄生75g　玉竹240g　续断30g　川牛膝90g　当归45g　川芎60g　红花45g　独活30g　羌活30g　防风60g　白术90g　蚕沙60g　红曲180g　甘草30g

【功能与主治】祛风除湿，活血通络，养阴生津。用于风湿阻络、血脉瘀阻兼有阴虚所致的痹病，症见关节疼痛、屈伸不利、四肢麻木。

【用法与用量】口服。一次20～30ml，一日2次。

【注解】本品制备时先将红糖加入白酒中，用红糖酒作溶剂渗漉提取，可提高含糖酒剂的澄清度；渗漉时以每分钟1～3ml的速度缓缓渗漉以提高浸提效率。本品应进行乙醇量检查，乙醇量应为50%～57%。本品应密封置阴凉处保存，孕妇应慎用。

七、酊剂

（一）特点与分类

1. 特点　酊剂系指原料药物用规定浓度的乙醇提取或溶解而制成的澄清液体制剂，也可用流浸膏稀释制成。酊剂可供口服或外用。酊剂应置遮光容器内密封，置阴凉处贮存。

酊剂以乙醇为溶剂，含药量较高，服用剂量小，易于保存。因乙醇本身具有一定药理作用，其应用受到一定限制。

2. 分类　根据处方药物性质不同，可以分为普通酊剂和含毒剧药酊剂；根据用途不同，可分为内服酊剂和外用酊剂。

（二）质量要求

除另有规定外，普通中药酊剂每100ml相当于原饮片20g。含有毒性药品的中药酊剂，每100ml应相当于原饮片10g；其有效成分明确者，应根据其半成品的含量加以调整，使符合各酊剂项下的规定。酊剂可用溶解、稀释、浸渍或渗漉等方法制备。酊剂应澄清，久置允许有少量摇之易散的沉淀。除另有规定外，酊剂应遮光，密封，置阴凉处贮存。按照《中国药典》规定的方法检查，酊剂的乙醇量、装量及

微生物限度等均应符合有关规定。除另有规定外，酊剂中含甲醇量不得过0.05%（ml/ml）。

（三）临床应用注意事项

内服酊剂因含乙醇，注意应用人群的适宜性；外用酊剂用于创面，因含乙醇而有疼痛感。

（四）典型处方分析

藿香正气水

【处方】苍术160g　陈皮160g　厚朴（姜制）160g　白芷240g　茯苓240g　大腹皮240g　生半夏160g　甘草浸膏20g　广藿香油1.6ml　紫苏叶油0.8ml

【功能与主治】解表化湿，理气和中。用于外感风寒、内伤湿滞或夏伤暑湿所致的感冒，症见头痛昏重、胸膈痞闷、脘腹胀痛、呕吐泄泻；胃肠型感冒见上述证候者。

【用法与用量】口服。一次5～10ml，一日2次，用时摇匀。

【注解】本品为酊剂，性状为深棕色的澄清液体（贮存略有沉淀）；味辛、苦。本品制备时，广藿香油、紫苏叶油用乙醇适量溶解后加入溶液中，成品需要调整乙醇含量。本品应进行乙醇量检查，其乙醇量应为40%～50%。本品应密封保存。

八、流浸膏剂与浸膏剂

（一）特点与分类

1. 特点　流浸膏剂、浸膏剂系指饮片用适宜的溶剂提取，蒸去部分或全部溶剂，调整至规定浓度而成的制剂。除另有规定外，流浸膏剂要求每1ml相当于饮片1g；浸膏剂分为稠膏和干膏两种，每1g相当于饮片2～5g。

除另有规定外，流浸膏剂用渗漉法制备，也可用浸膏剂稀释制成。浸膏剂用煎煮法、回流法或渗漉法制备，全部提取液应低温浓缩至稠膏状，加稀释剂或继续浓缩、干燥至规定的量。其中，渗漉法的要点如下：

（1）根据饮片的性质可选用圆柱形或圆锥形的渗漉器。

（2）饮片须适当粉碎后，加规定的溶剂均匀湿润，密闭放置一定时间，再装入渗漉器内。

（3）饮片装入渗漉器时应均匀，松紧一致，加入溶剂时应尽量排出饮片间隙中的空气，溶剂应高出药面，浸渍适当时间后进行渗漉。

（4）渗漉速度应符合各品种项下的规定。

（5）收集85%饮片量的初漉液另器保存，续漉液经低温浓缩后与初漉液合并，调整至规定量，静置，取上清液分装。

2. 分类　根据溶剂不同，流浸膏剂与浸膏剂有以水为溶剂制备而成和以乙醇为溶剂制备而成之分，其中大多以不同浓度的乙醇为溶剂，以水为溶剂者较少。以水为溶剂的流浸膏剂中可酌加20%～25%的乙醇为防腐剂。

（二）质量要求

流浸膏剂久置若产生沉淀时，在乙醇量和有效成分含量符合各品种项下规定的情况下，可滤过除去沉淀。

除另有规定外，流浸膏剂与浸膏剂应置遮光容器内密封，流浸膏剂应置阴凉处贮存。

按照《中国药典》规定的方法检查，流浸膏剂和浸膏剂的装量、微生物限度应符合规定。含有乙醇的流浸膏剂的乙醇量应符合各品种项下规定；甲醇量除另有规定外，应不得过0.05%（ml/ml）。

（三）临床应用注意事项

除少数品种直接用于临床外，流浸膏剂多为配制酊剂、合剂、糖浆剂等的原料，浸膏剂一般多作为制备颗粒剂、片剂、胶囊剂、丸剂、软膏剂、栓剂等的原料。

（四）典型处方分析

当归流浸膏

本品为当归经加工制成的流浸膏。

【注解】本品以70%乙醇为溶剂，按渗漉法制备流浸膏要求制备，具有调经功能。本品可用于治疗月经不调、痛经等制剂的原料，一般不单独使用。本品应检查乙醇量，应为45%～50%。本品主要活性成分阿魏酸（$C_{10}H_{10}O_4$），成品含量应不得少于0.016%（g/ml）。

颠茄浸膏

本品为茄科植物颠茄 *Atropa belladonna* L.

的干燥全草经加工制成的浸膏。

【注解】本品以85%乙醇作溶剂，按渗漉法提取，分离除去叶绿素，进一步处理，低温干燥制备成的浸膏。本品含东莨菪内酯等活性成分，成品要求每1g含生物碱以硫酸天仙子胺（$C_{34}H_{46}N_2O_6 \cdot H_2SO_4$）计算，应为8.3～11.0mg；含东莨菪内酯（$C_{10}H_8O_4$）不得少于0.55mg。本品具有抗胆碱、解除平滑肌痉挛、抑制腺体分泌作用，用于治疗胃及十二指肠溃疡病，胃肠道、肾、胆绞痛等制剂的原料。青光眼患者忌服。

第三节　液体制剂

一、基本要求

（一）液体制剂的特点

液体制剂系指药物分散在适宜的分散介质中制成的液体形态制剂，可供内服或外用。液体制剂在制备中通过采用不同的分散方法使药物分别以分子、离子或微粒状态分散于液体分散介质中形成液体分散体系，被分散的药物称为分散相，分散介质亦称溶剂或连续相。与固体制剂相比，液体制剂的优点：①分散度大、吸收快、作用较迅速；②易控制药物浓度，可减少固体药物口服后由于局部浓度过高而引起的胃肠道刺激性；③便于分剂量和服用，尤其适用于儿童及老年患者等。但液体制剂稳定性较差，贮藏、运输不方便。

均相液体制剂应为澄明溶液；非均相液体制剂的药物粒子应分散均匀；口服液体制剂应外观良好、口感适宜；外用液体制剂应无刺激性；液体制剂保存和使用过程中不应发生霉变；包装容器适宜，方便患者携带和使用。

根据分散介质中药物粒子大小不同，液体制剂分为真溶液、胶体溶液、乳状液和混悬液四种分散体系，其中，胶体溶液又分为高分子溶液和溶胶。不同类型分散体系中微粒大小与特征见表5－1。

表5－1　不同类型分散体系中微粒大小与特征

分散体系类型		粒径（nm）	特征
真溶液型（低分子溶液剂）		＜1	以分子或离子状态分散的澄清溶液，均相，热力学稳定体系
胶体溶液型	高分子溶液剂	1～100	以高分子状态分散的澄清溶液，均相，热力学稳定体系
	溶胶剂		以多分子聚集体分散形成的多相体系；非均相，热力学不稳定体系
乳状液型（乳剂）		＞100	以液体微粒分散形成的多相体系，非均相，热力学和动力学不稳定体系
混悬液型（混悬剂）		＞500	以固体微粒分散形成的多相体系，非均相，热力学和动力学不稳定体系

（二）影响液体制剂质量稳定性的因素

为了提高液体制剂的质量稳定性，常加入增溶剂、助溶剂、潜溶剂、防腐剂、矫味剂和着色剂等附加剂，发挥改善药物的分散状态，提高液体制剂的稳定性，掩盖药物的不良嗅味等作用。

（1）增溶剂　增溶是指难溶性药物在表面活性剂形成的胶束作用下，在溶剂中溶解度增加并形成溶液的过程。具有增溶作用的表面活性剂称为增溶剂。增溶剂的最适宜亲水亲油平衡值（HLB）为15～18，常用的增溶剂有聚山梨酯、聚氧乙烯脂肪酸酯类等。

（2）助溶剂　难溶性药物与加入的第三种物质在溶剂中形成可溶性分子间络合物、缔合物或复盐等，以增加药物在溶剂中的溶解度。这第三种物质称为助溶剂。

（3）潜溶剂　系指能形成氢键以增加难溶性药物溶解度的混合溶剂。能与水形成潜溶剂的有乙醇、丙二醇、甘油、聚乙二醇等。

（4）防腐剂　系指具有抑菌作用，能抑制微生物生长繁殖的物质。常用的防腐剂如下。

①苯甲酸与苯甲酸钠：一般用量为0.1%～0.25%。苯甲酸水溶性较差，而苯甲酸钠易溶于水，应用方便。但因其分子型的苯甲酸透入菌体膜壁而发挥防腐作用，所以不论使用苯甲酸还是苯甲酸钠，都应在pH 4以下的药液中

使用。

②羟苯酯类（尼泊金类）：有羟苯甲酯、羟苯乙酯、羟苯丙酯、羟苯丁酯四种，抑菌作用强，一般用量为0.01%~0.25%。在酸性、中性及弱碱性药液中均有效。但随着pH的升高，在碱性药液中，由于酚羟基的解离和酯的水解而使尼泊金类附加剂防腐力下降。各种酯单用即可，若几种酯合用效果更佳。由于酯类在水中溶解度较小，可先用热水将尼泊金搅拌使之溶解后加入；或取尼泊金先溶解于少量乙醇中，再边搅边加入药液中。

③山梨酸与山梨酸钾：常用浓度为0.15%~0.25%。对细菌和霉菌均有较强抑菌效力。特别适用于含有吐温的液体药剂防腐（而尼泊金类防腐剂在含聚山梨酯的液体药剂中，因两者分子络合或尼泊金分子被聚山梨酯所形成的胶束包围，从而失去防腐能力）。

④其他：含20%以上的乙醇、含30%以上的甘油和中药中很多挥发油等均有防腐效力。此外，肌内注射用注射剂中常加用苯甲醇，既有止疼作用，也有防腐作用。

（三）表面活性剂

表面活性剂系指分子中同时具有亲水基团和亲油基团，具有很强的表面活性，能使液体的表面张力显著下降的物质。表面活性剂中亲水、亲油基团对水和油的综合亲和力，称为亲水亲油平衡值（HLB）。

1. 表面活性剂的作用 表面活性剂对液体制剂的质量稳定性具有重要的影响，可用作增溶剂、乳化剂、润湿剂、起泡剂、消泡剂以及去污剂、抑菌剂或消毒剂等。

（1）增溶剂 利用表面活性剂的两亲性形成胶团或胶束，可增加难溶性药物的溶解度，改善制剂的澄明度，提高制剂的稳定性。HLB值为15~18的表面活性剂适合用作增溶剂。

（2）乳化剂 使两种或两种以上互不相溶的混合液体形成稳定的乳状液。HLB值为8~16的表面活性剂适合用作O/W型乳化剂；HLB值为3~8的表面活性剂适合用作W/O型乳化剂。

（3）润湿剂 可提高饮片表面的润湿性而促进浸提、提高片剂的表面润湿性而加快崩解、提高混悬微粒的表面润湿性而促进分散等。HLB值为7~9的表面活性剂适合用作润湿剂。

（4）起泡剂与消泡剂 起泡剂具有发泡作用或稳定泡沫的作用，通常具有较高的HLB值和较强的亲水性，常用于腔道给药和皮肤给药。含有皂苷、树胶及具有表面活性高分子化合物的饮片，在浸提、浓缩时产生稳定的泡沫而影响操作，为了破坏泡沫，可加入少量表面张力小且亲水性小的戊醇、辛醇、醚类、硅酮类或HLB值通常为1~3的表面活性剂（消泡剂）替代泡沫表面原来的表面活性物质（起泡剂），使泡沫破坏。

（5）去污剂 去污剂最适宜表面活性剂的HLB值为13~16，其中，去污能力最强的是非离子型表面活性剂，其次为阴离子型表面活性剂。

（6）消毒剂和抑菌剂 大多数阳离子和两性离子型表面活性剂可以用作消毒剂。

2. 表面活性剂的种类 表面活性剂种类较多，按其解离情况不同分为离子型和非离子型两大类，其中离子型表面活性剂又分为阴离子型、阳离子型和两性离子型表面活性剂三类。

（1）阴离子型表面活性剂 本类表面活性剂起表面活性作用的是阴离子。主要包括高级脂肪酸盐、硫酸化物以及磺酸化物。

①高级脂肪酸盐：其分子结构通式为$(RCOO^-)_nM^{n+}$。常用脂肪酸的碳链R通常在C_{11}~C_{18}之间，以硬脂酸（$C_{18}H_{36}O_2$）、油酸（$C_{18}H_{34}O_2$）、月桂酸（$C_{12}H_{24}O_2$）等较常用。根据其金属离子（M^{n+}）的不同，又可分为碱金属皂、多价金属皂和有机胺皂等。本类表面活性剂具有良好的乳化能力，其中碱金属皂、有机胺皂常用作O/W型乳化剂，多价金属皂常用作W/O型辅助乳化剂。本类表面活性剂易被酸破坏，碱金属皂还可被钙、镁盐等破坏，电解质可使之盐析。本类表面活性剂具有一定的刺激性，一般只用于外用制剂。

②硫酸化物：为硫酸化油和高级脂肪醇的硫酸酯类，其分子结构通式为$ROSO_3^-M^+$，其中R在C_{12}~C_{18}之间。常用的有：a. 硫酸化蓖麻油，俗称土耳其红油，可与水混合，为无刺激性的去污剂和润湿剂，可代替肥皂洗涤皮肤，

亦可用作挥发油或水不溶性杀菌剂的增溶；b. 高级脂肪醇硫酸酯类，如十二烷基硫酸钠（又称月桂醇硫酸钠）常用作 O/W 型乳化剂。其乳化能力很强，并较肥皂类稳定，主要用于外用软膏的乳化剂。

③磺酸化物：主要有脂肪族磺酸化物、烷基芳基磺酸化物、烷基萘磺酸化物等，分子结构通式为 $RSO_3^-M^+$。常用的有：a. 脂肪族磺酸化物，如二辛基琥珀酸磺酸钠（商品名“阿洛索-OT”）等；b. 烷基芳基磺酸化物，如十二烷基苯磺酸钠，广泛用作洗涤剂。

（2）阳离子型表面活性剂　本类表面活性剂分子结构中起表面活性作用的是阳离子，即分子结构中含有一个五价的氮原子，又称季铵化物。其水溶性大，在酸性或碱性溶液中均较稳定，具有良好的表面活性和杀菌作用，但毒性大，主要用于皮肤、器械等消毒。常用的有苯扎氯铵（洁尔灭）、苯扎溴铵（新洁尔灭）等。

（3）两性离子型表面活性剂　本类表面活性剂的分子结构中同时含有阴、阳离子基团，在不同 pH 介质中可表现出阴离子或阳离子表面活性剂的性质，即在碱性水溶液中呈现阴离子表面活性剂的性质，具有较好的起泡性、去污力；在酸性水溶液中则呈现阳离子表面活性剂的性质，具有很强的杀菌能力。

①天然的两性离子表面活性剂：主要有豆磷脂和卵磷脂，常用的是卵磷脂，其分子结构由磷酸酯型的阴离子部分和季铵盐型的阳离子部分组成，不溶于水，但对油脂的乳化能力很强，可制得乳滴细小而不易被破坏的乳剂，常用于注射用乳剂及脂质体的制备。

②合成的两性离子表面活性剂：本类表面活性剂的阴离子部分主要是羧酸盐，阳离子部分主要是胺盐或季铵盐。由胺盐构成者即为氨基酸型，由季铵盐构成者即为甜菜碱型。氨基酸型在等电点（一般为微酸性）时，亲水性减弱，可能产生沉淀；甜菜碱型不论在酸性、碱性或中性溶液中均易溶解，在等电点时也无沉淀，适用于任何 pH 的溶液。

（4）非离子型表面活性剂　本类表面活性剂在水中不解离，其分子结构中亲水基团多为甘油、聚乙二醇和山梨醇等多元醇，亲油基团多为长链脂肪酸或长链脂肪醇以及烷基或芳基等，以酯键或醚键相结合。本类表面活性剂广泛应用于外用制剂、内服制剂，少数品种可用于注射剂。

①多元醇类：本类表面活性剂系由山梨醇与不同的脂肪酸组成的酯类化合物，常用的是脂肪酸山梨坦，即脱水山梨醇脂肪酸酯，商品名为司盘类（Spans）。该类表面活性剂亲油性较强，常用作 W/O 型乳剂的乳化剂或 O/W 型乳剂的辅助乳化剂。

根据所结合的脂肪酸种类和数量的不同，本类表面活性剂有以下常用品种：月桂酸山梨坦（司盘 20）、棕榈酸山梨坦（司盘 40）、硬脂酸山梨坦（司盘 60）、油酸山梨坦（司盘 80）、三油酸山梨坦（司盘 85）等。

②聚山梨酯类：本类表面活性剂是在司盘类表面活性剂分子结构的剩余羟基上，结合聚氧乙烯基而成的醚类化合物，商品为吐温类（Tweens）。由于分子中含有大量亲水性的聚氧乙烯基，故其亲水性显著增强，成为水溶性表面活性剂，主要用作增溶剂、O/W 型乳化剂、润湿剂和助分散剂。

根据所结合的脂肪酸种类和数量的不同，本类表面活性剂有以下常用品种：聚山梨酯 20（吐温 20）、聚山梨酯 40（吐温 40）、聚山梨酯 60（吐温 60）、聚山梨酯 80（吐温 80）、聚山梨酯 85（吐温 85）等。

③聚氧乙烯脂肪酸酯：本类表面活性剂系由多个聚乙二醇与长链脂肪酸缩合而成，商品有卖泽（Myrj）。该类表面活性剂的水溶性和乳化性很强，常用作 O/W 型乳剂的乳化剂。常用的有聚氧乙烯 40 硬脂酸酯。

④聚氧乙烯脂肪醇醚：本类表面活性剂是由多个聚乙二醇与脂肪醇缩合而成的醚类，商品有苄泽（Brij）。常用的是 Brij 30、Brij 35，分别为不同分子量的聚乙二醇与月桂醇缩合而成，具有较好的亲水性，常用作增溶剂和 O/W 型乳化剂。

⑤聚氧乙烯聚氧丙烯共聚物：本类表面活性剂是由聚氧乙烯和聚氧丙烯聚合而成，又称泊洛沙姆（poloxamer），商品名为普朗尼克

(Pluronic)。聚氧乙烯基具有亲水性，而聚氧丙烯基则随着相对分子质量增大亲油性逐渐增强，具有亲油性。常用的是泊洛沙姆188，常用作增溶剂和O/W型乳化剂。

二、溶液剂

（一）特点与分类

溶液剂系指原料药物溶解于适宜溶剂中制成的澄清液体制剂。溶液剂以分子或离子状态分散，制剂稳定性好。根据分散相不同，可分为低分子溶液、高分子溶液和溶胶剂。

1. 低分子溶液剂　系指小分子药物以分子或离子状态分散在溶剂中形成的均相液体制剂。所形成的分散体系均匀、透明并能通过半透膜，可供内服或外用。常用的有溶液剂、芳香水剂、甘油剂、酯剂等。

（1）溶液剂　系指药物溶解于溶剂中形成的澄清液体制剂。药物一般为不挥发的小分子药物，溶剂多用水，也有用乙醇或油为溶剂，制备时根据需要可加入增溶剂、助溶剂、防腐剂等附加剂。

（2）芳香水剂　系指芳香挥发性药物（多为挥发油）的饱和或近饱和水溶液，也可用适宜浓度的乙醇为溶剂制成浓芳香水剂。含挥发性成分的中药经水蒸气蒸馏制备而成的芳香水剂又称为露剂。

（3）醑剂　系指挥发性药物，多为挥发油的浓乙醇溶液。可以内服、外用。醑剂中药物浓度一般为5%~20%，乙醇浓度一般为60%~90%。

（4）甘油剂　系指药物溶解于甘油中制成的专供外用的溶液剂，常用于口腔、耳鼻喉科疾病。

2. 高分子溶液剂　系指高分子化合物溶解于溶剂中制成的均匀分散的液体制剂，属于热力学稳定体系。亲水性强的高分子化合物以水为溶剂时能与水发生水化作用，水化后以分子状态分散于水中形成高分子溶液，称为亲水性高分子溶液，又称亲水胶体溶液，如蛋白质类、酶类、纤维素衍生物等制成的高分子溶液，如胃蛋白酶合剂。亲水性弱的高分子化合物溶解于非水溶剂中形成高分子溶液，称为非亲水性高分子溶液，如玉米朊乙醇溶液。

高分子溶液中分子周围的水化膜可阻碍质点的相互聚集。水化膜的形成是决定其稳定性的主要因素，任何能破坏分子周围水化膜形成的因素均会影响高分子溶液稳定性。如向高分子溶液中加入大量电解质或乙醇、丙酮等脱水剂时，会破坏高分子质点水化膜而使其凝聚沉淀。

3. 溶胶剂　系指固体药物以多分子聚集体分散于水中形成的非均相的液体制剂，亦称疏水胶体溶液。溶胶剂具有极大的分散度，分散相质点与溶剂之间存在相界面，属热力学不稳定体系。

溶胶胶粒上形成的厚度为1~2个离子的带电层，称为吸附层。在荷电胶粒的周围形成了与吸附层电荷相反的扩散层。这种由吸附层和扩散层构成的电性相反的电层称为双电层，又称扩散双电层。双电层之间的电位差称ζ电位。溶胶粒子表面扩散双电层ζ电位的高低决定了胶粒之间斥力的大小，是决定溶胶稳定性的主要因素。另外，由于溶胶质点表面所形成的双电层中离子的水化作用，使胶粒外形成水化膜，在一定程度上增加了溶胶的稳定性。

（二）质量要求

溶液剂可供口服或外用，其中，口服溶液剂的溶剂一般用水，根据制剂需要可加入适宜的附加剂，其品种与用量应符合国家标准的有关规定。如需加入抑菌剂，该处方的抑菌效力应符合抑菌效力检查法的规定。该类制剂常采用溶剂法或稀释法制备，制剂应稳定、无刺激性，不得有发霉、酸败、变色、异物、产生气体或其他变质现象。除另有规定外，应避光、密封贮存。

除另有规定外，单剂量包装的口服溶液剂应进行装量检查，多剂量包装的口服溶液剂应进行最低装量检查。微生物限度检查，除另有规定外，照非无菌产品微生物限度检查：微生物计数法和控制菌检查法及非无菌药品微生物限度标准检查，应符合规定。

（三）典型处方分析

薄荷水

【处方】薄荷油2ml　滑石15g　蒸馏水加至1000ml

【功能与主治】芳香矫味，清凉避暑，驱风。用于胃肠充气，亦用于制剂的矫味。

【用法与用量】口服，一次 10～15ml，一日 3 次。

【注解】薄荷油在水中的溶解度为 0.05%，滑石作为薄荷油的分散剂，共研时可使挥发油吸附在滑石的颗粒周围，加水振摇时，易使挥发油均匀分布于水中以增加溶解度。同时滑石粉还具有吸附作用，过量的挥发油过滤时因吸附在滑石粉表面而被去除，起到助滤作用。

碘甘油

【处方】碘 10g　碘化钾 10g　纯化水 10ml　甘油适量

【功能与主治】黏膜消毒剂。用于口腔黏膜溃疡，牙龈炎及冠周炎。

【用法与用量】外用，用棉签蘸取少量本品涂于患处。一日 2～4 次。

【注解】碘在甘油中的溶解度约为 1.0%，加入碘化钾与碘形成可溶性络合物而助溶，并可提高碘的稳定性。甘油作为碘的溶剂可缓和碘对黏膜的刺激性，甘油可使药物滞留皮肤、黏膜而延长疗效。本品临床应用时不宜用水稀释，以免增加刺激性。

三、乳剂

（一）特点与分类

乳剂系指两种互不相溶的液体，经乳化制成的一种液体以液滴状态分散于另一相液体中形成的非均相分散体系的液体制剂。其中形成液滴的液体称为分散相、内相或非连续相，另一相液体则称为分散介质、外相或连续相。

乳剂由水相（W）、油相（O）和乳化剂组成。根据乳化剂的种类、性质及相容积比情况不同，可形成水包油（O/W）型或油包水（W/O）型乳剂，也可制备复乳，如 W/O/W 型或 O/W/O 型；根据乳滴粒径大小不同，乳剂可分为普通乳、亚微乳和纳米乳。决定乳剂类型的主要因素是乳化剂的性质、油水相的容积比、乳化温度及制备方法等。

乳剂中的液滴的分散度大，药物吸收和药效发挥快，有利于提高生物利用度，还可以制成静脉注射乳剂、静脉营养乳剂；油性药物制成乳剂能保证剂量准确，而且使用方便；水包油型乳剂可掩盖药物的不良臭味；外用乳剂能改善对皮肤、黏膜的渗透性，减少刺激性。

（二）乳剂的稳定性及其影响因素

1. 乳剂的不稳定现象　乳剂属热力学不稳定的非均相体系，由于分散体系及外界条件的影响可能出现分层、絮凝、转相、破裂和酸败等不稳定现象。

（1）分层　乳剂在放置过程中，乳滴逐渐聚集在上层或下层的现象，称为分层。乳剂的分层速度符合 Stoke′s 定律，如减少乳滴的粒径、增加连续相的黏度、降低分散相与连续相之间的密度差等均能降低分层速度。

（2）絮凝　由于 ζ 电位降低促使液滴聚集，出现乳滴聚集成团的现象，称为絮凝。此时，乳滴的聚集和分散是可逆的，但通常是乳滴破裂的前期。乳剂中的电解质和离子型乳化剂的存在是产生絮凝的主要原因。

（3）转相　由 O/W 型乳剂转变为 W/O 型乳剂或出现相反的变化称为转相。这种转相通常是因外加物质使乳化剂的性质改变或油、水相容积发生变化所致。

（4）破裂　分散相乳滴合并且与连续相分离成不相混溶的两层液体的现象称为破裂。乳剂破裂是不可逆的，一旦发生就不能恢复到原来均匀的状态。

（5）酸败　乳剂受外界因素及微生物作用，使体系中油相或乳化剂发生变质的现象称为酸败。通常可以根据需要加适量抗氧剂、防腐剂等。

2. 影响乳剂稳定性的因素及稳定化措施

（1）乳化剂的性质　适宜 HLB 值的乳化剂是乳剂形成的关键，任何改变原乳剂中乳化剂 HLB 值的因素均影响乳剂的稳定性。

（2）乳化剂的用量　一般应控制在 0.5%～10%，用量不足则乳化不完全，用量过大则形成的乳剂黏稠。

（3）分散相的浓度　一般宜在 50% 左右，过高（75% 以上）则不利于乳剂的稳定。

（4）分散介质的黏度　适当增加分散介质

的黏度可提高乳剂的稳定性。

（5）乳化及贮藏时的温度　一般认为适宜的乳化温度为50～70℃，乳剂贮藏期间过冷或过热均不利于乳剂的稳定。

（6）制备方法及乳化器械　油相、水相、乳化剂的混合次序及药物的加入方法影响乳剂的形成及稳定性，乳化器械所产生的机械能在制备过程中转化成乳剂形成所必需的乳化功，且决定了乳滴的大小。

（7）其他　如微生物的污染等，应避免制备过程中的微生物污染，应加适量的防腐剂。

（三）乳剂的质量要求

乳剂可以口服、外用、肌内注射和静脉注射。其中，口服乳剂的外观应呈均匀的乳白色，以半径为10cm的离心机每分钟4000转的转速离心15分钟，不应有分层现象。乳剂可能会出现相分离的现象，但经振摇应易再分散。其他给药途径乳剂的质量要求见相应剂型项下要求。

除另有规定外，单剂量包装的口服乳剂的装量检查，应符合规定。凡规定检查含量均匀度者，一般不再进行装量检查。多剂量包装的口服乳剂照最低装量检查法检查，应符合规定。

（四）临床应用注意事项

临床应用应注意观察口服乳剂的外观性状，外观应无分层现象，无异嗅味，内服口感适宜，有良好的流动性，无霉变。

（五）典型处方分析

鱼肝油乳剂

【处方】鱼肝油500ml　阿拉伯胶125g　西黄蓍胶7g　糖精钠0.1g　杏仁油1ml　羟苯乙酯0.5g　纯化水加至1000ml

【功能与主治】用于预防和治疗成人维生素A和维生素D缺乏症。

【用法与用量】口服。一日30ml，一日3次。

【注解】处方中鱼肝油为药物，兼作油相；阿拉伯胶为乳化剂；西黄蓍胶为稳定剂；糖精钠和杏仁油为矫味剂；羟苯乙酯为防腐剂。本品研磨制备时应沿着一个方向研磨成初乳后再经稀释而成。

四、混悬剂

（一）特点

混悬剂系指难溶性固体药物以微粒状态分散于分散介质中形成的非均相的液体制剂，也包括干混悬剂。干混悬剂系指难溶性固体药物与适宜辅料制成粉末状或粒状物，临用时加水振摇即可分散成混悬液的制剂。混悬剂属于粗分散体系，且分散相有时可达总重量的50%。

适宜制成混悬剂的药物包括需制成液体制剂供临床应用的难溶性药物；为了发挥长效作用或为了提高在水溶液中稳定性的药物。但剧毒药或剂量小的药物不应制成混悬液。

（二）混悬剂的稳定性及其稳定化措施

混悬剂的分散相微粒粒径大于胶粒，微粒的布朗运动不显著，易受重力作用而沉降，故为动力学不稳定体系。另外，其微粒仍有较大的界面能，容易聚集，又属于热力学不稳定体系。

1. 混悬剂的稳定性

（1）微粒间的排斥力与吸引力　混悬液中的微粒因解离或吸附等而带电，微粒间因带有相同电荷而互相排斥，同时微粒间还因范德华力又互相吸引，当达到平衡时，两微粒能稳定地保持一定的距离。当两微粒逐渐靠近，吸引力略大于排斥力时，可形成疏松的聚集体，呈絮状结构，稍加振摇即被分散。带相同电荷微粒间产生的排斥力随着离子间距离缩小而逐渐增强，当达到一定距离时排斥力达到最大值。但这并非混悬剂的最佳稳定条件，这是因为若因振摇或微粒的热运动等而使离子间距再略微缩小，微粒间则产生强烈吸引而结成较难被分散的硬块，因此，混悬液体系中以微粒间吸引力略大于排斥力且吸引力不太大时混悬液的稳定性最好。

（2）混悬粒子的沉降　在一定条件下，混悬液中微粒的沉降速度遵循Stoke's定律。

$$V=2r^2(\rho_1-\rho_2)g/9\eta \qquad (5-1)$$

式中，V——微粒沉降速度（$cm\cdot s^{-1}$）；r——微粒半径（cm）；ρ_1、ρ_2——微粒和介质的密度（$g\cdot ml^{-1}$）；g——重力加速度（$cm\cdot s^{-2}$）；η——分散介质的黏度（$g\cdot cm^{-1}\cdot s^{-1}$）。

由Stoke′s定律可见，微粒沉降速度V与微粒半径的平方r^2、与微粒和分散介质的密度差$(\rho_1-\rho_2)$成正比，与分散介质的黏度η成反比。

（3）微粒增长与晶型的转变　当混悬液中药物微粒大小差异较大时，粒径较小的微粒易溶解并在贮藏过程中逐渐析出在大微粒表面，使得大微粒粒径逐渐增大，沉降速度加快。

同质多晶型药物中亚稳定型的溶出速度与溶解度比稳定性大，且体内吸收好。亚稳定型在贮藏过程中逐步转化为稳定型，使稳定型不断长大结块，从而影响混悬型液体制剂的稳定，且可能降低药效。

（4）温度的影响　温度影响药物微粒的溶解与结晶过程，可能导致结晶长大、晶型转变。

2. 混悬剂的稳定化措施

（1）控制分散相微粒的粒径和粒径差　减小微粒粒径，缩小分散相微粒与分散介质之间的密度差；减小微粒间的粒径差，防止混悬剂放置过程中小粒子溶解使大粒子增长。

（2）选用适宜的混悬剂稳定剂　为了增加混悬剂的物理稳定性，在制备时需加入能使混悬剂稳定的附加剂，包括润湿剂、助悬剂、絮凝剂和反絮凝剂等。

①润湿剂能使疏水性药物在分散介质中易于分散。常用的润湿剂有吐温类、司盘类表面活性剂等。

②助悬剂能增加分散介质的黏度、降低微粒的沉降速度，同时能被药物微粒表面吸附形成机械性或电性保护膜，防止微粒间互相聚集或产生晶型转变，或使混悬液具有触变性，从而增加其稳定性的附加剂。

常用的助悬剂：①低分子助悬剂，如甘油、糖浆剂等；②高分子助悬剂，主要分为天然和合成高分子助悬剂。常用的天然高分子助悬剂及其用量分别为阿拉伯胶5%~15%、西黄蓍胶0.5%~1%、琼脂0.3%~0.5%，此外尚有海藻酸钠、白及胶、果胶等。常用的合成高分子助悬剂有甲基纤维素、羧甲纤维素钠、羟乙纤维素、聚维酮、聚乙烯醇等，一般用量为0.1%~1.0%，此类助悬剂性质稳定，受pH影响小，但与某些药物有配伍变化；③硅酸类，如胶体二氧化硅、硅酸铝、硅皂土等。

③絮凝剂与反絮凝剂能使混悬剂产生絮凝或反絮凝，其中，加入适量的电解质可使混悬剂中微粒周围双电层形成的ζ电位降低到一定程度，使得微粒间吸引力稍大于排斥力，形成疏松的絮状聚集体，经振摇又可恢复成分散均匀混悬液的现象叫絮凝，所加入的电解质称为絮凝剂。相反，加入电解质后使ζ电位升高，阻碍微粒之间碰撞聚集的现象称为反絮凝，能起反絮凝作用的电解质称为反絮凝剂，加入适宜的反絮凝剂也能提高混悬剂的稳定性。

同一电解质可因用量不同起絮凝作用或反絮凝作用，如枸橼酸盐、枸橼酸氢盐、酒石酸盐、酒石酸氢盐、磷酸盐及一些氯化物等。

（三）混悬剂的质量要求

混悬剂应分散均匀，放置后若有沉淀物，经振摇应易再分散。混悬剂在标签上应注明“用前摇匀”；除另有规定外，用于口服的混悬剂应进行以下相应检查。

1. 装量　除另有规定外，单剂量包装的口服混悬液应进行装量检查。凡规定检查含量均匀度者，一般不再进行装量检查。

多剂量包装的口服混悬剂和干混悬剂照最低装量检查法检查，应符合规定。

2. 装量差异　除另有规定外，单剂量包装的干混悬剂应进行装量差异检查，应符合规定。

3. 干燥失重　除另有规定外，干混悬剂照干燥失重测定法，减失重量不得过2.0%。

4. 沉降体积比　口服混悬剂沉降体积比应不低于0.90。

5. 微生物限度　除另有规定外，照非无菌产品微生物限度检查：微生物计数法和控制菌检法及非无菌药品微生物限度标准检查，应符合规定。

（四）临床应用注意事项

混悬剂使用前须摇匀。混悬剂应放在低温避光的环境中保存，避免发生不稳定变化。

（五）典型处方分析

炉甘石洗剂

【处方】炉甘石 150g 氧化锌 50g 甘油 50ml 羧甲纤维素钠 2.5g 纯化水加至 1000ml

【功能与主治】用于治疗急性皮炎、急性湿疹、荨麻疹等急性瘙痒性皮肤病。

【用法与用量】局部外用，取适量涂于患处，一日 2～3 次。

【注解】炉甘石、氧化锌为药物，甘油为润湿剂，羧甲纤维素钠为助悬剂。制备时将炉甘石和氧化锌粉末先加甘油研成细糊，再与羧甲纤维素钠水溶液混合，使粉末周围形成水的保护膜，以阻碍颗粒的聚集，振摇时易摇匀。本品外用，用前摇匀。

第四节 注射剂

一、基本要求

（一）特点与分类

注射剂系指原料药物或与适宜的辅料制成的供注入体内的无菌制剂。注射剂药效迅速，作用可靠。适用于不宜口服的药物，或不能口服给药的患者，可以产生局部定位或延长药效的作用。有些注射液可用于疾病诊断。但注射剂使用不便，注射时疼痛；其质量要求高，制备过程复杂，需要特定的条件与设备，成本较高；一旦注入机体，其作用难以逆转，若使用不当极易发生危险等。

注射剂可分为注射液、注射用无菌粉末与注射用浓溶液等。

1. 注射液 系指原料药物或与适宜的辅料制成的供注入体内的无菌液体制剂。按照分散状态不同，注射液分为溶液型、乳状液型和混悬型等注射液。按照注射用容积大小不同，可分为可灭菌小容量型注射液和供静脉滴注用的大容量注射液，后者也可称为输液。

2. 注射用无菌粉末 系指原料药物或与适宜辅料制成的供临用前用无菌溶液配制成注射液的无菌粉末或无菌块状物，可用适宜的注射用溶剂配制后注射，也可用静脉输液配制后静脉滴注。以冷冻干燥法制备的注射用无菌粉末，也可称为注射用冻干制剂。注射用无菌粉末配制成注射液后应符合注射剂的要求。

3. 注射用浓溶液 系指原料药物与适宜辅料制成的供临用前稀释后注射的无菌浓溶液。注射用浓溶液稀释后应符合注射剂的要求。

（二）注射给药途径及相关要求

注射给药具有多种给药途径，主要途径及其特点如下。

1. 皮内注射 注射部位在表皮与真皮之间。一次注射量为 0.2ml 以下，常用于药物过敏性试验或者临床疾病诊断。

2. 皮下注射 注射部位在真皮与肌内之间。一次注射量为 1～2ml，吸收较皮内注射稍快，可产生局部或全身作用。一般皮下注射采用药物的水溶液，原因在于人皮下比较敏感，故具有刺激性的药物或混悬液型注射剂不宜作皮下注射。

3. 肌内注射 注射部位在肌肉组织。一次注射量为 5ml 以下，其吸收比皮下注射更快，刺激性相对较小，因此除药物的水溶液外，油溶液、混悬液、乳状液型注射剂均可使用。

4. 静脉注射 注入静脉内，一次注射量自几毫升至几千毫升，且多为水溶液。一般注射量在 5～50ml 为静脉推注，一次注射量较大甚至可达数千毫升为静脉滴注。油溶液和混悬液或乳状液易引起毛细血管栓塞，一般不宜静脉注射，但平均直径小于 1μm 的乳状液，可作静脉注射。凡能导致红细胞溶解或使蛋白质沉淀的药液，均不宜静脉给药。静脉注射起效最快，常作急救、补充体液和提供营养之用。

5. 脊椎腔注射 注射部位在脊椎四周蛛网膜下腔内，一次注射量在 10ml 以下。该部位脑脊液量少，循环缓慢，神经组织比较敏感，故脊椎腔注射剂必须等渗，pH 在 5.0～8.0 之间，应缓慢注入。

6. 动脉内注射 注入靶区动脉末端，如诊断用动脉造影剂、肝动脉栓塞剂等。

7. 其他 包括心内注射、关节腔注射、滑膜腔内注射、穴位注射以及鞘内注射等。

（三）影响注射剂疗效和安全性的因素

注射剂的疗效受诸多因素影响，与原料的质量、组方的配伍、用药剂量、提取与分离、纯化方法以及临床给药途径等因素密切相关。

1. 原料质量　中药饮片存在药材来源、产地、采收、加工炮制等多方面的差异，导致中药有效成分含量有差异，从而使注射剂的质量产生差异，因此应从控制原料质量入手保证中药注射剂的质量。

2. 剂量与工艺　中药注射剂由于经过提取纯化后有效成分含量偏小，这可能是造成某些中药注射剂疗效不显著的原因。需采用新技术、新方法提高中药注射剂中的有效成分含量，并进一步通过增溶、助溶或其他增加溶解度的方法提高相关成分的溶解度，以保证临床疗效的发挥。

注射剂易发生的问题有刺激性、澄明度等。刺激性与有效成分本身的刺激性、杂质、药液pH及渗透压不当等因素有关。澄明度问题与杂质未除尽、药液pH改变、有效成分水溶性小等因素有关。

3. 临床应用　临床应用中药注射剂应严格掌握适应证，合理选择给药途径。一般要求能口服给药的，不选用注射给药；能肌内注射给药的，不选用静脉注射或滴注给药。必须选用静脉注射或滴注给药的应加强监测。临床应用应根据说明书用药，不同类型注射液应遵照相应的临床应用要求。

（四）质量要求及检查项目

溶液型注射液应澄清；除另有规定外，混悬型注射液中原料药物粒径应控制在15μm以下，含15～20μm（间有个别20～50μm）者，不应超过10%，若有可见沉淀，振摇时应容易分散均匀。乳状液型注射液，不得有相分离现象；静脉用乳状液型注射液中90%的乳滴粒径应在1μm以下，除另有规定外，不得有大于5μm的乳滴。除另有规定外，输液应尽可能与血液等渗。注射剂的标签或说明书中应标明其中所用辅料的名称，如有抑菌剂还应标明抑菌剂的种类及浓度；注射用无菌粉末应标明配制溶液所用的溶剂种类，必要时还应标注溶剂量。

注射剂的质量检查项目如下。

（1）装量　按《中国药典》规定的方法检查，应符合规定。

（2）装量差异　注射用无菌粉末按《中国药典》规定的方法检查，应符合规定。凡规定检查含量均匀度的注射用无菌粉末，一般不再进行装量差异检查。

（3）渗透压摩尔浓度　静脉输液及椎管注射用注射液应符合规定。

（4）可见异物　按《中国药典》规定的可见异物检查法检查，应符合规定。

（5）不溶性微粒　用于静脉注射、静脉滴注、鞘内注射、椎管内注射的溶液型注射液、注射用无菌粉末及注射用浓溶液，按《中国药典》规定的不溶性微粒检查法检查，应符合规定。

（6）中药注射剂有关物质　系指中药经提取、纯化制成注射剂后，残留在注射剂中可能含有并需要控制的物质。一般应检查蛋白质、鞣质、树脂等，静脉注射液还应检查草酸盐、钾离子等。中药注射剂按《中国药典》规定检查有关物质，应符合各品种项下规定。

（7）重金属及其有害元素残留量　中药注射剂按《中国药典》规定的铅、镉、砷、汞、铜测定法测定，按各品种项下每日最大使用量计算，铅不得超过12μg，镉不得超过3μg，砷不得超过6μg，汞不得超过2μg，铜不得超过150μg。

（8）无菌　按照《中国药典》规定的无菌检查法检查，应符合规定。

（9）细菌内毒素或热原　静脉用注射剂按各品种项下的规定，按《中国药典》细菌内毒素检查法或热原检查法检查，应符合规定。

二、可灭菌小容量型注射液

（一）分类

按照分散系统分类，可灭菌小容量型注射液可分为溶液型、乳状液型和混悬型。中药注射剂一般不宜制成混悬型注射液。

（二）质量要求

注射液在生产和贮存过程中应符合下列规定。

（1）注射剂所用的原辅料应从来源及生产工艺等环节进行严格控制并应符合注射用的质量要求。除另有规定外，制备中药注射剂的饮片等原料药物应严格按各品种项下规定的方法提取、纯化，制成半成品、成品，并应进行相应的质量控制。

注射剂所用溶剂应安全无害，并与其他药用成分兼容性良好，不得影响活性成分的疗效和安全性。一般分为水性溶剂和非水性溶剂。

水性溶剂最常用的为注射用水，也可用0.9%氯化钠溶液或其他适宜的水溶液。①注射用水：为纯化水经蒸馏所得到的水，应符合细菌内毒素试验要求。注射用水必须在防止细菌内毒素产生的设计条件下生产、贮藏及分装。其质量应符合《中国药典》注射用水项下的规定。注射用水可作为配制注射剂、滴眼剂等的溶剂或稀释剂及容器的精洗。注射用水为无色的澄明液体；无臭；pH应为5.0~7.0；氨含量不得超过0.00002%；每1ml中含细菌内毒素量应小于0.25EU；需氧菌总数每100ml不得过10cfu；硝酸盐与亚硝酸盐、电导率、总有机酸、不挥发物与重金属检查应符合规定。②灭菌注射用水：为注射用水按照注射剂生产工艺制备所得，不含任何添加剂。主要用于注射用无菌粉末的溶剂或注射剂的稀释剂。其质量应符合《中国药典》灭菌注射用水项下的规定。灭菌注射用水灌装规格应适应临床需要，避免大规格、多次使用造成的污染。

非水性溶剂常用植物油，主要为供注射用的大豆油，其他还有乙醇、丙二醇和聚乙二醇等。供注射用的非水性溶剂，应严格限制其用量，并应在各品种项下进行相应的检查。《中国药典》规定注射用大豆油为淡黄色的澄明液体；无臭或几乎无臭；相对密度为0.916~0.922；折光率为1.472~1.476；酸值应不大于0.1；皂化值应为188~195，碘值应为126~140，过氧化值应不大于3.0/10g。注射用大豆油的检查项还包括吸光度、不皂化物、棉籽油、碱性杂质、水分、重金属、砷盐、脂肪酸组成和微生物限度等，供无除菌工艺的无菌制剂用者还应进行无菌检查，应符合规定。

（2）配制时可根据药物的性质和制备需要加入适宜的附加剂。如渗透压调节剂、pH调节剂、增溶剂、助溶剂、抗氧剂、抑菌剂、乳化剂、助悬剂等。所用附加剂应不影响药物疗效和安全性，使用浓度不得引起毒性或明显的刺激，避免对检验产生干扰。

①增溶剂、乳化剂和助悬剂：为了提高注射液中药物的溶解度，或制备乳状液型、混悬液型注射液的需要，在保证安全有效的前提下，可考虑加入适量的增溶剂或乳化剂、助悬剂等。除另有规定外，供静脉用的注射液，慎用增溶剂；椎管内注射用的注射液，不得添加增溶剂。常用的增溶剂有聚山梨酯80、蛋黄卵磷脂、大豆磷脂等；聚山梨酯80、大豆磷脂、卵磷脂也可用作乳化剂；甘油可用作助悬剂。

②防止药物氧化的附加剂

a. 抗氧剂：常用的抗氧剂有亚硫酸钠、亚硫酸氢钠和焦亚硫酸钠等，一般浓度为0.1%~0.2%。其中亚硫酸钠常用于偏碱性药液，亚硫酸氢钠和焦亚硫酸钠常用于偏酸性药液。

b. 惰性气体：在注射剂的配制、灌封等生产过程中，为防止主药氧化，应在药液或空安瓿空间充入惰性气体。常用的惰性气体有二氧化碳和氮气。通入惰性气体应作为处方混合成分在标签中注明。使用二氧化碳时，应注意对药液pH的影响。

c. 金属离子络合剂：有些注射剂，常因药液中含有微量金属离子，而加速主药的氧化、变质，可加入能与金属离子络合的络合物，与金属离子生成稳定的水溶性络合物，使药液稳定。常用的金属离子络合剂有乙二胺四乙酸（EDTA）、乙二胺四乙酸二钠（EDTA-2Na）等，常用量为0.03%~0.05%。

③调节渗透压的附加剂：正常人体血液的渗透压摩尔浓度范围为285~310mOsmol/kg，0.9%氯化钠溶液或5%葡萄糖溶液的渗透压摩尔浓度与人体血液相当。

凡与人体血液、泪液渗透压相同的溶液称为等渗溶液。大量注入低渗溶液会导致溶血，因此大容量注射液应调节渗透压。常用的调节渗透压的附加剂有氯化钠、葡萄糖等。调节方法有冰点降低数据法和氯化钠等渗当量法。

a. 冰点降低数据法：血浆冰点为-0.52℃，根据物理化学原理，任何溶液其冰点降低到-0.52℃，即与血浆等渗。一些药物1%水溶液的冰点降低数据可查表得到。根据公式可以计算所需要加入渗透压调节剂的量。计算公式如下：

$$W=(0.52-a)/b \quad (5-2)$$

式中，W——配制100ml等渗溶液需加入的等渗调节剂的量（g/ml）；a——未经调整的药物溶液引起的冰点下降度；b——1%（g/ml）等渗调节剂溶液所引起的冰点下降度。

b. 氯化钠等渗当量法：氯化钠等渗当量是指与1g药物呈等渗相当于氯化钠的克数，用E表示。如硼酸的E值为0.47，即0.47g氯化钠与1g硼酸呈相等的渗透压效应。根据以下公式计算：

$$X=0.009V-G_1E_1-G_2E_2-\cdots\cdots \quad (5-3)$$

式中，X——Vml中应加氯化钠克数；G_1、G_2——Vml溶液中溶质克数；E_1、E_2——G_1、G_2的E值。

c. 等渗溶液与等张溶液：等张溶液系指与红细胞膜张力相等的溶液。红细胞膜并非典型的半透膜，对有些药物的水溶液来说，不仅溶剂分子能出入，溶质分子也能自由出入半透膜，即使调成等渗也可能出现溶血。因此，应从生物学的角度来调节，并提出等张的概念，即与红细胞膜张力相等的溶液为等张溶液。

等渗溶液和等张溶液定义不同，等渗溶液不一定等张，等张溶液亦不一定等渗。在新产品的试制中，即使所配制的溶液为等渗溶液，为安全用药，亦应该进行溶血性试验，必要时加入葡萄糖、氯化钠等调节成等张溶液。

④调节pH的附加剂：注射剂的pH一般应控制在4.0~9.0之间，大剂量输入的注射液pH应接近中性。常用的调节pH的附加剂有盐酸、枸橼酸、氢氧化钠、氢氧化钾、碳酸氢钠、缓冲剂磷酸氢二钠和磷酸二氢钠等。

加入调节pH附加剂可以减少由于pH不当对机体造成的局部刺激，增加药液的稳定性，增加弱酸或弱碱类药物的溶解度。

⑤抑制微生物增殖的附加剂：多剂量包装的注射液可加适宜的抑菌剂。抑菌剂的用量应能抑制注射液中微生物的生长。在制剂处方确定时，该处方的抑菌效力应符合《中国药典》抑菌效率检查法的规定。加有抑菌剂的注射液，仍应采用适宜的方法灭菌。静脉给药与脑池内、硬膜外、椎管内用的注射液均不得加抑菌剂。常用抑菌剂为0.5%苯酚、0.3%甲酚、0.5%三氯叔丁醇及0.01%硫柳汞等。

⑥减轻疼痛的附加剂：为减轻注射时的疼痛而加入的附加剂称为止痛剂，一般用于肌内或皮下注射的注射剂。常用的止痛剂有三氯叔丁醇、盐酸普鲁卡因、盐酸利多卡因等。

（3）注射剂常用容器有玻璃安瓿、玻璃瓶、塑料安瓿、塑料瓶（袋）、预装式注射器等。容器须具有很好的密封性，使用前须用适宜的方法确证。除另有规定外，容器应符合有关注射用玻璃容器和塑料容器的国家标准规定。容器用胶塞特别是多剂量包装注射液用的胶塞应有足够的弹性和稳定性，其质量应符合有关国家标准规定。除另有规定外，容器应足够透明，以便内容物的检视。

（4）注射剂生产过程应尽可能缩短配制时间，防止微生物与热原的污染。

热原系指注射后能引起恒温动物体温异常升高的致热物质。广义的热原包括细菌性热原、内源性热原及化学性热原等。药剂学上的“热原”通常是指细菌性热原，是微生物的代谢产物或尸体，注射后能引起特殊的致热反应。大多数细菌和许多霉菌甚至病毒均能产生热原，致热能力最强的是革兰阴性杆菌所产生的热原。内毒素是产生热原反应的最主要致热物质。内毒素是由磷脂、脂多糖和蛋白质所组成的复合物，存在于细菌的细胞膜与固体膜之间，其中脂多糖（LPS）是内毒素的主要成分，具有特别强的致热活性。

注射剂中污染热原的途径主要有：①溶剂是热原污染的主要途径。若蒸馏设备结构不合理、操作或贮存不当均易被热原污染；②原辅料本身质量不佳，贮藏时间过长或包装不符合要求甚至破损，均能受到微生物污染而产生热原。以中药为原料的制剂，原料中带有大量的微生物，提取处理的条件不当也容易产生热原；③注射剂制备时所用的用具、管道、装置、灌装注射剂的容器等接触药液的一切器具，使用前清洗不彻底或灭菌不完全，均可污染热原；④制备过程中环境的洁净级别达不到规定要求、工作人员未严格执行操作规程或操作时间过长、灭菌不及时或灭菌不彻底、包装不严密等，都可能使注射剂污染热原；⑤临床应用过程，多数由于临床使用注射器具（输液瓶、乳胶管、针头与针筒等）的污染所致。

去除热原的方法有：①高温法。耐热器具洁净干燥后于180℃加热2小时或250℃加热30分钟以上可破坏热原。②酸碱法。耐酸碱的玻璃容器、瓷器或塑料制品，可采用重铬酸钾硫酸清洁液或稀氢氧化钠溶液处理破坏热原。③吸附法。活性炭具有较强的吸附热原作用，同时兼有助滤、脱色作用。中药注射液常选用针用活性炭，常用量为0.1%～0.5%。此外，活性炭与硅藻土合用也可除去热原。④离子交换法。热原分子上含有负电荷的磷酸根与羧酸根，强碱性阴离子交换树脂可吸附除去溶剂中的热原。⑤凝胶滤过法。利用热原与药物分子量的差异将两者分开。溶液通过凝胶柱时，分子量较小的成分渗入到凝胶颗粒内部而被阻滞，分子量较大的成分则沿凝胶颗粒间隙随溶剂流出。⑥超滤法。利用高分子薄膜的选择性与渗透性，在常温条件下，依靠一定的压力和流速，从而除去溶液中的热原。用于超滤的高分子薄膜孔径可控制在50nm以下，其滤过速度快，除热原效果明显。中药注射液常选择超滤法除去热原并提高其澄明度。⑦反渗透法。选用三醋酸纤维素膜或聚酰胺膜进行反渗透可除去热原，常用于注射用水的制备。

（5）灌装标示量为不大于50ml的注射剂时，应适当增加装量。除另有规定外，多剂量包装的注射剂，每一容器的装量一般不得超过10次注射量，增加的装量应能保证每次注射用量。注射剂灌装后应尽快熔封或严封，接触空气易变质的原料药物，在灌装过程中，应排出容器内空气，可填充二氧化碳或氮等气体，立即熔封或严封。对温度敏感的原料药物在灌封过程中应控制温度，灌封完成后应立即将注射剂置于规定的温度下贮存。

制备注射用冻干制剂时，分装后应及时冷冻干燥，冻干后残留水分应符合相关品种的要求。

（6）注射剂熔封或严封后，一般应根据原料药物性质选用适宜的方法灭菌，必须保证制成品无菌。注射剂在灭菌时或灭菌后，应采用减压法或其他适宜的方法进行容器检漏。

（7）除另有规定外，注射剂应避光贮存。

（8）注射剂的标签或说明书中应标明其中所用辅料的名称，如有抑菌剂还应标明抑菌剂的种类及浓度；注射用无菌粉末应标明配制溶液所用的溶剂种类，必要时还应标注溶液剂量。

（9）除另有规定外，制备中药注射剂的饮片等原料应按各品种项下规定的方法提取、纯化、制成半成品、成品，并进行相应的质量控制。

（三）临床应用注意事项

（1）选用中药注射剂应严格掌握适应证，合理选择给药途径。溶液型注射液可用于皮下注射、皮内注射、肌内注射、静脉注射、静脉滴注、鞘内注射、椎管内注射等。乳状液型注射液，不得用于椎管内注射。混悬型注射液不得用于静脉注射或椎管内注射。

（2）辨证施药，严格掌握功能主治。严格按照药品说明书规定的功能主治使用，禁止超功能主治用药。

（3）严格掌握注射剂用法用量及疗程。按照药品说明书推荐剂量、调配要求、疗程使用药品。不得超剂量或长期连续用药。

（4）中药注射剂应单独使用，禁忌与其他药品配伍使用。谨慎联合用药，如确需联合使用其他药品时，应谨慎考虑与中药注射剂的间隔时间以及药物相互作用等问题。

（5）用药前应仔细询问患者过敏史，对过敏体质者应慎用。

（6）老年人、儿童、肝肾功能异常患者等特殊人群和初次使用中药注射剂的患者应慎用并加强监测。长期使用时，在每疗程间应有一定的时间间隔。

（7）加强用药监护。用药期间应密切观察用药反应，特别是用药开始30分钟。若发现异常，应立即停药，采用积极救治措施，救治患者。

（四）典型处方分析

止喘灵注射液

【处方】麻黄150g 洋金花30g 苦杏仁150g 连翘150g

【功能与主治】宣肺平喘，祛痰止咳。用于痰浊阻肺、肺失宣降所致的哮喘、咳嗽、胸闷、痰多；支气管哮喘、喘息性支气管炎见上述证候者。

【用法与用量】肌内注射。一次2ml，一日2～3次。1～2周为一个疗程，或遵医嘱。

【注解】本品每1ml含总生物碱以麻黄碱（$C_{10}H_{15}NO$）计，应为0.50～0.80mg；含洋金花以东莨菪碱（$C_{17}H_{21}NO_4$）计，不得少于15μg。本品配液时，应测定含量、调整pH后再进行滤过、定容，灌封、流通蒸汽灭菌。本品青光眼患者禁用；严重高血压、冠心病、前列腺肥大、尿潴留患者在医生指导下使用。

三、输液剂

（一）特点

输液剂系指由静脉滴注输入体内的大容量（一般不小于100ml，生物制品一般不小于50ml）注射液，临床上多用于救治危重和急症患者。

输液剂通常包装在玻璃的输液瓶或塑料的输液袋中，使用时通过输液器调整滴速持续而稳定地静脉滴注。输液剂由于其用量大而且是直接进入血液，故起效迅速，质量要求高；用于纠正体内水和电解质的紊乱，调节体液的酸碱平衡，补充必要的营养、热能和水分；维持血容量。此外，输液剂也常作为抗生素、强心药、升压药等注射药物的载体。

（二）质量要求

输液剂用药剂量大且直接静脉注入，其质量要求比普通注射剂更为严格。

（1）输液剂的pH接近人体血液的pH，pH过低或过高易引起酸、碱中毒。

（2）除另有规定外，输液应尽可能与血液等渗。

（3）输液剂应澄明，不得含有肉眼可见的异物，同时还要控制微粒数。静脉用乳状液型注射液中90%的乳滴粒径应在1μm以下，不得有大于5μm的乳滴。

（4）输液剂应无菌、无热原、无毒性，输入体内后不应引起血象异常变化，不得有溶血、过敏和肝肾损害等毒副作用。

（5）输液剂中不得添加任何抑菌剂。

（三）临床应用注意事项

临床应用输液剂应注意以下方面。

（1）由于药物配成溶液后的稳定性影响因素较多，因此，临床联合用药时一般在输液前配制以保证疗效和减少不良反应。

（2）静脉输液时的滴速应随临床需求而改变。

（3）使用前应对药品进行检查，如发现药液出现混浊、有异物、沉淀、变色、漏气等现象时，则不能使用。

（4）静脉输液时应密切观察不良反应发生的可能性，如热原反应等。

四、注射用无菌粉末

（一）特点

注射用无菌粉末系指原料药物或与适宜辅料制成的供临用前以无菌溶液配制成注射液的无菌粉末或无菌块状物，可用适宜的注射用溶剂配制后注射，也可用静脉输液配制后静脉滴注。

注射用无菌粉末可提高制剂稳定性，便于携带，适用于对热敏感或在水中不稳定的药物，特别是对湿热敏感的抗生素及生物制品，以及中药注射液。如注射用双黄连（冻干）、注射用灯盏花素等。

（二）质量要求

注射用无菌粉末除应符合《中国药典》对注射用原料药物的各项规定外，还应符合下列要求：①粉末无异物，配成溶液后可见异物检查合格；②粉末细度或结晶度应适宜，便于分

装；③无菌、无热原。

由于多数情况下，制成注射用无菌粉末的药物稳定性较差，因此，注射用无菌粉末的制备一般没有灭菌的过程，大都采用无菌工艺。因而对无菌操作有较严格的要求，特别在灌封等关键工序，必须采用较高的层流洁净措施，以保证操作环境的洁净度。

（三）临床应用注意事项

水溶液中不稳定的药物，特别是对湿热十分敏感的药物，如抗生素类药物、酶类制剂或血浆等生物制品常制备成注射用无菌粉末。注射用无菌粉末常用灭菌注射用水溶解后使用，若粉末吸潮、硬化不易溶解则不可使用。

（四）典型处方分析

注射用双黄连（冻干）

【处方】 连翘 500g　金银花 250g　黄芩 250g

【功能与主治】 清热解毒，疏风解表。用于外感风热所致的发热、咳嗽、咽痛；上呼吸道感染、轻型肺炎、扁桃体炎见上述证候者。

【用法与用量】 静脉滴注。每次每千克体重 60mg，一日 1 次；或遵医嘱。临用前，先以适量灭菌注射用水充分溶解，再用氯化钠注射液或 5% 葡萄糖注射液 500ml 稀释。

【注解】 本品为金银花、连翘、黄芩提取物制成的无菌水溶液经冷冻干燥制备而成的无菌粉末。本品与氨基糖苷类（庆大霉素、卡那霉素、链霉素）及大环内酯类（红霉素、白霉素）等配伍时易产生浑浊或沉淀，勿配伍使用。

第五节　外用制剂

一、基本要求

（一）常用剂型

外用制剂系指采用适宜的基质将药物制成主要供外用的一类制剂。常用剂型有软膏剂与乳膏剂、膏药、贴膏剂、贴剂等。

（二）药物透皮吸收的途径及其影响因素

1. 药物透皮吸收的途径　外用膏剂中药物透皮吸收包括释放、穿透及吸收三个阶段。释放系指药物从基质中脱离出来并扩散到皮肤或黏膜表面；穿透系指药物通过表皮进入真皮、皮下组织，对局部组织起治疗作用；吸收系指药物透过皮肤或黏膜通过血管或淋巴管进入体循环而产生全身作用。

外用膏剂透皮吸收的途径包括完整的表皮；毛囊、皮脂腺和汗腺等皮肤的附属器官。一般认为，药物透过完整表皮的角质层细胞及其细胞间隙是其吸收的主要途径，皮肤的附属器官占皮肤面积较小，不是透皮吸收的主要途径。

2. 影响药物透皮吸收的因素

（1）皮肤条件

①应用部位：皮肤的厚薄、毛孔的多少等与药物的穿透、吸收均有关系。不同年龄和性别，由于皮肤条件不同，对药物的穿透、吸收影响也不同。

②皮肤的病变：皮肤烧伤、溃疡破损时，药物可自由地进入真皮，吸收的速度和程度大大增加，但可能引起疼痛、过敏及中毒等不良反应。某些皮肤病使角质层致密硬化，则不利于药物的透过。

③皮肤的温度与湿度：皮肤温度提高，皮下血管扩张，血流量增加，可加速吸收。皮肤湿度大，有利于角质层的水合作用，致角质层肿胀，细胞间隙疏松，有利于吸收。

④皮肤的清洁：洗涤可除去部分角质层以及毛囊、皮脂腺上的堵塞物，有利于药物的透过。

（2）药物性质　皮肤细胞膜具有类脂质特性，一般脂溶性药物比水溶性药物易穿透皮肤，而组织液是极性的，因此，具有适宜的油水分配系数，既有一定脂溶性又有一定水溶性的药物透皮吸收较理想。在油和水中都难溶的药物则很难透皮吸收。强亲油性药物可能聚积在角质层表面而难以透过，通常药物相对分子质量愈大，经皮吸收愈慢，故经皮吸收制剂宜选用相对分子质量较小，药理作用强的药物。

（3）基质的组成与性质

①基质的组成、类型和性质：一般认为药物的吸收在乳状液型基质中最好，在吸水性软膏基质（凡士林加羊毛脂）中次之，在烃类基质中最差。若基质的组成与皮脂分泌物类似，则有利于某些药物透过皮肤。水溶性基质聚乙二醇对药物的释放较快，但对药物的穿透作用影响不大，制成的软膏较难透皮吸收。

②基质的 pH：影响酸性和碱性药物的吸收。当基质 pH 小于弱酸性药物的 pK_a 或大于弱碱性药物的 pK_a 时，药物的分子型浓度显著增加而利于吸收。

③附加剂：基质中添加透皮促进剂（如氮酮）等能增加药物的穿透性，有利于吸收。

④基质对皮肤的水合作用：增加皮肤的水合作用的基质，能增加药物的渗透性。其中油脂性基质封闭性强，可显著增加皮肤的水合作用。

（4）其他因素　药物的透皮吸收除上述影响因素外，还与药物浓度、应用面积、应用次数及与皮肤接触时间等密切相关。

二、软膏剂与乳膏剂

（一）特点与分类

1. 软膏剂　系指原料药物与油脂性或水溶性基质混合制成的均匀的半固体外用制剂。根据原料药物在基质中分散状态不同，软膏剂可分为溶液型软膏剂和混悬型软膏剂。溶液型软膏为原料药物溶解或熔融于基质或基质组分中制成的软膏。混悬型软膏为原料药物细粉均匀分散于基质中制成的软膏。

2. 乳膏剂　系指原料药物溶解或分散于乳状液型基质中形成的均匀半固体制剂。由于基质类型不同，可分为水包油型（O/W）乳膏剂和油包水型（W/O）乳膏剂。

软膏剂、乳膏剂多用于慢性皮肤病，具有保护创面、润滑皮肤和局部治疗作用；软膏剂、乳膏剂中药物透皮吸收，也可产生全身治疗作用。

（二）质量要求

1. 基质的质量要求　理想的基质应具备以下特点：①具有适宜的黏度，易涂布于皮肤或黏膜；②作为药物的良好载体，能与药物的水溶液或油溶液互相混合，有利于药物的释放和吸收；③性质稳定，与药物无配伍禁忌；④无刺激性和过敏性，不影响皮肤的正常功能与伤口愈合；⑤易清洗，不污染衣物。

（1）油脂性基质　包括油脂类、类脂类、烃类等，其主要特点是润滑、无刺激性，能封闭皮肤表面，促进皮肤的水合作用，对皮肤的保护及软化比其他基质强。能与多种药物配伍，但油腻性及疏水性较大，药物释放较差，不易与水性液体混合，也不易用水洗除，不宜用于急性炎性渗出较多的创面。代表品种如下。

1）油脂类　系从动物或植物中获得的高级脂肪酸甘油酯及其混合物。因含有不饱和双键，易氧化酸败，可加入抗氧化剂和防腐剂改善。常用的有动、植物油，氢化植物油等。植物油常与熔点较高的蜡类熔合制成稠度适宜的基质，如中药油膏常用麻油与蜂蜡熔合为基质。

2）类脂类　系高级脂肪酸与高级脂肪醇形成的酯类，其物理性质与油脂类相似。

①羊毛脂：又称无水羊毛脂，为淡黄色黏稠半固体，熔点为 36～42℃，因含胆甾醇、异胆甾醇与羟基胆甾醇及其酯而有较大的吸水性，可吸水 150%、甘油 140%、70% 的乙醇 40%。由于羊毛脂的组成与皮脂分泌物相近，故可提高软膏中药物的渗透性。常与凡士林合用，以调节凡士林的渗透性和吸水性。

②蜂蜡：有黄蜡、白蜡之分。白蜡系由黄蜡漂白精制而成，主要成分为棕榈酸蜂蜡醇酯，熔点为 62～67℃。常用于调节软膏的稠度或增加稳定性。因含有少量的游离高级脂肪醇而有乳化作用，可作为辅助乳化剂。

此类还有虫白蜡、鲸蜡等，主要用于增加基质的稠度。

3）烃类　系石油分馏得到的多种高级烃的混合物，大部分为饱和烃类。性质稳定，很少与药物发生作用。不易被皮肤吸收，尤其适用于保护性软膏。

①凡士林：系液体与固体烃类形成的半固体混合物，有黄、白两种。白凡士林由黄凡士林漂白而得，熔点为 38～60℃。具有适宜的稠度和涂展性，且对皮肤与黏膜无刺激性。性质

稳定，不酸败，可与大多数药物配伍。能与蜂蜡、脂肪、植物油熔合。油腻性大而吸水性较差（仅能吸水5%），故不宜用于有多量渗出液的患处。但与适量的羊毛脂、鲸蜡醇或胆甾醇等合用，可增加其吸水性。加入适量的表面活性剂可改善药物的释放与穿透性。本品不宜采用含邻苯二甲酸酯类塑化剂的塑料类或橡胶类作为内包装材料。

②石蜡与液状石蜡：石蜡为多种固体烃的混合物，可与脂肪油、蜂蜡等熔合；液状石蜡是多种液体烃的混合物，能与多数脂肪油或挥发油混合。两者主要用于调节软膏稠度，液状石蜡还可用以研磨药物粉末，使易于与基质混匀。

4）硅酮类　为有机硅氧化物的聚合物，俗称硅油。常用的二甲硅油，为无色澄清的透明油状液体，无臭、无味，黏度随分子量的增加而增大，在－40～150℃应用范围内，黏度变化极小，化学性质稳定，无毒性，对皮肤无刺激性，不污染衣物，具有良好的润滑作用，易于涂布，能与羊毛脂、硬脂醇、鲸蜡醇、硬脂酸甘油酯等混合，因此常用于乳膏剂，最大用量可达10%～30%，也可与其他油脂类基质合用制成防护性软膏。本品对眼睛有刺激性，不宜作为眼膏基质。

（2）乳状液型基质

1）乳状液型基质特点　乳状液型基质由水相、油相和乳化剂组成。乳状液型基质分为水包油（O/W）型与油包水（W/O）型两类。由于表面活性剂的作用，本类基质对油或水均有一定亲和力，有利于药物的释放与穿透，可吸收创面渗出物，易涂布、易清洗。可用于亚急性、慢性、无渗出的皮肤病，忌用于糜烂、溃疡及化脓性创面。遇水不稳定的药物不宜制成乳膏剂。

2）代表品种及应用

①水包油（O/W）型乳膏剂基质：能与多量的水混合、无油腻、易洗除。药物的释放和穿透较其他基质快，但若患处分泌物太多，分泌物会反向吸收进入皮肤而使炎症恶化，应注意适应证的选择。因易干涸、霉变，常需加入保湿剂、防腐剂等。水包油型乳化剂有钠皂、三乙醇胺皂类、脂肪醇型硫酸钠类和聚山梨酯类。

②油包水（W/O）型乳膏剂基质：能吸收部分水分，但不能与多量水混合，透皮良好，涂展性佳。油包水型乳化剂有钙皂、羊毛脂、单硬脂酸甘油酯、脂肪醇等。

（3）水溶性基质

1）水溶性基质的特点　水溶性基质是由天然或合成的高分子水溶性物质组成。该类基质释药较快，无油腻性和刺激性，能吸收组织渗出液，可用于糜烂创面及腔道黏膜，但润滑作用较差，易失水、发霉，故需加保湿剂与防腐剂。

2）代表品种及应用

①纤维素衍生物：常用的有甲基纤维素、羧甲纤维素钠等。甲基纤维素能与冷水形成复合物而胶溶。羧甲纤维素钠在冷、热水中均溶解，浓度较高时呈凝胶状。

②聚乙二醇：为乙二醇的高分子聚合物。聚乙二醇性质稳定，可与多数药物配伍，不易酸败和发霉；能与水、乙醇、丙酮及三氯甲烷混溶。吸湿性好，可吸收分泌液，易于洗除。药物释放和渗透较快。常以适当比例的相对分子质量为300～6000的聚乙二醇相互混合，制成稠度适宜的基质使用。但应注意长期应用可引起皮肤脱水干燥；本品与苯甲酸、鞣酸、苯酚等混合可使基质过度软化，可降低酚类防腐剂的防腐能力。

2. 软膏剂和乳膏剂的质量要求　软膏剂、乳膏剂应根据各剂型特点、原料药物的性质、制剂的疗效和产品的稳定性选择基质。基质可由不同类型基质混合组成。

软膏剂、乳膏剂基质应均匀、细腻，应具有适当的黏稠度，应易涂布于皮肤或黏膜上，不融化，黏稠度随季节变化应很小，涂于皮肤或黏膜上应无刺激性；应无酸败、异臭、变色、变硬等变质现象。乳膏剂不得有油水分离及胀气现象。软膏剂中不溶性原料药物，应预先用适宜的方法制成细粉，确保粒度符合规定。

软膏剂、乳膏剂根据需要可加入保湿剂、抑菌剂、增稠剂、稀释剂、抗氧剂及透皮促进剂。除另有规定外，加入抑菌剂的软膏剂、乳膏剂在制剂确定处方时，该处方的抑菌效力应符合《中国药典》抑菌效力检查法的规定。

软膏剂、乳膏剂所用内包装材料，不应与原料药物或基质发生物理化学反应，无菌产品的内包装材料应无菌。

软膏剂、乳膏剂用于烧伤治疗如为非无菌制剂的，应在标签上标明“非无菌制剂”；产品说明书中应注明“本品为非无菌制剂”，同时在适应证下应明确“用于程度较轻的烧伤（Ⅰ°或浅Ⅱ°）”；注意事项下规定“应遵医嘱使用”。

除另有规定外，软膏剂应避光密封贮存。乳膏剂应避光密封置25℃以下贮存，不得冷冻。

除另有规定外，软膏剂、乳膏剂应进行以下相应检查：

①粒度：除另有规定外，混悬型软膏剂、含饮片细粉的软膏剂照《中国药典》粒度和粒度分布测定法测定，均不得检出大于180μm的粒子。

②装量：照《中国药典》最低装量检查法检查，应符合规定。

③无菌：用于烧伤［除程度较轻的烧伤（Ⅰ°或浅Ⅱ°）外］或严重创伤的软膏剂与乳膏剂，照《中国药典》无菌检查法检查，应符合规定。

④微生物限度：除另有规定外，照《中国药典》非无菌产品微生物限度检查：微生物计数法和控制菌检查法及非无菌药品微生物限度标准检查，应符合规定。

（三）临床应用注意事项

1. 油脂性基质软膏剂主要用于保护、滋润皮肤，并对皮肤有保湿作用；保护创面、促进肉芽生长、恢复上皮和消炎收敛作用，适用于分泌物不多的浅表性溃疡；还可用于防腐杀菌、软化痂皮。油溶性软膏剂忌用于糜烂渗出性及分泌物较多的破损皮肤。

2. 水溶性基质软膏能吸收组织渗出液，可用于糜烂创面及腔道黏膜，也可用于皮肤润湿。

3. 水包油型乳膏可用于亚急性、慢性、无渗出的皮肤病，忌用于糜烂、溃疡及化脓性创面。

4. 软膏剂应按照不同的适应证使用不同的给药方法。

（1）直接涂搽法　轻涂薄搽于病损部位，一般皮肤病多用此方法。对于慢性浸润性、肥厚性损害应稍加揉搓，使其尽量透入皮内。

（2）贴敷法　将软膏摊涂于纱布上，贴敷于皮损面，或将软膏厚敷于皮损面，外加纱布固定，一般一日1次。本法多用于慢性皮肤炎症，浸润肥厚或角质化显著的皮损或疖肿，也可用于皮损表面痂皮及附着物。

（3）封包　将软膏涂布于皮损部位，外加以针刺孔的塑料薄膜或油纸，周围用胶布粘封，3～5天换药一次，本法作用持久，适用于局限性慢性皮肤炎症浸润肥厚皮损。

5. 软膏剂贴敷或者包封时间不宜过久，以免因皮肤被浸软，招致皮肤不适或继发毛囊炎。对广泛性皮损，软膏中药物的浓度应适当降低，以免发生刺激现象。

（四）典型处方分析

康妇软膏

【处方】白芷 145g　蛇床子 145g　花椒 145g　土木香 30g　冰片 30g

【功能与主治】祛风燥湿，杀虫止痒。用于湿热下注所致的阴痒、带下病，症见外阴红肿、瘙痒、带下量多、色黄；外阴炎、外阴溃疡、阴道炎见上述证候者。

【用法与用量】外用。涂于洗净的患处，一日2～4次。

【注解】本品为乳膏剂，制备时先将油相硬脂酸、羊毛脂、液状石蜡与水相三乙醇胺、甘油、蒸馏水分别加热至70℃，在搅拌下将水相加入油相中，冷却至40℃，加入3.6g对羟基苯甲酸乙酯，搅匀，制成O/W型乳剂基质。基质配方中部分硬脂酸与三乙醇胺生成硬脂酸三乙醇胺皂（简称为三乙醇胺皂），为O/W型乳化剂；甘油为保湿剂。本品应密闭，避光保存。

三、膏药

（一）特点与分类

膏药系指饮片、食用植物油与红丹（铅丹）或官粉（铅粉）炼制成膏料，摊涂于裱背材料上制成的供皮肤贴敷的外用制剂。前者称为黑膏药，后者称为白膏药。

膏药为油润固体，用前需烘软，通常贴于患处，亦可贴于经络穴位，发挥保护、封闭及拔毒生肌、收口、消肿止痛等局部作用；或经透皮吸收，发挥药物的祛风散寒、行滞祛瘀、通经活络、强壮筋骨等功效，治疗跌打损伤、风湿痹痛等，以弥补内服药的药力不足。

（二）质量要求

1. 膏药基质及其要求　黑膏药的基质原料主要是植物油和红丹。植物油以麻油为好，其制成品外观光润，棉籽油、豆油、菜油、花生油等亦可应用，但制备时较易产生泡沫，应及时除去；红丹又称章丹、铅丹、黄丹、东丹、陶丹，为橘红色非结晶粉末，主要成分为四氧化三铅，含量要求在95%以上。黑膏药制备过程中，药料经提取、炼油，在炼成的油中加入红丹，反应生成脂肪酸铅盐，脂肪酸铅盐促使油脂进一步氧化、聚合、增稠而成膏状。炼油的程度、红丹的用量以及油丹混合后的炼制时间等影响着膏药的老嫩程度。

白膏药的基质原料主要是植物油和官粉。官粉又称宫粉、铅粉、铅白，为白色粉末，主要成分为碱式碳酸铅。

制备膏药用的红丹、官粉均应干燥，无吸潮结块。

2. 膏药质量要求　制备膏药用的饮片应适当碎断，按各品种项下规定的方法加食用植物油炸枯；质地轻泡不耐油炸的饮片，宜待其他饮片炸至枯黄后再加入。含较多挥发性成分的饮片、矿物药以及贵重药应研成细粉，于摊涂前加入，温度应不超过70℃。

膏药的膏体应油润细腻、光亮、老嫩适度、摊涂均匀、无飞边缺口，加温后能粘贴于皮肤上且不移动。黑膏药应乌黑、无红斑；白膏药应无白点。

除另有规定外，膏药应密闭，置阴凉处贮存。

软化点、重量差异等应符合《中国药典》膏药项下相关规定。

（三）临床应用注意事项

膏药贴敷时，应先用75%乙醇消毒贴敷部位，再将折合的膏药摊开，小火烘软后贴敷；如有细料药粉，须在烘软的膏药上均匀撒布，再反复折合，使药粉混入其间后再贴敷。

膏药中常含有芳香理气活血类中药，孕妇应慎用，尤其忌在脐、腰、腹部贴用；皮肤过敏者也不宜贴用。膏药不得用于局部皮肤破损处，以免发生化脓性感染。如果贴药后局部皮肤出现丘疹、水疱，自觉瘙痒剧烈，应立即停止贴敷，进行抗过敏治疗。

（四）典型处方分析

狗皮膏

【处方】生川乌80g　生草乌40g　羌活20g　独活20g　青风藤30g　香加皮30g　防风30g　威灵仙30g　苍术20g　蛇床子20g　麻黄30g　高良姜9g　小茴香20g　官桂10g　当归20g　赤芍30g　木瓜30g　苏木30g　大黄30g　松节油30g　续断40g　川芎30g　白芷30g　乳香34g　没药34g　冰片17g　樟脑34g　肉桂11g　丁香15g

【功能与主治】祛风散寒，活血止痛。用于风寒湿邪、气血瘀滞所致的痹病，症见四肢麻木、腰腿疼痛、筋脉拘挛，或跌打损伤、闪腰岔气、局部肿痛；或寒湿瘀滞所致的脘腹冷痛、行经腹痛、寒湿带下、积聚痞块。

【用法与用量】外用。用生姜擦净患处皮肤，将膏药加温软化，贴于患处或穴位。

【注解】本品以植物油与铅丹经高温炼制而成的黑膏药制剂。制备时，先将乳香、没药、丁香、肉桂分别粉碎成粉末，与樟脑、冰片粉末配研，过筛，混匀；其余生川乌等二十三味酌予碎断，与食用植物油3495g同置锅内炸枯，去渣，滤过，炼至滴水成珠。另取红丹1040～1140g，加入油内，搅匀，收膏，将膏浸泡于水中去“火毒”。取膏，用文火熔化，加入上述粉末，搅匀，分摊于兽皮或布上，即得。黑膏药使用时应温热后贴敷，贴敷后若出现脱落或贴敷部位移动均属于膏药品质问题，前者由于制剂过程中炼油过老、下丹量过多或下丹后炼制时间过长所致，后者则相反。因此，黑膏药制备时常有“老油轻丹”之说。黑膏药应按照要求检查软化点，本品软化点应为45～65℃。本品含有诸多活血化瘀类药物，孕妇忌贴腰部和腹部。

四、贴膏剂

（一）特点与分类

贴膏剂系指将原料药物与适宜的基质制成

膏状物，涂布于背衬材料上供皮肤贴敷、可产生全身性或局部作用的一种薄片状柔性制剂。贴膏剂通常由含有活性物质的支撑层和背衬层以及覆盖在药物释放表面上的盖衬层组成，盖衬层起防黏和保护制剂的作用。常用的背衬材料有棉布、无纺布、纸等；常用的盖衬材料有防粘纸、塑料薄膜、铝箔-聚乙烯复合膜、硬质纱布等。

贴膏剂包括凝胶贴膏（原巴布膏剂或凝胶膏剂）和橡胶贴膏（原橡胶膏剂）。

（1）凝胶贴膏　系指原料药物与适宜的亲水性基质混匀后涂布于背衬材料上制成的贴膏剂。常用基质有聚丙烯酸钠、羧甲纤维素钠、明胶、甘油和微粉硅胶等。

凝胶贴膏载药量大，使用方便，贴敷舒适，对皮肤无刺激性。由于基质亲水，膏层含有一定量水分，贴用后皮肤角质层易软化，水合作用增加，有利于药物的透皮吸收。缺点是黏性较差。基质的性能决定了凝胶贴膏的黏着性、舒适性、物理稳定性等特征。

（2）橡胶贴膏　系指原料药物与橡胶等基质混匀后涂布于背衬材料上制成的贴膏剂。橡胶膏剂的常用制备方法有溶剂法和热压法。常用溶剂为汽油和正己烷，常用基质有橡胶、热塑性橡胶、松香、松香衍生物、凡士林、羊毛脂和氧化锌等。也可用其他适宜溶剂和基质。

橡胶贴膏黏着力强，无需预热可直接贴用，不污染衣物，携带方便；有保护伤口、防止皮肤皲裂等作用。但橡胶贴膏的膏层薄，药物容纳量少，维持药效的时间较短。

橡胶贴膏包括不含药者（如胶布）和含药者（如伤湿止痛膏）两类。不含药的橡胶贴膏用在皮肤上，可起固定敷料、保护创伤的作用，含药橡胶贴膏可发挥局部治疗或全身治疗作用，多用于跌打损伤、风湿痹痛等。

（二）质量要求

贴膏剂的膏料应涂布均匀，膏面应光洁、色泽一致；应无脱膏、失黏现象；背衬面应平整、洁净、无漏膏现象。根据需要可加入表面活性剂、乳化剂、保湿剂、抑菌剂或抗氧剂等。涂布中若使用有机溶剂的，必要时应检查残留溶剂。采用乙醇等溶剂应在标签中注明过敏者慎用。除另有规定外，贴膏剂应密封贮存。

根据原料药物和制剂的特性，除来源于动、植物多组分且难以建立测定方法的贴膏剂外，贴膏剂的含量均匀度、释放度、黏附力等应符合要求。除另有规定外，贴膏剂应进行以下相应检查。

（1）含膏量　橡胶贴膏与凝胶贴膏按《中国药典》规定的检查方法检查，应符合规定。

（2）耐热性　除另有规定外，橡胶贴膏取供试品 2 片，除去盖衬，60℃ 加热 2 小时，放冷后，背衬应无渗油现象；膏面应有光泽，用手指触试应仍有黏性。

（3）赋形性　取凝胶贴膏供试品 1 片，置 37℃、相对湿度 64% 的恒温恒湿箱中 30 分钟，取出，用夹子将供试品固定在一平整钢板上，钢板与水平面的倾斜角为 60°，放置 24 小时，膏面应无流淌现象。

（4）黏附力　除另有规定外，凝胶贴膏和橡胶贴膏按《中国药典》黏附力测定法测定，均应符合各品种项下的规定。

（5）含量均匀度　除另有规定外，凝胶贴膏（除来源于动、植物多组分且难以建立测定方法的凝胶贴膏外）按《中国药典》含量均匀度检查法测定，应符合规定。

（6）微生物限度　除另有规定外，按《中国药典》非无菌产品微生物限度检查：微生物计数法和控制菌检查法及非无菌药品微生物限度标准检查，凝胶贴膏应符合规定，橡胶贴膏每 $10cm^2$ 不得检出金黄色葡萄球菌和铜绿假单胞菌。

（三）典型处方分析

少林风湿跌打膏

【处方】生川乌 16g　生草乌 16g　乌药 16g　白及 16g　白芷 16g　白蔹 16g　土鳖虫 16g　木瓜 16g　三棱 16g　莪术 16g　当归 16g　赤芍 16g　肉桂 16g　大黄 32g　连翘 32g　血竭 10g　乳香（炒）6g　没药（炒）6g　三七 6g　儿茶 6g　薄荷脑 8g　水杨酸甲酯 8g　冰片 8g

【功能与主治】散瘀活血，舒筋止痛，祛风散寒。用于跌打损伤、风湿痹病，症见伤处瘀肿疼痛、腰肢酸麻。

【用法与用量】贴患处。

【注解】本品为微红色的片状橡胶贴膏，布面具有小圆孔，气芳香。本品应进行含膏量检查，每100cm^{2}含膏量不得少于1.5g。血竭、乳香（炒）、没药（炒）、儿茶、三七等以90%乙醇提取活性成分，便于与用汽油等脂溶性溶剂溶解的橡胶基质混匀。薄荷脑、水杨酸甲酯、冰片三味药可直接溶于由橡胶、松香等制成的基质中。冰片、水杨酸甲酯与薄荷脑有促透皮作用，利于药物经皮渗透至关节腔发挥药效。本品孕妇应慎用或遵医嘱。

三七凝胶贴膏剂

【处方】三七提取物20g　薄荷脑20g　樟脑30g　卡波姆240g　甘油77g　聚乙烯吡咯烷酮（PVP）60g　明胶5g　三乙醇胺适量　氮酮和丙二醇适量　蒸馏水加至1000g

【功能与主治】活血化瘀，消肿止痛。用于跌打损伤、扭伤、挫伤等引起的肿痛。

【用法与用量】外用，贴患处。皮肤破损或过敏者慎用。

【注解】本品为类白色片状凝胶贴膏剂。三七凝胶贴膏剂是一个亲水凝胶型透皮系统。方中卡波姆-934、PVP、明胶合用为黏合剂；甘油为保湿剂。三乙醇胺用以调节pH使卡波姆成为稠厚的凝胶状，可增加膏体的赋形性和持黏力；氮酮和丙二醇为双相透皮促进剂；凝胶贴膏剂中因膏体基质成分复杂，需按要求顺序分别处理、溶解与混合各组分才能制得均匀、具较好黏附性与赋形性的膏体。

五、贴剂、糊剂、凝胶剂、搽剂、洗剂、冲洗剂、涂剂、涂膜剂

（一）贴剂特点与质量要求

贴剂系指原料药物与适宜的材料制成的供贴敷在皮肤上的可产生全身性或局部作用的一种薄片状柔性制剂。贴剂可用于完整皮肤表面，也可用于有疾患或不完整的皮肤表面。其中用于完整皮肤表面，能将药物透皮吸收起全身作用的贴剂称为透皮贴剂。

1. 特点　贴剂用于有疾患的皮肤，局部有保护和治疗作用。透皮贴剂中药物在贮库内缓慢长时间释放后经皮吸收进入血液，延长作用时间，减少用药次数。如东莨菪碱透皮贴剂3天只需用药1次；维持较为恒定的血药浓度，避免了其他给药方法产生的血药浓度峰谷现象，降低了治疗指数小的药物的不良反应。例如，口服东莨菪碱常因血药浓度过高而产生口干、嗜睡、心悸等不良反应，而其透皮贴剂可将血药浓度保持在抗晕止吐的坪值，避免不良反应。

贴剂一般由背衬层、药物贮库层、粘贴层及临用前除去的保护层组成。贴剂的贮库层可以是骨架型或控释膜型。保护层起防粘和保护制剂的作用，通常为防粘纸、塑料或金属材料，当除去时，应不会引起贮库及粘贴层等的剥离。贴剂的保护层，活性成分不能透过，通常水也不能透过。

当用于干燥、洁净、完整的皮肤表面，用手或手指轻压，贴剂应能牢牢地贴于皮肤表面，从皮肤表面除去时应不对皮肤造成损伤，或引起制剂从背衬层剥离。贴剂在重复使用后对皮肤应无刺激性或不引起过敏反应。

2. 质量要求　贴剂外观应完整光洁，有均一的应用面积，冲切口应光滑无锋利的边缘。所用的材料及辅料应符合国家标准有关规定，无毒、无刺激性、性质稳定、与原料药物不起作用。常用的材料为铝箔-聚乙烯复合膜、防粘纸、乙烯-醋酸乙烯共聚物、丙烯酸或聚异丁烯压敏胶、硅橡胶和聚乙二醇等。原料药物可以溶解在溶剂中，填充入贮库，贮库应无气泡和泄漏；原料药物如混悬在制剂中则必须保证混悬和涂布均匀。贴剂的黏附力等应符合要求。

贴剂根据需要也可加入表面活性剂、乳化剂、保湿剂、抑菌剂、抗氧剂或透皮促进剂。粘贴层涂布应均匀，用有机溶剂涂布的贴剂，应对残留溶剂进行检查。采用乙醇等溶剂应在标签中注明过敏者慎用。贴剂在标签中应注明每贴所含药物剂量、总的作用时间及药物释放的有效面积。

除另有规定外，贴剂应密封贮存。

贴剂的含量均匀度、释放度、微生物限度等照《中国药典》规定的检查方法检查，应符

合规定。

（二）糊剂特点与质量要求

糊剂系指大量的原料药物固体粉末（一般25%以上）均匀地分散在适宜的基质中所制成的半固体外用制剂。可分为含水凝胶性糊剂和脂肪糊剂。

糊剂在生产与贮藏期间应符合下列有关规定。

（1）糊剂应根据剂型的特点、原料药物的性质、制剂的疗效和产品的稳定性选用基质。糊剂的基质应均匀、细腻，涂于皮肤或黏膜上应无刺激性。

（2）糊剂应无酸败、异臭、变色与变硬现象。

（3）除另有规定外，糊剂应避光密闭，置25℃以下贮存，不得冷冻。

（4）除另有规定外，糊剂应照最低装量检查法进行装量检查，应符合规定。照非无菌产品微生物限度检查法检查，即采用微生物计数法和控制菌检查及非无菌药品微生物限度标准检查，应符合规定。

（三）凝胶剂特点与质量要求

凝胶剂系指原料药物与能形成凝胶的辅料制成的具凝胶特性的稠厚液体或半固体制剂。除另有规定外，凝胶剂限局部用于皮肤及体腔，如鼻腔、阴道和直肠。

乳状液型凝胶剂又称为乳胶剂。由高分子基质如西黄蓍胶制成的凝胶剂也称为胶浆剂。小分子无机原料药物如氢氧化铝凝胶剂是由分散的药物小粒子以网状结构存在于液体中，属两相分散系统，也称混悬型凝胶剂。混悬型凝胶剂具有触变性，静止时形成半固体，而搅拌或振摇时成为液体。

凝胶剂基质属单相分散系统，有水性与油性之分。水性凝胶基质一般由水、甘油或丙二醇与纤维素衍生物、卡波姆和海藻酸盐、西黄蓍胶、明胶、淀粉等构成；油性凝胶基质由液状石蜡与聚乙烯或脂肪油与胶体硅或铝皂、锌皂等构成。

凝胶剂在生产与贮藏期间应符合下列有关规定。

（1）凝胶剂应均匀、细腻，在常温时保持胶状，不干涸或液化。混悬型凝胶剂中胶粒应分散均匀，不应下沉、结块。

（2）凝胶剂根据需要可加入保湿剂、抑菌剂、抗氧剂、乳化剂、增稠剂和透皮促进剂等。除另有规定外，在制剂确定处方时，该处方的抑菌效力应符合抑菌效力检查法的规定。

（3）除另有规定外，凝胶剂应避光、密闭贮存，并应防冻。

（4）凝胶剂一般应检查pH。用于烧伤治疗的，如为非无菌制剂，应在标签上标明“非无菌制剂”，产品说明书中应注明“本品为非无菌制剂”，同时在适应症下应明确“用于程度较轻的烧伤（Ⅰ°或浅Ⅱ°）”；注意事项下规定“应遵医嘱使用”。

（5）混悬型凝胶剂，除另有规定外，应进行粒度检查。即取供试品适量，置于载玻片上，涂成薄层，薄层面积相当于盖玻片面积，共涂3片，照粒度和粒度分布测定法测定，均不得检出大于180μm的粒子。

（6）凝胶剂应照最低装量检查法检查装量，应符合规定。除另有规定外，用于烧伤［除程度较轻的烧伤（Ⅰ°或浅Ⅱ°）外］或严重创伤的凝胶剂，照无菌检查法检查，应符合规定。除另有规定外，应照非无菌产品微生物限度检查法，采用微生物计数法和控制菌检查法及非无菌药品微生物限度标准检查凝胶剂的微生物限度，应符合规定。

（四）搽剂特点与质量要求

搽剂系指原料药物用乙醇、油或适宜的溶剂制成的液体制剂，供无破损皮肤揉擦用。常用的溶剂有水、乙醇、液状石蜡、甘油或植物油等。制备时可根据需要加入抑菌剂或抗氧剂。

搽剂在生产与贮藏期间应符合下列有关规定。

（1）搽剂在贮存时，乳状液若出现油相与水相分离，经振摇后应能重新形成乳状液；混悬液若出现沉淀物，经振摇应易分散，并具足够稳定性，以确保给药剂量的准确。易变质的搽剂应在临用前配制。

（2）搽剂在使用时，可加在绒布或其他柔软物料上，轻轻涂裹患处，所用的绒布或其他柔软物料须洁净。

(3) 搽剂贮藏时，除另有规定外，应避光、密封贮存。

(4) 除另有规定外，以水或稀乙醇为溶剂的搽剂一般应检查相对密度、pH；以乙醇为溶剂的搽剂应检查乙醇量；以油为溶剂的搽剂应无酸败等变质现象，并应检查折光率。

(5) 除另有规定外，搽剂应照最低装量检查法检查装量，应符合规定。采用微生物计数法和控制菌检查法及非无菌药品微生物限度标准，进行非无菌产品微生物限度检查，应符合规定。

（五） 洗剂特点与质量要求

洗剂系指用于清洗无破损皮肤或腔道的液体制剂，包括溶液型、乳状液型和混悬型洗剂。洗剂在生产与贮藏期间应符合下列有关规定。

(1) 原辅料的选择应考虑可能引起的毒性和局部刺激性。

(2) 溶液型、乳状液型和混悬型洗剂可采用溶解、乳化、分散等工艺制备。

(3) 洗剂应密闭贮存。贮藏时，乳状液若出现油相与水相分离，经振摇后应易重新形成乳状液；混悬液若出现沉淀物，经振摇应易分散，并具足够稳定性，以确保给药剂量的准确。易变质的洗剂应于临用前配制。

(4) 除另有规定外，以水或稀乙醇为溶剂的洗剂一般应检查 pH。含乙醇的洗剂应检查乙醇量。

(5) 除另有规定外，洗剂应按《中国药典》规定进行装量、微生物限度检查，应符合规定。

（六） 冲洗剂特点与质量要求

冲洗剂系指用于冲洗开放性伤口或腔体的无菌溶液。冲洗剂在生产与贮藏期间应符合下列有关规定。

(1) 原辅料的选择应考虑可能引起的毒性和局部刺激性。

(2) 冲洗剂可由原料药物、电解质或等渗调节剂按无菌制剂制备。冲洗剂也可以是注射用水，但在标签中应注明供冲洗用。通常冲洗剂应调节至等渗。

(3) 冲洗剂在适宜条件下目测应澄清，可见异物检查应符合规定。

(4) 冲洗剂的包装容器应符合注射剂容器的规定。

(5) 除另有规定外，冲洗剂应严封贮存。

(6) 冲洗剂开启后应立即使用，未用完的应弃去。

除另有规定外，冲洗剂应照最低装量检查法检查装量，照无菌检查法检查，均应符合规定。细菌内毒素或热原检查，除另有规定外，每 1ml 中含细菌内毒素的量应小于 0.50EU。不能进行细菌内毒素检查的冲洗剂，除另有规定外，剂量按家兔体重每 1kg 注射 10ml，应符合热原检查法的规定。

（七） 涂剂特点与质量要求

涂剂系指含原料药物的水性或油性溶液、乳状液、混悬液，供临用前用消毒纱布或棉球等柔软物料蘸取涂于皮肤或口腔与喉部黏膜的液体制剂。也可为临用前用无菌溶剂制成溶液的无菌冻干制剂，供创伤面涂抹治疗用。涂剂在生产与贮藏期间应符合下列有关规定。

(1) 涂剂大多为消毒或消炎药物的甘油溶液，也可用乙醇、植物油等作溶剂。以植物油为溶剂的应无酸败等变质现象，并应检查折光率。制备时，可根据需要加入抑菌剂或抗氧剂。

(2) 除另有规定外，应避光、密闭贮存。对热敏感的品种，应在 2～8℃保存和运输。乳状液若出现油相与水相分离，经振摇后应能重新形成乳状液；混悬液若出现沉淀物，经振摇应易分散，并具足够稳定性，以确保给药剂量的准确。易变质的涂剂应于临用前配制。

(3) 涂剂用于烧伤治疗的，如为非无菌制剂，应在标签上标明“非无菌制剂”；产品说明书中应注明“本品为非无菌制剂”，同时在适应症下应明确“用于程度较轻的烧伤（Ⅰ°或浅Ⅱ°）”；注意事项下规定“应遵医嘱使用”。除另有规定外，涂剂在启用后最多可使用 4 周。

(4) 除另有规定外，涂剂应照最低装量检查法检查装量；用于烧伤［除程度较轻的烧伤

（Ⅰ°或浅Ⅱ°）外］或严重创伤的涂剂，照无菌检查法进行无菌检查；照微生物计数法和控制菌检查法及非无菌药品微生物限度标准进行非无菌产品微生物限度检查，均应符合规定。

（八）涂膜剂特点与质量要求

涂膜剂系指原料药物溶解或分散于含成膜材料的溶剂中，涂搽患处后形成薄膜的外用液体制剂。涂膜剂使用时涂布于患处，有机溶剂迅速挥发，形成薄膜保护患处，并缓慢释放药物起治疗作用，一般用于无渗出液的损害性皮肤病等。

涂膜剂常用的成膜材料有聚乙烯醇、聚乙烯吡咯烷酮、乙基纤维素和聚乙烯醇缩甲乙醛等；增塑剂有甘油、丙二醇、三乙酸甘油酯等；溶剂为乙醇等。必要时可加其他附加剂，所加附加剂对皮肤或黏膜应无刺激性。根据需要可加入抑菌剂或抗氧剂。

除另有规定外，涂膜剂应避光、密闭贮存。启用后最多可使用4周。

用于烧伤治疗的涂膜剂，如为非无菌制剂，应在标签上标明“非无菌制剂”；产品说明书中应注明“本品为非无菌制剂”，同时在适应症下应明确“用于程度较轻的烧伤（Ⅰ°或浅Ⅱ°）”；注意事项下规定“应遵医嘱使用”。

除另有规定外，涂膜剂应照最低装量检查法检查装量，用于烧伤［除程度较轻的烧伤（Ⅰ°或浅Ⅱ°）外］或严重创伤的涂膜剂，照无菌检查法检查，采用微生物计数法和控制菌检查法及非无菌药品微生物限度标准检查非无菌产品微生物限度，均应符合规定。

第六节　直肠给药制剂

一、基本要求

（一）常用剂型及给药特点

直肠给药是指通过肛门将药物置入肠管，以发挥局部治疗作用或使药物通过直肠黏膜吸收而发挥全身治疗作用的给药形式。常用的直肠给药剂型主要包括直肠栓剂和灌肠剂。

对于直肠局部疾病，直肠给药的方式可将药物直接导向作用部位，避免口服或注射给药后药物全身分布，药物浓度更集中；直肠给药可避免药物被胃肠道pH或酶的破坏，也可避免药物对胃肠的刺激；药物经直肠吸收可减少药物的首过效应，并减少药物对肝的毒副作用；直肠给药较适合于不能口服或不愿口服及伴有呕吐的患者，尤其是婴幼儿。但是由于直肠吸收面积小，仅适用于直肠部位易于吸收的药物；使用便利性也不如口服药物，制剂生产成本也较高。

（二）药物吸收途径及影响因素

1. 生理因素　栓剂塞入直肠的深度影响药物的生物利用度，当栓剂塞入距肛门口2cm处时，其给药量的50%～70%可不经过门肝系统。另外，直肠有粪便存在、腹泻及组织脱水等均能影响药物从直肠部位的吸收。直肠液的pH约为7.4，且无缓冲能力，环境中的pH对弱酸、弱碱性药物的吸收都有影响。

2. 药物因素　药物的溶解度、脂溶性与解离度及粒径大小等均可影响药物的直肠吸收。难溶性药物宜减小粒径以增加溶出。脂溶性、非解离型的药物易吸收。

3. 基质与附加剂因素　水溶性药物分散在油脂性基质中，药物能较快释放或分散至分泌液中，故吸收较快。脂溶性药物分散于油脂性基质，药物需由油相转入水性分泌液中方能被吸收，吸收速度与药物的油水分配系数有关。表面活性剂能增加药物的亲水性，加速药物向分泌液中转移，有助于药物的释放。但表面活性剂的浓度不宜过高，以免在分泌液中形成胶束而使吸收下降。

二、栓剂

（一）特点与分类

1. 特点　栓剂系指原料药物与适宜基质制成供腔道给药的固体制剂。栓剂在常温下为固体，塞入人体腔道后，在体温下能融化、软化或溶化于分泌液，逐渐释放药物而产生局部或全身作用。

栓剂具有以下特点：①栓剂不仅在腔道起润滑、抗菌、消炎、杀虫、收敛、止痛、止痒等局部治疗作用，而且可经腔道吸收产生全身治疗作用；②药物不受胃肠道 pH 或酶的破坏，可避免药物对胃肠道的刺激；③药物直肠吸收，大部分不受肝脏首过效应的影响；④适用于不能或不愿口服给药的患者。

2. 分类　因施用腔道的不同，栓剂分为直肠栓、阴道栓、尿道栓等。其中，直肠栓的形状有鱼雷形、圆锥形、圆柱形等，以鱼雷形较为常用。阴道栓的形状有鸭嘴形、球形、卵形等，以鸭嘴形较为常用。阴道栓除普通栓外，还有阴道膨胀栓，系在含药基质中插入以脱脂棉或粘胶纤维等经加工、灭菌制成的具有吸水膨胀功能的内芯后制成的栓剂。尿道栓一般为棒状。

（二）质量要求

1. 基质对栓剂质量的影响　栓剂的基质要求主要包括：①室温时具有适宜的硬度和韧性，塞入腔道时不变形、不碎裂。在体温下易软化、熔融或溶解；②与药物无配伍禁忌，无毒性、无过敏性及黏膜刺激性，不影响药物的含量测定；③熔点与凝固点相距较近，且有润湿与乳化能力，能混入较多的水；④在贮藏过程中不易霉变，且理化性质稳定。

栓剂基质不仅能使药物成型，而且对剂型特性和药物的释放具有重要影响。栓剂常用基质为半合成脂肪酸甘油酯、可可豆脂、聚氧乙烯硬脂酸酯、聚氧乙烯山梨聚糖脂肪酸酯、氢化植物油、甘油明胶、泊洛沙姆、聚乙二醇类或其他适宜物质。根据需要可加入表面活性剂、稀释剂、润滑剂和抑菌剂等。常用水溶性或与水能混溶的基质制备阴道栓。常用基质如下。

（1）可可豆脂　本品属油脂性基质，常温下为黄白色固体，可塑性好，无刺激性，能与多种药物配伍使用。熔点为 31～34℃，加热至 25℃开始软化，在体温下即能迅速融化，10～20℃时易粉碎成粉末。

可可豆脂具有同质多晶性，有 α、β、γ 三种晶型。其中 α、γ 晶型不稳定，熔点较低，β 晶型较稳定，熔点 34℃。当加热超过其熔点时，则形成大量的 α、γ 晶型而使熔点仅为 24℃，以致难以成型。所以制备时应缓缓加热升温，待基质熔化至 2/3 时停止加热，使其逐步熔化，以避免晶体转型而影响栓剂成型。有些药物如樟脑、薄荷脑、冰片等能使本品的熔点降低，可加入 3%～6% 的蜂蜡、鲸蜡等提高其熔点。

（2）半合成脂肪酸甘油酯类　本类不易酸败，性质比较稳定，为目前应用较多的油脂性栓剂基质，其中有半合成椰子油酯、半合成山苍子油酯、半合成棕榈油酯等。

（3）甘油明胶　系用明胶、甘油与水制成的水溶性基质，一般明胶与甘油等量，水应控制在 10% 以下。本品具有弹性，不易折断，在体温下能软化并缓慢溶于分泌液中。基质中甘油与水的比例越高则越易溶解，而成品也越软。常用作阴道栓剂基质，但不适用于鞣酸等与蛋白质有配伍禁忌的药物。

（4）聚乙二醇类　为水溶性基质，聚乙二醇 1000、聚乙二醇 4000、聚乙二醇 6000 的熔点分别为 38～40℃、53～56℃、55～63℃，以两种或两种以上的聚乙二醇加热熔融可制得理想硬度和释药速度的栓剂基质，如聚乙二醇 1000∶聚乙二醇 4000 为 96∶4 时释药较快，若比例改为 75∶25 时则释药缓慢。本类基质在体温条件下不熔化，能缓缓溶于直肠液中，但对黏膜有一定刺激性。通常加入 20% 以上的水可减轻刺激性，也可在塞入腔道前先用水湿润，或在栓剂表面涂一层鲸蜡醇或硬脂醇薄膜以减轻刺激。本类基质栓剂贮存时不软化，不需要冷藏，但易吸湿变形。

常用水溶性基质还有聚氧乙烯（40）单硬脂酸酯、聚山梨酯 61、泊洛沙姆等。

2. 栓剂的质量要求　制备栓剂用的固体原料药物，除另有规定外，应预先用适宜方法制成细粉或最细粉。栓剂中的药物与基质应混合均匀，栓剂外形要完整光滑，塞入腔道后应无刺激性，应能融化、软化或溶化，并与分泌液混合，逐渐释放出药物，产生局部或全身作用，并应有适宜的硬度，以免在包装或贮存时变形。栓剂所用内包装材料应无毒性，并不得与原料药物或基质发生理化作用。除另有规定外，栓剂应在 30℃以下密闭贮存和运输，防止因受热、受潮而变形、发霉、变质。

除另有规定外，栓剂应根据需要进行重量

差异、融变时限、膨胀值和微生物限度检查，均应符合规定。其中，融变时限检查，除另有规定外，脂肪性基质的栓剂应在30分钟内全部融化、软化或触压时无硬芯，水溶性基质的栓剂应在60分钟内全部溶解。阴道膨胀栓应检查膨胀值，膨胀值应大于1.5。

（三）临床应用注意事项

1. 直肠栓剂可发挥局部或全身治疗作用，发挥全身治疗作用的栓剂药物吸收途径有：①经直肠上静脉吸收，由门静脉进入肝脏，再由肝脏进入大循环；②经直肠下静脉和肛门静脉吸收，由髂内静脉绕过肝脏，从下腔大静脉直接进入大循环；③经直肠淋巴系统吸收。

2. 栓剂给药后药物在直肠中存留时间长短与临床疗效有着密切关系，给药温度、给药体位、给药剂量、给药部位的深浅、饮食、情绪等均会影响栓剂在直肠中存留时间。

（四）典型处方分析

双黄连栓（小儿消炎栓）

【处方】金银花2500g　连翘5000g　黄芩2500g

【功能与主治】疏风解表，清热解毒。用于外感风热所致的感冒，症见发热、咳嗽、咽痛；上呼吸道感染、肺炎见上述证候者。

【用法与用量】直肠给药。小儿一次1粒，一日2~3次。

【注解】本品系制备金银花、连翘、黄芩提取物，以半合成脂肪酸酯为基质，采用热熔法制备而成。儿童应用栓剂直肠给药，具有很好的依从性。该产品应密闭贮藏于阴凉干燥处。

三、灌肠剂

（一）特点

灌肠剂系指以治疗、诊断或提供营养为目的的供直肠灌注用液体制剂，包括水性或油性溶液、乳剂和混悬液。灌肠剂具有易被直肠吸收，较口服给药吸收快，生物利用度高，可避免肝脏首过效应以及胃和小肠消化液和酶系的破坏，避免口服药物对胃的刺激等优点。

（二）质量要求

灌肠剂在生产与贮藏期间应符合下列有关规定。

1. 原辅料的选择应考虑可能引起的毒性和局部刺激性。

2. 溶液型、乳状液型和混悬型灌肠剂可采用溶解、乳化、分散等工艺制备。

3. 除另有规定外，灌肠剂贮藏时应密封贮存。贮藏时，乳剂若出现油水相分离，经振摇后应重新形成乳剂；混悬液放置若产生沉淀，经振摇应易分散。

灌肠剂的装量、微生物限度按《中国药典》规定的检查方法检查，应符合规定。

（三）临床应用注意事项

1. 灌肠剂灌药后根据需要可采取膝胸法，右侧卧位、静卧休息30分钟。若体位不正确，药物上行较慢或灌药后活动量过大，均易导致药液过早排出。

2. 灌肠剂剂量一般一次控制在100ml以内，若病情需要大剂量给药时，可采取分次或肛门直肠滴注，并注意温热至体温后给药。

3. 给药部位的深浅对灌肠液在直肠内停留时间有影响，插管深度一般以15~20cm为宜；过浅易增加便意感，而使药液排出，且吸收差。对于病变部位偏低的患者，给药时应边退管边注药，齿状线附近给药量应较少为佳。

第七节　阴道给药制剂

一、常用剂型及其特点

阴道给药制剂是指将药物置于阴道内，局部给药或通过阴道黏膜吸收进入全身血液循环，发挥杀菌、消毒、避孕、引产、流产等作用的一类制剂。包括阴道用片剂、栓剂、胶囊、阴道环、乳膏（霜）剂、凝胶剂等。

阴道给药与传统的口服给药相比有许多优点，是很有效的药物持续释放系统，不仅可以局部用药，而且可以发挥全身作用。药物通过阴道黏膜吸收可以避免肝肠循环产生的首过效应。阴道给药还适合于一些有严重胃肠道反应

的药物。阴道给药还可以避免多次给药产生的“峰谷”现象。

二、药物吸收途径及其影响因素

阴道给药制剂中药物主要通过阴道黏膜以被动扩散方式透过细胞膜而被吸收，同时药物也可通过黏膜含水的微孔通道而被吸收。与鼻腔、直肠黏膜相比，药物的阴道吸收较慢，原因主要是阴道上皮具有多层细胞，形成了吸收屏障。激素类药物能有效地通过阴道黏膜吸收，如黄体酮和雌二醇等。

三、质量要求

阴道片、阴道栓应检查融变时限。除另有规定外，阴道片3片，均应在30分钟内全部溶化或崩解溶散并通过开孔金属圆盘，或仅残留少量无硬心的软性团块。阴道栓应符合栓剂的各项质量要求。

阴道泡腾片应检查发泡量。除另有规定外，供试品10片，依法检查，平均发泡体积应不小于6ml，且少于4ml的不得超过2片。

四、临床应用注意事项

1. 阴道片、阴道栓等使用时，应清洁双手及会阴部，使用时可根据说明书将栓剂或片剂、胶囊等固定在辅助给药器械上。给药时，应仰卧屈膝，便于制剂纳入。利用器械辅助给药时，应缓慢地、尽可能深入地送入阴道，以不引起不适感为宜。一般选择在睡前使用。

2. 阴道给药制剂使用后，瘙痒、灼热等症状可能会迅速消失，但仍应按照说明书继续使用，直到疗程完毕；一般阴道给药制剂在月经期需继续使用，不可中断。

第八节 眼用制剂

一、常用剂型及其特点

眼用制剂系指直接用于眼部发挥治疗作用的无菌制剂。可供滴入、冲洗、涂布、插入、注射或置于眼局部，起到治疗、保护和清洁作用。

眼用制剂可分为眼用液体制剂（滴眼剂、洗眼剂、眼内注射溶液等）、眼用半固体制剂（眼膏剂、眼用乳膏剂、眼用凝胶剂等）、眼用固体制剂（眼膜剂、眼丸剂、眼内插入剂等）。眼用液体制剂也可以固态形式包装，另备溶剂，在临用前配制成溶液或混悬液。

1. 滴眼剂 系指由原料药物与适宜辅料制成的供滴入眼内的无菌液体制剂。可分为溶液、混悬液或乳状液。

2. 洗眼液 系指由原料药物制成的无菌澄明水溶液，供冲洗眼部异物或分泌液、中和外来化学物质的眼用液体制剂。

3. 眼内注射溶液 系指由原料药物与适宜辅料制成的无菌液体，供眼周围组织（包括球结膜下、筋膜下及球后）或眼内注射（包括前房注射、前房冲洗、玻璃体内注射、玻璃体内灌注等）的无菌眼用液体制剂。

4. 眼膏剂 系指由原料药物与适宜基质均匀混合，制成溶液型或混悬型膏状的无菌眼用半固体制剂。

5. 眼用乳膏剂 系指由原料药物与适宜基质均匀混合，制成乳膏状的无菌眼用半固体制剂。

6. 眼用凝胶剂 系指由原料药物与适宜辅料制成的凝胶状无菌眼用半固体制剂。

7. 眼膜剂 系指原料药物与高分子聚合物制成的无菌药膜，可置于结膜囊内缓慢释放药物的眼用固体制剂。

8. 眼丸剂 系指原料药物与适宜辅料制成的球形、类球形或环形的无菌眼用固体制剂。

9. 眼内插入剂 系指原料药物与适宜的辅料制成的适当大小和形状、供插入结膜囊内缓慢释放药物的无菌眼用固体制剂。

二、药物吸收途径及其影响因素

1. 药物吸收途径 眼用制剂中药物进入结膜囊内主要经过角膜和结膜两条途径吸收。角膜吸收是眼局部用药的有效吸收途径，即药物与角膜接触后，透过角膜进入房水并经前房至虹膜和睫状肌，主要被局部血管网吸收，从而发挥局部治疗作用。经结膜吸收是药物进入体循环的主要途径，通过巩膜扩散，可达到眼球后部。

2. 影响眼用制剂中药物吸收的因素

（1）药物从眼睑缝隙的损失 人正常泪液容量约为7μl，若不眨眼，可容纳30μl左右的液体，若眨眼则药液的损失将达90%左右。溢出的药液大部分沿面颊流下或进入鼻腔或口腔，进而到胃肠道。这也是某些作用强烈的眼用制剂用药后有明显的全身作用的原因之一。若每次增加药液的用量，将有较多的药液流失。

（2）药物的外周血管消除 可能影响药效，亦可能引起全身性副作用。

（3）眼用制剂的pH及药物的pK_a 眼用制剂的pH影响不同pK_a药物的解离，进而影响药物的吸收，完全解离的药物不能透过完整的角膜。基于上述情况，弱碱性药物在偏碱性时吸收较好，但此时药物的溶解度和制剂的稳定性会下降，因此，配制时常应用缓冲溶液进行调节。

（4）刺激性 眼用制剂的刺激性，不仅给眼部带来不适，而且使结膜的血管和淋巴管扩张，增加了药物从外周血管的消除，并使泪液增加而稀释药物，影响药物的眼部吸收与利用。

（5）表面张力 滴眼剂的表面张力越小，越有利于滴眼剂与泪液的混合，也有利于药物与角膜的接触，使药物易于渗入。

（6）黏度 增加黏度可延长滴眼剂中药物与角膜接触的时间，有利于吸收。

三、质量要求

1. 眼用制剂生产与贮藏的有关规定 除另有规定外，滴眼剂每个容器的装量应不超过10ml；洗眼剂每个容器的装量应不超过200ml；眼用半固体制剂每个容器的装量应不超过5g；混悬型滴眼剂的沉降物不应结块或聚集，经轻摇应易再分散，并应检查沉降体积比。

多剂量眼用制剂一般应加适当抑菌剂，尽量选用安全风险小的抑菌剂，产品标签应标明抑菌剂种类和标示量。眼内注射溶液、眼内插入剂、供外科手术用和急救用的眼用制剂，均不得添加抑菌剂、抗氧剂或不适当的附加剂，且应采用一次性使用包装。

眼用半固体制剂基质应过滤灭菌，不溶性药物应预先制成极细粉。眼膏剂、眼用乳膏剂、眼用凝胶剂应均匀、细腻、无刺激性，并易涂布于眼部便于药物分散和吸收。

眼用制剂的包装容器应无菌、不易破裂，其透明度应不影响可见异物检查。除另有规定外，眼用制剂应遮光密封贮存，在启用后最多可使用4周。

2. 眼用制剂的质量检查 眼用制剂除应符合相应制剂通则项下各有关规定外，眼用制剂还应进行无菌、装量、渗透压摩尔浓度检查以及滴眼剂与眼内注射溶液的可见异物、含饮片原粉的眼用制剂和混悬型眼用制剂的粒度、眼用半固体制剂的金属性异物、混悬型滴眼剂（含饮片细粉的滴眼剂除外）的沉降体积比等检查。凡规定检查含量均匀度的眼用制剂，一般不再进行装量差异检查。

四、临床应用注意事项

临床使用滴眼液时，在滴入药液后最好能闭眼5分钟，同时用手指按压眼内角近鼻端处，可以减少自鼻泪管的流失，同时增加药物与眼睛的接触时间。在使用两种以上滴眼液时，须间隔5~10分钟或以上，以免第2种滴眼液将先滴入的药液冲洗掉。

目前，绝大多数的眼部用药是局部用药，用来治疗眼部的疾病，但药物在局部的利用率较低，约为1%~10%。有些眼部局部用药可被吸收进入体内而产生毒副作用，因此需要避免此类药物的吸收。

五、滴眼液典型处方分析

四味珍层冰硼滴眼液

【处方】珍珠层粉水解液350ml（含总氮0.10g） 天然冰片0.50g 硼砂1.91g 硼酸11.20g

【功能与主治】清热解痉，去翳明目。用于肝阴不足、肝气偏盛所致的不能久视、轻度眼胀、眼痛、青少年远视力下降；青少年假性近视、视力疲劳、轻度青光眼见上述证候者。

【用法与用量】滴于眼睑内。一次1~2滴，一日3~5次；必要时可酌情增加。

【注解】取硼酸、硼砂加入适量水中，再加

氯化钠适量，加热，搅拌使溶解，趁热加入适量的苯氧乙醇及上述珍珠层粉水解液，搅匀，加热至100℃并保温30分钟，冷却；天然冰片用适量乙醇溶解，在搅拌下缓缓加入上述溶液中，搅匀，加水至1000ml，混匀，滤过，即得。处方中硼酸、硼砂、氯化钠具有调节渗透压的作用，除另有规定外，水溶性滴眼剂应与泪液等渗，常用渗透压调节剂有氯化钠、硼酸、葡萄糖、硼砂等，渗透压调节剂用量的计算方法与注射剂相同。处方中苯氧乙醇为抑菌剂，多剂量眼用制剂，应加适当抑菌剂，常用的抑菌剂有三氯叔丁醇、硝酸苯汞、苯乙醇、羟苯乙酯等。本品应密封，置凉暗处贮藏。

第九节 鼻用制剂

一、常用剂型及其特点

鼻用制剂系指直接用于鼻腔，发挥局部或全身治疗作用的制剂。鼻用制剂可分为鼻用液体制剂（滴鼻剂、洗鼻剂、喷雾剂等）、鼻用半固体制剂（鼻用软膏剂、鼻用乳膏剂、鼻用凝胶剂等）、鼻用固体制剂（鼻用散剂、鼻用粉雾剂和鼻用棒剂等）。鼻用液体制剂也可以固态形式包装，配套专用溶剂，在临用前配成溶液或混悬液。

（1）滴鼻剂　系指由原料药物与适宜辅料制成的澄明溶液、混悬液或乳状液，供滴入鼻腔用的鼻用液体制剂。

（2）洗鼻剂　系指由原料药物制成符合生理pH范围的等渗水溶液，用于清洗鼻腔的鼻用液体制剂，用于伤口或手术前使用者应无菌。

（3）鼻用气雾剂　系指由原料药物和附加剂与适宜抛射剂共同装封于耐压容器中，内容物经雾状喷出后，经鼻吸入沉积于鼻腔的制剂。

（4）鼻用喷雾剂　系指由原料药物与适宜辅料制成的澄明溶液、混悬液或乳状液，供喷雾器雾化的鼻用液体制剂。

（5）鼻用软膏剂　系指由原料药物与适宜基质均匀混合，制成溶液型或混悬型膏状的鼻用半固体制剂。

（6）鼻用乳膏剂　系指由原料药物与适宜基质均匀混合，制成乳膏状的鼻用半固体制剂。

（7）鼻用凝胶剂　系指由原料药物与适宜辅料制成凝胶状的鼻用半固体制剂。

（8）鼻用散剂　系指由原料药物与适宜辅料制成的粉末，用适当的工具吹入鼻腔的鼻用固体制剂。

（9）鼻用粉雾剂　系指由原料药物与适宜辅料制成的粉末，用适宜的给药装置喷入鼻腔的鼻用固体制剂。

（10）鼻用棒剂　系指由原料药物与适宜基质制成棒状或类棒状，供插入鼻腔用的鼻用固体制剂。

鼻腔给药不需要专业设备和护理人员，患者可自行给药，使用方便，不良反应较小，有较好的依从性，适用于无注射条件尤其是不便口服或注射的药物。

二、药物吸收途径及其影响因素

鼻用制剂药物通过鼻腔黏膜及覆盖的微纤毛吸收，鼻腔黏膜及微纤毛吸收面积较大，且鼻黏膜毛细血管丰富，故药物吸收迅速。药物由鼻腔毛细血管进入体循环，不经门静脉进入肝脏，可避免首过效应。

影响鼻用制剂吸收的因素主要有：

（1）鼻腔黏膜的功能状态　鼻黏膜有无感染、纤毛运动障碍，鼻道有无阻塞，鼻黏膜的血流状态，鼻腔的温度、湿度等均影响药物吸收。

（2）药物的理化性质　药物的剂型、pH、渗透压、浓度、黏滞度、气味以及对鼻腔黏膜有无刺激等均影响药物吸收。

（3）用药器具及用药方法　用药器具、单剂容量、雾化压力、用药是否方便以及使用方法等均影响药物吸收。不同的使用方法可能导致药物沉积在不同部位。此外，微粒大小是影响药物在鼻腔沉积的重要因素，沉降在鼻前庭的药物可延长在鼻腔中的存留时间，但吸收很少；沉降在鼻甲的药物存留时间短，但吸收较多；沉降在鼻道的药物在鼻腔存留的时间和吸收量适中；沉降在嗅裂的药物可较快地进入颅内。

三、质量要求

鼻用制剂在生产与贮藏期间应符合下列规定。

（1）鼻用制剂应根据原料药物的性质和剂型要求选用适宜的辅料。常用辅料有调节黏度、控制 pH、增加原料药物溶解、提高制剂稳定性或能够赋形的辅料，除另有规定外，多剂量水性介质鼻用制剂应当添加适宜浓度的抑菌剂，制剂本身如有足够的抑菌性能，可不加抑菌剂。

（2）鼻用制剂多剂量包装容器应配有完整和适宜的给药装置。容器应无毒并洁净，且与原料药物或辅料具有良好的相容性。容器的瓶壁应均匀且有一定的厚度，除另有规定外，装量应不超过 10ml 或 5g。

（3）鼻用溶液应澄清，不得有沉淀和异物；鼻用混悬液若出现沉淀物，经振摇后应易分散；鼻用乳状液若出现油相与水相分层，经振摇后应易恢复成乳状液；鼻用半固体制剂应柔软细腻，易涂布。

（4）鼻用粉雾剂中原料药物与适宜辅料的粉末粒径一般应为 30～150μm；鼻用气雾剂和鼻用喷雾剂喷出后的雾滴粒子绝大多数应大于 10μm。

（5）鼻用制剂应无刺激性，对鼻黏膜及其纤毛不应产生毒副作用，不可影响鼻黏膜和鼻纤毛的功能。如为水性介质的鼻用制剂应调节 pH 与渗透压。

（6）除另有规定外，鼻用制剂应密闭贮存。除鼻用气雾剂、鼻用喷雾剂和鼻用粉雾剂外，多剂量包装的鼻用制剂在开启后使用期一般不超过 4 周。

（7）鼻用制剂若为无菌制剂，应在标签或说明书中标明；如有抑菌剂还应标明抑菌剂的种类及浓度。

除另有规定外，鼻用制剂还应符合相应制剂通则项下有关规定，同时应进行以下质量检查，并符合规定：①混悬型滴鼻剂应检查沉降体积比。②定量鼻用气雾剂、混悬型和乳液型定量鼻用喷雾剂及多剂量储库型鼻用粉雾剂应检查递送剂量均一性。③单剂量包装的鼻用固体制剂或半固体制剂应检查装量差异；单剂量包装的鼻用液体制剂应检查装量；多剂量包装的鼻用制剂应检查最低装量。④鼻用制剂应检查微生物限度，用于手术、创伤或临床必须无菌的鼻用制剂须按照无菌检查法检查。

四、临床应用注意事项

鼻用水溶液与鼻腔内分泌液混合，容易分布于鼻腔黏膜表面，但维持时间短。为促进吸收、防止黏膜水肿，应适当调节渗透压、pH 和黏度。油溶液刺激性小，作用持久，但不与鼻腔黏液混合。使用鼻用制剂前，鼻腔有分泌物时应该先清理鼻腔分泌物，若医嘱要求先洗鼻，则洗鼻后再使用鼻用制剂。

正常人鼻腔液 pH 一般为 5.5～6.5，炎症病变时，则呈碱性，有时 pH 高达 9，易使细菌繁殖，影响鼻腔内分泌物的溶菌作用以及纤毛的正常运动，所以碱性滴鼻剂不宜经常使用。滴鼻剂 pH 应为 5.5～7.5，应与鼻黏液等渗，不改变鼻黏液的正常黏度，不影响纤毛运动和分泌液离子组成。

第十节　吸入制剂

一、特点与分类

吸入制剂系指原料药物溶解或分散于适宜介质中，以气溶胶或蒸气形式递送至肺部发挥局部或全身作用的液体或固体制剂。根据制剂类型，处方中可能含有抛射剂、共溶剂、稀释剂、抑菌剂、助溶剂和稳定剂等，所用辅料应不影响呼吸道黏膜或纤毛的功能。常见的吸入制剂有以下类型。

（1）吸入气雾剂　系指原料药物或原料药物和附加剂与适宜抛射剂共同装封于具有定量阀门系统和一定压力的耐压容器中，形成溶液、混悬液或乳液，使用时借助抛射剂的压力，将内容物呈雾状物喷出而用于肺部吸入的制剂。可添加共溶剂、增溶剂和稳定剂。

（2）吸入粉雾剂　系指固体微粉化原料药物单独或与合适载体混合后，以胶囊、泡囊或多剂量贮库形式，采用特制的干粉吸入装置，由患者吸入雾化药物至肺部的制剂。

（3）吸入喷雾剂　系指通过预定量或定量雾化器产生供吸入用气溶胶的溶液、混悬液或乳液。使用时借助手动泵的压力、高压气体、超声振动或其他方法将内容物呈雾状物释出，可使一定量的雾化液体以气溶胶的形式在一次呼吸状态下被吸入。

（4）吸入液体制剂　系指供雾化器用的液体制剂，即通过雾化器产生连续供吸入用气溶胶的溶液、混悬液或乳液，吸入液体制剂包括吸入溶液、吸入混悬液、吸入用溶液（需稀释后使用的浓溶液）和吸入用粉末（需溶解后使用的无菌药物粉末）。

（5）可转变成蒸气的制剂　系指可转变成蒸气的溶液、混悬液或固体制剂。通常将其加入到热水中，产生供吸入用的蒸气。

吸入制剂具有以下特点：

（1）具有速效和定位作用　药物呈细小雾滴能够直达作用部位，局部浓度高，药物分布均匀，吸收快，奏效迅速。

（2）制剂稳定性高　药物装在密闭不透明的容器中，不易被微生物污染，且能避免与空气、水分和光线接触，提高了稳定性。

（3）给药剂量准确　副作用较小。

（4）局部用药的刺激性小。

吸入制剂中，气雾剂制备时需要耐压容器、阀门系统和特殊的生产设备，成本高；若封装不严密，抛射剂渗漏后则药物无法喷出；具有一定的内压，遇热或受撞击易发生爆炸；抛射剂有较强的挥发性，且具有制冷作用，多次使用于受伤的皮肤上，可引起不适。

二、药物吸收与影响因素

吸入气雾剂和吸入喷雾剂给药时，药物以雾状吸入可直接作用于支气管平滑肌，适宜粒径的雾滴在肺泡部位有较好的分布和沉积，肺泡为药物的主要吸收部位。影响药物吸收的主要因素有：①药物的脂溶性及分子大小，吸入给药的吸收速度与药物的脂溶性成正比，与药物的分子大小成反比；②雾滴（粒）粒径大小，雾滴（粒）的大小影响其在呼吸道沉积的部位，吸入气雾剂雾滴（粒）的粒径应在10μm以下，其中大多数应在5μm以下。雾滴过粗，药物易沉着在口腔、咽部及呼吸器官的各部位；粒子过小，雾滴（粒）易到达肺泡部位，但沉积减少，多被呼出，吸收较少。

三、质量要求

吸入制剂在生产和贮藏中应符合以下规定。

（1）吸入制剂的配方中若含有抑菌剂，除另有规定外，在制剂确定处方时，该处方的抑菌效力应符合抑菌效力检查法的规定。吸入喷雾剂和吸入液体制剂应为无菌制剂。配制粉雾剂时，为改善粉末的流动性，可加入适宜的载体和润滑剂。吸入粉雾剂中所有附加剂均应为生理可接受物质，且对呼吸道黏膜和纤毛无刺激性、无毒性。

（2）吸入制剂中所用给药装置使用的各接触药物的组成部件均应采用无毒、无刺激性、性质稳定的材料制备。直接接触药品的包装材料与原料药物应具有良好的相容性。

（3）吸入制剂中可被吸入的气溶胶粒子应达一定比例，以保证有足够的剂量可沉积在肺部。吸入制剂中微细粒子剂量应采用相应方法进行表征。吸入制剂中原料药物粒度大小通常应控制在10μm以下，其中大多数应在5μm以下。

（4）吸入气雾剂生产中应进行泄漏检查，成品应进行递送剂量均一性检查。多剂量吸入制剂应评价罐（瓶）内和罐（瓶）间的递送剂量均一性。

（5）吸入气雾剂说明书应标明：①总揿次；②每揿主药含量及递送剂量；③临床最小推荐剂量的揿次。吸入喷雾剂说明书应标明：①总喷次；②递送剂量；③临床最小推荐剂量的喷次；④如有抑菌剂，应标明名称。贮库型吸入粉雾剂说明书应标明：①总吸次；②递送剂量；③临床最小推荐剂量的吸次。胶囊型和泡囊型吸入粉雾剂说明书应标明：①每粒胶囊或泡囊中药物含量及递送剂量；②临床最小推荐剂量的吸次；③胶囊应置于吸入装置中吸入，而非吞服。

（6）吸入气雾剂、吸入喷雾剂和吸入粉雾剂标签上的规格为每揿主药含量和（或）递送剂量。

除另有规定外，常见吸入制剂质量检查项目分别如下：

（1）吸入气雾剂应进行递送剂量均一性、每罐总揿次、每揿主药含量、微细粒子剂量以及微生物限度检查，应符合规定。

（2）吸入粉雾剂应进行递送剂量均一性、微细粒子剂量、多剂量吸入粉雾剂总吸次以及微生物限度检查，应符合规定。

（3）吸入喷雾剂应进行递送剂量均一性、每瓶总喷次、微细粒子剂量以及无菌检查，应符合规定。

（4）吸入液体制剂应进行递送速率和递送总量、微细粒子剂量以及无菌检查，应符合规定。

（5）可转变成蒸气的制剂应照非无菌产品微生物限度检查：微生物计数法和控制菌检查法及非无菌药品微生物限度标准检查，应符合规定。

四、临床应用注意事项

吸入制剂具有剂量小、起效快、副作用小和使用方便等优点。临床应用时应注意以下几点。

（1）吸入制剂吸入时，头略后仰并缓慢地呼气，尽可能呼出肺内空气。将吸入器吸口紧紧含在口中，并屏住呼吸，以食指和拇指紧按吸入器，使药物释出，并同时做与喷药同步的缓慢深吸气，最好大于5秒，吸药后屏住呼吸5~10秒，使药物充分分布到下气道，以达到良好的治疗效果。使用完用清水漱口，去除上咽部残留的药物。

（2）吸入气雾剂使用前应充分摇匀储药罐，使罐中药品和抛射剂充分混合。首次使用前或上次使用超过1周时，先向空中试喷1次。吸入气雾剂使用耐压容器、阀门系统，有一定的内压。抛射剂多为液化气体，在常压时沸点低于室温，常温下蒸气压高于大气压。因此吸入气雾剂药物遇热和受撞击有可能发生爆炸，储存时应注意避光、避热、避冷冻、避碰撞，即使药品已用完的小罐也不能弄破、刺穿或燃烧。

（3）吸入用溶液使用前应采用说明书规定溶剂稀释至一定体积。吸入用粉末使用前采用说明书规定量的无菌稀释液溶解稀释成供吸入用溶液。吸入液体制剂使用前其pH值应在3~10范围内；混悬液和乳液振摇后应具备良好的分散性，可保证递送剂量的准确性；除非制剂本身具有足够的抗菌活性，多剂量水性雾化溶液中可加入适宜浓度的抑菌剂，除另有规定外，在制剂确定处方时，该处方的抑菌效力应符合抑菌效力检查法的规定。

第十一节　其他制剂

一、胶剂

（一）特点

胶剂系指将动物的皮、骨、甲或角用水煎取胶质，浓缩成稠胶状，经干燥后制成的固体块状内服制剂。胶剂多有滋补强壮作用，但又有不同的特点：即皮胶类补血，角胶类温阳，甲胶类侧重滋阴，还有活血祛风等作用。

（二）质量要求

胶剂在生产与贮藏期间应符合下列有关规定。

1. 胶剂所用原料应用水漂洗或浸漂，除去非药用部分，切成小块或锯成小段，再次漂净。

2. 制备时加水煎煮数次至煎煮液清淡为止，合并煎煮液，静置，滤过，浓缩。浓缩后的胶液在常温下应能凝固。胶凝前，可按各品种制法项下规定加入适量辅料（如黄酒、冰糖、食用植物油等）。胶凝后，按规定重量切成块状，阴干。

3. 胶剂应为色泽均匀，无异常臭味的半透明固体，溶于热水后应无异物。一般应检查总灰分、重金属、砷盐或重金属及有害元素等。除另有规定外，胶剂应进行水分和微生物限度检查。

4. 胶剂应密闭贮存，防止受潮。

（三）典型处方分析

阿　胶

【处方】驴皮

【功能与主治】补血滋阴，润燥，止血。用于血虚萎黄，眩晕心悸，肌痿无力，心烦不眠，虚风内动，肺燥咳嗽，劳嗽咯血，吐血尿血，

便血崩漏，妊娠胎漏。

【用法与用量】 3～9g。烊化兑服。

【注解】 本品为马科动物驴 *Equus asinus* L. 的干燥皮或鲜皮经煎煮、浓缩制成的固体胶。将驴皮浸泡去毛，切块洗净，分次水煎，滤过，合并滤液，浓缩（可分别加入适量的黄酒、冰糖及豆油）至稠膏状，冷凝，切块，晾干，即得。本品呈长方形块、方形块或丁状。棕色至黑褐色，有光泽。质硬而脆，断面光亮，碎片对光照视呈棕色半透明状。气微，味微甘。

二、膜剂

（一）特点

膜剂系指原料药物与适宜的成膜材料经加工制成的膜状制剂。供口服或黏膜用。膜剂的特点：①生产工艺简单，易于自动化和无菌生产；②药物含量准确、质量稳定；③使用方便，适于多种给药途径；④可制成不同释药速度的制剂；⑤制成多层膜剂可避免配伍禁忌；⑥体积小，重量轻，便于携带、运输和贮存。膜剂不适用于药物剂量较大的制剂。

（二）质量要求

膜剂在生产与贮藏期间应符合下列规定。

1. 原辅料的选择应考虑到可能引起的毒性和局部刺激性。常用的成膜材料有聚乙烯醇、丙烯酸树脂类、纤维素类及其他天然高分子材料。

2. 膜剂常用涂布法、流延法、胶注法等方法制备。原料药物如为水溶性，应与成膜材料制成具有一定黏度的溶液；如为不溶性原料药物，应粉碎成极细粉，并与成膜材料等混合均匀。

3. 膜剂外观应完整光洁、厚度一致、色泽均匀、无明显气泡。多剂量的膜剂，分格压痕应均匀清晰，并能按压痕撕开。

4. 膜剂所用的包装材料应无毒性、能够防止污染、方便使用，并不能与原料药物或成膜材料发生理化作用。

5. 除另有规定外，膜剂应密封贮存，防止受潮、发霉和变质。

除另有规定外，膜剂应进行重量差异和微生物限度检查。

三、锭剂、灸剂、线剂、熨剂、糕剂、丹剂、条剂、钉剂、棒剂

（一）锭剂

锭剂系指饮片细粉加适宜黏合剂（或利用饮片细粉本身的黏性）制成不同形状的固体制剂。有长方形、纺锤形、圆柱形、圆锥形等。内服时可吞服或研细以水或黄酒化服，外用多研细用醋或酒调敷，也可作嗅入或外搽用。

（二）灸剂

灸剂系指将艾叶捣碾成绒状，或另加其他药料捻制成卷烟状或其他形状，供熏灼穴位或其他疾患部位的外用制剂。灸剂按形状可分为艾头、艾炷、艾条；按加药与否分为艾条与含药艾。借助灸剂燃烧产生的温热性刺激以及药物的局部透皮吸收，达到预防或治疗疾病的目的。

（三）线剂

线剂系指将丝线或棉线置药液中先浸后煮，再经干燥制成的一种外用制剂。线剂制备简单，应用方便。利用所含药物的轻微腐蚀作用和药线的机械扎紧作用，切断痔核的血液供应，使痔枯落，或置瘘管中，引流畅通，以利疮核愈合。线剂有止血抗炎等作用，也可以线剂结扎，辅以药物治疗肿瘤。

（四）熨剂

熨剂系指饮片细粉或饮片提取液与经煅制的铁砂混合制成的外用制剂。用时拌醋生热，利用热刺激及药物蒸汽透入熨贴的部位发挥活血通络、发散风寒作用。

（五）糕剂

糕剂系指饮片细粉与米粉、蔗糖等蒸制成的块状制剂。糕剂含糖，味甜可口，主要用于治疗小儿脾胃虚弱、面黄肌瘦等慢性消化不良性疾病。

（六）丹剂

丹剂系指汞以及某些矿物药为原料，经高温炼制成的具有不同结晶形状的汞的无机化合物。

丹剂毒性较大，不可内服，仅供外用。可制成散剂、钉剂、药线、药条和外用膏剂。使用时要注意剂量和用药部位，以免引起中毒。

丹剂按制法分为升丹和降丹。红升丹、白降丹、轻粉的主要成分分别为氧化汞（HgO）、氯化汞（$HgCl_2$）和氯化亚汞（Hg_2Cl_2）。

（七）条剂

条剂系指用桑皮纸粘药膏后搓捻成细条，或用桑皮纸搓捻成条，粘一层面糊，再粘药粉而制成的外用制剂，又称纸捻。条剂有韧性，可用于弯曲分岔的瘘管，制备简单，使用方便。所用药物多有毒性或腐蚀性，主要用于外科插入疮口或瘘管，以引流脓液，拔毒去腐，生肌敛口。

（八）钉剂

钉剂系指饮片细粉加糯米混匀后加水加热制成软材，分剂量，搓成细长而两端尖锐（或锥形）的外用固体制剂。钉剂多含有毒性药物或腐蚀性药物，其赋形剂的选择类似于糊丸，具缓释作用。一般供外科插入，用于治疗痔、瘘管及溃疡等。

（九）棒剂

棒剂系指将药物制成小棒状的外用制剂。可直接用于皮肤或黏膜，起腐蚀、收敛等作用，多用于眼科。

第十二节　新型给药制剂

一、调释制剂

调释制剂系指通过技术手段调节药物的释放速率、释放部位或释放时间的一类制剂。调释制剂可分为缓释、控释和迟释制剂等。其中，缓释、控释制剂与普通制剂比较，药物治疗作用更持久、毒副作用可能降低、用药次数减少，可提高患者用药依从性。迟释制剂可延迟释放药物，从而发挥肠溶、结肠定位或脉冲释放等功能。

（一）特点及分类

1. 缓释制剂　系指在规定的释放介质中，按要求缓慢地非恒速释放药物，与相应的普通制剂比较，给药频率减少一半或有所减少，且能显著增加患者用药依从性的制剂。

2. 控释制剂　系指在规定的释放介质中，按要求缓慢地恒速释放药物，与相应的普通制剂比较，给药频率减少一半或有所减少，血药浓度比缓释制剂更加平稳，且能显著增加患者用药依从性的制剂。

3. 迟释制剂　系指在给药后不立即释放药物的制剂，包括肠溶制剂、结肠定位制剂和脉冲制剂等。

（1）肠溶制剂　系指在规定的酸性介质（pH 1.0～3.0）中不释放或几乎不释放药物，而在要求的时间内，于 pH 6.8 磷酸盐缓冲液中大部分或全部释放药物的制剂。

（2）结肠定位制剂　系指在胃肠道上部基本不释放、在结肠内大部分或全部释放的制剂，即一定时间内在规定的酸性介质与 pH 6.8 磷酸盐缓冲液中不释放或几乎不释放，而在要求的时间内，于 pH 7.5～8.0 磷酸盐缓冲液中大部分或全部释放的制剂。

（3）脉冲制剂　系指不立即释放药物，而在某种条件下（如在体液中经过一定时间或一定 pH 或某些酶作用下）一次或多次突然释放药物的制剂。

（二）质量评价

口服缓释、控释和迟释制剂的质量研究项目主要包括性状、鉴别、释放度、重（装）量差异、含量均匀度、有关物质、微生物限度、含量测定等。其中，释放度方法研究及其限度确定是口服缓释、控释和迟释制剂质量研究的重要内容。

1. 体外释放度试验　药物的体外释放行为受制剂本身因素和外界因素的影响。制剂本身因素包括主药的性质（如溶解度、晶型、粒度分布等）、制剂的处方与工艺等，外界因素包括释放度测定的仪器装置、释放介质、转速等。体外释放度试验是在模拟体内消化道条件下（如温度、介质的 pH、搅拌速率等），测定制剂的药物释放速率，并最后制订出合理的体外药物释放度标准，以监测产品的生产过程及对产品进行质量控制。结合体内外相关性研究，释放度可以在一定程度上预测产品的体内行为。对于释放度方法可靠性和限度合理性的评判，可结合体内研究数据进行综合分析。

2. 体内试验　对缓释、控释和迟释制剂的安全性和有效性进行评价，应通过体内的药效学和药物动力学试验。首先对调释制剂中药物特性的物理化学性质应有充分了解，包括有关同质多晶、粒子大小及其分布、溶解性、溶出速率、稳定性以及制剂可能遇到的其他生理环境极端条件下控制药物释放的变量。制剂中药物因受处方和制备工艺等因素的影响，溶解度等物理化学特性会发生变化，应测定相关条件下的溶解特性。难溶性药物的制剂处方中含有表面活性剂（如十二烷基硫酸钠）时，需要了解其对药物溶解特性的影响。

关于药物的药物动力学性质，应进行单剂量和多剂量人体药代动力学试验，以证实制剂的缓控释特征符合设计要求。推荐采用药物的普通制剂（静脉用或口服溶液，或经批准的其他普通制剂）作为参考，对比其中药物释放、吸收情况，来评价调释制剂的释放、吸收情况。设计口服调释制剂时，测定药物在肠道各段的吸收是很有意义的。食物的影响也应考虑。

药物的药效学性质应反映出在足够广泛的剂量范围内药物浓度与临床响应值（治疗效果或副作用）之间的关系。此外，应对血药浓度和临床响应值之间的平衡时间特性进行研究。如果在药物或药物的代谢物与临床响应值之间已经有很确定的关系，缓释、控释和迟释制剂的临床表现可以由血药浓度－时间关系的数据进行预测。如无法得到这些数据，则应进行临床试验和药动学－药效学试验。

缓释、控释和迟释制剂应进行生物利用度与生物等效性试验，非口服的缓释、控释和迟释制剂还需对其作用部位的刺激性和（或）过敏性等进行试验。

3. 体内－体外相关性　系指由制剂产生的生物学性质或由生物学性质衍生的参数（如 t_{max}、C_{max}或 AUC），与同一制剂的物理化学性质（如体外释放行为）之间建立合理的定量关系。

缓释、控释和迟释制剂要求进行体内外相关性的试验，它应反映整个体外释放曲线与血药浓度－时间曲线之间的关系。只有当体内外具有相关性时，才能通过体外释放曲线预测体内情况。

体内外相关性可归纳为三种：①体外释放曲线与体内吸收曲线（即由血药浓度数据去卷积而得到的曲线）上对应的各个时间点分别相关，这种相关简称点对点相关，表明两条曲线可以重合或者通过使用时间标度重合。②应用统计矩分析原理建立体外释放的平均时间与体内平均滞留时间之间的相关。由于能产生相似的平均滞留时间可有很多不同的体内曲线，因此体内平均滞留时间不能代表体内完整的血药浓度－时间曲线。③一个释放时间点（$t_{50\%}$、$t_{90\%}$等）与一个药物动力学参数（如 AUC、C_{max}或 t_{max}）之间单点相关，它只说明部分相关。

二、微粒制剂

1. 特点　微粒制剂也称微粒给药系统（microparticle drug delivery system，MDDS），系指药物或与适宜载体（一般为生物可降解材料），经过一定的分散包埋技术制得具有一定粒径（微米级或纳米级）的微粒组成的固态、液态、半固态或气态药物制剂。微粒制剂具有掩盖药物的不良气味与口味，液态药物固态化，减少复方药物的配伍变化，提高难溶性药物的溶解度，或提高药物的生物利用度，或改善药物的稳定性，或降低药物不良反应，或延缓药物释放、提高药物靶向性等作用。

2. 常见的药物载体

（1）微囊　系指固态或液态药物被载体辅料包封成的微小胶囊。通常粒径在 1～250μm 之间的称微囊，而粒径在 0.1～1μm 之间的称亚微囊，粒径在 10～100nm 之间的称纳米囊。

（2）微球　系指药物溶解或分散在载体辅料中形成的微小球状实体。通常粒径在 1～250μm 之间的称微球，而粒径在 0.1～1μm 之间的称亚微球，粒径在 10～100nm 之间的称纳米球。

（3）脂质体　系指药物被类脂双分子层包封成的微小囊泡。一般而言，水溶性药物常常包含在水性隔室中，亲脂性药物则包含在脂质体的脂质双分子层中。脂质体有单室与多室之分。小单室脂质体的粒径一般在 20～80nm 之间，大单室脂质体的粒径在 0.1～1μm 之间，多室脂质体的粒径在 1～5μm 之间。通常小单室脂质体也可称为纳米脂质体。前体脂质体系指脂质体的前体形式，磷脂通常以薄膜形式吸附在骨架粒子表面形成的粉末或以分子状态分散在适宜溶剂中形成的溶液，应用前与稀释剂水合即可溶解或分散重组成脂质体。

（4）亚微乳　系指将药物溶于脂肪油/植物油中通常经磷脂乳化分散于水相中形成100～600nm粒径的O/W型微粒载药分散体系，粒径在50～100nm之间的称纳米乳。干乳剂系指亚微乳或纳米乳经冷冻干燥技术等制得的固态制剂，该类产品经适宜稀释剂水化或分散后可得到均匀的亚微乳或纳米乳。

（5）纳米粒　系指药物或与载体辅料经纳米化技术分散形成的粒径小于500nm的固体粒子。仅由药物分子组成的纳米粒称纳晶或纳米药物，以白蛋白作为药物载体形成的纳米粒称白蛋白纳米粒，以脂质材料作为药物载体形成的纳米粒称脂质纳米粒。

（6）聚合物胶束（亦称高分子胶束）　系指由两亲性嵌段高分子载体辅料在水中自组装包埋难溶性药物形成的粒径小于500nm的胶束溶液。属于热力学稳定体系。

随着现代制剂技术的发展，微粒载体制剂已逐渐用于临床，其给药途径包括外用、口服与注射等。外用和口服微粒制剂一般将有利于药物对皮肤、黏膜等生物膜的渗透性，注射用微粒制剂一般具有缓释、控释或靶向作用。其中具有靶向作用的药物制剂通常称为靶向制剂。

靶向制剂系指采用载体将药物通过循环系统浓集于或接近靶器官、靶组织、靶细胞和细胞内特定结构的一类新制剂，可提高疗效和（或）降低对其他组织、器官及全身的毒副作用。靶向制剂可分为三类：①一级靶向制剂，系指进入特定组织或器官；②二级靶向制剂，系指药物进入靶部位的特殊细胞（如肿瘤细胞）释药；③三级靶向制剂，系指药物作用于细胞内的特定部位。

（狄留庆　严国俊）

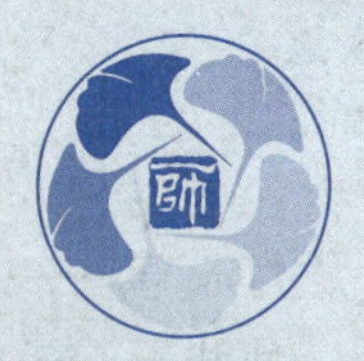

索 引

（按汉语拼音字母顺序排列）

A

阿魏 …… 311
艾叶 …… 127，178，279

B

巴豆 …… 292
巴豆霜 …… 123
巴戟天 …… 102，252
白扁豆 …… 120，289
白矾 …… 110，329
白附子 …… 258
白花蛇舌草 …… 304
白及 …… 265
白茅根 …… 87，257
白前 …… 249
白芍 …… 97，238
白术 …… 91，255
白头翁 …… 238
白薇 …… 250
白鲜皮 …… 275
白芷 …… 152，245
百部 …… 107，258
百合 …… 107，261
斑蝥 …… 90，231，319
板蓝根 …… 241
半夏 …… 120，257
半枝莲 …… 303
北豆根 …… 240
北沙参 …… 248
鳖甲 …… 92，321
槟榔 …… 85，297
冰片（合成龙脑） …… 313
薄荷 …… 177，303
补骨脂 …… 102，152，290

C

苍耳子 …… 84，297
苍术 …… 89，255
草豆蔻 …… 299
草果 …… 298
草乌 …… 118，237
侧柏叶 …… 88，277
柴胡 …… 101，197，248
蟾酥 …… 202，320
车前草 …… 305
车前子 …… 104，296
沉香 …… 268
陈皮 …… 167，291
赤芍 …… 239
重楼 …… 261
川贝母 …… 259
川木通 …… 266
川木香 …… 255
川牛膝 …… 235
川乌 …… 117，220，237
川芎 …… 97，247
穿心莲 …… 175，304
磁石 …… 112，328

D

大黄 …… 95，144，234
大蓟 …… 86，306
大青叶 …… 277
大血藤 …… 268
丹参 …… 97，147，225，250
淡豆豉 …… 122，289
淡竹叶 …… 306
蛋黄油 …… 127
当归 …… 96，225，246
党参 …… 90，254

灯心草 …… 128，270
地肤子 …… 284
地骨皮 …… 276
地黄 …… 115，251
地龙 …… 314
地榆 …… 241
丁香 …… 281
冬虫夏草 …… 308
豆蔻 …… 298
独活 …… 246
杜仲 …… 101，274

E

阿胶 …… 94，323
莪术 …… 100，177，263
儿茶 …… 313

F

番泻叶 …… 145，278
防风 …… 247
防己 …… 217，240
粉葛 …… 242
蜂蜜 …… 319
茯苓 …… 309
附子 …… 118，221，238

G

干姜 …… 87，263
甘草 …… 106，194，242
甘遂 …… 98，244
藁本 …… 247
葛根 …… 164，242
蛤蚧 …… 108，321
功劳木 …… 217
钩藤 …… 269
狗脊 …… 233
枸杞子 …… 296
骨碎补 …… 92
瓜蒌 …… 296
关黄柏 …… 275
广藿香 …… 302
广金钱草 …… 301
龟甲 …… 93，320

H

哈蟆油 …… 320
海风藤 …… 266
海金沙 …… 312
海马 …… 319
海螵蛸 …… 317
海藻 …… 308
合欢皮 …… 196，274
何首乌 …… 114，146，235
红花 …… 283
红参 …… 244
厚朴 …… 105，153，273
胡黄连 …… 252
槲寄生 …… 267
虎杖 …… 146，235
滑石 …… 328
化橘红 …… 291
槐花 …… 84，166，280
黄柏 …… 103，274
黄精 …… 115，260
黄连 …… 96，215，239
黄芪 …… 106，196，243
黄芩 …… 114，162，251

J

鸡内金 …… 93，323
鸡血藤 …… 268
姜黄 …… 264
僵蚕 …… 89，319
降香 …… 268
芥子 …… 83，286
金钱白花蛇 …… 321
金钱草 …… 301
金银花 …… 224，282
金樱子 …… 288
荆芥 …… 87，302
桔梗 …… 253
菊花 …… 282
橘核 …… 104，291
决明子 …… 84，147，289

K

苦地丁 …… 300
苦楝皮 …… 275
苦参 …… 212，241
苦杏仁 …… 119，139，287
款冬花 …… 282

L

莱菔子 …… 83，286
雷公藤 …… 223
雷丸 …… 310
连翘 …… 153，294
蓼大青叶 …… 278
灵芝 …… 309
羚羊角 …… 325
硫黄 …… 329
六神曲 …… 122
龙胆 …… 176，248
芦荟 …… 147
炉甘石 …… 112，328
鹿茸 …… 323
罗布麻叶 …… 201，279

M

麻黄 …… 106，214，300
马兜铃 …… 226
马钱子 …… 92，222，294
麦冬 …… 199，262
麦芽 …… 122
满山红 …… 167，279
蔓荆子 …… 295
芒硝 …… 125，329
绵马贯众 …… 233
没药 …… 311
牡丹皮 …… 272
牡蛎 …… 110，317
木瓜 …… 287
木通 …… 267
木香 …… 125，254

N

南板蓝根 …… 241
南沙参 …… 254
南五味子 …… 285
牛蒡子 …… 83，297
牛黄 …… 202，324
牛膝 …… 203，235
女贞子 …… 116，294

P

胖大海 …… 293
枇杷叶 …… 107，278
蒲公英 …… 306
蒲黄 …… 86，168，283

Q

蕲蛇 …… 97，322
千里光 …… 222，306
牵牛子 …… 295
前胡 …… 152
茜草 …… 252
羌活 …… 246
秦艽 …… 249
秦皮 …… 151，276
青黛 …… 313
青蒿 …… 175，305
青皮 …… 291
全蝎 …… 317

R

人工牛黄 …… 325
人参 …… 115，191，244
忍冬藤 …… 269
肉苁蓉 …… 115，304
肉豆蔻 …… 124，285
肉桂 …… 179，273
乳香 …… 99，311

S

三棱 …… 99，256
三七 …… 109，193，245
桑白皮 …… 272
桑寄生 …… 267
桑螵蛸 …… 116，318

沙棘 ········· 168，293
沙苑子 ········· 289
砂仁 ········· 298
山慈菇 ········· 265
山豆根 ········· 213，242
山麦冬 ········· 262
山药 ········· 91，262
山银花 ········· 282
山楂 ········· 85，287
山茱萸 ········· 294
商陆 ········· 99，197，236
蛇床子 ········· 293
射干 ········· 263
麝香 ········· 231，323
升麻 ········· 240
石菖蒲 ········· 258
石膏 ········· 110，328
石斛 ········· 270
石决明 ········· 110，315
水蛭 ········· 94，230，315
松花粉 ········· 280
苏木 ········· 268
酸枣仁 ········· 85，292
锁阳 ········· 304

T

太子参 ········· 236
桃仁 ········· 140，287
藤黄 ········· 117
体外培育牛黄 ········· 325
天冬 ········· 261
天花粉 ········· 253
天麻 ········· 116，265
天南星 ········· 121，257
天然冰片（右旋龙脑） ········· 313
天仙子 ········· 220，295
铁皮石斛 ········· 271
葶苈子 ········· 286
通草 ········· 269
土鳖虫 ········· 318
土茯苓 ········· 261
菟丝子 ········· 102，295

W

王不留行 ········· 83，285
威灵仙 ········· 237
乌梅 ········· 288
乌梢蛇 ········· 322
吴茱萸 ········· 119，292
蜈蚣 ········· 318
五倍子 ········· 229，313
五加皮 ········· 275
五味子 ········· 116，153，285

X

西瓜霜 ········· 123
西红花 ········· 283
西洋参 ········· 245
细辛 ········· 154，234
仙鹤草 ········· 301
香附 ········· 100，257
香加皮 ········· 200，276
香薷 ········· 303
香橼 ········· 290
小茴香 ········· 104，293
辛夷 ········· 280
雄黄 ········· 126，327
熊胆 ········· 202
徐长卿 ········· 249
续断 ········· 98，253
玄参 ········· 251
血竭 ········· 312
血余炭 ········· 113

Y

鸦胆子 ········· 292
延胡索 ········· 100，216，240
洋金花 ········· 218，281
益母草 ········· 302
益智 ········· 299
薏苡仁 ········· 297
茵陈 ········· 305
银柴胡 ········· 236
银杏叶 ········· 165，277

淫羊藿 …………………………………… 108，277
鱼腥草 …………………………………………… 300
玉竹 ……………………………………………… 260
郁金 ……………………………………………… 264
郁李仁 …………………………………… 140，288
芫花 ……………………………………… 99，281
远志 ……………………………………… 119，243

Z

泽泻 ……………………………………… 103，256
赭石 ……………………………………… 111，328
浙贝母 …………………………………………… 259
珍珠 ……………………………………………… 316
珍珠母 …………………………………… 111，316
知母 …………………………… 103，199，262
栀子 …………………………… 85，177，296
枳壳 ……………………………………… 88，290
肿节风 …………………………………………… 152
朱砂 ……………………………………… 126，327
猪苓 ……………………………………………… 309
竹沥 ……………………………………………… 126
竹茹 ……………………………………… 105，270
紫草 ……………………………………… 148，250
紫花地丁 ………………………………………… 301
紫石英 …………………………………… 112，329
紫苏叶 …………………………………………… 279
紫菀 ……………………………………… 107，256
自然铜 …………………………………… 111，327

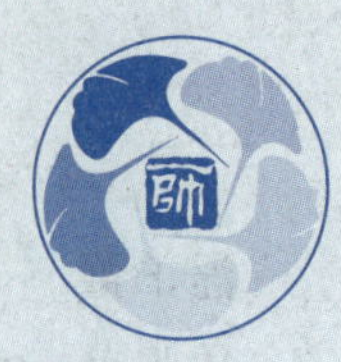

附录　常用中药彩图

中药名录

序号	中药名称	序号	中药名称	序号	中药名称
	根及根茎类中药	29	防己	58	关龙胆
1	狗脊	30	北豆根	59	秦艽
2	绵马贯众	31	延胡索	60	徐长卿
3	细辛	32	板蓝根	61	白前
4	掌叶大黄（药材）	33	南板蓝根	62	紫草
5	掌叶大黄（饮片）	34	地榆	63	丹参
6	药用大黄（药材）	35	苦参	64	黄芩
7	药用大黄（饮片）	36	山豆根	65	玄参
8	唐古特大黄	37	葛根	66	地黄
9	虎杖	38	粉葛	67	胡黄连
10	何首乌	39	甘草	68	巴戟天
11	牛膝	40	黄芪	69	茜草
12	川牛膝	41	远志	70	续断
13	商陆	42	甘遂	71	天花粉
14	银柴胡	43	人参	72	桔梗
15	太子参	44	红参	73	党参
16	威灵仙	45	西洋参	74	素花党参
17	川乌	46	三七	75	南沙参
18	草乌	47	白芷	76	木香
19	附子（白附片）	48	当归	77	云木香
20	附子（黑顺片）	49	独活（药材）	78	川木香
21	白头翁	50	独活（饮片）	79	白术
22	白芍	51	羌活	80	苍术（饮片）
23	赤芍	52	川芎	81	苍术（药材）
24	黄连（黄连片）	53	藁本	82	紫菀
25	黄连（味连）	54	防风	83	三棱
26	黄连（雅连）	55	柴胡	84	泽泻
27	黄连（云连）	56	北沙参	85	白茅根
28	升麻	57	坚龙胆	86	香附

续表

序号	中药名称	序号	中药名称	序号	中药名称
87	天南星	123	降香	158	艾叶
88	半夏	124	沉香	花类中药	
89	白附子	125	通草	159	松花粉
90	石菖蒲	126	钩藤	160	辛夷
91	蔓生百部	127	忍冬藤	161	槐花
92	对叶百部	128	竹茹	162	芫花
93	川贝母	129	灯心草	163	丁香
94	浙贝母	130	金钗石斛	164	洋金花
95	滇黄精	131	鼓槌石斛	165	金银花
96	黄精	132	流苏石斛	166	山银花
97	玉竹	133	霍山石斛	167	款冬花
98	重楼	134	铁皮石斛	168	菊花
99	土茯苓	皮类中药		169	红花
100	百合	135	桑白皮	170	蒲黄
101	天冬	136	牡丹皮	171	西红花
102	麦冬	137	厚朴	果实及种子类中药	
103	山麦冬	138	肉桂	172	地肤子
104	知母	139	杜仲	173	王不留行
105	山药	140	合欢皮	174	五味子
106	射干	141	黄柏	175	南五味子
107	干姜	142	关黄柏	176	肉豆蔻
108	莪术（药材）	143	白鲜皮	177	葶苈子
109	莪术（饮片）	144	苦楝皮	178	芥子
110	姜黄	145	五加皮	179	莱菔子
111	郁金	146	秦皮	180	木瓜
112	天麻	147	香加皮	181	山楂
113	山慈菇	148	地骨皮	182	苦杏仁
114	白及	叶类中药		183	桃仁
茎木类中药		149	银杏叶	184	郁李仁
115	海风藤	150	侧柏叶	185	乌梅
116	川木通	151	淫羊藿	186	金樱子
117	木通	152	大青叶	187	白扁豆
118	槲寄生	153	蓼大青叶	188	沙苑子
119	桑寄生	154	枇杷叶	189	淡豆豉
120	大血藤	155	满山红	190	决明子
121	苏木	156	罗布麻叶	191	补骨脂
122	鸡血藤	157	紫苏叶	192	枳壳

续表

序号	中药名称	序号	中药名称	序号	中药名称
193	香橼（香圆）	232	紫花地丁	268	石决明
194	香橼（枸橼）	233	金钱草	269	珍珠
195	陈皮	234	广金钱草	270	珍珠母
196	青皮	235	广藿香	271	牡蛎
197	橘核	236	荆芥	272	海螵蛸
198	化橘红	237	益母草	273	全蝎
199	吴茱萸	238	薄荷	274	蜈蚣
200	鸦胆子	239	半枝莲	275	土鳖虫
201	巴豆	240	香薷	276	桑螵蛸
202	酸枣仁	241	肉苁蓉	277	斑蝥
203	沙棘	242	锁阳	278	僵蚕
204	胖大海	243	穿心莲	279	海马
205	小茴香	244	白花蛇舌草	280	蟾酥
206	蛇床子	245	茵陈	281	哈蟆油
207	山茱萸	246	青蒿	282	龟甲
208	连翘	247	千里光	283	鳖甲
209	女贞子	248	大蓟	284	蛤蚧
210	马钱子	249	蒲公英	285	金钱白花蛇
211	菟丝子	250	淡竹叶	286	蕲蛇
212	牵牛子	藻、菌、地衣类中药		287	乌梢蛇
213	天仙子	251	海藻	288	鸡内金
214	枸杞子	252	冬虫夏草	289	阿胶
215	栀子	253	灵芝	290	麝香
216	瓜蒌	254	茯苓	291	鹿茸
217	车前子	255	猪苓	292	牛黄
218	牛蒡子	256	雷丸	293	羚羊角
219	苍耳子	树脂类中药		矿物类中药	
220	薏苡仁	257	乳香	294	朱砂
221	槟榔	258	没药	295	雄黄
222	砂仁	259	阿魏	296	自然铜
223	草果	260	血竭	297	磁石
224	豆蔻	其他类中药		298	赭石
225	草豆蔻	261	海金沙	299	炉甘石
226	益智	262	青黛	300	滑石
全草类中药		263	儿茶	301	石膏
227	麻黄	264	冰片	302	紫石英
228	木贼麻黄	265	五倍子	303	芒硝
229	鱼腥草	动物类中药		304	白矾
230	苦地丁	266	地龙	305	硫黄
231	仙鹤草	267	水蛭		

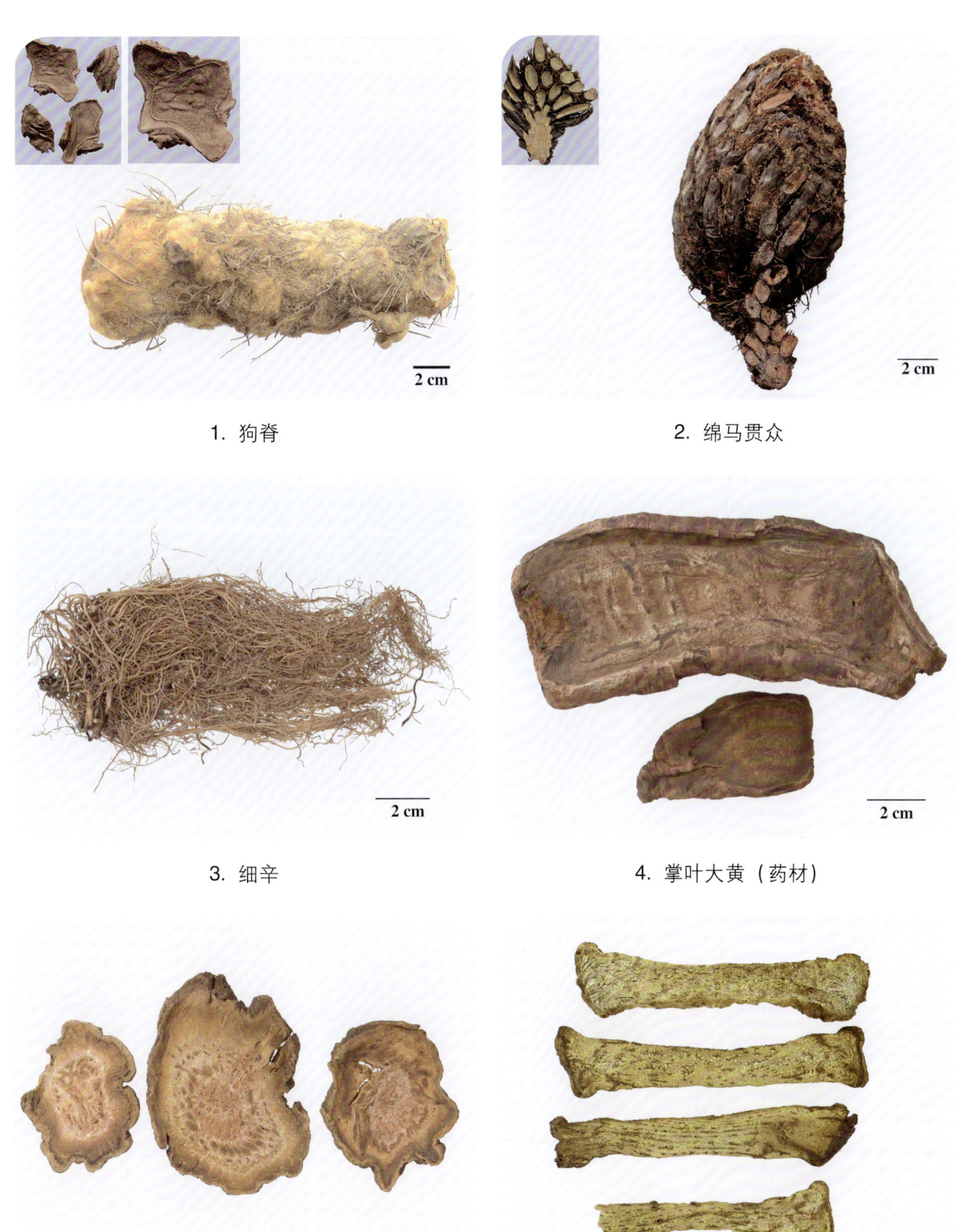

1. 狗脊

2. 绵马贯众

3. 细辛

4. 掌叶大黄（药材）

5. 掌叶大黄（饮片）

6. 药用大黄（药材）

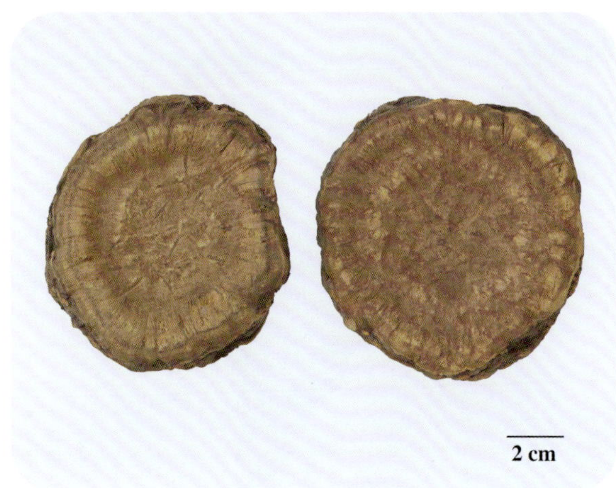

7. 药用大黄（饮片）

2 cm

8. 唐古特大黄

2 cm

9. 虎杖

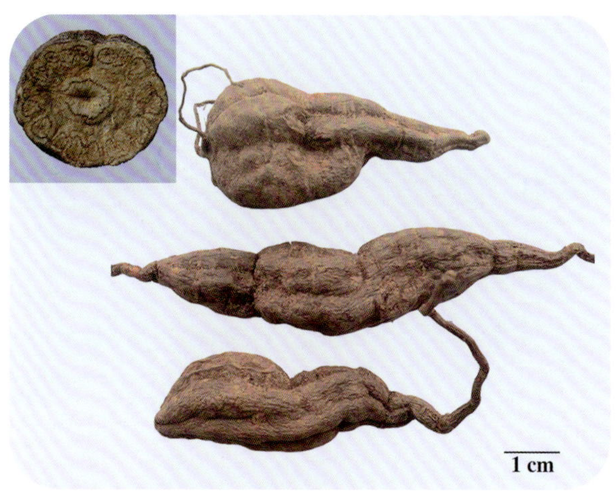

10. 何首乌

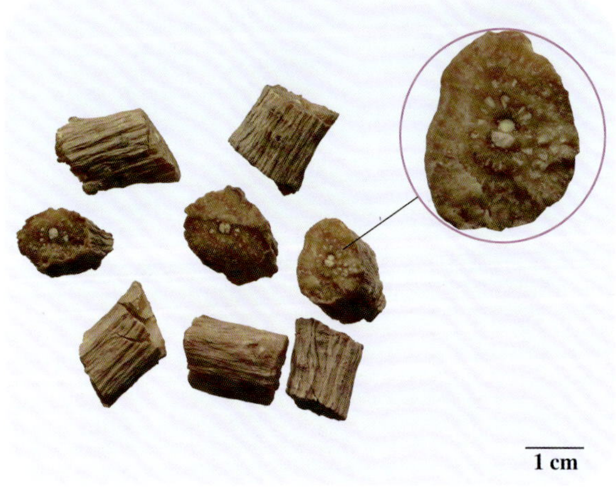

11. 牛膝

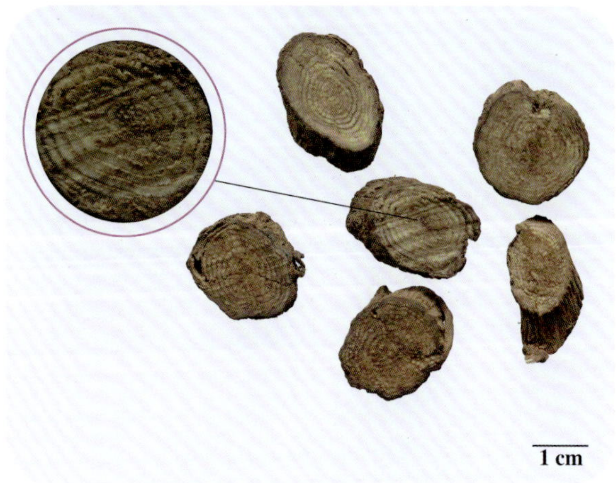

12. 川牛膝

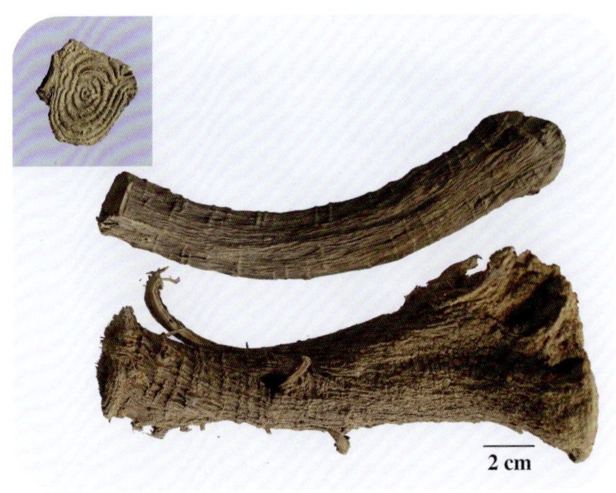

13. 商陆

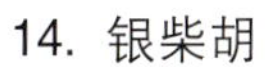

14. 银柴胡

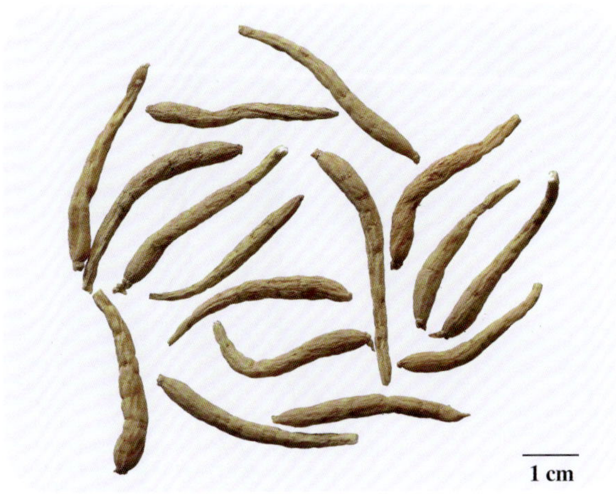

15. 太子参

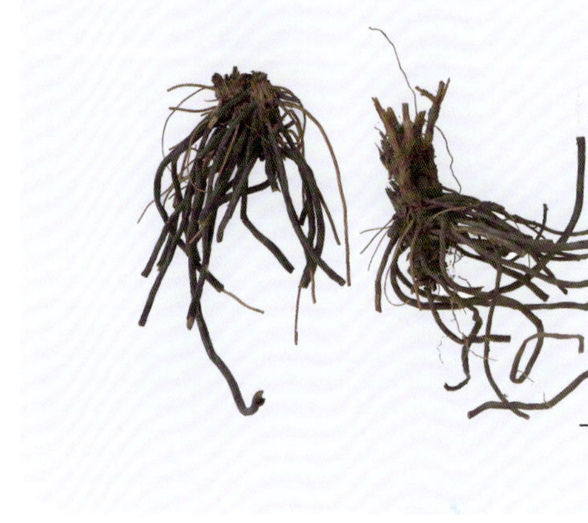

16. 威灵仙

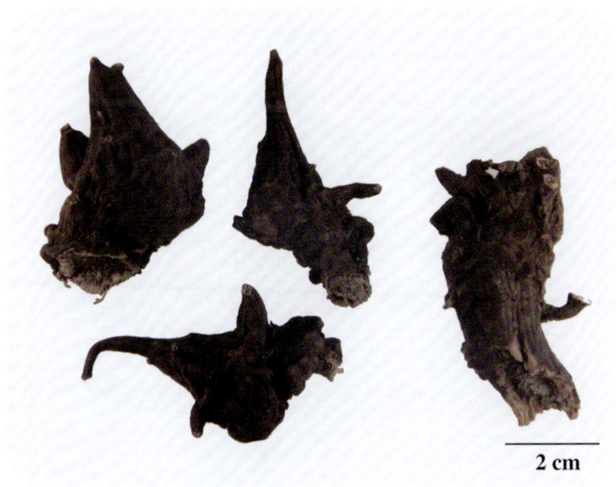

17. 川乌

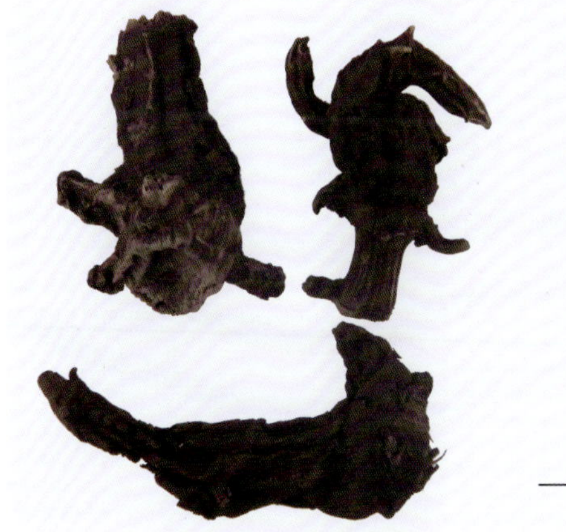

18. 草乌

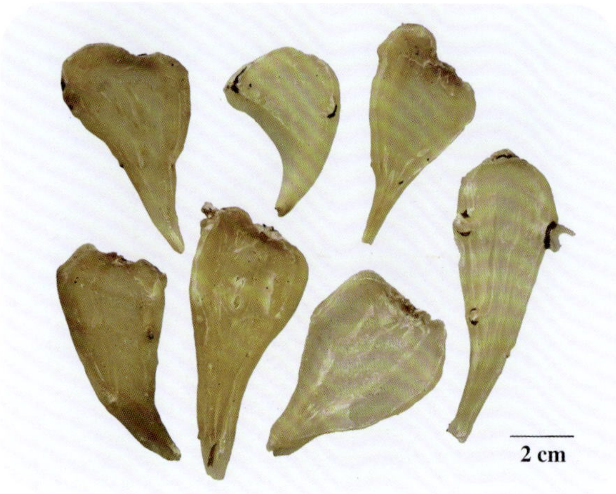

19. 附子（白附片）

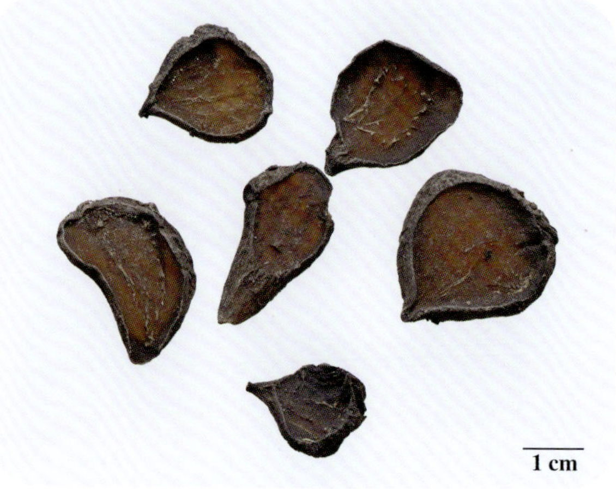

20. 附子（黑顺片）

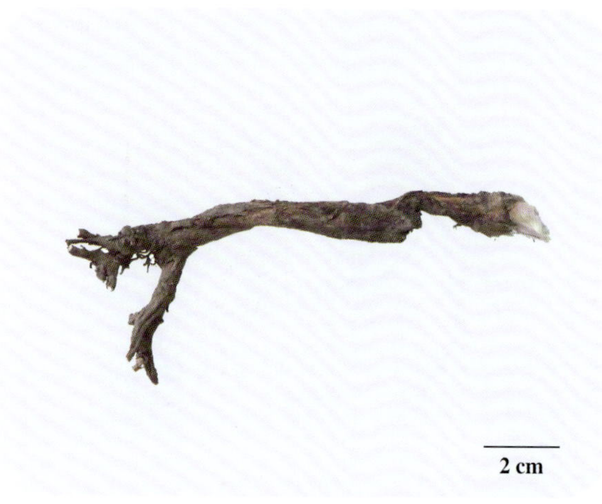

21. 白头翁

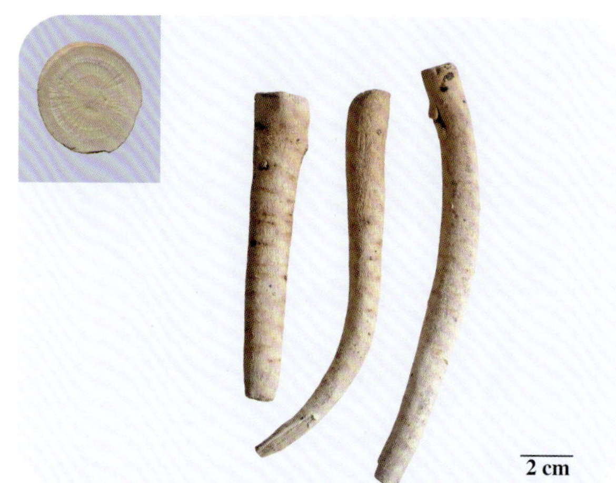

22. 白芍

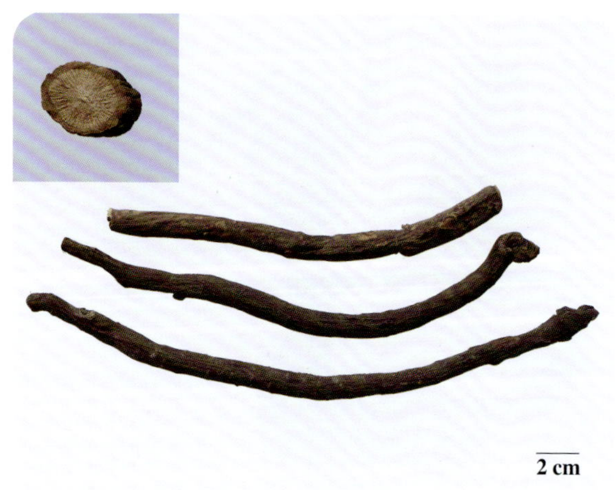

23. 赤芍

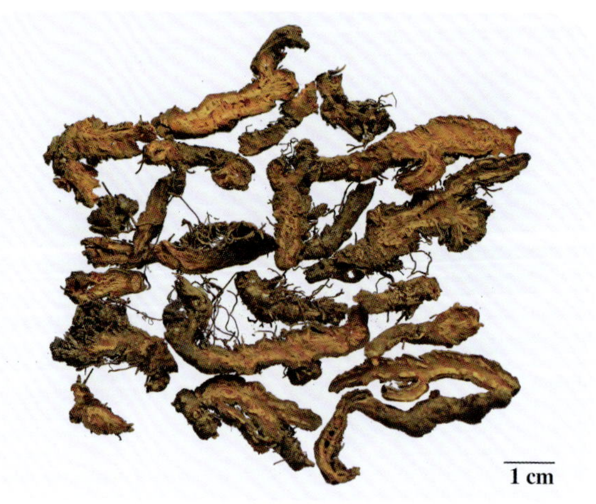

24. 黄连（黄连片）

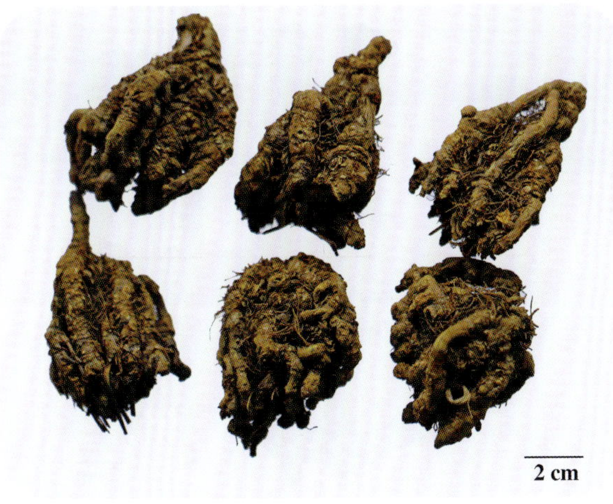

25. 黄连（味连）

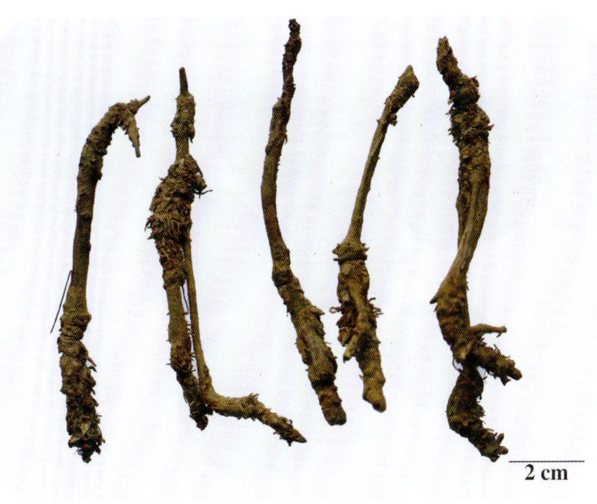

26. 黄连（雅连）

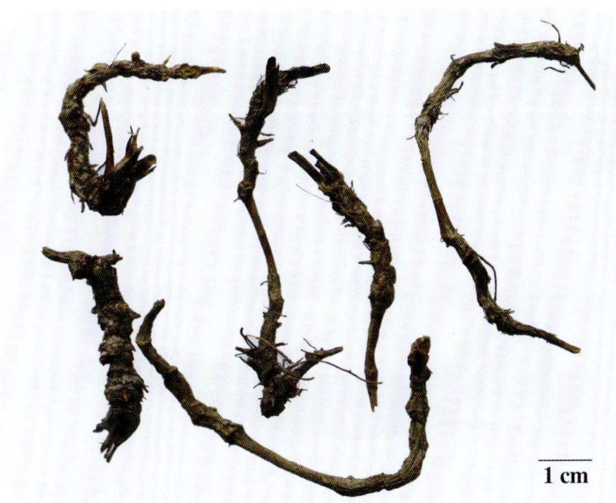

27. 黄连（云连）

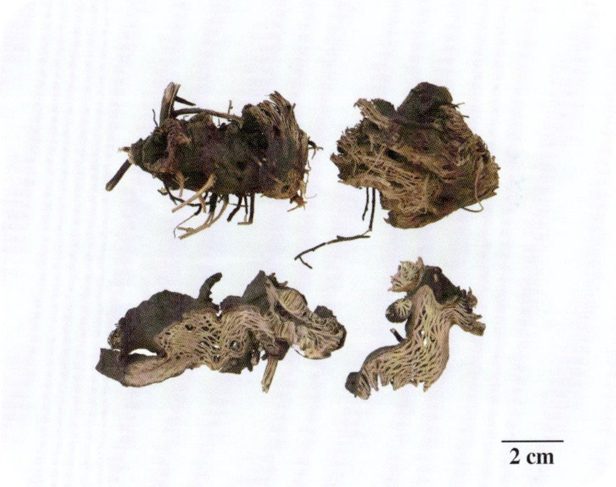

28. 升麻

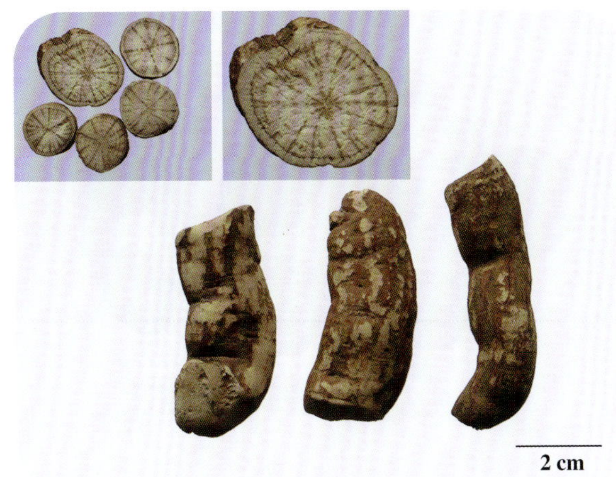

29. 防己

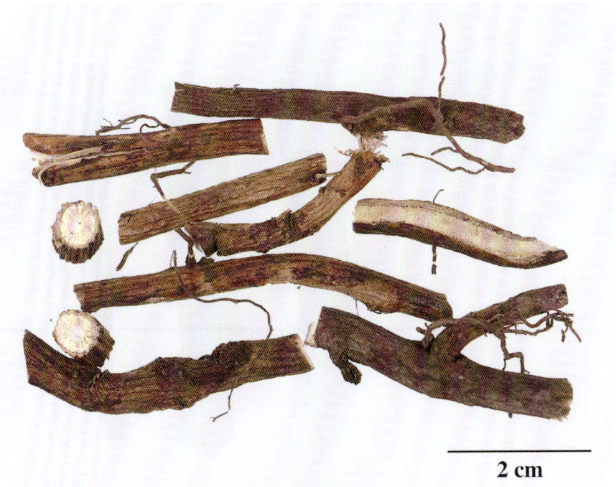

30. 北豆根

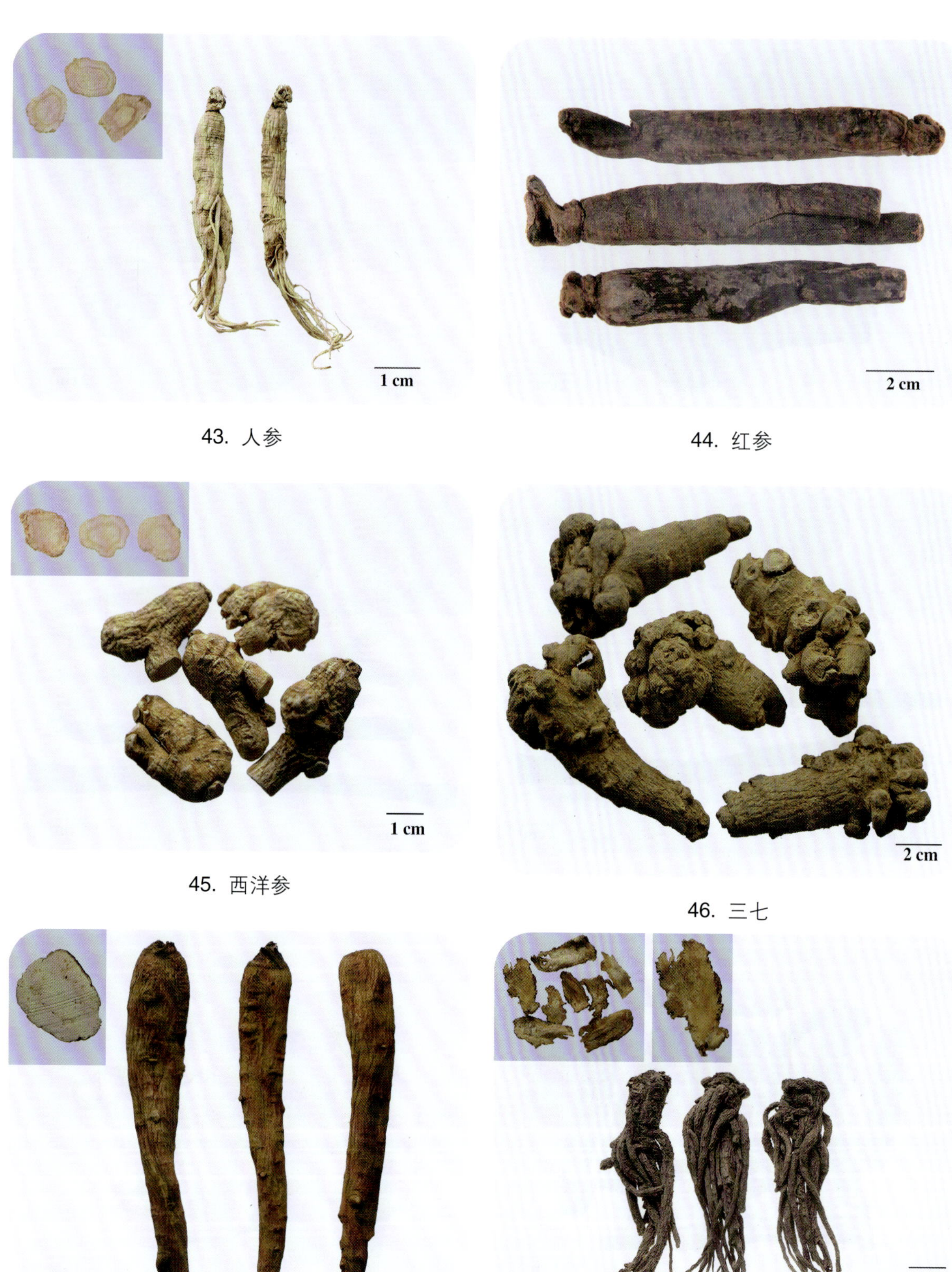

43. 人参

44. 红参

45. 西洋参

46. 三七

47. 白芷

48. 当归

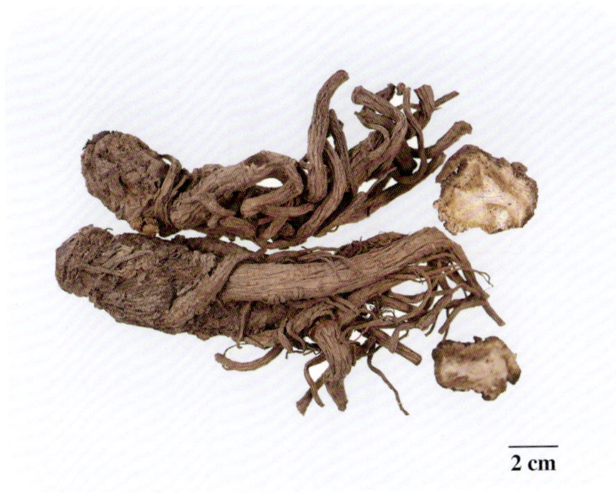

49. 独活（药材）

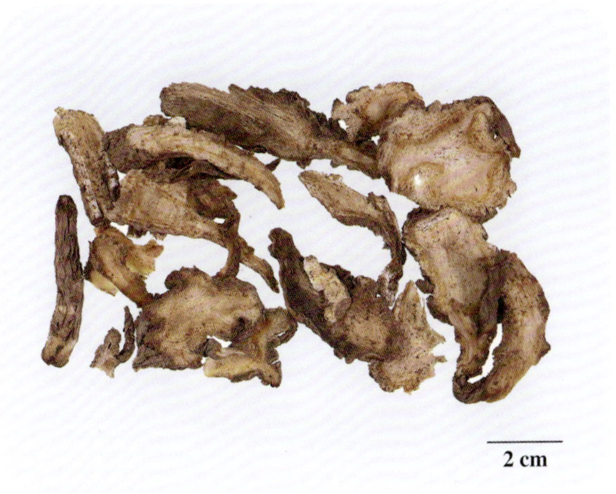

50. 独活（饮片）

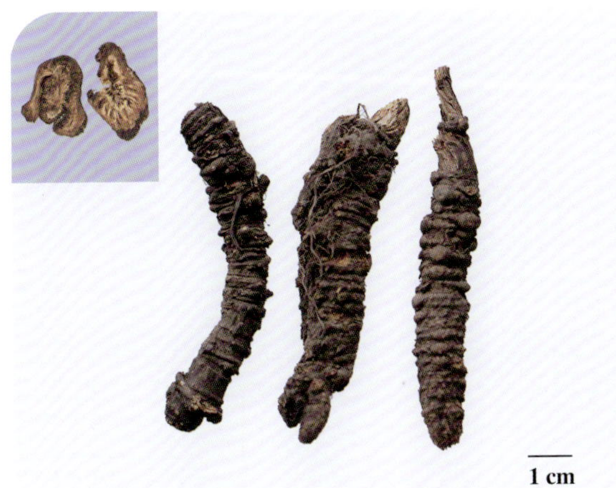

51. 羌活

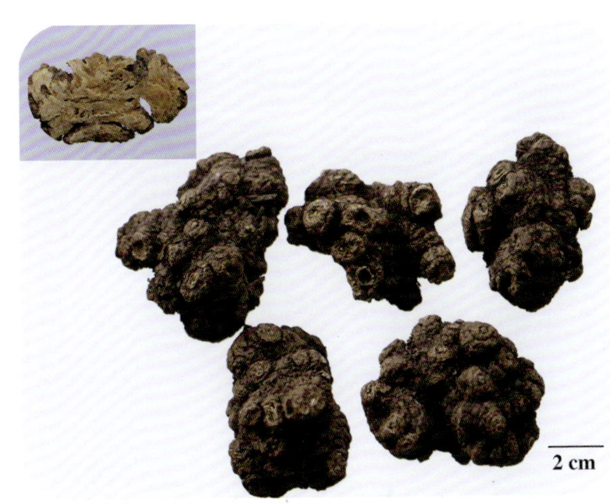

52. 川芎

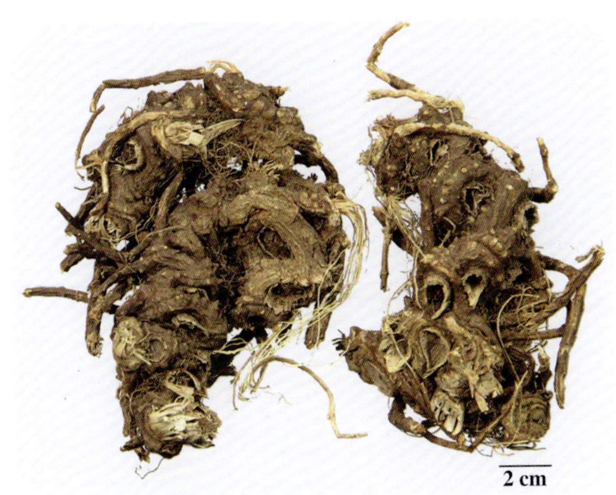

53. 藁本

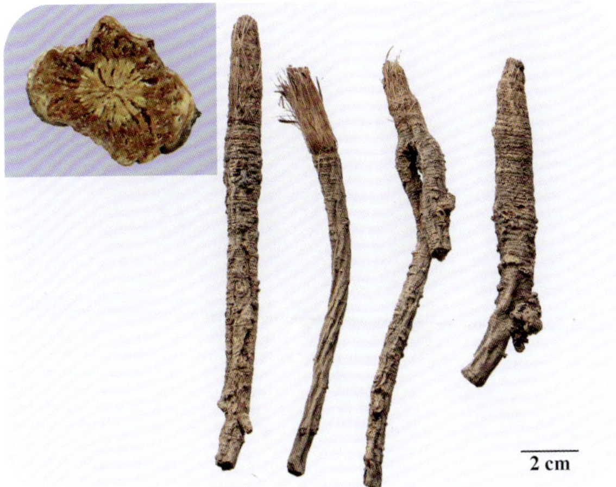

54. 防风

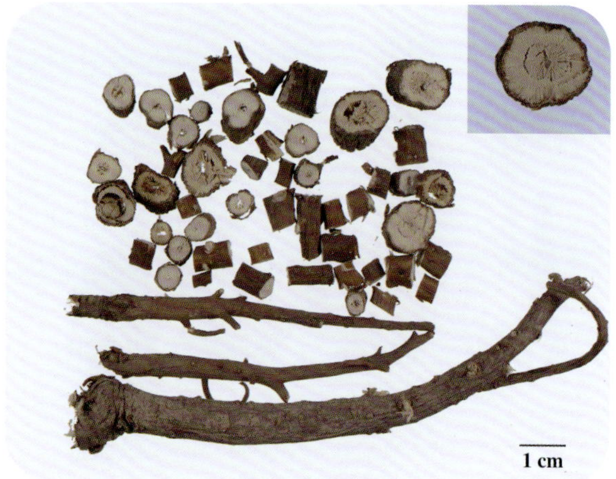

55. 柴胡

56. 北沙参

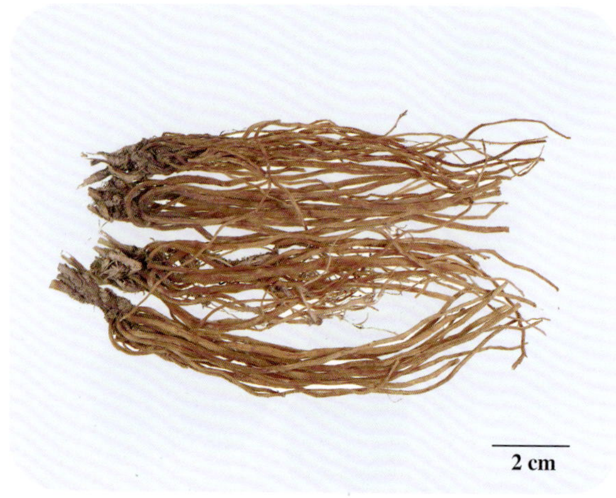

57. 坚龙胆

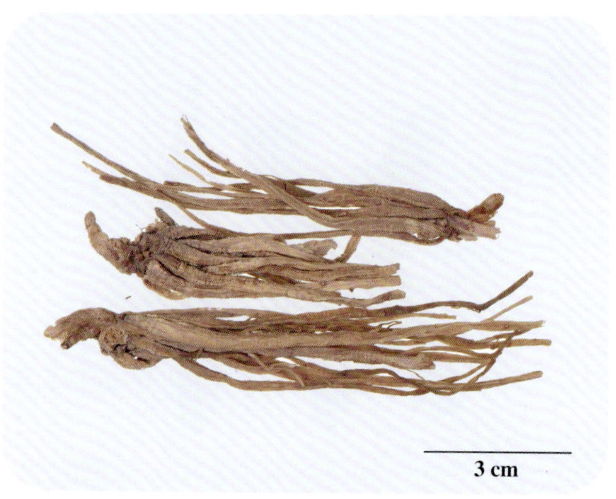

58. 关龙胆

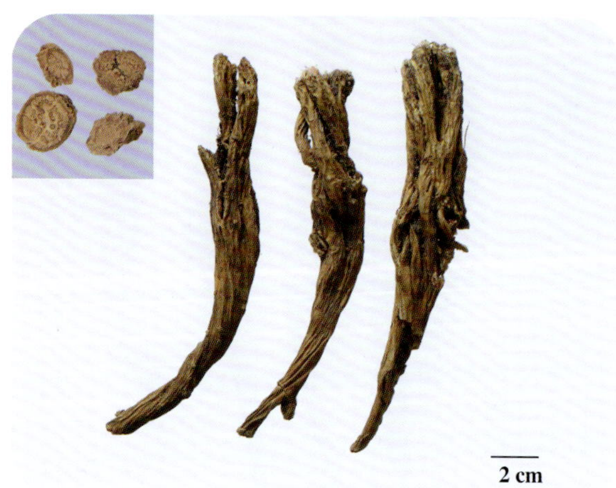

59. 秦艽

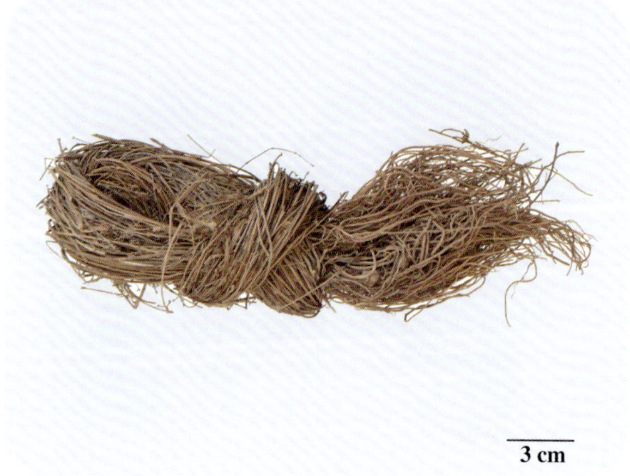

60. 徐长卿

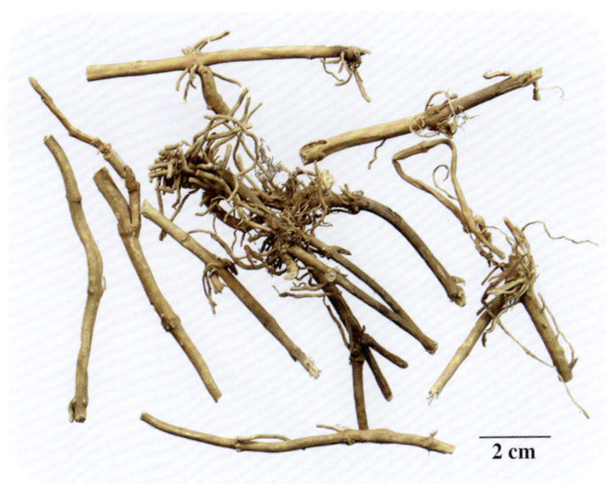

61. 白前

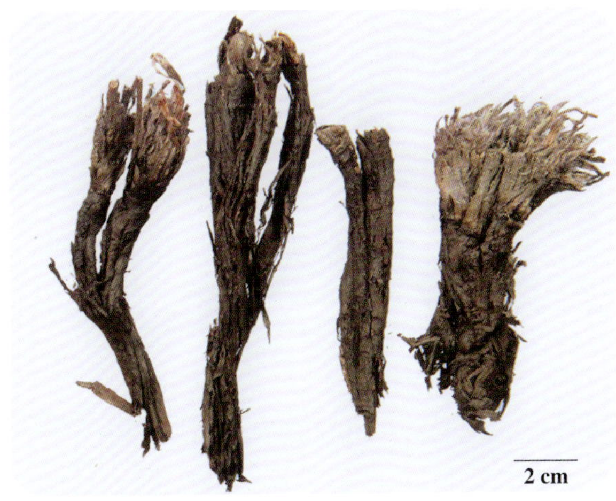

62. 紫草

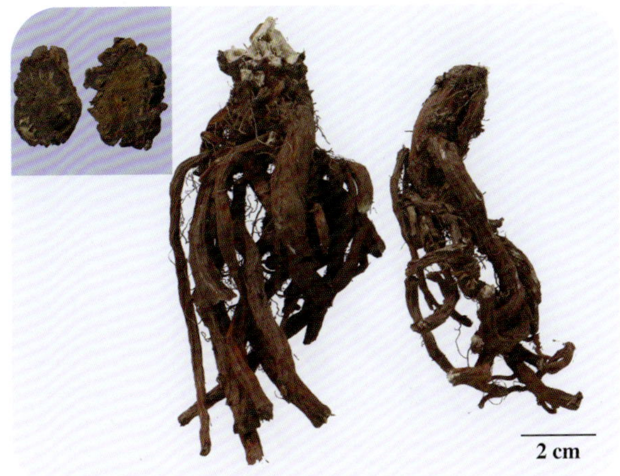

63. 丹参

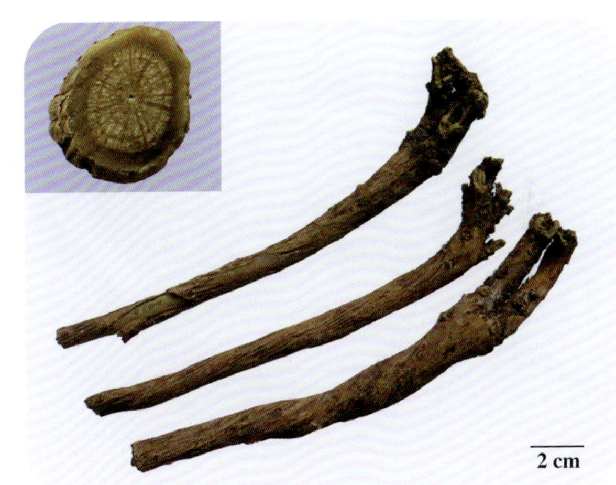

64. 黄芩

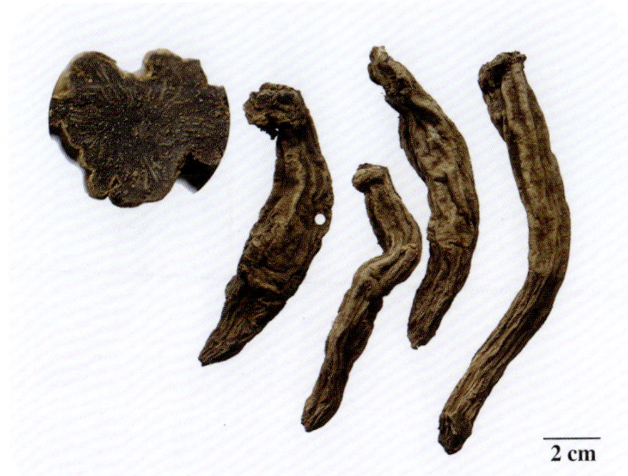

65. 玄参

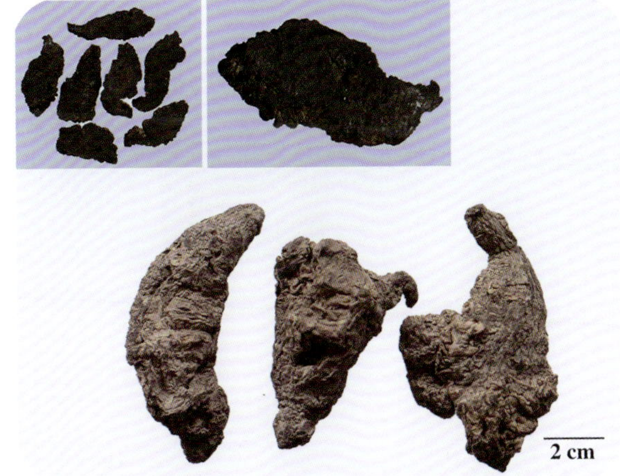

66. 地黄

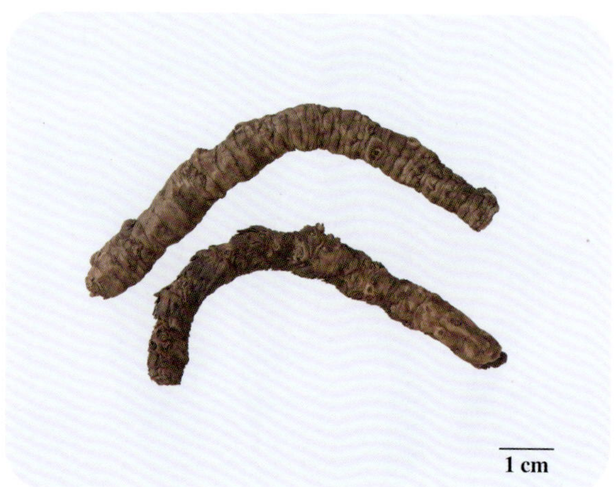

67. 胡黄连

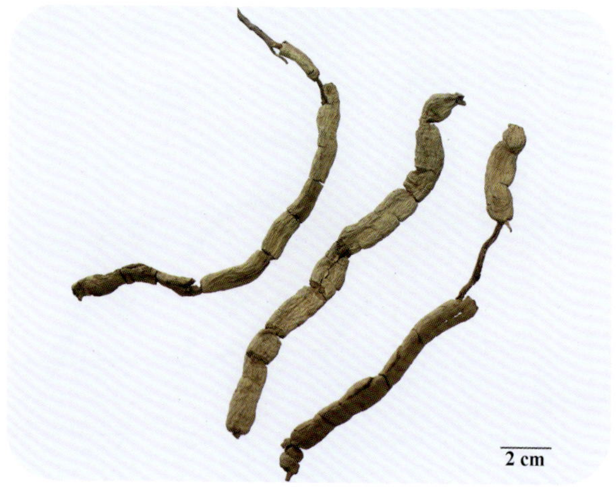

68. 巴戟天

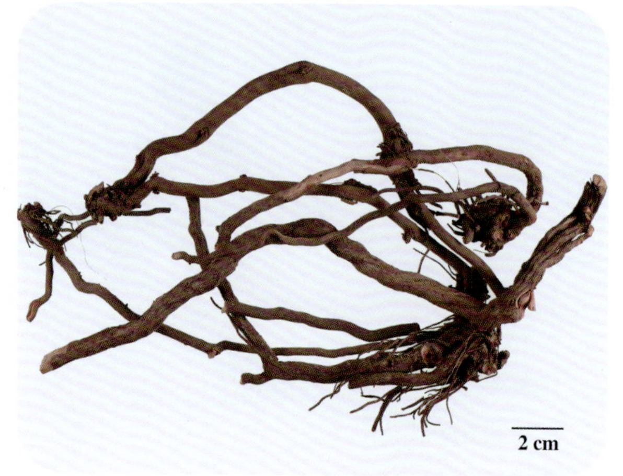

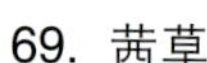

69. 茜草

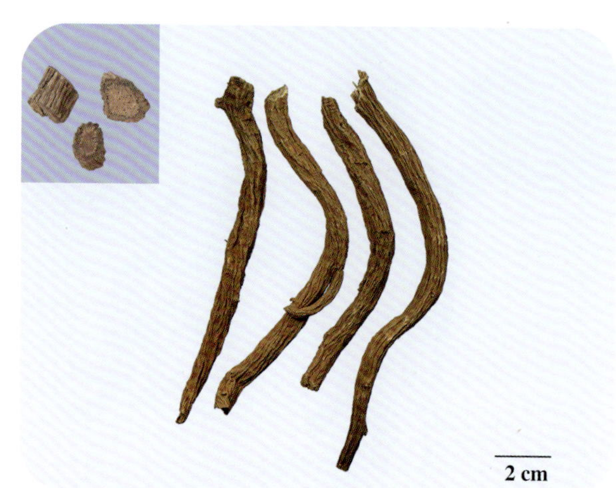

70. 续断

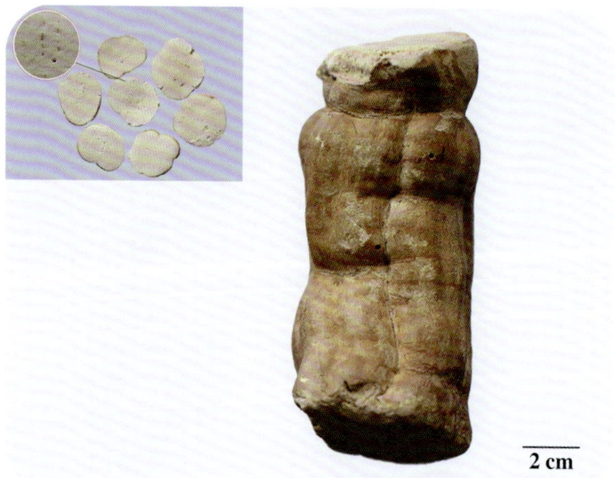

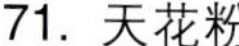

71. 天花粉

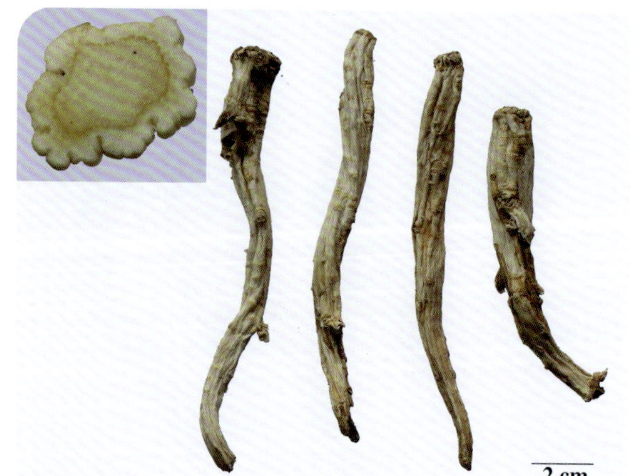

72. 桔梗

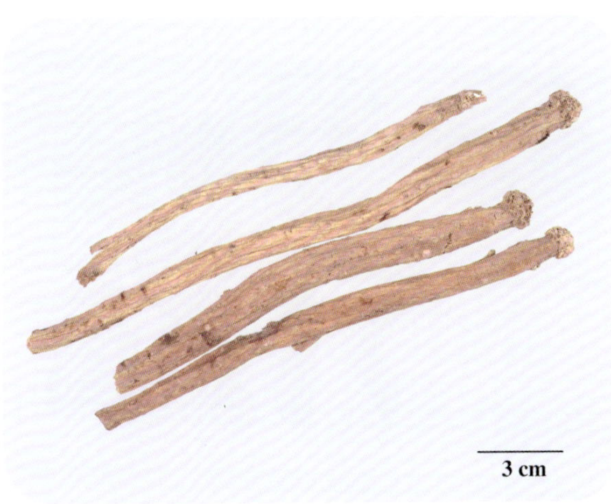

73. 党参

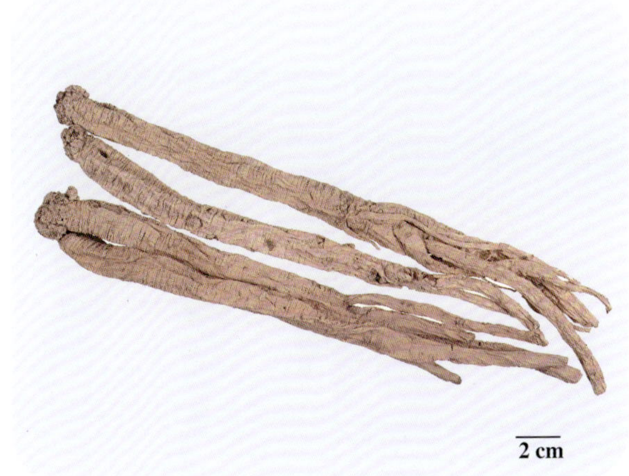

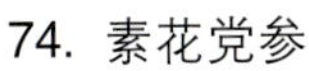

74. 素花党参

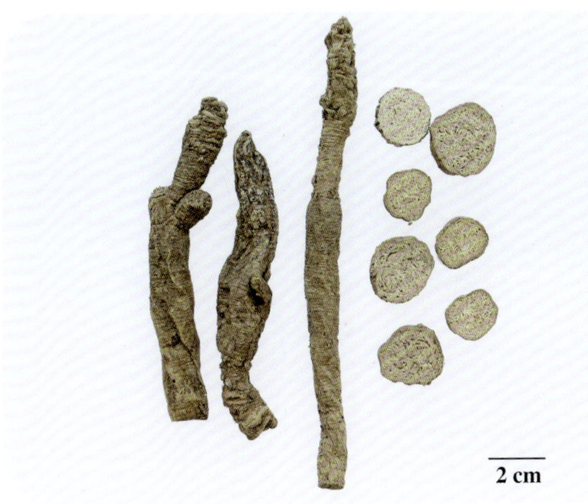

75. 南沙参

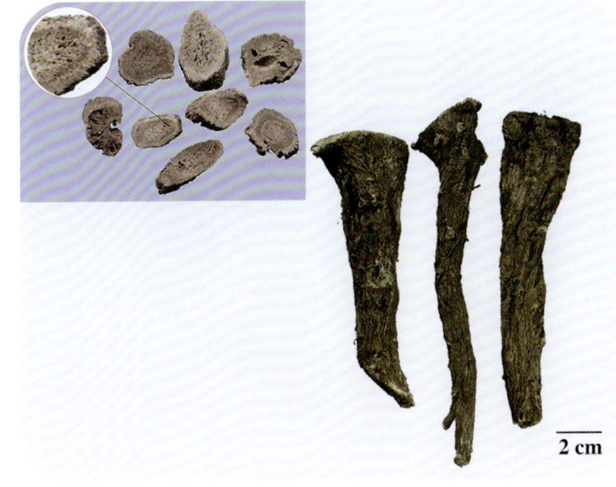

76. 木香

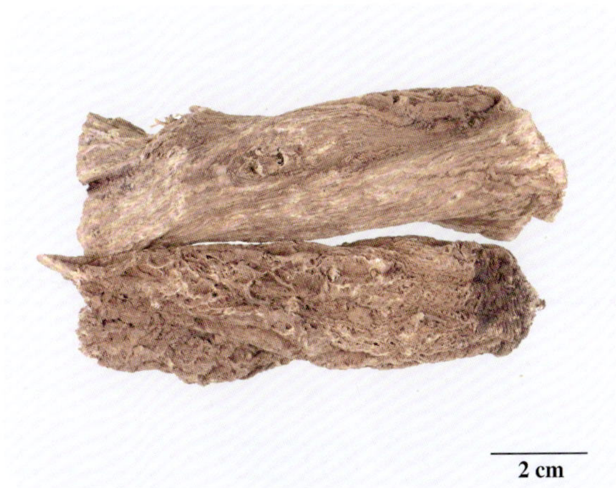

77. 云木香

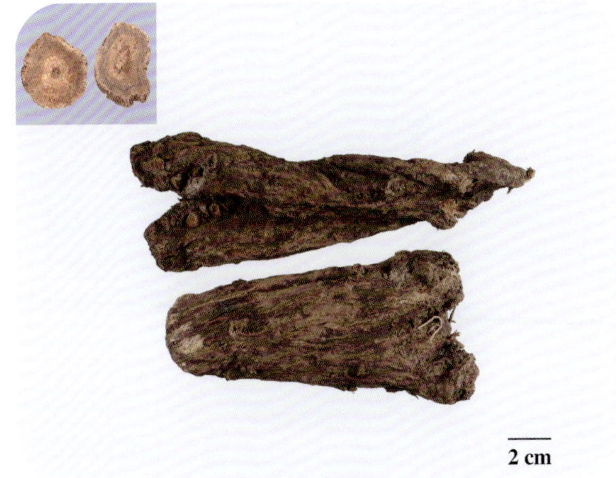

78. 川木香

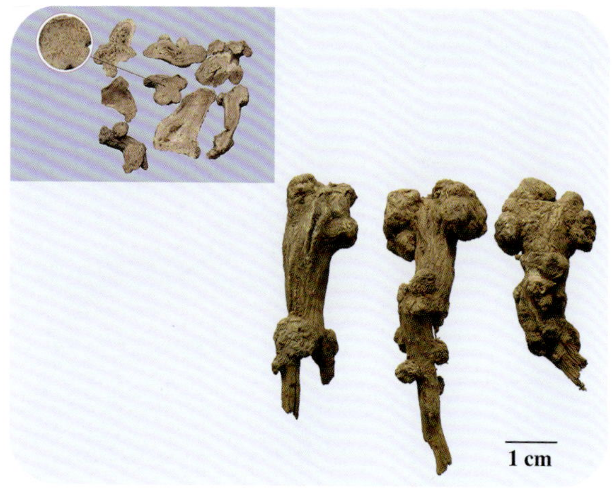

79. 白术

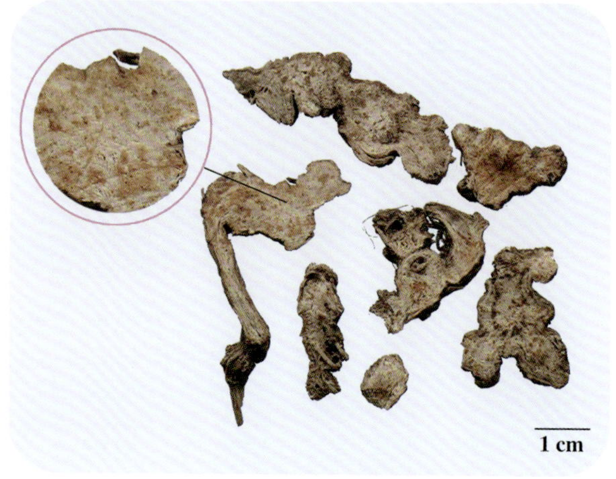

80. 苍术（饮片）

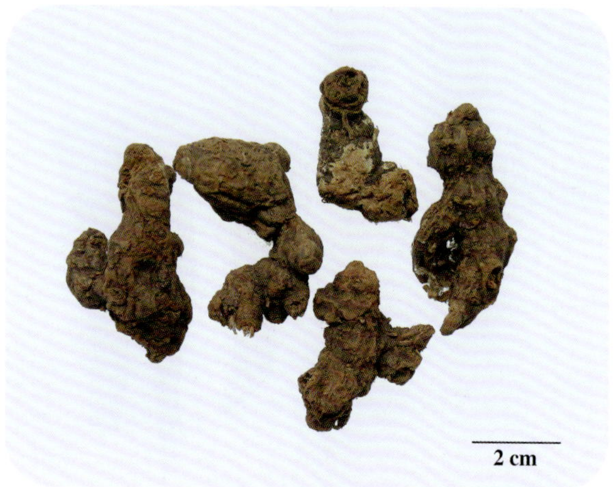

81. 苍术（药材）

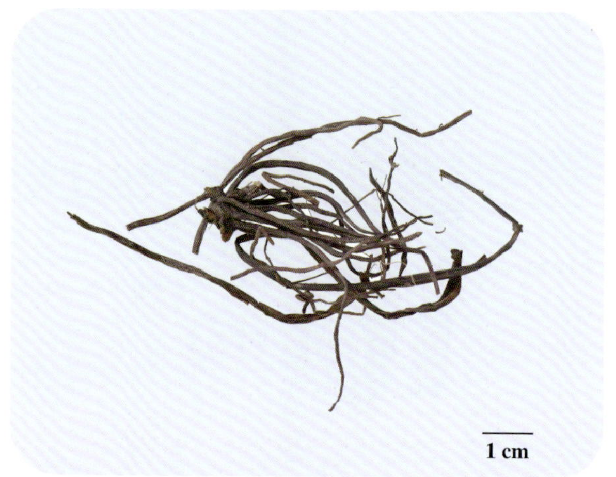

82. 紫菀

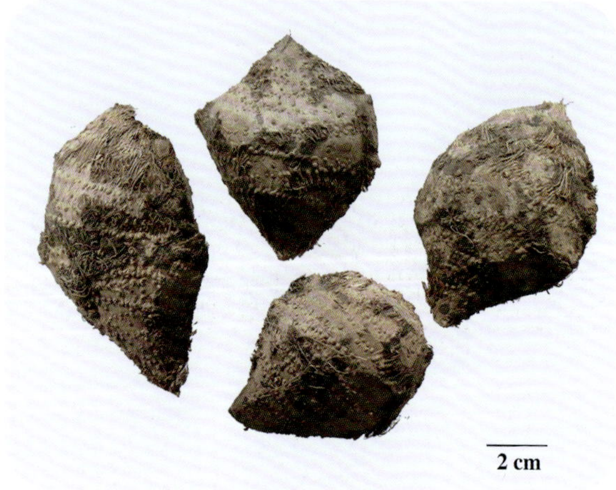

83. 三棱

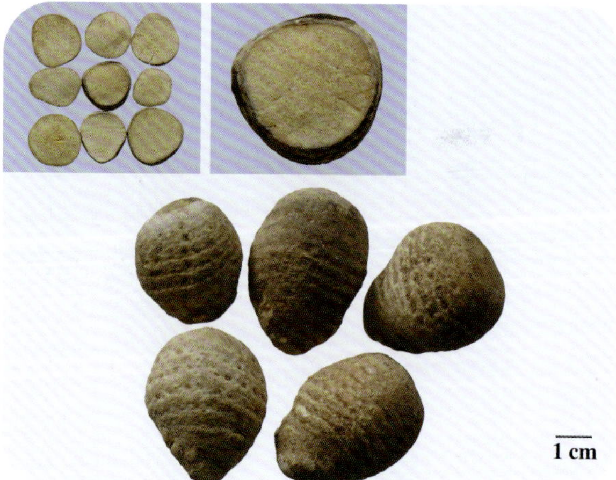

84. 泽泻

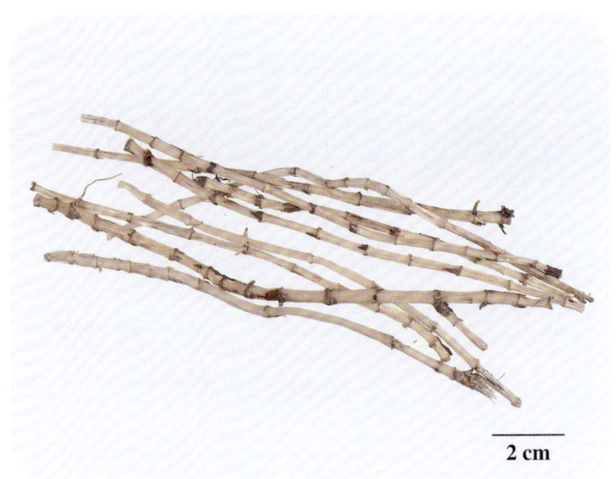

85. 白茅根

1 cm

86. 香附

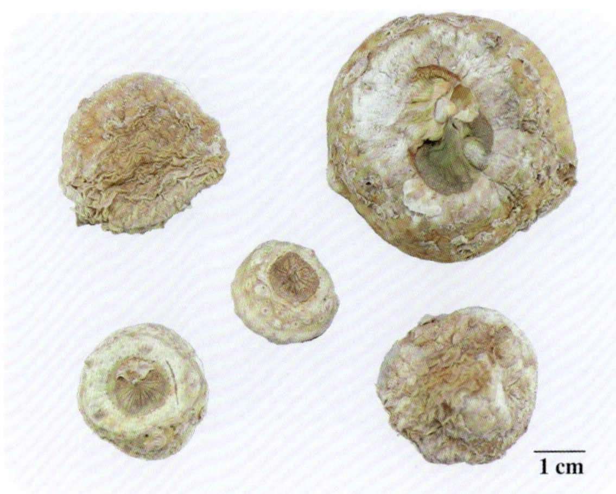

87. 天南星

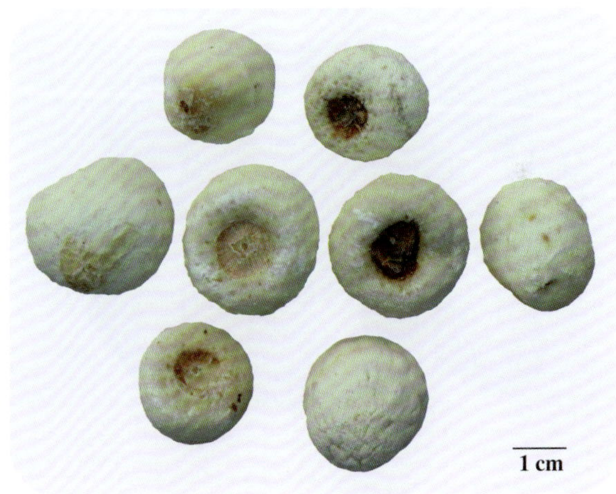

88. 半夏

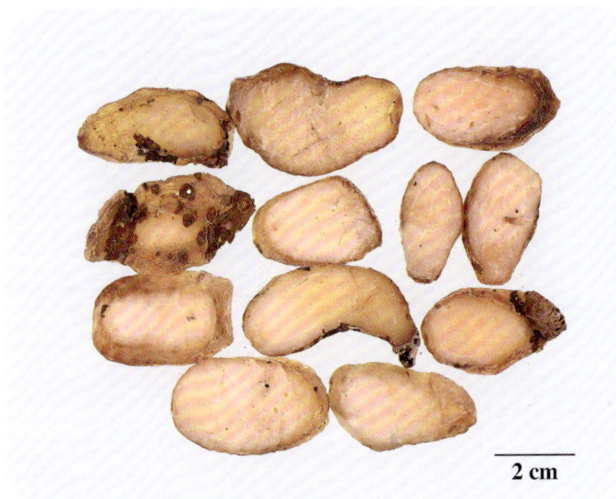

89. 白附子

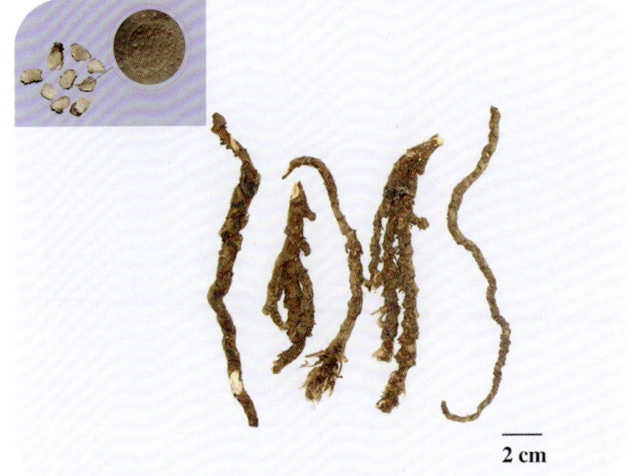

90. 石菖蒲

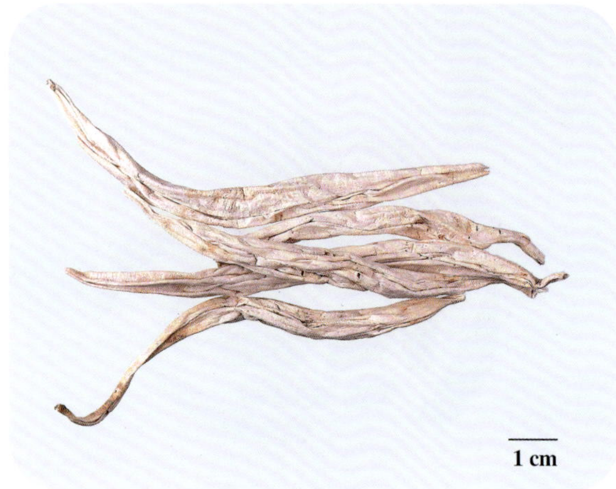

91. 蔓生百部

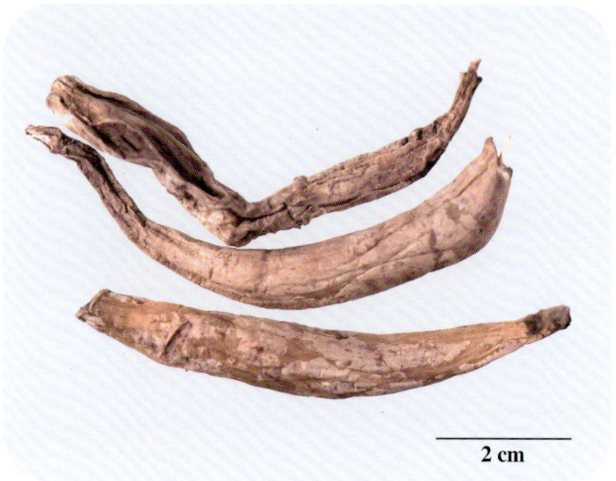

92. 对叶百部

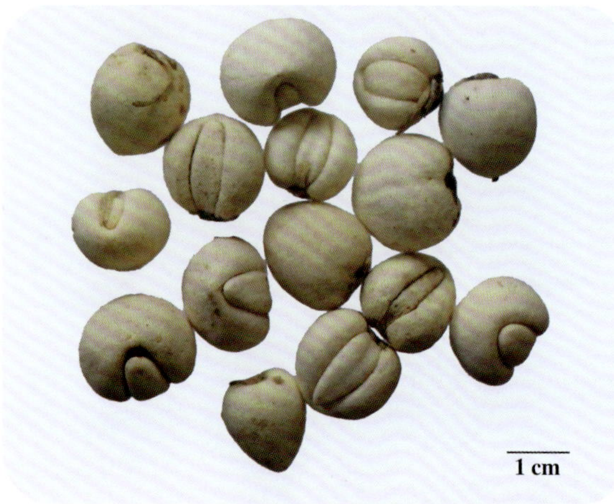

93. 川贝母

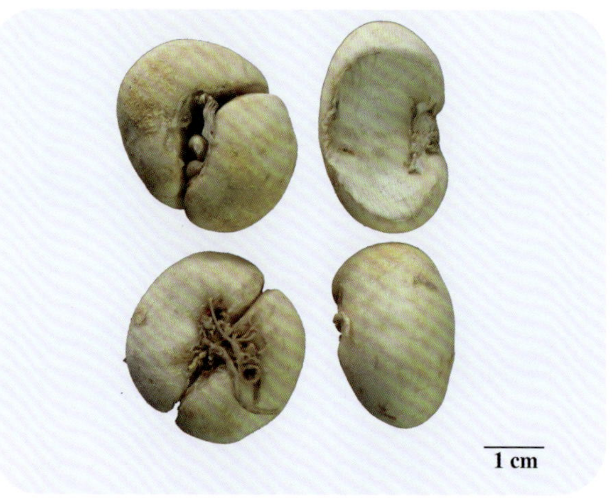

94. 浙贝母

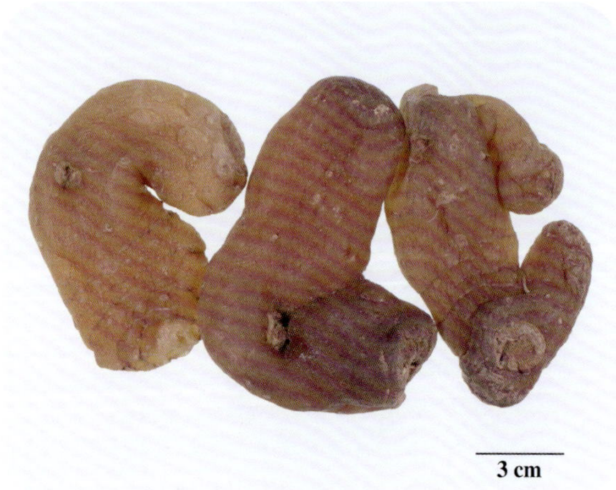

95. 滇黄精

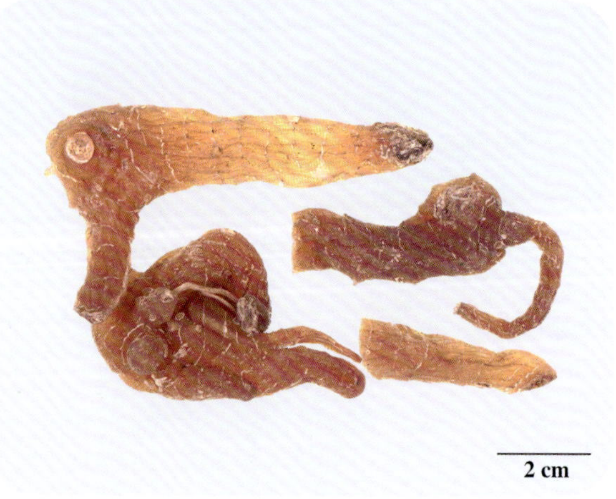

96. 黄精

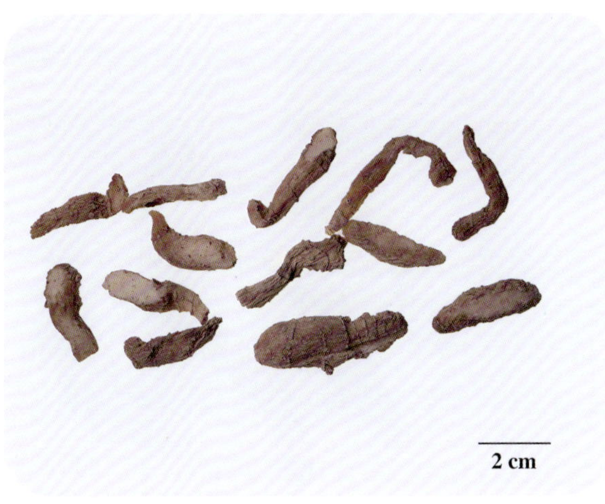

97. 玉竹

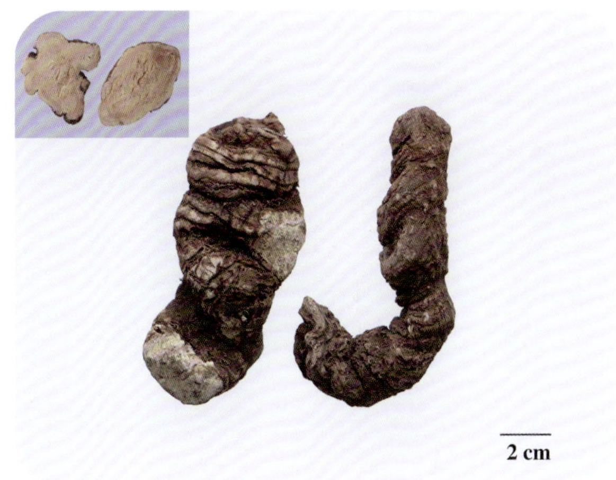

98. 重楼

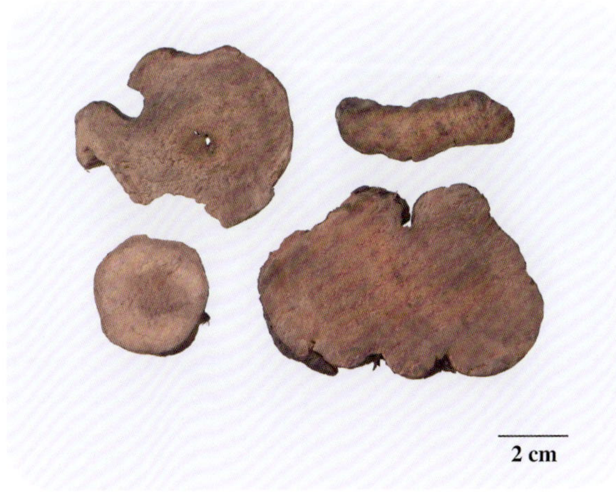

99. 土茯苓

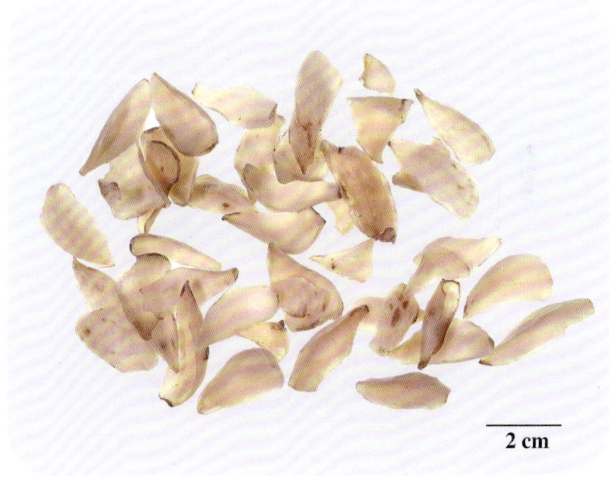

100. 百合

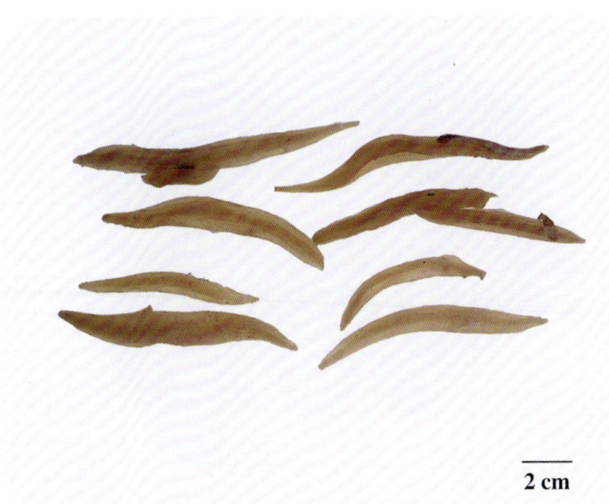

101. 天冬

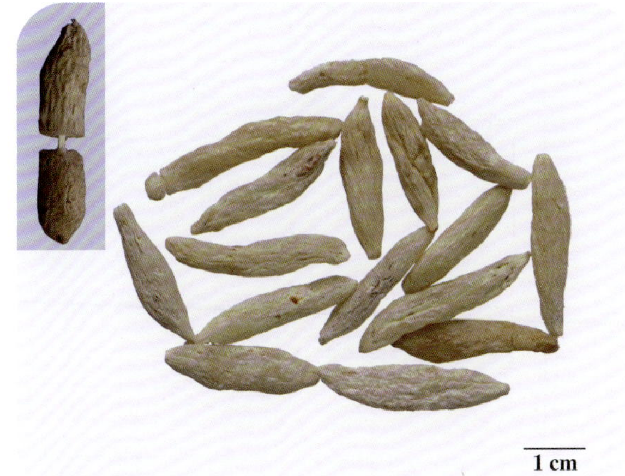

102. 麦冬

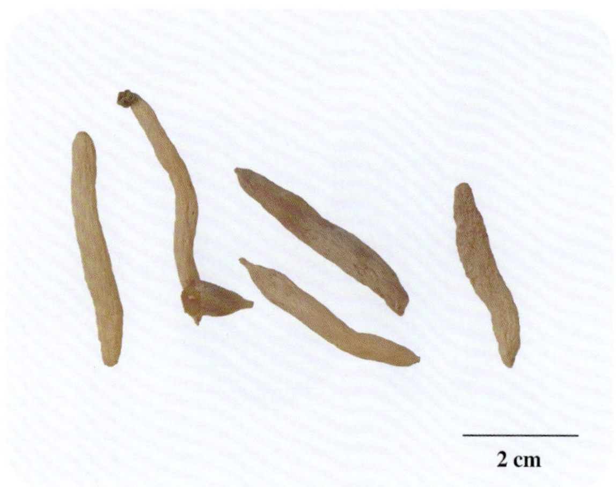

103. 山麦冬

104. 知母

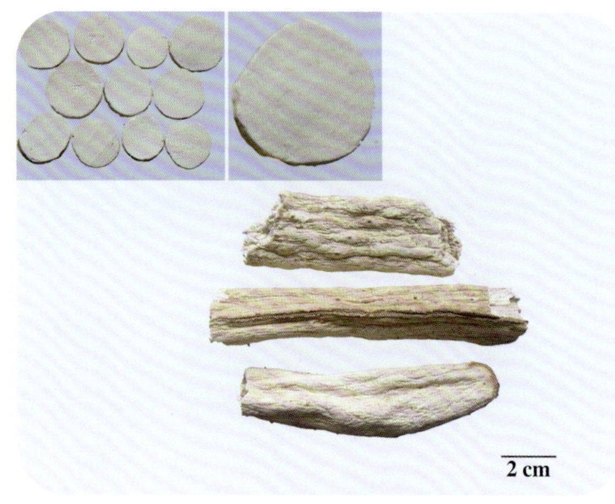

105. 山药

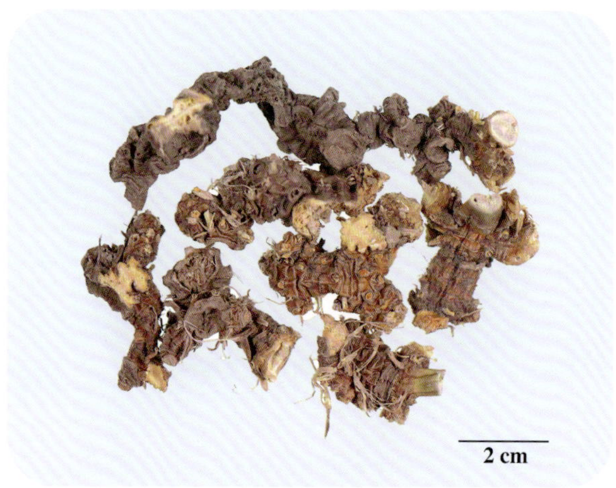

106. 射干

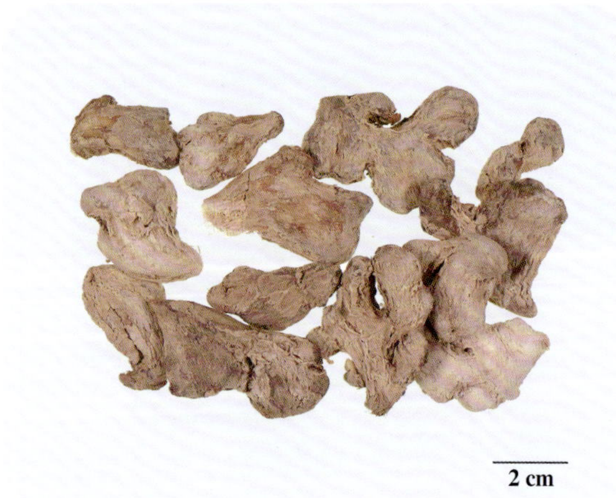

107. 干姜

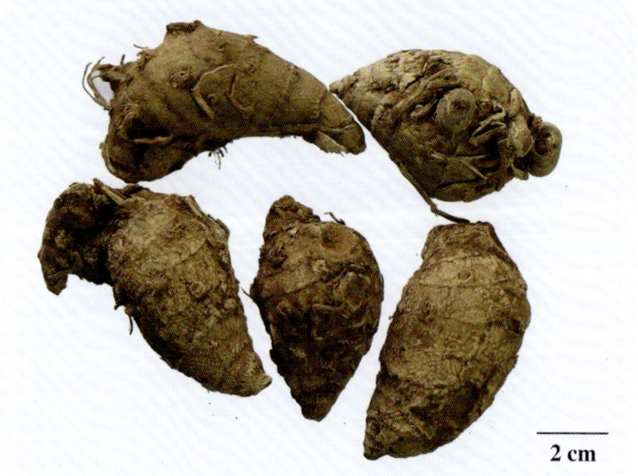

108. 莪术（药材）

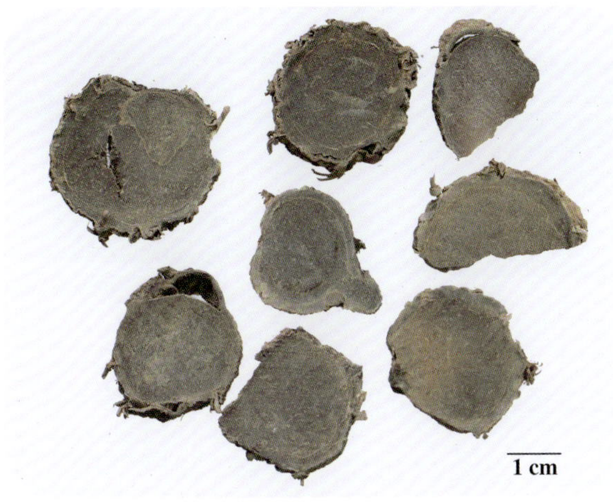

109. 莪术（饮片）

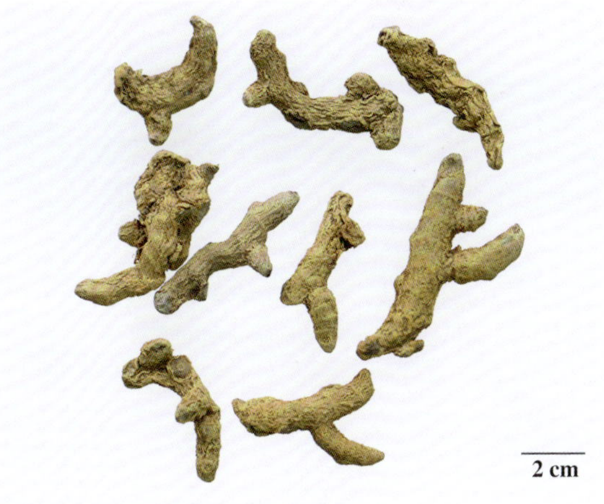

110. 姜黄

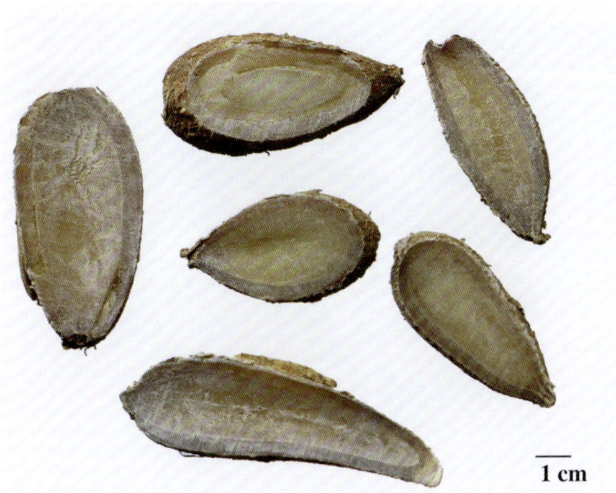

111. 郁金

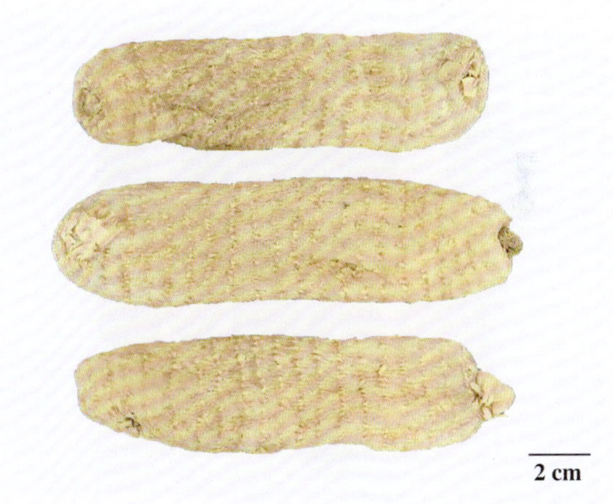

112. 天麻

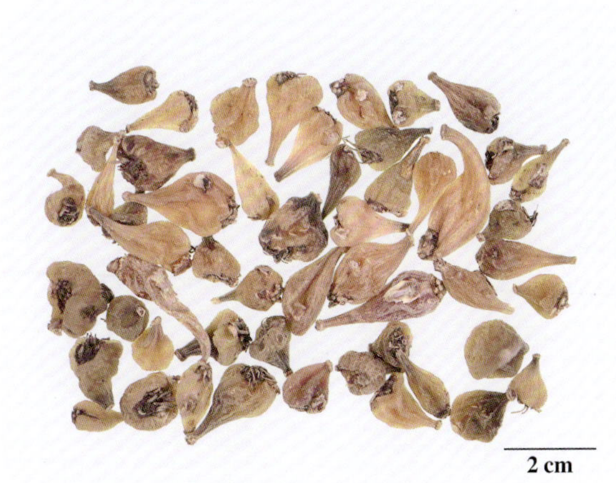

113. 山慈菇

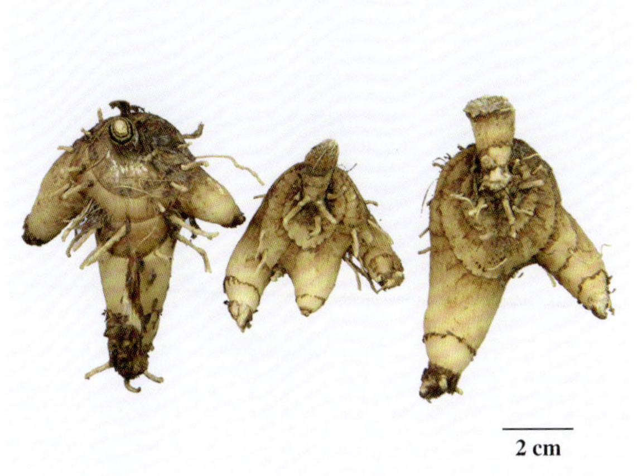

114. 白及

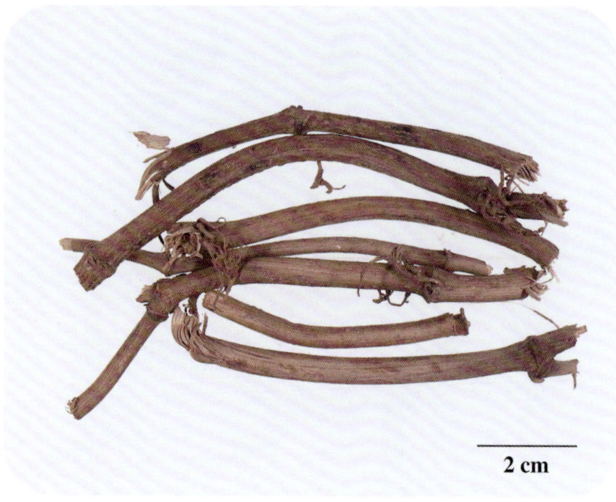

115. 海风藤

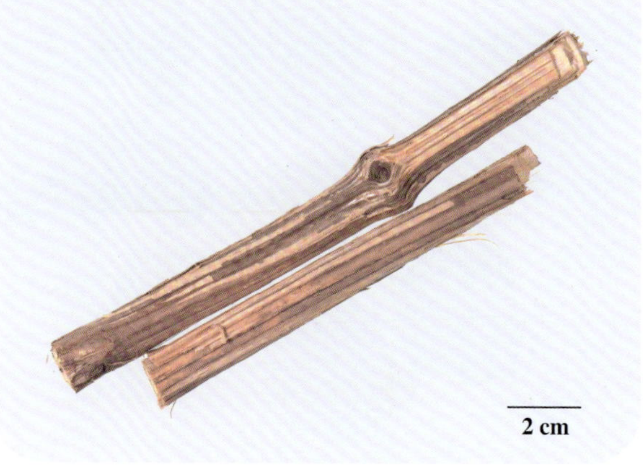

116. 川木通

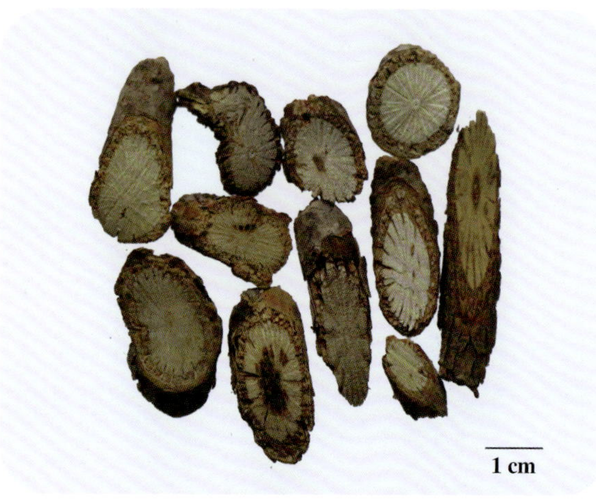

117. 木通

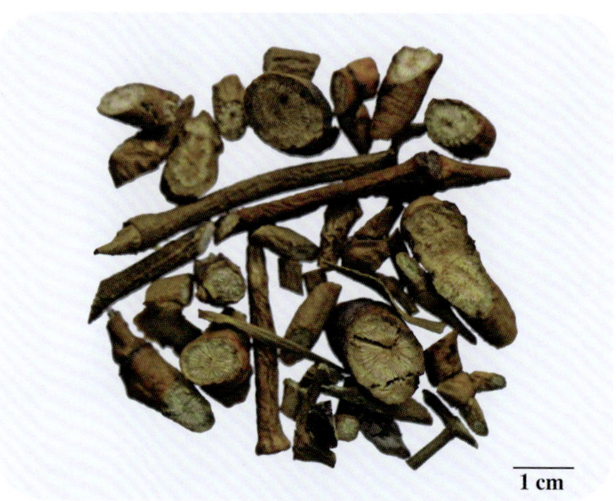

118. 槲寄生

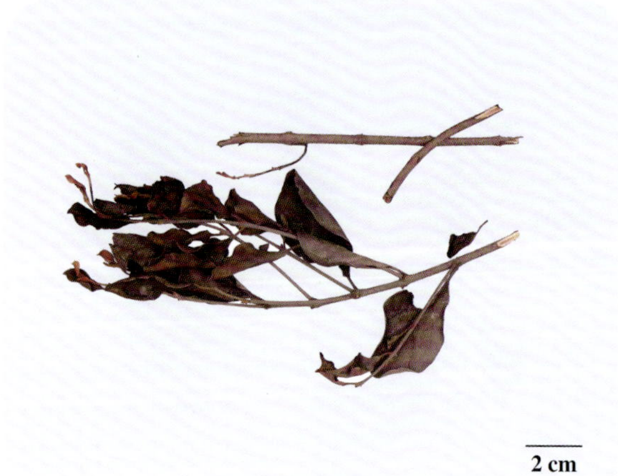

119. 桑寄生

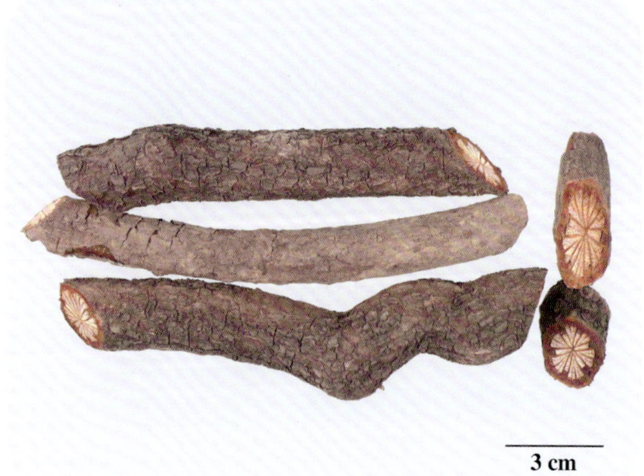

120. 大血藤

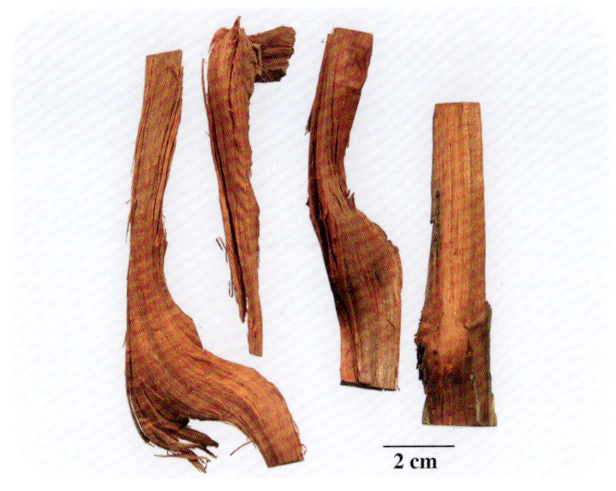

121. 苏木

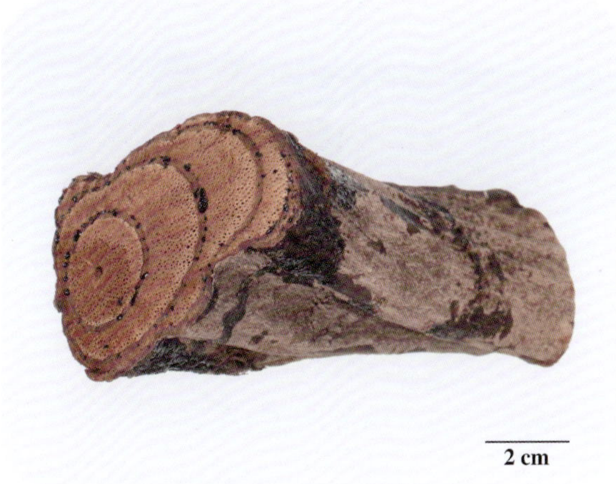

122. 鸡血藤

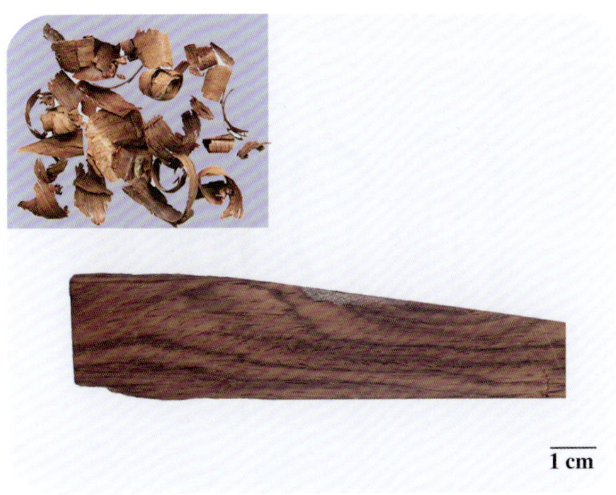

123. 降香

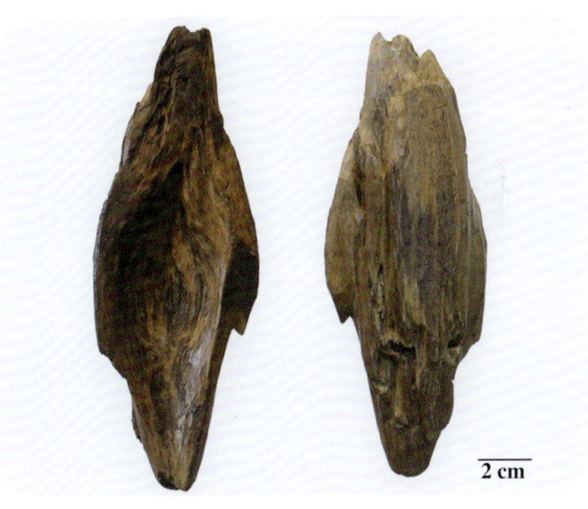

124. 沉香

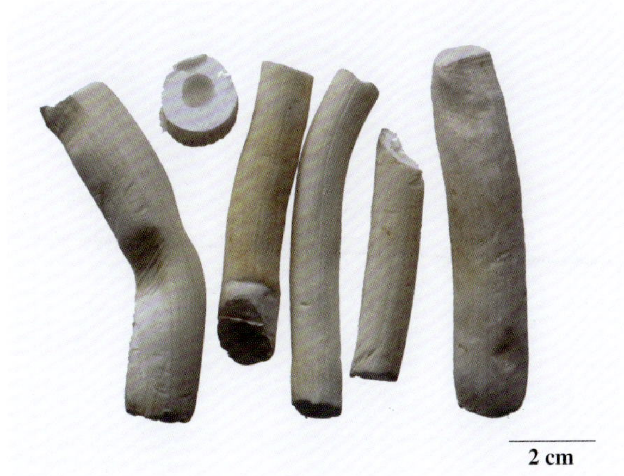

125. 通草

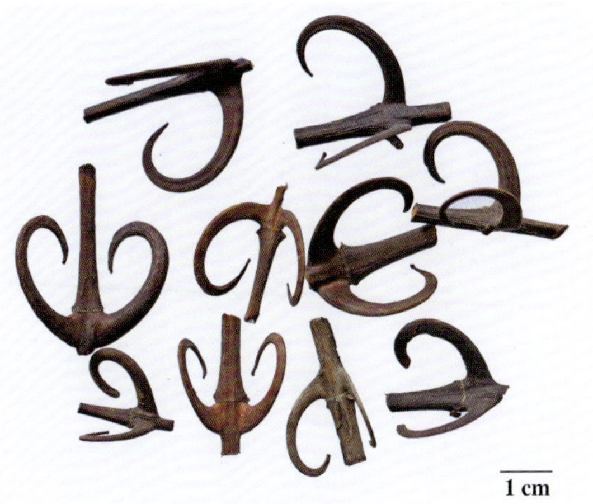

126. 钩藤

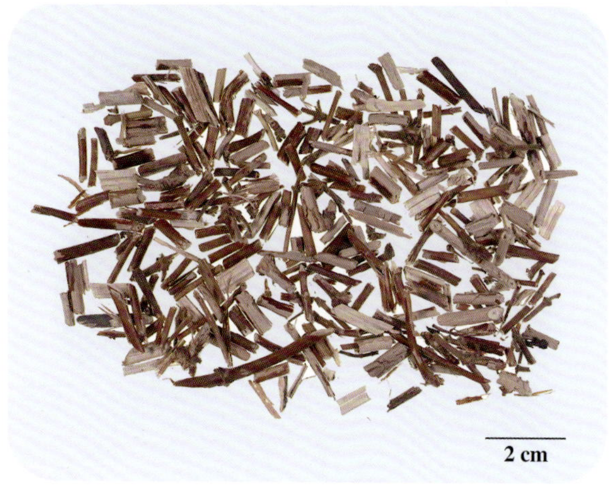

127. 忍冬藤

128. 竹茹

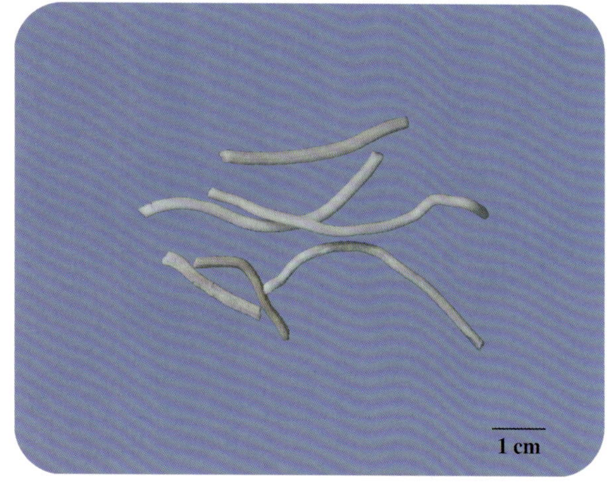

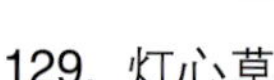
129. 灯心草

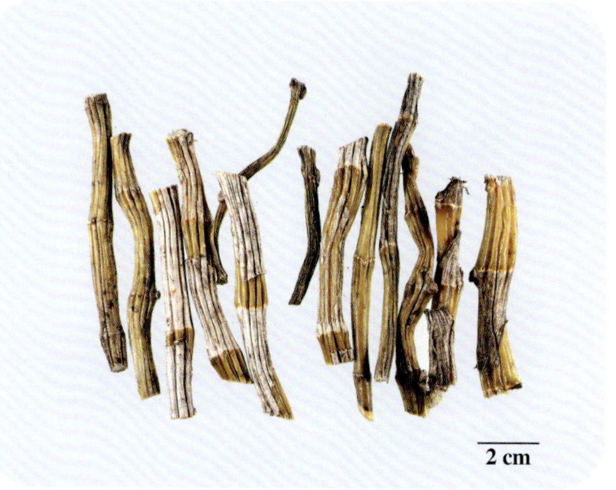

130. 金钗石斛

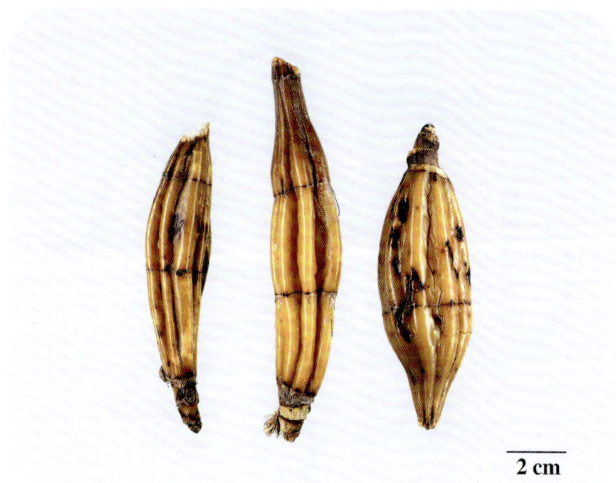

131. 鼓槌石斛

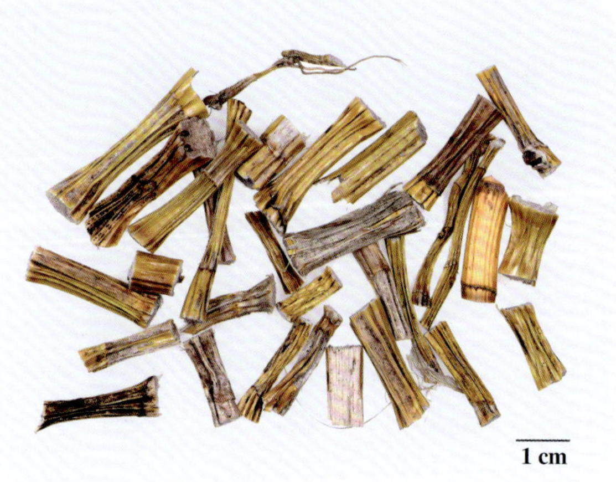

132. 流苏石斛

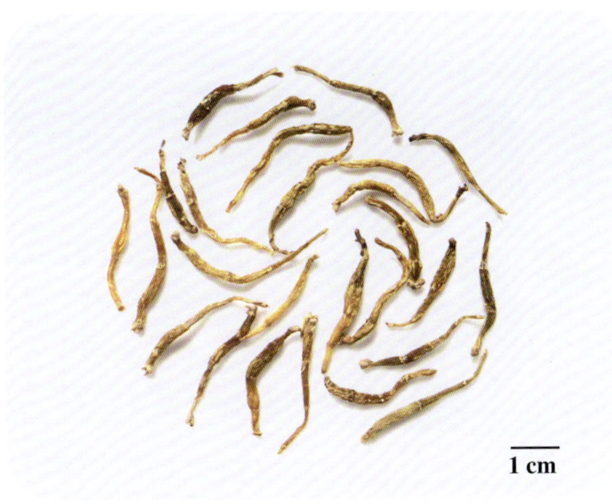

133. 霍山石斛

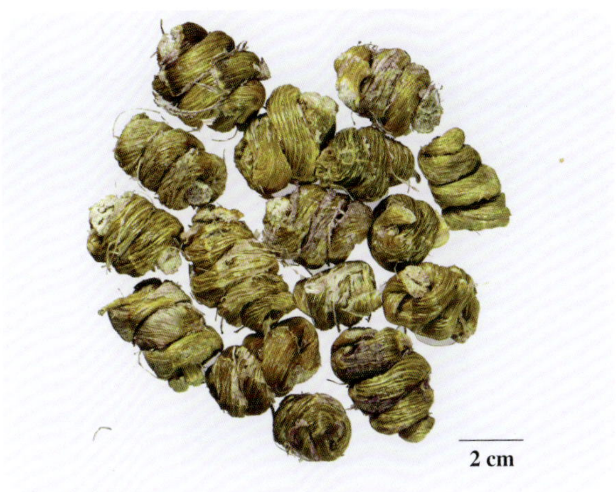

134. 铁皮石斛

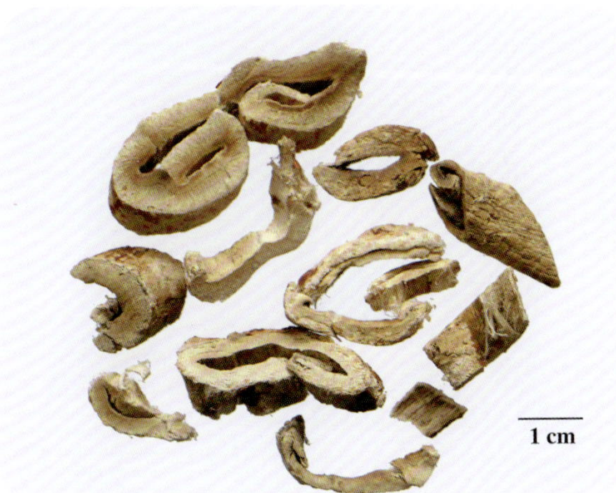

135. 桑白皮

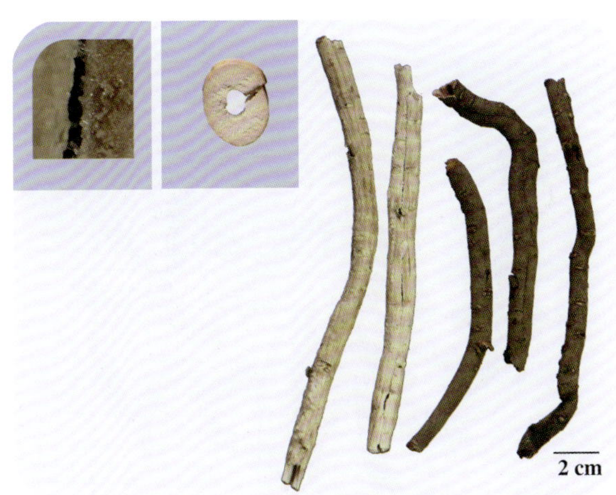

136. 牡丹皮

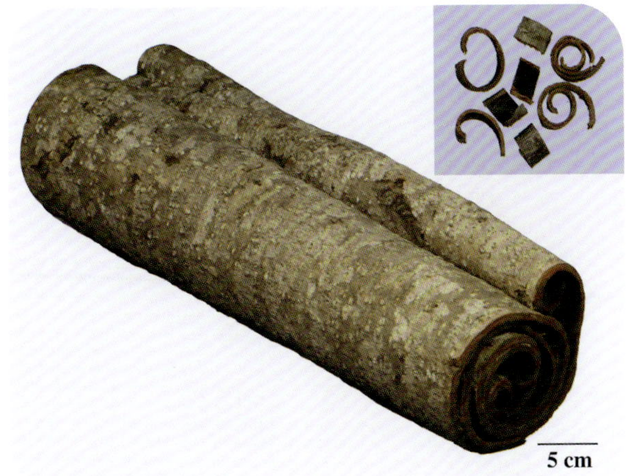

137. 厚朴

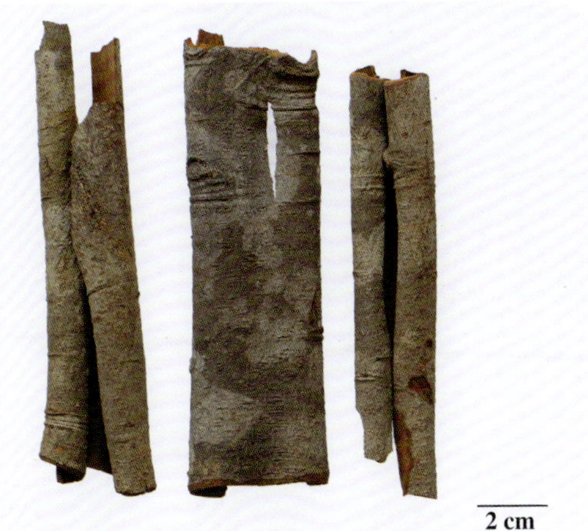

138. 肉桂

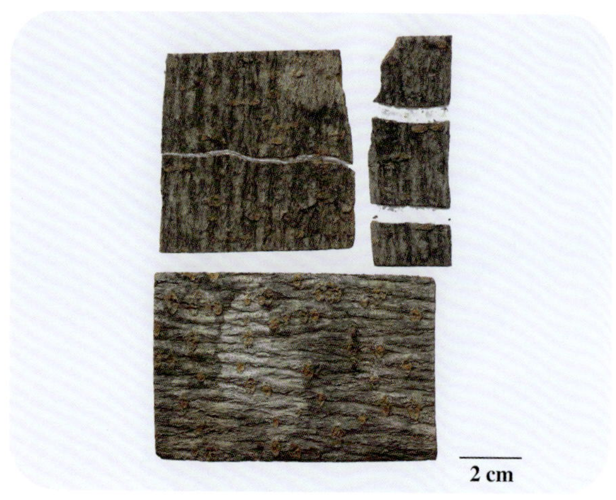

139. 杜仲

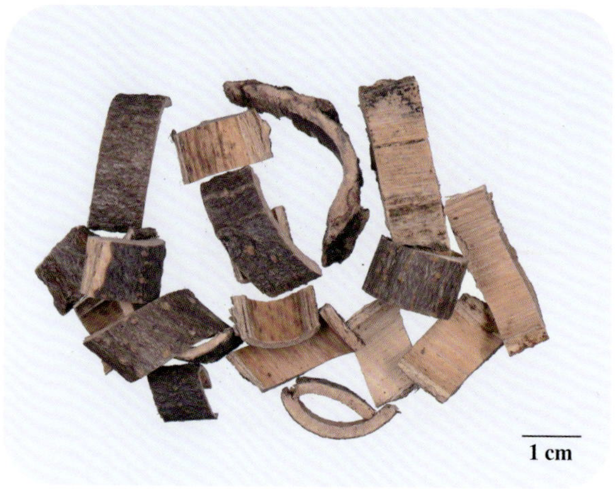

140. 合欢皮

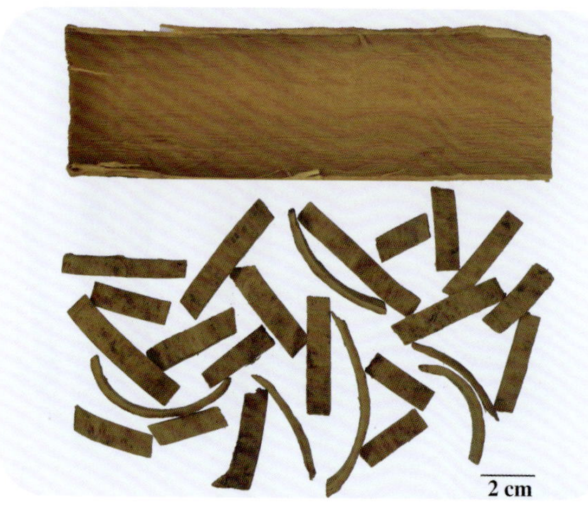

141. 黄柏

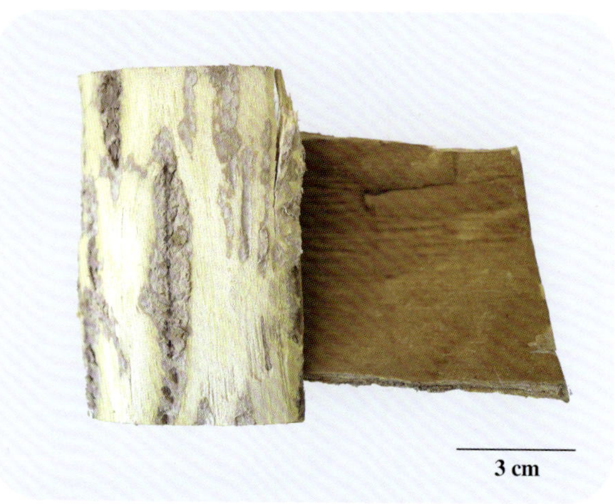

142. 关黄柏

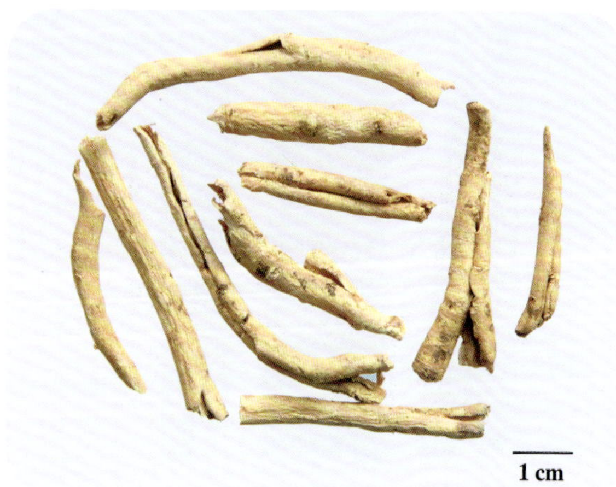

143. 白鲜皮

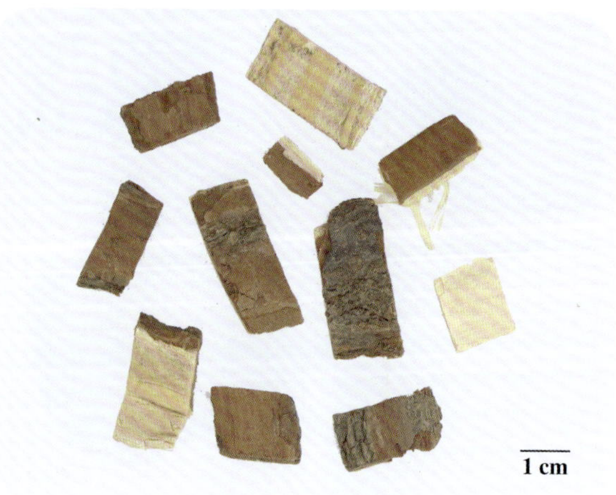

144. 苦楝皮

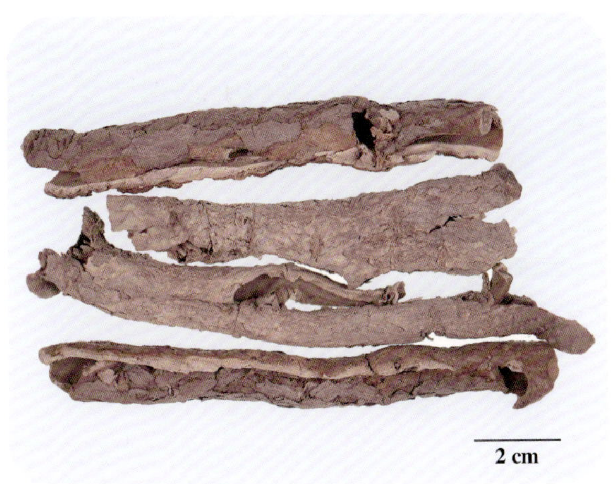

145. 五加皮

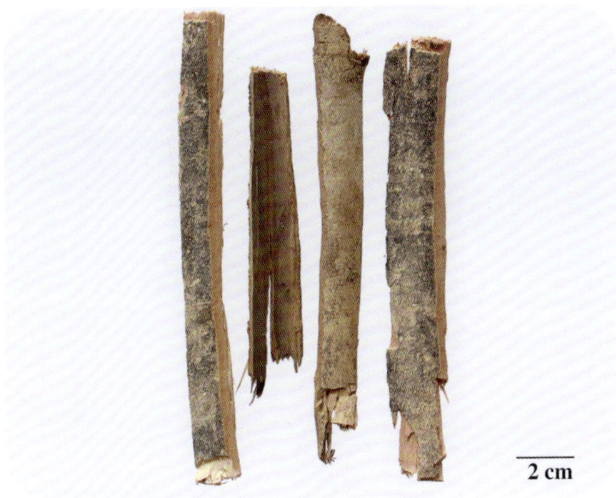

146. 秦皮

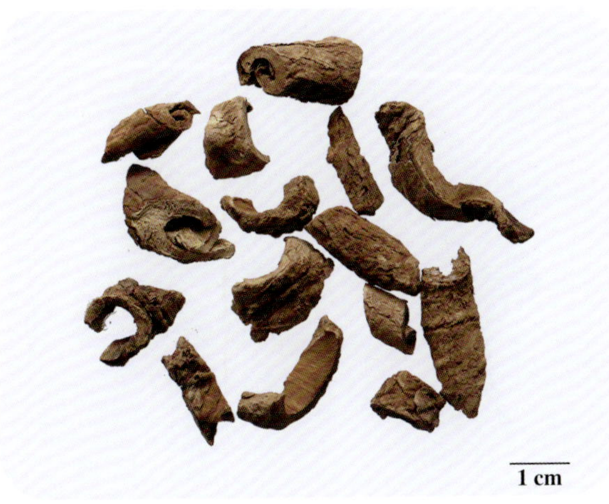

147. 香加皮

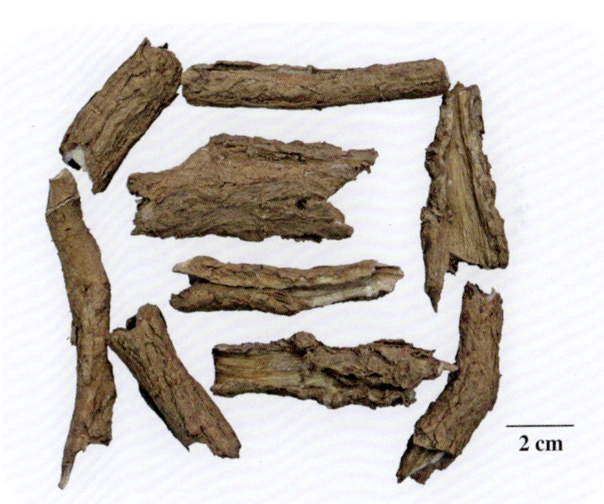

148. 地骨皮

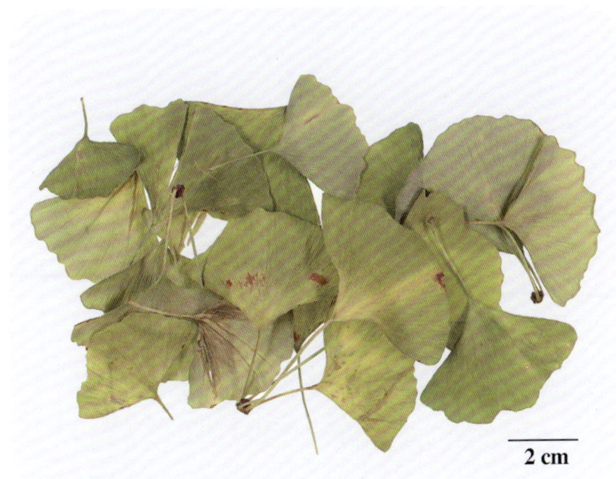

149. 银杏叶

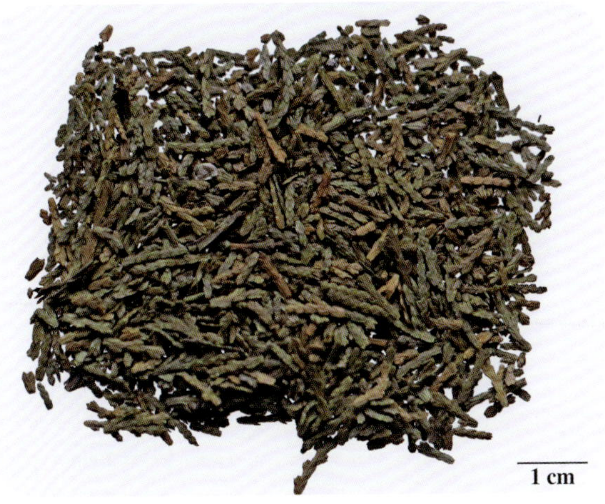

150. 侧柏叶

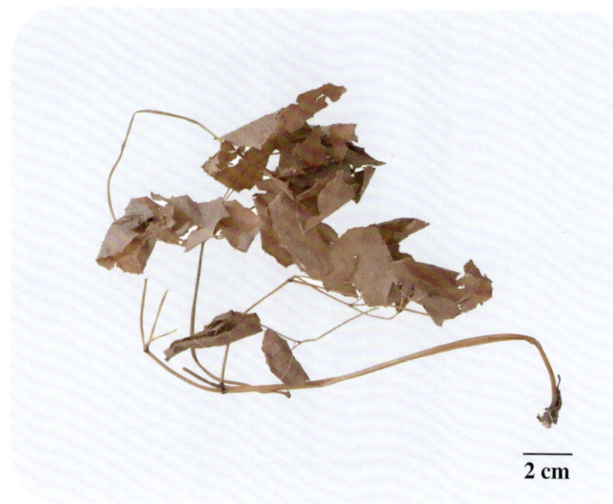

151. 淫羊藿

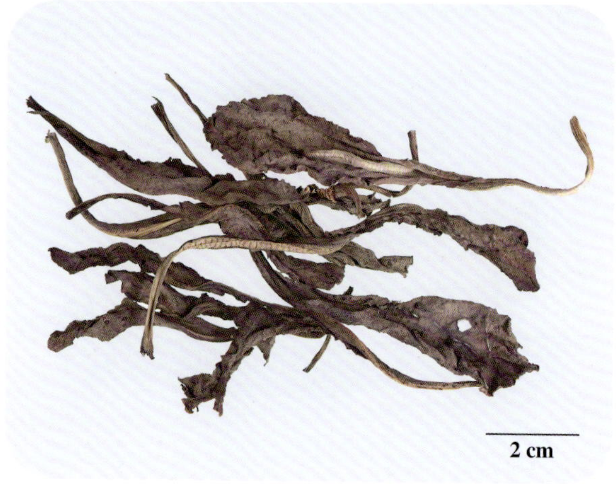

152. 大青叶

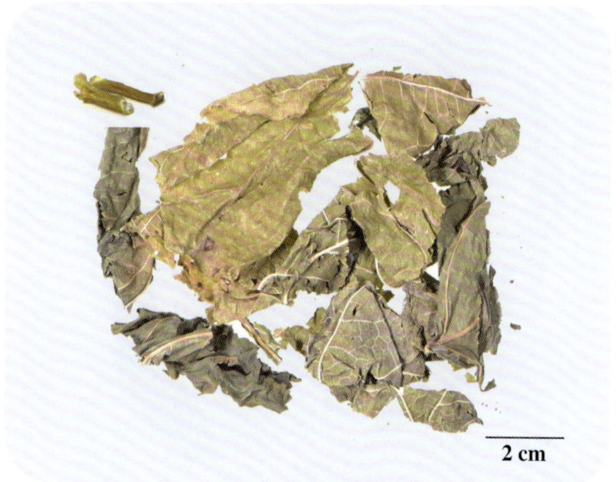

153. 蓼大青叶

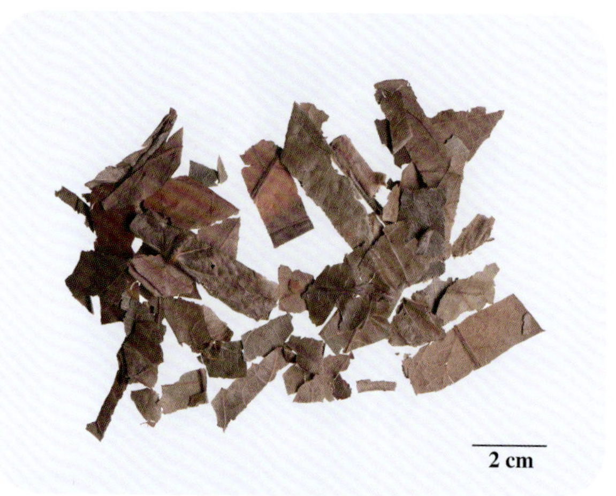

154. 枇杷叶

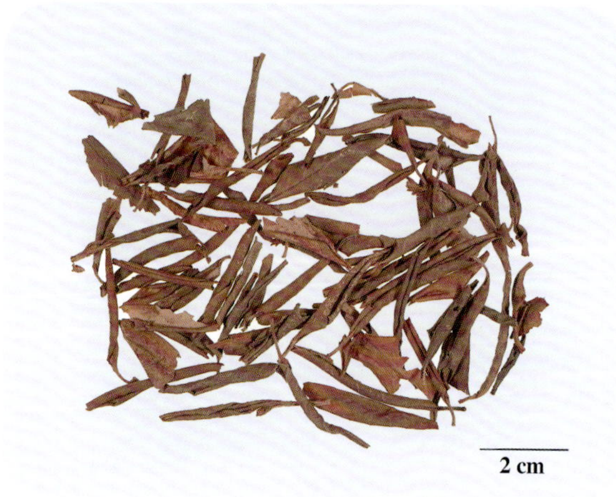

155. 满山红

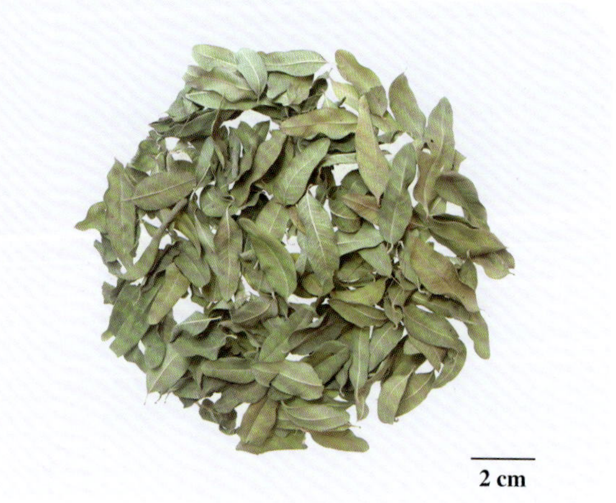

156. 罗布麻叶

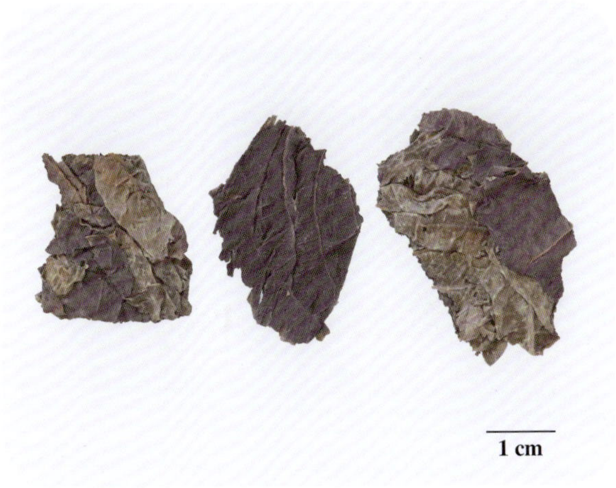

157. 紫苏叶

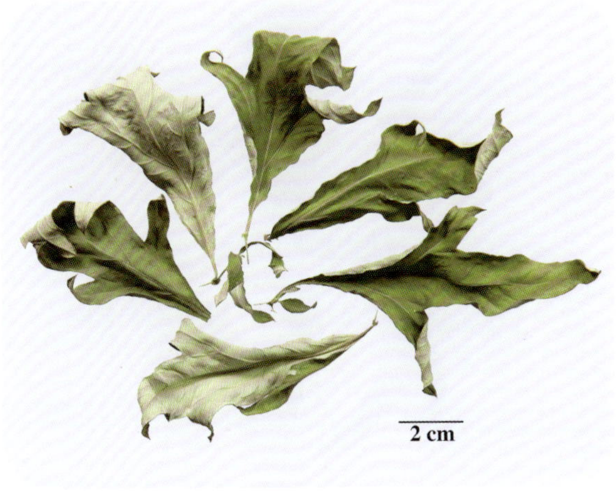

158. 艾叶

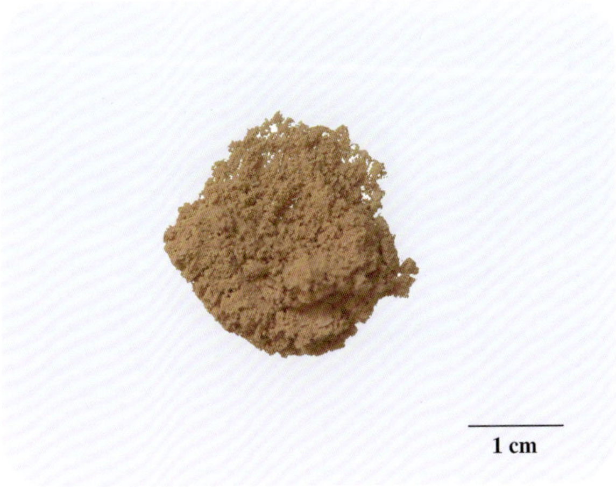

159. 松花粉

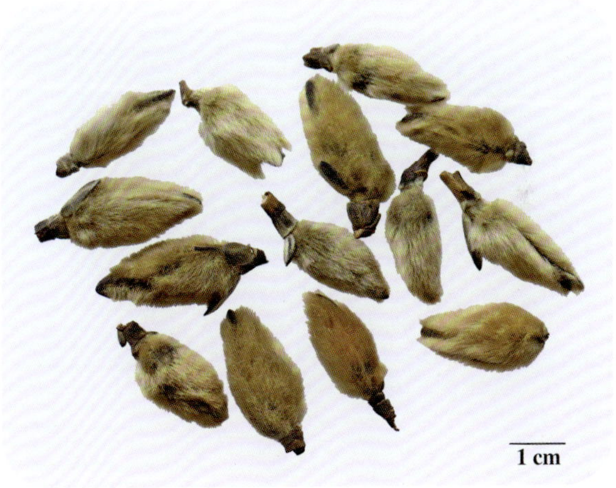

160. 辛夷

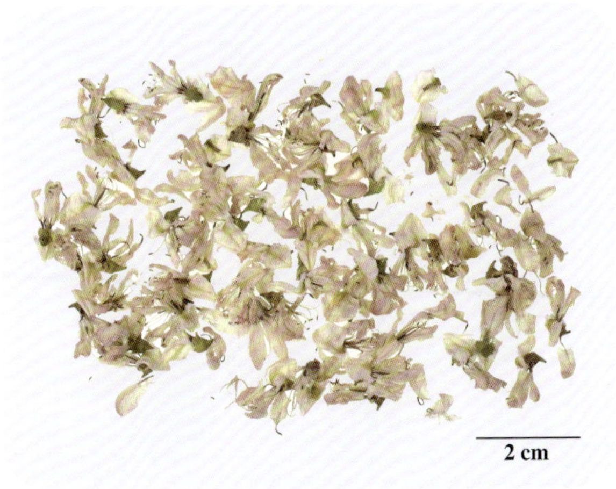

161. 槐花

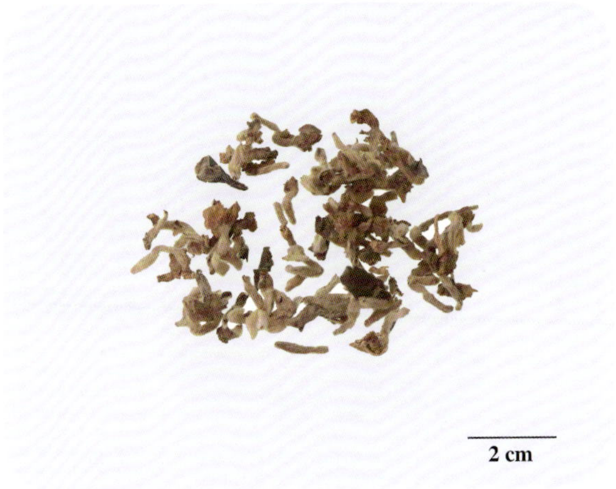

162. 芫花

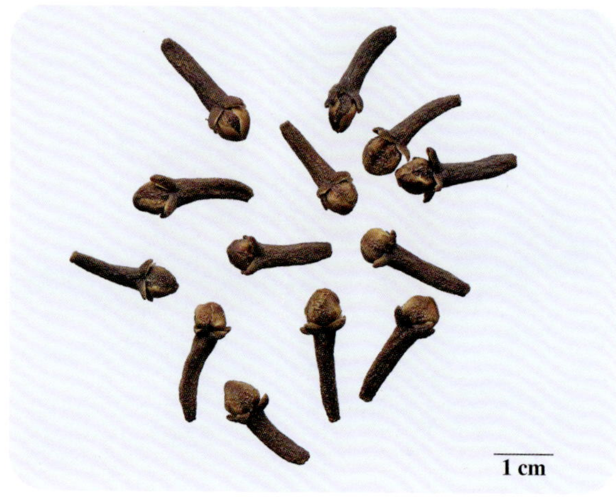

163. 丁香

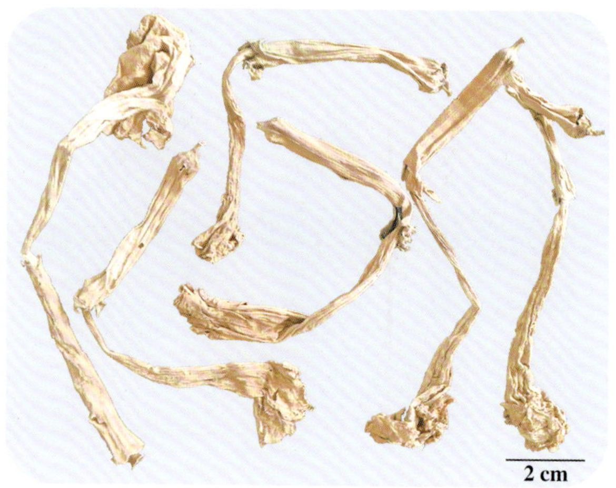

164. 洋金花

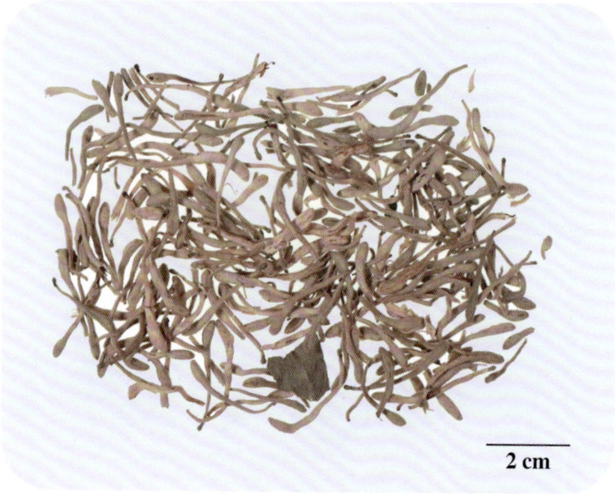

165. 金银花

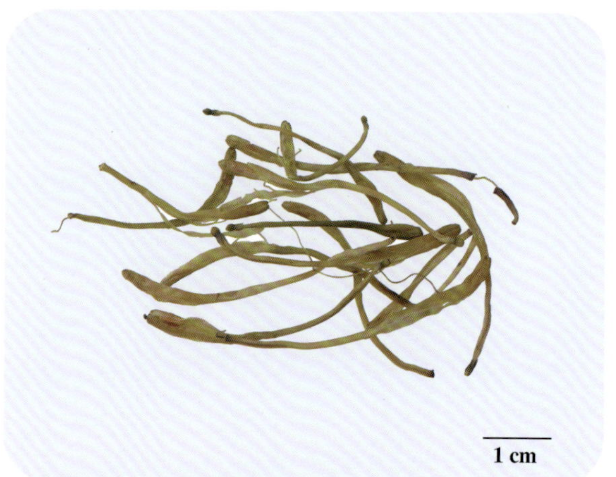

166. 山银花

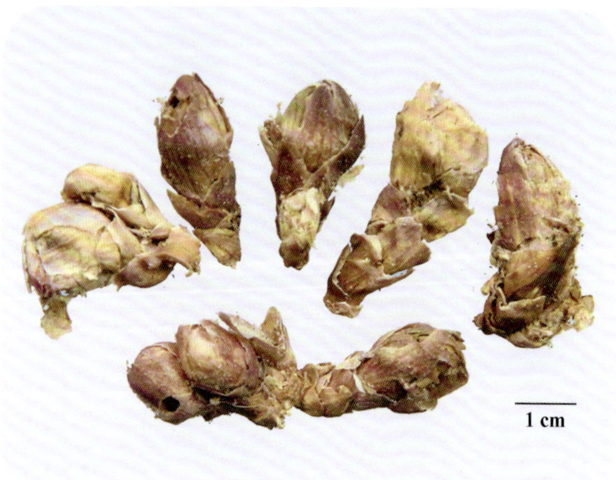

167. 款冬花

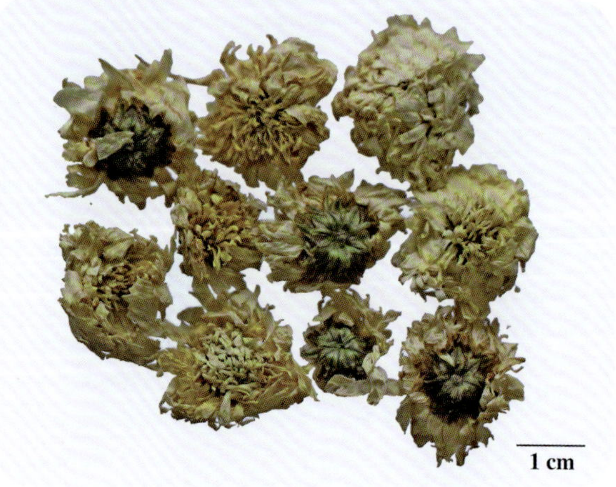

168. 菊花

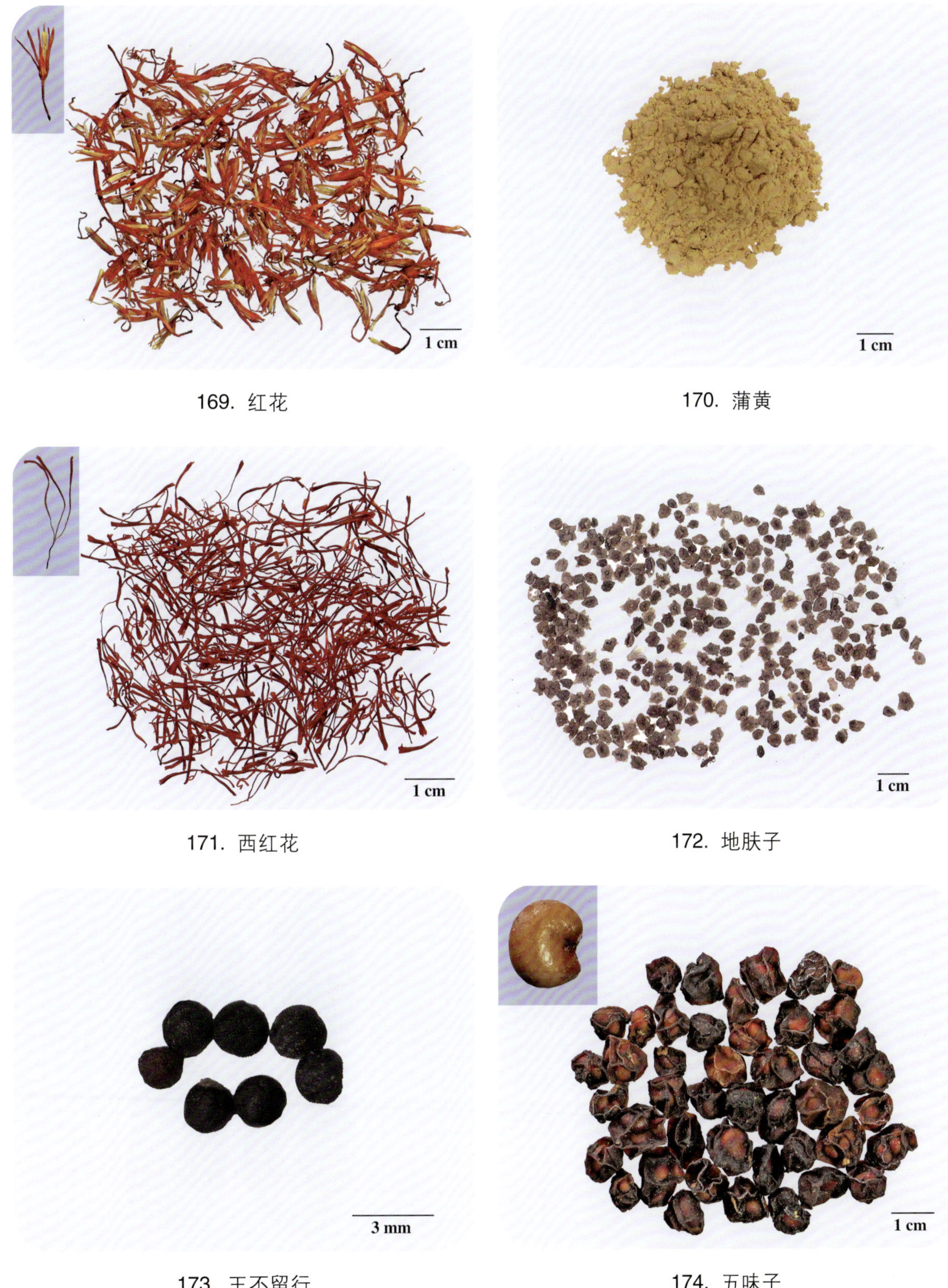

169. 红花

170. 蒲黄

171. 西红花

172. 地肤子

173. 王不留行

174. 五味子

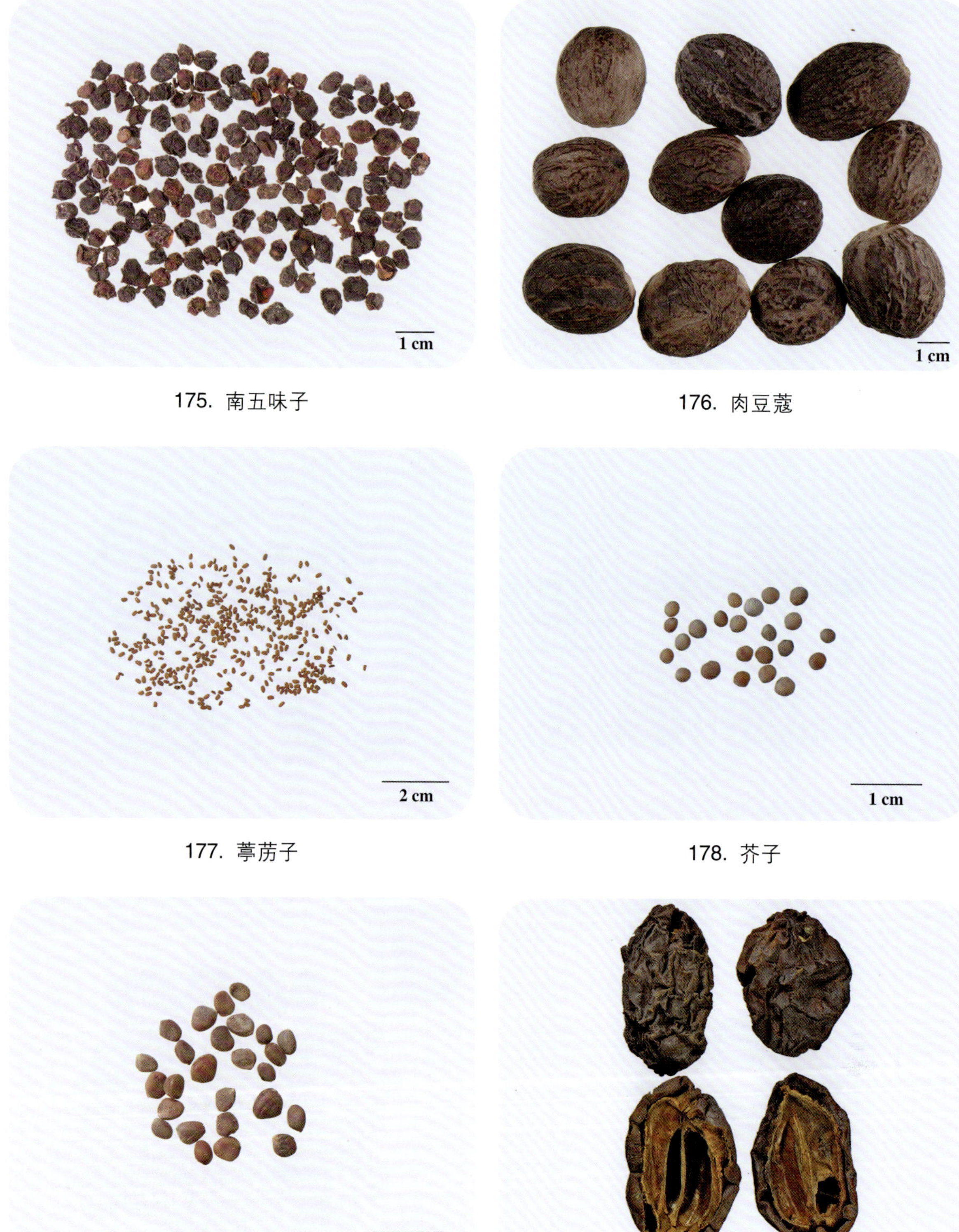

175. 南五味子

176. 肉豆蔻

177. 葶苈子

178. 芥子

179. 莱菔子

180. 木瓜

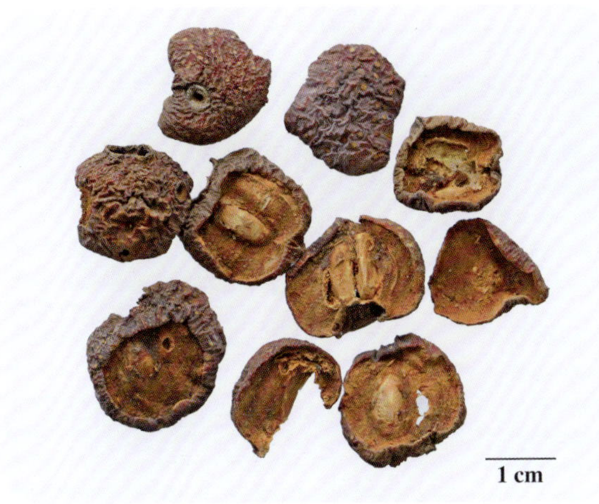

181. 山楂

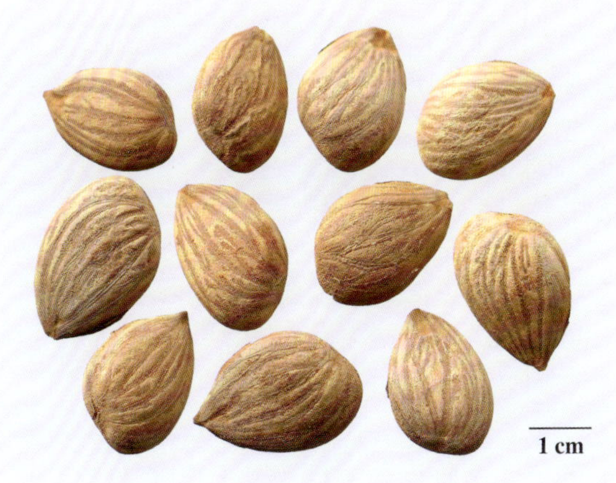

182. 苦杏仁

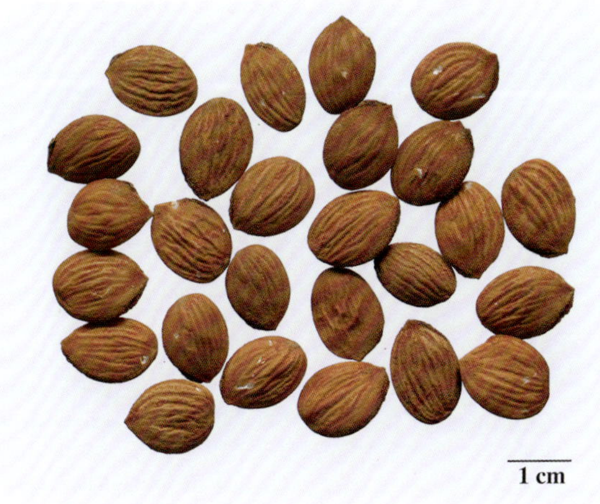

183. 桃仁

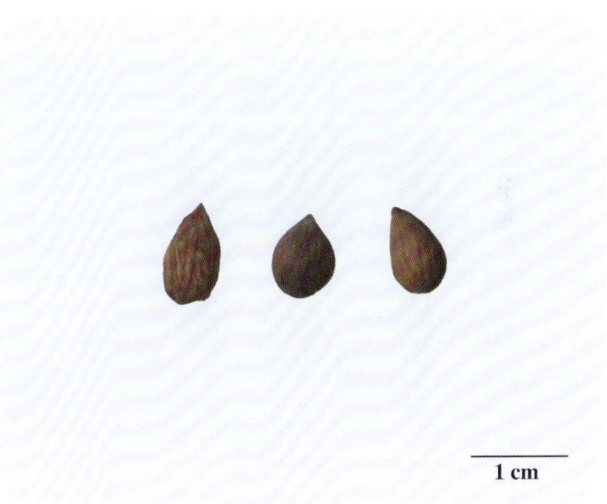

184. 郁李仁

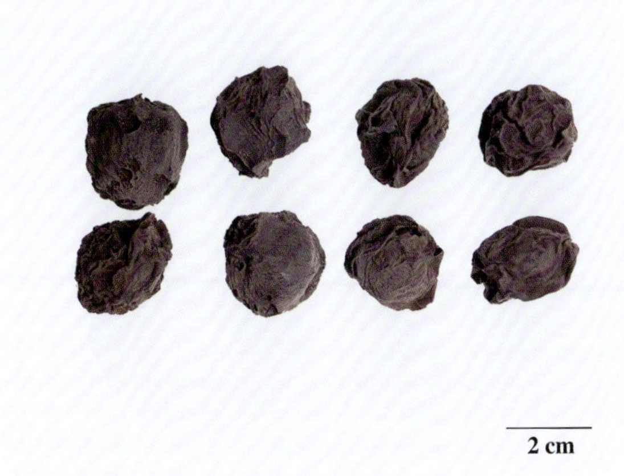

185. 乌梅

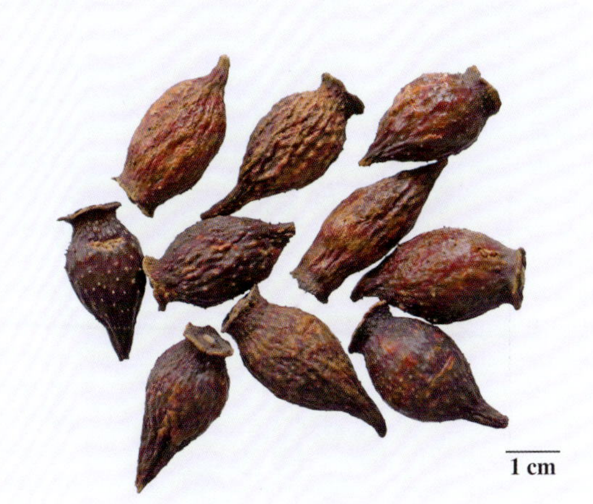

186. 金樱子

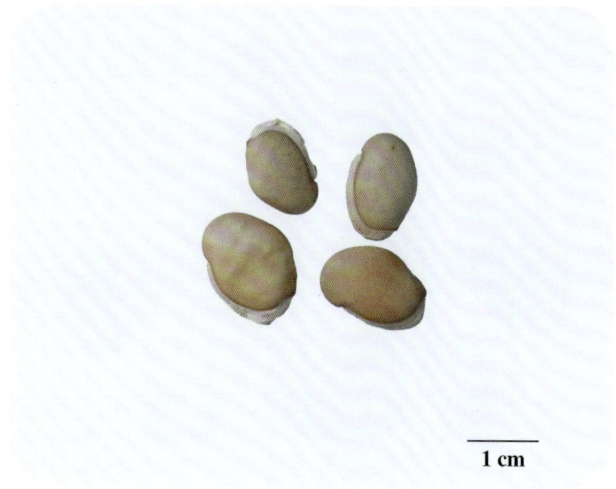

187. 白扁豆

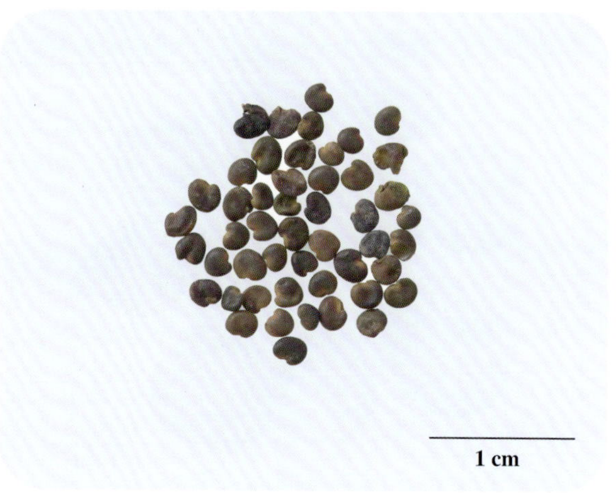

188. 沙苑子

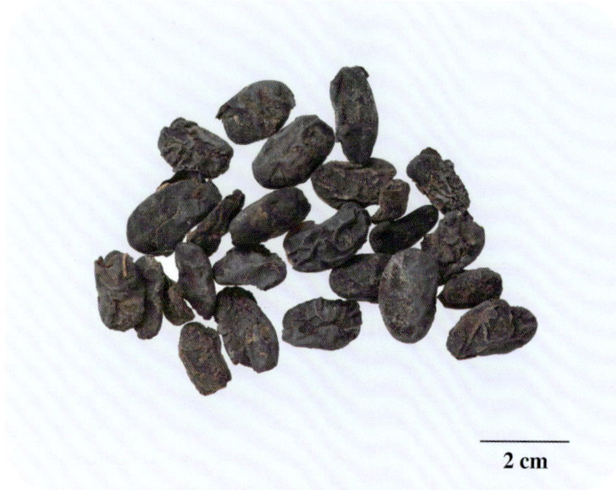

189. 淡豆豉

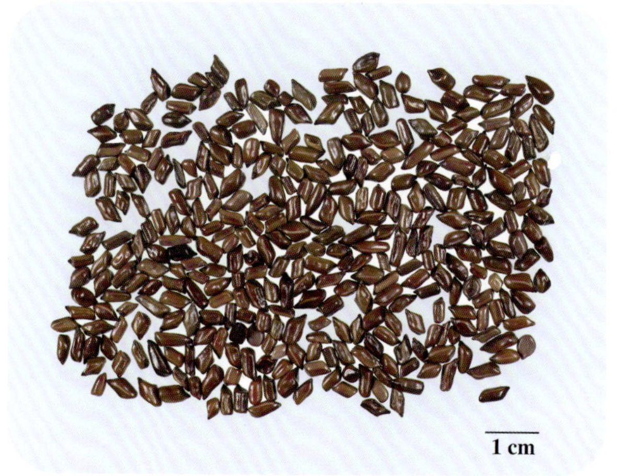

190. 决明子

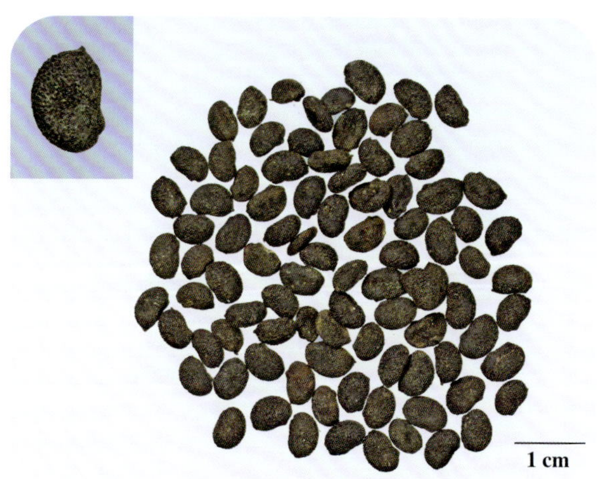

191. 补骨脂

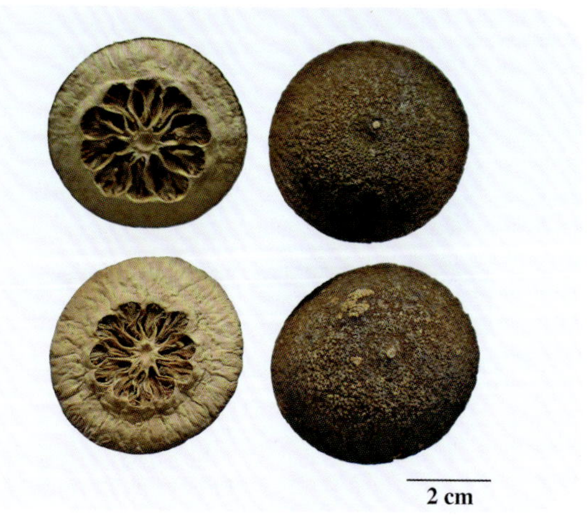

192. 枳壳

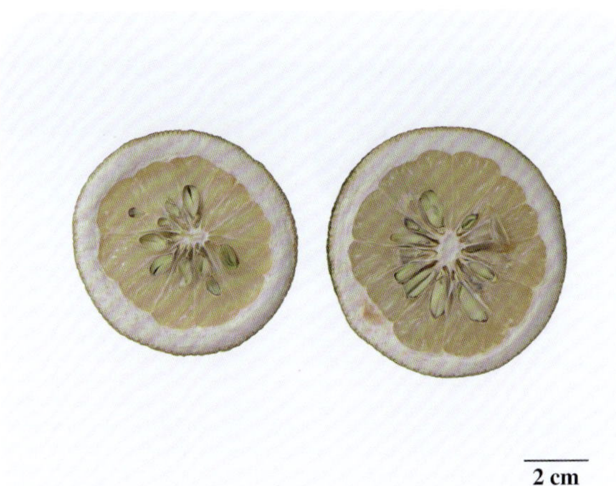

193. 香橼（香圆）

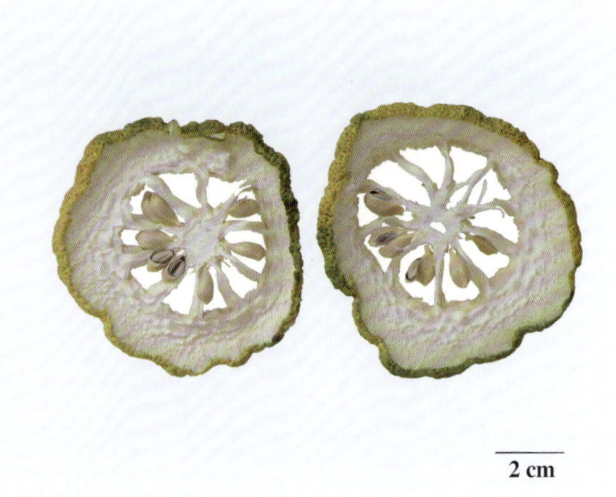

194. 香橼（枸橼）

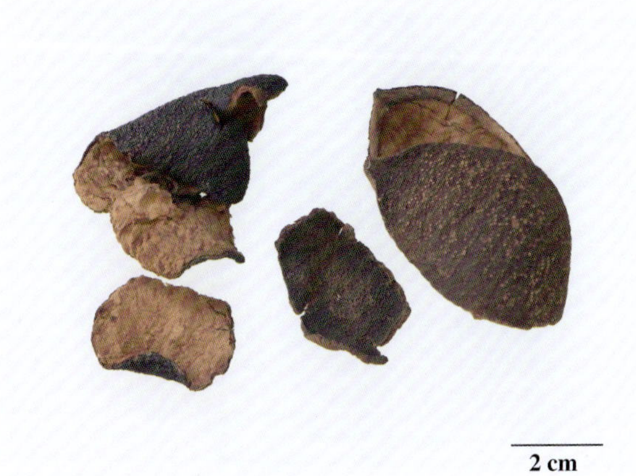

195. 陈皮

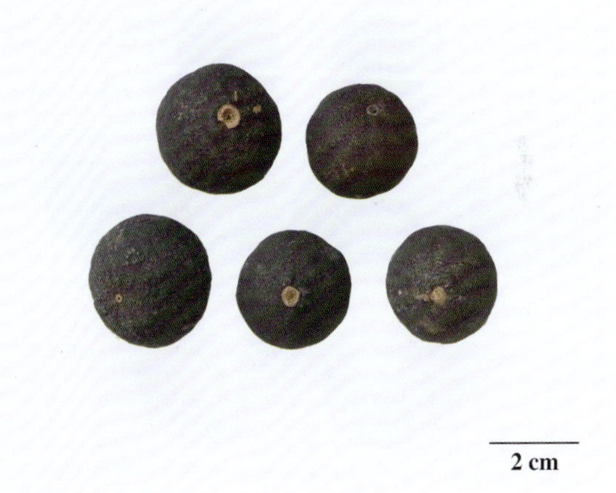

196. 青皮

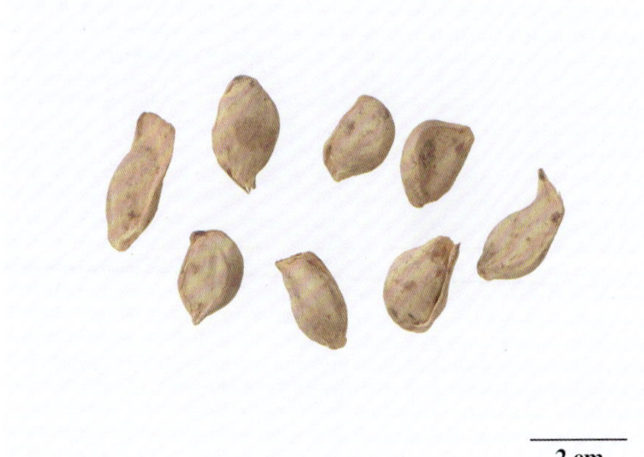

197. 橘核

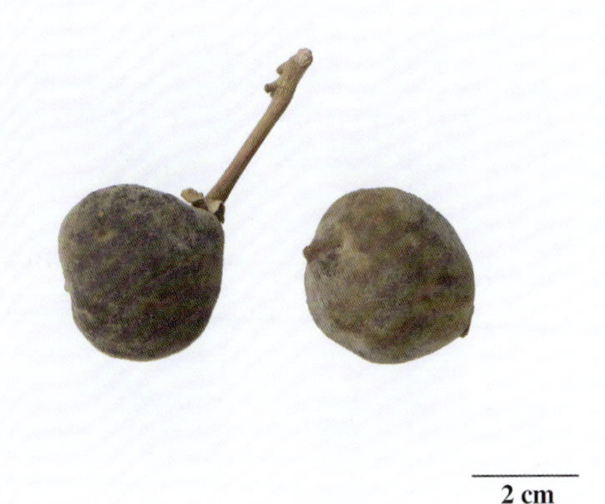

198. 化橘红

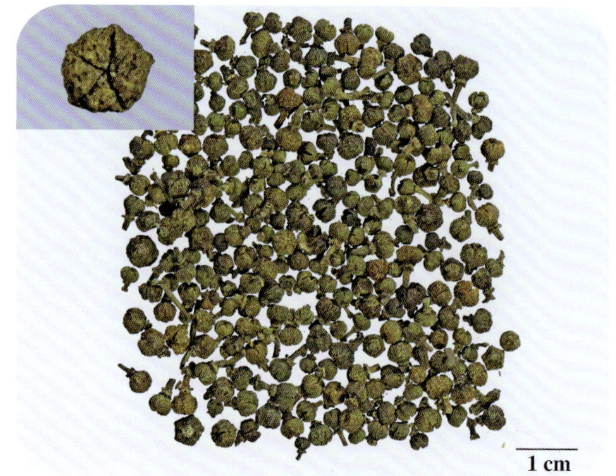

199. 吴茱萸

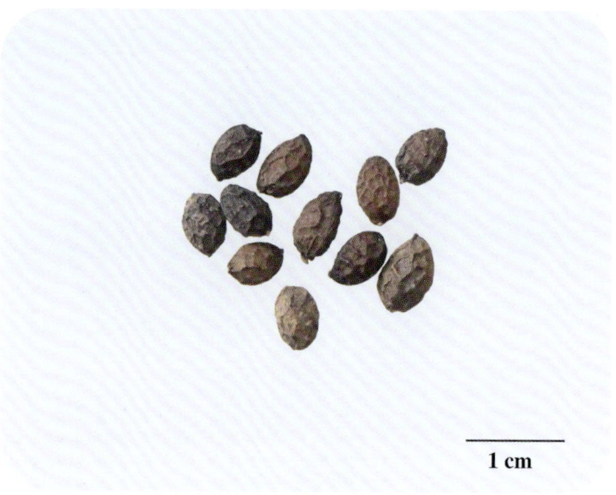

200. 鸦胆子

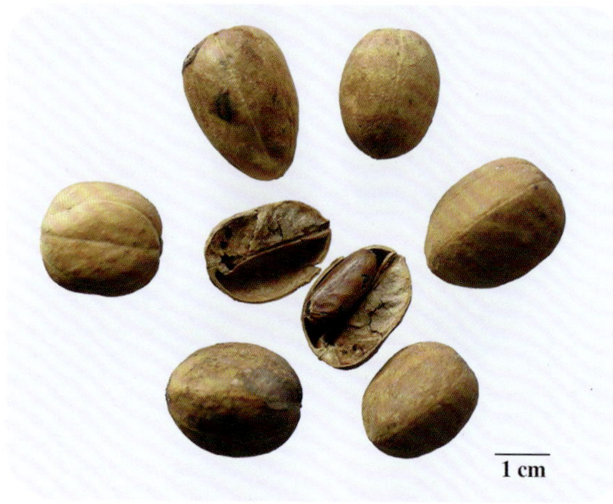

201. 巴豆

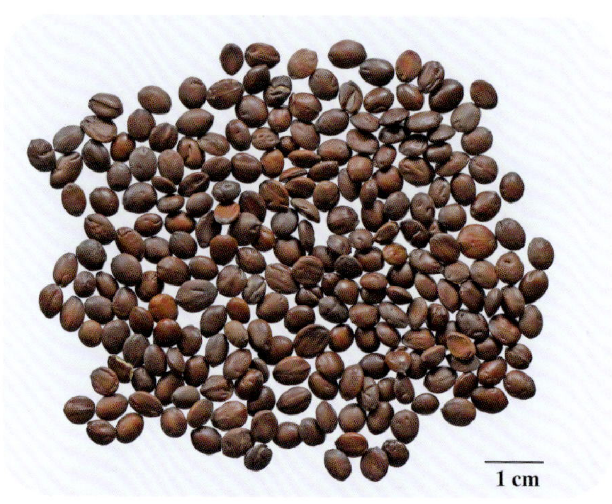

202. 酸枣仁

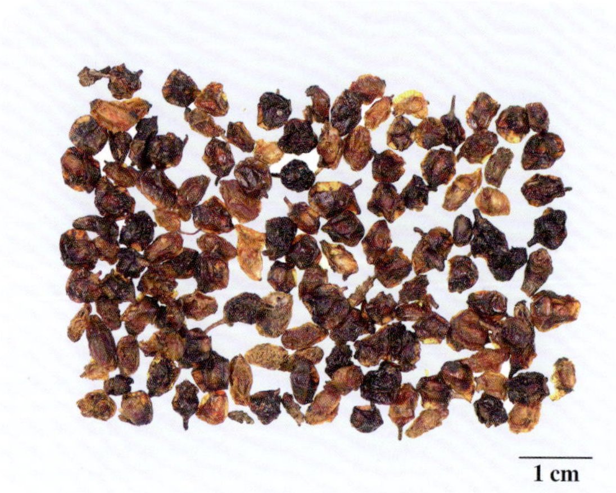

203. 沙棘

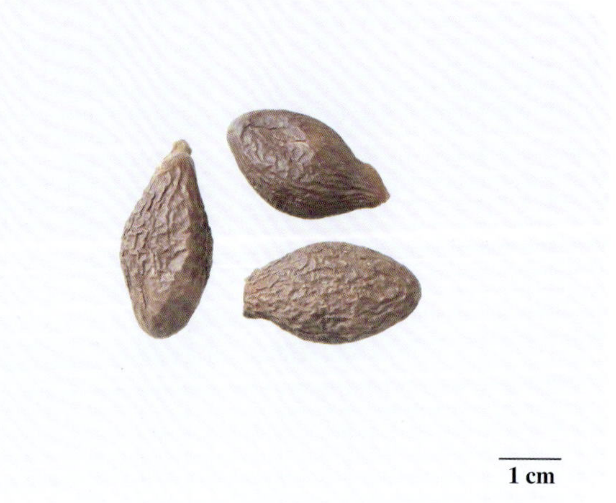

204. 胖大海

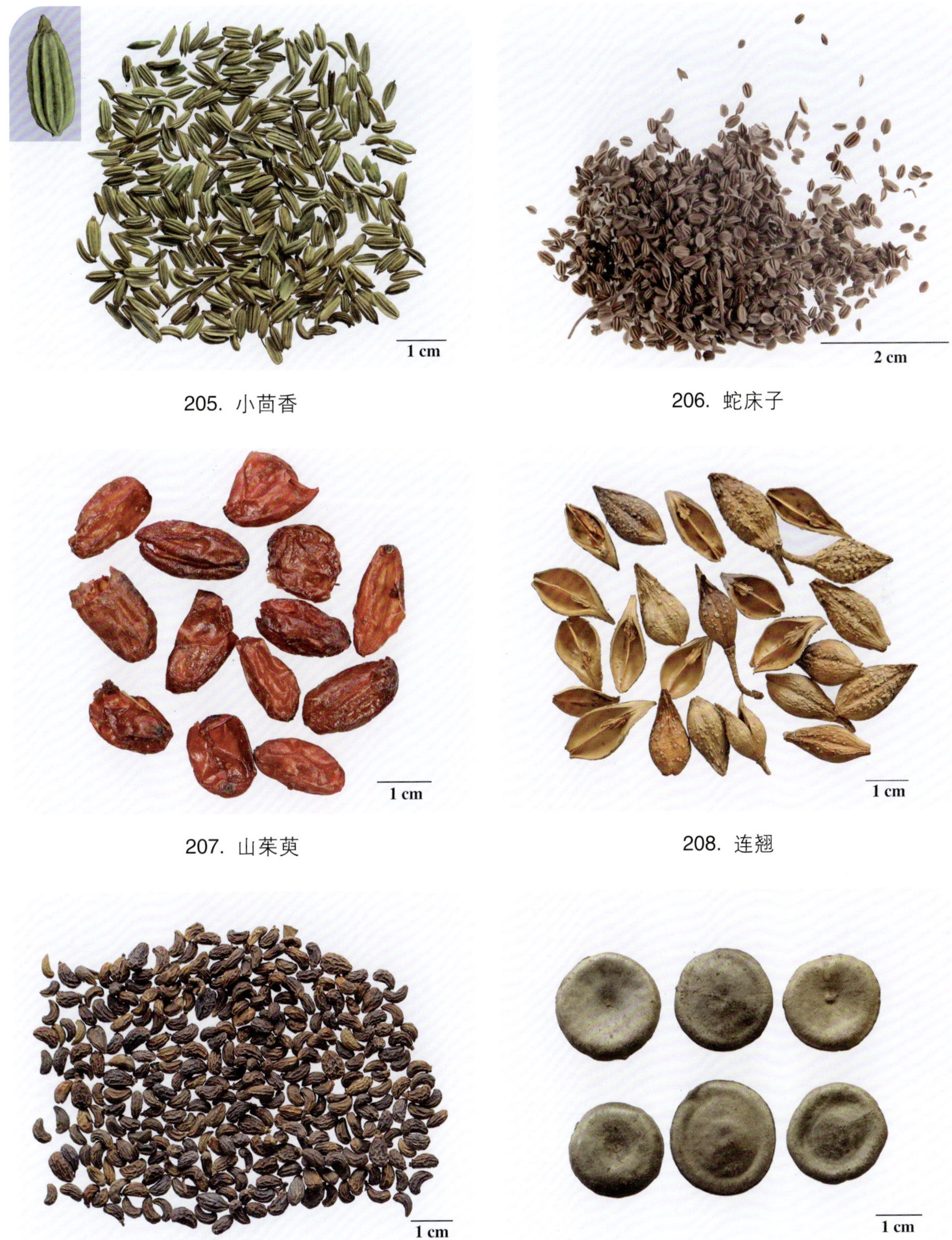

205. 小茴香

206. 蛇床子

207. 山茱萸

208. 连翘

209. 女贞子

210. 马钱子

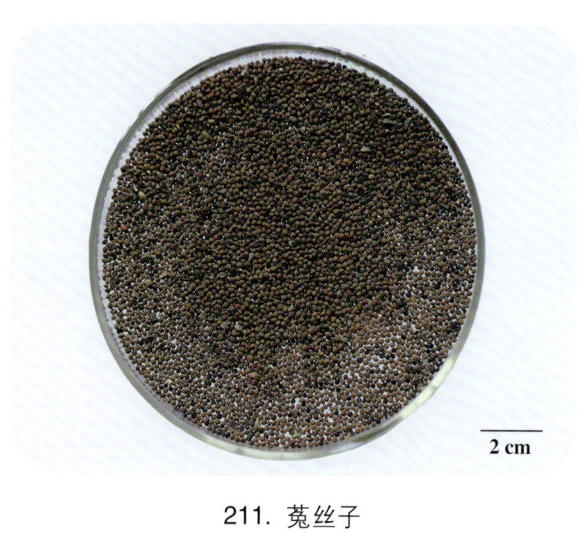

211. 菟丝子

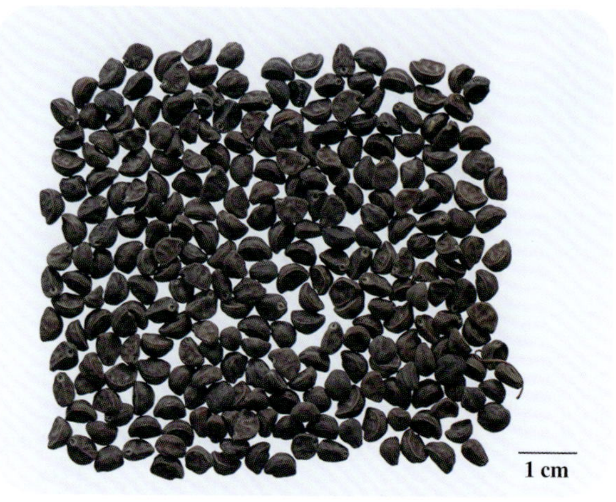

212. 牵牛子

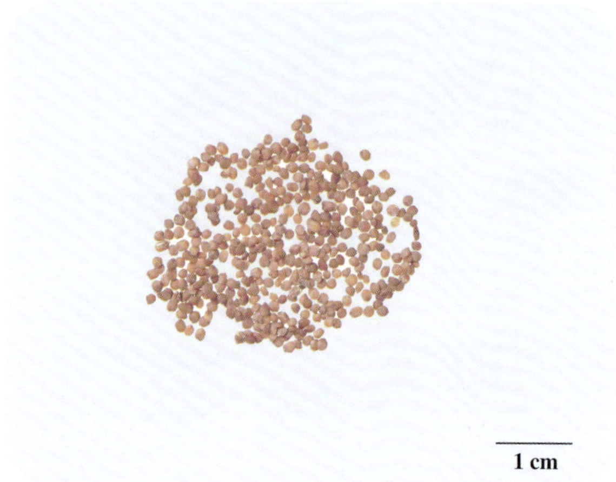

213. 天仙子

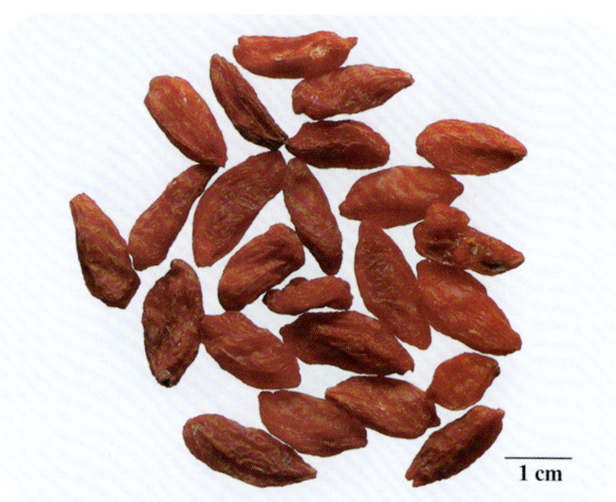

214. 枸杞子

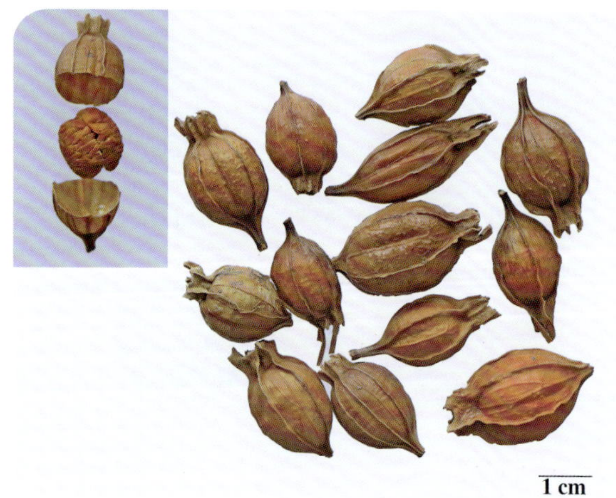

215. 栀子

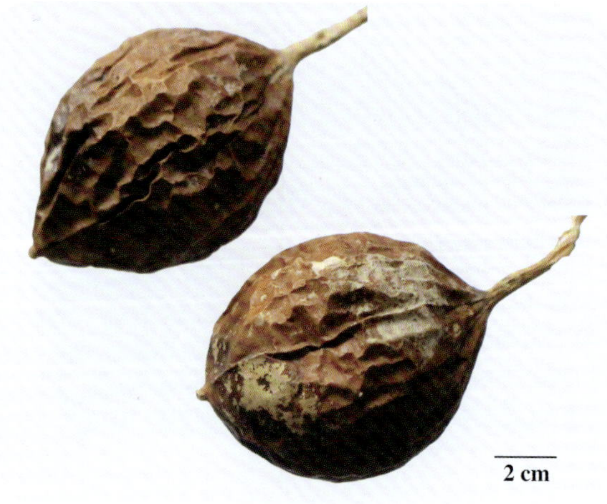

216. 瓜蒌

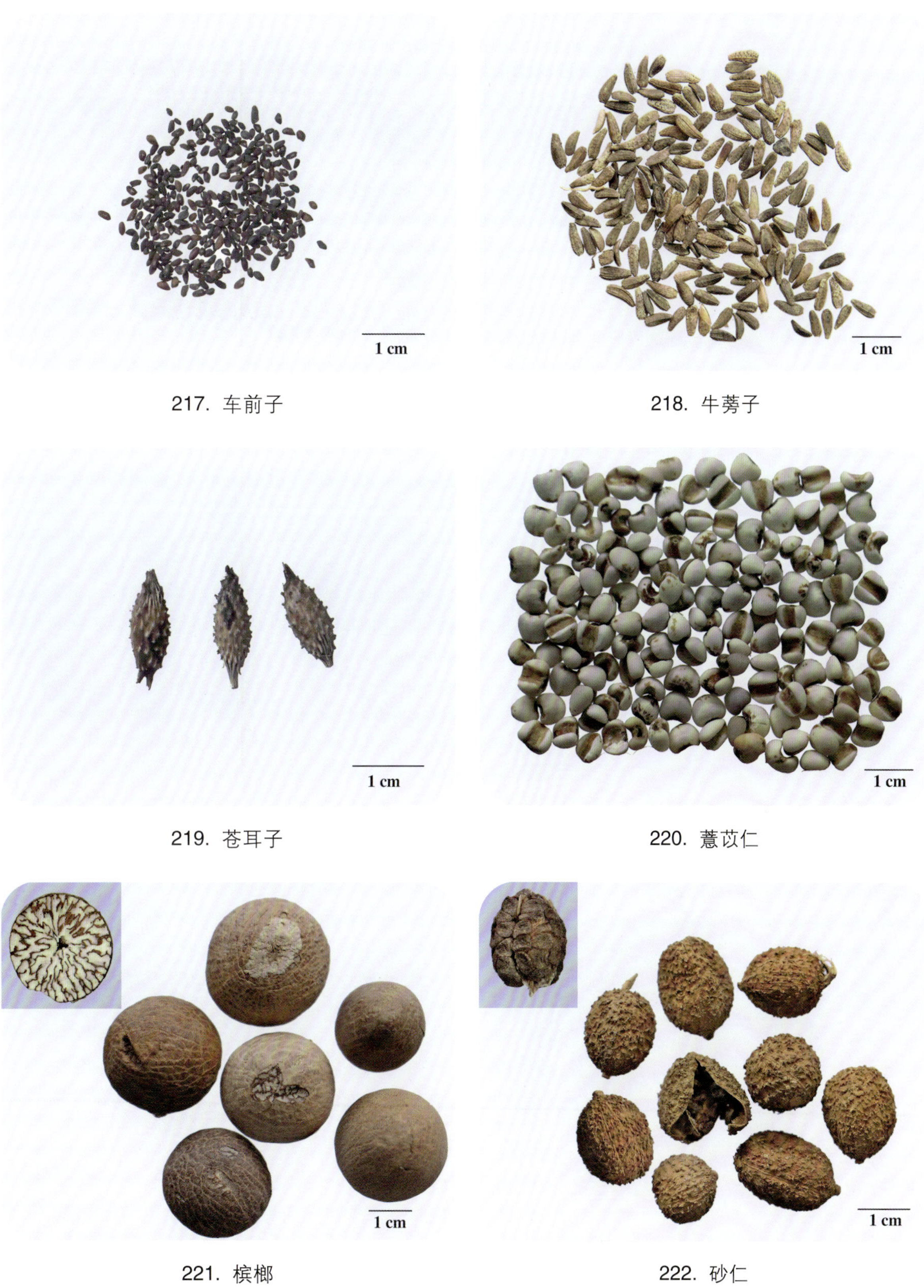

217. 车前子

218. 牛蒡子

219. 苍耳子

220. 薏苡仁

221. 槟榔

222. 砂仁

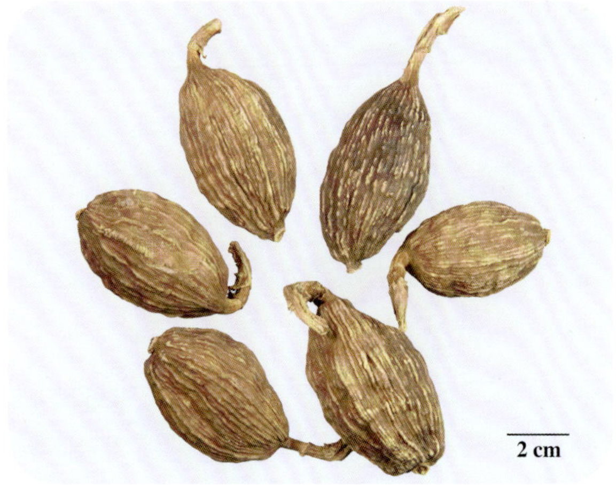

223. 草果

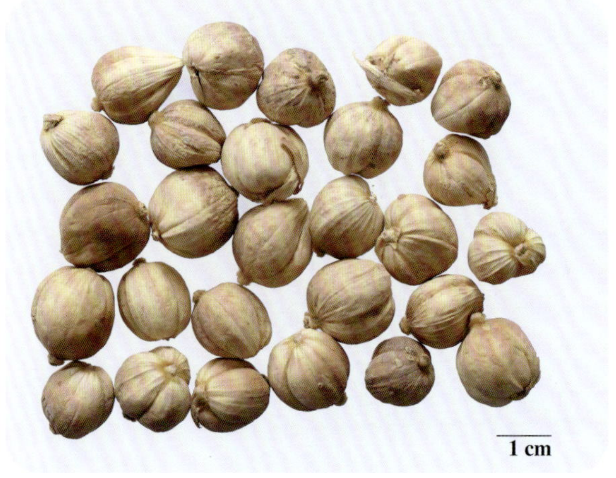

224. 豆蔻

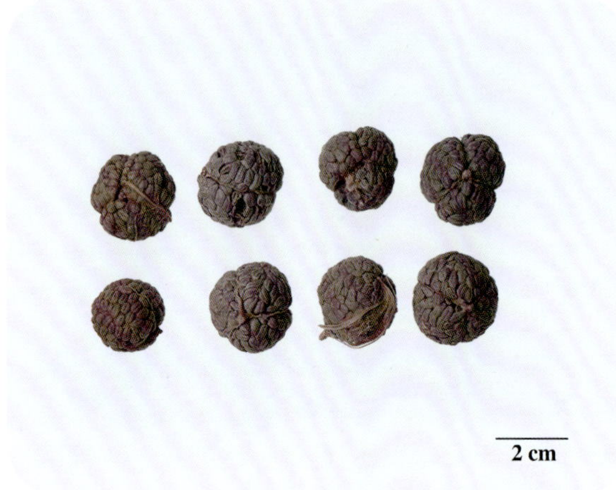

225. 草豆蔻

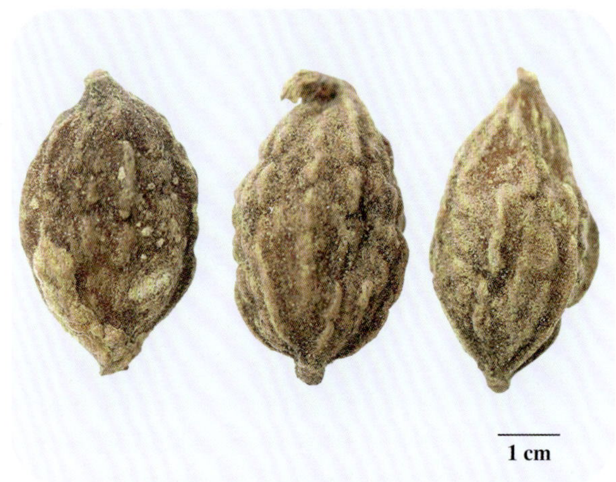

226. 益智

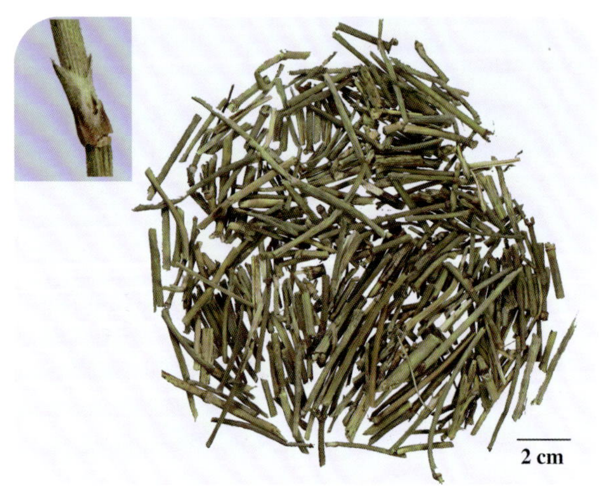

227. 麻黄

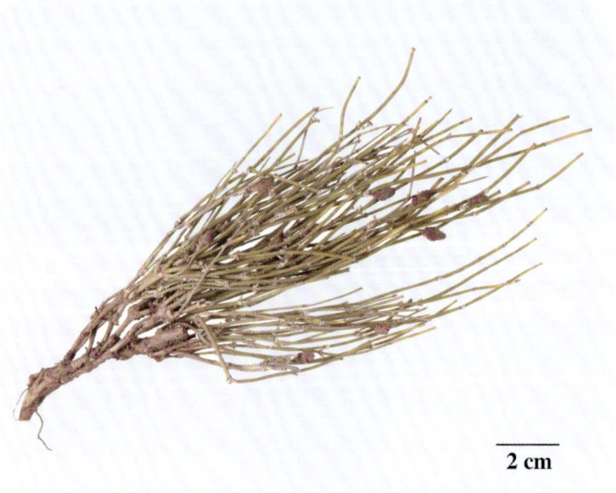

228. 木贼麻黄

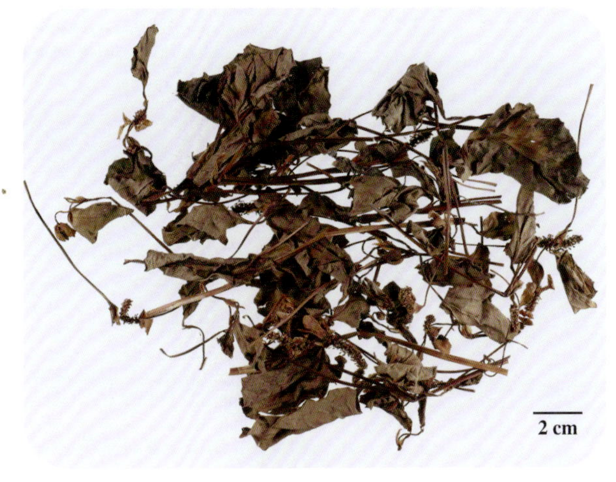

229. 鱼腥草

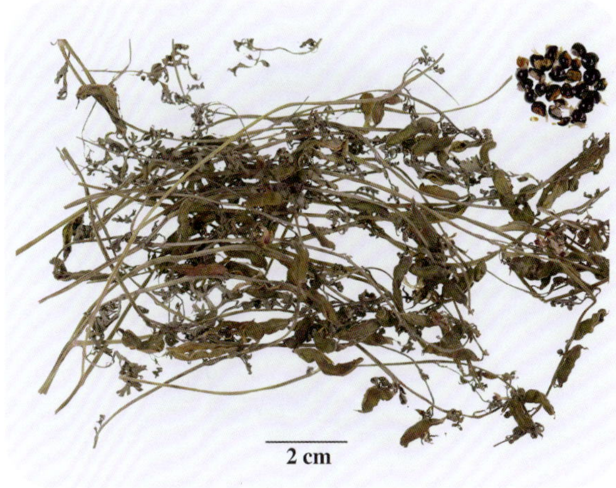

230. 苦地丁

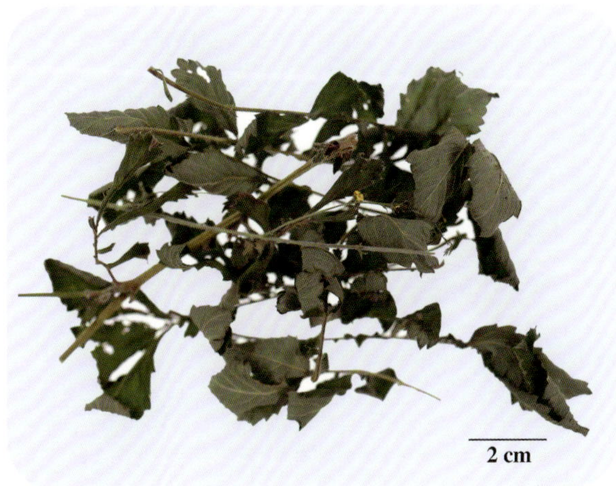

231. 仙鹤草

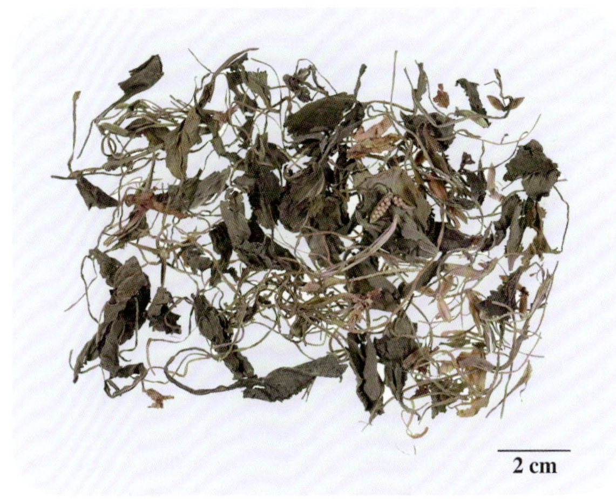

232. 紫花地丁

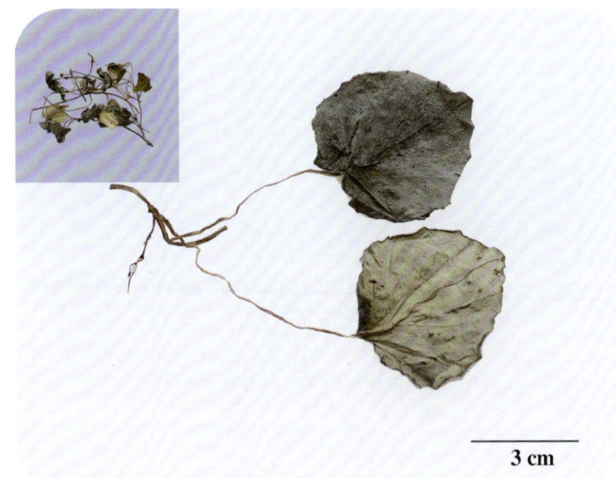

233. 金钱草

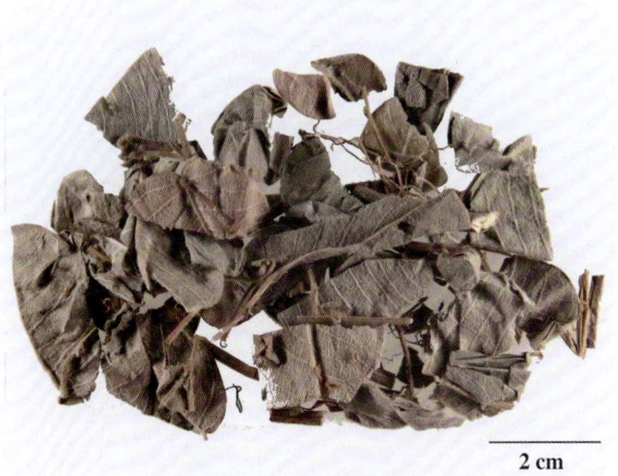

234. 广金钱草

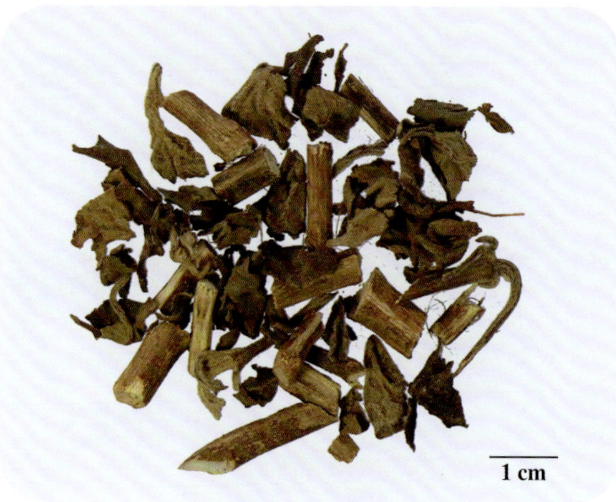

235. 广藿香

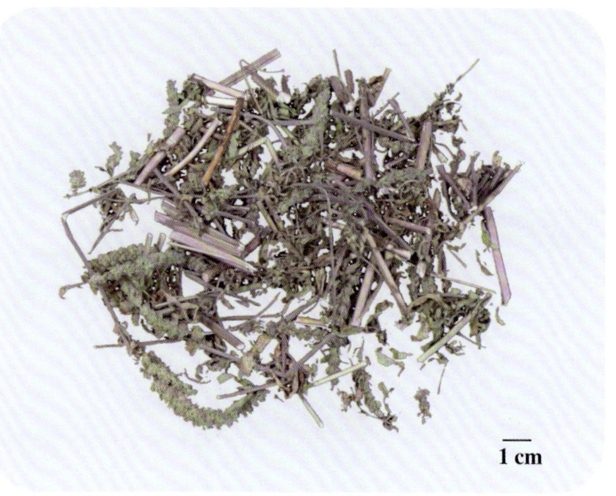

236. 荆芥

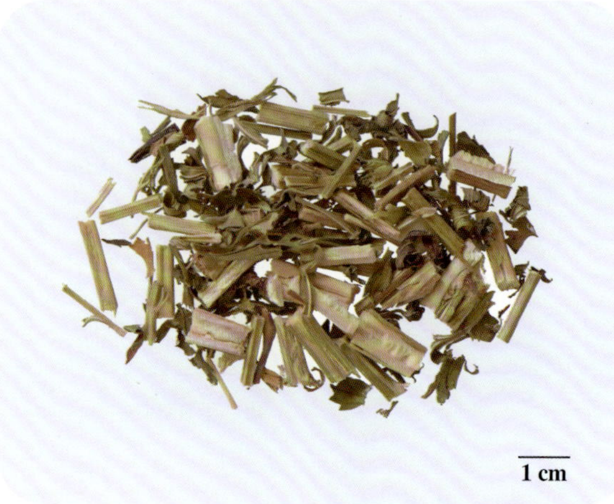

237. 益母草

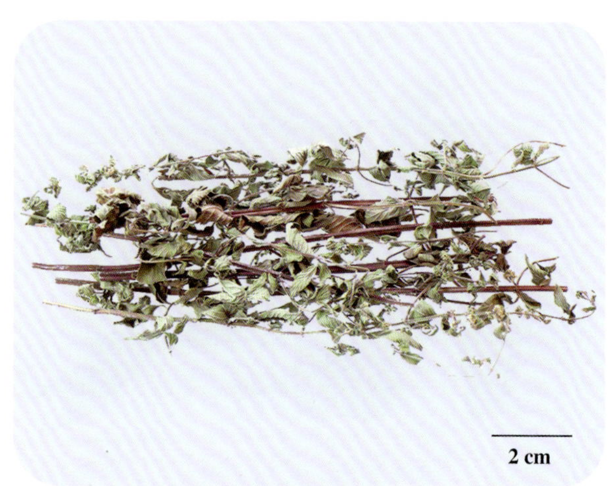

238. 薄荷

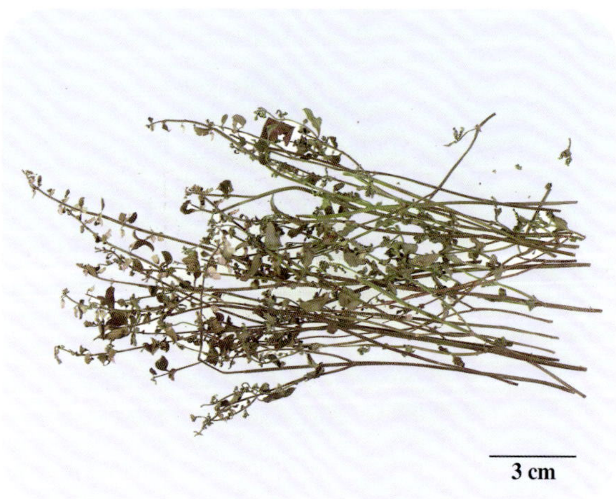

239. 半枝莲

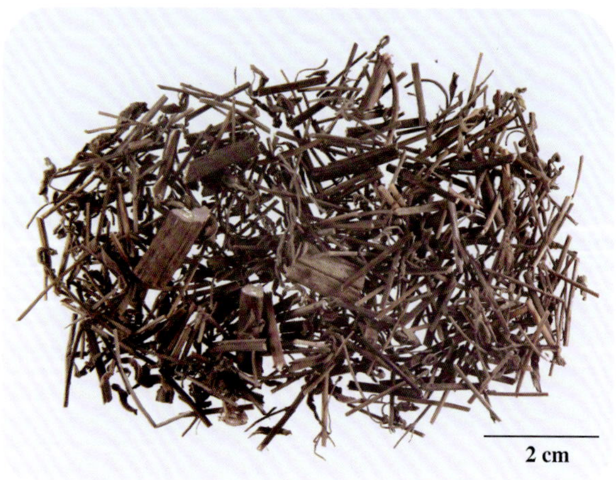

240. 香薷

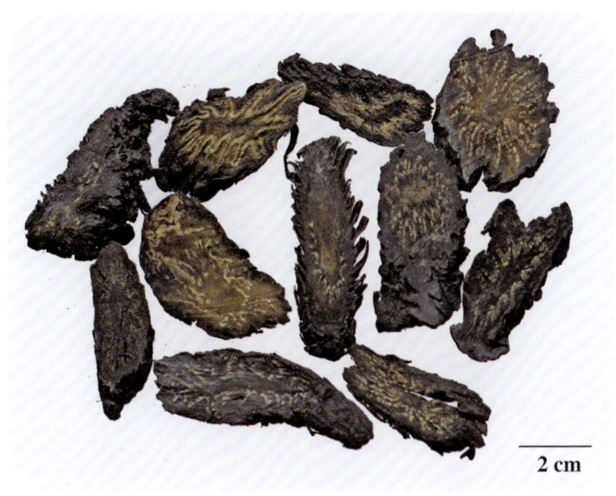

241. 肉苁蓉

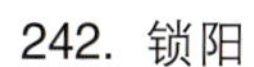

242. 锁阳

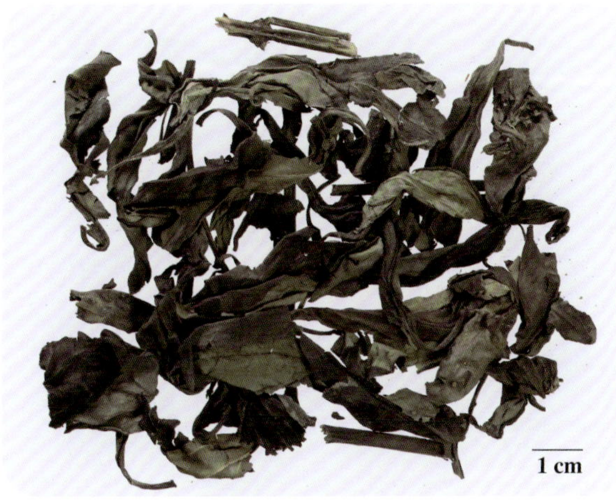

243. 穿心莲

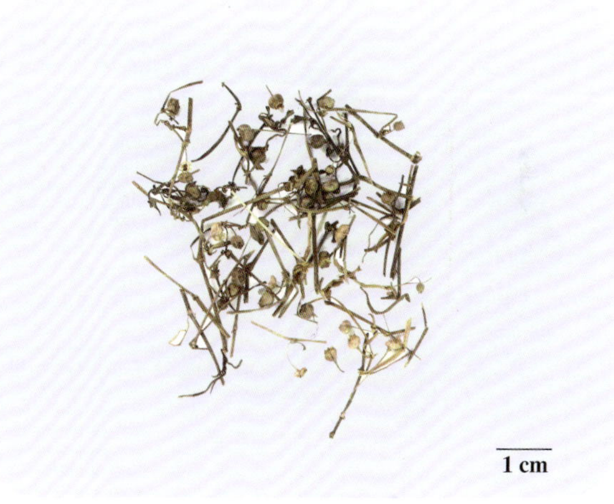

244. 白花蛇舌草

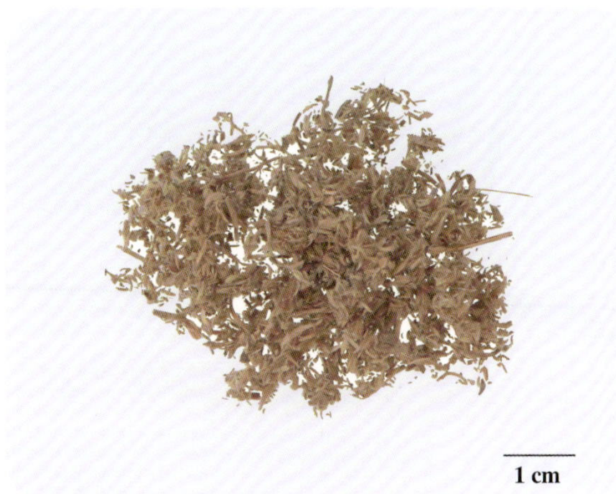

245. 茵陈

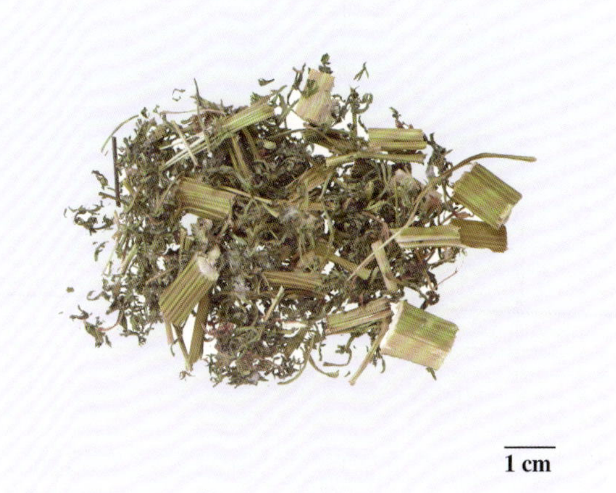

246. 青蒿

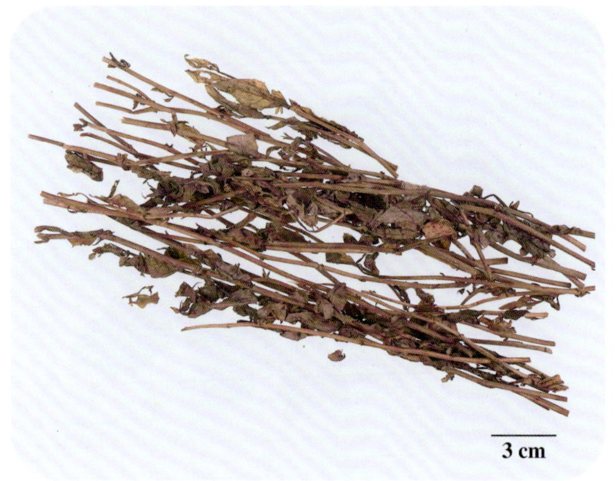

247. 千里光

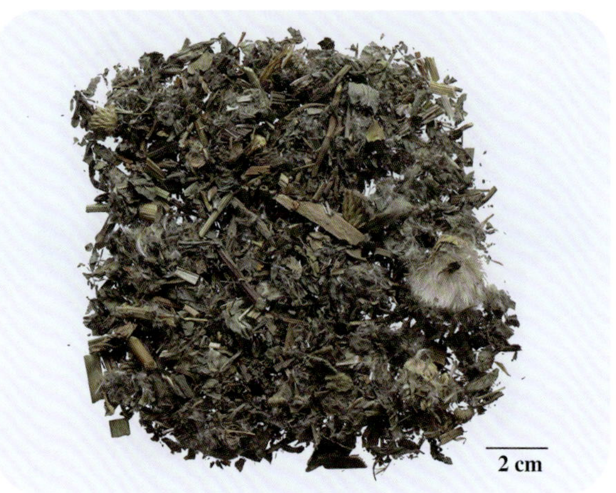

248. 大蓟

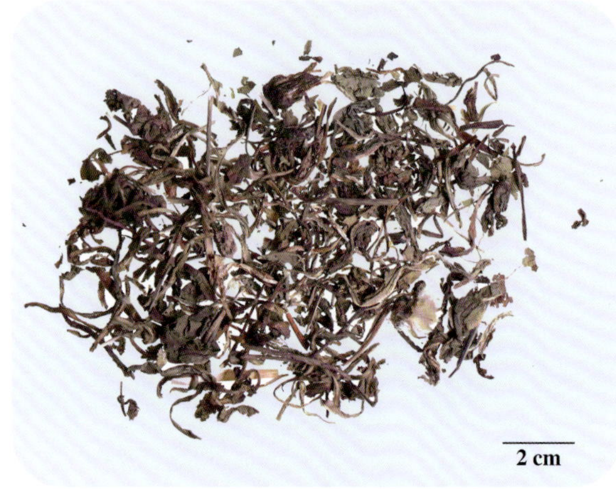

249. 蒲公英

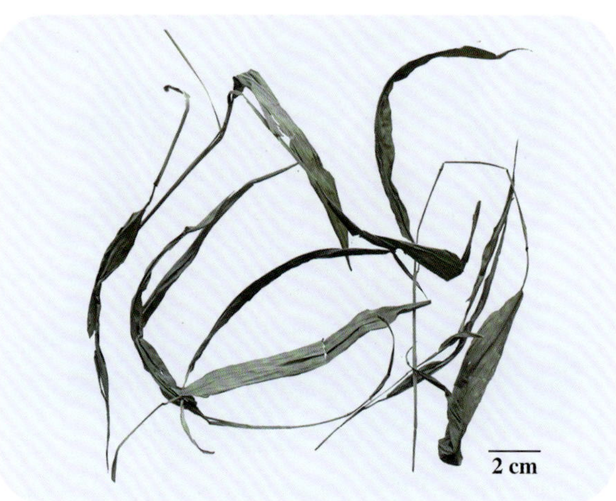

250. 淡竹叶

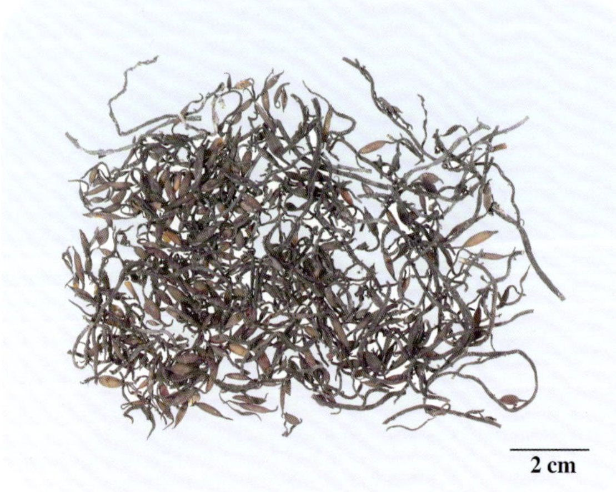

251. 海藻

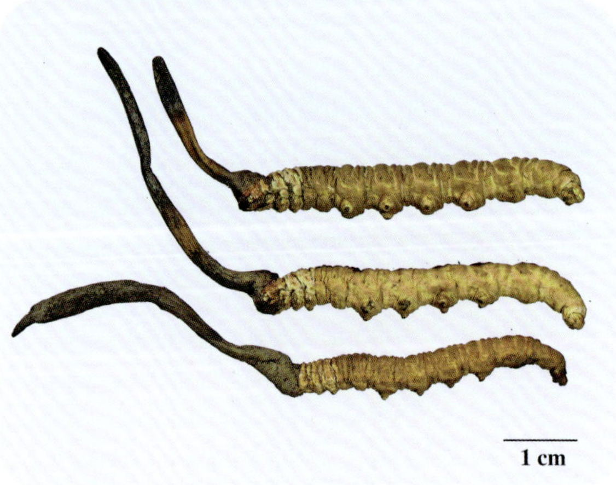

252. 冬虫夏草

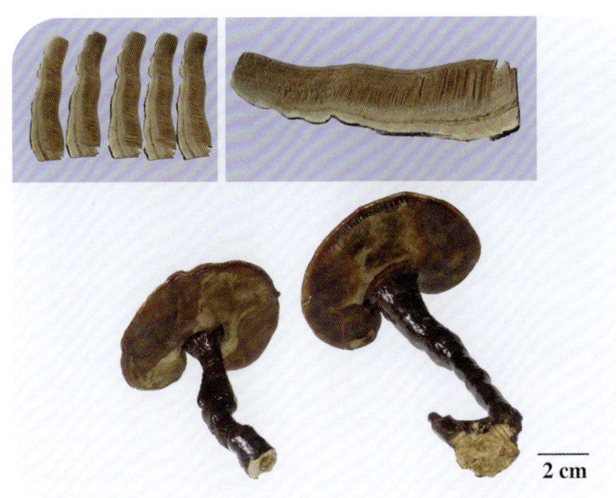

253. 灵芝

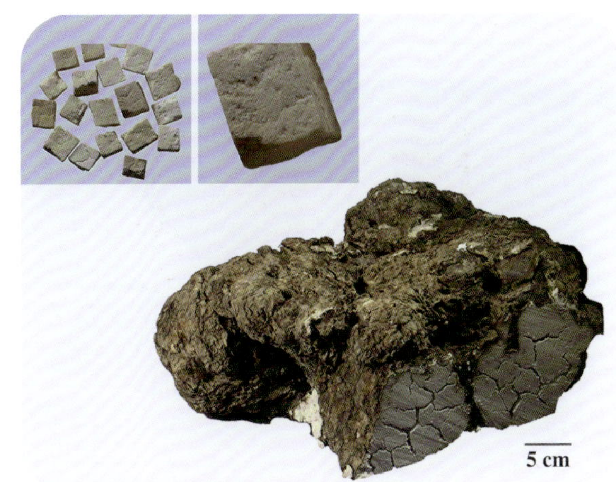

254. 茯苓

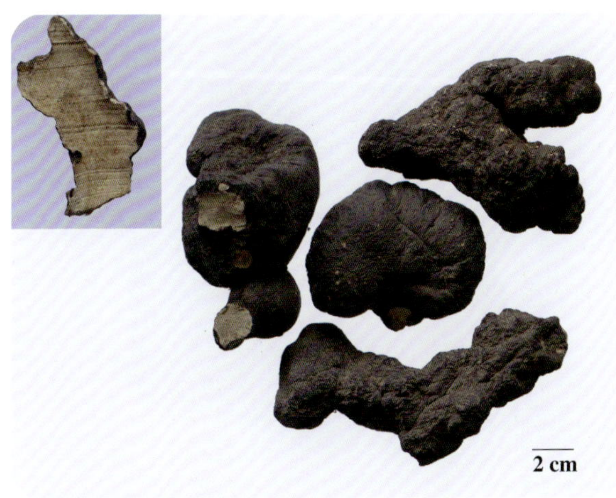

255. 猪苓

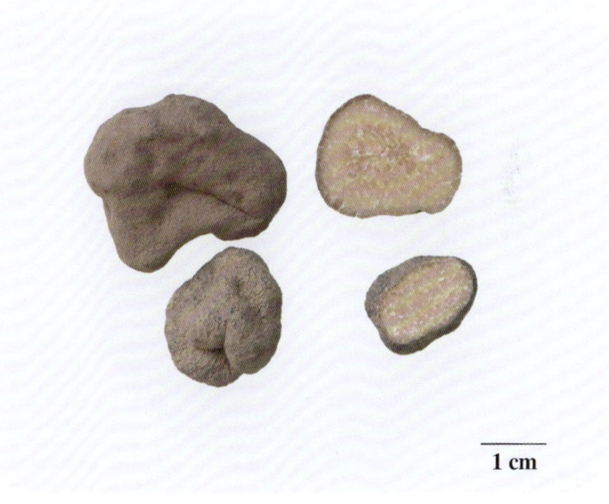

256. 雷丸

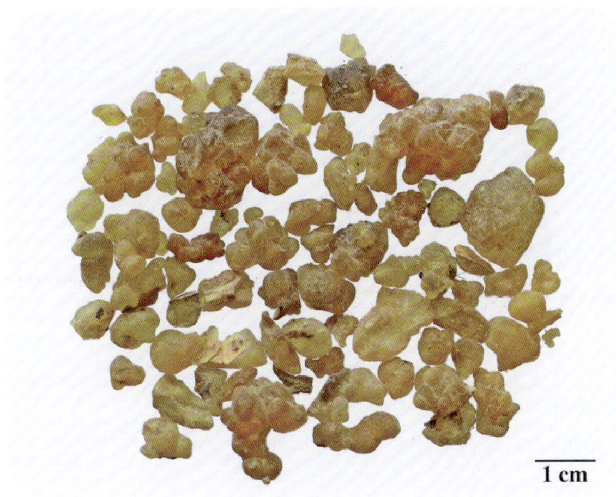

257. 乳香

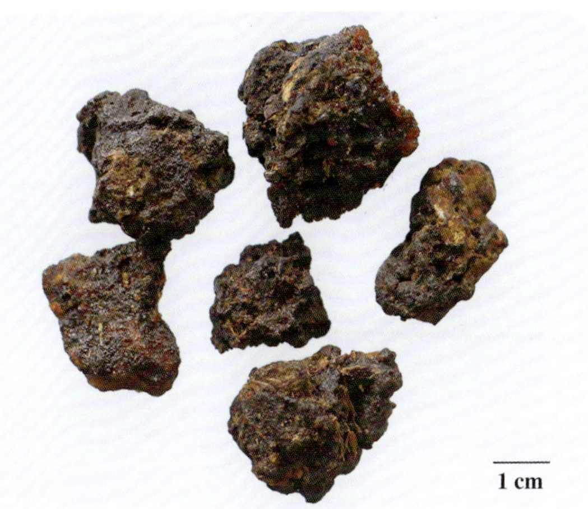

258. 没药

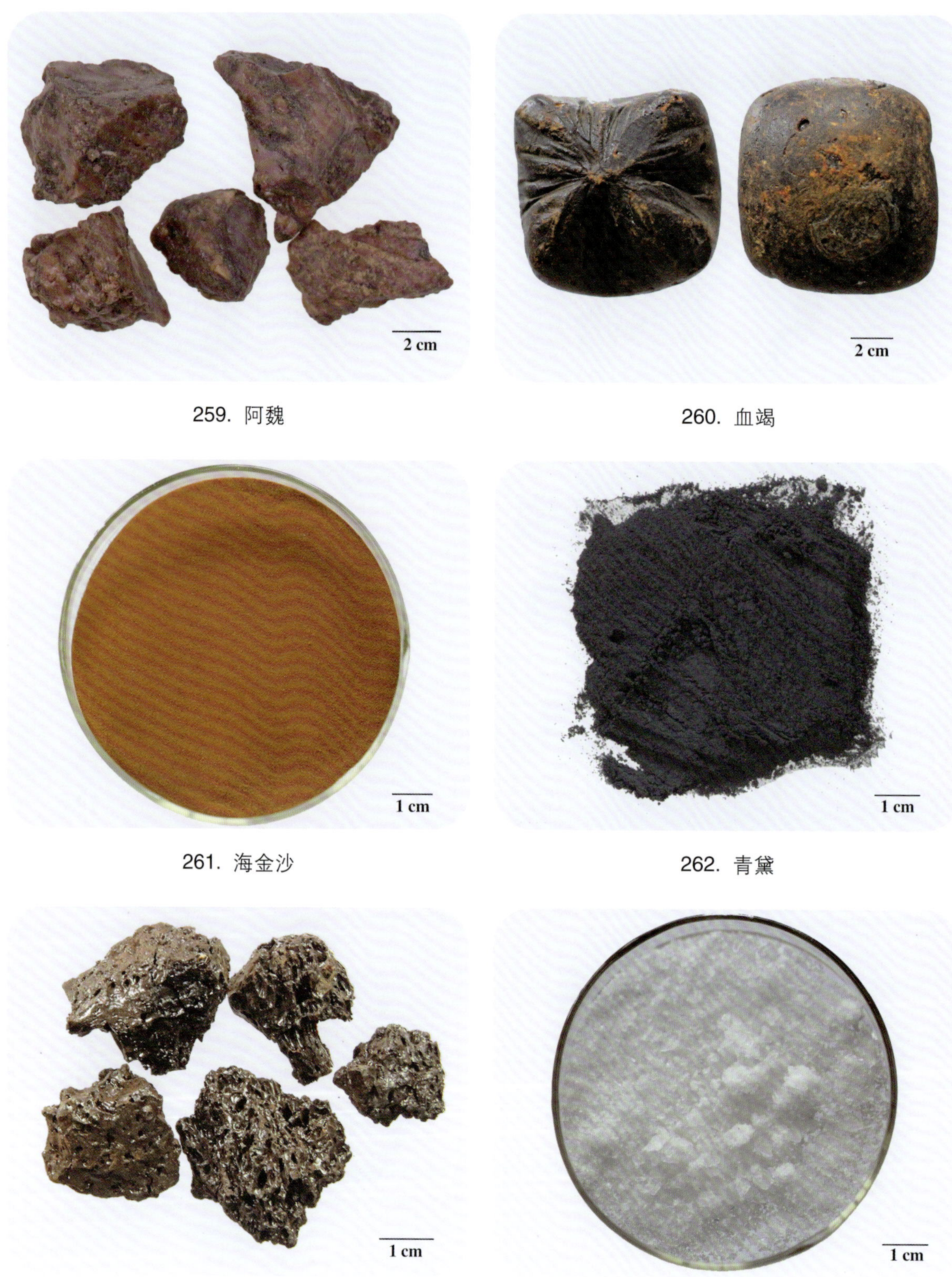

259. 阿魏

260. 血竭

261. 海金沙

262. 青黛

263. 儿茶

264. 冰片

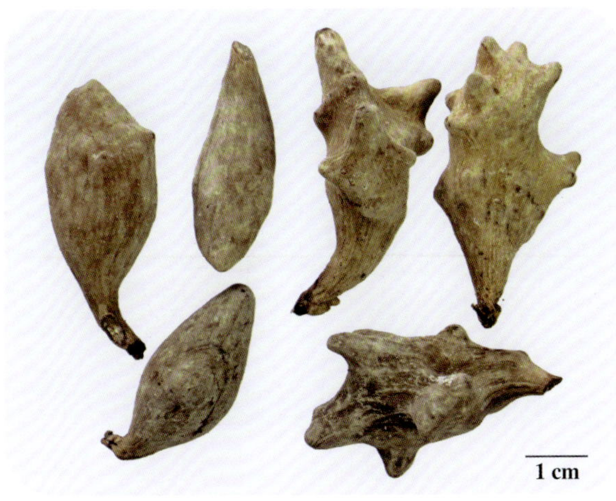

265. 五倍子

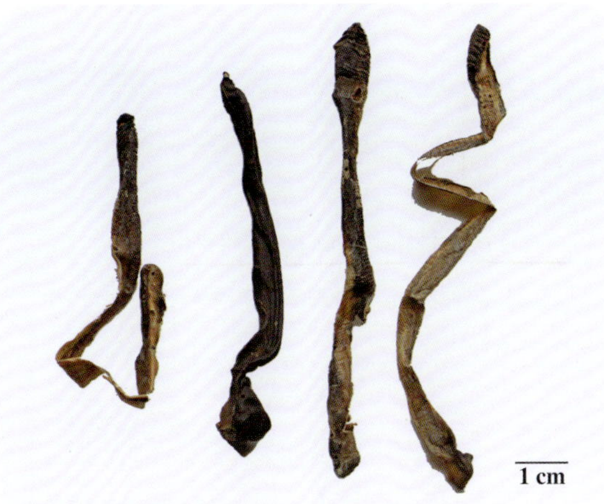

266. 地龙

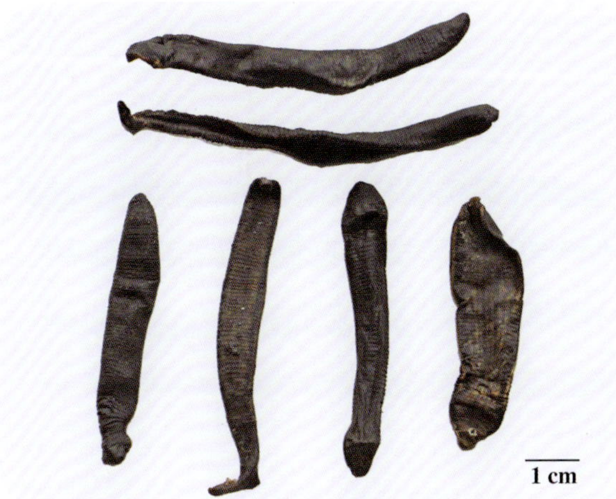

267. 水蛭

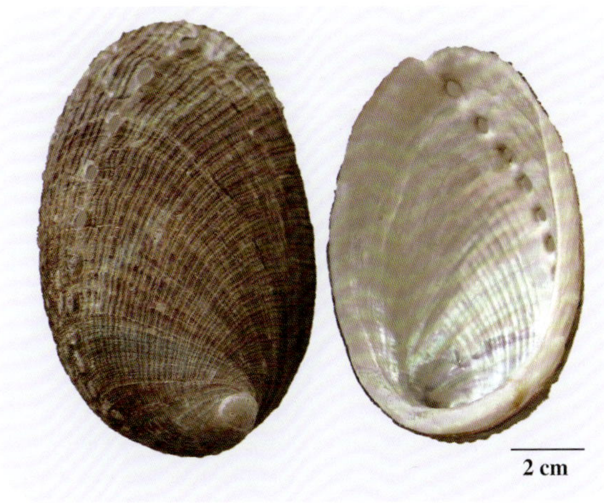

268. 石决明

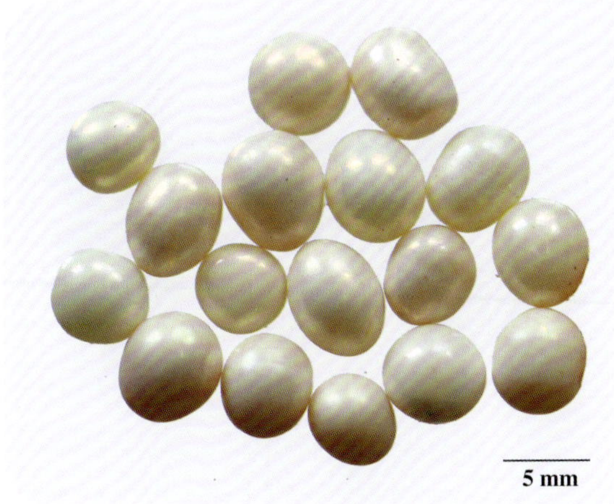

269. 珍珠

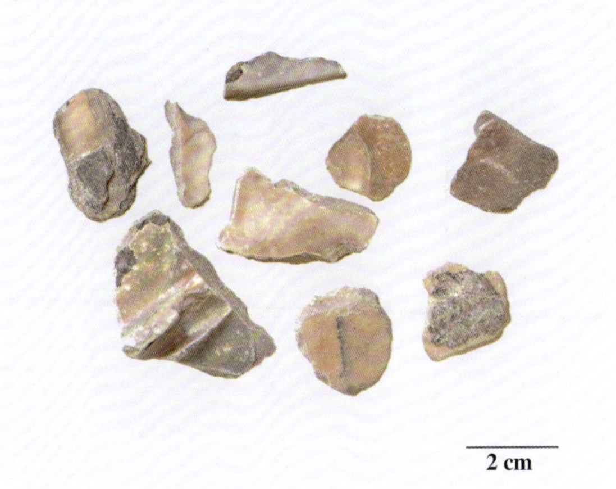

270. 珍珠母

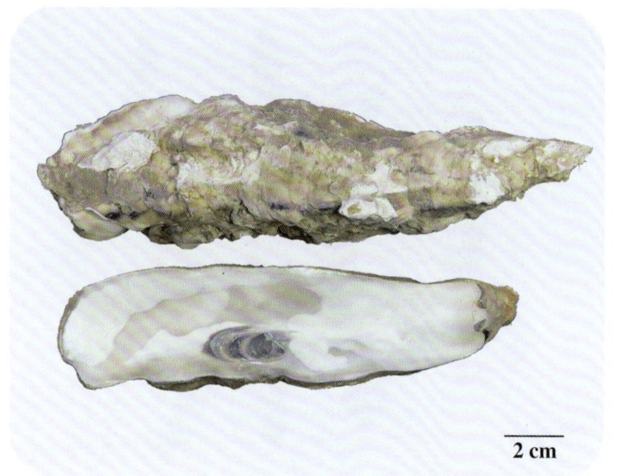

271. 牡蛎

272. 海螵蛸

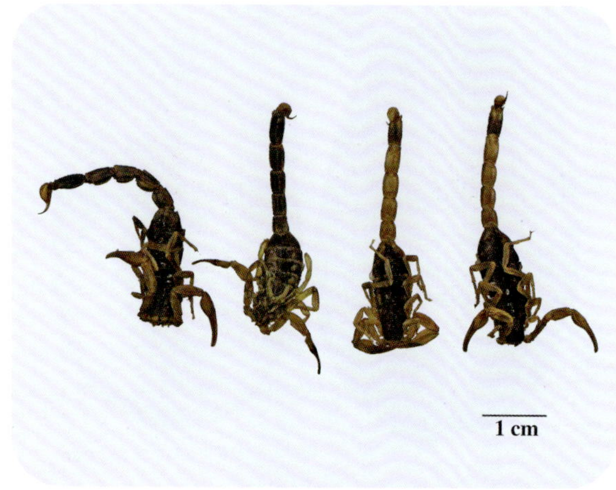

273. 全蝎

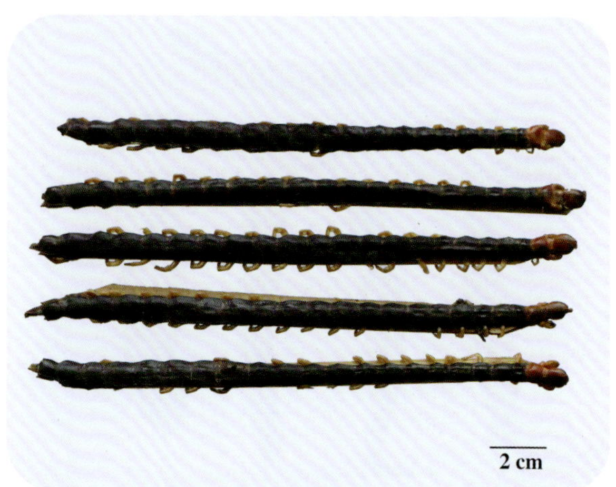

274. 蜈蚣

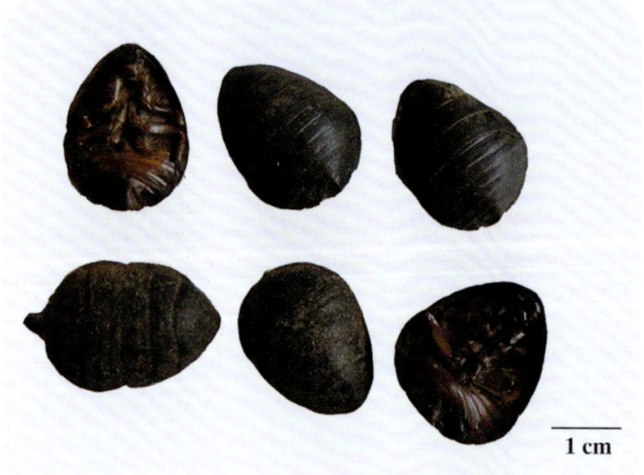

275. 土鳖虫

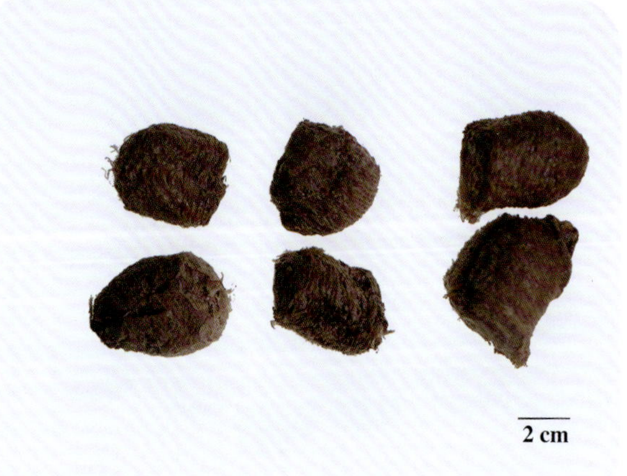

276. 桑螵蛸

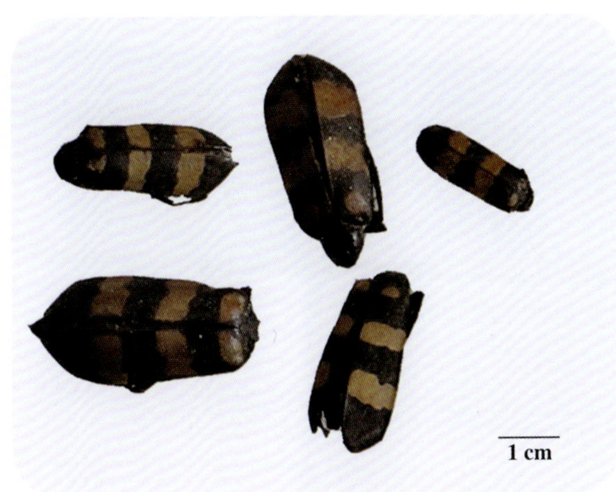

277. 斑蝥

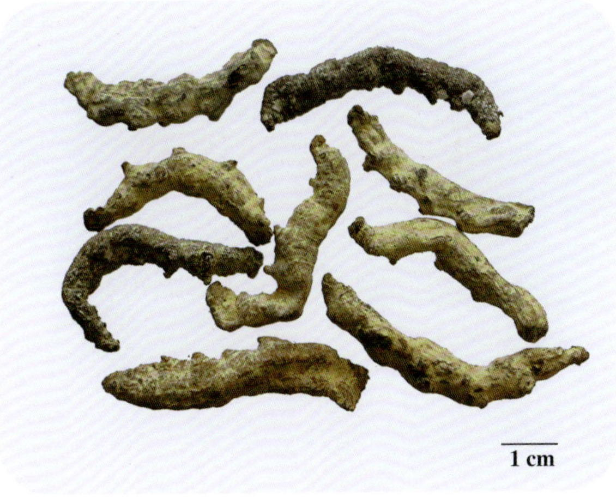

278. 僵蚕

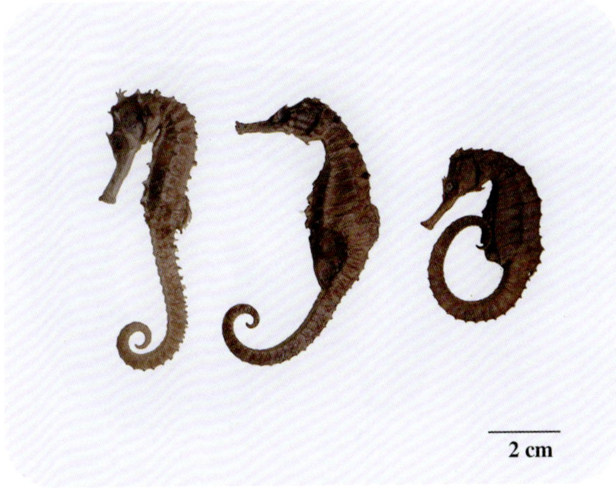

279. 海马

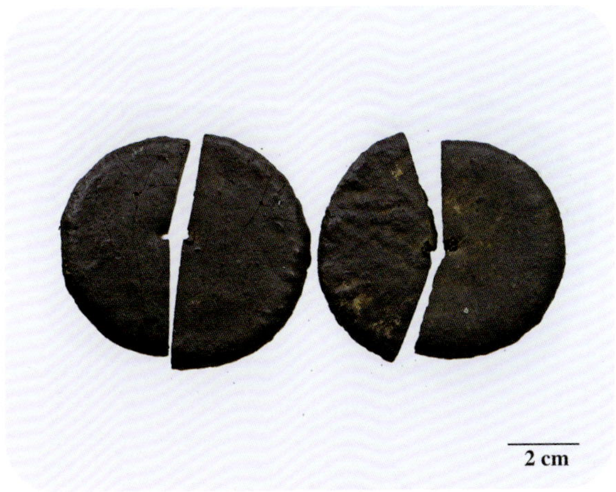

280. 蟾酥

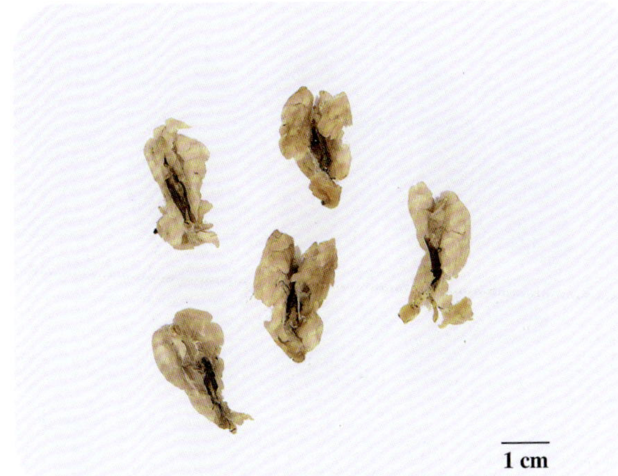

281. 哈蟆油

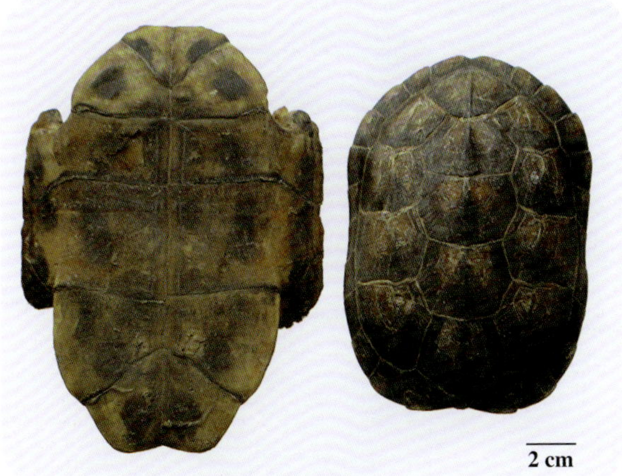

282. 龟甲

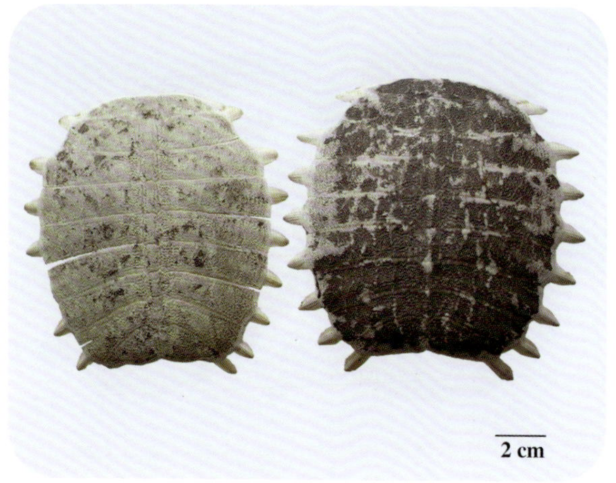

283. 鳖甲

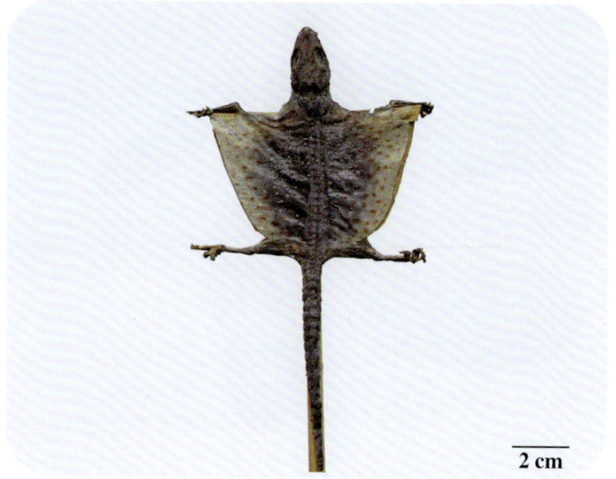

284. 蛤蚧

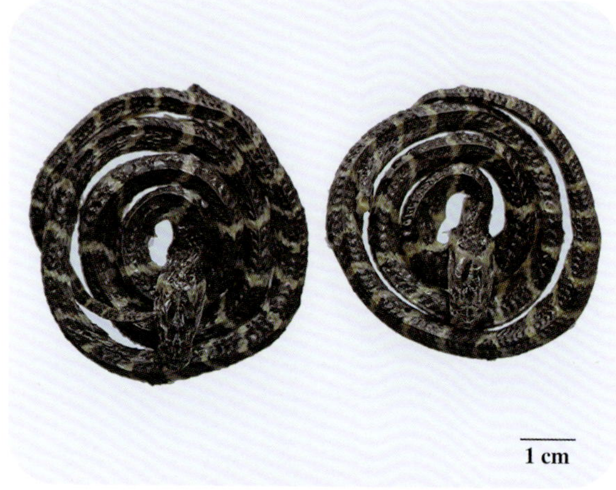

285. 金钱白花蛇

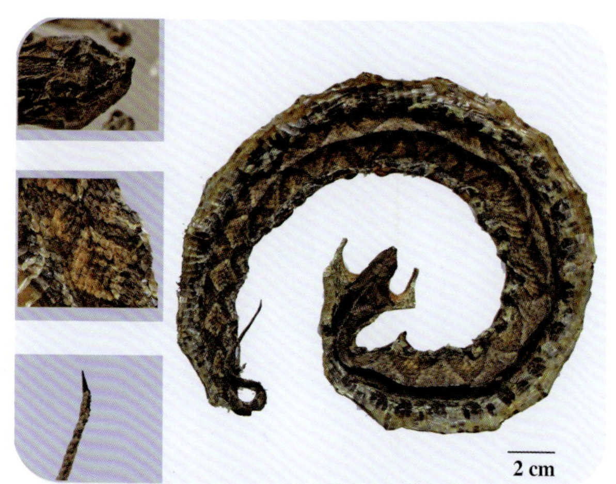

286. 蕲蛇

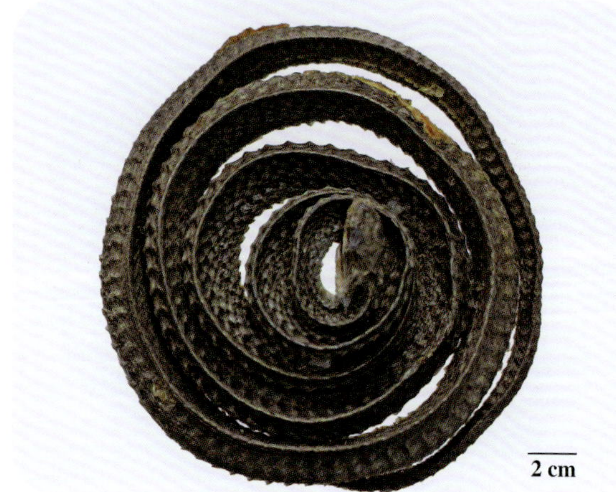

287. 乌梢蛇

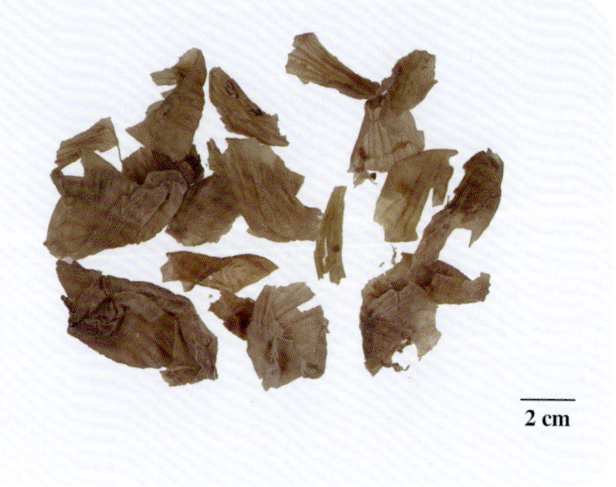

288. 鸡内金

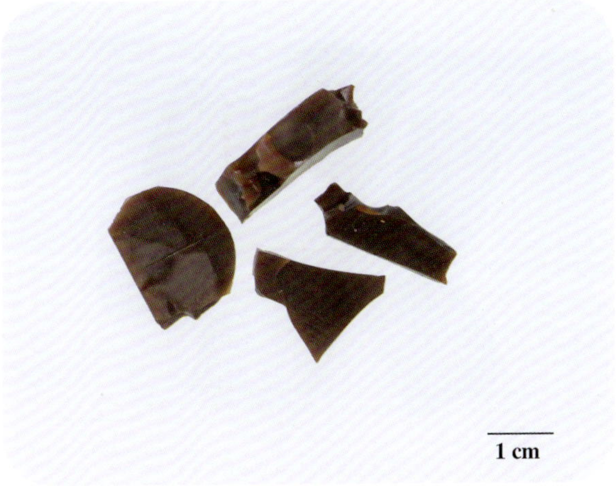

289. 阿胶

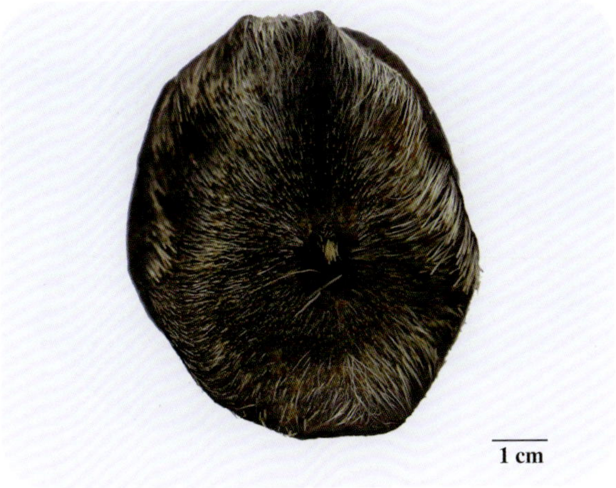

290. 麝香

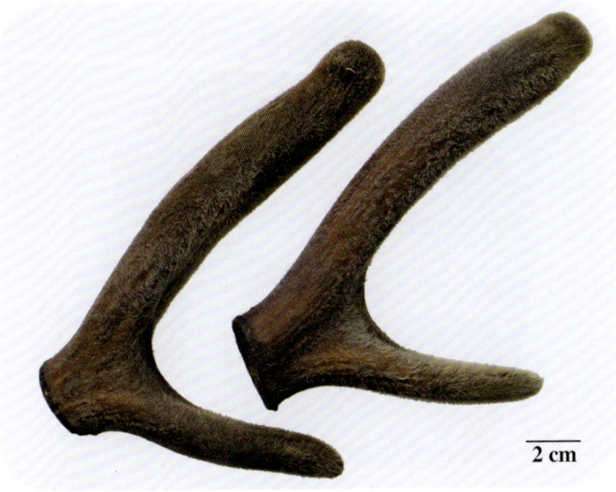

291. 鹿茸

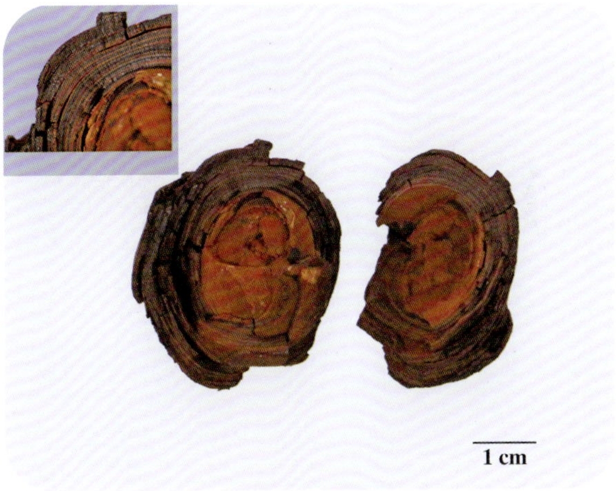

292. 牛黄

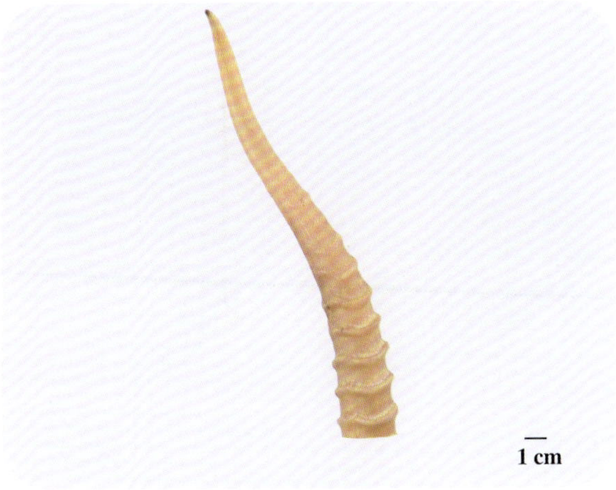

293. 羚羊角

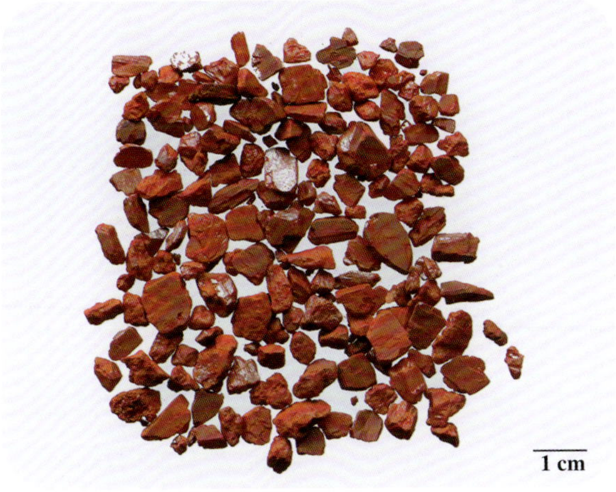

294. 朱砂

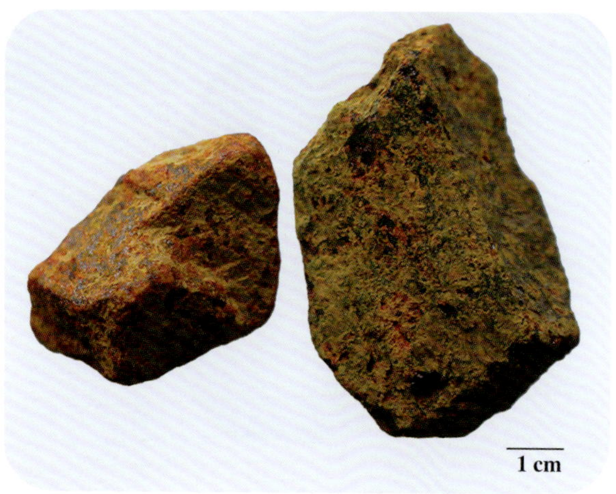

295. 雄黄

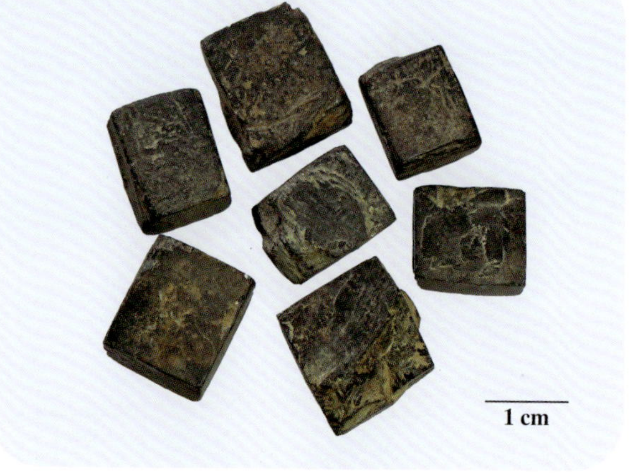

296. 自然铜

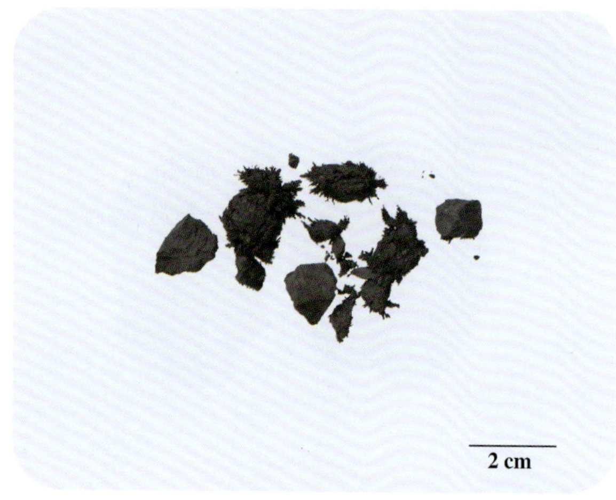

297. 磁石

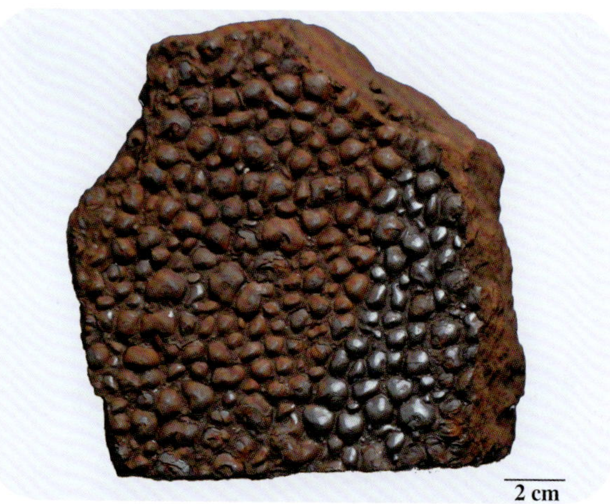

298. 赭石

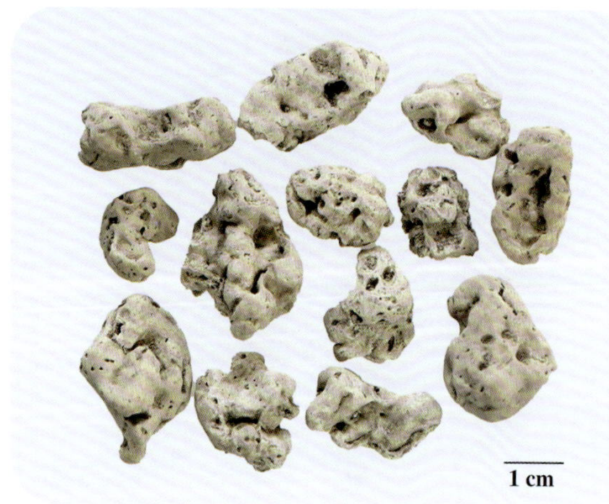

299. 炉甘石

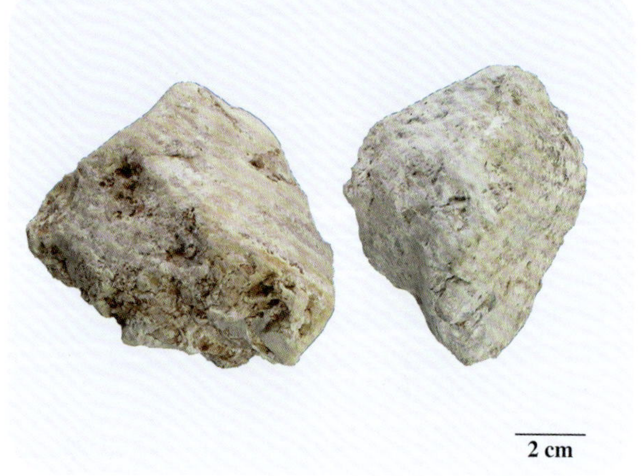

300. 滑石

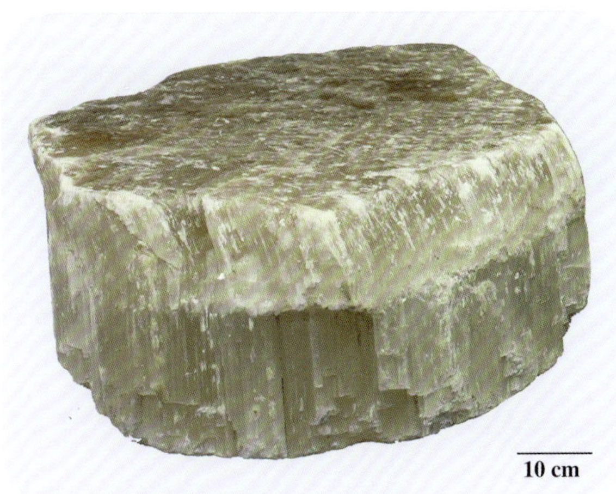

301. 石膏

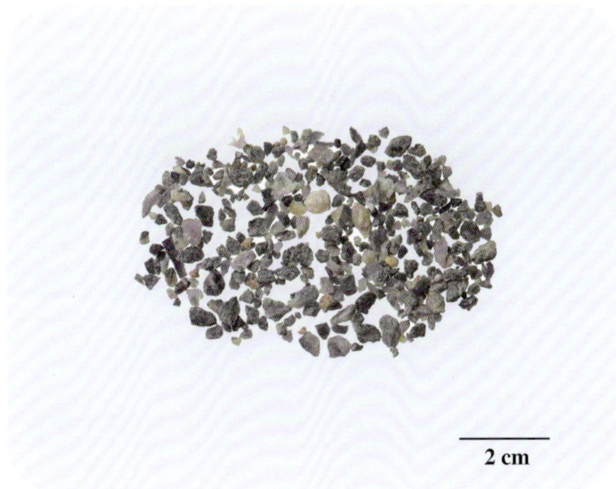

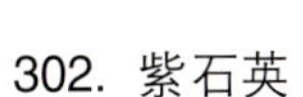

302. 紫石英

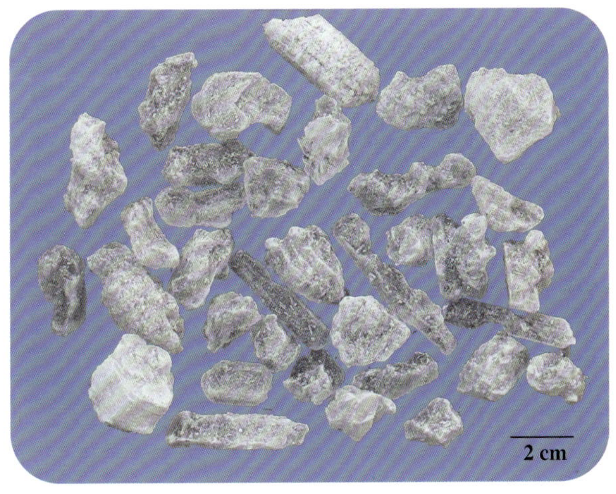

303. 芒硝

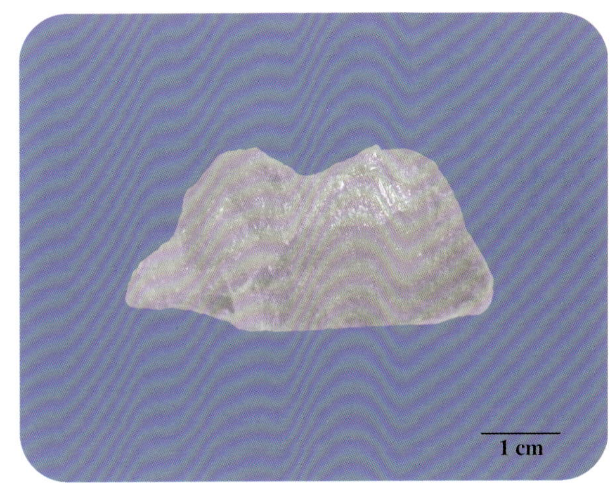

304. 白矾

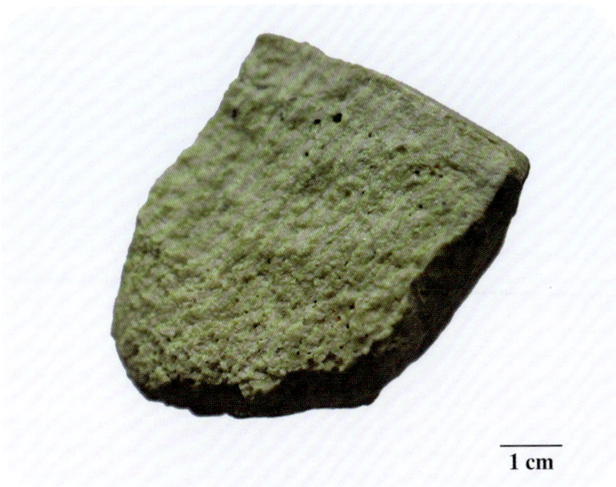

305. 硫黄